U0266644

定向能量技术与肿瘤热疗
临床应用

主 编 刘 珈 马胜林 肖绍文 杨道科

科学出版社

北 京

内 容 简 介

本书系统介绍了与肿瘤热疗相关的定向能量技术及其在肿瘤热疗中的临床应用。本书与现有肿瘤热疗专业书籍的不同之处在于，从专业角度对肿瘤热疗技术特征、基础研究和临床应用的前沿知识进行了全面阐述。本书主要内容分为三篇，第一篇为定向能量技术，包括热疗技术的特点、目前在肿瘤中应用的进展和特征；第二篇为热疗技术的临床应用，全面阐述了其作用原理、基础研究对于临床的指导意义与价值，以及在临床应用中的进展；第三篇为肿瘤热疗的临床应用，着重对常见肿瘤的流行病学、诊断与治疗、热疗的临床应用进展等进行系统介绍，以此规范定向能量技术的临床应用。

本书对从事热疗产品制造、开发与研制的人员，以及各级医院从事肿瘤热疗临床工作的医务人员和相关领域的研究人员均有参考价值。

图书在版编目（CIP）数据

定向能量技术与肿瘤热疗临床应用 / 刘珈等主编 .-- 北京：科学出版社，2024.12.-- ISBN 978-7-03-079216-7

Ⅰ.R730.59

中国国家版本馆CIP数据核字第2024GQ8024号

责任编辑：丁慧颖 / 责任校对：张小霞
责任印制：肖　兴 / 封面设计：吴朝洪

科学出版社 出版
北京东黄城根北街16号
邮政编码：100717
http://www.sciencep.com
北京汇瑞嘉合文化发展有限公司 印刷
科学出版社发行　各地新华书店经销

*

2024 年 12 月第 一 版　开本：889×1194　1/16
2024 年 12 月第一次印刷　印张：30 1/4　插页：8
字数：835 000

定价：238.00元
（如有印装质量问题，我社负责调换）

《定向能量技术与肿瘤热疗临床应用》

编 者 名 单

主　　　编　　刘　珈　马胜林　肖绍文　杨道科

副　主　编　　刘　静　武明花　菅喜岐

编　　　者　（按章先后顺序排序）

刘　珈	湖南省肿瘤医院	赵　洪	复旦大学附属华东医院
杜广星	湖南大学	王　颖	复旦大学附属肿瘤医院
陈小林	湖南大学	金玲清	复旦大学附属肿瘤医院
王祝盈	湖南大学	孙建海	湖北省第三人民医院
任立宏	湖南佑立医疗科技有限公司	许洪斌	北京大学航天中心医院
忻旅明	中国电子科技集团第十二研究所	蔡　莺	北京大学航天中心医院
张德学	南京恒埔伟业科技股份有限公司	夏　奥	北京大学航天中心医院
徐根发	南京恒埔伟业科技股份有限公司	赵　祺	湖南省肿瘤医院
晋晓飞	南京航空航天大学	路太英	郑州大学第一附属医院
菅喜岐	天津医科大学	郑乃莹	广州医科大学附属肿瘤医院
孙福成	复旦大学	邵汛帆	广州医科大学附属肿瘤医院
江剑晖	南京大麦医疗科技有限公司	郑颖娟	郑州大学第一附属医院
李　可	上海交通大学	李黎波	郑州大学第一附属医院
刘影辉	中惠医疗科技（上海）有限公司	李艳阳	郑州大学第一附属医院
孙旭阳	北京航空航天大学	何正文	湖南省肿瘤医院
李　静	华南理工大学	郭伟圣	广州医科大学
刘　静	中国科学院理化技术研究所/清华大学	王捷忠	福建省肿瘤医院
钱志余	南京航空航天大学	张　伟	福建省肿瘤医院
周　娟	中国科学院深圳先进技术科学院	张仕蓉	杭州市第一人民医院
吴稚冰	浙江医院	马胜林	杭州市第一人民医院
孙映辉	上海索伦托医疗科技有限公司	武明花	中南大学
冯玉琨	中国人民解放军第一一七医院	陈　攀	湖南省肿瘤医院
范卫君	中山大学肿瘤防治中心	龙鑫森	中南大学

刘伟欣　北京大学肿瘤医院　　　　　彭　正　中国人民解放军总医院

黄　州　北京大学肿瘤医院　　　　　崔建新　中国人民解放军总医院

肖绍文　北京大学肿瘤医院　　　　　黄金华　中山大学肿瘤防治中心

徐晓龙　北京大学肿瘤医院　　　　　张天奇　中山大学肿瘤防治中心

郑宝敏　北京大学肿瘤医院　　　　　周菊梅　湖南省肿瘤医院

张　敏　北京大学肿瘤医院　　　　　蒋嘉睿　湖南省肿瘤医院

孙　艳　北京大学肿瘤医院　　　　　李　寰　中南大学湘雅医院

徐小龙　北京大学肿瘤医院　　　　　申良方　中南大学湘雅医院

赵　丹　北京大学肿瘤医院　　　　　唐迪红　湖南省肿瘤医院

朱　彤　北京大学肿瘤医院　　　　　陈文娟　福建省肿瘤医院

杨道科　郑州大学第一附属医院　　　安汉祥　厦门大学附属翔安医院

应含悦　杭州市第一人民医院　　　　李荣晖　厦门大学附属翔安医院

唐荣军　杭州市第一人民医院　　　　李诗琴　厦门大学附属翔安医院

张　珂　杭州市第一人民医院　　　　曾元丽　湖南省肿瘤医院

胡　英　湖南省肿瘤医院　　　　　　李　华　湖南省肿瘤医院

刘　科　湖南省肿瘤医院　　　　　　陈业会　湖南省肿瘤医院

谢　宁　湖南省肿瘤医院　　　　　　辜梦聃　湖南省肿瘤医院

张　敏　株洲市二医院

编写组秘书　陈　攀　龙鑫淼

前　言

　　热疗作为一种古老且对人体几乎没有伤害的治疗方式，几十年来的科技发展与进步赋予了它新的活力，有多学科交叉结合、多温度段的治疗模式等特点。现今这种历史悠久的治疗方法焕发出崭新的面貌，并在临床治疗上取得令人振奋的结果。尤其在2005年主题为"国内肿瘤热疗学研究与应用中的科学问题"的第249次香山科学会议后，热疗更是得到长足发展，在国内热疗逐步进入规范化治疗的同时，定向能量技术也在迅速发展与应用。

　　定向能量技术指采用非电离辐射物理因子将能量聚集并通过定向定位控制作用于病灶靶区，基于生物、物理、化学效应造成细胞灭活，达到治疗效果。这其中涵盖了使用非电离辐射物理因子能量作用的热效应与非热效应模式，所使用的能量包括电磁波、机械波和其他技术如光动力技术、电场技术、磁场技术及纳米技术。

　　肿瘤热疗涉及的领域相当广泛，概括起来包括热物理学、热生物学和热疗临床三大部分。热物理学研究的领域主要涵盖热疗技术中加热源的工作原理、测温技术的使用，以及解决与临床疗效相关的问题；热生物学研究的重点包括整体水平、组织水平、细胞水平、亚细胞水平及分子水平等不同层次和角度，研究热对生物体作用后的结果，探讨热作用于生物体后所发生的一系列变化和这些变化带来的影响，热疗与免疫的关系，以及热疗与放化疗和（或）生物疗法等联合使用的基础，从而为热疗的临床应用提供科学依据；热疗临床是研究热疗应用的核心，通过研究和探索如何合理使用不同的热疗技术、应用所获得的热生物方面的研究成果、不断进行科学而细致的临床观察，总结出一套适合肿瘤热疗的治疗标准，并使之逐步完善形成一种有效的手段，用以治疗肿瘤，造福人类。

　　本书在国家863计划项目"现代数字医疗核心装备和关键技术"成果系列丛书分册《肿瘤热疗的技术与临床实践》的基础上，基于临床对热疗的需求，对定向能量技术的广义热疗进行了重新定义，结合近十几年的技术发展与临床探索，系统介绍了热疗技术的工作原理及学科进展，并着重从临床实际应用角度对热疗技术做了较为深入的探讨。

　　全书共二十八章，基本包含了目前国内外最新的热疗技术和临床应用的概况，重点介绍了肿瘤热疗涉及的技术和临床应用，以及与其他疗法相互配合的综合治疗状况和效果，具有较强的临床实用性。为方便读者独立选读相关章节，编写中尽量保持全书各章内容的连贯性和独立性。但也正因如此，在注意保持各章本身完整性的同时，不可避免地造成部分章节在内容上出现少量重复。

　　本书编者大多是我国长期从事相关领域技术研发的理工学界的知名专家和具有多年丰富临床工作经验的医学专家，他们不仅对热疗技术的介绍深入浅出、对热疗在临床中的应用颇有独到经验，而且对热疗技术和临床应用的发展前景、方向、技术关键有深刻见解。

　　在出版过程中，除了参与编写的专家为本书做出了重要贡献外，还得到许多业内资深专家、教授，以及同道、同事、朋友的积极支持与帮助，在此特别感谢国家自然科学基金（No.81827803）对本书研究工作的资助支持。

　　本书对从事热疗产品制造、开发与研制的人员，以及各级医院从事肿瘤热疗临床工作的医务人员和相关领域的研究人员均有参考价值。

　　由于编者水平有限，书中不妥之处在所难免，敬请读者不吝赐教。

2024年2月21日

目　录

第三篇 肿瘤热疗的临床应用

第一章　总　论

定向能量技术指采用非电离辐射物理因子，将能量聚集并通过定向定位控制，作用于病灶靶区，基于热效应、化学效应及生物力学效应造成细胞失活，从而达到治疗效果。这其中涵盖了应用非电离辐射物理因子能量作用的热效应与非热效应，其所使用的能量来自电磁波、机械波和其他技术。

随着多种新技术的介入，以及多学科研发与应用，肿瘤热疗作为定向能量外科技术的一个重要部分，已经从狭义的温热治疗拓展到广义的肿瘤热疗。广义的肿瘤热疗包括除温热治疗外的热/冷消融治疗，以及其他非电离辐射技术的非热治疗，这些技术在肿瘤治疗中的应用效果日渐突出，疗效逐渐被认可，使用范围日益广泛，已成为肿瘤治疗中一类疗效明确的治疗方式，得到医患大众的普遍关注和承认。

早在公元前17世纪，古埃及的Edwin Smith首次在其医生文稿案卷中记载使用加热的方法治疗乳腺肿物并有疗效。之后，人们又观察到发热会使体内肿瘤消退，人类一直致力于实现能充分利用这种对人体组织伤害很小的治疗方法，为肿瘤患者治病。在所有以升温方法治疗肿瘤比较可靠的文献中，首推1866年Busch的报道，他叙述了一例经组织学证实为恶性肿瘤的面部肿瘤患者，在两次丹毒后肿瘤消退的经过。当时的方法非常原始，最初多使用人为的使患者受到细菌感染或注射化学致热源的方法对人体进行加热。最著名的当属Coley于1893年多次报道采用反复接种链球菌等混合细菌诱发高热获得奇迹般的疗效。然而，人们也发现向体内注射生物和化学发热剂难以掌控其发热温度，导致治疗意外的发生，因此

开始寻找其他更为安全的加热方法。1898年，Westermark报道了采用局部热水灌注治疗晚期宫颈癌进行姑息治疗的疗效。随后Geotze报道了用热水浸泡治疗阴茎癌所获得的效果。然而，由于当时科学技术的落后和人们对使用加热技术的认识局限，直至1936年Denier首次使用微波（375MHz）进行热疗，开创了将先进的科学技术引入热疗的先河。然而，在很长一段时间里，人们对热对组织的影响和作用的认识不足，导致热疗长期处于一种简单、以纯经验性治疗为主的状态。

近代肿瘤热疗的发展自20世纪70年代以后，逐渐进入以新技术手段研究的阶段。第一届国际肿瘤热疗会议于1975年在美国华盛顿召开，之后每四年举办一次，至2023年已举办了九届。我国于1980年在北京举办了第一届国内肿瘤热疗会议，至2023年已举办了十届。国际肿瘤热疗学会下设欧洲、北美洲、亚洲肿瘤热疗学会，并于1985年创办了热疗专业杂志 *International Journal of Hyperthermia*。我国的中华热疗委员会设在中华医学会放射肿瘤治疗学分会下，于1997年创办了内部交流性刊物《热疗通讯》，现已建立了热疗网站。自1987年以来，国内先后共出版了8部肿瘤热疗专业书籍，它们在不同时期，从不同角度、深度和广度对肿瘤热疗这门新兴学科做了详尽的介绍和指导，对推动我国肿瘤热疗发展和临床应用起到了极其重要的作用。

经过多年研究，尤其是近几十年来多学科间相互渗入，人们已经知道，在不同温度作用下，热对生物组织的作用和改变不尽相同。表1-0-1显示了在不同温度作用下，人体组织变化与温度作用之间的关系。

表1-0-1 人体组织变化与温度作用结果之间的关系

组织受热温度（℃）	人体组织变化作用结果
＞100	生烟、尘、渣，组织气化
90～100	皲缩，组织干化
65～90	变灰，组织固化
60～65	变白，细胞发生不可逆坏死
＞50	外观无变化，蛋白质被破坏
45	外观无变化，蛋白质变性
41.5～43	外观无变化，以细胞凋亡为主的损伤
39.5～41.5	外观无变化，细胞出现相关生物学变化

在近半个世纪尤其是30余年来，随着科学技术的飞速发展，以及军工和航天技术在民用方面的应用，以加热治疗为主的定向能量治疗在医疗中的应用范围越来越广。从最初的理疗到用于肿瘤的探索性治疗，再到心血管领域以及颅脑疾病的应用，热疗技术也从最初的热水、热蜡、红外光加热发展到微波加热，进而发展到应用射频、超声波、激光以及电场等技术。热疗发展速度之快、对高端技术的应用之广，已超出了30年前人们对此技术的想象，热疗在肿瘤治疗中的作用和地位较从前有了较大提高。现代科技广泛应用于热疗领域，呈现出加热技术多样化、测温技术多样化的发展趋势，以满足不同临床治疗情况的不同治疗要求，使临床上可根据治疗需要选择不同温度段的各类加热治疗。

由此可见，热疗用于肿瘤的治疗经历了十分漫长和曲折的阶段，很长一段时间反复徘徊在一种纯经验性的临床摸索阶段。虽然在这中间有过许多成功的个案报道，但对于热疗在肿瘤治疗中的作用和地位，人们的观点不一，褒贬不一。其中最具代表性的观点有两种：一种是热疗无用论，认为热疗在肿瘤治疗中的作用很有限，往往对疗效的宣传过度，而实际结果并不理想；另一种认为在肿瘤治疗中热疗是一种万能的治疗手段，当别的治疗方法都不能采用时，热疗能起到力挽狂澜的作用。这些观点都未能全面、科学地代表热疗在肿瘤治疗中的实际作用和地位。各种有利和不利因素一度使得有高科技含量的现代肿瘤热疗学处于一种尴尬的地位和处境。

尽管如此，在肿瘤热疗的临床应用过程中，广大医务工作者对临床治疗和疗效进行了大量的探索性研究，在不同热疗设备的使用上积累了很多经验；工程界在肿瘤热疗设备和技术的发展上取得了不少创新性成果；医学基础研究工作者对不同加热效应和治疗后对机体产生的改变进行了不少研究；许多企业在产品的推广应用上做了很大努力。所有这些都在一定程度上推动了现代肿瘤热疗的发展，并使之逐渐形成了一门新学科——现代肿瘤热疗学。

现代肿瘤热疗学包含的内容十分广泛，但主要由热物理学、热生物学和热疗临床三大部分组成。

一、热物理学

热物理学主要包括加热物理因子的理论及原理、加温材料与技术、加热中的温度测量，以及热场分布与热疗治疗计划等。

过去同行学者大多认为当前影响肿瘤热疗最为关键的是加热技术，这些年来这一观念已有了很大变化，有关热疗中的治疗计划以及对热疗中测温的需求一同被提到重要的位置。因为对于理想的加热技术而言，除了在物理学的理论上要求做到精确、控温能力强以外，还包括对不同加温材料的选用、测温的精度、根据不同治疗温度段所需要的修正，以及如何适应在不同组织中所出现的特殊要求等。

近些年来，肿瘤热疗装备与技术的新进展主要体现在以下几个方面：①微创热消融技术在肿瘤热疗中的崛起；②磁共振成像（MRI）无损测温在临床上的应用；③高强度聚焦超声（HIFU）技术在肿瘤临床治疗中的应用；④计算机导航与医用消融机器人的研发；⑤已开始的磁感应靶向热疗技术及各级热介质（毫米、微米、纳米磁性粒子）的研究；⑥全身热疗设备的加温物理因子向多元化发展，以电感射频加温为主的全身热疗新产品，以及高能微波的使用；⑦微创测温、医用915MHz固态源等技术及相关的部件、器件，更加成熟、实用；⑧热剂量适形调控技术、无创测温技术、治疗过程监控技术、靶向热疗技术受到相关学界广泛重视。肿瘤热疗装备与技术正向着无创、微创、精确及有效的方向发展。

二、热生物学

热生物学涵盖的内容：以了解热效应、热损伤以及所产生的热效应对机体整体效应的影响为主要目的的相关研究，即单纯热疗的实际效果问题；不同加热因子对机体作用后的生物效应；与放射线或不同化疗药物联合作用时对机体的影响；治疗所使用的不同温度段对生物体的作用；热与机体免疫间的相互关系；不同加热因子作用于机体不同组织的特质表现和反应；机体对于体外加热因子作用后所出现的应激改变和热剂量学对机体组织的影响等。

肿瘤热生物学在20世纪70年代至80年代初主要研究41.5～43℃的加热模式，研究42℃以上的生物学效应，即热疗的直接细胞毒性；改变肿瘤内微循环和微环境加热后的变化和效应；热疗与放疗或化疗的协同作用机制；推测热疗的细胞学作用机制等。直到20世纪80年代末90年代初后才开始注意到39.5～41.5℃的亚高温治疗对生物学改变的影响，从而重视对此温度段的研究，同时也对在非消融温度下的热疗与低热诱导细胞凋亡、热疗与热耐受和热休克蛋白（HSP）的产生及其作用、热疗与免疫、热疗对肿瘤内氧分压的影响、热增敏的机制和热增敏剂等重要课题进行了大量颇有成效的研究工作；近十年来在基础研究方面取得了非常明显的进展，在更深层次上从分子水平开展了对热生物学的研究，肿瘤热生物学研究借助与基因组学、蛋白组学、免疫学等进展有机结合，正在就热疗对肿瘤的直接作用、热疗对肿瘤微环境的影响、热疗与热相关基因、热疗与其他治疗协同的生物学机制、热消融生物学效应等开展系统深入的研究。虽然从基础研究到临床应用还需要做更多的工作，但已呈现欣欣向荣的景象，并在进行肿瘤热疗临床应用的探索。

三、热疗临床

热疗临床是研究热疗应用的核心，其任务是研究热疗在临床治疗中的作用效果。在现有热疗技术尚不能达到使肿瘤组织内完全均匀升温，尤其在使用传统的43℃左右温度段进行加热治疗时，无法杀灭整体肿瘤细胞群，不适于作为一种对肿瘤的根治性手段；但在超高温状态下，通过高温对肿瘤组织的消融作用，能完成对实体肿瘤的局部较为彻底的灭活。应引起注意的是，由于肿瘤的侵袭、浸润性生长的特征，在现代肿瘤治疗的观念上不提倡单一治疗模式，而推广采用综合治疗模式。用加热的方法治疗肿瘤，若使用得当，可最大限度地杀灭肿瘤组织，最小限度地减少对人体组织的损伤。

随着现代科学技术的进步，新的科技成果不断融入肿瘤热疗装备，临床上可选择的肿瘤热疗手段越来越多。此外，过去以加热源不同为主的热疗分类方法，已逐渐被以加热区域不同或治疗温度段不同的分类方法所取代。表1-0-2所显示的是不同加热源、不同治疗温度段与不同治疗区域三者之间的相互关系。

表1-0-2　不同加热源、不同治疗温度段与不同治疗区域三者之间的相互关系

治疗区域	特点	超高温（≥60℃）	传统温热（43℃）	亚高温（39.5～41.5℃）
表浅热疗	局部加温，加热直径＜15cm，加热深度＜6cm	可用	常用	一般不用
深部热疗	区域性加温，加温深度＞6cm	可用	常用	可用
全身热疗	将体温人为提高到治疗温度	不可用	不可用	可用
腔内热疗	利用人体天然体腔/通道进行区域性加温	可用	可用	一般不用
热灌注	包括腹腔、胸腔及膀胱等	不可用	常用	可用
组织间热疗	通过微创的方式短时间将辐射器植入组织间进行局部加温	常用	可用	不用
加热源	—	微波、射频、HIFU、激光、超声、热水、热籽	微波、射频、HIFU、激光、超声、热水、热籽	红外、高能微波、电感射频＋红外

热疗在肿瘤治疗中的应用范围在不断扩大。最初，它只能用于治疗一些表浅部位的肿瘤，如宫颈癌、直肠癌和颈部转移癌等，而现在，几乎所有深度的肿瘤都可以进行热疗。治疗方式也得到了改善，从最初只能进行表浅加温到如今可以较好地实施不同深度部位甚至全身加温。在治疗温度选择方面也有了更多的灵活性，根据病情和病种的不同，可以选择不同的加热治疗方法和温度段，从开始与放疗联合使用，到现在还可以与化疗药物及与生物制剂和手术联合使用。这一切无不标志着这种治疗方式在肿瘤临床治疗中所蕴藏的极大发展空间。

过去在肿瘤热疗的临床研究中主要关注热疗对放疗或化疗的增敏，20世纪80年代开始，大量Ⅰ期临床研究主要关注热疗与放疗的结合，临床结果表明，热增强效果为1.4～1.6倍。进入90年代，临床质量保证（QA）文件逐渐发表，对于如何正确使用微波、射频、超声等热疗机有了基本规范，随机分组的Ⅲ期临床研究报道逐渐发表。经过Ⅲ期临床研究证实，热疗有效的肿瘤包括恶性黑色素瘤（欧洲协作组）、乳腺癌（多国）、宫颈癌（中国、荷兰）、膀胱癌（中国、荷兰）、直肠癌（荷兰）、盆腔肿瘤、食管癌（中国、日本）、软组织肉瘤（多国）、肢体恶性肿瘤（意大利、中国）、脑瘤（美国）、肝癌（多国）等。自90年代后期开始，研究和临床探索着重于对热疗与生物治疗、免疫治疗、基因治疗进行联合应用，并且全身长时间亚高温治疗进入实用阶段，全身热疗与化疗联合正成为热疗临床的热点之一。同时，超高温在肿瘤治疗中的作用日益突出，微波、射频的消融治疗以及HIFU的临床应用也成为肿瘤热疗的新热点。

但是，也必须认识到当前肿瘤治疗的总效果还不令人满意。这里既涉及肿瘤患者病种和病情复杂性的因素，也涉及临床研究中治疗方案设计与执行方面的问题、质量控制不严的问题，以及错误设置违背机体对热反应常规的问题，导致了错误的临床结论或长期得不出结论。

如何改变目前临床研究不到位的情况，包括对临床效果评价的问题，如何达到与理论上相近的治疗效果，以及了解治疗整体与局部的相关性不明晰等方面的问题，这是每一位从事热疗临床实践和研究的医务工作者都需要思考的问题。

作为一门历史悠久但又十分年轻的现代新学科，肿瘤热疗仍然有许多问题值得探讨、研究和实践，并进行规范和总结，历史赋予我们必须采用科学严谨的方法加以解决问题。在已发现的临床研究主要问题中，现有大多数肿瘤临床研究结果都是分散型小样本、单个医疗机构治疗的观察报告。一些治疗方案初始设计考虑不周全，或研究对象与病种过于分散，或对加热技术没有详尽说明，或在治疗执行过程中没有温度监测（无法确定应加热的肿瘤靶区是否受热，更谈不上对加热质量的好坏进行评定），因此导致当前肿瘤热疗在临床治疗中的尴尬局面。为避免以上类似情况，应该在治疗方案的设计和执行中进行科学化、规范化控制，在严格的质量保证和治疗控制的前提下，使用循证医学的方法进行肿瘤热疗的临床研究，这样才有可能得出让人信服的可靠结论。我们需要更深入地研究加热技术，使其更好地符合临床要求；同时，增加加热治疗中温度监测手段的多样化和设备使用的便捷性，并努力提高其精确性。此外，还需要更深入系统地研究组织在不同加热源作用下所发生的改变、在不同温度段的变化以及升温对机体各方面造成的影响等基础问题。通过这些全面的研究，能够显著提高肿瘤热疗在临床实践中的实用价值。

因此，我们得到一个结论：要保持肿瘤热疗健康、有序、科学发展，必须在以上三个方面多下功夫，狠下功夫。本书将着重介绍肿瘤热疗技术及其如何在临床工作中科学、合理、高效地应用。

综上所述，只有加强医学界与工程学界的紧密合作，付出更大的努力，才能使肿瘤热疗朝着更加健康、有序的发展方向迈进，真正确立起肿瘤热疗在肿瘤治疗中的地位，认真解决临床应用不到位、基础研究不够、热剂量学尚未解决的问题，并通过循证医学的研究在临床上明确各种肿瘤热疗方法的适应证和疗效，认真解决无创测温和热剂量控制问题。

（刘 珈）

参 考 文 献

李鼎九，胡自省，1995. 肿瘤热疗学. 郑州：河南医科大学出版社.

李鼎九，胡自省，钟毓斌，2006. 肿瘤热疗学. 2版. 郑州：郑州大学出版社.

林世寅，李瑞英，1997. 现代肿瘤热疗学：原理、方法与临床. 北京：学苑出版社.

第一篇

定向能量技术

肿瘤物理治疗包括电离辐射技术和非电离辐射技术。其中，电离辐射是一切能引起物质电离的辐射的总称，包括α射线、β射线、γ射线、X射线、中子射线等，其波长在 $10^{-14} \sim 10^{-10}$ m 范围内；非电离辐射是辐射的单个粒子的能量比较低，并不能引起物质原子或分子电离的辐射的总称，包括光波、电磁波、电脉冲等，其波长在 $10^{-10} \sim 1$ m 范围内。在肿瘤物理治疗应用中，非电离辐射虽然不能引起肿瘤细胞成分的电离，但是可以使受作用肿瘤细胞内的原子或分子发生振动，达到破坏肿瘤细胞生存状态的目的。

由于非电离辐射的单个粒子的能量比较低，通常需要利用定向能量技术将非电离辐射能量聚集到一个特定的区域，增强对肿瘤细胞的作用，同时减少对非肿瘤细胞的伤害。定向能量技术是指采用某种非电离辐射物理因子，将能量聚集并通过定向定位控制作用于病灶靶区，基于各种生物效应造成细胞坏死，达到治疗的目的。这类技术已作为广义肿瘤热疗技术应用于肿瘤治疗。这种通过利用各种非电离辐射的物理因子作用于生物组织，或通过升温或低温或常温方式实现产生灭活肿瘤的效应，能够实现有效治疗肿瘤区域内组织，达到既能对肿瘤组织进行有效杀灭或损伤，又不对正常组织造成严重不可逆损伤的治疗目标。

在肿瘤非电离辐射治疗技术中，加热物理因子在其中占据着十分重要的地位。目前，非电离辐射技术在肿瘤治疗中的应用并不仅限于热效应，其他的定向能量技术在肿瘤治疗中也得到了长足发展。此外，还不断有新的物理因子引入热疗技术。肿瘤热疗技术也从温热局部治疗逐步发展到全身热疗、高/低温消融治疗、常温治疗等模式。

本篇将侧重介绍目前在肿瘤物理治疗中所使用的各种非电离辐射物理因子，其在工程技术方面的工作原理和学科进展，以及所涉及的相关生物医学应用等内容。

第二章

微波热疗技术

本章主要介绍微波肿瘤热疗原理、微波热疗设备的构成和技术进展，以及相关技术在热疗设备中的应用等内容。

第一节 概 述

自20世纪60年代起，国际上兴起了利用生物热效应治疗恶性肿瘤的研究热潮。几乎同时，国内学者也相继开展了恶性肿瘤热疗的研究工作，特别是在北京、上海、四川、河南及湖南等地，先后成立了多个热疗协作小组。其中，北京地区热疗协作小组由"六院一所"组成，包括中国医学科学院肿瘤医院、中国人民解放军总医院、北京大学第一医院、北京友谊医院、中国中医科学院广安门医院、中国人民解放军三〇七医院等六家医院和中华人民共和国第四机械工业部（以下简称"四机部"）第十二研究所。协作小组得到了四机部的有力支持，使北京地区肿瘤热疗研究工作得以长时间持续进行，在此期间进行了大量的动物实验、细胞学研究和临床应用，对我国早期肿瘤热疗研究工作起到了推动作用。

热疗研究工作在我国的发展经过了一些起伏。20世纪60年代末到80年代初为高潮期，召开了全国首届热疗学术会，并组织代表团参加了第三届世界热疗会议；80年代初至2000年为波动发展期，虽然1985年美国食品药品监督管理局（FDA）将肿瘤热疗列为肿瘤的一种治疗手段，对国内的研究工作提供了正面影响，在国内也召开了8次全国性的热疗学术会，促进了热疗工作的开展，但是在此期间，血卟啉药物治疗恶性肿瘤研究的开展，使热疗研发工作受到了一定的影响。直到90年代初期，由于首台国产微波热疗机进入市场，才又推动我国的热疗研究进入一个新的发展阶段。至今已有几十家公司研制并且生产热疗设备，而且热疗设备已进入国内多家医院。目前热疗的临床研究工作在我国已不仅仅限于恶性肿瘤研究，而且已扩展到一般常见病与多发病的领域，并且取得实效。在众多热疗设备中，微波热疗设备（包括用于妇科病治疗的小型热疗仪器）占有约70%以上的市场份额。

目前微波热疗与其他热疗一样，仍处于发展阶段，包括机制在内尚有许多问题有待进一步研究解决，在工程物理方面也还存在一些新的理论问题。目前随着科技的高速发展，不断有新的物理因子引入热疗技术并赋予新的内容，从而又产生了许多新的理论问题，有待研究解决。

第二节 微波用于肿瘤热疗的 物理特性

微波是指频率范围为300MHz～300GHz、相应波长为1m～0.1mm的电磁波。微波在电磁辐射频谱中只占有很小的区域。作为一种电磁辐射，微波能产生衍射（绕射）、反射、散射、折射、吸收和干涉等现象，可应用几何光学理论来分析，这是研究微波治疗的物理学基础。

一、微波的基础概念

微波是振荡的电磁波，在单位时间内的振荡次数称为频率f，单位是Hz。电磁波在一个振荡周期内传播的距离称为波长λ。微波频率、微波波长和微波传播速度的关系式为

$$\lambda = v/f \qquad (2.2.1)$$

其中，λ 是微波波长，单位是 m；v 是微波传播速度，单位是 m/s；f 是微波频率，单位是 Hz。

日常工作中人们常说的 2450 微波机、915 微波机，是指输出微波信号的频率为 2450MHz 和 915MHz 的微波设备。这些频率是国际电信联盟分配给工业、科学和医用（ISM）的微波波段允许使用的频率，更多的微波加热专用频率见表 2-2-1，微波热疗机的工作频率通常在这些频率中选择使用。在这些频率上，微波能够与人体组织中的水分子更好地共振和更好地被水分子吸收，将微波能量转化为水分子的热能。

表 2-2-1 微波加热专用频率

频率范围（MHz）	中心频率（MHz）	中心波长（cm）	波段代号
433±10	433	69.2	P
915±25	915	33.0	L
2450±50	2450	12.2	S
5800±75	5800	5.2	C
22125±125	22125	1.4	K

既然微波属于电磁波，那么它不仅具有电磁波的一般特性，也有微波波段的特性。在应用微波热疗的过程中最关心的是微波能量的传输，它不仅包含在设备中的传输，也包含在人体中的传输，还包含在空间的传播。

电磁波的一般特性是光特性，即电磁波在空间是直线传播，当碰到物质后在界面上有可能产生折射和反射，而折射和反射的程度取决于界面两边的物质特性。微波也遵从这些规律。

电磁波在介质中的传播速度 v 为

$$v = 1/\sqrt{\mu\varepsilon}$$

其中，μ 为电磁波所在介质的磁导率；ε 为电磁波所在介质的介电常数。

在真空中，$\mu = \mu_0 = 4\pi \times 10^{-7}$ h/m，h/m 是磁导率的单位，读作亨利每米；$\varepsilon = \varepsilon_0 = 10^{-9}/36\pi$ F/m，F/m 是介电常数的单位，读作法拉每米。因此，微波在真空中的传播速度为

$$v_0 = 1/\sqrt{\mu_0\varepsilon_0} = 3 \times 10^8 \text{m/s}$$

该速度也常记作字母 c，也即真空中的光速。

物理实践中，常用变量 μ_r 和 ε_r 分别表征介质的磁导率和介电常数相对于真空的比例，这两个变量分别称为介质的相对磁导率和相对介电常数，因此 $\mu = \mu_r\mu_0$，$\varepsilon = \varepsilon_r\varepsilon_0$。相应地，介质中电磁波的传播速度为

$$v = 1/\sqrt{\mu_r\mu_0\varepsilon_r\varepsilon_0} = c/\sqrt{\mu_r\varepsilon_r}$$

除铁磁物质外，一般介质的 μ_r 近似值为 1，将在介质中的传播速度计算式简化即为

$$v = c/\sqrt{\varepsilon_r} \qquad (2.2.2)$$

由此可见，微波在介质中的传播速度与介质的相对介电常数 ε_r 有关，在不同介质中的传播速度因相对介电常数 ε_r 不同而不同。通常 $\varepsilon_r \geqslant 1$，因此介质中微波的传播速度通常不大于光速。根据式（2.2.1）与式（2.2.2），得到微波波长的表达式

$$\lambda = c/f\sqrt{\varepsilon_r} \qquad (2.2.3)$$

由此可见，在不同介质中，微波波长也随介电常数的变化而发生变化。在实际应用中，微波波长 λ 是一个重要的表征参数。在表 2-2-2 和表 2-2-3 中列出了不同组织的介电常数，以及在这些组织中常用频率的微波波长、穿透深度等表征微波传播特性的参数，由表可见在组织中波长与加热深度存在一定的关联。这一关联性将在下文进行深入讨论。

表 2-2-2 不同微波频率的电磁波在高水容量组织（肌肉、皮肤）中的传播特性

频率（MHz）	波长（cm，空气/组织）	穿透深度（cm）	介电常数	界面反射系数 空气/肌肉	界面反射系数 肌肉/脂肪
433	69.3/8.76	3.57	53.0	0.88/175	0.65/7.96
915	32.8/4.46	3.04	51.0	0.772/177	0.519/4.32
2450	12.2/1.76	1.70	40.0	0.754/177	0.500/3.88
5800	5.17/0.775	0.72	43.3	0.746/177	0.502/4.29
10000	3/0.464	0.343	39.9	0.743/176	0.518/5.95

表 2-2-3 不同微波频率的电磁波在低水容量组织（脂肪、骨）中的传播特性

频率（MHz）	波长（cm，空气/组织）	穿透深度（cm）	介电常数	界面反射系数 空气/脂肪	界面反射系数 脂肪/肌肉
433	69.30/28.8	26.2	5.6	0.427/170	0.562/173
915	32.80/13.70	17.7	5.6	0.417/173	0.517/176
2450	12.20/5.21	11.2	5.5	0.406/176	0.500/176
5800	5.17/2.29	5.24	5.05	0.388/176	0.503/176
10000	3.00/1.41	3.39	4.5	0.363/175	0.518/174

二、微波的传输性

（一）穿透深度与加热深度

在微波加热中，穿透深度与加热深度是属于相关却不完全相同的两个概念。其中穿透深度是一个物理概念，仅作为单一物理因素来表达其加热能力；而加热深度除受穿透深度的影响外，还会受到加热时间、热容量、生物组织结构特性（如不同组织界面、存在的循环差异）等多因素影响。

微波能量在传输过程中，不论在空气中或在介质中都存在损耗，其损耗程度取决于被不同物质吸收的量。微波在非真空介质中传播时，其能量通常会因被介质吸收或散射而发生衰减，且微波在不同介质中的衰减速率会有所不同。为表示这种衰减速率，引入衰减常数α，其表达式为

$$\alpha = \omega\sqrt{\mu_r\varepsilon_r}\left[\sqrt{1+(\sigma/\omega\varepsilon_r)}-1\right]/2 \quad （2.2.4）$$

其中，ω是电磁波的角频率，σ是介质的电导率，角频率变量与微波频率的关系为

$$\omega=2\pi f$$

在物理学中还引入了一个物理量穿透深度（或趋肤深度），它是指电磁波从介质表面向介质内部传播时，其振幅衰减到表面处振幅的1/e（即为表面值的36.9%）所经过的一段距离d，其表达式为

$$d \approx \sqrt{2/\omega\mu\sigma} \quad （2.2.5）$$

表2-2-2、表2-2-3中的数据显示，它们所表示的是不同微波频率在不同组织中的穿透深度（为物理学计算的穿透深度）。

在热疗中常常提到加热深度（也称为透热深度等，目前没有一个统一的称呼）的概念，这是热疗中另一个重要的问题。在物理学中定义的穿透深度与常提到的加热深度是两个不同的概念，它们之间有密切联系，但存在区别。

加热深度是指微波加热时，微波能量在人体表皮能耐受（即不会引起组织损伤）的情况下尽可能大地、不间断地向组织内部传输，通过组织吸收而使组织发热，传输过程中微波能量不断损耗，随着深度的增加，由于能量减弱而使温升能力降低，直至升不到41.5℃（低于此温度无生物热

疗效果），此时的深度被称为加热深度。由于在进行微波加热时表皮温度一般较高，有时为了增加加热深度，在加大微波能量时需要同时采取表皮降温措施，通过对表皮进行吹风等手段，以减轻表皮烫伤的发生率。

加热深度一般大于物理学理论上的穿透深度，并且受很多因素影响。因为在加热过程中，随着组织温度升高，会通过热传导使周围组织温度升高，从而增加加热深度。此外，当皮下组织为脂肪时（一般如此），由于在微波频率下脂肪对微波能量的吸收较少，所以脂肪厚时其加热深度（按皮下组织温升定义）也会相应增加。例如，在临床应用中频率为2450MHz的微波场加热时，其加热深度可达到3cm左右，而此频率的微波场在肌肉组织中的穿透深度仅为1.7cm。当皮下组织不同时，其加热深度也会存在差异。

（二）反射与透射

当微波从一种介质传输到另一介质时，会在介质界面上发生反射与透射。在微波热疗中，微波辐射通过空气进入人体组织，经表皮层、脂肪到肌肉。在此过程中，在空气与表皮层的界面上会发生反射与透射，通过透射进入表皮的微波能量会进一步在表皮层与脂肪的界面上发生反射与透射。这种反射与透射的大小与界面两侧的介质特性有关，在这里引入反射系数Γ：

$$\Gamma=E_0/E_r$$

其中，E_0是入射微波的电场强度；E_r是反射微波的电场强度。

若在界面的一侧同时存在入射场与反射场，它们将发生叠加，形成的合成场称为驻波场。在微波技术中把合成场中最大值与最小值之比称为驻波系数（或驻波比）S：

$$S=|E|_{max}/|E|_{min}=[1+|\Gamma|]/[1-|\Gamma|]$$

从上式可以看出，当反射系数$|\Gamma|=0$时，$S=1$，没有反射场，只有入射场，此时的电磁场称为行波场；而当存在反射场，即$|\Gamma|\neq0$时，$S\neq1$，各点的场强为入射场与反射场叠加。当介质某处是入射场的最大值与反射场的最大值相加时，该处在微波技术中被称为波腹点；当介质某处是入射场的最小值与反射场的最小值相加时，该处被称为波节点。在波腹点，因为场强叠加，所以加热

温度增加，有时也把波腹点称为"热点"；而在波节点，因为场强为最小，所以加热温度相对较低，把这个波节点称为"冷点"。"热点"处容易产生过热而灼伤组织，需要特别引起注意；同样也要注意"冷点"，因为它将造成治疗区内组织的加热不足。

影响反射、透射的因素主要取决于不同的介质，也反映在介电常数与电导率上。Schwan详细地研究了不同频段的电磁波对生物体的电磁特性的影响，研究表明，生物组织的介电常数和作用于生物组织的电磁场的频率关系密切。大体上来说，随着频率的升高，生物组织的介电常数逐渐下降，例如图2-2-1中肌肉样生物组织的介电常数与射频电磁场频率的关系曲线。不同生物组织的介电常数亦不同，此与生物组织的含水量有关。

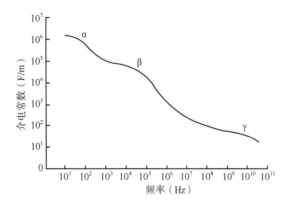

图2-2-1　肌肉样生物组织的介电常数与射频电磁场频率的关系曲线

α、β、γ为不同频率时，生物组织介电常数随之变化

水是生物体的重要组成部分，占人体体重的60%～70%。根据含水量的多少，可以把生物体组织分成三大类。第一类是含水量最多的组织（含水量大于90%），例如含有大量电解质的细胞，细胞中大分子蛋白质、血细胞、脑脊液和其他盐类物质；第二类为中等含水量的组织（含水量小于80%），例如皮肤、肌肉、脑和大部分内脏器官；第三类为含水量较低的组织（含水量为50%），例如骨、脂肪等。图2-2-2～图2-2-5分别为皮肤、肌肉、骨、脂肪等组织的介电常数与电导率的曲线图，从这些曲线中可以知道，不同生物体组织的介电常数-频率特性曲线趋势较一致，随频率的增加，生物组织的介电常数减小。含水量大的组织的介电常数比含水量低的组织的介电常数要大得多。

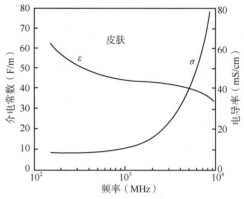

图2-2-2　皮肤在微波频率范围中的介电常数（ε）和电导率（σ）

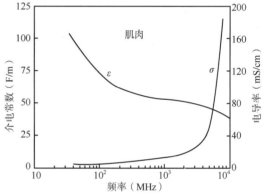

图2-2-3　肌肉在微波频率范围中的介电常数（ε）和电导率（σ）

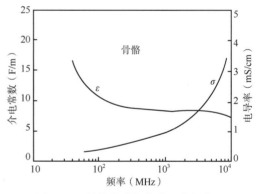

图2-2-4　骨在微波频率范围中的介电常数（ε）和电导率（σ）

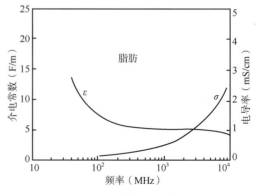

图2-2-5　脂肪在微波频率范围中的介电常数（ε）和电导率（σ）

影响生物组织介电常数的另一个因素是温度。表2-2-4列出了哺乳动物组织的介电常数和电导率的温度系数。微波场在多层组织中的反射与透射等特性可以由图2-2-6～图2-2-8所示曲线说明。其中，图2-2-6为多层生物组织界面功率穿透系数；图2-2-7为脂肪、肌肉平板模型生物组织置于平面波波场中，其能量吸收率和穿透深度、微波频率的关系；图2-2-8为皮肤、脂肪和肌肉的三层平板模型，其峰值吸收比率和脂肪层的厚度以及微波频率的关系。

表2-2-4　哺乳动物组织的介电常数和电导率的温度系数

温度系数	频率（MHz）			种类
	200	400	900	
介电常数的温度系数	1.3		1.1	脂肪
		−0.2	−0.2	肌肉
	−0.4	−0.4	−0.4	血清
电导率的温度系数	4.9		4.2	脂肪
	1.5	1.3	1.0	肌肉
	1.7	1.6	1.3	血清

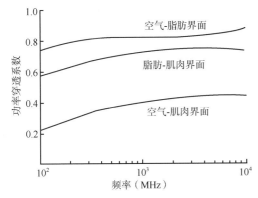

图2-2-6　多层生物组织界面功率穿透系数

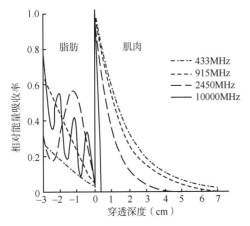

图2-2-7　脂肪、肌肉平板模型生物组织置于平面波波场中，其能量吸收率和穿透深度、微波频率的关系

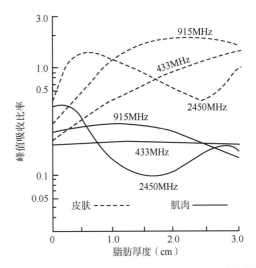

图2-2-8　皮肤、脂肪和肌肉的三层平板模型，其峰值吸收比率和脂肪层的厚度以及微波频率的关系

三、微波的辐射技术

本节主要介绍微波能量由微波源产生在微波系统中的传输过程、传送到辐射器后的辐射原理。传输电磁波能量的装置称为传输线。由于微波波段频率很高，普通的双线传输线已经不适用，通常采用同轴电缆和波导进行微波传输。

同轴电缆是由一根金属内导体和一圈金属外导层组成。由于内外导体是同一轴线，所以称为同轴线（同轴电缆）。由于外层金属的屏蔽，微波能量被限制在内外导体之间传输，不会向外辐射。对于同轴电缆要考虑以下重要参数：①特性阻抗（单位是Ω）；②衰减（单位是dB/m）；③承受的功率，或称为额定传输功率（单位是W）；④外径尺寸（单位是mm）。

同轴电缆的特性阻抗 Z 的计算公式为

$$Z = \frac{1}{2}\pi\sqrt{\mu/\varepsilon}\ln\left(\frac{b}{a}\right)$$

其中，μ、ε 为同轴电缆填充介质的介电常数等系数；b 是同轴电缆外导体的内径，a 是同轴电缆内导体的外径。国产的同轴电缆，其特性阻抗主要有两种，即50Ω和75Ω，而在微波波段主要应用特性阻抗为50Ω的同轴电缆。

由于同轴电缆的内外导体之间存在介质，所以在传输微波能量时必定会产生损耗引起能量的衰减，衰减量 A 定义为：长度为1米的同轴电缆，其输入功率为 P_0，而输出功率为 P_r，则这段同轴

电缆的衰减量 A[单位是分贝（dB）]为

$$A=10\lg(P_o/P_r)$$

为了降低损耗，一般在同轴电缆的内外导体之间填充低损耗的绝缘介质，如聚四氟乙烯。同轴电缆的外导体外有一层保护套，采用聚氯乙烯、聚乙烯等材料。在选择同轴电缆时应注意，除了衰减与特性阻抗等参数外，还要考虑其弯曲、柔软性，以及使用时方便。在传输大功率时，要选择低损耗而且耐高温的同轴线。同轴线 TEM 波的场分布见图2-2-9。

随着频率升高，传输功率加大，可以采用另一种传输线——波导，它分为矩形波导、圆形波导、椭圆形波导和异形波导等，而常用的是矩形和圆形两种。波导结构简单，是横断面为矩形和圆形的金属空管。微波能量在空管中传输时不会向外辐射，与同轴电缆相比既没有内导体也没有介质存在，因此损耗很小，允许传输的功率大。波导常用于大功率的微波传输，由于微波热疗中使用的是中小功率微波，因此很少使用波导，这里不做更多介绍。图2-2-10、图2-2-11为矩形、圆形波导中的场分布。该场分布图为最低模式，其中只有一个场强最大值，在热疗中所使用的辐射器中波导型属于此类。

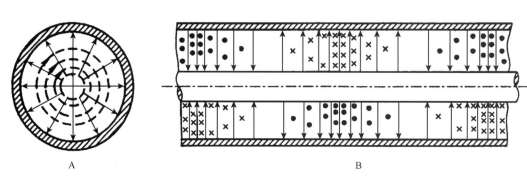

图2-2-9 同轴线 TEM 波的场分布
A.同轴线横截面上的场分布；B.纵剖面上的场分布

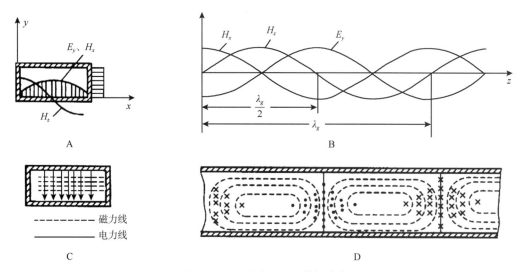

图2-2-10 矩形波导 TE_{10} 模场分布
A.沿 x、y 方向的场分布；B.沿 z 方向的场分布；C.波导横截面上的场分布；D.波导纵剖面上的场分布

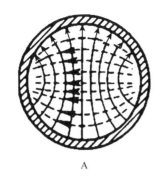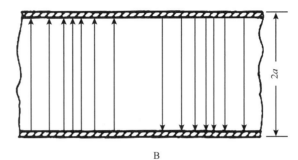

图2-2-11　圆形波导TE₁₁模场分布

A. 横截面上的场分布；B. 纵剖面上的场分布

微波能量在传输线中传输时还存在阻抗匹配问题。例如，将特征阻抗为75Ω的同轴电缆与特征阻抗为50Ω的同轴电缆相连接，由于线的特性阻抗不同，所以它们之间的连接阻抗不匹配。由于阻抗不匹配会产生能量的反射，在传输线上会形成驻波，影响能量传输，严重时可能导致传输线的损坏。若发生在微波源的输出端，将会损坏微波源。设入射功率为P_o，反射功率为P_r，它们之间的关系为

$$P_r=|\varGamma|^2P_o$$

传给负载的功率为

$$P=P_o-P_r=P_o(1-|\varGamma|^2)$$

解出$|\varGamma|$，代入可得

$$P=4sP_o/(1+s)^2$$

由此可见，当不匹配，即$s\neq1$时，负载上所得功率小于输入功率。通过计算可以得出不同驻波比下传输到负载的功率与输入功率的比例：

$s=1.5$，　96%

$s=2$，　　89%

$s=3$，　　75%

$s\leqslant3$为小电压驻波比，$3<s\leqslant10$为中电压驻波比，$s>10$为大电压驻波比。

在同轴电缆传输过程中最容易产生反射的地方为电缆接头，这里引起反射的原因：①电缆与接头的焊接问题，②阴阳接头（一般称电缆插头为阳接头，插座为阴接头）之间的连接问题，往往是由于螺纹没有拧到合适位置。在微波热疗中，当传输微波的同轴电缆接头处发热严重时会烫手，说明同轴电缆连接有问题，应该停机重新拧紧电缆接头，直至不发热为止。

微波热疗时一般采用局部治疗，而且较多采用辐射形式，即微波能量通过辐射器辐射到人体的治疗部位，在这里微波能量将从空气介质进入人体的表皮组织介质，为了减少能量的反射，必须使传输途径中阻抗匹配。辐射器的设计应该考虑上述情况。

辐射器的能量辐射途径因辐射器的形式不同而不同，例如腔内辐射器辐射的能量将直接进入组织；腔外辐射器辐射的能量先进入空气介质，然后再进入组织，此时辐射器的特征阻抗与空气介质的特征阻抗应匹配。辐射器的能量传输通过空气后辐射到人体，还需考虑人体表皮层阻抗的影响。不仅如此，还要考虑表皮层下组织阻抗匹配问题。因此，问题十分复杂，在设计辐射器时这些因素都应考虑。

另外，辐射场还有远场与近场之分。对于电偶极子天线的辐射场，定义为$r\ll\lambda/2\pi$的区域为近区，而$r\gg\lambda/2\pi$的区域为远区。其中，r为作用目标离辐射源的距离，λ为辐射源的波长。

在近场区的波阻抗为

$$Z=j/\omega\varepsilon_r$$

在远场区的波阻抗为

$$Z_0=\sqrt{\mu_0/\varepsilon_0}=120\pi\Omega\approx377\Omega$$

对于不同孔径的天线（即辐射器）而言，辐射场区远近之分界线为

$$R=2D/\lambda$$

式中，D为天线（辐射器）孔径的最大线尺寸；λ为工作波长。D与λ应用同一单位。

远、近场的区别主要在不同区域内其波有平面波与球面波之分，因此很多参数存在差别。在微波热疗中实际应用的情况都是近场区，而在天线理论中所研究的往往是远区，所以在应用计算式时应注意适用的边界条件。

近场与远场中电磁场的分布是不一样的。例如，λ/4探针式辐射器在远场与近场中分布见图2-2-12。

综合以上多种因素，辐射器的设计不仅仅依靠计算，更为重要的是在标准体模中进行调整，将驻波系数（也称为驻波比）做到愈小愈好，这是对辐射器的一个重要评判标准，驻波系数一般≤3。

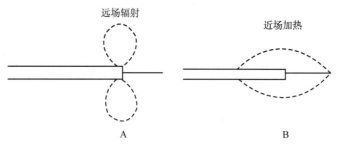

远场辐射

近场加热

A

B

图2-2-12 λ/4探针式辐射器在远场的辐射图和在近场的加热图

四、微波的特殊性

微波因为频率高波长短，与其他波段相比有以下一些特性：①由于频率较高，因而加热效率较高；②由于波长较短，因而制作的辐射器接近人体结构，适合临床应用；③由于波长较短，因而制作的辐射器能量较集中，加热效率较高；④由于波长较短，微波源（如磁控管）尺寸小、易控制，因而设备结构简单、成本较低；⑤可以通过选择不同频率（即不同波长）达到不同的加热深度，这可以减小正常组织的损伤。

因此，目前在临床应用中微波加热设备约占总加热设备的75%。

总的来说，生物体是由数层不同介电特性的复杂结构组成的，不同生物体的结构不同，而同一生物体的不同部位的结构亦不同。若再考虑生物体的活体状况，问题会更为复杂，详细理论推导相当困难。上面所列举的物理计算式是在一些特定的条件下产生的，在现实中应用存在较大误差，而关系式中参数间还存在因果关系，因此在本文中尽可能减少烦琐公式的推导。

第三节 微波生物学效应

一、热效应与非热效应

微波对人体作用产生的生物效应可以归纳为两大类：热效应与非热效应。热效应是指利用物理因子的高能量效应，在生物体内产生生物热，如微波能量照射人体的全身或局部后，人体的全身或局部组织吸收微波能量后发热，超过了人体体温的调节能力，使全身或局部的体温升高，由此而引起的变化称为微波热效应。非热效应是利用物理因子的物理特性，在低能条件下产生非热的生物效应，如当低功率微波能量照射人体的全身或局部后，人体组织的温度没有明显升高，但会发生一些相应的变化，所出现的这种状况被称为微波非热效应。由于这两种生物效应是根据所提供的物理因子高低不同而产生，因此两者难以共存。鉴于微波热疗主要工作机制是利用微波的热效应，因此本章重点讨论微波的热效应。

微波为什么能导致人体温度升高？这需要从人体的组织结构形式以及微波场对组织的作用来进行分析与说明。生物体组织主要由极性蛋白质和极性水分子组成，这些极性分子一端为正电性，另一端为负电性，由于它们平时在组织中的排列杂乱无章，而且处于无规律的随机状态，因此一般情况下组织不显带电性，表现为中性。但当这些极性分子处于微波场中，在某一瞬时电场下，极性分子受到电场作用发生排列顺序的转向移动。由于电场的交变，极性分子也随之而转动，微波变化的速度即为频率，频率越高，极性分子转动越快。极性分子在转动过程中与其相邻的极性分子之间会发生摩擦，由于分子摩擦，将产生热量。同样在生物体中还有各种细胞，这些细胞含有不同的带电粒子，如钾离子、钠离子和氯离子等。这些带电粒子在外电场作用下会受力而产生位移，交变电场的作用使带电粒子产生振动，在振动过程中还有粒子间相互碰撞而产生热量。这是至今大多数人对微波产热的共识。组织的温度升高，随之产生许多相应的生物效应，这即是微波热疗的基础。

二、微波对生物体加热的基本原理

由于人体是一般导体，当平面电磁波投射到人体表面时，电磁波将会发生反射和透射，图2-3-1所示即电磁波在人体表面的反射和透射。当人体与空气的分界面为 $z = 0$ 时，考虑正入射的情况，由于从辐射器辐射出的电磁波是线性极化波，设入射波的电场强度矢量和磁场强度矢量分别为 $\boldsymbol{E}_i$ 和 $\boldsymbol{H}_i$，反射波的电场强度矢量和磁场强度矢量分别为 $\boldsymbol{E}_r$ 和 $\boldsymbol{H}_r$。由于对人体有生物学效应的主要是微波的电场强度矢量，因此根据平面电磁波的传播理论可得到电场矢量在人体组织内传播的情况，入射波的电场强度为

$$E_i(z) = E_{im}e^{-i\beta_1 z}e_x$$

反射波的电场为

$$E_r(z) = E_{rm}e^{-i\beta_1 z}e_x$$

式中，E_{im}、E_{rm} 分别是入射波与反射波的电场矢量幅度，在空气中传播时，它们可以近似地视为常数；$\beta_1 = \omega\sqrt{\mu_0\varepsilon_0}$ 为电磁波在自由空间中传播时的相位常数；e_x 为 x 方向单位矢量。

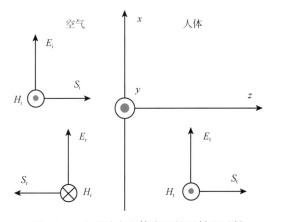

图 2-3-1　电磁波在人体表面的反射和透射

透入人体的透射波的电场为

$$E_t(z) = E_{tm}e^{-i\beta_2 z}e_x$$

其中，

$$\beta_2 = 2\pi f\sqrt{\frac{\mu_r\varepsilon_0}{2}\left[\sqrt{1 + \left(\frac{\sigma}{2\pi\varepsilon_r\varepsilon_0}\right)^2} + 1\right]}$$

β_2 为电磁波在人体内传播时的相位常数。人体是一般导体，它的磁导率与自由空间中的磁导率相同，但它的介电常数是复数，即 $\varepsilon = \varepsilon_2 - j\dfrac{\sigma}{\omega}$。所以人体内的本征阻抗 Z_2 为

$$
\begin{aligned}
Z_2 &= \sqrt{\frac{\mu_r\mu_0}{\varepsilon}} = \sqrt{\frac{\mu_0}{\varepsilon_2 - j\dfrac{\sigma}{\omega}}} \\
&= \sqrt{\frac{\omega\mu_0}{\sqrt{\omega^2\varepsilon_2^2 + \sigma^2}}}e^{j\frac{1}{2}\varphi} = |Z_2|e^{j\frac{1}{2}\varphi}
\end{aligned}
\tag{2.3.1}
$$

式中，$|Z_2| = \sqrt{\dfrac{\omega\mu_0}{\sqrt{\omega^2\varepsilon_2^2 + \sigma^2}}}$，而 φ 满足 $\cos\varphi = \dfrac{\omega\varepsilon_2}{\sqrt{\omega^2\varepsilon_2^2 + \sigma^2}}$，$\varepsilon_2$ 是皮肤（或肌肉）组织的相对介电常数，它与入射的电磁波的频率有关。

电磁能量在人体中传播时必然要损耗并转化为热能，这是采用电磁波热疗的理论基础。这个损耗是以电场和磁场振幅的变化来体现的，所以人体内电场强度和磁场强度的振幅是传播距离 z 的函数。

这里只考察人体中的透射波电场矢量：

$$E_2(z) = E_t(z) = E_{tm}e^{-i\beta_2 z}e_x = E_{tm}(0)e^{-\alpha_2 z}e^{-i\beta_2 z}e_x \tag{2.3.2}$$

式中，$E_{tm}(0)$ 是人体内 $z=0$ 处的电场强度的振幅；α_2 是人体内电场强度的幅度衰减因子。在空气和人体的分界面上（即 $z=0$ 处），根据电场和磁场的切向分量连续性原理，不难解得

$$T = \frac{E_{tm}(0)}{E_{im}} = \frac{2Z_2}{Z_1 + Z_2}$$

这里，$Z_1 = \sqrt{\dfrac{\mu_0}{\varepsilon_0}}$ 为电磁波在自由空间中传播时的本征阻抗；T 是人体表面对电磁波的振幅透射系数。

同理可得

$$\Gamma = \frac{E_{rm}}{E_{im}} = \frac{Z_2 - Z_1}{Z_1 + Z_2}$$

Γ 是人体表面对电磁波的振幅反射系数。

代入 Z_1、Z_2 的表达式，振幅透射系数可改写为

$$T = \frac{2|Z_2|}{\sqrt{\left(Z_1\cos\frac{\varphi}{2} + |Z_2|\right)^2 + Z_1^2\sin^2\frac{\varphi}{2}}} e^{j\theta_2} = |T|e^{j\theta_2}$$

式中，

$$|Z_2| = \sqrt{\frac{\omega\mu_0}{\sqrt{\omega^2\varepsilon_2^2 + \sigma^2}}}$$

$$\cos\theta_2 = \frac{Z_1\cos\frac{\varphi}{2} + |Z_2|}{\sqrt{\left(Z_1\cos\frac{\varphi}{2} + |Z_2|\right)^2 + Z_1^2\sin^2\frac{\varphi}{2}}}$$

同理可得振幅反射系数 Γ 为

$$\Gamma = |\Gamma|e^{j\theta_1}$$

其中，

$$|\Gamma| = \frac{\sqrt{\left(|Z_2^2| - Z_1^2\right)^2 + 4Z_1^2|Z_2|^2\sin^2\frac{\phi}{2}}}{|Z_2^2| + Z_1^2 + 2Z_1|Z_2|\cos\frac{\phi}{2}}$$

$$\cos\theta_1 = \frac{|Z_2|^2 - Z_1^2}{\sqrt{\left(|Z_2^2| - Z_1^2\right)^2 + 4Z_1^2|Z_2|^2\sin^2\frac{\phi}{2}}} \quad (2.3.3)$$

透射微波的能流密度（坡印亭矢量）为

$$S_t = \frac{1}{2}Re[E_t(z) \times H_t^*(z)]$$

$$= \frac{1}{2}Re\left\{\left[E_{tm}(0) \cdot e^{-\alpha_2 z} \cdot e^{-j(\beta_2 z - \theta_2)} \cdot \boldsymbol{e}_\chi\right]\right.$$

$$\left.\times\left[\frac{E_{tm}(0) \cdot e^{-\alpha_2 z}}{|Z_2|e^{-j\frac{\phi}{2}}} e^{j(\beta_2 z - \theta_2)} \cdot \boldsymbol{e}_y\right]\right\} \quad (2.3.4)$$

$$= \frac{1}{2}\frac{E_{tm}^2(0)e^{-2\alpha_2 z}}{|Z_2|} \cdot \cos\frac{\phi}{2}\boldsymbol{e}_z$$

S_t 是加热人体组织的有效能流密度，被人体组织吸收而转化为热能，即焦耳热和摩擦热。可以在 $z=0$ 处计算透射进入人体的微波能流密度 S_t 与入射微波能流密度 S_i 之比，这个值也等于微波功率透射系数：

$$t = \frac{S_t}{S_i}\bigg|_{z=0} = \frac{Z_1}{|Z_2|} \cdot |T|^2 \cos\frac{\phi}{2} \quad (2.3.5)$$

三、影响生物体组织的温升因素

由以上叙述可以了解到，微波对人体组织的作用所产生的热，不仅与人体组织的结构有关，而且还与微波场有关。

微波场对加热的影响表现在以下两方面。①微波场的频率影响：微波场变化的频率越高，其产热效果越好。②微波场的能量大小影响：微波能量越大，其场强越大，产热效果越好。

微波对于生物体组织的加热，不仅受到微波场的影响，而且与组织的结构有关系，这反映在组织的介电常数上。Schwan 详细地研究了不同频段的电磁波对生物体的电磁特性的影响，研究表明，生物组织的介电常数和作用于生物组织的电磁场的频率关系密切。大体上来说，随着频率的升高，生物组织的介电常数减小。

机体有两大类组织，它们的介电常数有较大差别：一类如皮肤、肌肉组织，它们属于中等含水量组织（含水量约为 80%），其介电常数为 30～60（在微波段频率范围）；另一类如骨、脂肪等组织，属于含水量较低组织（含水量约为 50%），其介电常数为 5～7。两者之间约相差一个数量级。

以上反映了不同频率对生物组织的介电常数的影响，而影响生物体组织的介电常数的另一个因素是生物组织的温度。当生物体组织受到微波场照射时，温度会上升，温度的变化又影响生物体组织的介电常数的变化，最后影响生物体组织的温升。

生物组织的介电常数的变化将直接影响加热效果。同时，由于生物组织的介电常数的变化也会影响微波能量的传输，所以会影响到微波对组织的加热效果。

同时，热效应还应考虑生物体组织的主动调节机制。生物体组织在吸收微波能量后发热，刺

激人体中的温度感受器（包含中枢性温度感受神经元）发出信息作用于体温调节中枢。经过体温调节中枢的整合活动，相应地引起内分泌腺体、皮肤血管及汗腺等活动的变化，改变了机体的产热和散热能力，从而使体温维持相对稳定状态。而当体温调节中枢无法维持在正常体温时，生物体组织的局部就会出现温升，与此同时，伴随发生热量传递。热量传递有三种方式：热传导（导热）、热对流和热辐射。这三种方式在机体被加热进行治疗时都会出现，当表皮组织被加热后即通过表皮与空气产生热传导、热辐射和热对流；此时皮下组织被加热后出现温升，由于组织温度升高对其周围组织也会产生热传导，通过血液流动会产生热对流。由于不同组织的导热状态不同，故引入导热系数，它的定义为在单位温度梯度作用下物体内所产生的热流密度，其表征了物质导热能力的大小。温度梯度为两点间温度差。这种热量的传递影响了生物组织的加热效果。

另外，血流对温度变化有一定影响，主要机制包括：①由于血液循环，血液流动时会将部分热量带走，使局部组织的温度有所下降，而且血流量的大小在不同组织中有所不同；②由于温度升高，血管扩张血流量增加，这又使组织温度下降；③由于在恶性肿瘤组织中血液循环低于正常组织，热量传递少，反而使其温升有可能高于正常组织，而这正是治疗所希望得到的。

针对体温调节中枢对体温进行控制与调节的作用，在热疗过程中，由于加热使温度升高而刺激大脑，促使大脑的体温调节中枢对体温进行调节，例如使人出汗，以降低温度，除使体温达到正常状态外，还可诱发兴奋。如果在加热过程中给予麻醉，其加热温升情况与不麻醉时差别较大。因此，必须注意到麻醉会影响中枢神经系统对体温的调节。动物实验研究表明，当使用微波对荷瘤小白鼠进行实验加热治疗时，由于小白鼠在热疗中温度升高，会产生躁动、不安，增加了体耗，且使得小白鼠在接受一次热疗后出现很高的死亡率，无法与对照组进行结果对比。而对小白鼠实行麻醉后，不仅死亡率降低，而且热疗疗效比较理想。但是，对于人而言是否可以仿效，有待临床密切观察，应特别慎重。

为提高加热效果、增加加热深度，往往在局部外照射治疗中对表皮采取降温措施，如吹风冷却、在表皮加循环冷却水袋等。由于皮表冷却可加大辐射功率，所以可增加加热深度。

以上这些因素都直接影响加热效果，从而也影响加热深度，在加热治疗中都必须予以考虑。除此之外，还有如室内环境温度、人体的热耐受（包含自身的热耐受的变化，以及个体的热耐受差别）等因素的影响。由于上述众多因素的影响，即使用同样设备，用相同微波能量照射，治疗相同部位，在不同人体组织中其加热效果差别有可能较大。

四、加热的物理计算

本节将给出一些加热的物理计算公式，目的是了解一些物理因素之间的相互关系，从而在实际使用中能正确地选择各种参数。

生物体组织吸收微波功率 P 为

$$P = \sigma |E|^2 /2 = \pi \varepsilon_0 f \varepsilon' \tan\delta |E| \qquad (2.3.6)$$

其中，f 为微波频率；ε_0 和 ε' 为生物组织的介电常数；$\tan\delta$ 为损耗角正切；E 为生物组织中的电场强度。

式（2.3.6）表明，组织吸收的微波功率与微波源的频率、场强、生物体组织本身介电常数和损耗角正切成正比。

生物组织吸收微波能量转为热，则组织温度的升高量 ΔT 为

$$\Delta T = 0.239 P_v t / DC \ (\text{℃})$$

其中，P_v 为吸收的微波功率（W）；D 为生物组织的密度（g/cm^3）；t 为微波照射时间（s）；C 为生物组织的比热（$\text{kcal} \cdot \text{kg}^{-1} \cdot \text{℃}^{-1}$）。

人体组织的比热和密度的典型值见表2-3-1。

表 2-3-1　人体组织的比热和密度的典型值

组织	比热（$\text{kcal} \cdot \text{kg}^{-1} \cdot \text{℃}^{-1}$）	密度（g/cm^3）
肌肉（离体）	—	1.07
肌肉（活体）	0.83	—
脂肪	0.54	0.937
骨（皮质）	0.3	1.79
骨（海绵质）	0.71	1.25

被生物组织所吸收的功率大小，通常用比吸收率（specific absorption rate，SAR）来表示：

$$SAR = P_v/D \ (\text{W/kg})$$

其中，P_v 为单位体积生物组织吸收的功率（W/m³）；D 为生物组织的密度（kg/m³）。

在实际应用中根据吸收能量基本被用于升温这一原理，用下式求得比吸收率：

$$SAR = 4.186C\Delta T/t$$

其中，C 为组织的比热（kcal·kg⁻¹·℃⁻¹）；ΔT（℃）为照射时间 t 秒内温度变化。

如果考虑前面提及影响加热温升的多种因素，将使计算更复杂，包括活体组织血液流动带走的热量、活体组织自身新陈代谢的产热、组织受热后引起充血的反应等，总之活体的温升问题很复杂，目前还很难给出较为精确的计算。

以上所提供的物理计算式仅为估算，但它所表达的关系是正确的，例如温升与吸收的功率成正比，而与生物组织的比热、密度成反比等。在微波热疗的实际应用中，对被加热组织的温度测量极为重要，这是最实在的反映。

五、微波对不同生物体的作用

不同的生物对于微波辐射的反应不尽相同，表2-3-2显示由实验所得几种动物在不同频率和功率密度的微波照射下，动物的温升情况及直至辐射至死所需的照射时间。

表2-3-2 不同动物死亡所需照射时间和动物的温升

动物种类	频率（MHz）	功率密度（mW/cm²）	照射时间（min）	温升（℃）
狗	2800	165	370	4～6
狗	200	333	15	5
狗	200	220	21	4
兔	2800	300	25	6～7.5
兔	200	165	30	6～7
兔	3000	100	103	4～5
鼠	3000	300	15	8～10
鼠	3000	100	20	6～7
鼠	3000	40	90	—
鼠	10000	400	13～14	7
鼠	24000	300	15	6

由表2-3-2可知，在实验中，频率为220MHz、功率密度为165mW/cm²的微波照射体重为4kg的

家兔，30min后动物发生死亡，而以相同功率密度照射体重仍为4kg的狗，370min后才死亡。一般来说，小动物容易致死。对微生物来说，就更容易被杀死。徐庆等研究指出，对于实验滤纸上污染不同微生物，经频率为2450MHz、功率为700W的微波照射1min，可使细菌繁殖体大肠杆菌、金黄色葡萄球菌杀灭率达99.87%以上，鼠伤寒沙门菌、痢疾杆菌杀灭率可达99.99%以上，照射2.5min可全部杀灭。微波照射20min可杀灭枯草芽孢杆菌黑色变种芽孢、嗜热脂肪芽孢杆菌，对HBsAg照射3min可全部破坏其抗原性。

以微波治疗人体局部的炎症为例，对于人体这样一个大的生命系统来说，由于全身血液循环和生命支持系统的作用，局部的微波照射造成的伤害是轻微的，但对造成炎症的病毒或细菌来说，微波对它们的伤害却是全局和致命的。关于微波对药物的增敏作用，在20世纪90年代我国有关微波与化合物协同杀菌的研究报道较多。在两者协同的条件下，显示较好的杀灭细菌繁殖体和细菌芽孢、病毒、真菌等能力。有研究报道，单用柠檬酸对枯草杆菌黑色变种芽孢作用1.5min，杀灭率为5.36%；如与频率为2450MHz、功率为650W的微波协同，作用3min，可将枯草杆菌黑色变种芽孢全部杀灭。表2-3-3给出了各化合物与微波协同杀菌的效果。

表2-3-3 各化合物与微波协同杀菌的效果

化合物名称或微波	浓度（%）或功率	对细菌芽孢杀灭率（%）	
		单用	协同作用
碘伏	0.01	53.31	100.00
过氧化氢	1.00	22.58	100.00
氯己定	1.00	4.01	99.98
戊二醇	0.30	13.67	100.00
苯甲酸	0.05	7.16	99.91
山梨酸	0.05	10.31	99.91
苯扎溴铵	0.50	—	99.89
微波	280W	37.91	—

微波增加药效的原因，可从以下方面解释：①微波的热效应和非热效应，使微生物和病变组织受到破坏，从而增加药物的杀伤力；②微波加温后，血管扩张，使血流量增加，病变部位局部充血升温，提高了药物对微生物或病变组织的化

学反应；③微波的打击，使水的缔合分子分离成单个分子，提高了局部组织中水对药物的溶解力，从而提高药物的作用。

第四节　微波热疗的关键技术

为了更深入地了解微波热疗的技术，现给出微波热疗机组成及工作原理示意图（图2-4-1）。

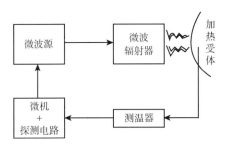

图2-4-1　微波热疗机组成及工作原理示意图

微波热疗机由以下几部分组成：微波源，或称之为微波发生器；微波辐射器，或称之为应用器；控制装置及测温装置等。下面对各部分分别进行介绍。

一、微波源（微波发生器）

如上所述，医学上常用的微波段频率为433MHz、915MHz、2450MHz。在此，主要对这三种微波频率的微波源进行介绍。

2450MHz的微波设备由于工作频率较高，而且在临床应用中需要较大输出功率，所以目前较为理想的发生器为磁控管。

915MHz设备的微波发生器可以采用磁控管，也可用固态器件，即功率模块。

微波工作频率相对较低的433MHz的设备由于工作频率低、波长较长，可选用微波三、四极管，以及固态器件。目前由于400～500MHz的大功率模块技术已较成熟，而且结构简单，国内选用固态器件的热疗设备开始增多。

磁控管是一种用于产生微波的电真空器件，具有功率大、效率高、尺寸小、成本低等特点，在微波热疗应用中具有输出功率稳定性好的优点。根据磁控管的工作原理，一般以工作时阳极电流值为功率指示值，需要注意的是此为近似值，在

不同的磁控管间存在一些差别，因此在更换磁控管时必须进行功率校正。由于在工作时阳极存在损耗，因此磁控管工作一段时间会发热，而阳极块的温度升高会影响磁控管的谐振腔的尺寸，从而影响工作频率。此外，因磁控管阳极块的谐振腔在加工时不一致，也会影响工作频率的不一致，所以对于微波热疗设备，不论对传输系统还是辐射器等，在设计时都要考虑到一定的工作频带宽度，一般以工作中心频率（如2450MHz）的±5%左右为宜。同时，由于阳极块的温度升高使磁钢的温度升高，磁钢的温度升高将导致磁场强度减弱，这使磁控管的工作状态偏离额定工作点，工作效率降低，这时阳极电流增大，而输出功率反而变小，所以在阳极块的温度未达到平衡状态时，阳极电流及输出功率都在变动，不稳定。因此，对热疗机输出功率指示值允许有±30%的误差。上述以阳极电流作为功率指示的方法，既简单又方便，但是精确度差，所以要依赖于控制电路来补偿。

在微波热疗系统中，微波源输出功率是控制电路的重要输入量。对于微波功率较为精确的测量方法为直接测量法，即在微波源输出端与辐射器之间接入一个定向耦合器，从主输出电路中引出极小功率（一般为主路的0.1%），通过检波二极管检波，并换算出功率，通过这个定向耦合器还能测量反射功率的大小。根据反射功率的指示，可以调节辐射器与人体间距离以及方位角，使反射功率的指示达到最小，此时表示辐射器与人体较匹配。虽然该方法相对而言成本略高，但其精确性、真实性强，同时也提高了设备的档次与稳定性。

目前用于微波加热设备的磁控管，其特殊性表现为要求抗负载变化范围较大。例如915MHz微波热疗机所采用的磁控管抗负载变化导致的驻波系数可达8∶1，这表示当微波辐射器在失配达到一定程度时，微波器件仍旧正常工作。

对于采用微波三、四极管和功率模块器件的微波热疗系统，其抗负载变化性差，因此采用此类器件制作的微波加热设备在输出端必须连接隔离器件，当辐射器处于失配状态时，由于隔离器件的作用，其反射功率不进入到微波源，以保护微波源。

以上主要介绍了作为局部治疗的微波加热设备中使用的微波源器件，输出功率为几十瓦至

200W。而作为全身热疗设备时，要求总输出功率较高，这时需选用大功率器件，但也可以选用多元化结构形式，即采用多个小功率器件。当使用单个大功率器件时，必须连接隔离器。

二、微波辐射器

微波辐射器又称为微波应用器，实际上是发射天线，其功能是将由微波源产生的微波能量有效地辐射到局部治疗区域，它必须与生物组织匹配，才能使尽可能多的微波能量输入到生物组织内。对其要求主要有以下几方面。①有一定工作频带宽度，一般为工作中心频率的±（5%～10%）。②具有能量聚集，即主要能量集中在主瓣，旁瓣能量极低，可以使辐射器的微波泄漏量达到最小。③能够显示出热图，即显示辐射器加热的区域，该热图包含加热区域形状及区域内温度的分布，这将有利于临床治疗时正确摆位。④能承受一定微波功率，其中包含正常应用时所需通过的功率；另还需考虑在最恶劣的情况下（即严重失配时）仍能承受，因为此时辐射器所承受的功率远远超过正常应用时通过的功率。⑤在微波源与人体之间达到阻抗匹配。在使用时往往在辐射器与人体之间相隔一定距离，以使表皮层散热，在进行热疗设备的设计时必须考虑这些因素。在实际应用时，辐射器与人体表面的距离一般相隔在2cm左右。对于腔内、植入式辐射器应考虑需要接触的组织。按微波医疗设备的技术要求，电压驻波比≤3。⑥便于消毒。作为医用器械，为了避免医源性感染，在接触患者前都必须进行消毒，对于微波辐射器也不例外，尤其对于腔内和组织间热疗所使用的辐射器，必须满足能够进行消毒的要求。腔内辐射器在进行一般消毒后，尽可能采用一次性医用胶套。

在微波辐射器设计时可利用以下两个原则：①利用不同介质填充，改变辐射器的尺寸；②当同一辐射器应用于不同频率微波源时，可以按波长比例相应地放大或缩小。例如，已有工作在2450MHz的天线，当采用工作频率为915MHz的微波源时，如采用上面介绍的天线结构，只需按波长变化比例进行放大即可。若放大后结构尺寸

太大，则可以采用上面介绍的填充介质。

常用局部加热辐射器有以下几类：体外辐射器、腔内辐射器、植入式辐射器和微带辐射器。

1. 体外辐射器 体外辐射器指透过人体外部的某一局部区域，对体内一定深度的肿瘤进行治疗时所应用的辐射器。它的特殊性是其负载为隔层空气和人体组织，在进行设计时应考虑这两种介质以及界面的反射与折射。常用的辐射器有圆形、方形和长方形等，还有空腔形与不同内导体加反射体的形式。

空腔形辐射器往往采用圆形波导和方形波导，而其尺寸大小与工作频段有关，当频率较低时，相对应的波长较长，其波导尺寸相对增大，一般与工作波长成正比。表2-4-1、表2-4-2分别表示方形波导、圆形波导的标准。对于此类空腔形辐射器，若其尺寸大，往往采用填充介质来改变口径。在915MHz、433MHz工作频率下，其标准圆形波导和方形波导尺寸都需要大于实际治疗的最大面，例如915MHz频率时所选用的长方形波导尺寸为247.6mm×123.8mm，这远远大于局部治疗区域，当填充介质的介电常数为3的聚氯乙烯时，其尺寸大致可以缩小为原来的0.58（$1/\sqrt{3}$），约为143mm×71.2mm。若采用氧化铝陶瓷，其介电常数为9，尺寸将更小，约为82.5mm×41mm。在选用填充介质时应注意，不仅考虑尺寸的缩小，还要考虑填充介质在这个工作频率下的损耗，一般常用的填充介质的特性见表2-4-3。若介质的损耗较大，则不仅消耗功率，而且还会发热。这不仅会降低辐射效率，而且存在不安全因素。有时采用局部填充介质，以改善场分布的均匀性。

表2-4-1 矩形截面波导

型号	工作频段（GHz）	长×宽（mm×mm）
BJ4	0.35～0.50	533.4×266.7
BJ9	0.76～1.15	247.6×123.8
BJ26	2.17～3.30	86.36×43.18

表2-4-2 圆形截面波导

型号	工作频段（GHz）	直径（mm）
BY4	0.36～0.5	553.5
BY8	0.80～1.1	251.84
BY22	2.07～2.83	97.87

表2-4-3 填充介质参数

介质名称	介电常数 ε	介质损耗 tanδ
聚四氟乙烯	2.1	0.4×10
氧化铝陶瓷（96%）	8.9	0.6×10
氧化铝陶瓷（96%）	9	0.1×10
二氧化钛	85	0.4×10

一般情况下介质的损耗会随使用微波的频率降低而减小，所以上述材料在433MHz、915MHz频率段使用其损耗会更小。在以往所使用过的上述方法中，缩小辐射器的尺寸的方法较为理想，但是辐射器因为填充材料而重量增加，给摆位造成一些麻烦，也使得辐射器支架设计变得不易。

聚焦形辐射器，其内导体为一种辐射器，而同时存在起聚焦作用的反射体。图2-4-2给出了一种螺旋形天线辐射器，其内导体与螺旋线连接，外导体则与金属板接地连接，该金属板为反射体，起聚焦作用。根据天线理论，这种螺旋天线有三种工作状态，主要取决于螺旋天线的直径与工作波长的比值 d/λ：

当 $d/\lambda < 0.18$ 时，天线最大辐射方向在轴线的垂直平面，称为法向模。

当 $d/\lambda=0.25 \sim 0.46$ 时，天线最大辐射方向为轴线，称为轴向模。

当 $d/\lambda > 0.46$ 时，天线最大辐射方向偏离轴线呈圆锥形，称为圆锥模。

在考虑应用这类天线时，可以以这个理论为指导，由实践确定最终结构尺寸。

此外，还可以设计其他形式的内导体辐射器，再加具有聚焦作用的反射体。图2-4-3为所介绍的三种带反射器的辐射器。

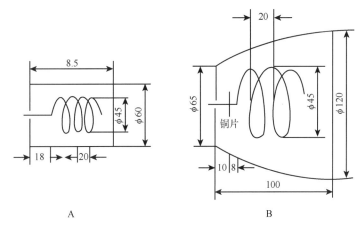

图2-4-2 带反射器的螺旋形天线辐射器（单位：mm）

A. 无补偿；B. 带补偿

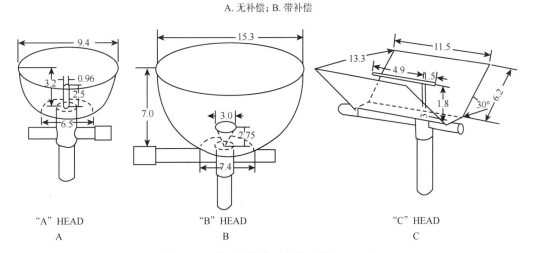

图2-4-3 带反射器的辐射器（单位：mm）

A型辐射器；B型辐射器；C型辐射器

2. 腔内辐射器 腔内辐射器往往是针对某一器官组织而专门设计的，例如应用较多的有食道辐射器、直肠辐射器、宫颈辐射器和前列腺辐射器等，因此每种辐射器的应用面较窄。设计时需综合考虑某一专用辐射器所针对的器官组织、作用区域大小以及使用时应该附加的结构尺寸。例如直肠辐射器，除需要考虑一般治疗区域外，还要考虑到治疗区域与肛门距离有多远，因为这段距离不存在治疗，故在这段距离内不希望有能量辐射，另外要考虑是需要圆周辐射还是半周辐射；对于宫颈辐射器，主要用于治疗宫颈癌、宫颈炎和糜烂等，治疗部位在宫颈口，要求辐射方向为向前方的圆周形，这类辐射器由于组织结构限制，尺寸要求小，所以都选用高介电常数、低损耗的材料作为填充物。

在对腔内辐射器进行设计时还须考虑到其在临床使用时组织的降温问题，因此在一些腔内辐射器上带有水冷却管。例如，在前列腺辐射器中多采用多腔导管，其中包含引入辐射器管、水冷却管、测温度管、导尿管（由尿道治疗时）等，为专用一次性多腔导管。

目前国内直径<2mm的腔内辐射器，其结构大致都采用同轴电缆内导体伸展，其裸露长度约为工作波长（组织波长）的1/4，最终长度将通过实验调试而定。同轴电缆可采用软性或硬性的材料。在同轴电缆天线上都加有护套管，护套管的作用不仅是保护天线，也增加了使用的安全性。护套管的材料应选择损耗低、绝缘性好、耐高温的材料，常用的为聚四氟乙烯管。

3. 植入式辐射器 植入式辐射器又称为针形辐射器，通过插入组织内进行组织间加热。这一系列针形辐射器可以为单针，也可以为多针。单针辐射器加热范围小，为了扩大加热区域可采用多针辐射器，并且可以使被加热的区域温度分布均匀。既往初期治疗温度可选择为42～45℃，目前更多的是应用热消融手术凝固治疗，设置温度高达70℃以上，以满足治疗边界温度达到54℃以上的要求。微波热消融不仅能够实现对肿瘤的原位杀灭，还可以减少术中出血量，使用微波消融技术进行治疗甚至可以做到不出血。该法目前已成功地应用于肝癌等实体肿瘤的消融治疗。微波消融具有产热快、产热区中心温度较射频消融更高，消融效率较高等优点。例如，对于较小肿瘤，由超声波定位，插入微波针形辐射器，进行一次消融治疗，使肿瘤组织在高温（>60℃）下被"烧"死，以后再慢慢被吸收，从而避免了创伤较大的手术治疗。这种针形辐射器即上述的同轴电缆线内导体延伸结构，其外保护套管外径一般为1～1.5mm。

此外，还有采用缝隙天线，按要求在不同位置开缝隙，以满足治疗所需辐射场（图2-4-4）。

从图2-4-4中可以看到，对应加热图中的A、B、C、D分别为四个外径不同的极细辐射器，它们的外径（带套管后外径）分别为1.7mm、1.0mm、0.69mm、0.61mm，这样可以减少对组织的创伤。

4. 微带辐射器 微带辐射器是近20年发展起来的一种新型天线。常用的微带天线是在薄的介质基板（如聚四氟乙烯或陶瓷）上，一面附金属板，为接地板，另一面为不同形状光刻腐蚀的金属片，并作为同轴探针馈电端。图2-4-5为微带线结构。

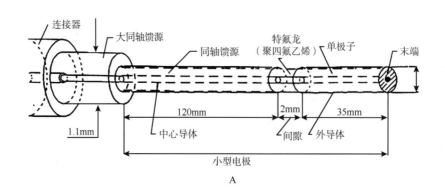

A

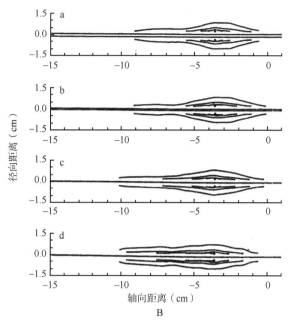

图2-4-4 植入式缝隙天线

A. 植入式缝隙天线示意图；B. 植入式缝隙天线加热图

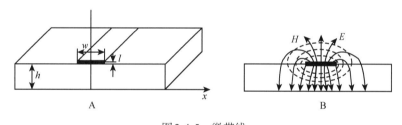

图2-4-5 微带线

A. 微带线结构；B. 微带线的场结构

微带辐射器与上述其他辐射器相比有如下特点：①体积小、质量小、使用方便；②多种形式，设计时采用不同形状金属贴片，可以得到不同的辐射场；③易和固态电路连接，便于集成化，适合大规模生产。但其缺点是损耗大，使用效率低，功率容量小，作用范围小。因此，微带辐射器目前还很少采用。

三、微波热疗的技术应用

热疗根据加热区域的不同可分为两类，即局部热疗与全身热疗。在临床中，以往通过微波技术广泛用于局部浅表热疗，随着微波技术的发展，拓展了全身热疗技术。

（一）局部热疗技术

1. 浅表热疗技术 微波是一种高频电磁波，当它传播进入人体组织后，有两种物理效应可将电磁能转换成热能，这在本章第三节微波对生物体加热的基本原理中已有阐述。其基本原理：①组织中的自由电子、离子等带电粒子沿电场或逆电场方向运动产生热能；②组织中大量的极性分子在交变电磁场中随电磁场方向的变化快速扭动产生分子摩擦而生热。在采用高频电磁波进行热疗时，极性分子在电磁场中扭动摩擦生热是组织温升的主要原因。

当微波到达组织内其能穿透的深度时，从介质表面向内部传播的微波将按照波振幅到表面值的1/e（即为表面值的36.9%）衰减或按能量为原来的$1/e^2$（约14%）衰减，当进行微波加热时，微波能量不间断地向组织内部传输，在使组织发热过程中传输的微波能量不断损耗，这便是微波作为热疗加热源的基础。临床微波热疗常用的2450MHz、915MHz和433MHz微波的穿透深度分别为1.7cm、3.04cm、3.57cm。

2. 深部热疗技术

（1）大功率微波热疗技术：作为恒温生物，人体对自身温度变化有很强的调控能力，人体组织在吸收微波能量发热时，刺激人体中的温度感受器（包含中枢性温度感受神经元），发出信息作用于体温调节中枢。经过体温调节中枢的整合活动，相应地引起内分泌腺体、皮肤血管及汗腺等器官活动的变化，从而改变机体的产热和散热能力，使体温维持相对稳定状态。只有当体温调节中枢无法维持在正常体温时，生物体组织的局部才会发生温升，与此同时，伴随热量传递。

微波热疗时，微波在空气与人体组织间发生反射和透射，只有透射部分微波能量加热人体组织，功率透射系数与微波频率密切相关。2450MHz和433MHz微波对应的空气与肌肉界面，功率透射系数分别为0.43和0.34。设2450MHz微波热疗机功率为1500W，433MHz微波热疗机功率为500W，若这两台微波热疗机以80%额定功率工作，实际透射进入人体的功率分别为645W和170W；另外，假设人体体温调节中枢调节体温的能力（出汗、散热）为-80W，那么这两台微波热疗机用于加热人体的净微波功率分别为565W和90W。所以，虽然这两台微波热疗机额定输出功率比为3.0，但净微波加热功率比却达到6.28，加热效率大相径庭。所以，临床上做深部热疗时，建议采用输出大功率的微波热疗机为宜。

（2）微波聚束技术：从微波辐射器出射的微波，一般可近似看成是点源发出的近似球面波，电场矢量在空间某一点的振幅与该点到微波源的距离成反比。如果直接用辐射器对准人体肿瘤部位加热，微波在空间和人体内传播的波束均呈发散状态，最接近辐射器的人体表面因微波功率密度大而容易造成皮肤和脂肪灼伤，体内则由于功率密度下降很快达不到所需加热深度的要求，导致加热效果不理想。为解决这个问题，可在辐射器的前方加装一个聚束装置，将近似的球面电磁波汇聚成一束直径约为16cm的近似平面波。根据平面波的性质可知，空间各点的电矢量的振幅几乎不变，可以使辐射器发出的微波集中均匀地照射在治疗部位。

（3）多源多天线辐射汇聚技术：人体组织能承受的微波照射功率强度是有限的，而微波辐射

器一旦设计定型，在一定距离上微波辐射到人体表面的面积大致固定，所以做微波临床热疗时势必要对微波辐射器功率有所限制，以保护人体组织安全。如何在保证安全的前提下提高微波热疗机功率，是研发微波热疗机的难点之一。目前采用单辐射器的微波热疗机，为了提高微波辐射功率，有些通过移动病床或移动微波辐射器，分时调节微波波束照射人体组织不同区域，降低人体组织接收的平均微波功率强度。这样做的缺点是微波加热效率有所降低。更好的办法是采用多辐射器（天线）设计，即通过降低每个辐射器的功率，保证人体组织安全性，而多辐射器的总功率更大，微波波束照射区域更大，这样既保证了安全性又能提高加热效率。多辐射器方案的另一个优势是可以灵活配置每个辐射器的功率、方向等参数，调节微波场功率分配和照射区域，更加个体化给定热疗剂量及加热区域分布，实施多种热疗模式。例如，可以调节多个辐射器方向对准肿瘤靶区，让这些辐射器的微波能汇聚到肿瘤部位，实现区域深部热疗；也可以将辐射器方向平行配置，让辐射器照射的区域更大，微波功率设置更高，以满足全身热疗对加热效率的要求。

3. 微波消融技术 微波消融技术是基于植入式辐射器通过插入组织内进行组织间加热而实现。辐射器可设计为单针，也可设计为多针。采用的微波天线多为同轴电缆线内导体延伸结构，其外保护套管外径一般为1~1.5mm。此外，还有采用缝隙天线，根据要求在不同位置开缝隙，以满足治疗所需辐射场。完整的微波消融仪器主要包括医用微波源、微波传输电缆、微波天线及天线冷却系统、控制电路、测温装置等。其中，医用微波源是产生微波能量的核心部件；微波传输电缆一般为半柔性同轴电缆，微波能量由电缆通过拔插式接口传输到微波天线并向组织输送；控制电路调节系统的微波输出功率和时间；测温装置则可以通过测温探头监测组织某部位的温度变化及微波消融针的温度变化，必要时可以设定反馈控制，及时切断微波输出，防止消融过度。

（二）全身热疗技术

对于全身热疗技术，最早多采用水浴加热，后续较多采用红外全身加热。但就其原理和加热

效率的合理性来说，微波全身热疗优于水浴疗法和红外全身疗法。水浴疗法是通过高于体温的水袋和患者的体表接触，利用热传导方式，将热量传递给机体，使患者全身的温度上升，它通过对脑部采取冷却措施，同时对其他重要组织也采取防护措施，以确保治疗的安全。这种方法加热升温时间长，治疗一次达数小时，甚至更长时间，患者难以耐受，故现在已基本废除。红外全身疗法的全身热疗优于水浴疗法的水浴热疗，采用多个辐射器件对全身进行较均匀的加热，目前在临床上有所应用。由于微波的波长比红外的波长要长很多，所以微波对机体加热的深度要深得多，因此在达到相同温升的情况下，加热的速率也快得多。

针对实现微波全身热疗技术研究显示，可采用多源微波辐射汇聚技术和多源微波均匀场技术实现，通过增加功率、增大辐射面积实现全身温度快速升高的目标。其中通过调整多微波源多天线产生的微波辐射从 N 个方向汇聚于深部组织，让更多微波能量汇聚，形成加热中心，当加热中心区域温度明显高于周边区域的温度时，通过微波对组织进行加热和将加热的血液快速循环到全身，而实现全身热疗；或通过 N 个微波辐射器平行配置，加大微波束对人体照射面积，利用多个非相干微波源和电磁波均匀器天线阵技术在机体周围形成均匀微波场，使其有效加热区域较传统单个微波辐射器的热疗范围扩大 N 倍，提高了加热效率。

四、辐射器性能的测量

辐射器性能的测量较为复杂，因为需按照天线的要求进行测量，而在医疗应用中，通常只要求确保使用设备的可行性与安全性即可。结合《医用电气设备微波治疗设备专用安全要求》国标，对医用辐射器性能的测量内容主要包括如下。

1. 辐射器的驻波系数的测量　这项测量主要用于考核辐射器与负载的匹配性，为小信号测量。测试原理图如图2-4-6所示，由微波扫频源提供具有一定频宽的微波信号。例如，对于工作频率为915MHz的微波源，要求测量用的信号为（915±50）MHz。测量时负载采用标准体模，体模

为测试用的模拟患者的模型装置，在上述国标中规定：测量用的体模是一个由低损耗材料（聚丙烯）制成的圆柱体形的容器，其直径为20cm，高50cm，内充有9g/L的NaCl溶液。该项指标要求辐射器的驻波系数≤3。

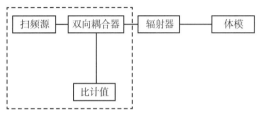

图2-4-6　辐射器驻波比测试原理图

2. 辐射器的泄漏测量　这项测量所考核的是辐射器的使用安全性。在上述国标中规定：在辐射器的正前方1m以及后25cm内，无用辐射的功率密度不超过2mW/cm²。

测量方法在国标中已有明确规定：设备首先在匹配负载情况下工作，输出调到各辐射器额定输出功率上，在这个功率级上，用各个辐射器依次替换匹配负载。按照制造商对相应辐射器规定的距体模最大距离的位置，测量无用辐射的功率密度。这里要明确三点：第一，辐射器的负载为体模；第二，测试时辐射器输入其所允许的额定功率；第三，测试方位为辐射器输出的正前方1m处、后方25cm处。

测量泄漏微波的功率密度可采用微波漏能测试仪。需要指出的是，在测试外照式辐射器时辐射器与体模间的距离由制造商确定，距离特指在临床应用时辐射器与人体间的距离。上述辐射器的额定功率也由制造商确定，一般情况下腔内辐射器的额定功率较小，约为＜50W；体外照射的辐射器额定功率为150～250W。

3. 辐射器的体模检测、热图及SAR热能场分布检测　详见第七章。

4. 辐射器的辐射图　这项测量所考核的是辐射器的辐射场分布。关于辐射器的设计，以天线的理论为指导，根据临床使用的需要，即照射的部位、加热面积大小综合考虑，并在实验中调整。例如同轴电缆辐射器，内导体裸露1/4波长（加热组织的波长）长度，而最后定形的辐射器的内导体裸露长度与上述计算长度是存在差别的，这是多种因素综合作用造成的。根据测量点与辐射源

的距离，天线辐射场可分为远场、近场。在一般天线理论中所论述的多为远场情况。近场与远场的分界线，对孔径型天线而言，$R < 2D^2/\lambda$ 为近场区域，$R > 2D^2/\lambda$ 为远场区域。其中，R 为离辐射源的距离，D 为孔径型天线的最大尺寸。

对于915MHz，当 $\lambda=33cm$ 时所选用的辐射器的直径为20cm，$R=2×400/33 \approx 24.2cm$，为远场区域，在临床应用中实际距离只有1～2cm，为近场区域，因此在实际应用时所遇到的是天线辐射近场区域问题。例如，1/4波长的针形辐射器，其在远场的辐射图与近场的加热两者之间差别较大。如何计算辐射器的近场区域，是加热中存在的问题之一，还有待研究。图2-4-7、图2-4-8分别表示天线的辐射图，对应主瓣、副瓣场的能量分布。天线的辐射图区别在于主、副瓣的能量分布，好的天线要求主要能量集中于主瓣。由此可见，距天线的距离不同，其场的分布也有差异。

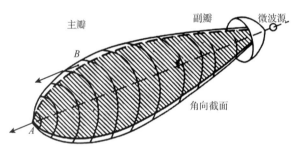

图2-4-7 天线辐射场

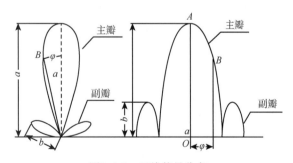

图2-4-8 天线能量分布

在对模拟人体进行照射实验时发现两点值得注意：一是每个人都有特征性的谐振频率，即在这个频率上比在其他频率时吸收的能量大得多；二是入射场电场矢量与身体的长轴平行时吸收能量最大。也有研究显示电场矢量与肌肉纤维的走向会影响其加热效果。在对人体不同部位照射时，由于形状不同（如头可视为球形，四肢可视为圆柱体，而胸部、背部可近似为平面），其辐射的效

果差别较大。这也是在设计辐射器时应以实验为主、理论为辅的原因。

五、控 制 装 置

微波热疗设备都需有一套控制装置，其作用是有效控制微波源输出功率的大小，以控制温度的高低（由测温系统提供信息）。为保护控制装置，还需有一套顺序开、关装置及时间控制装置。微波热疗机一般都采用计算机自动化恒温（设置的加热温度）控制，但同时具备手控功能，以便计算机出现故障时可通过手控来完成。控制电路一般都采用单片机电路和数字式显示，使得整机外观精美。

下面介绍提高磁控管工作稳定性的控制技术和方法。

对于2450MHz的热疗设备，一般采用包装式磁钢的磁控管，这只能在阳极供电回路中考虑，采用某公司生产的开关电路供电进行恒流控制，可提高磁控管输出的稳定性。对于915MHz的热疗设备，则可采用线包电磁铁磁控管，即磁控管所需要的磁场是电磁铁线包提供。通常将阳极电流作为磁场供电的一部分，当磁控管阳极块发热影响工作效率时，阳极电流会增大，因而使磁场电流增大，于是使磁场强度增加，从而自动起到稳定输出功率的作用。

安全保护控制电路：①过流、过压控制电路，确保设备的输入不超过额定值；②辐射器的额定输出控制电路，确保设备稳定安全；③温度的控制电路，确保设备的工作温度稳定；④漏电保护控制电路，确保设备的使用安全。

特别指出，辐射器的额定输出控制电路的主要作用是，当辐射器损坏时，照射能量降低，导致治疗达不到设定的温度，这时即使设备微波源输出功率增大，由于辐射器损坏，仍不能提高加热温度，从而导致输出不断增加而产生安全问题。设置了辐射器额定输出控制电路，当微波源输出一旦达到额定值，立即报警，同时设备停止工作，确保安全。

因此，所有微波热疗设备的安全控制装置必须具有报警与切断输出功能，而且功率控制能够自动回"零"，以便在进行重新操作时使设备保持

原始状态，以确保安全。

第五节 安全问题

微波医疗设备的生产与使用应该注意安全问题：一是设备的安全；二是治疗时的使用安全。

关于设备安全，国标有《医用电气设备 微波治疗设备专用安全要求》，一些主要规定如下：（医用电气设备的通用要求外）微波医用设备的微波泄漏不能超过2mW/cm²；对于微波辐射的安全要求是辐射器的正前方1m以及后25cm内，无用辐射的密度不超过2mW/cm²。当微波医用设备连接到一个屏蔽的匹配负载上，并且工作在额定输出功率状态，在距设备外表面5cm的任意点，测量微波功率密度＜2mW/cm²。除此之外还应满足国标的电气设备安全要求。

关于医疗安全问题，也有国标要求。由于微波对人体的作用为热效应与非热效应，它们都存在一定的潜在危害性，但微波对人体的危害是由微波能量大小及照射的部位决定的。早期美国与苏联的分歧在于是否承认非热效应的存在，以及存在危害性的一面，因此两国制订的微波安全标准相差甚远，约差三个数量级。随着科学的发展，人们对微波的危害有了逐步认识，事实也证明了微波非热效应的存在，在应用时应该考虑其影响。因此，现阶段国际上对微波的安全标准的差别在缩小。我国制订的有关标准《作业场所微波辐射卫生标准》（GB10436-89），适用于接触微波辐射的各类作业，但不包括居民所受环境辐射及接受微波诊断或治疗的辐射。该标准适用于操作员，是对医疗操作场所微波辐射的要求。目前医院装备的带电脑控制的915MHz的微波治疗机基本上都同时安装了屏蔽间，以保障操作员安全地处于辐射范围，同时也可减少微波辐射对其他医疗设备特别是高灵敏度诊断设备的影响。

对于微波屏蔽的具体要求如下。

连续波：一日8h暴露的平均功率密度为50μW/cm²；小于或大于8h暴露的平均功率密度以下式计算（即日剂量不超过400μW·h/cm²）。

$$P_d = 400/t$$

式中，P_d为容许辐射平均功率密度，μW/cm²；t为受辐射时间，h。

脉冲波（固定辐射）：一日8h暴露的平均功率密度为25μW/cm²；小于或大于8h暴露的平均功率密度以下式计算（即日剂量不超过200μW·h/cm²）。

$$P_d = 200/t$$

脉冲波非固定辐射的容许强度（平均功率密度）与连续波相同。

以上是指对操作员操作位容许微波辐射的平均功率密度。

一般在安装屏蔽间后（安装屏蔽间有严格要求，屏蔽间应该良好接地），操作员在屏蔽间外进行工作，操作位微波辐射平均功率密度是符合安全要求的。

为了增强安全性，同时也考虑到微波的特殊性，在国标中有如下增项。①具体治疗时，放置辐射器的步骤，应使人体其他部分受辐射量减少到最小。②告诫放置辐射器时，应关闭输出电源开关。③告诫不可将辐射器直接朝着眼睛或睾丸。④建议必要时，要向患者提供微波保护眼镜或用铅板挡住。⑤告诫患者靠近导体或导电材料可能会引起危险：不能对佩戴金属首饰或衣服上有金属物（如金属纽扣、金属夹子、金属丝）的人施用微波能。患者体内等部分有金属植入物（如骨髓上的插钉），除非有专门医嘱，一般不可以治疗。应从患者身上取走助听器。植入心脏起搏器或心脏电极的患者不能接受微波治疗，也不能靠近设备工作的地方。⑥对人体的小区域和腕关节治疗时，要确认辐射器的放置应使敏感器官（眼睛、睾丸）不在接受治疗部分或在将辐射器挡住的范围。⑦关于根据治疗人体不同部位和具体辐射器所允许的最大功率推荐辐射器型号和尺寸的资料。⑧制造商应规定不受治疗者应远离辐射器的安全距离。⑨使用者应特别注意使用辐射器要谨慎，因为操作不当会改变辐射器的定向特性。⑩告诫对于其接受治疗部位热敏感性差的患者，通常不应用微波疗法。

第六节 微波热疗的优点和需要解决的问题

微波热疗近四十年的临床应用，开辟了物理治疗的一个新领域，虽然目前技术上还不够成熟，但临床实践已证明了它具有一定的优越性。与激光、红外光疗法相比，微波疗法的治疗深度远远大于上述两种治疗方法的作用深度，作用深度实际可与其工作波长比拟。红外光的波长为0.78～1000μm，激光的波长为μm量级，而微波波长为1m～1mm，相差几个数量级。与射频疗法相比，脂肪微波能量吸收较少，不易发热。与超声波疗法相比，超声波在骨组织以及含有气体组织中的衰减很大。当然，在实际临床应用上各疗法都有其优缺点，对于不同疗法都有其适用范围。

微波热疗需要解决的主要问题

（一）对靶区适形加热和温度均匀性问题

这不仅存在于微波热疗中，也存在于其他加热疗法中。这里的温度均匀性是要求靶区内各点温度都能达到所需值（三维方向）。

（二）靶区无损温度测量问题

目前主要可用的无损温度测量方法如下。

（1）利用计算机断层成像（CT）诊断设备，可以十分精确地测量肿瘤的体积、形状及尺寸大小。根据热胀冷缩原理，当肿瘤从37℃加热到43.5℃时，温差ΔT=6.5℃会使肿瘤体积发生变化，测量肿瘤被加热前后的体积差，可得到对应的温度变化。

（2）超声波测量，主要利用声阻抗的变化对应温度的变化。

（3）微波辐射计测量，是利用物质热辐射性能的方法。任何一种物质只要具有温度，就可以引起物质向外辐射全频段电磁波，其辐射能量大小与其温度有对应关系，如下式表示：

$$P = kTB$$

式中，k为玻尔兹曼常量；B为系统带宽；P为辐射功率；T为温度。

微波辐射计实际上是一个具有一定带宽的高灵敏度的接收机。通过对被测物体的热辐射功率检测而对应得到其温度。由于人体组织的热辐射在微波段具有一定穿透能力向外辐射，因此可被微波辐射计测量到。微波频率愈低，则探测的深度愈深。这不仅不损伤组织，而且对组织没有任何辐射危害。但是，所测到的温度为一定深度内的综合值，测出温度高于体温，只反映了在被测的一定深度范围内有高于体温区，但确定不了高温点的位置。

（4）利用红外扫描仪测量，使用红外波段的高灵敏度接收机，原理与微波辐射计相似。由于红外波长较短，物质（或组织）深部温度辐射的红外波段的能量经过物质（或组织）向外辐射时已被物质（或组织）吸收，而现在接收到的信号仅是浅层的红外辐射，所以红外扫描仪探测深度较浅。

以上这些方法大多可以做到无损，但测出的仅是一定深度范围内的温度平均数，而且精度差，不敏感，实用性较差。

（5）采用目前研发出的高场强磁共振成像（MRI）测温技术，可以给出靶区温度分布，但实施有较大难度。

（三）加热深度问题

微波的加热深度具有局限性，对于深部肿瘤其加热性能差。目前解决的方法：采用腔内辐射器、多头辐射器以及针形辐射器；采用高功率脉冲微波源；采用大功率微波聚束技术；改善匹配等，来弥补加热深度的不足。

（四）有关医疗设备质量确保问题

为了保证微波医疗设备产品质量，要按国标的《医用电气设备 第1部分：基本安全和基本性能的通用要求》、通用安全要求、医用电气设备微波治疗设备专用安全要求等，对产品进行严格的检测。目前尚有一些测试条件未统一，例如，体模在国标中定为"充有9g/L的NaCl溶液"，而在很多资料中有不同体模方案，应尽快统一。

（杜广星 刘 珈 陈小林 王祝盈

任立宏 忻旅明）

参 考 文 献

姜槐，叶国钦，1985.微波，高频对健康的影响与生物学效应.北京：人民卫生出版社.

李鼎九，胡自省，1995.肿瘤热疗学.郑州：河南医科大学出版社.

李鼎九，孔忆寒，2010. 肿瘤热疗的理论与临床. 郑州：郑州大学出版社.

林世寅，李瑞英，1997. 现代肿瘤热疗学：原理，方法与临床. 北京：学苑出版社.

刘珂，2009. 肿瘤热疗技术与临床实践. 北京：中国医药科技出版社.

刘珂，邵迅帆，游敏珍，等，1999. 微波局部照射用作全身热疗可能性的初步临床观察. 中华放射肿瘤学杂志，8（3）：31-33.

龙斌，周光华，朱道奇，等，2013. UNI-3000微波热疗机对家猪脏器功能与组织学改变的实验研究. 中华放射肿瘤学杂志，22（2）：2.

齐青，卢永昌，霍忠超，等，2021. 微波热疗联合放化疗治疗进展期胃癌的临床疗效初步观察. 中华放射肿瘤学杂志，30（4）：368-371.

王祝盈，董卉慎，刘珂，等，2006. 肿瘤热疗技术中平面电磁波与人体相互作用的研究. 北京生物医学工程，25（3）：288-292.

王祝盈，刘永谦，陈小林，2015. 电容式射频热疗中加热机制分析及不同组织升温速率计算. 中国生物医学工程学报，34（4）：438-444.

杨显清，赵家升，王园，2003. 电磁场与电磁波. 北京：国防工业出版社.

张瑜，2006. 微波技术及应用. 西安：西安电子科技大学出版社.

Giaux G，Chivé M，1986. Microwave oncologic hyperthermia combined with radiotherapy and controlled by microwave radiometry. Recent Results Cancer Res，101：76-87.

Gottlieb C，Moffat F，Hagmann M，et al，1990. Preclinical evaluation of submillimeter diameter microwave interstitial hyperthermia applicators. J Microw Power Electromagn Energy，25（3）：149-160.

第三章　射频热疗技术

射频是指频率范围为1～300MHz的电磁波，它作为信息的一种载体或媒介，已用于通信、广播、天文及物质结构的研究。射频由于有很好的深部加热效果，在工业上可作为加工制造中的加热手段，在医学上用于加热治疗肿瘤。

近年来，"射频热疗"日益受到重视，已应用于体外加热、腔内加热、组织间加热等领域，被认为是一种很有发展前途的加热手段。射频电场有较强的穿透性，可对深部进行均匀加热，根据所采用的不同技术，能对深度达20cm的组织进行有效加热，因此适宜对浅表和深部肿瘤的热疗，以及进行消融治疗。本章将对有关射频热疗的基础知识、射频热疗的原理及射频热疗技术进行较系统的介绍。

第一节　概　　述

使用射频技术进行肿瘤热疗，最早的报道见于19世纪末（1898年），报道者Westmark介绍了其使用射频线圈作为辐射器对宫颈癌进行了热疗。射频透热热疗设备是在短波理疗机基础上发展起来的，20世纪50～60年代国外就使用改进的短波治疗机进行热疗实验。射频热疗技术在20世纪70年代在欧美得以发展，我国以先科公司在80年代率先跟进。通过不断深入研发，国内外研制出多种具有特色的射频深部热疗设备，目前比较成熟的技术为电容极板加热、环相电磁波元阵。随着不断对人体各个部位深部肿瘤的加热技术进行研究与改进，尽管早期加热效果不尽如人意，但当时依然在Ⅰ、Ⅱ期临床研究中表现出明显效果，有不少消化系统、泌尿生殖系统、腹盆腔肿瘤的前瞻性研究报道，其中包括食管癌、直肠癌、宫颈癌、膀胱癌、前列腺癌、黑色素瘤及软组肉瘤和肝癌等病种。我国射频热疗在20世纪90年代开始进入临床应用阶段，最早开展治疗的单位是中国人民解放军总医院和天津肿瘤医院，由此在我国开启了利用电磁波技术对肿瘤进行热疗的热潮，尤其是在深部肿瘤热疗领域。

第二节　射频用于肿瘤热疗的物理特性与原理

射频热疗和微波热疗都是利用高频电磁波能量，使人体组织内的极性分子快速转动、振动以引起分子间摩擦、碰撞而产生大量的热量，但这两种热疗的电磁场构成不一样。

射频与中波、微波、光波等其他波段的电磁波一样，其物理特性遵循物理学中的麦克斯韦（Maxwell）方程。电磁波也是能量存在的一种形式，在一定条件下，电磁波所具有的电磁能可以转化为其他形式的能量，如在热疗中，是将其转化为热能，使人体组织温度升高达到治疗目的。

虽然射频的性能完全服从麦克斯韦方程组，但由于人体组织对不同波段的电磁波呈现的电参数差别很大，故射频电磁波与其他波段的电磁波在人体组织中的作用存有很大差异，具有其他波段所没有的一些特点，其中最大的一个特点是具有深部加热特性，这个特点决定了射频在热疗中的重要地位。

一、射频的物理特性

（一）射频的电磁波传播特点

电磁波可以在介质中和真空中传播，其规律遵守麦克斯韦电磁理论，可用麦克斯韦方程组精确描述，但不同频率的电磁波在同种介质中传播的差异非常大。一般频率越高，传播的直线性越强，就像光线一样，但在大部分介质中衰减很大；频率越低，绕射能力越强，即可绕到障碍物的后面。这种现象可用电磁波的波长与物体的大小比较：当波长远小于物体大小时，以直线传播，如毫米波在人体组织内以直线传播为主，由于衰减很大，毫米波治疗主要应用于体表或介入腔内对腔内表层组织产生作用；当波长远大于物体大小时，会产生绕射作用，这时其电磁场的传播及分布不能用直线传播来简单描述，用一般的入射反射理论很难解决，需要用麦克斯韦方程组求解。

（二）电磁波的麦克斯韦方程组描述

射频频段的电磁波性能可用麦克斯韦方程组表述，一般形式的麦克斯韦方程组为

$$\begin{cases} \nabla \times \boldsymbol{H} = \boldsymbol{j} + \dfrac{\partial \boldsymbol{D}}{\partial t} \\ \nabla \times \boldsymbol{E} = -\dfrac{\partial \boldsymbol{B}}{\partial t} \\ \nabla \cdot \boldsymbol{D} = \rho \\ \nabla \cdot \boldsymbol{B} = o \end{cases} \quad (3.2.1)$$

在各向同性介质中时，

$$\boldsymbol{D} = \varepsilon \boldsymbol{E} \quad (3.2.2)$$

$$\boldsymbol{j} = \sigma \boldsymbol{E} \quad (3.2.3)$$

$$\boldsymbol{B} = \mu \boldsymbol{H} \quad (3.2.4)$$

所谓各向同性，指对不同方向的波，其ε和μ均相同。人体组织可以近似看成是各向同性的。

在以上公式中：$\boldsymbol{E}$和$\boldsymbol{H}$分别表示电场强度矢量和磁场强度矢量，$\boldsymbol{j}$为传导电流的体积密度，ε为介质的介电常数，μ为介质的磁导率，ρ为电荷体密度，$\boldsymbol{D}$为电位移矢量，$\boldsymbol{B}$为磁感应强度矢量，σ为介质的电导率。

以上参数中，$\boldsymbol{E}$、$\boldsymbol{H}$、$\boldsymbol{D}$、$\boldsymbol{B}$为电磁场的参数，而μ、ε、σ则为介质的参数，它们所反映的是介质

的属性，$\boldsymbol{j}$和ρ表示产生电磁波的源，不同的介质，其μ、ε、σ可能相差很大，同种介质对不同频率的电磁波所呈现的μ、ε、σ也可能有较大差别。电磁波的分布不仅受到频率与介质的介电特性即μ、ε、σ参数的影响，同时还受到$\boldsymbol{j}$和ρ的分布和相应边界条件的影响。

由以上物理学基本原理可知，电磁波中的电场与磁场的分布要由以下因素综合确定：①电磁波的频率或波长；②介质的电学参数μ、ε、σ在相应电磁波频率下的空间分布；③源的分布及电流密度和电荷密度$\boldsymbol{j}$、ρ的分布；④边界条件和介质及辐射器的空间分布。

当以上四个因素已知时，就可由麦克斯韦方程组通过计算机计算出相应的电场和磁场在介质中的分布。对于肿瘤热疗，则可计算出人体内的电磁场分布。

（三）电磁波的加热原理

热疗的目的是使组织温度升高，所关注的焦点是人体中温度的分布，那么温度的分布和电磁场的分布之间存在什么样的关系呢？

人体组织温度升高的原因是人体组织吸收了电磁波的能量，其中绝大部分电磁能都转化成了热能使组织温度升高，电磁波在人体组织中能量消耗的分布遵循物理学的坡印亭定理：单位时间体积中消耗的电磁场能量W为

$$W = \int_v \sigma E^2 \mathrm{d}v$$

根据以上公式，计算出电场分布，知道电导率σ的分布，即可得出各区域电磁吸收能量的分布。

应指出，以上这些是与热疗相关的电磁学问题，而温度分布的计算还与物理学中的热力学的问题相关。

热力学中有一个描述吸收能量与温度升高关系的参数，被称为比热或比热容，即单位质量的某种物质温度升高（或降低）1℃时所吸收（或放出）的热量。水的比热一般为$1\mathrm{kcal \cdot kg^{-1} \cdot ℃^{-1}}$，是自然界中比热最大的物质，也就是说相同质量的其他物质在吸收相同能量时升高的温度都高于水。人体中水分占70%左右，肌肉和大部分内脏均为含水量较多的组织，它们的比热和水相似；而脂肪、骨等为低含水组织，因为含水量少，故

其比热远低于水，其中骨的密度高可以部分补偿比热相差较大的问题，而脂肪的密度比肌肉等组织低很多。比热是按照单位质量计算的，在不考虑热量在组织间的传导及血液和其他组织的流动传导时，组织的温度升高与ΔT之间有如下关系：

$$\Delta T \propto \frac{\sigma E^2}{c \rho_m} \Delta t$$

式中，σ为组织的电导率；E为组织中的电磁场强度；c为比热；ρ_m为组织的质量密度；Δt为电磁场的作用时间。

从上式中可以看出，组织的温升和$c\rho_m$值（组织的比热容与质量密度的乘积）成反比，肌肉组织与脂肪组织的$c\rho_m$相差很大，c值相差10倍，ρ_m相差2倍以上。这个值虽与电磁学无关，但对组织加热有重要影响，有可能产生肌肉和脂肪过热的问题。

对温度分布产生较大影响的还有热传导及体液传导，其作用的结果是高温区向低温区传送热量，使温度差缩小。

由以上分析可知，热疗中介质的温升及分布和前面分析的4个电磁学因素有关，还和组织的比热与质量密度的乘积、热传导及体液传导相关。

（四）射频在组织中的加热深度

射频特性服从麦克斯韦方程，将射频应用于肿瘤热疗是利用了电磁波在人体组织中有一定的穿透性能，以及人体组织吸收了电磁波能量后将其转化为热能。不同波段的电磁波，在组织中的穿透能力相差很大，在电磁波微波频段，一般频率越低穿透力越大，频率越高穿透力越小。在电磁波射频频段，根据电磁场理论，各电极板之间会形成电场，电磁能在这些电容极板间主要以电场能的形式存在，由于电场有较强的穿透性，位于电容极板间的组织能够吸收电场能，并将此转化为热能，从而使区域内组织温度升高，实现对深部组织进行均匀加热。其加热模式主要是通过给导体（组织）两端加以电压，其中的带电粒子（如电子、离子）受电场驱使进行运动产生电流，电流受到欧姆电阻损耗产生焦耳热模式获得加热效果；此外，电介质分子中的电子受外场作用产生电子极化（由非极性分子→极性分子，或增大

分子的偶极矩）和取向极化（电解质极性分子的偶极矩从无规则取向→顺应外电场方向取向），这种随高频外电场在方向上频繁快速变化转动摩擦也能生热。表3-2-1所示为不同射频频率的电磁波在肌肉组织中的穿透深度。

表3-2-1　不同射频频率的电磁波在肌肉组织中的穿透深度

频率（MHz）	相对介电常数	组织中波长（cm）	穿透深度（cm）
1.00	2000.0	436.0	91.30
10.00	160.0	118.0	21.60
27.12	113.0	67.7	14.30
40.68	97.3	51.0	11.20
100.00	71.7	27.0	6.66
200.00	56.5	15.6	4.79
300.00	54.0	11.5	3.89

如表3-2-1所示，一般当频率大于100MHz时，做深部透热治疗已不太合适，而当频率小于1MHz时，也不适合使用，故目前深部透热装置一般采用8MHz以上的射频频段，最常用的频率有13.56MHz、27.12MHz、40.68MHz；采用8MHz的产品有日本产的RF-8；100MHz以上的产品有美国产的BSD-2000。

二、电磁场生物学效应

电磁波能量表现为电场能和磁场能，两者之和为电磁波的能量。电场能和磁场能总是在不停地相互转化，在人体组织中电场能不断地被吸收并转化为组织的热能，而磁场能一般是不被吸收的。

电磁场对人体组织的作用，可分为生物物理作用和其他非热效应，其中生物物理作用包括电磁场对神经、肌肉的刺激作用和热效应。

（一）热效应

电磁波作用下生物组织的热效应是由于生物组织吸收电磁波后，将部分电场能转化成生物组织的热能。

热能是物质内部分子运动能量的总称，温度则是热能的量度。由于人体内所有的组织与体液均是由分子和离子所组成，大者如蛋白质、DNA、RNA，小者如水分子、各种正离子（Na^+、K^+、Ca^{2+}、

Mg^+、Fe^{2+}等）和负离子（CO_3^{2-}、HCO_3^-、Cl^-）。分子中那些内部正、负电荷中心分离的为极性分子，正、负电荷中心暂且重合的为非极性分子，还有分子或分子团、原子或原子团，它们在得到或失去电子后成为带电的正、负离子。在外加电场作用下，带电粒子（电子、离子）将受到电场作用力的驱使而做定向运动，即产生电流，该电流会因受到欧姆电阻的损耗而产生焦耳热。

此外，在受到外电磁场作用时，电介质中的非极性分子会产生电子极化（即由非极性分子转化为极性分子或增大分子的偶极矩），极性分子会产生取向极化，即电介质的极性分子中的偶极矩由无规则取向转为顺应外电场取向。由于电子质量较分子小得多，惯性也随之变小，因此电子极化很少消耗外场能量；而被极化和取向极化的分子质量大，当随高频外电场在方向上快速变化时，会由于转动惯量大，摩擦而消耗大量电场能量，这些被消耗的能量也全部转化为热能。

当人体组织吸收了电磁场能量并将其转化为热能而使组织温度升高时，通常情况下由于正常组织可以通过正常的血液循环带走部分热量，从而使温度变化较为缓慢；但肿瘤组织由于供血不足、不耐热、缺氧、偏酸，血流量为正常组织的2%～15%，血液循环差，因而温度的升高变化比较显著。这是射频热疗和其他加热治疗肿瘤方法共同的理论基础。

在射频热疗中，当肿瘤内温度达到42.5～44℃时，周围组织的温度往往只有40～41℃，这个温度差使得热疗能达到杀灭肿瘤细胞而不损伤正常组织细胞的效果。

射频热疗还可以改变肿瘤细胞的周围环境，增加酸度，增强溶酶体活性，从而加速溶酶体对恶性肿瘤细胞的破坏。

（二）电磁场对神经、肌肉的刺激作用

电磁场对神经、肌肉的刺激作用与直流和低频电流的刺激作用，在原理上是一致的。即电场能在组织内产生的电流流经神经、肌肉中的兴奋性细胞，使膜电位去极化达到或超过其临界阈电位，就可产生兴奋现象，如表现为刺激神经细胞而致肌肉收缩。由于细胞膜在高频电磁波的作用下，阻抗比低频时降低，处于同样电流下所产生的膜内外电势差要比低频时小很多，因此，电磁场对机体组织的刺激作用随频率升高而减小。低频时$1mA/cm^2$的电流密度和1MHz高频时$1A/cm^2$的电流密度产生的兴奋刺激作用是相当的，也即射频频段的电磁波直接对神经的刺激作用是非常弱的，实际使用中其影响可以不予考虑。

但在使用高频电磁波进行热疗时，虽然实际加热的连续高频电流远小于可产生刺激的能量强度，原则上不应引发兴奋刺激，但在实际临床中却往往有患者感到疼痛，究其原因很可能是治疗中所产生的过热点所致。此外，由于加热装置内部电路或热电极与人体体表接触等原因，有时会因整流作用使高频电流转变为直流电，这也有产生刺激作用的可能。

（三）非热效应

电磁场除具有对神经肌肉产生刺激作用和使组织产生热效应外，还可对机体组织中的细胞和分子等产生一些很微妙的生物效应。已有初步实验显示，对于不同频率的医用射频，其对细胞内的亚细胞结构的影响各异。此外，使用可感觉到声波频率调制的电磁波作用于人体时会产生音感，将10Hz的低频电磁场作用于人体时可引起脑电波的变化等，这些都属电磁波的非热效应。

此外，电磁场及电磁波对生物组织还存在生化作用，即在电磁波的作用下，组织中的各种生化反应及代谢均会发生改变，从而产生生化作用，但目前对这方面的研究还不充分，有待继续研究。

图3-2-1定性给出的是电磁波对人体组织的刺激作用和加热效应随电场变化的对应关系。由图可见，处于低频时以刺激作用为主，而处于高频时则以热效应为主。出现这种结果的原因是，对于低频电磁场来说，进入人体的电磁场以电流形式为主，电流随各部位组织的电特性不同而进行重新分布，其一般选择电流易于流动的区域；而对于高频电磁场而言，因其所具有的波动特性，能量在组织间的传输、衰减、反射和吸收等情况主要取决于它在组织中的传输系数和特性阻抗。医用热疗的电磁波频率均在高频段，故以热效应为主。

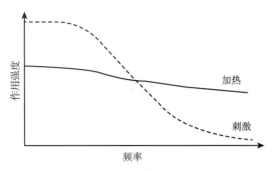

图 3-2-1 电磁波对人体组织的刺激作用和加热效应与
频率之间的变化关系

三、电磁场作用下的人体组织的电学特性

根据前面讨论的麦克斯韦方程组，人体组织对电磁波的吸收及传播，与人体组织呈现的电学参数电导率σ、介电常数ε和磁导率μ等密切相关。通常情况下，各种不同人体组织的磁导率变化不大且和真空中的μ值相近，磁场能一般不会被组织吸收。

但在人体组织中种植了磁粒子进行热疗时，则相当于通过人工的方法改变了局部组织的μ参数，当μ参数变成复数即出现虚部时，根据电磁场理论，此时的组织就会吸收电磁波中的磁场能，并使组织被加热，起到热疗作用。目前这类加热设备临床使用还不多。

人体不同组织的电学参数见表3-2-2、表3-2-3。

表 3-2-2 人体组织的电学参数

电学参数	组织	10kHz	10MHz	10GHz
电导率 σ（S/m）	骨骼肌	0.13	0.50	1.00
	脂肪	0.03	0.05	0.10
	肝脏	0.15	0.40	1.00
	血液	0.5	2.00	2.00
	骨	0.01	0.02	0.05
介电常数 ε_r	骨骼肌	60000	100	50
	脂肪	20000	40	6
	肝脏	60000	200	50
	血液	10000	100	50
	骨	10000	200	5

表 3-2-3 人体组织的电特性和介电弛豫频率

肌肉、皮肤等高含水组织				脂肪、骨等低含水组织			
频率（MHz）	介电常数 ε_r	电导率 σ（S/m）	介电弛豫频率 f_c（MHz）	频率（MHz）	介电常数 ε_r	电导率 σ（S/m）	介电弛豫频率 f_c（MHz）
1	2000	0.400	36	1			
10	100	0.625	70	10			
27.12	113	0.672	98	27.12	20	10.9～43.2	10～38
40.68	97.3	0.693	128	40.68	14.6	12.6～52.8	15～65
100	71.7	0.880	223	100	7.45	19.1～75.9	46～183
200	56.5	1.28	408	200	5.95	25.8～94.2	78～284
300	54	1.37	457	300	5.7	31.6～107	109～337

从表3-2-2中可见，骨、脂肪和胃等组织的电导率σ和介电常数ε_r均较小，而肝脏、血液等组织的σ和ε_r均较高，ε_r为$\varepsilon/\varepsilon_0$，$\varepsilon_0$称为真空中的介电常数，$\varepsilon_0=8.85\times10^{-2}$，$\varepsilon$为组织的介电常数，$\varepsilon_r$称为相对介电常数，真空中$\varepsilon_r=1$。表中数据还清楚表明，不同组织有不同的电学参数，不同频率的电磁波参数相差很大。由此可见，对不同频率的电磁波，其对人体不同组织的作用相差很大。

第三节 射频热疗设备的特性及分类

早在人类发明无线电不久，1898年Westermark首次使用射频线圈作为辐射器对宫颈癌进行热疗，随着电子技术的发展，20世纪60及70年代，国外对射频热疗进行了大量的基础研究和临床应用实验，对其热疗的作用机制、热疗与放疗和化疗的联合作用有了较为系统的认识。

射频热疗方法指使用射频段电磁波能量进行热疗的方法，目前这个频段可供临床应用的热疗设备较多，使用方式各不相同，主要可以分为射频透热（体外）热疗设备、射频腔内和组织间介入热疗设备。按照电磁波向人体组织的辐射和耦合方式可分为三类，即电容场类、电感场类及无线天线阵列类。

一、射频热疗装置的分类

（一）电容场类

所谓电容场类，是将患者被加热的组织置于一对或数个电容极板间，在各电极间加上射频电压，根据电磁场理论，它们在各电极板之间的介质中会形成电场，由于各电极间的磁场很小，故电磁能在这些电容间主要以电场能的形式存在。在进行热疗时，位于电容极板间的人体组织吸收了电场能并将此转化为热能，从而使组织温度升高。当电容极板的尺寸与电容极板间的距离比较大时，极板间的电位移矢量 $\boldsymbol{D}$ 一般比较均匀，当组织间的电学参数相近时，根据麦克斯韦方程可知，其中的电场强度 $\boldsymbol{E}$ 是比较均匀的，极板间的电场强度 $\boldsymbol{E}$ 的方向与 $\boldsymbol{D}$ 的方向一致且主要垂直于电容极板的方向，主要加热区为极板的中心柱状区域，在中心区以外，能量逐渐减小。图3-3-1所示即为射频电容场深部加热的示意图。

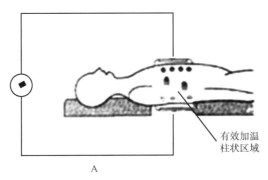
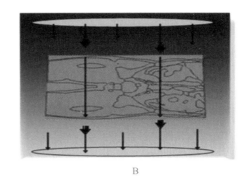

图3-3-1　射频电容场深部加热示意图

A.治疗体位示意图；B.容性射频加热时电容场示意图

组织中吸收的功率密度 P 可表示为

$$P = \sigma|E|^2 / 2 \qquad (3.3.1)$$

由此公式可知，在电场大的区域，σ 值高的区域吸收的电场能大，温度容易上升。但在实际热疗时，存在皮下脂肪层过热问题，在工程设计中必须考虑。

对于电容场加热时存在脂肪层时的电场变化，图3-3-2给出了皮下脂肪层过热的一个理论模型。

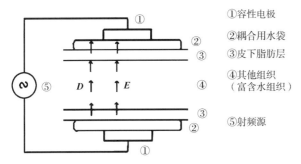

①容性电极
②耦合用水袋
③皮下脂肪层
④其他组织（富含水组织）
⑤射频源

图3-3-2　电容场加热时存在脂肪层时的电场变化图

根据电磁场理论，在脂肪层和富含水组织层中的电位移矢量 $\boldsymbol{D}_1 = \boldsymbol{D}_2$，而 $\boldsymbol{D} = \varepsilon'E$，在脂肪层，吸收的功率密度为

$$P_1 = \frac{\sigma_1|E_1|^2}{2} \qquad (3.3.2)$$

在富含水层，吸收的功率密度为

$$P_2 = \frac{\sigma_2|E_2|^2}{2} \qquad (3.3.3)$$

脂肪层与富含水层的吸收功率密度比为

$$\frac{P_1}{P_2} = \frac{\sigma_1|\varepsilon_2|^2}{\sigma_2|\varepsilon_1|^2} \qquad (3.3.4)$$

实际上这两层组织中的电参数相差较大，且和频率有关。当电磁场频率为27.12MHz时，

脂肪层　　$\sigma_1 = 0.012\text{S/m}$，$\varepsilon'_{r1} = 20$

富含水层　$\sigma_2 = 0.61\text{S/m}$，$\varepsilon'_{r2} = 113$

介电常数 ε 的计算公式为

$$\varepsilon = \varepsilon_0 \left(\varepsilon_r - j\omega / \varepsilon_0 \right) \tag{3.3.5}$$

式中，j 为虚数单位，ω 为角频率，$\omega=2\pi f$，ε_0 为真空中的介电常数。则

$$\sigma_1/\sigma_2=0.02$$

$$\frac{|\varepsilon_2|^2}{|\varepsilon_1|^2} = 392 \tag{3.3.6}$$

由此得 $P_1/P_2 \approx 7.84$。

可见，电场在垂直于脂肪与含水组织分界面时，脂肪吸收的电功率将大大超过肌肉等富含水组织，因而产生过热现象。产生过热问题的另一个原因是与比热有关。

使用猪脂肪和琼脂配方，采用电容场加热，对不同频率的射频段进行的体模试验结果如下：

$$40.68\text{MHz}，T_1/T_2 \approx 15$$

$$27.12\text{MHz}，T_1/T_2 \approx 18$$

$$13.69\text{MHz}，T_1/T_2 \approx 22$$

以上实验结果表明，使用较高的射频频率比使用较低的射频频率，脂肪过热的程度会有所缓解，但只要是电容场加热，这个问题总是存在，尤其对于肥胖患者，问题还较严重，因此在治疗时要严格控制加热功率，并尽量选择使用频率较高的射频设备实施热疗，如40.68MHz射频热疗设备。

解决脂肪过热最好的方法是在皮下脂肪层只产生水平电场，因为在这样的电场中，$E_1=E_2$，$P_1/P_2=\sigma_1/\sigma_2$。当频率为27.12MHz时，$P_1/P_2 \approx 0.02$。脂肪层中吸收的能量远小于富含水层，然而工程上很难实现。

综上所述，电容场加热设备加热区为电极下的柱状区域，加热深度很好，但存在着较严重的脂肪过热问题，而且射频频率越低问题越严重。产生平行体表电场是解决问题的理想方法，但工程上难以实现。美国BSD公司研制生产的BSD-2000，虽然采用了这个设计思路，但由于种种原因，并未彻底解决这一问题。

（二）电感场类

电感场类加热设备产生的电磁场和电感中产生的类似，主要为磁场，是将人体组织置于产生磁场的线圈中，但人体组织对磁场的吸收很小，主要是利用在人体组织产生的涡流进行加温，又

由于在组织中涡流有严重的趋肤效应，因此只能用于体表，一般不能用于体外深部加热。

在医学上，电感类射频热疗设备采用种植磁粒子的治疗已显现出较好的前景，并成为肿瘤热疗研究的一个热点。所谓磁粒子，即为磁性材料，其 μ 值很大，且为复数，故能吸收磁场能而产生热量，例如铁属于磁性材料，因此铁锅可以在电磁炉上使用，而铝不是磁性材料，故铝锅无法在电磁炉上使用。以前这类方法一般归到介入组织加热方法中，因为磁粒子是需要用介入方法种植到肿瘤组织中的。这种方法可以一次种植后多次治疗，但种植时的风险较高。目前关于这种方法的研究较多，还没有得到大范围的临床使用。随着技术的发展，磁粒子开始采用纳米工艺，使得这种方法可以回避创伤较大的介入方法而通过简单注射法完成种植，而且使用纳米技术后，磁粒子的毒性和代谢得到了很大改进，因此磁粒子与纳米技术的结合完全有可能开创出一条采用加热设备治疗肿瘤的新路。

（三）无线天线阵列类

无线天线阵列辐射热疗装置，普通大众对于天线可能不太了解，但在日常生活中随处可见，人们每天接触到的电视广播等都需要天线，每个人手中的手机，天线也是必不可少的部分。

通常把具有将电能转化为同频率的电磁波能量和具有定向辐射或接收能力的装置称为天线，广义上电容场的电容电极也可以称为天线，但其和常规的天线属性相差太远，一般将采用常规天线形式的辐射器的装置称为热疗仪。

1873年，英国物理学家麦克斯韦建立的电磁理论奠定了天线的理论基础。100多年来，随着无线电子技术的发展，天线理论和技术迅速成长，其理论和设计方法均已得到充分发展，被用于热疗的天线的形式也是各种各样，如对称振子天线、喇叭天线、透镜天线、微带天线及其组成的天线阵和相控天线阵等。传统天线理论中的参数是天线的最大功率、天线的效率、天线的方向性特性、天线的阻抗特性、天线的极化特性、天线的频率特性等，在天线的大部分应用场合，人们关心的是天线的远场区的分布，而对近场区的分布一般不太关心。天线的极化特性和方向特性均使用远

场区来描述，但热疗一般为近场区，对近场区的研究要比远场区复杂。

天线的最大功率指天线最大允许的输入功率，一般不允许输入的功率超过此功率，否则可能烧坏天线。

天线的方向特性用天线的方向图、天线增益等来描述。

天线的辐射电磁场在固定距离上随空间角坐标（θ，φ）分布的图形称为方向图，是空间角坐标（θ，φ）的函数，即

$$D(\theta,\phi)=A_0 f(\theta,\phi) \qquad (3.3.7)$$

天线增益即指同样输入功率时天线在某点的功率值与空间全向天线在此点的功率值的比值，以上两个参数在天线的大多数应用场合被用于描述远场区的分布。

天线的输入阻抗是指天线在馈电端所呈现的阻抗，其值为馈电输入电压与电流的比值，输入到天线的功率被输入阻抗所吸收，并由天线转化为辐射功率，可用下式来描述天线的输入阻抗：

$$Z_{in}=\frac{V_{in}}{I_{in}}=R_{in}+JX_{in} \qquad (3.3.8)$$

其中，V_{in} 为馈电输入电压，I_{in} 为馈电输入电流，R_{in} 为输入阻抗的实部，X_{in} 为输入阻抗的虚部。输入阻抗的计算或测量及其匹配网络的设计对热疗设备是非常重要的。天线输入阻抗的计算方法有传输线法、波矢量法及边值法。

用于热疗的天线有以下几种。

对称振子天线，其形式如图3-3-3所示，是最简单的天线之一，单独用于热疗较少，可用于组成天线阵。美国BSD-2000热疗仪即采用这种天线组成的天线阵。

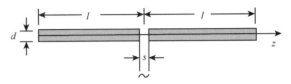

图3-3-3　对称振子天线

喇叭天线主要在微波段使用（详见第二章第四节微波辐射器部分），实际上是用于电波传导到波导的一种变形，具有效率高、计算简单准确，且口面场分布比较均匀等特性。这种形式的天线在射频段由于尺寸偏大，使用较少，但可使用水介质加载，则尺寸可大为缩小，还是可以应用于射频段。

喇叭天线在热疗中常用的有矩形波导喇叭和圆形波导喇叭，其形状如图3-3-4所示。

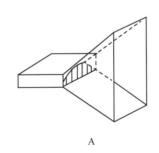
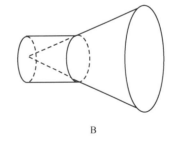

A

B

图3-3-4　喇叭天线

A. 矩形波导喇叭；B. 圆形波导喇叭

当在这种喇叭中主要激励起H波即纵磁波时，在人体组织界面上的垂直分量可以比较少，经过精心设计的水加载喇叭的脂肪过热问题可以比较轻。使用这种辐射器的射频热疗仪和使用电容场的热疗仪比较，其优点是脂肪过热要小一些，但在喇叭边缘还是有较多的垂直分量，过热一般发生在这些地方的皮下脂肪层。这种辐射器的缺点是透热深度不如电容场热疗仪。

透镜天线一般和喇叭配合较多，其结构如图3-3-5所示。

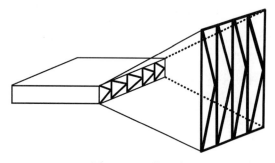

图3-3-5 透镜天线

在喇叭天线的输出口加上介质或金属片（分别称为介质透镜和金属透镜），这种天线的口面场更均匀，其他特性和喇叭天线类似。

微带天线，即微带电路实现的天线，其形式多样。图3-3-6为微带天线的一个实例。

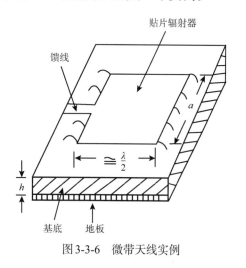

图3-3-6 微带天线实例

在热疗中单个微带天线的应用较少，一般使用微带线阵。微带天线的一大优点是可以做成平面结构，可以使用柔性材料制造，方便人体附形工作。

天线阵即由多个单元天线按一定方式排列组成，大多数天线阵为平面排列，即各个单元天线被安装于同一个平面上，这种形式的天线阵分析理论简单成熟，在通信、雷达等领域获得了广泛应用。热疗装置中有时亦使用异面天线阵，即各个单元天线并不排列在同一平面上，如美国BSD-2000热疗系统即使用圆柱状排列和"眼"形排列。图3-3-7为平面排列的一个线性振子天线阵，其为六元天线阵，每个单元天线单独馈电，如对各个单元天线的馈电相位和功率分别控制，即为相控天线阵，相控天线阵的辐射场形可以改变，美国BSD-2000热疗仪即采用了相控阵技术，来达到控制加热中心和区域位置的目的。

天线阵的原理为天线阵中各个单元天线受同一频率的馈源所激励，因此它们在空间的辐射场将形成干涉场，使空间某些区域的辐射场相互叠加而增强，又使某些区域的辐射场彼此抵消而减弱，于是便可产生某种相应的特定场分布。其空间场分布一般取决于单元天线的性质、数量、排列方式及各个单元天线的馈电电流及相位等，一般天线理论主要分析的是远场区的分布情况，而用在热疗设备中需要分析的主要是近场区的分布，如图3-3-8所示，二元天线阵在P点形成的场为

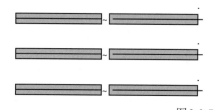
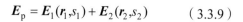
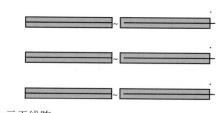

图3-3-7 六元天线阵

$$E_p = E_1(r_1, s_1) + E_2(r_2, s_2) \qquad (3.3.9)$$

式中，E_1 为天线1在P点产生的场，是P点到天线1中的位置 r_1 及天线1的馈源 s_1 的函数；E_2 为P点到天线2中的位置 r_2 及天线1的馈源 s_2 的函数，且合成电场 E 是二元天线阵场的矢量叠加。由于是近场，E_1 和 E_2 的方向不会完全一致，进行准确分析一般需应用电磁场的数值计算法。

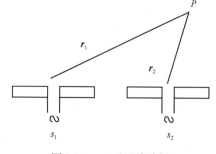

图3-3-8 二元天线阵场

（四）介入类

随着影像学技术的飞速发展，从20世纪80年代开始射频介入消融技术得以迅速发展，采用射频产生器通过消融电极、接地电极和机体组织构成了电流回路，当射频电流流经人体组织时，电磁场的快速变化使得组织内正、负离子快速运动，由于射频电极针的消融电极周围电流密度极高，因此能够在电极周围形成一个局部高温区，即形成在短时间内温度超过60℃的球形凝固坏死区，使得肿瘤细胞死亡，产生坏死区域。

射频消融仪器由电发生器、测控单元、电极针、皮肤电极和计算机五部分组成。该系统组成一闭合环路，将电极针与患者皮肤电极相连。测控单元是通过监控肿瘤组织的阻抗、温度等参数的变化，自动调节射频消融的输出功率，使肿瘤组织快速产生大范围的凝固性坏死。消融电极是射频消融仪器的核心部件，因为它直接影响凝固坏死的大小和形状；如单极射频针具有一枚消融电极，可以诱导精确治疗小的病灶组织，诱导的凝固性坏死范围最大直径只能达到1.6cm。多极射频针具有多枚弧形消融电极，直的电极的绝缘外鞘进入肿瘤后，在实时影像引导下缩于鞘内的多枚电极在肿瘤内呈放射形伞状摊开，形成一个直径为2～5cm的电极丛，一次消融可以使组织凝固性坏死最大范围达6cm，不仅大大增加了射频消融损毁肿瘤的范围，而且球形的电极分布更符合实体肿瘤的生物几何形状。

二、射频热疗研究中体模的作用

射频热疗对体模的需要，不仅体现在对组织的加热效果的了解，也是对极板间参数调节以获得理想热场必不可少的程序，它能检测设备的有效性和实用性。所配制的体模材料必须与被加热的人体组织有相近的物理特性和空间分布，人体中的大部分组织为富含水组织，一般用肌肉组织的模型代表；对于脂肪、骨等低含水组织，一般用脂肪模型代表。目前在所公布体模配方中，以肌肉组织的较多，相关参数见第八章。

有关体模配方及制作方法详见第七章相关章节。

第四节　射频热疗设备的组成

射频热疗设备主要包括：射频电磁波发生器及辐射器、测温及控温系统，以及机械运动控制系统、话音图像通信功能部件等。

一、射频电磁波发生器及辐射器

射频电磁波发生器目前分为两类：电子管电磁波发生器和固态电磁波发生器。目前大多数射频热疗仪使用电子管式，主要原因是在大功率时电子管具有更好的可靠性和更高的转换效率，如果电路设计合理，可保证效率达到25%～80%；而大功率固态器件效率在40%～60%。但电子管要使用高压工作，其最高电压可达5000～7000V，对使用相控阵辐射器的热疗仪，使用固态发生器更容易控制不同馈源的相位和幅度，射频输出功率一般在800～1500W。

用于射频热疗的辐射器在前文已介绍，主要有电容场式、电感场式和无线天线阵列式等类型。

电容场式辐射器使用较多，其优点是有很好的加热深度；缺点是有皮下脂肪过热，对肥胖患者较难取得好的疗效。

电感场式辐射器的单纯使用，主要是利用在人体组织产生的涡流进行加温，在任何组织中涡流都会产生严重的趋肤效应，只能被用于体表，但在使用磁粒子种植法时可应用于深部肿瘤的治疗。电感场式热疗仪与纳米磁材料配合有望获得更广泛的应用。

天线阵列式的射频热疗仪不多，主要是美国的BSD公司的BSD-2000热疗系统。使用相控阵辐射器加热，可根据需要设置单元天线的馈电相位和功率，从而控制加热SAR（比吸收率）分布。

二、测温及控温系统

（一）射频热疗中温度的测量系统

热疗中对癌细胞的杀伤效果对温度是很敏感的，实验表明，在42℃区域，1℃的温差可引起细胞存活率成倍改变，所以在热疗中对温度的准确测量是一项重要的工作。一般来说，用于肿瘤热疗的温度传感器应是对加热场几乎无影响，而且不受射频电磁场影响的测温装置，且应具有较高的测温精度、稳定性和快速的响应时间。

射频热疗中使用的测温方法可分为两类，即接触式测温和非接触式测温，很多文献中称为有损测温和无损测温。目前无损测温在临床上的应用很少。

1. 接触式测温方法 一般由测温采集器和测温传感线构成，测温传感器将温度的变化转化成电信号，对测温采集器送来的反映温度变化的电信号进行处理，供显示和记录温度用。接触式测温即测温传感线的感温头部分应和被测点接触，如希望测量肿瘤内部温度，则应将传感线穿刺插入肿瘤内部，故又称为有损测温或介入测温。

射频热疗中使用的接触式测温传感线，主要有低阻金属线热电偶测温传感线、低阻金属线热敏电阻传感线、高阻金属线热敏电阻传感线和光纤测温传感线等。热电偶测温传感线温度稳定性较高，但存在较重的电磁场干扰问题，在电磁场下有自热问题，且会改变原有热场分布，有减少使用的趋势。低阻金属线热敏电阻传感线也存在热电偶测温传感线的缺点，故在较先进设备中几乎不采用。在先进设备中多采用高阻热敏电阻测温线，这种线具有抑制电磁场干扰，一般没有严重的自发热问题，对原热场分布影响较小的优点；缺点是传感线拉折能力不如金属线，较易损坏。在抗干扰方面，光纤传感线是最好的，但其价格很高，并且较易损坏，故这种传感线还未被大量使用。

（1）热电偶测温：不同金属接触界面会产生电势差，热电偶测温就是利用这个电势差随温度变化而变化的物理现象而制作的温度传感线，其测量原理电路如图 3-4-1 所示，图中 T_x 为待测点处，也即金属 A 和金属 B 组成的热电偶接点处的温度；T_r 为基准温度，也即金属 A、B 与测量引线结点处的温度；T_a 为电势差计接点，即与测量引线结点处的温度。它们各自产生的接触电动势如图 3-4-1 中等效电路所示，其中 V_A 由金属 A 两端的温差（T_x-T_r）产生，V_B 由金属 B 两端的温差（T_x-T_r）产生，而 V_1 则由测量导线两端的温差（T_a-T_r）产生，电势差计所测得 V 值即为上述电动势的合

成值，由于测量导线两端的温差电位 V_1 方向相反而相互抵消，故电势差计示值 V 仅为 V_A 和 V_B 的差值。这样，使用热电偶测温可消除周围环境温度的影响，仅由温度 T_x 和 T_r 来决定所测量的温度。

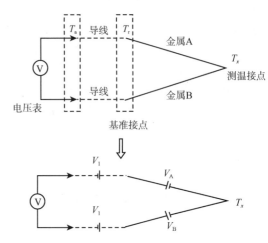

图 3-4-1 热电偶温度计的测量原理电路

常用的热电偶温度传感器是铜-康铜热电偶，或称为 C-C 热电偶（T型），其主要优点：能产生较大的感应电动势（约 40μV）；在温度 100℃ 以下使用时具有较好的长期温度稳定性；可加工成很细的单股线（约 10μm）；各种性能参数稳定，一致性好。因此，其常用于肿瘤热疗的温度测量。一般商品铜-康铜热电偶的测量精度较差，约为 ±0.5℃，正式使用前应经计量检测部门检定（校验精度为 ±0.1℃）。

由于使用热电偶时，电势差是通过金属引线来测量的，故当其用于电磁波加热的场合时会在金属导线上引起电磁干扰。这是因为金属引线在电磁场中起到天线作用，从而在引线内感应产生电流，其后果之一是使测温探头发热。同时，当测温探针置于电磁场时，电流在引线内高度集中，其结果是测温热电偶接点及其周围发热，有时甚至会因过热而熔断热偶接点，也可能出现热敏感性较差的情况。而且，对于流过测温探针回路的高频电流来说，热电偶接点起到整流作用，因此回路中除温差电动势外尚有其他电压降产生，如此，在电磁场环境中所测得的电势差与实际温度所对应的温差电动势并不相同，其温度指示也有差异。当电磁干扰过大时甚至会使测温装置出现故障。

另一个引起测量误差的因素是沿金属导线的

热传导。这尤其在使用铜-康铜热电偶时较为严重，因为铜的导热系数较大，故有以锰替代铜的锰-康铜热电偶产品。

归纳起来，使用热电偶在电磁场环境下测温时会引起以下3种干扰噪声：①电磁场通过引线干扰测温仪器（电路和器件）而引起温度示值误差；②测量引线的次生电磁辐射场改变加热场形态；③热电偶引线的自加热效应。

第一类干扰可通过滤波和屏蔽措施或采用测温前短时间（1s以内）关闭加热源等多种办法有效地消除，但这种方法不能去除后两类干扰。

图3-4-2为第二类干扰的示例，A. 是未被干扰的热场SAR分布图，B、C、D. 是探针分别与电场（915MHz）方向平行、成45°角、垂直时热场分布图。由图3-4-2可见，平行时干扰最大。

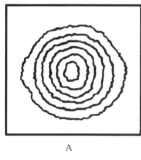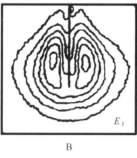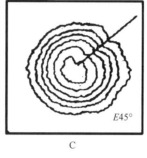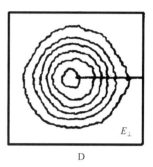

图3-4-2　热偶探针对电磁场加热时热场分布的干扰

A. 无探针干扰状态下；B. 探针与电场平行；C. 探针与电场成45°角；D. 探针与电场垂直

第三类引线自加热干扰较为复杂。一般来说，热电偶结点因自加热效应而使温度升高；一方面使测温示值偏高而产生误差，另一方面又通过引线将热量带给周围组织，也使热电偶近旁组织的温度较未有热电偶时的温度偏高。自加热效应的温度误差可视为由两部分组成：

$$\Delta T = \Delta T_p + \Delta T_h$$

这里，ΔT为自加热引起的总温度干扰；ΔT_p为紧靠着探针的组织因热传导而产生的温度增量；ΔT_h则表示热电偶与周围组织的温度差，即为热电偶外套与外罩材料的隔热结果。当关断加热源时，ΔT_h会很快衰减，而ΔT_p则不会。

为了消除或降低电磁波干扰，可采取以下措施：一是测温引线尽量垂直于电磁场中的电场方向排列，以减小导线中的感应电流，这在某些波导类辐射器热疗中特别有效；二是采取一些措施将测温探头置于电磁场之外，或使用电磁屏蔽方法将探头隔离（但非热绝缘），但由于方法烦琐，有时难以实现。

（2）热敏电阻：这种传感线中有两种引线，即低阻金属线和高阻引线。低阻金属引线的工作电路如图3-4-3所示。

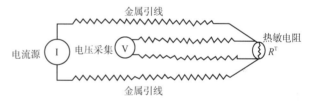

图3-4-3　热敏电阻测温原理示意图

使用一个基准恒流源给热敏电阻馈电，在采集器参考点A处测量传感线两端电压V，若恒流源电流为I，则可测出此时热敏电阻的阻值为R_t。而根据R_t与温度的关系即可知道此时热敏电阻所在点的温度，这种方法存在和热电偶法一样的缺点和问题。热敏电阻和热电偶相比的优点是测温点灵敏度高，缺点是一致性差，互换后需要重新校温。

为了消除电磁场的干扰，提高测温精度，减少测温对热场分布的影响，研制了能适应电磁场环境，并能清除电磁波干扰和减弱自加热现象的Bowman测温探头，其测温原理如图3-4-4所示。

（3）光纤类测温传感线：当前使用的有两种，即砷化镓光纤传感线和荧光光纤传感线。

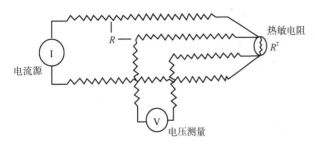

图3-4-4　Bowman热敏电阻测温原理示意图

1）砷化镓光纤测温计：Christensen基于砷化镓（GaAs）晶体的红外光子发射效率与温度有关（发射光量随温度上升而减少）的特性研制了一种光纤测温计。其两根传输光纤引线的前端在光学上与GaAs紧密耦合，由发光二极管（LED）发出的窄带红外光经一根光纤传到砷化镓晶体并激发产生红外光子；再通过第二根光纤测量晶体发出的光强，其相对发射效率由这两种光强比决定。图3-4-5为砷化镓半导体在不同温度（25℃和40℃）时于一窄带红外频段内的相对发射效率。由图可见，在这一温度变化范围内发射系数的变化量可达25%。Tex-L公司研制的此类单点测温头（外径为0.6mm）和多点测温头（外径为1.1mm，4个测温头）两种温度传感器，经校正后连续工作8h的测温准确度为±0.2℃；其测温头弯曲度对测温的影响在光纤曲率半径1cm时达0.1℃；其稳定性在60min内使用尚可，但需要经常校正，还要注意防潮，以免影响发射效率而导致测量误差。

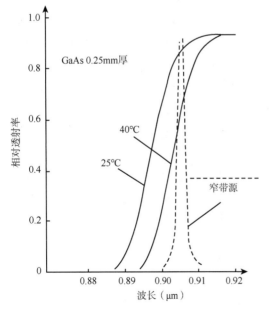

图3-4-5　砷化镓半导体在不同温度（25℃和40℃）时于一窄带红外频段内的相对透光系数

2）荧光光纤测温计：Luxtron 3000型则采用对温度敏感的荧光物质如氟锗酸镁（magnesium fluorogermanate）做传感器与光纤引线连接。仪器内的氙闪光灯发射蓝色脉冲光经光纤传到传感器，荧光体受激后发射深红色荧光，测量原理是基于荧光衰减时间与温度有关，如图3-4-6所示，荧光测温系统通过在光纤末端镀上荧光物质，在特定波长的光激励下，使荧光物质受激辐射能量按指数方式衰减，其衰减时间常数随温度变化而不同。通过测量衰减时间，可以得出测量点的温度。实际由衰减时间间隔所定，因而与荧光强度、光纤弯曲造成的光强损失及光源漂移无关，稳定性好，14天内温度漂移为0.25℃。此外，每个传感器仅需一根光纤，故单点测温探头直径仅达0.5mm，4点探头直径为0.8mm。

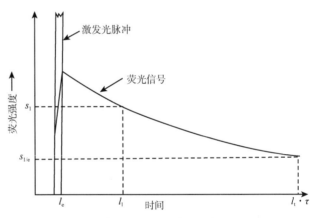

图3-4-6　荧光光纤测温计的温度测量原理

光纤类传感线在强电磁场环境下几乎无干扰和自热问题，也不会引起热场的改变，缺点是使用中较易损坏且价格较高，因此临床使用并不多。

2. 非接触式测温　即无损测温方法。如前所述，热疗中的有损测温方式需将热电偶或热敏电阻等温度传感器插入人体组织中，这不仅会使患者痛苦，而且有发生伤口感染、身体移动引起测量误差等诸多不利因素，故临床渴望有无损伤测温方法取而代之。

从原理上讲，有不少人体信息可用于人体温度的无损测量，但目前尚处于研发阶段，近年有一定进展，曾提出多种无损测温方法，如CT、MRI（磁共振成像）、EIT（电阻抗断层）等。表3-4-1列出了几种可能的无损测温方法，比较了它们所用的测量手段、方法、原理和测温灵敏度。

所有这些方法都是利用人体组织的某一物理参数随温度变化的特性，使用时应首先测得有关物理参数随温度的相对变化，还需进行绝对温度的校正。

表 3-4-1　各种无损测温方法

手段	方法	原理	测温灵敏度
X 射线	X-CT	利用人体组织 CT 值随温度变化关系	$-0.4 \sim -0.45HU/℃$
NMR	MRI 或 NMR 信号	利用纵向弛豫时间 T_1、热平衡时磁矩 M_0、化学位移随温度变化关系	T_1: 1.4%/℃
			M_0: $-0.36\%/℃$
超声波	反射法	利用超声波吸收系数或吸收系数的频率特性随温度的变化关系	1%/℃
	透射法	利用超声波在传播过程中的非线性效应所产生相位移动量随温度变化关系	0.4%/℃
	超声波 CT	利用声速分布随温度变化关系	0.1%/℃
微波	微波辐射计	利用热辐射强度测绝对温度	0.1%/℃
	微波 CT	利用电导率 σ、衰减常数随温度变化关系	2%/℃

如表 3-4-1 所示，X 射线计算机断层成像（X-CT）无损测温方法是利用人体组织 CT 值随温度变化关系。由于 CT 值定义于人体组织线性吸收系数与水的线性吸收系数的相对比值基础上，也即与它们的相对密度变化有关；但水的密度温度系数很小（40℃附近仅约为 $-3.6 \times 10^{-4}℃^{-1}$），因此很难有较高的测温精度；此外，由于热疗时间通常要达 1h 左右，故仅为测温而让患者这样长时间受 X 射线辐射也是不允许的。可以说 X-CT 无损测温法难以实用。

有关模拟实验表明，磁共振（nuclear magnetic resonance，NMR）信号中纵向弛豫时间 T_1 随样品温度而变化。图 3-4-7 为模拟人体组织（注入硫酸铜溶液的封闭绝热容器）中纵向弛豫时间 T_1 随温度变化关系。从结果可以看出，测量 T_1 的变化可间接地得到温度的变化，而且检测灵敏度比 X-CT 方法要高。Sennewald 声称即将推出带有开口永磁体的 MRI 无损测温装置并与 BSD 的 Sigma Eye 产品配套使用。

相对来说，用超声方法检测温度变化，不仅所用装置较小，操作也简单，而且测量方法较多。其中利用人体组织对超声波的吸收系数随温度变化关系的方法检测灵敏度最高，其测量灵敏度几乎是利用人体组织对声速随温度变化的测温方法的 10 倍；而利用超声在人体组织中的非线性效应来测量温度，也具有较高的灵敏度。超声波成像技术已相对成功地应用于临床中，因此对超声波无损测温也有较大的期望。

而普遍认为最有可能实用化的无损测温方法是微波法，即微波辐射计。这是在体外测量人体内辐射热功率来推知体内温度的方法。与其他方法相比，该方法是直接与温度相关的热物理量，并且不难达到 0.1℃ 的分辨率。1996 年国际热疗会议上已提出了多种可用于浅表、组织间、腔内加热的微波辐射计，在加温的同时可无损测量温度。

但实际上，目前唯一可以提供无损测温设备的是 BSD 公司的 ASD-2000，是在 BSD-2000 基础上配套了西门子的 MRI，由于 MRI 的使用代价太高，目前只能被一些研究机构应用于研究，几乎没有用于临床。其他的无损测温方法目前还不成熟，距离临床使用还有较大距离。

（二）温控系统

控温一般都是通过计算机软件实现的，测温的精度直接影响控温的效果。

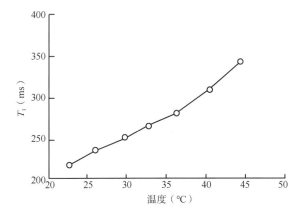

图 3-4-7　模拟人体组织中纵向弛豫时间 T_1 随温度变化关系

三、辅 助 系 统

1. 自动调配系统 解决射频电磁波发生器与辐射器间的阻抗匹配问题，用于保证电磁波发生器产生的电磁场能有效地送到辐射器，通过辐射器辐射出去。由于人体不同组织所呈现的电特性不一样，且每个人的身体状态也不可能一样，在辐射被人体加载后，所呈现的阻抗会有较大的变化范围，通过自动调配系统可使辐射器在电磁波发生器的输出口所呈现的阻抗接近于50Ω。

2. 机械运动控制系统 该系统的作用是使用机电一体化技术，实现自动将患者输送到正确的治疗位置，并使治疗辐射器对准患者的肿瘤区域，保证射频功率能准确地辐射到靶区。

3. 语音图像通信功能部件 主要是为了方便设备操作者与患者沟通，使操作者易于观察患者的状态，减少操作者进入治疗室的次数，减少操作者受辐射的影响。

4. 体征检测功能部件 患者体征检测功能一般能监测患者的心搏次数和血压等，可使操作者在治疗过程中随时监测患者身体的变化，保障患者的安全。

四、临床常用射频热疗装置特点介绍

肿瘤射频热疗在国内和国际已广泛应用于临床，世界各国生产的产品种类繁多，有几十种，各有其治疗范围和特点，以下仅列举临床使用较多的几种商用机型装置进行简要介绍。

（一）40.68MHz射频肿瘤热疗设备

为了改善射频深部热疗中所出现的脂肪过热问题，以40.68MHz为代表的射频深部热疗得以开发应用于临床。使用该频段射频的热疗设备，按其加热方式特点分为两大类型。

1. 双电极对同频电极分时加热 该类设备采用了独特的分时加热技术设计，相对于一般仅只有一对极板的电容场热疗机，如图3-4-8所示该装置设计时采用两对电极，该两对电极和配备的调配网络连接到分时切换开关上，开关的另一端连接射频电磁波发生器，利用分时开关，可以使电磁波分时地馈送到上下或左右电极。由于上下电极和左右电极切换及重新加功率时间很短，该机利用上下电极加温时，只有上下电极下的皮下脂肪被加热，位于左右电极下的皮下脂肪不被加热，此时左右电极下的皮下脂肪温度能够快速下降；反之，使用左右电极进行加热时，位于上下电极下的皮下脂肪不被加热，此时上下电极下的皮下脂肪温度能够快速下降。由于整个治疗期间能量的提供并未间断，治疗区域同时处于上下电极和左右电极的加热中心，因此无论在左右电极加热还是上下电极加热，需要治疗的区域均处于加热状态，从而明显地改善了电容场加热时的皮下脂肪过热现象，提高了热疗的效果。此外，该设备配备了可调电容式$\phi15$、$\phi20$、$\phi25$、$\phi30$四套辐射器，可通过不同组合实现浅深部和深部加热治疗。采用热敏电阻测温装置，能实现不停机连续实时测量。

2. 双电极对分频电极同时加热 该类设备采用两对互相垂直极板同时进行加热技术，在两个相互垂直的方向输入能量，利用频率之比和周相差形成综合热场。单一频率射频形成正弦波，在体模热场分布边缘并呈椭圆形；两对相互垂直相同频率的射频波，在垂直交叉处电场矢量合成形成旋转电场，在体模上热场分布呈椭圆形或圆形，

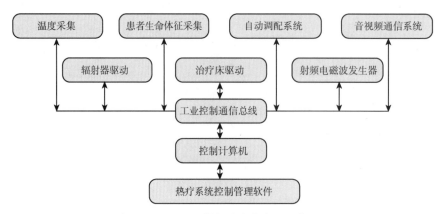

图3-4-8 HY7000射频肿瘤热疗机工作原理

实际上热场常常分布在两个相邻极板之间；两对相互垂直不相同频率的射频波，形成了复杂的封闭电场，在体模上热场分布呈蝴蝶形，热场相对均匀。

（二）8MHz射频肿瘤热疗机

该类设备是20世纪80年代中期以来国际上较为流行的热疗机型之一，可用于治疗浅表及深部肿瘤，但由于该机型使用8MHz射频频率，使脂肪过热较重，因此适合薄脂肪类部位（脂肪厚度＜1.5cm）使用。

该设备按功能分为加热系统、温度测量及热模拟系统、计算机操作控制系统、治疗床及其控制系统、循环水冷却系统等部分，治疗原理如图3-4-9所示，在两个电容极板辐射器之间施加8MHz的射频电场进行加热治疗。

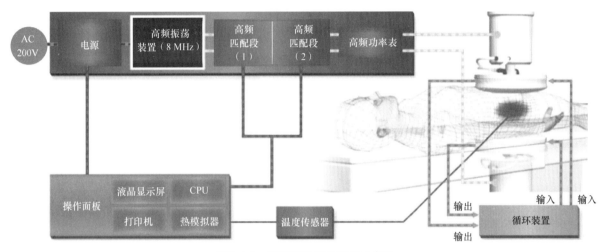

图3-4-9　射频容性加热原理示意图

该系统的加热源为产生频率为8MHz射频信号的振荡器和功率连续可调（80～1500W）的射频功率放大器；配有直径分别为10cm、14cm、21cm、25cm、30cm等5对可替换使用的圆形电极，可根据病灶的位置、大小、深浅做适当的尺寸选择与配对，根据不同尺寸电极配置，可获得不同的加热效应，对浅表、稍深和深部进行加热，图3-4-10是不同尺寸电极配置时对浅表、稍深和深部加热的SAR模拟结果。例如，进行深部热疗时，胸、腹、盆腔多用直径21cm、25cm、30cm同尺寸电极，肢体头颈部多用直径10cm、14cm的电极，原则是电极的直径要大于两电极间的距离；较表浅的肿瘤可选择大小不同规格的电极配对，热范围向小规格电极一边偏移。通过热模拟系统可将CT扫描断层输入机内，并在监视器上显示治疗靶区组织结构、肿瘤大小、位置等，然后可选取电极大小、位置、冷却水温、加热功率、测温点数、位置等运行参数，并经模拟显示加温过程与结果，在电极治疗面垫有内充3%盐水的循环冷却水水囊并与人体匹配，以减少电场介质损耗，当临床上进行加热治疗操作时，可根据肿瘤的位置、深浅、参考温度分布图调整两个电极水囊加入冷的或热的循环水。

该设备的测温采用抗电磁波干扰的热电偶，可同时记录5点温度，配有10根单点测温探针和1根单针4点测温探针（点距为1.5cm）供选择。

（三）可调高频肿瘤热疗系统

该肿瘤热疗系统的基本组成为加热装置、四象限功率放大器及计算机操作控制台等三部分，其工作原理见图3-4-11（彩图1）。其中加热装置主要采用一环状排列的天线阵列环绕人体，天线阵辐射出的电磁波经水囊耦合进体内，通过分别调整各个天线阵元的频率、振幅及相位可产生平行于人体轴线的主电场，并经不同组合的叠加，在人体内不同深度和范围内聚焦，形成较为理想加热区，达到深部组织和区域性加温治疗的目的。工作频率选择从最初50～110MHz（通常为70MHz）可调，逐步改进为目前在75～120MHz可调。

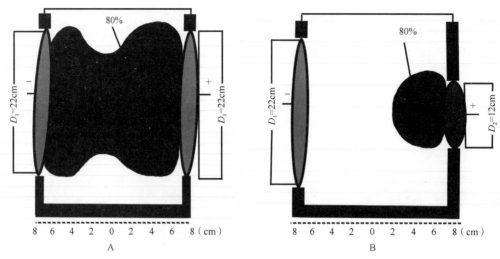

图 3-4-10　不同尺寸电极配置时热分布图

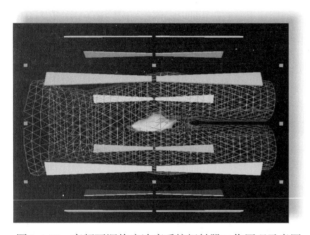

图 3-4-11　高频可调热疗治癌系统辐射器工作原理示意图

　　最新的四通道固体放大器发射源可实现每个通道具有独立的振幅和相位，每个通道的振幅、相位、入射功率、反射功率可监测和控制，随着产品的不断更新，除保持并改进构成环形相元阵列系统辐射器的基础结构外，还增加偶极子天线及长度，以满足提高人体轴向SAR调节的灵活性需求。在其最新的加热装置上，除辐射器带有水袋，其冷/热温度可调外，还在辐射器内配置了侵入式电场（E-field）探针，以优化热场形态，并实现将调相功能推广到三维（3D）控制。通过该系统的参数调整，可以获得较好热场分布，部分相位的热场分布见图3-4-12。

　　此外，计算机控制系统为32位小型机，配有高分辨率显示器。该系统可进行治疗计划预处理，具备三维治疗计划、三维电场聚焦和三维热场控制等功能，可进行热疗温度检测和热剂量图显示、诊断和治疗参数设定、存储、打印等操作，设备中软件模拟热场调控示意见图3-4-13（彩图2）。该设备的测温系统除具有最多16个光纤高阻导线类非金属测温探头外，还可与磁共振（MR）无损测温兼容。

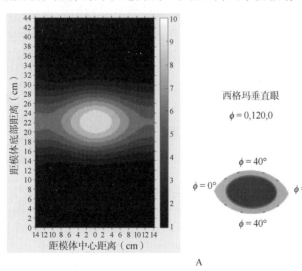

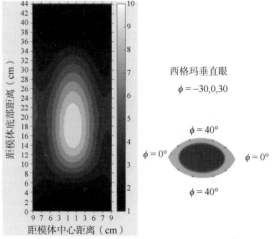

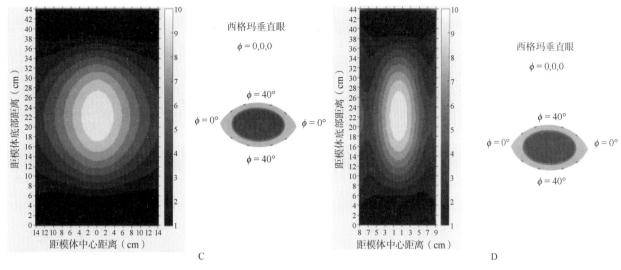

图 3-4-12　加热装置在均匀体模中的热场特性

加热装置在不同条件下体模测量的 SAR 热场分布结果：A、C 所示相位设置下相对等值线的左右截面的 SAR 分布，使用没有相互耦合的 IDM（工作频率=100MHz）；B、D 所示相位设置下相对等值线的前后剖面的 SAR 分布，使用没有相互耦合的 IDM（工作频率=100MHz）

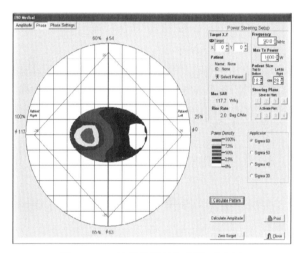

图 3-4-13　软件模拟热场调控示意图

通过选择不同的环形相元阵列系统辐射器，可实现对胸腹、盆腔和四肢部位肿瘤热疗。

第五节　射频热疗设备的质量保证

射频热疗设备物理性质的好坏，对热疗效果、人身安全、设备稳定工作非常重要，要检查设备的物理特性，相关的仪器设备是必不可少的。

射频热疗装置质量保证的基本条件

（一）基本检测设备

常用仪器设备有功率计、频率计、驻波测试仪、频谱仪、漏电测试仪、高压测试仪、高精度温度计、酒精温度计等。

（二）外观检查

射频热疗仪的很多异常通过外观检查即可发现，例如电缆有无破损、有无异常气味、某些部位颜色是否发生改变，各种指标是否正常，各种操作是否可以正常进行等。

（三）测温设备的检查

测温设备的检查分非加热状态检查和加热状态检查，由于测温工作在热疗治疗中的重要性，所以应确保测温系统工作状态良好。

在非加热状态，将测温系统的传感头和标准温度计置于经充分搅拌平衡的恒温水槽中，看二者的温度偏差，若偏差过大，一般为超过 ±0.3℃ 或 ±0.5℃，即需要重新校温，如经重新校温后，偏差仍然过大，测温传感头可能有故障。有些传感头是比较容易损坏的。

在加热状态下，温度测量系统工作在强电磁场中，有些测温系统存在较大的干扰误差，且这种干扰误差随着加热功率的提高越来越大。

影响和干扰测温的因素主要有以下几个。

（1）在热疗期间，测温采集电路会感应电磁场产生射频电流，而很多模拟和数字电路有整流作用，这种射频干扰经整流转换成低频或直流信号，与有效测温信号混合造成测量误差。最好的解决办法是在设计测温系统时对所有的信号输入线路电源电路及中间电路采取滤波措施。

若热疗仪存在这种类型的干扰，则很容易从温度指标中得到如图3-5-1所示的现象。

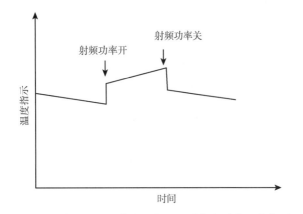

图3-5-1　存在电磁场直接干扰温度采集电路的温度指示

（2）测温探头的自发热现象在低阻线测温探头中比较严重。例如在低阻热电偶和低阻热敏电阻测温头中，不仅传感部分有这种现象，有时在低阻金属线中也会产生很高温度，甚至造成患者烫伤。由于低阻线在高强度电磁场下感应到射频电流较大，这些电流流过导线和热电偶极或热敏电阻时会产生热量，当测温传感线被置于中空导管时，因中空导管中的非电场比周围人体组织中大很多倍，这种现象会更严重。这种中空导管产生的效应具有一定的欺骗性。当使用高阻线热敏电阻测温探头时，因感应的射频电流很小，这种误差一般是比较小的，而光纤传感头基本不存在这种干扰。

（3）测温传感线改变了加热场，使加热场和不加测量装置时分布不一样，通常在射频加热时，热电偶周围组织温度要高于未插入热电偶时的温度，使用高阻热敏电阻线或光纤时基本不会出现这种现象。

上述两种测温误差在测温传感线垂直于电场放置时要小一些，当测温传感线和电场平行放置时，误差会更大。上述后两种误差可以通过体模实验验证。注意验证用的比较温度计应使用酒精温度计，而不要使用水银温度计，这是由于水银的金属属性，也会有自热现象。图3-5-2所示为后两种误差在测温记录曲线中的表现。

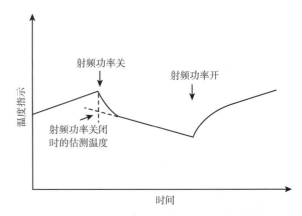

图3-5-2　测温探头的电磁场干扰及自身加热效应示例

（四）对热疗装置性能的检测

射频热疗仪的射频功率大小和温度上升的速度、治疗的效果密切相关，射频功率指示的准确性及最大功率的大小和热疗仪的性能有很大关系，射频功率的测量一般使用射频功率计进行，其测量方法如图3-5-3所示。

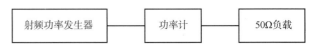

图3-5-3　射频热疗装置性能的检测方法示意图

将功率计测量结果进行比较，如相差太大，应校正误差。

射频热疗装置的射频频率应符合设定值，射频频率通过频率计进行测量，测量时在频率计输入口安装一个小天线，注意频率计不可距离热疗仪太近，以防烧坏频率计。其测量示意见图3-5-4。

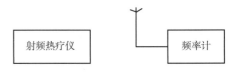

图3-5-4　射频热疗装置的频率测量示意图

如果频率偏差大，可能干扰其他设备正常工作。

对反射功率的准确测量可以为调配控制电路提供准确的参考信号；而调整匹配性能的好坏，对热疗效果有较大影响。例如，对不同的体模均能很好地调配到反射功率与入射功率的比很小，表明调配电路性能良好，能够将大部分的功率输入至辐射器辐照人体组织。

（五）射频热疗装置的热场分布测量

热疗装置的热场分布对其治疗效果是非常关键的，它能反映有效加热区的大小，一般用比吸收率（SAR）图形的计算和测量来反映热场的分布。SAR的定义为在单位输入射频功率的情况下单位质量组织所吸收的加热功率。

$$SAR = \frac{P_s}{P_{in}\rho}$$

其中，P_s为组织中单位体积被吸收的功率；P_{in}为输入总功率；ρ为组织在此点的密度。SAR与温升分布图之间的关系为

$$SAR = C\frac{dT}{dt}$$

这里，C为组织的比热，单位为$J \cdot kg^{-1} \cdot \text{℃}^{-1}$；$dT/dt$为温升的速度。从上式可发现，当SAR值一定时，比热与升温速度成反比，含水组织的比热较大，而含水少的组织（如脂肪）的比热小很多，这样在SAR值一致时脂肪的温升速度会比其他组织快很多，这样会加剧皮下脂肪层过热的程度。

根据以上两式，前式可用于计算SAR分布图，后式可用于测量SAR图。

作为医用设备，其安全指标是非常重要的，我国电子医疗设备的安全指标由GB9706规定，主要指标为漏电流、接地电阻、高压绝缘性等，可分别使用相关的测试仪进行测量。

对于热疗装置的其他辅助控制功能检查，这些功能根据不同型号而异，包括运动摆位控制、功率控制、温度控制等，建议分别参考相关产品说明书进行验证。

（刘　珈　张德学　徐根华　晋晓飞　杜广星）

参 考 文 献

林世寅，胡自省，1996. 第七届国际肿瘤热疗会议概述. 中国肿瘤临床，23（9）：671-675.

林世寅，李瑞英，1997. 现代肿瘤热疗学：原理、方法与临床. 北京：学苑出版社.

彭楠，赵彼得，2002. 临床肿瘤热疗. 北京：人民军医出版社.

斯特莱顿 JA，1986. 电磁理论. 何国瑜，译. 北京：北京航空学院出版社.

Bolomey JC，Le Bihan D，Mizushina S，1995. Recent Trends in Noninvasive Thermal Control//Seegenschmiedt MH，Fessenden P，Vernon CC. Thermoradiotherapy and Thermochemotherapy：Biology，Physiology，Physics. Berlin：Springer Berlin Heidelberg.

Croswell W，2003. Antenna theory：analysis and design. IEEE Antennas & Propagation Society Newsletter，24（6）：28-29.

Field SB，1987. Biological aspects of hyperthermia//Field SB，Franconi C. Physics and technology of hyperthermia. NATO ASI Series，127：19-53.

Matsuda T，Yoshida T，Takanori A，et al，1988. Development of 430MHz microwave heating system by using lens applicator（Ⅲ）. Japanese Journal of Hyperthermic Oncology，4：317-329.

第四章　超声热疗技术

超声热疗是一种有效的物理临床治疗技术。在治疗过程中，超声波部分能量被生物组织吸收转变为热能，使组织温度升高，进而可达到高温致死病变组织或低温促使病变组织康复。战国时期医学家扁鹊已用光、热等物理方法治疗疾病。1912年 Lewis Richardson 申请了超声回声定位/测距的专利，标志着现代超声研究的开始；1927年美国科学家 Robert Williams Wood 和 Alfred Lee Loomis 共同开发了高强度超声，并研究其超声效应；1996年罗马第七届国际肿瘤热疗会议上超声热疗被认为是一种很有发展前途的热疗手段，可用于体外加热、腔内加热、组织间加热等领域，具有加热安全、可控的特点，适合于浅表和深部组织加热。目前高强度聚焦超声热疗已经应用于人体实体软组织肿瘤和颅脑神经组织疾病等的治疗，低强度超声热疗与放疗相结合能使肿瘤的治疗效果得到提升等。本章将介绍超声的基础知识、超声热疗的原理以及最新进展与现状。

第一节　概　　述

超声学是物理声学中的一个分支，超声波是一种频率大于20kHz的机械振动波。它以一种机械振动波的形式在物质中传播，作为信息的载体或媒介，已用于通信、控制、工业检测、医学诊断、水下导航及物质结构的研究。由于超声波波长短而便于聚焦，聚焦后的超声声强可达到$1kW/cm^2$以上，这样的能量足以改变甚至破坏物质的性质、状态和结构。现代超声技术已用于工业处理、加工、清洗、化学反应、农作物育种及超声肿瘤热疗中。

当人体组织吸收超声能量后，将其转化为热能而使组织温度升高，一般正常组织由于可以通过迅速增加的有效血液循环将部分热量带走，因此温度变化较为缓慢；但肿瘤组织由于相对供血不足，其血流量仅为正常组织的2%～15%，血液循环极差，因此组织处于缺氧、偏酸的状态，不仅不耐热，而且因散热困难而使温度升高变化比较显著，这是超声热疗和其他加热方法治疗肿瘤的基础理论依据。

早在1914年 Harvey 等报道高强度超声可以杀死细菌和蛙的悬浮红细胞。20世纪30年代 Langevin 最早发现强超声波对鱼类等较小的水生生物有致命的杀伤力。随后，Harvey 发现超声辐照动物后，动物体内组织的温度升高，有时可使组织细胞结构被破坏。不同频率、功率的超声可以用来杀菌、破坏细胞、裂解生物大分子、促进酶活性等。1933年将此技术引入肿瘤治疗领域，早期技术是将温度控制在42.5～44℃的超声温热疗法并用于动物肿瘤治疗实验，1944年用于人体临床试验。但相对微波和射频热疗，超声温热疗法设备未进入主流设备行列。随着技术发展，这种可以使体内深部肿瘤内温度快速升高到消融级别的高强度聚焦超声（HIFU）技术日益受到重视与关注。超声温热疗法设备是集诊断和治疗于一体的治疗装置，先采用超声诊断技术明确肿瘤大小，再用计算机计算出治疗过程，将治疗区肿瘤分割成1，2，3，…，n小块，使控制换能器处于某一聚焦位置，通过换能器来回转动，其转动角度由医生根据肿瘤的尺寸大小而设置，由聚焦换能器向上或向下移动一格，重复上述转动情况，也即通过点–线–面–体模式进行聚焦消融，直至完成整个肿瘤区域的治疗。高强度聚焦超声是在常规热疗的基础上发展起来的。早在20世纪40年代，聚焦超声这种无创消融损毁体内深处焦域组织的能力已经受到了关注。1942年，Lynn首先提出了超声外科（ultrasound surgery）的概念，他采用凹球面石英晶体产生高强度声束，将其作为神经外科研究的辅助手段。后来，Fry将其发展，仍主要用于神经外科，他尝试采用聚苯乙烯透镜对平面声波进行聚焦，通过将高能量的声束在距声源一定距离上聚焦，可以将焦域内的肿瘤组织全部杀死，而焦域外的组织则不受伤害。1956年，Burov首次提出，治疗肿瘤时短时间的高强度聚焦超声辐照比长时间的低强度辐照效果更好。在1996年罗马第七届国际肿瘤热疗会议上，超声热疗被认为是一种很有发展前途的热疗手段，该技术可用于体外加热、腔内加热、组织间加热等领域，其具有加热安全、可控的特点，适合于浅表和深部肿瘤加热，且能维持较长时间，而周围组织温度的升高相对变化不明显，实现有效杀灭肿瘤而不损伤正常组织细胞的目标，因此这类技术近年来备受青睐。现在已将HIFU作为肿瘤治疗的一种重要手段进行认真深入的研究，并开展了大量的动物实验，商品化设备已进入临床应用，组织学机制的研究也得以广泛开展。

第二节 超声波的物理特性

超声波定义及特性

（一）超声波定义

超声波是一种频率高于20kHz的声波。声波是一种机械波，由声源振动产生，在介质中以质点偏离平衡状态的振动传播。声波的频率为每秒内质点振动的次数，其单位为赫兹（Hz）。频率低于20Hz的声波称为次声波或超低声；频率为20Hz～20KHz的声波称为可闻声；频率为20KHz～1GHz的声波称为超声波；频率大于1GHz的声波称为特超声。用于加热治疗肿瘤的超声频率范围为0.5～5MHz，一般常用的频率为1MHz。

（二）超声波的传播

按照质子振动方向与声波传播方向的形式不同，声波可分为纵波和横波。

1. 纵波 纵波是质点振动方向与声波的传播方向相一致的声波（图4-2-1）。纵波的传播过程是沿着波前进的方向出现疏密不同的部分，也称"疏密波"。纵波的传播是由于介质中各体元发生压缩和拉伸的变形，并产生使体元恢复原状的纵向弹性力而实现的，一般的固体、液体、气体和生物组织内都能够传播纵波。

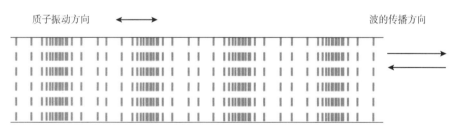

质子振动方向　　　　　　　　　　　　　　　波的传播方向

图4-2-1 一维传播纵波模型

2. 横波 横波是指质点的振动方向与波的传播方向垂直的声波（图4-2-2），也称"凹凸波"。一般的固体和生物骨组织内能够传播横波。

3. 波的形状 按波的形状不同，有球面波、柱面波和平面波（图4-2-3）。球面波是指波阵面为同心球面的波，是在无限均匀介质中有一球状声源，其表面迅速地膨胀和收缩，且表面上的各点做同相位、同振幅振动，向周围介质辐射的波。

柱面波是波阵面为同轴柱面的波，是在无限均匀介质里有一无限长的均匀线声源所产生的波。

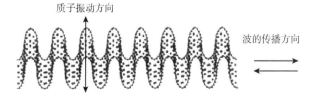

质子振动方向

波的传播方向

图4-2-2 一维传播横波模型

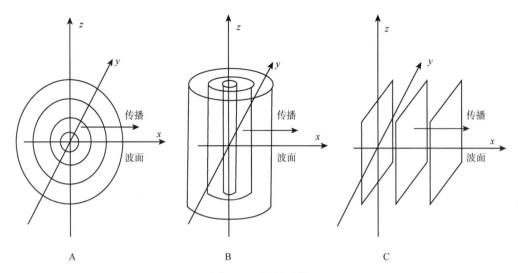

图4-2-3　波的形状
A. 球面波；B. 柱面波；C. 平面波

（三）基本参数

1. 声压　声压是介质中有声波传播时的压强与没有声波传播时的静压强之差。声压的大小反映了声波的强弱程度，单位为帕斯卡，简称帕（Pa）。声波在介质中传播时能引起介质压缩与膨胀，在压缩区域介质内测出的声压为正值，大于原来没有声波作用时的静压强；反之，在膨胀区域介质内测出的声压为负值，小于原来没有声波作用时的静压强。

2. 声速　声波在介质中传播的速度简称声速，用C来表示，单位为米/秒（m/s），与介质的性质、温度有关。生物软组织和水中的纵波声速C_L为

$$C_L = \sqrt{\frac{K}{\rho}} \quad (4.2.1)$$

式中，K为介质的体积弹性系数，ρ为介质的密度。当声压无限小振幅时，生物软组织、水中的声速为常数。当声压较大时，在生物软组织、水内发生非线性变化，声速也发生变化，同时会出现高次谐波。在骨骼等固体中的纵波声速C_L为

$$C_L = \sqrt{\frac{E}{\rho}} \quad (4.2.2)$$

式中，E为杨氏弹性模量。骨骼等固体中的横波声速C_S为

$$C_S = \sqrt{\frac{G}{\rho}} \quad (4.2.3)$$

式中，G为切变弹性模量。

3. 波长　波长是波在一个振动周期内传播的距离，也即沿传播方向上相邻两个振动相位差2π的点之间的距离，波长λ与声速C和频率f的关系式为

$$\lambda = \frac{C}{f} \quad (4.2.4)$$

4. 质子速度　平面波质子的振动速度V为

$$V = \frac{P}{\rho C} \quad (4.2.5)$$

其中，P为声压。

5. 能量密度与声强　声波在介质中传播时，使介质质点在平衡位置附近来回振动，在介质中产生了压缩和膨胀的运动，压缩时使介质具有了振动动能，膨胀时使介质具有了形变势能。动能、势能之和是介质从声波得到的总能量。声波的能量密度ε是指声波传播空间内单位体积的声能量，单位为J/cm^3。

声强是指单位时间通过声波传播方向相垂直的单位面积的声能量，用I表示，单位为W/cm^2。对平面波而言，声强I为

$$I = \varepsilon C = \frac{P^2}{2\rho C} \quad (4.2.6)$$

6. 声阻抗　ρC为声传播介质的一个物理常数，通常被称为介质的特性阻抗，简称声阻抗，用Z表示，它对声波的传播影响极大。声波在两种声阻抗不同介质的分界面传播时会发生声波反射与折射现象，人体中各种组织，如脂肪、肌肉、肝

等，其 ρC 各不相同。表4-2-1中分别给出若干人体正常组织器官及与医学超声有关介质的密度、声速及声阻抗的数值。

表4-2-1　人体部分组织器官及与医学超声有关介质的密度、声速及声阻抗

组织器官及介质	密度（g/cm³）	声速（m/s）	声阻抗（×10⁵）
血液	1.055	1570	1.656
血浆	1.027	—	—
大脑	1.038	1540	1.600
小脑	1.030	1470	1.514
脂肪	0.955	1476	1.410
软组织（平均值）	1.016	1500	1.590
肌肉（平均值）	1.074	1568	1.684
肝	1.050	1570	1.684
肾	—	1560	—
脑脊液	1.000	1522	1.523
颅骨	1.658	3360	5.570
甲状腺	—	—	1.620～1.660
胎体	1.023	1505	1.579
羊水	1.013	1474	1.463
胎盘		1541	
角膜		1550	
晶状体	1.136	1650	1.874
前房水	0.994～1.012	1495	1.499
玻璃体	1.010～0.992	1495	1.496
体液	0.9973	1495.6	1.492
巩膜	—	1630	
空气（肺、肠腔）	0.00129	332	0.000428

（四）超声波的界面特性

声波的反射与透射　当声波从一种生物软组织内垂直传播到第二种声阻抗不同软组织分界面时，声波发生部分反射（图4-2-4），反射波仍回到第一种介质中，声波的其余部分将通过界面透射入第二种介质中。

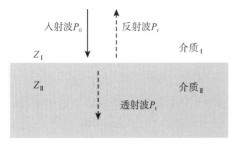

图4-2-4　垂直于界面入射时的反射与透射

反射系数 r 为

$$r = \frac{P_r}{P_0} = \frac{Z_{II} - Z_I}{Z_{II} + Z_I} \quad (4.2.7)$$

透射系数 t_w 为

$$t_w = \frac{P_r}{P_0} = \frac{2Z_{II}}{Z_{II} + Z_I} \quad (4.2.8)$$

当声波从生物软组织内以与法线夹角 θ 入射传播到第二种声阻抗不同的软组织分界面时，发生的反射与透射如图4-2-5所示。

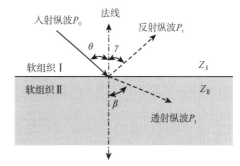

图4-2-5　斜角入射时的反射与透射

入射角 θ、折射角 β 和反射角 γ 满足反射、折射定律：

$$\frac{\sin\theta}{C_I} = \frac{\sin\beta}{C_{II}} = \frac{\sin\gamma}{C_I} \quad (4.2.9)$$

反射系数 r 为

$$r = \frac{P_r}{P_0} = \frac{Z_{II}\cos\theta - Z_I\cos\beta}{Z_{II}\cos\theta + Z_I\cos\beta} \quad (4.2.10)$$

透射系数 t_w 为

$$t_w = \frac{P_r}{P_0} = \frac{2Z_{II}\cos\theta}{Z_{II}\cos\theta + Z_I\cos\beta} \quad (4.2.11)$$

当声波从人体软组织内以与法线夹角 α 入射传播到第二种声阻抗不同的骨组织分界面时，发生的反射与透射如图4-2-6所示。纵波入射角 θ_L、纵波折射角 β_L、纵波反射角 γ_L 和横波折射角 β_S 满足反射、折射定律：

$$\frac{\sin\theta_L}{C_{IL}} = \frac{\sin\beta_L}{C_{IIL}} = \frac{\sin\gamma_L}{C_{IL}} = \frac{\sin\beta_S}{C_{IIS}} \quad (4.2.12)$$

式中，C_{IL} 为软组织的纵波声速；C_{IIL} 为骨组织的纵波声速；C_{IIS} 为骨组织的横波声速。

在人体不同软组织界面上，声波的反射系数都很小，绝大部分声波都可以透过界面，但在软组织和骨组织之间的界面上，声波都遭到明显反射，其反射系数约为0.6，因此在加温治疗肿瘤时，声波应尽量避开骨组织，否则患者会产生痛感，损伤骨组织。一般肿瘤组织与周围组织的声阻抗是不一样的，所以肿瘤表面层上能引起反射，有时可能由于反射会集中于肿瘤内部，肿瘤容易升温。表4-2-2为人体不同组织界面上的反射系数。

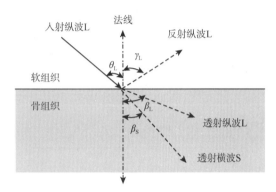

图4-2-6　软组织与骨组织界面的反射与透射

表4-2-2　人体不同组织界面上的反射系数

I介质	II介质							
	水	脂肪	肌肉	皮肤	脑	肝	血液	颅骨
水	0.0	0.047	0.02	0.029	0.007	0.035	0.007	0.57
脂肪		0.0	0.067	0.076	0.054	0.049	0.047	0.61
肌肉			0.0	0.009	0.013	0.015	0.02	0.56
皮肤				0.0	0.022	0.0061	0.029	0.56
脑					0.0	0.028	0.00*	0.57
肝						0.0	0.028	0.55
血液							0.0	0.57
颅骨								0.0

注：表中的数值代表不同组织界面所形成的反射系数。

（五）声波的吸收和衰减

影响介质对声波吸收的原因很多，例如，在纯介质中产生声吸收的原因主要有黏滞吸收、热传导吸收以及分子的弛豫吸收等。

1. 黏滞吸收　声波在介质中传播时，引起介质质点在平衡位置振动，由于质点之间相互连接在一起，一部分质点振动会影响周围的质点运动，它们之间的黏滞起到阻力的作用，所以要振动需克服黏滞力作用，而这部分的功消耗了声能转换成热能。

2. 热传导吸收　声波在介质中传播时能引起

介质压缩和膨胀，压缩时（正压区内）介质温度将升高，而介质都有导热性，使部分热量流失，也会消耗部分声能。

3. 分子的弛豫吸收　声波在介质中传播时，使介质的状态发生变化，这是由于介质的分子内部动力学过程引起声能的消耗，涉及分子内外自由度能量的重新调整、分子结构的变化及化学变化等。

4. 超声波吸收系数　超声波吸收系数是对黏滞吸收、热传导吸收和分子的弛豫吸收的综合，当声强I_0的超声波在介质中传播距离x时，声强I_x与其传播距离x的关系为

$$I_x = I_0 e^{-2\alpha_a x} \tag{4.2.13}$$

式中，e为自然对数的底数；α_a为超声波的吸收系数。

5. 声衰减　声衰减是声波在介质中传播时，介质的黏滞性、热传导性、分子吸收以及散射等原因导致声能减少，而产生声强减弱的现象。

6. 声衰减系数　超声波的衰减系数是超声波吸收系数和散射衰减系数之和，声强与介质中传播距离的关系为

$$I_x = I_0 e^{-2\alpha x} = I_0 e^{-2(\alpha_a + \alpha_s)x} \tag{4.2.14}$$

式中，α为声衰减系数；α_s为散射衰减系数。

人体组织将吸收的超声能量基本上都转变成了热能，从而使人体组织温度升高，这是超声加热治疗肿瘤的理论基础。超声能量的衰减与介质特性和超声频率有很大关系，如超声在肌肉中的吸收比在脂肪组织中大；超声在同一组织中频率高的声波比频率低的声波容易吸收。因此，在对加热设备进行设计时，用于浅表肿瘤加热的超声换能器频率可以高一些（1.0～4.0MHz），而对深部肿瘤加热的超声换能器采用较低的频率（0.5～2.0MHz）。

第三节　超声生物学效应

超声波在人体组织中传播时，可使人体组织的质点产生振动位移和振动速度，从而产生各种生物学效应，其中既有热效应也有非热效应，包括机械效应、空化效应和免疫效应等。

一、超声波的自身效应

（一）热效应

声波在组织内传播时，组织对声能有较强的吸收能力，因其在组织内摩擦、黏滞、消耗及一些分子弛豫过程，引起组织内的质点在平衡位置上振动，将一部分有序的声波振动能量转化成无序的分子热运动能量，使组织自身温度升高产生热效应。超声热疗是利用超声波传播到人体组织内，其能量被组织吸收，使靶区组织温度升高的生物效应特性而实现。

在超声热疗过程中，单位体积组织内在时间 t（秒）内吸收超声能转化的热能 Q 为

$$Q = 2\alpha_a It \qquad (4.3.1)$$

式中，I 为热疗辐照的声强。

组织吸收热能后，与正常组织相比，肿瘤组织具有更高的热敏感性。有证据表明，由于肿瘤组织尤其是较大的肿瘤组织，其完整发育的血管少、供血系统差，表现在肿瘤内很多血管管壁不完整、无神经支配，由此所形成的是很多血窦。当肿瘤组织受热时，细胞新陈代谢加强，血供系统不能提供所需营养和养分，肿瘤细胞无法从加热的损伤中恢复，从而导致肿瘤生长受阻；肿瘤组织发育不全的脉管系统，相对于正常组织血液循环带走的热量少，导致肿瘤组织内温升明显高于正常组织。高温会使细胞停止生长，蛋白质变性甚至分解，致使肿瘤细胞通过凋亡或直接坏死而死亡。

在传统的温热疗法中，大血管的存在会给治疗带来很大的麻烦。靠近血管的组织会因血液流动而被新补充进来的血液带走热量而使其冷却，温度低于有效治疗温度，对肿瘤的控制效果不佳。因此，有人提出用短时间的高温来平衡热剂量，其效果及影响仍在研究之中。而高强度聚焦超声（HIFU）则避开了这一问题。由于此时强度大、焦斑小，可以使肿瘤组织在瞬间迅速凝固坏死，其温度分布受血流影响较小。

HIFU 在对超声束进行聚焦之后，可以使得焦域内的声强达到每平方厘米几千瓦甚至几万瓦，而焦域外的声强很低（不至于损伤正常生物组织），这样可在极短时间内将聚焦点区的肿瘤组织

温度迅速升高至 65℃ 以上，达到杀死肿瘤细胞的目的。HIFU 能在短时间内进行点状升温，聚焦区以外的组织几乎不会受到损伤。超声波的聚焦性高，可以通过影像引导技术对肿瘤组织进行精准消融。

超声作为肿瘤治疗的手段，还具有其他的一些效应。这些效应在一定的情况下有助于治疗，而在有些情况下却会带来不利后果，应当注意避免或克服。

（二）机械效应

超声波的机械效应是超声波在介质中传播所产生的行波场中的效应和驻波场中的效应。超声热疗中超声换能器阵元振动而产生单向性运动的超声场，超声波在组织中进行反复周期的振荡运动。在 HIFU 肿瘤治疗时其作用力破坏靶区肿瘤细胞的结构，可使之形成不可逆的坏死。

（三）空化效应

空化效应可在瞬时产生高温、高压，这种能量可以使得肿瘤细胞崩溃、蛋白质变性和对 DNA 等生物大分子剪切。该效应可促进热效应作用，有利于 HIFU 生物学特性的表达，使组织内细胞的细胞膜结构产生不可逆损伤，如 HIFU 可使细胞壁内打孔和血脑屏障打开等。

空化的发生与否与空化阈值相关，不同生物组织的空化阈值不同，在同种生物组织内其空化阈值与超声频率相关，超声频率越高，空化阈值越大；频率越高，产生空化的可能性越小。

二、HIFU 与其他疗法的综合作用

肿瘤的各种疗法之间不是相互排斥的，也不可能以某种或某几种疗法来完全取代其余的一些疗法。与之相反，将两种或多种疗法相结合进行治疗可以起到更好的疗效。近年来的研究发现：超声热疗与抗毒性或非抗毒性药物结合，对肿瘤的杀伤率远高于单独超声热疗与单独药物治疗对肿瘤细胞的杀伤率之和。其原因可能是超声激活药物产生单态氧或声空化，这一非热效应被认为是药物与超声协同作用的结果。该效应对于治疗肿瘤有明显的效果。

第四节 超声热疗的关键技术

早在20世纪30年代就有人提出了超声热疗的建议。此后，许多学者以攻克癌症为目的，对超声热疗进行了广泛、深入的研究，包括超声温热疗法、超声热疗结合放疗及化疗以及HIFU治疗等。

一、超声热疗技术应用与发展历程

超声热疗技术始于超声温热疗法，该疗法将治疗温度控制在42.5～44℃，其治疗是基于加热到这个温度范围使肿瘤细胞以凋亡为主要方式死亡。此类设备的加热源使用的是阵列式可调换能器，其优势是可调热场。在20世纪70年代初，采用超声波将组织升温到42.5～44℃的热疗应用研究发现，其对放射及化学药物的敏感性增强。至此，很多研究人员报道了将放疗与热疗相结合能使肿瘤的治疗效果得到提升。超声热疗与药物的协同作用也得到了广泛重视，也有报道超声与血卟啉协同作用对肿瘤细胞的抑制，除了热效应之外，其抑制机制尚不清楚。

但由于超声热疗应用于临床治疗初期受加温设备条件的限制，治疗结果并不理想，超声热疗的推广利用受到了限制。直到20世纪70年代，由于压电技术和电子控测手段的进步，超声热疗研究再次受到了众多研究者的关注，高强度聚焦超声热消融技术逐渐取代超声热疗技术。

在Lynn于1942年首先提出的超声外科的概念基础上，1984年，上海交通大学和上海医科大学联合研制出国内第一台单探头超声肿瘤热疗机；1992年，又研制出国内第一代多元阵（3×3）超声肿瘤热疗机。随着技术的不断更新，国内外加速了高强度超声聚焦治疗设备的研制，趋向于更加小型化、便携、智能的超声肿瘤热疗设备被研制并进行了相应的产业化。例如，上海交通大学系统生物医学研究所研制的口腔颌面部肿瘤热疗仪产业化后已应用于临床治疗。

二、高强度聚焦超声肿瘤治疗技术

高强度聚焦超声（HIFU）是在常规热疗的基础上发展起来的一种新兴非侵入的局部温度达到热消融的高温治疗技术。该技术是将置于人体外超声换能器发出的低能量超声波透过皮肤聚焦于体内病灶，利用超声波产生的热效应等将病灶组织热凝固性致死，其工作原理如图4-4-1所示。

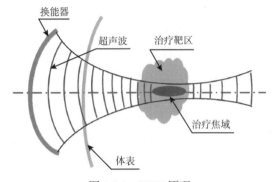

图4-4-1 HIFU原理

20世纪40年代，聚焦超声这种无创消融损毁体内深处焦域组织的能力已经受到了关注。1942年Lynn首先提出了超声外科的概念，他采用凹球面石英晶体产生高强度声束，将其作为神经外科研究的辅助手段。后来，Fry将其发展，仍主要用于神经外科，他尝试采用聚苯乙烯透镜对平面声波进行聚焦，通过将高能量的声束在距声源一定距离上聚焦，可以将焦域内的肿瘤组织全部杀死，而焦域外组织则不受伤害。1956年Burov首次提出治疗肿瘤时，短时间的高强度聚焦超声辐照比长时间的低强度辐照效果更好。现在已将HIFU作为肿瘤治疗的一种重要手段进行认真深入的研究。Frizzell等认为，组织破坏的强度阈值与频率无关，组织破坏的主要机制是热效应。假设在声束路径上没有空气隙，表皮与耦合液之间匹配良好，则组织消融的形状可以预测。虽然组织学研究表明了组织破坏的机制主要是热效应，但是当超声强度很高时，空化效应也不容忽视，如被高热杀死的损伤区组织中常常含有小孔和内爆囊。一般来讲，应当避免空化效应，因为它使得坏死的位置和程度都变得不可预测，但在超声强度和辐照之间应当进行折中。短时间的辐照可以减弱血流对组织温度的影响，但若要求辐照强度大，则有可能会超过空化阈值。

到20世纪80年代初，HIFU已经被当成肿瘤治疗的一种重要手段加以研究，1975年以来，关于HIFU治疗神经胶质瘤、肉瘤、肝细胞癌、腺癌等的动物实验的报告逐渐增多。20世纪90年代末至21世纪初，国内有几家公司成功地研制出了不同超声换能器的HIFU肿瘤治疗机。1997年重庆医科大学首先研制出了JC型HIFU肿瘤治疗系统，并应用于临床。2004年美国FDA批准以色列Insightec公司Exablate 2000HIFU系统用于子宫肌瘤的治疗。自2010年Coluccia等首次尝试利用以色列Insightec公司ExAblate 3000HIFU技术经骨治疗脑恶性胶质瘤临床试验；2014年McDannold等利用以色列Insightec公司ExAblate 4000HIFU对一位无法用传统神经外科手术干预治疗的恶性脑胶质瘤患者成功地进行了HIFU经颅局部肿瘤消融，证实临床经颅聚焦超声治疗恶性胶质瘤可行。2012

年Jeanmonod等利用ExAblate 4000HIFU通过经颅MRgHIFU方式对12例药物顽固的神经性疼痛患者进行中枢外侧丘脑置换术。2013年Lipsman等利用以色列ExAblate Neuro对4例患有慢性和药物耐受性原发性震颤患者进行丘脑消融手术。2014年Magara等首次利用ExAblate Neuro对13例帕金森病患者进行了睑缘丘脑切开术。2016年7月美国FDA正式批准了临床对药物治疗无反应特发性震颤患者实施HIFU消融治疗方案。美国Focus Sergery公司开发了经直肠前列腺肿瘤Sonalate 500治疗系统。相关的高清强度聚焦超声治疗类型见图4-4-2。

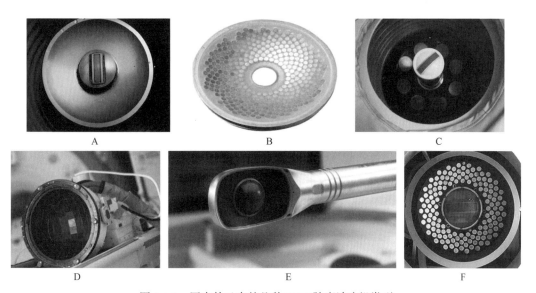

图4-4-2 国内外已有的几种HIFU肿瘤治疗机类型

A. 单阵元声透镜型换能器聚焦超声治疗系统；B. 多阵元型换能器高强度聚焦超声治疗系统；C. 8阵元二次聚焦型换能器聚焦超声消融机；D. 单阵元环形自聚焦型换能器超声聚焦治疗系统；E. 单阵元型经直肠高强度聚焦超声治疗仪；F. 多阵元相控阵列型换能器聚焦超声治疗系统

目前HIFU治疗系统由超声换能器、超声换能器的驱动电路系统、为保障超声换能器发出超声波尽可能多进入体内的脱气及水循环系统、治疗靶向位置的定位系统、温度及其治疗过程等监控系统、超声换能器与其他部件相对位置设定机械驱动系统、治疗计划专家系统和其他辅助系统构成，见图4-4-3。该类治疗系统用于包括乳腺癌、子宫肿瘤、肝癌、胰腺肿瘤等实体肿瘤治疗系统、经颅脑部疾病治疗系统和前列腺肿瘤治疗腔内治疗系统，它们虽然都属于HIFU治疗系统，但也有

其各自的特点，其中用于乳腺癌、子宫肿瘤、肝癌、胰腺肿瘤等实体肿瘤HIFU治疗系统，超声换能器相对于治疗患者的体位有上置式和下置式之分（图4-4-4）；经颅脑部疾病HIFU治疗系统（图4-4-5，彩图3）为半球形相控超声换能器，戴帽式置于人体头部或球冠状相控超声换能器置于人体头部的某一位置而满足治疗需求；前列腺肿瘤治疗腔内HIFU治疗系统是通过直肠进入相应位置（图4-4-6）实现治疗目标。

目前，HIFU在临床应用中取得了较好的疗效。在治疗监测方面，利用MRI具有成像快、定位精确和可测温等优势。在对HIFU治疗技术的研究中，国内外利用MRI引导的HIFU肿瘤治疗机进行研究已形成热点。

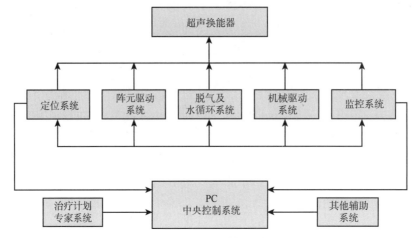

图4-4-3　HIFU治疗系统构成

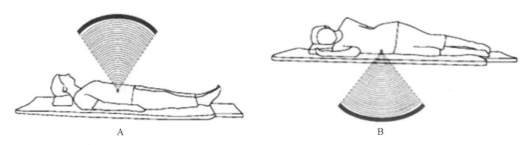

图4-4-4　上、下置式换能器治疗

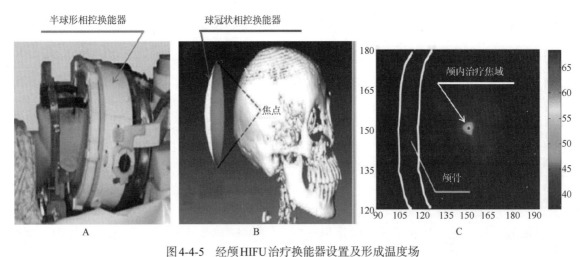

图4-4-5　经颅HIFU治疗换能器设置及形成温度场
A.半球形相控超声换能器经颅治疗设置；B.球冠状相控超声换能器经颅治疗设置；C.颅骨内形成的治疗温度场

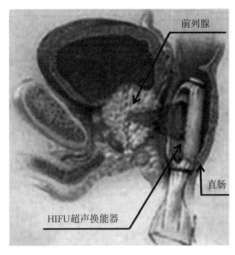

图4-4-6　经直肠前列腺HIFU治疗设置

　　此外，传统的HIFU治疗设备，无论是上置式还是下置式，其体积均较大。近几年来研制的更加便携的基于超声引导的HIFU设备相继问世，并应用于临床。它将采用紧密包裹于治疗头的水囊技术取代原有将治疗头浸于水槽中，并在治疗中通过循环去气水进行冷却。图4-4-7所示即为目前应用的便携式HIFU治疗设备，便携智能HIFU消融设备不仅增加了系统的灵活性，也使其朝着更为智能化的方向不断发展。

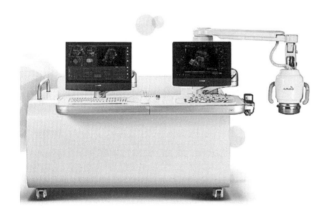

图4-4-7　新型HIFU治疗系统

三、超声换能器

　　超声换能器是HIFU设备中一个关键器件，是一种利用具有压电效应的材料制作成的可将电能转化成超声能或将超声能转化为电能的器件，目前医用超声换能器有成像超声换能器（简称超声探头）和治疗用高强度聚焦超声换能器，它们多采用压电陶瓷材料PZT（即 $PbZrO_3$-$PbTiO_3$-锆钛酸铅）将其制成某种形状的薄片换能器，在换能器两边加以交变电压，就能驱动换能器产生机械振动发出治疗所需的超声波，此时超声波作为一种独特的能量形式可以改变其空间中的能量密度，即进行聚焦。例如，在治疗所用高强度聚焦超声换能器中，一个发射面积为3cm×2cm的换能器，若总声功率为25W，其声强为 $I \approx$ 4.2W/cm²，当将其聚焦到2mm×2mm时，声强能达到 $I=625$W/cm²，较其初始声强提高了140倍之多，通过定向在一定距离内释放高能量密度热能，在焦域中瞬时温度可达80℃以上。由于聚焦是一个逐渐形成的过程，因此对传输所经过的组织影响很小，因此能最大限度减少对周围正常组织损伤。

　　按照聚焦方式不同可分为自聚焦换能器、聚焦镜换能器和电子相控聚焦换能器；按照构成换能器的阵元数多少，有单阵元换能器和多阵元换能器。超声热疗用超声换能器主要是将电能转化成电能的高强度超声换能器，超声换能的每一个阵元需要由信号源和功率放大电路构成的驱动电路系统驱动后才可能将电能转化为超声能而发出超声波。

（一）单阵元超声换能器

　　阵元是构成超声换能器的独立发射超声波的压电晶片，单阵元超声换能器是由单个压电材料构成的超声换能器，其一般采用凹面自聚焦和聚焦镜聚焦（图4-4-8、图4-4-9）。这种超声换能器只需单套信号源和功率放大电路驱动即可实现电能与超声能的转化，具有制作成本较低，焦距不可调和单一椭球体焦域的特性。可根据使用条件不同制成内腔镜超声换能器，如图4-4-10所示为经直肠凹曲面内腔镜前列腺治疗用超声换能器。

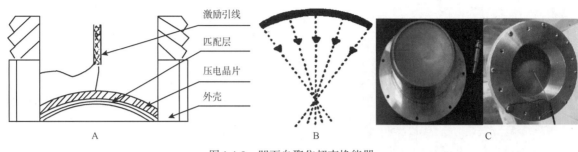

图 4-4-8　凹面自聚焦超声换能器
A.结构图；B.聚焦原理图；C.实体图

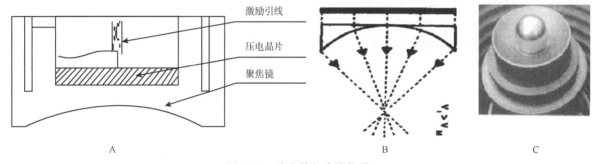

图 4-4-9　聚焦镜超声换能器
A. 聚焦镜超声换能器结构图；B. 聚焦原理图；C. 实体图

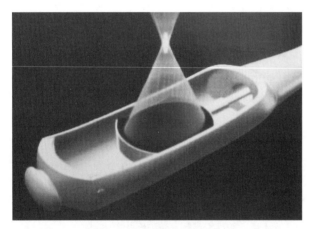

图 4-4-10　凹曲面内腔镜前列腺治疗用超声
换能器

由于对开口直径较大的凹面压电陶瓷材料研磨精度和共振工作频率较难把控，早期用于肿瘤治疗的超声换能器是比较简单的超声理疗换能器，如图 4-4-11 所示，只能实施对皮肤及浅表的肿瘤组织的治疗，后发展为一个可以防止皮肤烧伤的水冷换能器，如图 4-4-12 所示。这种换能器装有一水循环装置，水温可以控制，用一带弹性的乳胶膜与人体皮肤接触，使超声与人体耦合较好。

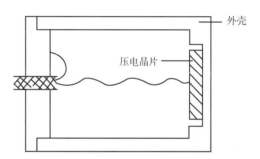

图 4-4-11　理疗用超声换能器

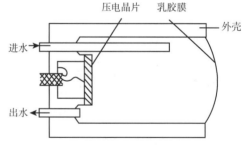

图 4-4-12　带有循环水的超声换能器

图 4-4-13 所示换能器的振动面由一个平面压电活塞圆片组成，当压电圆片做活塞运动时，其辐射表面可以看成是由无数个点声源组成，这些点声源发射的平面波在沿换能器的轴线上互相干

涉，结果使声场近场区声压分布强弱起伏很大。

这种超声换能器的声场分布在靠近换能器表面声强起伏很密，远场区呈发散状，并逐渐过渡到球面波。图4-4-13中A、B表示声束宽度随距离的变化，近场为平面声波，远场发散为球面波，C表示对应轴线上的声强各极点处的声束截面上的声强分布情况。近换能器表面声强变化大，之后变化越来越小，呈指数下降的球面波。

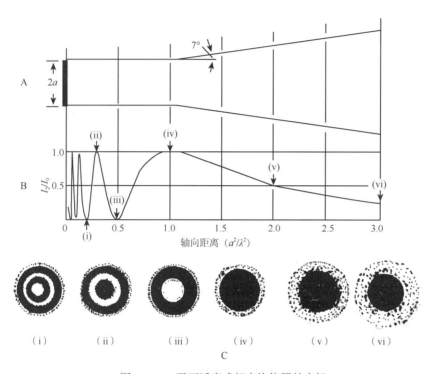

图4-4-13　平面活塞式超声换能器的声场
A.声束宽度随距离的变化；B.轴线上的声强随距离的变化；C.对应于B轴线上声强各极点处的声束截面上的声强分布

平面活塞超声换能器近场距离示以Z表示，其数值大小与超声换能器半径a和声波波长λ（或频率）有关：

$$Z = 0.75a^2 / \lambda = 0.75a^2 f / c$$

式中，c是介质的声速，为常数。因此，近场距离Z与频率f及a^2成正比，即频率越高，换能器半径越大，近场距离越大。

在进行肿瘤治疗时，为了提高加热的组织深度，一般采用相对较高的频率f和较大半径的压电晶片制成的超声换能器。但若频率太高，组织的吸收系数也会随之变大，故一般采用适中的频率，如1MHz。例如，人体软组织的声速可以近似看成c=1500m/s，当f=1MHz，a=2cm时，代入上式可得Z=20cm。声波在人体组织中传播比较深的距离之后才会发散。如取其他的F与a值，相应的Z值示于表4-4-1中。

表4-4-1　超声换能器频率（F）、半径（a）与近场距离（Z）的关系

F=3MHz			
a（cm）	3	2	1	0.5
Z（cm）	135	60	15	3.9

F=2MHz			
a（cm）	3	2	1	0.5
Z（cm）	90	40	10	1.5

F=1MHz			
a（cm）	3	2	1	0.5
Z（cm）	45	20	5	1.3

F=0.5MHz			
a（cm）	3	2	1	0.5
Z（cm）	22.5	10	2.5	0.6

从表4-4-1中的数据可以看到，在治疗超声频段里，超声在人体内传播了较长距离后才发散，但此处的Z值没有考虑人体的吸收。频段越高，吸

收系数越大，近场距离 Z 值相应减小。

声波在远场传播时，声束开始发散，发散角 θ 的大小也取决于换能器的半径 a 和声波波长 λ 值：

$$\sin\theta = 0.61\lambda/a$$

上式表明，频率越高（即 λ 值越小），换能器半径 a 越大，发散角 θ 就越小，能量越集中。

（二）多阵元超声换能器

由于单阵元超声换能器技术难以满足应用需求，为了增大加热的深度和面积，使超声能量集中，以达到对深部肿瘤进行加热治疗的要求，逐步采用多元换能器组合探头，即由4个以上的换能器拼装，先前是将圆形换能器进行拼装，后改为方形换能器拼装，按聚焦原理可分为以下几种：多元小平面几何聚焦换能器、多元双重聚焦换能器、单个环形自聚焦换能器和相控阵换能器，它们以球面、聚焦镜、相控阵等聚焦等方式实现（图4-4-14）。目前超声热疗用多阵元超声换能器一般采用电子相位控制和几何聚焦的方法聚焦，阵元的形状一般有圆环状、圆片状、矩形片等（图4-4-15），电子相控超声换能器（图4-4-16）的阵元按照阵元镶嵌的

本体可分为平板相控超声换能器、球冠状超声换能器、半球形超声换能器，按照开口形成不同可分为圆形开口和非圆形开口超声换能器；几何聚焦的多阵元超声换能器的阵元只能镶嵌在半球形的本体上（图4-4-17）。相控超声换能器的每一个阵元需要独立的信号源和功率放大电路驱动，每一个阵元之间通过相对相位差的调控实现聚焦，通过调控本体不同位置的阵元激励相位可实现单个及两个以上的多焦域聚焦（图4-4-18，彩图4），同样也可实现焦点位置三维可调（图4-4-19，彩图5），基于多焦域聚焦方法调控形成多焦域聚焦的激励信号相位、设定多焦域聚焦间距，可实现焦域形状可调（图4-4-20，彩图6），形成非椭球体的治疗焦域内的温度均匀分布。几何聚焦的多阵元超声换能器与单阵元凹曲面相同，只能形成焦距固定的单个焦域。

（三）阵元驱动电路

阵元的驱动电路一般由信号发生器和功率放大电路及阻抗匹配电路构成。

1. 多阵元相控驱动电路 多阵元相控驱动系统如图4-4-21所示，由PC机、相位信号发生器、功率放大电路和阻抗匹配电路构成。

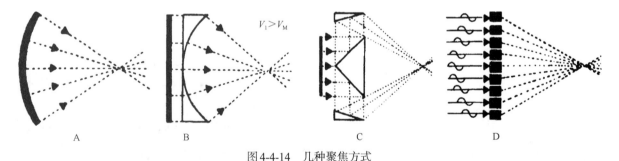

图4-4-14 几种聚焦方式

A.单个环形自聚焦换能器；B.多元小平面几何聚焦换能器；C.多元双重聚焦换能器；D.相控阵换能器

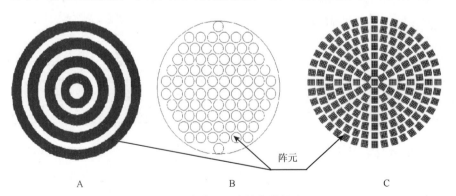

图4-4-15 多阵元超声换能器的阵元

A.圆环状阵元；B.圆片状阵元；C.矩形片阵元

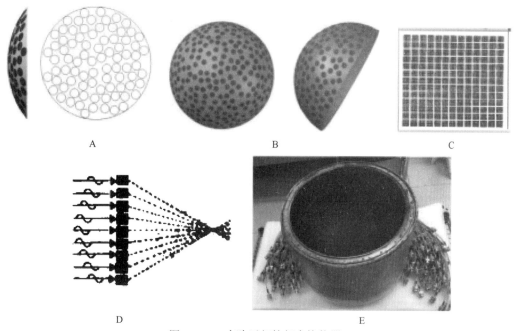

A

B

C

D

E

图4-4-16　多阵元相控超声换能器

A. 凹面型相控换能器；B. 半球形相控换能器；C. 平面型相控换能器；D. 相控换能器聚焦原理；E. 256阵元半球形相控换能器实体图

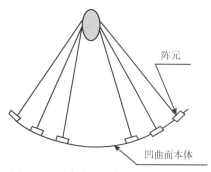

阵元

凹曲面本体

图4-4-17　多阵元几何聚焦超声换能器

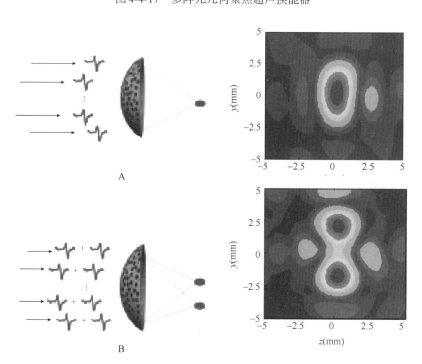

A

B

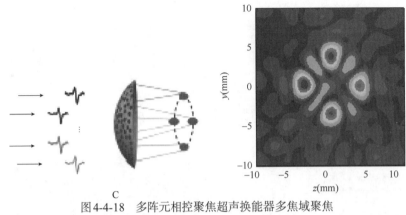

图 4-4-18　多阵元相控聚焦超声换能器多焦域聚焦

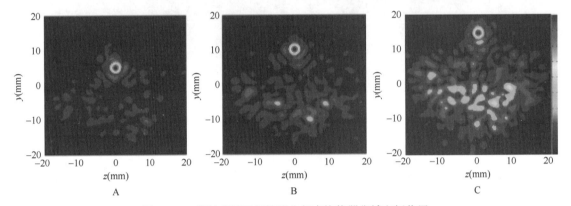

图 4-4-19　调控多阵元相控聚焦超声换能器焦域空间位置

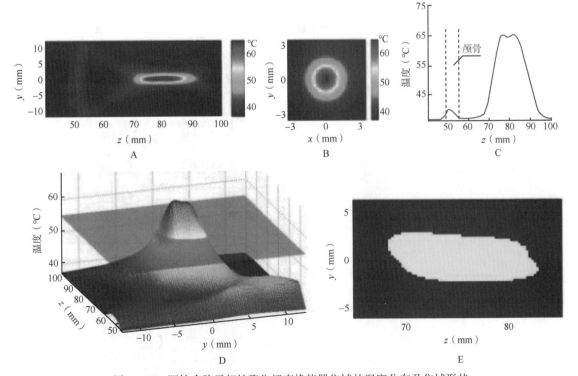

图 4-4-20　调控多阵元相控聚焦超声换能器焦域的温度分布及焦域形状

A. 过声轴 y-z 平面温度分布图；B. 过焦点 y-x 平面温度分布图；C. 过焦点 z 轴上温度分布图；D. y-z 平面上温度立体分布图；E. 54℃ 以上的焦域

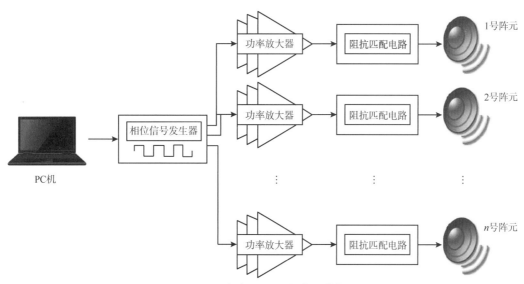

图 4-4-21 多阵元 HIFU 相控系统框图

（1）相位信号发生器：HIFU 系统中的相位信号发生器由现场可编程门阵列（field-programmable gate array，FPGA）（图 4-4-22）实现，FPGA 通过 PC 机进行信号交互，接收由数值仿真所得延时数据后，输出激励各个通道上阵元的相控正弦波或方波信号。2008 年 Liu 等通过 FPGA 及阻抗匹配电路设计了可诱导局部血脑屏障（BBB）打开的高压脉冲信号电路。2010 年 Pichardo 等通过使用 FPGA 中 Cyclone Ⅱ 单元设计了驱动聚焦超声的治疗装置，结果表明 FPGA 可以产生幅值、相位、频率可调的正弦信号。2012 年 Andrew 等通过 FPGA 产生控制信号并进行回波接收，结果表明对离体猪肝和离体牛心脏组织表现出较好的辐照能力。2013 年 Amauri 等利用 FPGA 设计了 8 通道的相位

控制和超声聚焦装置，脉冲重复频率从 62.5Hz 到 8kHz，中心频率从 500kHz 到 20MHz，激励电压超过 100V，该装置（图 4-4-22）可控制振幅、相位及时间延时触发的正弦信号。2014 年 Wu 等基于 FPGA 设计了具有 200 个驱动信号、通道的相位分辨率为 2ns 的信号发生器。同年 Yohan 等基于 FPGA 设计了频率为 500kHz 的 32 阵元相控信号发生器，结果表明较低的脉冲重复频率（PRF）治疗可产生更好的消融效果和更清晰的边界，低频超声可能更适用于无创的脑部治疗。2017 年 Wu 等设计了 FPGA 芯片驱动下的 P-HIFU 系统，结果表明，相控信号发生器输出频率从 1.359MHz 波动到 1.361MHz，与预期频率 1.360MHz 相比误差小于 0.1%。

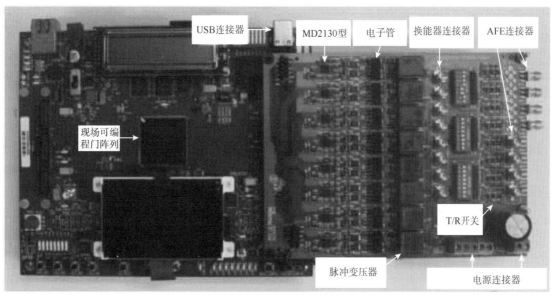

图 4-4-22 可单独控制振幅、相位及时间延时的 FPGA 控制系统

（2）功率放大电路：由于相控信号发生器的输出功率不足以驱动换能器正常工作，必须要在信号发生器和换能器之间加入功率放大器（power amplifier，PA），PA主要有A、B、AB、C、D、E等类型，HIFU相控驱动系统中一般采用B、AB、D、E类功率放大器（图4-4-23）。

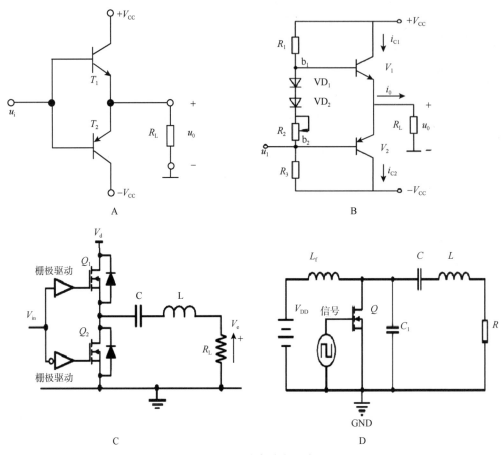

图4-4-23　功率放大电路

A. B类功率放大器；B. AB类功率放大器；C. D类功率放大器；D. E类功率放大器

A类功率放大器虽然电路简单、调试方便，但理论状态下最高效率仅为25%，目前这类功率放大器不再使用。

B类功率放大器效率较高，但存在交越失真。1960年Buda等对B类功率放大器进行实验，结果表明B类功率放大器谐波频率接近自谐振频率的时候，会阻碍电流并产生谐波电压。1968年Frederiksen等设计了20Hz～20kHz的单片B类放大器。1989年Kotlyarov等通过B类功率放大器的实验表明晶体管功率放大器的关键是在保证信号的高线性和可靠性的同时保证输出最佳功率。2000年Asbeck等设计了一种1.9GHz的两极B类功率放大器，并提出了一种基于谐振频率以确定输出晶体管的信号参数的设计方法。2012年Mimis等研发了计算连续谐波调谐阻抗（HT）的B类功率放大器闭式方法，基于该方法设计的2.1GHz、

10W氮化镓高电子迁移率晶体管（GaN HEMT）具有72.8%的效率。2015年Pedro等研发了估计B类功率放大器输出功率和负载效率的方法。

1990年Eynde等设计了新型双倍补偿三级CMOS AB类功率放大器，其具有5MHz的增益带宽（GBW）、81Ω的负载下输出20mA电流的特性。2001年Larson等设计利用放大器输入端的PMOS晶体管来消除输入电容的变化、提高放大器的线性度。2004年Wang等设计开发了非线性电容补偿技术，使CMOSAB类功率放大器的线性度提高。2009年Sajjad等设计了频率为2.1GHz、功率为10W的AB类高线性功率放大器，最大效率为72%。2012年Salimi等设计了适用于极性功率放大的AB类功率放大器，结果表明在20MHz时具有94dB的直流增益、704MHz的单位增益带宽和0.25个单位增益的负反馈输出阻抗。2017年Qin

等通过基极和二次谐波频率中心的电容器串联在一起，以确保低阻抗的方法，设计了输出功率为25.4dBm、功率附加效率（PAE）峰值为29.7%、电源电压为2.5V的AB类功率放大器。

C类功率放大器效率较高，但失真度也非常高，一般用于通信。1998年Douglas等设计了D类功率放大器，其工作带宽在1.2～1.8MHz、每个阵元通道输出功率最大为60W的256阵元超声换能器，实验结果表明，输出功率可提高20%～25%。2001年Mortimer等采用半桥式D类功率放大器设计了可锁定换能器最佳输出功率的功率放大系统，结果表明，该系统最大输出功率可达3kW。2006年Chintan等设计出一种具有三级转换器的D类功率放大器，结果表明，对于带宽为20kHz的信号，可实现78.5%的信噪比、降低输出信号的谐波失真。2012年Keisuke等使用D类功率放大器设计了频率为1MHz、阶梯性辐照的单阵元HIFU换能器驱动电路，实验结果表明，该换能器辐照作用体积比非阶梯形大3倍。2014年Guo等设计了使用D类功率放大器的4通道压电换能器驱动电路，结果表明，每个通道可输出±36V和780kHz连续信号，信号失真度低。

1975年Sokal提出效率接近100%的E类功率放大器。1994年Buchanan等为了比较线性和非线性E类功率放大器的超声治疗效果，设计了分别采用线性和非线性功率放大器的64阵元超声换能器，结果表明非线性的功率放大器更适用于临床治疗。2009年Lewis等设计了输出阻抗小于0.05Ω、130W声功率的E类功率放大器。同年Henderson等使用E类功率放大器设计了体外手持HIFU装置应用于经皮静脉消融，结果表明，功率放大器的输出功率达到HIFU治疗所需功率。2012年Mazzilli等设计了驱动64阵元的球形换能器功率放大电路，其中漏极效率为71%，功率增加效率为57%。2014年Liu等研究了在不同负载条件下E类功放驱动换能器的输出功率和转换效率，结果表明，通过参数调整可在较宽的负载范围内缓解输出功率的敏感性，并提高超声转换效率。

（3）阻抗匹配电路：1996年Shel等设计了具有阻抗匹配电路的新型相控阵，用来解决超声治疗时带宽要求苛刻的问题。1999年Geng等利用1～3型锆钛酸铅（PZT）/聚合物复合材料阵元阻抗特性，使阵元具有较宽的工作带宽和较高的输出功率。2005年Wolny等研究采用1900和2800两种介电常数的新型硬质材料阻抗匹配电路来解决锆钛酸铅（PZT）的声学特性与换能器不匹配的问题。2008年Chen等设计了频率为1.0MHz的512圆柱形相控阵元阻抗匹配电路，实现了0～145mm的聚焦范围，2009年还对比设计了有、无阻抗匹配电路对256阵元相控阵驱动系统的影响，结果表明，有阻抗匹配电路的影响非常明显。2010年Song等利用有阻抗匹配电路的1372阵元半球形聚焦换能器进行非侵入性经颅治疗，结果表明，经阻抗匹配电路后，频率为306kHz时颅骨处最大压力振幅为5.5MPa，频率为840kHz时颅骨处最大压力振幅为3.7MPa。同年Lweesy等设计了无损电阻抗匹配电路，该电路可以使功率放大器向换能器提供最大的功率。2012年Wang等采用声阻抗较高的压电复合材料设计了两个阻抗匹配电路来提高耦合效率，结果表明增强了转向能力并提高了聚焦的准确性。2014年Tan等基于实频法并经Levenberg-Marquiardt算法优化设计了HIFU换能器的阻抗匹配电路，结果表明换能器的工作频带明显拓宽。同年Chang等设计了匹配电容式微加工超声换能器（CMUT）声透镜使用的阻抗匹配电路，结果表明，当中心频率为2.2MHz时，焦点处声压为1.89MPa，有效增益为3.43，提升了超声聚焦能力。2015年Zaini等基于高阻抗匹配电路层解决了焦点偏移导致不能同时产生二次谐波和基波的问题，数值仿真和试验结果表明，该方法可以同时有效地产生二次谐波（2MHz）和基波（1MHz）。

2. 单阵元和多阵元几何聚焦换能器阵元驱动电路　单阵元或多阵元几何聚焦换能器的每一阵元相当于多阵元相控换能器的一个通道，由于没有相位控制，因而不需要相位控制FPGA。这种电路的信号发生器只是一个能够产生与阵元相同频率的正弦波或脉冲波的发生器。

四、换能器的声场测量

1. 量热法测量声功率　如图4-4-24所示，将换能器置于一密封的保温玻璃瓶中，要求玻璃瓶的管壁能全反射超声，玻璃瓶内置去气水。换能器连续发射声波若干时间，分别测量发射前后的水温，

根据温差即可计算出换能器的声功率，计算公式为

$$P = C \times m \times (T_1 - T_0)/t$$

其中，C 为水的比热，一般取4180J·kg^{-1}·℃$^{-1}$；m 为去气水的质量，单位为kg；T_1 为超声发射后的水温，单位为℃；T_0 为超声发射前的水温，单位为℃；t 为超声发射的时间，单位为s。

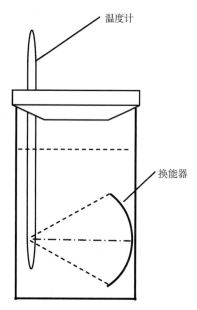

图4-4-24 量热法测量声功率

例如，若对一种自聚焦HIFU换能器的声功率进行测量，已知 m=3.5kg，T_0=25℃，T_1=30.1℃，t=5min，由此可以求得

$$P=4180 \times 3.5 \times (30.1-25)/(5 \times 60)=248.71W$$

另外，测得该HIFU换能器的焦域最大声强处的横截面为近似圆形，直径为2.6mm，假设声能有80%集中在焦域内，则可计算出焦域最大声强所在截面的平均声强：

$$I=248.71 \times 80\%/[3.14 \times (0.26/2)^2] \approx 3749W/cm^2$$

2. 辐射力天平法测量声功率 辐射力天平法测量声功率的装置如图4-4-25、图4-4-26所示。

图4-4-25适于测量聚焦声束向上的超声换能器。将换能器或换能器阵固定在水槽下方，调节声束方向使其垂直向上，采用悬吊式吸收靶，靶的吊丝应尽量细，直接挂在电子天平底板孔内的测力挂钩上，测定吸收靶所受的法向辐射力。

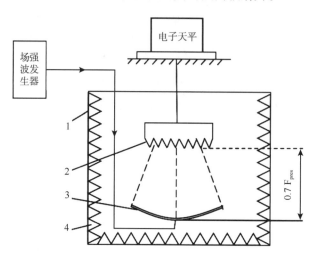

图4-4-25 辐射力天平法测量声功率（声束向上）

1—吸声水槽；2—吸收靶；3—聚焦换能器或换能器阵；4—吸声材料

图4-4-26适用于测量超声聚焦声束向下的换能器系统。采用适当的水中测力机构，如杠杆天平机构和力传感器，测定靶面向上的吸收靶所受的垂直向下的辐射力。无论采用哪种被测系统，都要求水槽的尺寸足够大并采取足够的消声措施，才能防止边界反射的影响，保证整个换能器或换能器阵的辐射面完全浸没在水中，并可调整其声束对准吸收靶的几何中心。

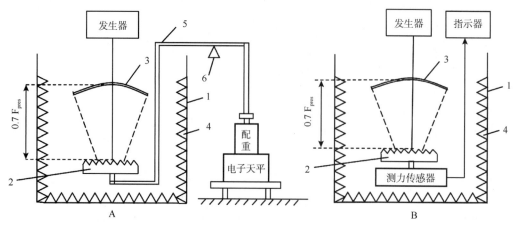

图4-4-26 辐射力天平法测量声功率（声束向下）

1—吸声水槽；2—吸收靶；3—聚焦换能器或换能器阵；4—吸声材料；5—杆结构；6—支架

为避免非线性和声流等对辐射力测量的影响，吸收靶的轴向位置应设在偏离声焦点靠近声源处。吸收靶应垂直于声轴，靶心对准声轴，与换能器或换能器的表面中心的距离不大于0.7倍声压焦距为宜。测量前吸收靶应浸泡30min。

（1）球面聚焦单元换能器的声功率计算式为

$$P = \frac{2Fc}{1 + \cos\beta} e^{2\alpha d}$$

式中，P为声功率，单位为W；F为吸收靶所受的法向辐射力，单位为N；c为水的声速，单位为m/s；β为聚焦换能器的半会聚角，单位为（°）；α为水的衰减系数，单位为Np/cm；d为换能器表面中心与靶的距离，$d = 0.7F_{pres}$，单位为cm。

（2）声源为中心开孔的球面聚焦单元换能器的声功率为

$$P = \frac{2Fc}{\cos\beta_1 + \cos\beta_2} e^{2\alpha d}$$

式中，β_1为聚焦换能器的外孔径半会聚角，单位为（°）；β_2为聚焦换能器的中心内孔径半会聚角，单位为（°）；d为换能器的等效曲面中心至吸收靶的距离，单位为cm。

（3）N个自聚焦换能器构成的聚焦阵的声功率计算：N个相同的自聚焦换能器离散分布在一个公共球面上，每个换能器的焦点与该球面的球心重合，共焦点同焦距。当每个换能器的发射声功率相同时，可用下式计算声功率：

$$P = \frac{2NFc}{1 + \cos\beta} e^{2\alpha d} \Big/ \sum_{i=1}^{n} \cos\theta_i$$

式中，F为所有聚焦换能器作用于吸收靶面上的总法向辐射力，单位为N；β为单个聚焦换能器的半会聚角，单位为（°）；θ_i为第i个单元换能器的声束轴与阵的主声轴的夹角，亦即该单元换能器的声束对吸收靶的入射角，单位为（°）。

3. 水听器法测量声场 用水听器法测量声场时，要求水槽有足够大的水浴空间，以保证水听器及其安装支架能在规定空间范围对声场进行三维立体扫描，采集完整的声压波形分布数据，并采取良好的消声措施，以防止水槽内壁、底面与水面的边界反射波的干扰。水听器法同样也分为声束向上（图4-4-27）和声束向下（图4-4-28）两

种不同形式。

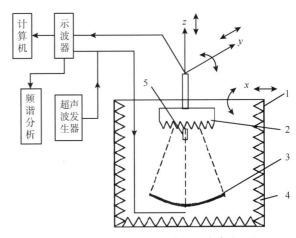

图4-4-27 水听器法测量声场（声束向上）

1—吸声水槽；2—吸收靶；3—聚焦换能器或换能器阵；4—吸声材料；
5—水听器

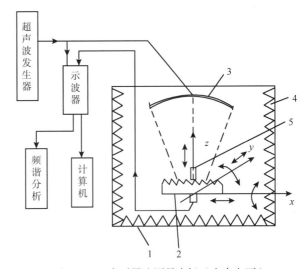

图4-4-28 水听器法测量声场（声束向下）

1—吸声水槽；2—吸收靶；3—聚焦换能器或换能器阵；4—吸声材料；
5—水听器

测量前应清除换能器和水听器表面的污物，并在清水中浸泡30min，仪器预热15min，确保测量过程中表面无气泡。被测设备预设工作状态可取小功率输出状态。反复调节水听器扫描部和水听器的方位俯仰角，同时调节聚焦换能器的两个方向角，使水听器的声轴与换能器或换能器阵的主声轴处于声学共轴状态；此外还要求该共同声轴与水听器移动的某一坐标轴（如z轴）平行，将水听器沿共同声轴移动，找到被测系统的声压焦点位置。

（1）声压和声强的测量：将水听器定位到声焦点处，可测得最大正声压p_+和最大负声压p_-分别为

$$p_+ = |U_{+\max}| / M_{\mathrm{L}}$$
$$p_- = |U_{-\max}| / M_{\mathrm{L}}$$

式中，$U_{+\max}$ 为声焦点处水听器输出声压信号电压正峰值，单位为 V；$U_{-\max}$ 为声焦点处水听器输出声压信号电压负峰值，单位为 V；M_{L} 为水听器在换能器工作频率处的自由场电缆端有载灵敏度，单位为 V/Pa。

由声压焦点处测得的在脉冲持续时间内的声压均方根值，可以计算出声场中的最大声强 I_{sp}：

$$I_{\mathrm{sp}} = \frac{U_{\mathrm{rms.max}}^2}{\rho c M_{\mathrm{L}}^2}$$

式中，$U_{\mathrm{rms.max}}$ 为声压焦点处在持续时间内水听器输出电压的均方根值，单位为 V；ρ 为水的密度，单位为 kg/m³；c 为水中的声速，单位为 m/s。

（2）指向性测量：通过水听器扫描的方法，用坐标定位系统测定声压焦平面内的有效声压值分布，取 –6dB 最大声压有效值，此为焦域的横向尺寸。令水听器在主声轴上扫描，测定位于声压焦点前后其有效声压值等于最大声压有效值一半的两点之间的距离，此为焦域的纵向尺寸。

用测定焦域横向尺寸的方法，在声压焦平面内的有效声压值的分布中找出次极大值 $U_{\mathrm{rms.sm}}$，用下式计算最大旁瓣级 L_{sm}：

$$L_{\mathrm{sm}} = 20\lg\left(\frac{U_{\mathrm{rms.sm}}}{U_{\mathrm{rms.max}}}\right)$$

用测定焦域纵向尺寸的方法，在主声轴上找出有效声压值的次极大值 $U_{\mathrm{rms.asm}}$，用下式计算轴向次极大级 L_{asm}：

$$L_{\mathrm{asm}} = 20\lg\left(\frac{U_{\mathrm{rms.asm}}}{U_{\mathrm{rms.max}}}\right)$$

在 HIFU 行业标准中，规定了换能器声场中的最大旁瓣级和轴向次极大级声压都要比焦点最大声压低 8dB 以上，典型的 HIFU 声场指向性如图 4-4-29（彩图 7）所示。

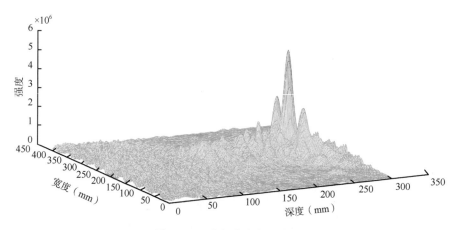

图 4-4-29 声场指向性示意图

五、计算机控制系统

计算机控制系统是整个 HIFU 设备的"大脑"，自动化控制平台是治疗系统成功的关键。自动化控制系统从功能上可划分成运动子系统、中央控制子系统、通信子系统、检测子系统。其中运动子系统完成系统的基本运动功能；中央控制子系统完成机构运动、超声能量输出、监控图像控制、人机界面等的协调工作；通信子系统完成各个功能子系统的命令传递、状态信息的收集等任务；检测子系统负责向主控计算机提供设备基本运行状况等信息。整个系统包含硬件部分和软件部分。

硬件部分，一般采用分布式控制方式，由上位机和以可编辑程逻辑控制器（PLC）和单片机为核心的显像头运动、治疗头三维运动、治疗床运动和超声功率的输出等下位机控制系统构成。上位机位于中央控制台内，其核心为普通工控机，负责人机界面管理、治疗数据库、报表打印、图像处理等功能。上下位机之间采用 RS-232 串口协议通信，PLC 网络之间采用 PPI/MPI 协议通信。

软件部分包括下位机软件，为消除设备可能的累计误差而设，每次执行该命令后，程序清空 PLC 内部编码计数器，使设备长期运行后机械传动的间隙、伺服电机动态平衡的抖动等导致的编码器计数与实际位置的偏差可以得到清除；采用间隙校正程序以补偿机械传动间隙导致的定位误差，保证了设备的精确定位；校正零点相对式坐标系中绝对零点的位置；有故障检测功能、与硬件连接的接口程序及上位机通信功能模块等。

监视控制与实时控制相结合是计算机控制系统的特色之一。这种方案将控制分为两个层次：监视控制层和实时控制层。监视控制层管理患者治疗信息，采集图像，辅助制定治疗方案，计算治疗动作数据，动态监视治疗过程；实时控制层对设备进行实时控制，实时监测故障，精确控制治疗换能器的移动，并向监视控制层传送实际治疗的有关信息。监视控制层与实时控制层通过点对点数据通信协议来交换数据，实现并行联合控制。

利用监视控制层和实时控制层各自的优点，分层次完成各种功能，这样做不仅有利于模块化，降低开发的复杂度，限制开发错误的扩散，还可以获得理想的实时控制性能，监视控制层和实时控制层并行协调工作，可以大大提高控制效率。

图像监控在HIFU肿瘤消融机中完成治疗监视控制和肿瘤定位的双重功能，通过图像采集把图像仪融入监视控制系统中。监视控制系统实时采集B超/MRI图像，可以实时监控治疗过程；根据所获得的B超/MRI图像，完成肿瘤定位，B超图像/MRI提供了肿瘤的位置及区域的信息，通过对这些信息进行提取和处理，生成治疗数据，实现控制治疗。肿瘤边缘识别是对B超/MRI图像提取有用信息的过程，然后由治疗区域生成和平面数据到空间数据变换两个过程产生治疗数据。

使用计算机直接控制超声功率放大器的功率输出和调节也是计算机控制系统所完成的功能之一。对不同的患者、不同组织器官可使用不同的输出功率。

另外，计算机控制系统还可以提供数据库，科学地管理患者治疗信息，供医生研究病历，积累HIFU治疗经验，同时，为医院管理信息系统提供接口，使HIFU的治疗信息融入医院HIS、RIS中。

六、机械运动系统

机械运动系统是HIFU肿瘤热疗机的运动子系统，通过机械运动支持肿瘤的定位和治疗。它包括治疗头、治疗床和C臂的运动驱动。治疗床有三个运动自由度，能分别沿竖向、横向和纵向移动，也即沿直角坐标系的Z、X和Y方向移动；C臂整体能分别绕X轴和Y轴旋转；治疗头也能分别沿竖向、横向和纵向移动；此外，治疗监控定位的B超探头也可以竖向运动，并可以绕Z轴$\pm 90°$旋转。这使得焦点能移至人体的大部分部位，治疗床的大范围运动可以将患者轻松地调整到治疗位置。

七、脱气水循环装置

脱气水处理循环系统是整个HIFU系统的辅助子系统，其中水是超声换能器与人体之间的声耦合剂，是为了使超声换能器发出的超声波尽可能多进入人体而设置；水中溶解有大量的空气，在HIFU发射过程中水中的气体聚集成微小的气泡，这将影响高强度聚焦超声的传播，甚至可能导致对皮肤等的伤害，需要对声耦合剂的水进行脱气；HIFU治疗中，换能器发出的超声波从水体经人体皮肤进入人体治疗靶区，由于皮肤烧伤是常见临床问题，所以控制声耦合剂水的温度，可一定程度上防止皮肤烧伤。为了控制声耦合剂水体温度和脱气，需要将换能器与人体之间的水和水温控制水箱、脱气装置等构成水体流动的循环系统。

第五节　高强度聚焦超声治疗中的温度监测

由于HIFU属于一种依赖能量对肿瘤组织进行损毁性的热消融治疗，因此治疗时需要进行能量监测与管理。而且相对于电磁波加热源的热消融治疗，不同之处在于，HIFU的热消融是通过从体外发生的超声聚焦到体内，通过点-线-面-体的方式实现热消融治疗，其热场是动态变化的，常规在靶区预设导线测温不能满足需求，且有可能因为采用介入插植测温导线引发医源性肿瘤种植，这对HIFU治疗时温度-能量-疗效间的关系监测提出了挑战。因此，一些无损测温方法相继被提出，如电阻抗断层、CT、MRI成像、超声、微波、热补偿法和温度场的计算机模拟。其中，超声和MRI成像是应用前景比较好的两种方法。近年来光声测温也逐步开始在活体动物实验中显示其在临床应用中的潜力。

一、超声无损测温

相对来说，超声测温方法各项指标，如安全性、实时性、经济性、抗干扰性和与超声热疗仪的兼容性等方面的综合评价较好，故近年来研究者提出了多种超声无损测温方法，按照测温方式，可以分为以下几类：反射超声法、投射超声法、数值仿真法和超声图像分析法。

1. 反射超声无损测温技术 由于反射超声容易在临床进行在体试验，因而应用得最为广泛，包括基于超声回波频移、超声回波时移、超声回波能量、超声回波时频图分割、超声非线性参数、M线回波等，每种方法都有其优点和局限性，目前都还处于实验研究阶段，离临床应用还有较大的距离。

2. 投射超声无损测温方法 投射超声的无损测温技术不便进行在体试验，因此近年来研究较少。

3. 数值仿真无损测温技术 可数值解析生物热传导方程，考虑血流的影响，并利用超声源强度和表皮外温度测量值，求出体内温度分布，可获得0.5℃的测量精度。由于组织参数，特别是血流扩散率对于不同的人在不同的条件下是不同的，需要与有损测温进行多次比较，以获得针对具体患者的经验修正参数。

4. 超声图像分析无损测温技术 组织加热前后，B超图像的灰度和纹理都会有相应的变化，此变化可以表征组织温度的改变，不过目前利用该方法的测温精度尚不太理想。

二、磁共振成像无损测温

磁共振（MRI）成像技术是一种无创无电离辐射的方法，可以生成不同方向的解剖图像，人体组织内与温度相关的一些参数都会影响MRI图像，因此有可能研究利用MRI图像与温度的相关性来进行无创温度监测。

目前，MRI无创测温的方法依据有三种：①利用温度与扩散系数之间的依赖关系；②利用温度与质子共振频率的化学位移之间的依赖关系；③利用温度与纵向弛豫时间的依赖关系。

三、光声测温

尽管以前有几项利用PA测温法监测HIFU治疗过程的研究，但它们均无法在HIFU开启时成像、提供二维监测或证明其在临床上的可行性。

韩国的一个研究小组通过使用带有肿瘤的实验小鼠研究了PA信号强度与温度之间的关系，通过验证HIFU处理的PA信号强度与病变部位的温度之间存在很强的相关性，从而成功测试了实时PA测温的可行性。而且，他们能够根据光吸收的水平区分病变的位置，这是常规超声成像无法实现的。由于只需要将激光与使用超声成像的传统HIFU治疗系统结合起来即可，该方法具有大规模临床应用潜力。

（菅喜岐　孙福成　江剑晖　李　可　刘影辉）

参 考 文 献

杜联芳，张青萍，2000. 超声生物效应的研究方法. 中国医学影像技术，16（8）：690-691.

高翔，高上凯，2006. 利用磁共振成像实现肿瘤热疗中实时无创测温的方法. 生物医学工程学杂志，23（3）：674-677.

江剑晖，钱晓平，孙福成，等，2005. 高强度聚焦超声肿瘤治疗剂量分析和控制系统. 医疗卫生装备，26（7）：6-7，9.

林世寅，李瑞英，1997. 现代肿瘤热疗学：原理、方法与临床. 北京：学苑出版社.

牛金海，朱贻盛，王鸿樟，2000. 肿瘤热疗中的超声无损测温技术. 生物医学工程学杂志，17（2）：202-205.

钱盛友，1997. 治疗用高强度聚焦超声场及温度场特征的研究. 上海：上海交通大学.

孙福成，周力田，翟亮，等，2003. 超声用于肿瘤治疗技术研究. 中国超声医学杂志，19（1）：68-69.

王鸿樟，1996. 换能器与聚焦系统. 上海：上海交通大学出版社.

王明玲，孟箭，2019. 超声热化疗联合根治性手术在口腔颌面部晚期鳞癌患者中的应用及护理. 口腔材料器械杂志，28（2）：57-60.

杨悦，孙福成，萧翔麟，等，1999. 腔内高强度聚焦超声肿瘤治疗的实验研究. 声学技术，18（2）：70-72.

于廷和，1997. 超声治癌的机制. 国外医学：肿瘤学分册，

24（5）：301-303.

翟亮，周力田，孙福成，等，2003. 多元阵肿瘤热疗系统的实时温度测量与控制. 中国医疗器械杂志，27（1）：19-20.

翟亮，孙福成，钱晓平，等，2003. 用于肿瘤热疗的高强度聚焦超声换能器的研究. 医疗卫生装备，24（3）：8-10.

翟亮，孙福成，蒋继伟，等，2002. 超声热疗技术的发展与应用. 中国医疗器械杂志，26（4）：281-283.

Chang W，Lee JY，Lee JH，et al，2018. A portable high-intensity focused ultrasound system for the pancreas with 3D electronic steering：a preclinical study in a swine model. Ultrasonography，37（4）：298-306.

Diederich CJ，Hynynen K，1999. Ultrasound technology for hyperthermia. Ultrasound Med Biol，25（6）：871-887.

Hynynen K，Jones RM，2016. Image-guided ultrasound phased arrays are a disruptive technology for non-invasive therapy. Phys Med Biol，61（17）：R206-R248.

Kim J，Choi W，Park EY，et al，2019. Real-time photoacoustic thermometry combined with clinical ultrasound imaging and high-intensity focused ultrasound. IEEE Trans. Biomed Eng，66（12）：3330-3338.

Wang W，Wang Y，Wang T，et al，2012. Safety and efficacy of US-guided high-intensity focused ultrasound for treatment of submucosal fibroids. Eur Radiol，22（11）：2553-2558.

Zhang L，Zhang W，Orsi F，et al，2015. Ultrasound-guided high intensity focused ultrasound for the treatment of gynaecological diseases：a review of safety and efficacy. Int J Hyperthermia，31（3）：280-284.

第五章　其他定向能量技术

本章介绍的定向能量技术包括冷热复式消融技术、红外加热技术、激光肿瘤热疗技术、磁感应热疗技术及肿瘤纳米光热技术。

第一节　冷热复式消融技术

一、概　述

临床经典的肿瘤治疗手段包含手术、放疗和化疗。为减少与改善经典肿瘤治疗的不良反应，肿瘤物理靶向技术应运而生，其优势是可有效降低手术带来的创伤，在此基础上提高患者免疫力，延长患者的生存时间，提高生活质量。其中肿瘤微创物理治疗技术是利用生物医学影像将外部能量场（如射频、微波或制冷剂等）精准指向肿瘤区域，对治疗位置、强度与能量分布进行调控，利用肿瘤局部产生的剧烈温度变化，使细胞膜破裂、蛋白质凝固失活以杀死肿瘤细胞，起到对肿瘤局部消融杀灭的作用。

目前，临床中常用的肿瘤微创治疗技术主要包括热消融和冷冻消融两部分。为克服冷、热消融单一治疗模式的限制，结合两种治疗方法的优势，中国科学院理化技术研究所和清华大学的双聘教授刘静首次提出冷热复合消融的概念，并研发出具有我国自主知识产权，集深低温冷冻与高温消融于一体的冷热复式治疗仪。该产品目前已经应用于临床，为广大癌症患者带来福音。以下对此技术进行介绍。

二、技术原理及特点

（一）冷、热消融技术生物学机制

常用的热消融技术为射频消融和微波消融术。它主要利用外部电磁波能量作用于人体组织，使分子剧烈热运动产生大量热量，于肿瘤局部产生高温。同时，肿瘤处于血管紊乱、低氧、弱酸性环境，散热情况差，热量易于积存，肿瘤细胞对热的耐受性差，敏感性高，因此，高热疗法可杀灭肿瘤。热消融具有靶向性、微创性、副作用低等特性，能够有效保护周围健康组织，不仅患者的治疗成本低，还可结合临床中的显影技术对热消融治疗进行实时监测。该技术在20世纪90年代迅速发展，目前经皮热消融技术已用于临床中包括肝癌、肺癌、乳腺癌在内的诸多肿瘤的微创消融治疗。

高热治疗会最优先破坏细胞膜的完整性。细胞的温度升高首先可影响细胞膜的流动性和渗透性，由此可引起膜内外离子平衡破坏，细胞内微管和肌动蛋白功能异常，以及物质运输与能量代谢的失衡等，造成细胞膜的损伤加剧与细胞的自我溶解。有研究表明，通过射频探针等经皮穿刺对生物组织实施热消融后，消融部位会出现三个区域：紧靠针尖的消融中心区，稍远离针尖的亚损伤区域，远处的健康组织区域。在中心区，组织细胞经历剧烈的温度变化，可直接导致胞内重要的酶失活及蛋白质变性、凝固坏死，对细胞造成不可逆损伤。一般中心部位杀伤的区域面积与

热疗的方式有关，受热能的施加速率、区域、方式等影响。另外，不同生物组织和肿瘤类型对热的耐受性也有差别，可影响中心消融区域的范围。研究表明，在温度高于60℃时，细胞可产生细胞毒性，导致快速凝血性坏死。而在45℃左右，一般需要1h左右才可致细胞出现不可逆性损伤。

在稍远离针尖的亚损伤区域，细胞可出现代谢功能紊乱、DNA修复受阻，此时的细胞处于亚损伤状态，内部活性氧、自由基积累，组织周围透明质酸、细胞因子、趋化因子等富集，血清白细胞介素-1β（IL-1β）、IL-6、肿瘤坏死因子（TNF-α）等可在数天内维持较高水平。处于此区域的细胞，可由进一步微小剂量的射线、药物刺激而导致细胞死亡，或经历养分恢复和能量供给，回归正常。值得一提的是，该区域可产生包含肿瘤抗原信息的细胞碎片，或由于机械致细胞破损而释放出热休克蛋白（HSP）等，可由此招募多种类包括巨噬细胞、自然杀伤（NK）细胞、CD4和CD8 T淋巴细胞等免疫细胞聚集，激活天然免疫和细胞免疫过程。在紧邻亚损伤区域旁的健康组织区域，组织血管可带走升温产生的热量而达到热平衡，周围释放的肿瘤抗原可经由循环系统被带到附近的淋巴结，刺激淋巴结内的免疫细胞活化。

低温消融与热消融不同，主要利用低温冷冻技术杀灭肿瘤细胞。虽然早有利用低温冰水来治疗疾病、缓解疼痛的临床案例，但冷冻外科治疗在临床中真正受到医学专家的关注主要归功于第一台冷冻治疗仪的研制。在20世纪60年代，美国神经外科医生Irving Cooper和工程师Arnold Lee共同研制出了第一台温度可调的液氮冷冻治疗仪，由此开启了现代低温外科的新方向。此技术利用同心套管将液氮递送至探针尖端，使针尖温度保持在-196℃。自此，Cooper也被认为是低温外科手术的奠基人。随着微创技术的进步，低温肿瘤治疗已经从最初始的低温外科手术发展为低温消融术。微创低温消融疗法具有广泛的临床适应性，能够降低患者由于放疗和化疗所产生的副作用，缓解疼痛，在临床微创术中占据了一席之地。

将低温探针插入肿瘤中心，肿瘤组织将经历冻结相变，在细胞内、外产生大量杀伤性冰晶，对细胞造成不可逆性机械破坏。一般来说，当探针经历快速降温时，肿瘤细胞内优先形成大量冰晶，可直接对细胞造成不可逆损伤，使细胞坏死。当探针经历慢速降温时，先于细胞外产生冰晶，胞外溶质浓度增大，细胞内外渗透压差增大，细胞脱水皱缩，细胞膜流动性改变，甚至出现相分离，胞内酶、蛋白质等活性紊乱，细胞受损，此过程可诱发细胞凋亡。低温还可造成组织微血管的损伤。低温消融可在肿瘤微血管系统内产生大量细胞冰晶，直接破坏血管壁或引起血管末端收缩，造成血管栓塞，阻断肿瘤微循环，造成局部缺血。另外，细胞碎片的释放也可激活免疫功能，增强疗效。低温冷冻过程中对生物组织的最低冻结温度和低温保持时间对冷冻消融的效果起重要作用。在低温持续施加的过程中，可发生重结晶现象，小冰晶汇聚，进一步加重细胞的机械损伤。

在低温消融治疗中，肿瘤局部可形成冰球，然而被冰球包裹的区域并非都可引起肿瘤细胞的完全损伤。针对液氮低温消融治疗仪来说，冷冻探针尖端温度可达-196℃，在冰球形成范围内，从电极尖端到冰球外围温度逐渐降低。前期实验表明，若冷冻温度未达到-40℃，则肿瘤复发的概率较高。冰球外围区域范围肿瘤难以被完全消融，由此，临床中往往将冰球包覆肿瘤外围超过1cm，以提升肿瘤的消融效果，降低复发率。

（二）低温冷冻设备的制冷技术原理

目前，临床中的低温冷冻消融设备，根据原理划分主要有两大类：液氮制冷设备和高压节流制冷设备。

液氮制冷设备一般利用增压系统，将液氮输送到探针尖端，可在探针尖端微小区域内产生-196℃的极低温。探针一般由三根同心套管组成，内层主要用于将液氮递送到探针尖端；中间层用于将氮气和未完全气化的液氮运回；外层是真空绝缘层，不仅保护操作者避免低温冻伤，又极大限度地防止液氮在同心套管的长距离输运中被大量耗费。值得一提的是，内层液氮递送管出口处一般有一个相对大的空间，保证液氮可以在探针尖端与周围生物组织进行充分热交换而快速气化，使生物组织局部迅速冷冻。液氮冷冻系统中消耗性液氮取用方便，价格低廉，低压系统运维方便，但降温区域的可控性略差。

高压节流制冷设备利用Joule-Thomson效应，高压气体经过小孔，流速大，时间短，节流前后可认为焓值不变。气体的焓值与压力和温度相关，因此气体温度会出现上升或下降的变化。使用最多的就是氩氦制冷节流系统，氩气在发生节流时可降低到-165℃，氦气发生节流时最高可升到40℃。相较于液氮冷冻治疗设备需利用传热、生物组织的换热原理，节流制冷设备的降温速率较快，无须液氮递送、气体回流与真空保护层，更容易降低探针尺寸。氩氦冷冻治疗系统可在短时间内实现快速降温和升温，但使用过程中压力逐渐降低，会影响升、降温效果。另外，高温氩氦气体在该设备中作为消耗性材料，使用成本加大。

（三）低温技术联合优势

单纯的高温消融与低温消融仍存在一定的不足。对高温消融来说，肿瘤血液循环系统可经由血流散热带走大量热量，温度越高，血流加快，热刺激的耗散也随之增加，造成局部加热温度不足。肿瘤细胞也可经由循环系统被带往身体各处，增加肿瘤转移的风险。另外，肿瘤细胞经历过高温刺激后，可对热产生一定的耐受作用，再次热疗的阈值将被提升。

对低温消融来说，低温冷冻范围的可控性具有一定的局限，尤其，冰球形成的范围内肿瘤组织并非会被全部消融，冰球形成区域与肿瘤杀伤区域不能完全匹配。边缘冰球的温度难以精准控制，若肿瘤冷冻得不彻底，易造成肿瘤复发的危害。另外，低温冰球对周边正常组织也会造成一定的损伤，临床治疗中若未做好隔离与保温措施可致严重的冷休克。

低温消融中对冰球的监控尤为重要。由于冻结与未冻结组织的声学阻抗存在差异，传输脉冲的入射波遇到冻结区域的边界会将信号返回，便于临床治疗时利用超声的脉冲回波对冰球的大小进行实时监控。在螺旋CT下冻结的冰球表现为较低的CT密度值，借助于CT影像的精准性，可提供更多空间分辨率信息。低温冻结的冰球组织也可在磁共振成像（MRI）下显影，虽无辐射危害，但价格略高。除以上医疗影像设备外，还有学者利用肿瘤部位冻结后电阻抗值的改变来表征

冰球的冻结过程，但该方法的空间分辨率不足，也难以量化。以上提到的医疗显影设备仅可显示冰球大小的信息，无法提供低温消融中较为重要的可有效衡量肿瘤消融的温度分布信息。红外热像仪可接收组织自发的热辐射，将红外辐射信息经过红外扫描器汇聚在红外探测器上，再将其显示在红外热辐射分布图中。红外热像仪既可显示人体组织的温度分布，又不具有辐射危险，但其分辨率不高，仅能显示体表处的温度分布。刘静等于21世纪初提出利用红外热辐射图来预测和重构目标组织区域的三维温度场，并提出了组织温度重构的方法，阐述了相关的科学问题和挑战，但至今该领域的进展仍较为缓慢。

在提高肿瘤部位冰球形成可控性方面，刘静等将纳米技术引入低温冷冻消融术中，提出利用功能性纳米材料影响低温冷量在肿瘤区域的分布，调控冰球的形状和消融范围，并据此提出纳米冷冻学这一新兴学科方向。一项开创性研究是将氧化镁纳米颗粒引入冷冻消融中，证明了纳米材料对冰球形状和冻结范围的调节作用。但目前，联合冷冻消融与微纳米材料的研究还未进入临床，亟待行进一步的科研探索。

为克服单一冷、热消融疗法的区域不可控或疗效不足的局限性，改善肿瘤消融效果，研究人员提出高低温联合消融疗法，将二者的优势联合起来，规避缺陷，可发挥两种消融治疗的长处，降低肿瘤的转移和复发。在热消融治疗前先施加低温冻结消融，借由低温破坏微循环系统，减少肿瘤细胞向周围组织的扩散，降低转移风险。冷疗后在肿瘤外围产生低温区，后续的热疗施加引起剧烈温度突变，可增大热应力，增强机械破坏的杀伤力。外围的冰球还可对正常组织产生热保护功能，增强微创性与肿瘤靶向性的疗效，最大限度地杀伤肿瘤组织，保护正常健康组织。

临床中，肿瘤形态复杂，常与周围健康组织细胞相浸润，难以刻画最合适的肿瘤边界。如何依据肿瘤形状最大限度地杀伤肿瘤实体，保护周围健康的组织和器官，是微创医疗中的重要问题。一般来说，单根低温/高温电极的消融体积有限，由于肿瘤结构、形态的复杂性，针对临床中较大体积、不规则形状的肿瘤实体，往往需要根据经

验采用多根电极以扩大消融面积，最大限度地实现肿瘤实体的完整消融。多电极的同时施加，一方面大大提高了肿瘤治疗的复杂性，增加了医疗负担，另一方面机械挫伤可能会增加出血、肿瘤种植的风险。因此，高低温技术联合治疗的一项优点体现在：利用一根电极，实现一次低高温消融循环后，取出电极，即可进行下一部位的消融，既可实现较大面积肿瘤部位的消融治疗，又减少了电极的使用数量，具有重要的临床意义。

另外，针对临床中具有狭长形状的肿瘤类型，如胰腺癌等，高低温消融技术还提供了一种独特的"糖葫芦"状的大尺寸消融范式，通过一次机械穿刺治疗即可实现大体积肿瘤的多次、大面积消融，极大地增加了消融面积，减小了机械创伤。利用复温退针模式，在原有机械穿刺路径上建立新的消融循环，即电极进针，低温冷冻，高温退针，调整消融位置低温冷冻，高温消融……如此往复，可极大扩展电极轴向的消融区域，开启循环治疗新模式。

有研究者就冷热交替治疗对肿瘤微循环损伤情况进行了研究。实验发现，冷热交替疗法可造成肿瘤微循环和中央血管的结构性损伤。从热应力的血管模型与计算模拟分析结果可以看出，冷热交替疗法可对血管壁产生迅速变化的方向相反的热应力。从血管壁损伤来看，低温冷冻可对血管壁造成微小裂纹，形成预损伤。在进一步的复温热疗中，升温可致血流速度加快，血流对血管壁的不均匀冲击作用可导致应力集中，可能是造成明显血管壁破裂的主要原因。

高低温交替消融疗法可引起明显的肿瘤生物学效应和抗肿瘤免疫响应。上海交通大学的生物医学工程团队在冷热交替消融和抗肿瘤免疫等方向开展了大量研究。他们利用小鼠作为研究对象，建立了4T1乳腺癌肿瘤模型，在3～6周后，乳腺癌可向肺、肝、脾等器官转移。由于该模型可较好地模拟人乳腺癌的转移过程，所以利用该模型可有效评估高低温交替消融疗法对原位肿瘤与转移肿瘤的生物学效应。通过观测乳腺癌裸鼠的脊背新生血管，发现冷热疗交替消融的血管损伤效果与单一疗法相比最为严重。研究发现，对于冷热疗交替消融治疗的小鼠，不仅原位肿瘤可被有效全部清除，其他部位的微转移病灶也可被同时清除。从分子、细胞生物学角度分析，血清中Th1型细胞因子的含量明显上升，伴随着肿瘤内CD4$^+$和CD8$^+$T细胞的明显渗入，证明了冷热联合治疗可有效激活机体的免疫响应。通过监测脾脏与外周血液中的免疫调节细胞，发现冷热交替疗法可激活全身的免疫反应，还可有效抑制对侧二次接种的肿瘤细胞成瘤，对肿瘤的转移和复发皆有效。

（四）冷热治疗技术现状

20世纪80年代，美国和德国的公司分别生产了插入式液氮冷冻仪。基于气体高压节流原理，美国的Endocare公司和以色列的Galilmedical公司也相继发布了氩氦冷冻治疗系统（氩氦刀）。1993年，Endocare公司的第一代Cryocare（氩氦刀）问世，该类仪器可实现快速低温冷冻与复温功能。受氩氦气体节流系统的限制，其复温温度最高不超过40℃，无法实现肿瘤的高温消融。在国内，2002年刘静教授领衔的由中国科学院理化技术研究所和清华大学组成的联合科研团队基于液氮冷却原理，首次研发了世界第一台可实现深低温冷冻与复温消融的具有宽温区变化的高低温肿瘤治疗仪，该设备可在5min内降到–196℃的低温，较氩气节流温度更低，高温升温可达80℃，能够实现肿瘤高温消融功能。高低温肿瘤消融设备已由我国实现临床转化，成功用于100多家医疗机构。目前，已开发出第四代高低温肿瘤消融治疗仪，最新一代高低温肿瘤微创治疗设备见图5-1-1。该设备也是目前为止国内唯一成功应用于临床的冷热复式消融设备。高低温肿瘤微创治疗设备采用液氮作为冷媒，以乙醇作为热媒，可实现高温消融，温度的剧烈变化所产生的热应力突变有望在临床中发挥巨大医用价值。另外，液氮冷媒价格低廉，易于获取，系统运行压力在5个大气压内，安全性高，有望在基层单位实现快速推广应用。

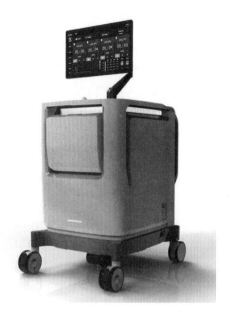

图5-1-1　高低温肿瘤微创治疗设备

上海交通大学的科研团队也设计了一套由低温液氮冷冻与高温射频加热两个模块构成的冷热交替热物理治疗仪。该治疗仪由5部分组成，包括控制系统、数据采集系统、液氮制冷系统、射频系统和探针。为适应体表肿瘤模型的治疗，他们还专门设计了圆形探针。基于该低高温冷热治疗仪，该团队在低高温消融治疗的疗效、生物学效应及机体的免疫激活状态等方面进行了许多重要的研究探索。

目前国内使用较多的冷热消融设备多为引进的低温消融设备，该设备可实现短时间内快速降至最低温或升至最高温。但由于冷、热媒的稀有气体和高压运行装置的造价昂贵，该类设备的临床应用受到限制。

虽然目前已问世的冷热消融设备种类还十分有限，实际上将低温制冷设备与高温消融治疗设备联合，研制开发新型复式设备都将具有冷热复式治疗的优越性。目前已开发的低温制冷设备有手持式液氮喷射治疗仪、液氮低温冷冻消融系统、基于固态二氧化碳（干冰）的低温冷疗系统、氩氦节流制冷系统、N_2O节流制冷系统与半导体制冷系统等。高温消融设备有射频消融仪、微波消融仪等。两类设备的多类组合有望丰富冷热消融治疗体系，为临床应用带来更多选择与治疗机会。

三、肿瘤治疗中的应用情况

（一）技术原理及操作要点

在2020年底，来自北京大学肿瘤医院、北京市肿瘤防治研究所和北京大学第一医院的专家们对冷热多模态消融治疗肺部、肝部恶性肿瘤的操作规范发布了共识。针对恶性肺、肝部肿瘤，基于具有我国自主知识产权的高低温冷热消融设备，结合高低温消融治疗的优势，包括直接冰晶形成所致的细胞杀伤、肿瘤微循环破坏、激发机体免疫功能与诱导细胞凋亡等，专家们明确了治疗原则、适应证、禁忌证等。在实施冷热多模态消融治疗前，应全面评估肿瘤位置、大小及患者健康状况，制订确切的治疗方案，包括治疗时间、探针排布方案与肿瘤消融区域。在影像学医疗设备引导下，按计划经皮穿刺，消融治疗中实时监测患者的各项体征，于术后防治并发症并安排随访。

临床中患者的肺癌治疗可分为根治性治疗和降低肿瘤负荷、缓解临床症状的姑息治疗两类。针对原发性肺癌，其他局部治疗后的肺部单个复发病灶、手术或放疗后的肺内转移灶、转移性肺癌、中央型肺癌的姑息性治疗和患者不耐受手术的姑息治疗等都可采用高低温消融模式。

患者术前需完成必要的心肺功能评估等常规检查、肺部影像学检查、穿刺活检等。术前还需对探针进行消融测试，将探针置于无菌条件下，浸没于生理溶液中进行预消融，通过观测冰球形成的状态及气体产生情况评估消融设备的运行情况。消融治疗前，需确定患者体位，在CT影像下确定肿瘤大小、形态及毗邻器官情况。麻醉后标记穿刺位置，在CT下进行穿刺与定位。一个低高温治疗循环包含一次冷冻消融和一次复温治疗，复温最高可达80℃，可根据治疗目的确定低高温循环数，一般为1～3个循环。在完全消融治疗中，探针应超过病灶边缘5mm，消融结束后进行消毒并用敷料处理伤口。术后的注意事项包括进行心电监护等，进行抗生素、抗感染治疗，对气胸、出血、胸腔积液、皮下气肿、胸膜瘘等并发症进行处理。对发热、呕吐、气喘、休克等临床表现可对症处理。

针对恶性肝部肿瘤，肝肿瘤消融治疗的疗效确切，消融还可联合化疗、经皮肝动脉栓塞治疗等提高疗效。其适应证包括原发性肝癌、转移性肝肿瘤及无法完成完全消融的姑息性消融治疗的病灶。对弥散型肝癌、有消化道出血风险、凝血障碍、严重的器官衰竭或意识障碍等患者不可实施消融治疗。

根据患者的肿瘤情况确定治疗体位、探针排布、麻醉等方案，消融过程一般由医师确定。根据术前影像学报告确定病灶及周围重要器官位置，必要时需对周围组织、器官进行隔离或加温保护，如利用无菌液体、白蛋白泡沫等进行隔离，向腹腔组织间灌注人工腹腔积液、胸腔积液，对皮肤进行保暖等。消融治疗时，严格执行无菌操作可尽量预防术后出现的穿刺感染和肝脓肿等。探针穿刺时应尽量避开大血管，提前确定好布阵及穿刺路径，避免重复穿刺布针，消融退针时采用复温模式可有效减少出血等并发症。

值得注意的是，当治疗目的为完全消融治疗时，消融范围应超出肿瘤病灶外边缘5～10mm。术后根据患者的具体情况给予激素、抗生素、止血及保肝治疗等。术后并发症可表现为发热、全身不适、感染、腹腔出血、肝衰竭及周围脏器受损等，可对症治疗。

（二）适用范围及临床使用规范

1998年，美国Endocare公司研制的氩氦刀治疗系统获得了FDA的审批。21世纪初，我国多家医院引进了该微创治疗设备，针对临床中多种癌症实施了消融治疗，取得了较好疗效。目前，高低温冷热消融设备已应用于临床中多种实体肿瘤的治疗，包括肺癌、肝癌、胰腺癌、肾癌、前列腺癌、乳腺癌等，疗效显著。中国人民解放军中部战区总医院的宋华志等总结了临床中利用氩氦刀靶向消融治疗的1000多例良、恶性肿瘤，有效率达95%。将氩氦刀消融治疗与外科手术、化疗、介入治疗和放疗等结合，均可提升治疗效果，提高患者的生存率。

对晚期非小细胞肺癌，化疗是重要的治疗手段。北京中医药大学的段桦等利用数据库收集了氩氦刀联合化疗治疗晚期非小细胞肺癌的临床研究，并进行了荟萃分析，结果表明联合化疗可提高疾病晚期的客观缓解率、延长生存期，改善患者生活质量，并提高患者的免疫功能。在安全性方面，联合治疗与化疗无显著性差异。另外，射频消融治疗肺部肿瘤已得到广泛临床认可。一项研究显示，氩氦刀消融治疗与射频消融治疗在Ⅰ期非小细胞肺癌的治疗对比中，二者总并发症无显著差别，氩氦刀消融治疗组的气胸和胸腔积液发生率略高，但疼痛发生率则低于射频消融治疗组。

苏州大学附属第一医院的江飞等进行了氩氦刀冷冻治疗与手术切除、肝动脉化学栓塞术的临床效果评估，结果显示氩氦刀冷冻治疗与手术切除在治疗疗效方面没有显著差异。针对原发性肝癌，氩氦刀消融与肝动脉化学栓塞术的联合治疗可提升患者的1年期平均生存率。

近期，一项关于氩氦刀冷冻消融联合经导管肝动脉化学栓塞术治疗巨大肝癌的研究显示，相比于单独的肝动脉化学栓塞术治疗，氩氦刀冷冻消融联合治疗组的第一年、第二年、第三年的生存率分别为81.8%、56.8%和36.5%，显著高于单一栓塞术治疗组的60.4%、35.4%和14.6%。两组患者在治疗前免疫功能无明显差异，治疗后，氩氦刀冷冻消融联合治疗组的免疫功能指标（包括$CD4^+T$细胞、$CD8^+T$细胞与NK细胞等）均高于单一肝动脉化学栓塞术组，表明氩氦刀冷冻消融联合的疗效与免疫系统的激活功能良好。

张志田等利用MRI技术评估了16例氩氦刀冷冻消融治疗前列腺癌患者的临床疗效。结果显示，术后1个月，冷冻消融范围覆盖90%以上，消融效果满意；6个月后，前列腺明显缩小，未见明显复发指征。

氩氦刀治疗肿瘤临床适应证广泛，禁忌证包含出、凝血障碍，严重的脏器功能障碍，胸腹水，毗邻重要的血管、胆管、神经或器官等。低温消融治疗的并发症可包括气胸、发热、出血、胸腔积液、休克、冻伤、种植性转移等。术后的并发症受到穿刺的精准性、无菌环境、冷冻消融循环数、冷冻面积、患者自身健康状况、医生的操作手法等影响。手术治疗前的并发症预防与术后的积极并发症处理极为重要。

具有我国自主知识产权的海杰亚公司生产的康博刀自上市以来，已在国内100多家医院推广应用，并取得了许多重要进展。目前，已应用于临床中肺癌、肝癌、乳腺癌、肾癌、胰腺癌、骨肿瘤和软组织肿瘤的消融治疗，过程安全，效果确切，治疗优势明显。2020年，针对肝癌、肺癌的临床治疗发布了统一的专家共识。河北医科大学第一医院的安永辉教授开展了利用康博刀冷冻系统与氩氦刀冷冻系统治疗的效果评价，选取年龄为18～81周岁的81例中晚期非小细胞肺癌患者作为受试组，证明了超低温液氮康博刀对于中晚期非小细胞肺癌的疗效非劣于氩氦刀冷冻系统。Yang等也进行了类似的研究，对比了康博刀与氩氦刀治疗设备针对Ⅲ～Ⅳ期非小细胞肺癌的疗效与安全性，研究结果表明两者冰球覆盖率都可超过98%，康博刀与氩氦刀的病变控制率分别为97.6%和95%，证明了康博刀消融设备在疗效与安全性方面不劣于氩氦刀消融设备。

胰腺癌发病隐匿，早期诊断困难，初次诊断时往往已错失了手术治疗的根治机会。针对不可切除性胰腺癌，目前主要以化疗为主，副作用大，治疗效果不佳。自2020年起，南京医科大学的钱祝银教授首次尝试利用康博刀系统的冷热消融技术治疗不可切除性胰腺癌，并探索出一套新型治疗方案。近期，该医疗团队开展了利用冷冻消融和冷热复合消融，针对不可切除胰腺癌的临床安全性和有效性的对比试验，收集了符合条件的100余例临床病例。结果发现，与单纯冷冻消融相比，冷热复合消融治疗的出血量更少，术后产生并发症的概率和严重程度更低。消融后，患者术后1年的生存率高于单一冷冻消融患者。高低温消融治疗不可切除胰腺癌，在并发症控制、出血缓解、肿瘤抑制等方面疗效显著。目前，针对此类恶性肿瘤，临床治疗手段还十分有限，高低温复合消融疗法取得了令人鼓舞的临床疗效，其生物学效应、免疫激活能力与疼痛缓解效果还有待更深层次的探索。另外，联合化疗、免疫疗法等治疗模式有望进一步提升治疗效果，提高患者的生活质量，延长生存时间。

第二节　红外加热技术

红外辐射治疗可通过红外光的生物调节作用，引起机体的光热或光生化反应实现疾病治疗，已发展成为重要的生物医学技术手段。红外辐射具有显著的消炎、缓解疼痛、促进伤口愈合、促进组织再生等疗效，针对心脑血管病、烧伤、急/慢性伤口愈合、腰椎间盘突出症、类风湿关节炎、腰肌劳损等，低剂量红外疗效显著。由于具有安全性高、无创、价格低廉等优点，红外治疗在临床与家用理疗中应用广泛。在肿瘤微创治疗领域，红外技术结合小分子药物、纳米材料、靶向技术等，已发展为重要的临床治疗和诊断手段，其中主要包括红外光热治疗、红外光动力治疗与红外荧光成像等技术。作为生物体的"透明窗口"，红外辐射技术安全性高，透射距离深，可有效提升肿瘤杀伤效果，是除手术、放疗、化疗外重要的绿色肿瘤治疗方法，极具生物医疗潜力。接下来笔者将就红外辐射治疗的生物学效应、肿瘤治疗机制、红外光响应材料、红外肿瘤治疗及成像技术、红外治疗操作要点等做进一步介绍。

一、红外光的生物学效应

任何低于绝对零度的物体都会向外辐射电磁波，主要表现为向外辐射红外光。由于温度和表面形貌的差异，向外辐射的红外光也多种多样。人体的辐射波长峰值大约在9μm，辐射范围为2～15μm，主要位于远红外波段。红外波长范围为0.75～1000μm，分为近红外、中红外与远红外。一般来说，近红外波长范围为0.75～2.5μm，中红外为2.5～5μm，远红外为5～1000μm。不同研究中波长区间略有区别，也有直接将红外光分为近红外和远红外的分类方式。

红外光作为一种电磁波，与人体的相互作用主要包括反射、透射、折射与吸收等。由于红外光的波长较长，能量较低，一般与生物组织作用难以完成物质从基态到激发态的跃迁过程，主要引起物质中分子的振动或转动等。一方面，可产生热效应使生物组织升温，另一方面，可通过蛋白质、核酸等生物大分子中的键能改变调控生物大分子的活性及生物化学反应，起到光生物调节的作用。红外理疗中，照射浅表血管可将热量带到全身及远端组织，局部组织的温升可直接提高组织温度，加速血液循环，增加局部氧和营养物质的供给，有助于提高人体免疫力与组织的恢复与再生能力，以非接触形式施加到烫伤或烧伤等患处还可有效降低感染的发生。

人体对红外光的吸收、反射等作用与红外光的波长和组织成分有关。以皮肤为例，对中、远红外光的反射较少，主要以透射和吸收为主，而中、远辐射的皮肤穿透能力较差，主要被表层皮肤所吸收。对近红外光来说，该波段红外光的透射能力较强，常常可透射到组织深部，这也是红外光用于肿瘤消融、光动力治疗的一大优势。在红外肿瘤消融中，为了提高红外治疗温度，研究者开发了一些具有光热转换效果的红外增敏剂，可显著提高组织局部的温升，对肿瘤治疗效果显著。另外，由于近红外光的穿透能力随波长而增加，可通过波长调节提升组织的治疗深度。比如，开发对红外二区敏感的光热增敏剂可达到组织深部精准加热的效果。

低能量红外光不会对人体产生过度刺激，在未有生物材料参与的近红外治疗中，红外辐射控制表皮所产生的温升在38℃左右，具有消炎镇痛、促进伤口愈合、增加免疫力等疗效。在肿瘤热消融、光动力治疗中，需严格控制治疗区域外健康组织的温升，避免对正常生物组织产生热损伤和光损伤。

根据基尔霍夫辐射定律，可以发射红外辐射的物体也是红外辐射的吸收体。当外部红外辐射波长与人体自身辐射波的峰值波长匹配时，可产生共振现象，远红外光可以与人体产生共振，有助于其发挥生物调节作用。远红外光可被皮肤表皮层、真皮层所吸收，产生热效应，改善血液循环，促进新陈代谢。

二、红外肿瘤治疗机制

近红外肿瘤治疗具有无创性、可控性与精准性，根据治疗原理、引入生物材料的不同，可分为光热治疗与光动力治疗，两者都离不开生物内源性或人工合成的先进功能材料，在众多基础研究、临床试验中已经证实其具有较好的肿瘤清除疗效。由于生物医学材料的引入，可实现肿瘤的靶向、高效清除，借助于生物材料与近红外光的相互作用，材料积累部位可产生明显的光热、光化学反应，由于对近红外激光能量的控制，周围健康组织的光生物反应基本可忽略不计。

光热治疗一般需要引入对红外光敏感的光热生物材料，其可在光照下产生温升，使肿瘤局部产生高热区域，而未有光热材料浸润的区域不会产生高热，由此实现红外微创消融。从分子层面上看，受红外辐射激发，光热材料可发生散射、反射与吸收等光学现象。其中，被材料吸收的红外光可激发材料至激发态，在从激发态弛豫回基态的过程中可以非辐射热产生的形式释放。其肿瘤治疗机制与射频消融、微波消融等其他高温消融技术类似，主要包括细胞坏死、凋亡等直接细胞损伤，亚细胞水平中关键分子、蛋白、酶等活性、功能的抑制以及间接触发的免疫学效果等。红外消融效果主要与光热材料的光理化性质、温升性能、靶向效果与循环、代谢动力学等相关。其中，光热材料在肿瘤靶区的高效聚集是光热治疗有效的关键。目前，肿瘤治疗中提升材料积累的方法包括被动靶向技术与主动靶向技术。被动靶向技术主要指高渗透长滞留效应（EPR），其原理是利用肿瘤组织中较大的细胞间隙，血流中特定尺寸的物质会更容易进入肿瘤组织内，实现聚集与滞留的靶向。主动靶向技术则依赖于生物材料与生物组织的特异相互作用，通过引入靶向的分子、抗体、多肽甚至生物源性细胞膜等功能性生物材料，利用配体与受体的相互作用等，实现血流中大量分散的材料在靶区的主动、高浓度聚集。

光热响应材料还可实现肿瘤的特异性成像。受光能激发的光热响应材料可从基态升至激发态，激发态的分子不稳定，在回到低能态的过程中可向外发射光子，用于荧光成像，实现肿瘤靶向过程中光激发的荧光可视化。另外，光热响应材料在近红外光下可产生局部温升，组织热膨胀产生声波，光声成像也能用来评估材料在肿瘤组织中的靶向聚集和肿瘤形态等情况。光声成像效果受材料浓度与光热转换效率影响，一般可通过提高材料的光热转换效率改善光声图像效果。成像的深度受近红外波长调控，随波长增大成像深度增加。

光动力治疗需要引入受特异波长光激发的光敏剂，在氧分子的参与下，可通过光化学反应产生活性氧物质（ROS）或其他自由基，对细胞造成不可逆损伤。与光热治疗相比，关于光动力治疗的研究更早，临床应用也更加成熟。在研究生物体的选择性光热作用时，科学家发现了生物体中的黑色素、血红蛋白等选择性光吸收现象，由此开启了最早期皮肤、血管的光动力治疗。在分子层面，光敏剂受光辐射跃迁至激发态后与氧分子反应可形成单线态氧，与质子或电子接触可形成自由基离子，与氧进一步反应生成羟基自由基、过氧化氢等毒性产物，诱导细胞损伤。光动力治疗的肿瘤损伤机制主要包括直接细胞杀伤，微血管循环阻滞与免疫反应激活。光敏剂受外部光源激发可产生ROS，通过氧化亚细胞水平的蛋白质与氨基酸，直接对细胞内的线粒体、膜结构等造成不可逆损伤。也有研究表明，ROS通过改变线粒体膜电位，由半胱天冬酶级联的激活，可诱导细胞凋亡。不仅通过死亡配体与同源细胞表面的死亡受体结合途径，也可通过细胞外途径，激活半胱天冬酶，触发细胞凋亡过程。当光敏剂被吞噬到细胞内部时，可有效诱导出以上细胞凋亡、坏死程序，当光敏剂靶向肿瘤血管时，其可通过损伤血管表面内皮细胞的形式造成微循环阻塞与血栓形成，也可通过类似肿瘤栓塞效应，抑制肿瘤营养与氧气的供应。最后，光动力疗法还可在治疗中诱发急性炎症等免疫反应，通过募集白细胞等免疫细胞，分泌细胞因子、生长因子、过氧化物酶等炎症因子，抑制肿瘤进展。

传统的光动力治疗中开发的光敏剂大都是紫外光或可见光响应型分子或染料，其生物组织穿透深度不够，只能治疗一些皮肤或浅表性疾病。近红外光动力治疗的引入，可极大提高光能量的透射，增加治疗深度，使更多实体瘤的光动力治疗成为可能。相比紫外光与可见光辐射，近红外光辐射能量更低，安全性高，在生物组织的透射深度可达到几厘米。近红外波长穿过的正常组织几乎不会产生任何光损伤。目前，研究较多的是响应波长介于750～950nm的近红外波段的光响应型生物材料，为进一步提升治疗范围和应用范式，可开发波段介于950～1700nm的近红外材料，该段近红外光在生物组织浸润深度更深，允许曝光强度更高，背景干扰低，分辨率高，可扩展光热治疗和光动力治疗范围，极具生物医学开发潜力。

由于近红外辐射的安全性，受激分子发射出的红外荧光也可作为手术或诊断的辅助成像手段。人体的近红外波段几乎没有自发荧光，对近红外波段的利用极大地避免了背景噪声，并可提升信噪比，与临床上的CT、MRI等设备在成像原理和效果上有区别，联合应用彼此相得益彰，能为临床疾病提供更加丰富的诊疗信息。

三、红外光响应型生物医学材料的进展

近红外光热肿瘤治疗、近红外光动力肿瘤治疗的效果主要依靠光热响应材料作用。材料的光物理、化学和生物性能将直接影响其光吸收能力、光热转化能力、光稳定性及靶向能力与量子产率等。开发具有高摩尔消光系数、高量子产率、高生物安全性和稳定光响应能力的生物医用材料一直是该领域的研究重点。

近红外光热材料能将近红外光能量以无辐射产热的形式释放，在肿瘤局部产生温度梯度。目前所开发的光热转换材料种类繁多，包括有机材料、金属材料、无机碳材料、纳米材料与复合材料等。

有机材料主要包括有机小分子和共轭聚合物。小分子类具有光热转换性能的一些典型材料包括吲哚菁绿（ICG），二酮吡咯并吡咯（DPP）和酞菁等。由于这些材料在红外波段具有明显吸光特性，许多氰化物、花菁染料被开发为光热转换剂。值得一提的是，ICG作为已被FDA批准的成像类药物，在光热治疗中效果显著。共轭聚合物的一些典型材料包括聚吡咯（PPy），聚苯胺（PANI）等。总体来说，有机光热转换材料的生物安全性高，结构可调，具有独立的光学特性，但光热稳定性较弱，在光照下易受光漂白影响，在体循环时间短，基本不具有靶向性。

金属材料中开发的光热制剂种类丰富，包括金属金、银及其他液态金属等。其中，金纳米材料表面存在局域表面等离子共振（LSPR），近红外光照后，表面电子集体振荡导致其独特的光吸收特性。金纳米材料的光热特性受材料尺寸、形态的影响，一般来说，在10～200nm范围的金纳米颗粒可以产生LSPR现象，其中粒径较小颗粒的光吸收/散射比更大，利于作为光热转换剂。研究者开发出各种形状的金纳米颗粒，包括金纳米球、金纳米棒、金纳米笼、金纳米星和金纳米壳等，

这些金纳米材料表现出连续可调节的光吸收特性及优异的光热转换特性，还可根据需要在其表面功能化以实现靶向功能、联合治疗等目的。由于金材料的惰性和异质性，其在体内不可降解，阻碍了其临床转化进程。最近，液态金属材料作为一类优异的新型功能材料受到学界重视，良好的光热特性、形状可调以及具有生物安全性使其成为有潜力的光热转换剂，与金的区别是，液态金属材料具有可生物降解特性，利于相关的生物医学应用。

碳纳米光热转换剂包括碳纳米管、石墨烯和富勒烯等，其因具有良好的导电性、易于功能化、高比表面积和优异的光学特性已经被探索，并应用于光电传感器、能源材料和生物医学中。材料的长期安全性和在体的循环及代谢情况还需要更深入的研究。

由于单一光响应材料难以满足应用的需要，复合材料和纳米复合材料在光热转换领域应运而生。复合策略繁多，往往根据研究需要和具体疾病类型，由研究人员设计。有机材料和无机材料的复合可改善无机材料的毒性和疏水性，有机材料与纳米材料的结合可改善材料的水溶性，增加靶向能力等。

光动力治疗的光敏剂主要分为有机光敏剂和无机光敏剂。近红外响应型有机光敏剂的开发策略依靠对传统光敏剂的改良，比如硼二吡咯甲烷（BODIPY）虽然具有良好的光稳定性和高摩尔消光系数，但其激活的辐射波长主要位于可见光波段，经过对其核心官能团的修饰，可使其吸收波段发生红移。酞菁衍生物具有与卟啉相似的化学结构，由于对红外波长的选择性吸收，基于此类物质的光渗透深度要比卟啉的光渗透深度高一倍。目前，一些典型的有机光敏剂包括硼二吡咯甲烷衍生物、菁类染料和酞菁衍生物。菁类染料中最具代表性的ICG在780nm处有显著吸收，许多光热、光动力治疗和光声、荧光成像等都基于此进行开发。无机光敏剂主要包括金属纳米颗粒、金属氧化物材料和富勒烯等。许多无机光敏材料都来自光热转换剂，如金纳米材料、碳纳米管、氧化石墨烯等。与有机光敏剂相比，它们具有可调控的光吸收波长、高摩尔消光系数、高光热稳定性和肿瘤靶向性等优势。

除了直接开发近红外光响应治疗性生物材料，引入上转换材料则可以间接激发传统光敏剂。上转换纳米粒子表现出反斯托克斯过程，可被低能量的红外光激发，辐射出高能量的紫外光、可见光等。该过程不仅高效利用了传统光敏剂，还通过上转换材料拓展了其光浸润深度和治疗效果。

光学生物材料在受激发后以辐射的形式释放荧光，人眼不可见的红外荧光成像是重要的临床成像技术，可用于前哨淋巴结映射、肿瘤的影像学检查与重要生理结构成像等。目前FDA批准的近红外造影剂是ICG。另外，临床上应用的可见染料亚甲蓝，其红外荧光造影的临床研究也在进行中。原卟啉（PpIX）的荧光发射峰位于近红外范围，其在上皮和肿瘤组织可作为恶性肿瘤造影剂。

四、红外肿瘤治疗及成像技术

红外肿瘤治疗和成像技术在生物诊疗领域极具潜力。一般地，红外光响应型生物材料通过静脉注射，一些通过主动、被动靶向聚集于患处，进而在红外辐射下实现光热或光动力治疗。目前，尽管纳米材料的开发和许多传统光敏剂的结合已经促成了一系列极有潜力的肿瘤抑制和诊断技术，但被批准用于临床的生物制剂还是十分有限。21世纪初，近红外光响应型金纳米材料已进入临床试验阶段，包括二氧化硅包裹的金纳米材料作为光热治疗制剂用于动脉硬化的治疗。由于对纳米材料与生物体相互作用模式和机制理解不完全，整体近红外响应型纳米材料的临床转化进展缓慢。

受红外光激发的已被FDA批准的ICG，其光热治疗和光动力治疗也在各种基础研究和临床研究中被广泛探索。尤其，为了增强肿瘤清除效果，将光治疗（包括光动力和光热治疗）与化疗、放疗和新兴的免疫治疗等联合应用。利用临床的ICG造影剂进行肿瘤成像，在乳腺癌、结直肠癌、黑色素瘤等恶性肿瘤中取得了令人鼓舞的进展。红外造影剂可在术中识别肝脏病变，对结直肠肝转移进行清晰可视化，标记如恶性脑胶质瘤等神经外科的恶性病变，对重要生理结构进行成像，避免术中的医源性损伤，已经发展为新一代医用影像技术。

早期的光动力治疗在临床中用于头颈部肿瘤、

膀胱癌、皮肤癌和肺癌等。相关的光敏剂，如血卟啉、原卟啉、苯卟啉等，早在20年前就被批准用于临床，肿瘤抑制效果良好。对于体内深部肿瘤，如乳腺癌、结直肠癌、脑肿瘤、前列腺癌和胰腺癌等，可见光和紫外光激活的光敏剂还不能达到其在体位置，一些红外光敏剂的临床转化受材料红外光响应、量子产率、摩尔消光系数、血液循环和代谢、循环半衰期、长期生物安全性等因素影响，试剂的开发与临床转化较慢。

五、红外治疗操作要点

红外治疗需要选择合适的波长、辐照强度、暴露时间、频率等，才可获得较好的疗效。目前，许多红外治疗的研究还未进入临床试验。红外治疗时应注意选取合适的波长和光照功率，注意控制红外辐射仪与照射部位的距离。在治疗前最好对照射部位进行消毒，针对创口部位需要清洁消毒，更换或清理敷料。治疗中避免不必要的身体移动，在红外光接近眼部照射时，需要注意对眼睛的防护。

第三节　激光热疗技术

一、发展简史

激光是20世纪中叶以后近几十年内发展起来的一门新兴科学技术，其具有单色性好、能量高、高相干性等诸多优势。20世纪60年代为基础研究阶段。20世纪60年代美国贝尔实验室的物理学家Maiman研制出了第一台红宝石激光器，自此激光开始应用于医学诊疗领域，其中美国的Mceff等开始了激光治疗癌症的研究。20世纪70年代为临床广泛研究应用阶段，此期国外发表在各领域杂志上的激光临床应用的论文平均每年约有70篇，商品化的医用激光机的销售数量和销售金额逐年呈直线上升趋势，平均每年销售金额达数千万美元，掀起了一场全世界范围的激光医疗热。至70年代末期，在我国已用氦氖激光、二氧化碳激光、红宝石激光、铝石榴石激光及其倍频激光、氮分子激光、氩离子激光、氪离子激光、氦镉激光和染料激光等十种常用的医用激光治疗遍及临床各科

的250多种疾病，有近100万位患者接受了激光治疗。80年代后"激光医学"已形成一门新兴的边缘学科，激光新技术比较成熟地用于医学研究、诊断和治疗疾病等方面，并形成了一支庞大的从事上述工作的专业化队伍，这是激光医学新学科形成的重要标志。现国内外已有激光医学方面各种级别的专门的学术组织机构及其相应的学术刊物，各种学术会议也已国际化、专业化、定期化。

强激光完成切割、凝固等消融时具有实现精准定位、降低出血风险的优势。低强度激光具有刺激机体抗炎、缓解疼痛、提高免疫力的作用。随着科技进步的逐渐加快，激光医学的发展方兴未艾。目前，激光医学已发展成为一门独立的学科，从最初的眼科治疗拓展到涵盖普通外科、耳鼻喉科、口腔科、皮肤科、整形科等几乎所有的临床科室的常规诊治，在现代医学中扮演着不可替代的角色。不仅如此，激光医学还发展出光动力治疗、激光针灸、激光理疗、激光美容与激光防护等许多新兴分支方向，为医学发展、学科交叉和普及推广起到重要的推动作用。接下来笔者就激光的产生原理及生物学效应，激光对人体的作用，医用激光器，医用激光治疗，激光的临床应用与防护等做进一步介绍。

二、激光的产生原理及生物学效应

激光是具有单方向、单颜色、高能量的相干光束，这些特性导致了激光在临床应用中的诸多优点。在20世纪初，爱因斯坦提出了受激辐射理论，这也是激光产生的本质。粒子的能量不是一成不变的，组成物质的基本单元原子存在一系列不连续的能级。最小能级定义为基态，当受外部能量刺激时，粒子处于更高的激发态。但处于激发态的粒子不稳定，可很快地从激发态跃迁回基态，此时能量可以通过向外辐射光子的形式释放。一般，物质中大量粒子处于基态，少量处于激发态，维持着一种动态平衡。由于激发态的能级也可能不同，所以粒子向外辐射的光子能量（频率）也会不同。受激辐射理论表明，当外部的光子能量接近高能级的粒子，且频率正好与粒子跃迁到低能级所释放的光子频率相一致时，粒子受到能量激发可以发生跃迁，同时向外辐射一个与外来

光子完全相同的光子。如此可诱发更多的高能级粒子发生跃迁，产生同频的辐射光。

激光照射生物组织可产生一系列生物学效应，大致包括激光的热效应、激光的光化作用、光的压强效应与电磁效应。

1. 激光的热效应　激光是一种电磁波，当其作用于生物组织时，若不能激发粒子产生能级跃迁，则能量会转变为分子的热运动，可表现为分子的振动或转动。当其频率刚好符合粒子跃迁条件时，可激发生物分子或其中原子跃迁到激发态，能量可通过热量的形式向外辐射，也叫无辐射跃迁。另外，激光具有波粒二象性，与生物大分子相作用时，可发生碰撞产生热量，受激的分子也可与周围分子相互碰撞产生热运动，将动能转化为热能。以上几种形式可使生物分子等产生温度变化，造成组织局部温升。由于激光的能量较高，这种温升可以十分剧烈，例如可做组织的热切割，其功率高，方向性好，切割的精度高，高温致蛋白质快速凝固还可有效减少出血。热效应与激光的频率有关。可见光和紫外光的频率较高，可以激发分子到激发态，产生能级跃迁。而红外光的频率低，能量小，与生物组织作用后被吸收，以热能的形式释放，因此热效应更为明显。

2. 激光的光化作用　激光作为一种外部激励的能量，作用于生物分子还可造成化学键的断裂或新化学键的形成，也叫激光的光化作用。从微观角度看，粒子从高能态跃迁回低能态，能量可以转变为生物分子的振动或转动，激发化学反应发生。激光能量可以直接促进形成新的稳定产物，产生一些具有生物活性的中间产物，或者在特定物质存在下激发化学反应的发生，如光敏化作用。常见的光化反应有光分解、光氧化、光聚合、光敏化、光致发光和光致同位素分离等。分解、氧化与聚合等化学反应可直接造成新物质的生成。光敏化需要光敏剂的参与，常见的有呋喃香豆素、含铁离子的化合物、血卟啉等，它们起到类似催化剂的作用，可诱发化学反应，产生如活性氧等物质。

3. 光的压强效应与电磁效应　光是一种粒子，当照射到生物组织上时，可对生物组织产生一定压力而造成压强的变化。麦克斯韦在19世纪末提出了光的压力作用，也叫光辐压。但直到20世纪

60年代具有高强度和高精准度的激光器面世，才在实验中证明了光辐压的存在。贝尔实验室的Ashkin率先提出利用光压操纵微小物体的想法，并成功地在实验中观察到激光可限制水中乳胶颗粒的运动，通过对小球施加激光还可推动其进行加速运动。用高聚焦光束可形成稳定的三维能量阱，将粒子束缚在其中，由此衍生出用光操控微小物体的技术，称单光束梯度力阱，也称光镊技术。发展至今，光镊技术具有高精度、无损害等优势，在生物医学领域发挥着重要的作用，可完成捕获、分选、精微力学测量等操作，是精准操纵亚细胞细胞器、染色体、细胞蛋白质等的重要手段。当光照射于生物组织上时，还可由于热膨胀、气化等产生组织的反冲压力、膨胀压力与气化压力等对生物组织造成损伤。

生物体离不开电，细胞膜内外维持着一定的离子电势差，神经冲动引起膜内外的电势变化，又可继发引起神经递质的释放。激光作为一束电磁波，可引起生物组织的电磁变化。高强度、高能量的激光与生物组织作用，能引起分子的电致伸缩、振动，产生受激拉曼散射与受激布里渊散射等。

三、激光对人体的作用

生物组织具有立体性，而非平面结构，当一束光照射到生物组织表面时会发生反射、折射、散射、吸收、透射等，这些作用不仅与光的波长、强度有关，还与生物组织的光学特性息息相关，也决定了激光的作用范围与治疗效果。

皮肤是人体最大的器官，几乎覆盖了人体的表面，同时也是与激光作用较多的器官，所以了解皮肤的生物光学特性十分必要。皮肤主要由角质层、表皮层、真皮层组成，表面分布有密集的毛孔与汗腺结构，微观下可见凹凸不平的微结构，光照射以漫反射为主。反射率与光的波长相关，可见光与近红外光的反射较高，而紫外光和波长长于$2\mu m$的远红外光的反射率则较低。另外，反射率与皮肤颜色也有关，黑色皮肤的反射率较低。除反射外，还有一部分光会被皮肤表面吸收或穿透到组织内部。波长较低的紫外光大都被皮肤吸收，波长为$0.28\sim0.32\mu m$的紫外光有10%的能量

可以穿透角质层到达真皮层。部分紫外光与可见光和近红外光（波长为 $0.34\sim1.4\mu m$）都可穿透到真皮层，波长超过 $0.14\mu m$ 的光难以透过皮肤。

水占据人体质量的 75% 左右，水对 $1\mu m$ 的光吸收较少，对 $10\mu m$ 的光有强吸收，因此 CO_2 激光器常用作外科手术，皮肤对该激光有良好的吸收，激光穿透深度浅，易于实现切割、气化等手术操作，但凝固效果差，而 Nd：YAG 激光器穿透深，皮肤吸收少，可实现凝固等操作，但气化与切割效果不佳。

医生在利用激光治疗皮肤相关的疾病时，发现治疗区常常会产生瘢痕组织，从而限制了激光在皮肤治疗领域的应用。随着研究的深入，在 20 世纪 80 年代，Anderson 与 Parish 提出了选择性光热作用理论。他们认为皮肤、血管可以选择性地被外部激光破坏，只要外部激光的波长、能量等选择合适，就可以实现仅破坏病变组织，周围健康组织则免遭破坏。

皮肤的表皮层中存在黑色素细胞，可以分泌黑色素颗粒，它们对紫外和可见波段的光有较强吸收能力。一般来说，黑色素对波长越短的光吸收能力越强。一部分黑色素颗粒还可以通过角蛋白细胞被传递到皮肤表面，由于黑色素在表皮的沉积保护了皮肤表面免受紫外光的损害。另外，在血液中广泛存在的血红蛋白也存在光谱特异的吸收峰，主要在 $0.4\sim0.6\mu m$ 的波长范围内，当它们吸收特定波长的光，光热效应可直接引起蛋白质的凝固坏死，通过热量传递还可造成血管中血液温度升高，对血管内皮细胞造成不可逆的损伤。因此，可利用病理性沉积物、血红蛋白等有选择性的吸光性，治疗皮肤与血管性病变。

除皮肤外，眼睛也是暴露在外的重要器官，它们能接收可见光，在视网膜成像，为人体带来视觉体验。眼睛包含角膜、房水、晶状体、玻璃体等结构，由于生理结构不同，它们与激光的作用模式和皮肤也不尽相同，比较重要的作用模式是吸收与透射。眼睛对光的反射与入射角有关，当入射角小于 40° 时，眼睛对光的反射极小，可以忽略。角膜可对波长短于 $0.295\mu m$ 的紫外光完全吸收，对可见光不吸收，对中红外和远红外光可部分吸收。角膜部分不吸收的光可穿透角膜到达晶状体及深层结构，晶状体主要吸收近红外波段的

光，不吸收可见光，这就是为什么可见光可一路直达眼底视网膜，让人类可以看到清晰的图像。

四、医用激光器

激光产生需要物质中处于激发态的粒子向基态跃迁。但由于物质本身处于高能级激发态的粒子数不多，所以产生激光的条件还需要外部激励，将物质中大部分的粒子激发到高能级处。由此，能够受激励而产生激光的物质构成了激光器的重要工作物质。

医用激光器可根据工作物质分为氦-氖激光器，二氧化碳（CO_2）分子激光器、掺钕钇铝石榴石（Nd：YAG）激光器，半导体激光器等。不同工作物质激光器的激励形式不同，可以产生的激光波段不同，用途也不尽相同。比如，氦-氖激光器可输出从可见光到红外波段的激光，常用的有 543nm、644nm、640nm 等，可用于激光理疗、激光针灸与光动力治疗等。CO_2 激光器主要输出波段在 10.6μm 的中红外激光，常被组织吸收而产热，可用作外科手术或激光理疗等。Nd：YAG 激光器主要输出波段是 1.06μm 的红外光，组织穿透力好，适合深部位置的手术。

五、医用激光治疗

（一）强激光

强激光可直接对生物组织进行切割、凝固、气化等，效果确切，属于无菌操作，可代替外科的手术治疗，具有精准性、减少出血、非接触等优点。由于其减少了外科手术器械的介入，可降低术中的感染风险，并且由于切口精准、出血少，还可在肿瘤切除中减少肿瘤细胞的血源性转移和扩散。发展至今，其与介入治疗、腹腔镜等内腔治疗联合应用，可降低手术风险。

另外，激光还可在组织有氧条件下，在光敏剂的参与下发生光化反应，诱导产生活性氧等产物，达到治疗良、恶性肿瘤的效果。由于其不需要开刀，没有显著的副作用，是一种新型肿瘤微创疗法，也被称为肿瘤的"绿色疗法"。光动力治疗中需要合适的光敏剂与激光器。光敏剂由最开始的血卟啉衍生物（HPD），发展至今已经拓展到

第二代光敏剂，主要是合成的芳香类化合物，这些化合物具有良好的肿瘤特异性，更利于深部肿瘤的治疗，而且副作用小，体内代谢快。

（二）弱激光

这种功率的激光不会直接引起生物组织损伤，借助理化因子、电磁场响应、免疫刺激与刺激的积累效果等发挥治疗作用，临床上可起到刺激血红蛋白合成、影响肠绒毛运动、促进伤口愈合与组织再生、缓解疼痛等作用。但其产生的效果是促进或抑制生理、生化反应，具体情况与所施加激光的波长、辐照形式和辐照时间相关。尽管有许多弱激光治疗机制的理论涌现，但还未达成统一共识。弱激光治疗已发展出血管内激光照射、血管外激光照射、激光针灸与局部辐照等多种方式，因具有操作简单、应用方式安全、有效性高等特点而被较广泛应用。

六、光动力疗法

光动力疗法（PDT）是非侵入性疗法。该治疗方法是使用无毒光敏剂和无害特定波长的光与氧气结合，产生细胞毒性活性氧，通过凋亡和（或）坏死杀死恶性细胞，关闭肿瘤微血管并刺激宿主免疫系统。PDT可引起急性炎症、热休克蛋白表达、白细胞侵袭和浸润肿瘤，有增加肿瘤衍生抗原向T细胞呈现的可能。其作用基础是一系列复杂的光化学反应，包括激光激发光敏剂、处于激发态的光敏剂与周围氧的能量传递、单氧态和邻近生物大分子发生氧化反应，达到治疗肿瘤的目的。这种治疗所使用的光敏剂具有高反应性和短寿命特点，光细胞毒性反应只发生在病灶组织内光敏剂分布区域，破坏具有高时空选择性。目前光动力疗法在腔道肿瘤的临床应用已得到发展，主要包括消化道、呼吸道和泌尿道肿瘤；也适用于根治性治疗Barret食管。

七、激光的临床应用及防护

根据激光功率与临床治疗目的的不同，激光的临床应用可分为强激光应用、光动力学治疗与弱激光应用等。

强激光不仅与激光器本身的功率能量有关，主要指可直接引起生物系统不可逆损伤的一类激光。弱激光与之相反，较为温和，不会直接对生物系统造成损伤，而是对机体产生某种刺激作用，对疾病有一定的防治和理疗效果。光动力疗法是非侵入性疗法，通过使用无毒光敏剂和无害特定波长的光与氧气结合，经一系列复杂的光化学反应，包括激光激发光敏剂、处于激发态的光敏剂与周围氧的能量传递、单氧态和邻近生物大分子发生氧化反应，从而达到治疗目的。

强激光以激光热效应作为治疗基础，通过直接对生物组织进行切割、凝固、气化等作用方式，在外科手术中能够实现精准切割，可用于切割皮肤、肌肉、骨骼、脏器、肿瘤与碎石等；温度较低时可对血管瘤、胃出血、痔疮等出血点等进行凝固封闭，还可对神经、血管等进行焊接操作。需要注意的是，当温度较高超过100℃时组织发生气化，强激光可用于直接清除病变组织。强激光目前在临床中可广泛应用于皮肤科、妇科、泌尿外科、烧伤科、骨科、眼科等，实现包括膀胱结石、白内障、眼底疾病、痔疮等多种良性疾病的治疗；还可用于肿瘤切除，由于其高热特性，术中能够减少肿瘤细胞的血源性转移和扩散。这类治疗效果确切，属于无菌操作，具有精准性、减少出血、非接触等优点。由于减少了外科手术器械的介入，可降低术中的感染风险，发展至今可与介入治疗、腹腔镜等内腔治疗联合应用，以降低手术风险。

操作时需要注意的是，当利用激光气化治疗时，组织区内可产生雾气，影响医生视线，需要及时清理产生的蒸汽和尘雾。尤其在切除肿瘤时，若不及时清理残留组织，就有种植性转移风险。对于激光切割时，有组织燃烧风险时需要利用非可燃性气体（如CO_2等）阻燃。由于激光具有高功率、单方向性等特点，需要注意反光性器具的使用，避免对健康组织与医护人员造成伤害。

值得一提的是，由于选择性光热理论的提出，强激光皮肤治疗可以只针对病灶组织，利用激光的光热效应使病理性颗粒沉积物等迅速加热，经历膨胀、碎裂等形成小碎片，随后被人体免疫系统清除，不仅副作用小，作用温和，不损害周围健康组织，而且疗效显著。选择性光热治疗的适应证包括各类色素增加性疾病、血管性疾病等，比较常见的有太田痣、雀斑、老年斑、文身、鲜红斑痣、血管瘤等。太田痣是一种先天性疾病，主要侵犯面部，严重影响患者的社交与心理健康，激光可以在不产生瘢痕的情况下治愈疾病，已成为太田痣的主要治疗方式。

为了尽可能减小除靶病灶外的健康组织出现热损伤等副作用，需要根据疾病类型和组织的热弛像时间等选择合适的医学激光器加以治疗。一般来说，传统激光器以连续激光向外辐射能量的方式工作，热量可逐渐由靶病灶向周围健康组织传递和积累，造成健康组织的热损伤。调Q脉冲激光的应用成功解决了这个问题。可以根据需要调节脉宽和脉冲间隔时间，使靶病灶充分吸收光能转化成热能，同时使热能无法向周围组织大量扩散。临床中具体治疗时，根据病理性颗粒或色素的深度、颜色选择合适的医用激光器。比如，对于黑色、蓝色文身，比较适合应用694nm的红宝石激光器治疗，红色文身可用调Q 532nm KTP激光治疗。然而，若文身或色素沉积位置较深，可换成波长较长的1064nm调Qd：YAG激光器，增加激光的穿透深度。

通过引入光敏剂，光动力治疗可在肿瘤部位产生大量的活性氧，通过直接造成肿瘤细胞损伤达到靶向治疗的效果，具有选择性高、副作用低、疗效显著等优势。光动力治疗对肿瘤的杀伤机制主要包括活性氧对肿瘤细胞中线粒体、细胞膜等的直接损伤，诱导细胞凋亡以及破坏肿瘤血管内皮细胞而引起血栓等。发展至今，其适应证已经从肿瘤治疗拓展到皮肤血管网络的畸形病，具体包括鼻咽癌、恶性黑色素瘤、食管癌、胰腺癌、鲜红斑痣、银屑病、年龄相关性黄斑变性（AMD）等。我国学者顾瑛等在国内率先对鲜红斑痣进行光动力治疗，临床效果良好，不损伤周围健康组织，为患者带来了福音。

进行光动力治疗前，一般提前2～3天静脉注射光敏剂，使光敏剂选择性聚集到肿瘤等患处，之后根据光敏剂的特异吸收光谱与病患位置深度等选择特定的激光器施以激光辐照治疗。医用激光器的激光波长需要覆盖光敏剂的特异吸收峰，目前所使用的激光器波长一般在500～650nm范围内，主要有氦-氖激光器、半导体激光器及染料激光器等。为提高肿瘤治愈效果，可与手术、放疗、药物治疗、微波治疗等联合应用。在注射光敏剂后需要提醒患者注意避光。临床中的不良反应包括皮肤光毒性反应、局部出血、渗出液、感染等。

弱激光主要靠刺激机体产生治疗效果，具有安全性高、简单便捷等优势。弱激光治疗采用的激光功率不高，一般在毫瓦量级，可通过刺激时间的累积产生光生物调节作用（PBM），改善患者的血液流变学，调控生化、免疫功能，维持组织细胞的功能内稳态，临床上主要治疗外伤感染、急性炎症、浓度血症、穴位刺激、光照理疗等。在光照理疗中，可作为脑损伤、脊髓损伤、皮肤病和牙科疾病、神经性疼痛等的辅助治疗手段。

有研究认为，弱激光治疗对身体健康的个体不产生疗效，反而可有效改善处于亚健康或疾病状态的个体，比如可提高患者血液中活性氧的浓度，改变酶活性，改善血液循环和微循环等。随着临床弱激光治疗适应证的拓展，弱激光治疗展现出对一些老年慢性疾病、神经系统疾病与内分泌系统疾病（包括冠心病、高血压、糖尿病等）的疗效。

在应用激光进行临床治疗时，需要注意对眼睛、皮肤的防护。比如，室内照明足够，可使瞳孔减小，降低可能的激光损害，周围环境尽量避免镜面反射物，注意医疗器械的反光损害。

第四节　磁感应热疗技术

一、概　述

常用的肿瘤热消融方式包括射频消融、微波消融、激光消融、高强度聚焦超声消融等，根据文献报道，国内外应用最广泛的射频消融和微波消融已逐步发展成为可以与传统切除手术治疗肿瘤并选（直径＜5cm）的一种治疗手段。但由于不同技术实现方式有其各自特点，或多或少各自存在着一些局限性，常用的基于能量的消融方式均是通过输入功率和持续时间控制消融过程中的能量，若输入能量和温度控制不当，则会造成组织碳化、消融不完全或过度消融损伤正常组织等严重问题，高强度聚焦超声存在治疗脱靶风险。因而，目前较为广泛应用的肿瘤热消融技术若使用不当，则存在引发严重并发症的潜在风险。由此，新的技术研发与探索一直在进行中。

磁感应热疗是通过各种方法使磁性热介质适形精确分布于肿瘤组织内，并置于交变磁场中，热介质因感应涡流、磁滞损耗、尼尔弛豫（Neel relaxation）等机制而产热，这些热量随即传递到周围肿瘤组织，通过对各种加热参数的控制使治疗区域达到所需要的温度，从而达到杀灭肿瘤的目的。该技术能加大肿瘤与周围正常组织间的温差，大幅提高局部治疗效果；还可激发机体抗肿瘤主动免疫能力，清除其他病灶和阻止远处转移；减轻患者在治疗过程中因正常组织过度加热而引起的并发症。

作为国内外肿瘤热疗领域及其他交叉学科研究的热点，磁感应热疗经过几十年的发展，不仅在理论方面得到完善，活体试验取得了研究进展，磁热疗技术在临床上也进入应用实施阶段。

二、磁感应热疗基本原理

磁感应热疗最早由Gilchrist等在1957提出，当时是为了治疗结直肠癌的淋巴结转移灶，他们将直径为0.02～0.1μm铁磁颗粒注射到狗的肠壁浆膜下层，发现每克淋巴结组织聚集了5mg的磁性颗粒，将其置于强度为200～240Oe的交变磁场中，可以在3min内升温14℃。该研究小组后续又做了一些更深入的研究，均有力地证明了在动物活体内使用磁介质诱导加热治疗选择性栓塞和加热组织是可行的。

（一）产热机制

处于交变磁场中的金属物体会在其内部产生感应电流，也即涡流（eddy current）。涡流的大小同交变磁场的特性、金属物体的大小、形状以及金属材料的组成等因素密切相关，如果金属是磁性的（如铁、镍、钴等铁磁材料）并且其尺寸较大，则金属材料产热的能力将大大增强。

在铁磁质中，相邻铁原子间存在着非常强的交换耦合作用，形成自发磁化达到饱和状态的微小区域，这些自发磁化的微小区域称为磁畴（magnetic domain）。铁磁材料在交变的磁场中反复磁化，磁畴间相互摩擦，产生损耗，这种损耗称为磁滞损耗（hysteresis loss）。

此外，铁磁体反复磁化时磁矢量（magnetic vector）旋转和颗粒本身的状态不断改变，也导致温度升高，这种在反复磁化过程中能量的损失称为尼尔弛豫及布朗弛豫。

一般情况下，将一个磁性材料置于交变磁场内，当其长轴在毫米（mm）水平时，其产热主要是靠涡流；然而，对于直径在微米（μm）级别的磁性颗粒来说，其产热机制有轻微的差别，磁滞产热成为主要因素；对于纳米（nm）磁性颗粒来说，这两种产热机制都减弱了，取而代之的是铁氧化物颗粒的磁矢量旋转和颗粒本身的物理旋转，即尼尔松弛和布朗弛豫。

（二）温度控制

毫米级磁介质（铁磁热籽）是一种特别的混合物或合金，由非磁性金属和磁性金属组成。这种合金所具有的特性是可以限制其最高温度，即居里点现象（Curie point phenomenon），从而达到自动控温的目的。微米级和纳米级磁介质由于居里点现象不明显，需要通过其他参数，比如磁场参数（频率、功率、强度），时间参数，磁介质的量等，来控制磁性材料的产热功率；微纳米磁介质的居里点不明显，但已有研究测得微纳米尺度的居里点现象，但其距离磁热疗使用材料期望的居里点还存在较大的差距。

（三）磁场频率与强度的选择

在磁感应肿瘤治疗时，所采用的磁场范围主要在中低频范围（10～500kHz），选择这一范围主要是考虑到过低频率的交变磁场易产生神经肌肉刺激症状，而过高的频率（如射频所在频率范围）则可产生涡流加热，使正常组织温度也升高。一般用于磁感应热疗的磁场条件为磁场强度H[A/m]和频率f[Hz]的乘积不超过$4.85 \times 10^8 \text{A} \cdot \text{m}^{-1} \cdot \text{s}^{-1}$，对于一些较小的人体组织部分，乘积可以扩大为$5 \times 10^9 \text{A} \cdot \text{m}^{-1} \cdot \text{s}^{-1}$。

（四）磁场的生物学效应

磁场可以根据其强度和方向是否随着时间变化来分为稳态磁场（静磁场）和非稳态磁场（动态磁场），描述磁场的参数有频率（f）和磁场强度（H）。频率f常以Hz为单位；磁场强度H可用国际单位 A/m 表示，也有用奥斯特（Oe）来表示的，二者之间的换算为 1Oe=79.577A/m；磁感应强度（B）的单位为特斯拉（T），也可用高斯（G），$1G=10^{-4}T$。磁场强度（H）=磁感应强度（B）/磁导率（μ）。由于任何生物体都是具有磁性的，因此外加磁场、环境磁场和生物体内的磁场都会对生物的组织和生命活动产生影响，称为磁场生物效应。这种磁场生物效应的性质和强弱，既与磁场的性质和强弱有关，也与生物的种类和受磁场作用的组织等有关。从作用机制来讲，稳态磁场和非稳态磁场都能在机体内引起电动势而作用于机体，但因它们产生的原因有所差异从而导致两类磁场所引起的生物效应也有差异。非稳态磁场又因频率高低不同、作用时间长短不一也会产生不同的生物效应。磁场生物学效应是磁场和生物体两者共同作用的结果，与两者的参数密切相连。磁场参数包括磁场类型、场强大小、均匀性、方向性、作用时间等，机体因子包括机体的磁性、组成、种类、敏感性、血流速度、作用部位等，这些参数都是影响磁场生物学效应的主要因素。磁场的生物学效应和应用如下。

1. 磁场对机体状态的影响　生物体实际是处于一定的环境磁场中，磁场的存在将会引起机体生长、发育、繁殖、摄食和饮水等方面的变化。有研究表明磁场治疗骨病效果良好，如促进骨折愈合、骨形成、加速骨生长以及抑制骨丢失，还可用于关节炎的治疗。明德玉等发现采用 50Hz 低频交变磁场进行骨病治疗，每次 30min、1 次/天、治疗 20 次后其症状及功能障碍均得到明显改善；李梦雪发现交变磁场在改善脑卒中睡眠障碍老年患者睡眠质量及情绪状态方面的疗效优于药物治疗及针灸，有助于其远期恢复并改善预后。

2. 磁场对组织器官的影响

（1）心血管系统：一些研究认为磁场作用于人体后，可以对心血管机能产生明显的调节作用，发挥抗高血压、降血脂、改善微循环、防治动脉粥样硬化和冠心病等作用。陶鹏先等通过观察离体绵羊血液黏度在高强交变磁场中的变化，发现高强交变磁场可能影响血液细胞表面电荷和分子电流的分布，降低细胞的聚集性，从而降低血液黏度。冯品等通过糖尿病雌鼠进行磁场暴露实验发现，中强度稳恒磁场可显著降低糖尿病性动脉粥样硬化大鼠的血脂水平，并改善其血液流变学。

（2）神经系统：神经系统的活动与带电粒子的运动密切相关，容易受到磁场的影响。研究磁场对神经系统的影响可以体外培养的神经细胞为模型，了解电磁活动对其生理活动的影响，也可以利用流行病学调查找出外界磁场和疾病的关联性。张小云等用交变磁场作用于新西兰兔和运动系统疾病患者，发现磁场能促进机体血浆 β- 内啡肽显著升高，此种变化是构成磁场镇痛的内在基础之一。李怡等报道采用 5Hz 或 20Hz、8mT 交变磁场对离体新生鼠中脑神经干细胞进行干预，能明显促进神经干细胞向神经元的分化。由此推测，磁场可能是通过加快微循环、促进神经营养因子表达和神经细胞的分化与再生、减少自由基生成等综合影响因素发挥其神经保护作用的。Long 等通过临床试验发现低频和低频 - 高频结合均能有效促进亚急性期脑卒中患者的上肢运动功能恢复。刘云通过研究神经干细胞在磁场中的定向分化神经元，发现磁场可以作为一种有效的无创伤手段维持神经干细胞的干性和增殖潜能，并增加其分化为神经元的比例和使新生神经元倾向于磁场方向生长。

（3）免疫系统：目前认为磁场对免疫功能具有双向作用。在磁热作用下，温度升高可有效刺激体内免疫系统，产生大量的 T 细胞、NK 细胞、巨噬细胞，从而提高免疫系统对癌细胞的抵抗力。丁翠兰等用不同强度的 50Hz 交变磁场作用于小鼠，结果显示能够非常显著地提高巨噬细胞的吞噬百分率和吞噬指数，表明低频交变磁场能增强机体的细胞免疫功能。但也有研究结果表明，在高强度磁场（50～100mT）下连续暴露 48～96h 可使免疫功能降低。

3. 磁场对细胞的影响

（1）正常细胞：生物膜对离子的主动和被动输运不仅是细胞兴奋的基础，也是进行一些重要新陈代谢和能量转换过程的条件。电磁场对生物膜的离子转运能力的影响会导致一些生化和生理过程的变化，从而影响与生物电活动相关的各种过程。田冰用 50Hz 正弦磁场以不同强度、不同时间作用于 L02 和 CHL 细胞后，发现两种细胞的增殖均受抑制，但受抑制程度与磁场作用量并非呈简单的线性关系；磁场短时间作用对细胞增殖无明显影响。Katsir 等研究了不同强度（0.06～0.7mT）、不同频率（100Hz、60Hz、50Hz）的正弦变化磁场对鸡胚胎成纤维细胞增殖的影响，结果显示当频率为 100Hz 时，0.7mT 的电磁辐射 24h 可使细胞增殖增高 64%，并且细胞的增殖效应随强度而异；在强度固定为 0.7mT 时，则细胞增殖随着频率的增高而增高。

（2）肿瘤细胞：磁场对细胞的作用包括致癌作用和抗癌效应。王晓杰等将 H22 肝癌细胞株接种于小鼠，发现 2.0～2.2T 的交变脉冲强磁场有直接杀伤癌细胞、抑制肿瘤组织生长的作用，对荷瘤小鼠的免疫功能有一定的调节作用。黄春明等利用显微荧光技术动态监测了鼠嗜铬细胞瘤 PC-12 细胞株内游离 Ca^{2+} 浓度的变化，实验结果表明，50Hz、100μT 的正弦磁场照射引起 Ca^{2+} 浓度明显升高，而在同等强度的静磁场和 2000Hz 的正弦磁场照射下 Ca^{2+} 浓度基本维持不变，这证实了在一定强度下，特定频率的极低频弱磁场能够影响钙离子的跨膜运输和胞内钙库的释放，从而在细胞和分子水平产生生物效应。德国 Jordan 博士用 500kHz、磁场强度为 10kA/m 的磁场加热设备，将纳米级的铁氧体粒子用葡聚糖分子包裹，在水中溶解后注入肿瘤部位，在通电加热时，肿瘤部位的温度可以达到 47℃而缓慢杀死癌细胞，而邻近的健康组织不受影响。2012 年中南大学湘雅医学院和湖南省肿瘤医院共同开展磁感应热疗联合放疗临床试验，超过一半的患者在治疗后 3 个月肿瘤完全消失，6 个月后随访均未发现远处转移病灶，且无明显不良反应，证明了磁感应热疗治疗复发性颈部淋巴结的安全性和有效性。

4. 磁场对基因与蛋白质的影响　机体在内外环境有害刺激的条件下，体内产生 ROS 和活性氮自由基并引起细胞和组织的生理和病理反应，可直接或间接氧化或损伤 DNA、蛋白质和脂质，诱发基因的突变、蛋白质变性和脂质过氧化。

吴全义用磁感应强度为 16mT、60mT 的稳恒磁场直接作用于大鼠胚胎脊髓神经细胞，结果表明，胚胎脊髓神经细胞受不同物理因子的影响不同，与稳恒磁场的强度高低有关：稳恒磁场的强度较低，能促进增殖分化；稳恒磁场的强度高，

激光照射的时间长有抑制其增殖分化的作用。贾建治通过鼠伤寒沙门菌组氨酸缺陷型诱变实验及 SOS 显色诱导实验对均匀交变磁场进行了致突变性研究，在 10Hz，3.82mT、6.18mT、10mT 及 12mT 作用下无致突变作用。

细胞内的大分子（如蛋白质、酶等）或带不同电荷的基团，或含有过渡族金属离子，这些部分往往是酶的活性中心，在磁场的作用下可以改变酶的活性，进而影响到细胞的正常生理活动。

5. 交变磁场在医疗方面的应用　利用交变磁场进行磁疗已经广泛应用于临床。目前，利用交变磁场进行肿瘤热疗的方法逐渐兴起。铁磁热籽热疗时所采用的磁场范围主要在中低频范围（10～500kHz），选择这一范围主要是考虑到过低频率的交变磁场易在人体内产生神经肌肉刺激症状，而过高的频率则可使人体组织内产生涡流加热，使正常组织温度也升高。此外，交变磁场设备所产生的磁场在线圈内是最大的，在线圈外则迅速降低，因而对环境一般不会产生较大影响。

三、磁感应热疗分类

根据磁材导入的途径不同，Moroz 等将磁介导热疗分为四类：①动脉栓塞热疗（arterial embolization hyperthermia，AEH），即将肿瘤的供血动脉作为磁材进入癌组织的通道；②直接注射热疗（direct injection hyperthermia，DIH），将磁材直接注射到肿瘤病灶；③细胞内热疗（intracellular hyperthermia，IH），利用癌细胞对磁材的吸收作用，使瘤细胞内形成高磁材浓度；④组织间植入热疗（interstitial implant hyperthermia，IIH），将热籽植入肿瘤区域，在交变磁场中热籽产热。IH 与 AEH 和 DIH 的区别在于后者的磁材位于血管内或细胞外。

磁材按照颗粒大小可分为 3 个级别：毫米级、微米级和纳米级。目前研究较多的热介质：①磁流体（magnetic fluid，MF），MF 的磁核多采用粒径由数纳米到几百纳米不等的铁氧化物（Fe_2O_3、Fe_3O_4 等）磁液或磁粉，常用聚合物或吸附剂包裹；②磁性脂质体（magnetoliposomes，ML），磷脂对磁粒有很强的吸附作用，脂质体还可携带多种化疗药物；③热籽（thermoseed），常

用Ni—Cu、Ni—Pd、Ni—Si、Pb—Co等合金制成，可根据需要制成不同大小及形状。热籽具有温度自调节功能，当达到温度居里点后，就失去磁性和温升作用。

四、磁感应热疗研究进展

在磁热疗技术应用到肿瘤消融以来，磁热疗设备的研究也有了诸多进展。1999年，Jordan研究组设计了一台交变磁场发生装置，用于小动物部分组织的实验；2003年，Jordan研究组联合公司共同研发了一台用于临床磁流体热疗的交变磁场发生装置，并开始进入临床试验，2009年完成对脑胶质瘤的临床试验，2010年凭借肿瘤纳米磁感应治疗系统获得了科学技术卓越成就奖（Science and Technology Excellence Prize，STEP）。2004年，吴亚等设计了环回形磁路结构的交变磁场发生器，可将磁性纳米材料从室温加热至28℃；2004年，清华大学和广东工业大学的研究人员共同设计了我国第一代交变磁场发生装置样机，并用大量磁感应热疗实验证明，该设备对肿瘤有较好的杀伤力，之后，具有更佳有效性、安全性和可控性的第三代磁感应热疗设备也得以设计完成。但目前，仍未制备出可在临床上普遍应用的磁感应热疗设备。

磁感应热疗装置的磁场频率一般为50～200kHz，磁介质也由最初的毫米级的磁热籽发展到了现在的纳米磁流体，无论是数值模拟还是体外实验、动物试验和人体临床试验，磁感应热疗技术都展现了对肿瘤细胞热消融的有效性和安全性。

（一）利用毫米级磁介质进行磁感应肿瘤治疗

毫米级磁介质包括可植入肿瘤组织内的磁热籽和可置入腔道内的金属支架，其在交变磁场下产热主要是因为感应涡流，这一类材料多用于组织间植入热疗和腔内热疗。金属棒（热籽）直径一般为1mm，长1～7cm，多为合金材料，有的表面镀有一层对人体无害并可防止有害金属材料对组织腐蚀的包膜，一般用来加热深部肿瘤。金属支架则可用于腔道肿瘤（如食道癌等消化系统肿瘤），通常要根据实际需要制成不同的大小和形状，具有产热和姑息扩张治疗（对症治疗）的双重功能。

对于不同的加热治疗，温度要求各异，如温热疗法、高温疗法和热消融等有不同的治疗温度要求，可以根据热籽材料成分的不同，设计出能满足治疗需求的具有不同居里点的金属棒或支架。

1. 进入组织的途径　这个级别的磁介质可通过两种途径导入体内：一种是利用介入的方法将热籽植入体内肿瘤，另一种方法是在手术中对未切除或者切除不干净的肿瘤床进行直视下的种植。

金属棒（热籽）的植入可以用非常小的针，利用一个定位模板，在影像学的导引下经皮植入肿瘤组织（如前列腺）并按照一定距离排列。植入过程通常是微创的，同近距离放射性粒子的植入非常相似。患者在局麻或脊椎麻醉下植入金属棒或支架，整个过程基本上无痛苦。一旦这些金属棒或支架被植入或置入体内，便没有治疗次数的限制，可以接受多次重复治疗。

2. 实验与临床研究进展　目前的基础研究主要集中在对不同材料构成的热籽产热性能的比较、温度分布更趋均匀、减少热籽的毒性和提高荷瘤动物治疗效果等方面。

毫米级磁介质是在3种磁介质中进行临床试验较多的一种，已在肿瘤的临床试验中取得了较好的消退率，而且比较安全。理论上，利用这种材料所进行的加热治疗，对任何只要能接受植入热籽的实体瘤局部都有疗效。

1971年Burton等探索了磁热籽在脑部肿瘤应用的可能性。

1990年Kida等首次开展磁热籽对脑部肿瘤的临床试验，取得了很好的成果。

2009年唐劲天等采用长10mm、直径0.8mm的镍铜热籽，在L929和兔子体内进行了毒性实验，结果表明，磁热材料具有可靠的安全性和控温性。随即清华大学团队联合湖南省肿瘤医院和福建省肿瘤医院开展了国内首次毫米级磁介质热疗临床试验，对27例不易手术的颈部淋巴结复发病例进行了磁感应热疗联合放疗治疗，并发表了相关的报道：在完成治疗的3个月后，超过一半的患者肿瘤完全消失，37%患者的肿瘤部分缩小50%以上，少部分患者的肿瘤无明显缓解或增大，6个月后随访均未发现远处转移病灶，且无明显不良反应，证明了磁感应热疗治疗复发性颈部淋巴结的安全性和有效性。师颖瑞等报道利用直径0.8mm、长6.0mm、居里点81℃的镍-铜热籽，治疗两例乳腺癌患者，结果表明，当治疗温度≥48℃、维持时间超过20min时，肿瘤可被有效杀灭，疗效维持时间达3个月以上，最长观察期达6个月，予以治疗的局部肿瘤控制良好，未见复发征象。福建省肿瘤医院的磁感应热疗临床试验中，16例软组织肿瘤患者接受6次治疗温度为50℃的热疗，无患者不耐受情况发生，且全部完成临床试验，表明磁感应热疗是一种非常有潜力的实体瘤治疗手段。

3. 优势以及局限性

（1）优势：毫米级热籽由于其居里点自动控温这一特性，可减少对侵入性测温的依赖性，降低了治疗的侵袭与创伤性；由于热籽最高温度受居里点控制，还可避免组织烧焦和炭化，因而提高了治疗的安全性；具有生物相容性的热籽可以永久植入并可供以后重复治疗；热籽的植入可在影像学指导下进行，因而能避免开放性手术；若将治疗温度设置在50℃～55℃，这样不仅能有效地使肿瘤细胞的蛋白质变性，而且还可激发自体主动免疫消灭其他病灶和减少远处转移。

（2）尚存在的问题：有极少的热籽在组织中可能会因为磁场的作用力或其他方面的原因而移位；此外有些材料对人体组织有腐蚀性，因而需要仔细选择适当的合金材料，或对材料进行镀金（或其他金属）处理；植入的热籽为金属，会对一些影像学检查（如磁共振）产生干扰，因此在植入热籽后不宜再接受这些检查；对于一些形状很不规则的肿瘤，要想完全适形加热是很难的，还有些肿瘤热籽植入难度很大；在对肿瘤组织加热时，其内部温度分布不均和可能存在冷点和热点也是一个问题；欲达到较大的加热功率，铁磁热籽必须按照磁场方向排列，这在有些情况下难度非常大。铁磁热籽感应加温治疗的特点见

表5-4-1。

表5-4-1　铁磁热籽感应加温治疗的特点

优点	尚需解决的问题
1. 可以实现对深部肿瘤的内加热	1. 热籽可能会因各方面的原因而发生移位
2. 具有自动控温的特性	2. 热籽为金属，不能进行一些影像学检查
3. 热籽无放射性，可实现重复加热	3. 不规则的肿瘤很难实现适行加热
4. 人体组织在中低频交变磁场中基本不产热	4. 植入时设计不好会出现加热区温度分布不均而存在冷点
5. 激发人体的主动免疫，对抗其他病灶和远处转移	5. 热籽的发热效率与磁场的方向有关

（二）利用微米级、纳米级磁介质进行磁感应肿瘤治疗

目前微米级磁介质只用于直接注射热疗（DIH）和动脉栓塞热疗（AEH）的实验研究。动脉栓塞热疗将要进入临床试验，这种技术比较适合于肝脏恶性肿瘤的治疗，因为在肝脏恶性肿瘤中的绝大部分血供都来自肝动脉系统，而正常组织则有一部分来自门静脉系统，所以栓塞肝动脉系统将有可能阻断肿瘤的血液供应，同时还能更好地将磁性颗粒定位于肿瘤血管内。

尺寸在纳米级别的磁介质属于亚畴（sub-domain）类，纳米级材料同毫米级一样也可用于动脉栓塞热疗（AEH）和直接注射热疗（DIH），但与微米级材料不同的是，如果纳米级材料外面有一层包裹或某种抗体，通过动脉或直接注射进入肿瘤内能被肿瘤细胞吞噬，而正常细胞则吞噬较少，这便可形成细胞内热疗（IH）。

1. 磁性微/纳米颗粒的应用种类及其特点　对于磁性微/纳米颗粒，根据其特性，可将其分别制成磁流体、磁性脂质体和磁性玻璃陶瓷微/纳米颗粒等。

（1）磁流体（MF）：是把用表面活性剂处理过的超细铁磁性或超顺磁性颗粒高度分散在基液中形成的一种磁性胶体溶液或悬浊液，它主要由基液、表面活性剂和磁性粒子组成。目前应用最多的磁性材料是Fe_3O_4和Fe_2O_3，在交变磁场作用下磁流体可响应电磁波能量，转化为热能。

（2）磁性脂质体（ML）：这是一种含有磁性

颗粒的脂质体囊泡的悬浊液，一般由磁性材料、脂质及药物等部分组成。目前多用Fe_3O_4为磁性载体，最近随着对磁流体研究的深入，一些新型磁性载体也开始受到人们的重视。

（3）磁性玻璃陶瓷微/纳米颗粒：普通铁不能与玻璃陶瓷混合，而当$\alpha-Fe_2O_3$融化后快速冷却时可与胶性玻璃混合。外加磁场诱导涡流，可使磁性玻璃陶瓷微/纳米颗粒温度升高。

2. 进入组织的途径 磁性微、纳米颗粒进入体内的方法主要有经皮肿瘤直接注射导入、经过肿瘤的营养动脉介入和静脉导入。它们需在影像学的导引下进入体内，由此可极大地增加磁介质导入的准确性。

3. 实验与临床研究进展 目前的基础研究重点主要集中在磁介质材料的研制与筛选、不同材料组成的磁介质产热性能比较、毒性和生物相容性、磁介质在交变磁场内加热时温度分布情况，以及提高荷瘤动物治疗效果和机制等的实验研究方面。

2001年，Jordan的研究小组利用自行研制的交变磁场样机进行了一些利用磁流体的磁感应治疗，结果显示磁感应治疗可以使肿瘤区域达到足够高的温度，并抑制大鼠肿瘤的生长，但要进一步增加治疗效果还需要进行深入的实验研究。

Kawai的研究小组利用磁性阳离子脂质体（magnetic cationic liposome，MCL）在大鼠移植瘤上进行的动物实验也显示出了较好的疗效；同时他们的实验结果还提示，利用MCL的磁感应治疗不仅可通过加热起到治疗作用，而且肿瘤加热后所导致的主动免疫反应也是促进肿瘤治愈的重要因素之一。

2009年，Kikomor研究组进行了一些动物实验，通过对小鼠人体移植瘤进行热疗，发现磁流体热疗对肿瘤细胞的扩散有明显的抑制作用；研究组还进行了磁流体多次重复加热实验，表明磁流体作为磁介质可重复加热。

2011年，Mansour等采用常用的玻尔兹曼方法对磁流体热疗进行了仿真研究，在考虑到血液灌注率、代谢情况下重点研究了肿瘤组织的温度场分布，同时分析了影响温度场分布的相关因素。

2013年，Murase等分析交直流磁场下磁性纳米颗粒的能量损耗公式，揭示了热效应与各向异性、比吸收率、粒径分布等参数之间的关系。

2016年，Kurgan等采用人体胸腔血流灌注机制的简化模型，研究了纳米磁流体热疗时深层组织中的数值模拟。

2018年，LoiTonthat等将直径不同的微米级磁介质与纳米磁流体混合，进行磁热效应实验，结果表明，混合的磁流体的产热效率是低居里点磁介质单独使用时的15倍，磁感应强度是单独使用时的1.2倍。

2017年，Nikos等分别将浓度为5mg/mL的10nm的超顺铁氧磁体介质和40nm的亚铁磁体注入牛肝脏中，进行了磁热疗离体组织实验，并用数值模拟进行验证，证明了磁热疗消融细胞的可靠性。

2018年，Daliai等通过共沉淀法得到磁性碳纳米管后负载盐酸阿霉素，研究磁性碳纳米管的磁热性质与体外释药性能。研究发现，该磁性碳纳米管能够在交变磁场下产热升温，实现磁热疗。

2019年，Sudame等通过化学共沉淀法控制超顺氧化铁纳米粒子的相纯度，制备出磁热性能更优异的磁性纳米粒子。

2019年，Sandip等通过纳米磁性颗粒，并进行表面修饰，在可容忍的频率和强度范围内，得到磁性纳米颗粒的比吸收率和固有损失率，证明了它们在磁流体热疗中治疗癌症的可能性。

4. 优势以及局限性

（1）优势：使用动脉栓塞或直接注射等方法可增加磁性颗粒在肿瘤部位的沉积，从而提高产热效率；毫米级材料颗粒较大，在实施动脉栓塞时可以更好地对肿瘤的供氧血管及其分支进行栓塞；导入的热介质在短时间内仍可以较多地残留在肿瘤区域，因此在需要重复加热时，不需要再次导入磁介质或只需少量补充；纳米级磁介质外可以包被上肿瘤特异性抗体，增加对肿瘤细胞的靶向性，因此对微小转移灶也有望达到杀伤的目的。

（2）存在的问题：目前的研究还是处在实验阶段，性能良好的可控温纳米、微米磁介质还在继续研制中；磁介质导入机体后的重新分布、清除以及毒性情况还有待深入研究；比较大的或不规则的肿瘤导入磁介质难度较大，而且需要的磁介质量也较大；微米级磁性材料属于多畴（multi-domain）磁性颗粒，在交变磁场下产热效率较低，要提高其产热效率需要比较强的交变磁场（较高的频率和磁场强度）。磁性微/纳米颗粒感应热疗的特点见表5-4-2。

表5-4-2　磁性微/纳米颗粒感应热疗的特点

优点	尚需解决的问题
1. 10nm 左右的磁性颗粒具有较高的能量吸收率	1. 磁性材料的选择问题
2. 磁流体能实现对肿瘤的细胞内加热	2. 磁性颗粒表面分子修饰材料的选择
3. 磁流体热疗中的"热旁观者效应"	3. 交变磁场的选择
4. 肿瘤细胞的子代中仍含有磁性微/纳米微粒	4. 磁性材料治疗后残留的问题
5. 具有极小的毒副作用和较好的生物相容性	5. 对正常组织影响的研究

五、展　　望

磁感应肿瘤治疗技术从提出设想到现在已经有70多年的历史了，随着材料学、磁场设备、生物技术等学科的发展，仍未在临床取得普适性的应用，如何把肿瘤靶向组织完全热凝结而不残留任何恶性组织，同时对周围重要结构和器官无损伤，是磁热疗必须要解决的问题。

磁热疗能极大地提高加热的特异性，减少对正常组织的热损伤，是一种安全、有效、微创、无毒副作用的疗法，以克服传统热疗方法加热特异性差和副作用多等缺陷，提高肿瘤深部热疗的疗效。但明确磁热消融机制及生物学效应机制、提高磁热疗介质磁热转换效率、简化磁场发生设备，仍是目前磁热消融技术发展道路上迫切需要突破的瓶颈。

当前，国内外学者正在致力于这方面的研究，国际上在肿瘤磁感应治疗设计理论及设备开发方面均有较大进展，为抢先推出磁感应加热治疗新技术与设备，国际竞争异常激烈，并且取得了不少了令人振奋的结果。相信在不久的将来，磁感应肿瘤治疗技术一定会有更大的应用和发展。

第五节　肿瘤纳米光热技术

一、肿瘤纳米热疗学概况

高温热疗属于能量医学的范畴，其实施过程通常是以一种微创或无损的方式将外界热量输送到恶性肿瘤部位，利用特定技术在目标部位实现可控制性的升温功能，从而产生一系列不可逆损伤而达到清除病灶的目的。

归纳起来，现有肿瘤热疗技术大多存在升温效果有限、加热范围难以适形化、温度监测精度低、健康组织可能遭受过热损害等不足，难以实现高效靶向杀伤，已发生肿瘤残留、转移和复发等情形。为提升传统高温热疗方法的局限性，国内外正在加紧探索纳米热疗技术，可望为上述难题的解决提供一条新的思路。

肿瘤纳米热疗学植根于最新出现的纳米技术中，其基本思路是将具有特定功能的纳米颗粒及其溶液加载到目标组织部位，根据需要实现对应的强化传热过程来达到医学目的。纳米热疗学的范畴实际上相当广泛，在各类基于电学、磁学、声学及光学等的加热方法中，均可望借助于纳米材料的局部加载来改善加热性能。

当将一定量纳米颗粒溶液注射到目标组织部位后，可以显著提升其升温速率及加热范围，从而大大扩展常规热疗设备的加热范围。而且，由于所加载的人工合成纳米材料在尺寸上与生物学对象的组成单元相当，因而可使得治疗在一种更精确的程度如细胞、亚细胞尺度上进行。所以，纳米热疗手术扩展了传统热疗外科的治疗极限。此外，可引入具有特定功能影像效应的纳米颗粒，使得某些热疗过程更易于通过B超、MRI、X-CT等观测，从而引导实现更为精确的肿瘤靶向治疗。一些情况下，甚至可利用纳米颗粒携带抗肿瘤药物进入目标肿瘤，从而结合热疗过程实现对目标细胞的多重杀伤。而且，由于纳米颗粒的添加十分简便，人们可将具有特定热物性的纳米颗粒溶液注射到特定部位，由此以一种易于实施的方式调控热疗过程中升温区域的形状和大小，这对于实现精确化、适形化肿瘤治疗具有重要意义。

二、纳米热疗材料及特点

（一）纳米热疗中的材料选择与输运问题

根据目标组织对强化或弱化加热过程的需求，临床中可供选择的纳米颗粒实际上有很多，如氧化铁、金、可降解聚合物、脂质体、胶态离子，甚至药物或更多半导体类纳米颗粒。以往在纳米高温热疗中，磁性纳米颗粒用得最多，这主要是为了配合外界电磁加热而选定，而且该类材料可以有多种应用方式，如制成玻璃陶瓷、微胶囊或磁性纳米颗粒的悬浮液等。一般说来，组织要达到预期目标温度，在很大程度上取决于此处所加载颗粒的数量及输运方式。纳米颗粒的典型加载方法主要有静脉、动脉注射或直接经皮注射等。在强化传热方面，氧化铁类材料由于与生物体相容性较好可能是最为常用的材料。研究表明，颗粒尺寸在小于$10\mu m$时即易于输送。但在应用中应深入了解组织传热特性与纳米颗粒尺寸、形状及微结构之间的关系。

肿瘤组织由于新陈代谢较为旺盛，其血管生成过程不同于正常的血管组织，相邻内皮细胞的空隙可以达到$600\sim 800nm$，且肿瘤削弱了淋巴排泄，纳米药物局部注射后可以通过空隙渗出，集中至肿瘤细胞。此外，还可利用磁纳米药物粒子作为药物载体，在外加磁场作用下移向靶向位置，以实施治疗。此方面，可在外磁场引导下通过静脉、动脉导管、皮下注射和直接注射等途径有选择性地到达并定位于肿瘤靶区。通过动脉导管导入，可取得动脉栓塞和热疗双重功效；借助静脉导入，相对来说操作简单一些，但靶向作用稍差。皮下注射和直接注射只适宜于浅表肿瘤。同时，不同的导入方法对于磁性纳米颗粒的使用剂量有直接影响。要达到同样的治疗效果，利用直接注射的方法导入所需要的剂量远小于通过动脉或静脉导管导入所需要的剂量。对于人体而言，一般认为磁性纳米颗粒的浓度在$5\sim 10mg/cm^3$比较适宜，磁性纳米颗粒在进入组织后将不改变细胞的任何结构，而是黏附在细胞的外壁面上。对于不同的包裹材料，磁性颗粒和细胞结合的形态也各不相同，一些类型的磁性颗粒独立黏附在细胞表面，而有些磁性颗粒则会成块聚集在细胞表面。

从医学成像的角度看，将纳米颗粒引入目标组织中，对于提高成像质量继而确保微创手术的高效实施十分有利。以往，人们报道了许多用于成像的纳米荧光颗粒，这些材料包括但不限于半导体量子点、荧光硅纳米颗粒、硅覆层荧光聚合物颗粒、染色胶状纳米颗粒、荧光聚苯乙烯颗粒、荧光染料与氧化铁纳米颗粒的复合体等。一些研究者正试图发展出可对组织在治疗过程中的热损伤区域实施成像及监测的检温装置，以确保治疗过程精准化。在热疗手术中，也许可借助于具有温度依赖性的荧光纳米颗粒来探测组织区域内的温度分布信息。实际上，对在体纳米颗粒-组织相互作用进行成像，可以揭示组织杀伤细节，从而提升某些肿瘤标志物的效果。研究表明，一些直径在$20\sim 30nm$范围的磁纳米颗粒（如Fe_3O_4等），在改善传统微创手术中所采用的影像技术如磁光共轭成像或磁共振成像（MRI）的分辨率和对比度方面十分有用。这些进展无疑将推动纳米热疗技术的进步。

纳米强化加热及影像技术的引入为热疗手术的应用增添了强有力的工具。通过选择合适的图像增敏剂，可以显著提升传统成像方法的质量。这实际上在近年来的一些分子影像技术中已得到体现，纳米热疗手术影像监测完全可以借鉴这些成果。在发展热疗手术的影像引导方面，应深入探索纳米颗粒材料所具有的特殊物理性质，以确保MRI、超声、X-CT及PET等设备能获得高质量图像。比如，在超声成像过程中，造影剂应具有尽可能强的超声散射特性，而且其颗粒尺寸应尽可能小，以便能通过毛细管输运。此方面，新近发展出的一些高效超声成像增敏介质有微泡、碳氟类纳米颗粒乳状液等。而作为MRI的增敏剂，合适的候选材料包括超顺磁氧化铁纳米颗粒。对于光学成像来说，则应尽量选择具有合适光学对比性质的材料。显然，最为理想的情况是，所选用的纳米颗粒介质应同时具备优良的强化加热及增强影像质量的功能。这样，纳米颗粒除有提升热疗手术性能的强化功能外，还可作为手术前后诊断病情或疗效的介质，从而帮助临床医师制订出合理的治疗计划。

（二）磁性纳米颗粒及其产热特点

在诸多的纳米热疗研究中，采用磁性纳米颗粒并借助电磁辐射加热技术实现的肿瘤靶向热疗是一个突出例子，也是目前研究得相对成熟的技术。

磁性纳米颗粒具有固体材料的磁性，在液体载体中又能像液体一样流动，其流动可由外加磁场定向定位，在交变磁场作用下可吸收电磁波能量转化为热能。早在1957年，Gilchrist及其同事提出了磁靶向热疗的概念，但此后曾一度沉寂。近年来，随着纳米材料技术的蓬勃发展及临床上对高效热疗技术的期待，这一领域取得了长足进展，磁性微/纳米颗粒在热疗领域中的应用为肿瘤治疗带来了新的契机和希望。当前，磁性微/纳颗粒因其本身所具备的独特性质，已被应用到广泛的医学领域，如处理血栓、研究病毒、分离细胞、处理血液和骨髓、检测悬浮液中的细菌浓度、核酸杂交、药物输运、增强MRI效果等方面。

由于受涡流效应、磁滞效应、磁后效、畴壁共振、自然共振等因素的影响，当外加交变磁场作用于铁磁物质时，会引起铁磁物质发热并导致其温度升高。不同强度和频率的交变磁场对不同形状和大小的铁磁物质的诱导产热机制也不相同。在外磁场的作用下，磁性物质中的磁感应强度可表示为

$$B = \mu_0(H + M) \tag{5.5.1}$$

其中，μ_0 为真空的磁导率；H 为外磁场强度；磁化强度 M 为单位体积内附加的磁矩，可表示为

$$M = \chi H \tag{5.5.2}$$

其中，χ 为磁化率，其大小仅与磁性物质有关。磁性物质按照磁化强度 H 的方向和大小可分为顺磁体、反磁体、铁磁体、亚铁磁体和反铁磁体等。铁磁体、亚铁磁体和反铁磁体的磁化强度要比顺磁体和反磁体大得多。铁磁体在反复磁化时发热，且与 B-H 磁滞回线所包围的面积成正比。

在利用磁性纳米颗粒的热疗中，若磁性颗粒特别小且外加磁场的频率较低，不足以引起明显的涡流产热，此时所用频率远小于能引起较大自然共振产热所需的频率。处于交变磁场中的铁磁体，正是通过磁滞损耗来大量吸收电磁波能量，并将电磁能转化为热能而导致铁磁体发热。磁滞损耗的功率与外加磁场的频率、幅值的3次方、磁滞回线常数成正比。磁滞回线常数与磁性物质的种类有关。忽略涡流效应和自然共振引起的产热，处于交变磁场中的铁磁体由于磁滞损耗在单位体积内产生的热量为

$$P_{FM} = \mu_0 f \oint H dM \tag{5.5.3}$$

铁磁微/纳米颗粒在交变磁场中的磁滞损耗产热与颗粒的微观结构（如晶格空位、晶界、纯度）和固有本质（如磁晶体各向异性）以及颗粒形状和尺度有关。同一种磁性微/纳米颗粒的磁滞损耗产热随着外加磁场强度的减小急剧减少，一般情况下只能达到最佳值的25%。

呈超顺磁性微/纳米颗粒的磁化率可以用复数表示为

$$\chi = \chi' + i\chi'' \tag{5.5.4}$$

其中，χ'、χ'' 依赖于外加磁场的频率。此时处在交变磁场中的微/纳颗粒通过尼尔弛豫机制产热，产热量由下式确定：

$$P_{SPM} = \mu_0 \pi f \chi'' H^2 \tag{5.5.5}$$

实验研究表明，超顺磁性材料所需要外加电磁场的强度要比铁磁体小得多，更有利于提高肿瘤热疗的效果。

磁性纳米颗粒在交变磁场下产热会增强热疗效果，进而改善肿瘤区域内的血液循环和血管的通透性，有利于治疗肿瘤的药物到达肿瘤靶向区域。有学者直接在磁性微/纳颗粒内加入抗癌物质，达到热疗和药物治疗的双重效果，此过程中磁性颗粒起到增强产热和靶向药物输送的双重作用。磁性纳米颗粒的另一个突出的优点是它可以进行自动控温、恒温。磁性微/纳米颗粒在外加磁场的照射下不断产热，在一定的时间内达到杀死肿瘤的温度，由于铁磁性物质本身具有居里点的特点，当温度升至居里点后铁磁性失去磁性而降温，低于居里点后又恢复磁性而升温，从而达到对肿瘤热疗的自动控温和恒温，这在深部肿瘤的热疗上具有重要的意义。

（三）磁性纳米颗粒的种类及其制作方法

1. 磁流体　磁性流体热疗效果是由磁性纳米颗粒的种类与数量以及载体的种类和特性共同决定的，磁性纳米颗粒既可以是铁磁体，也可以是各类铁氧体或者其他磁性体。可用于制备磁流体的磁性材料通常有 $\gamma\text{-}Fe_2O_3$，$MeFe_2O_3$（Me=Co，Mn，Ni 等），Fe_3O_4，Ni，Co，Fe，FeCo 和 NiFe 合金等，其饱和磁化强度按上述次序递增，但稳定性（即空气中抗氧化能力）却依次递减，这是由它们的 Gibbs 自由能依次降低趋势决定的，而且随着粒子尺寸减小，这种变化趋势更明显。因此，要得到稳定性好、磁化强度高且粒度细的磁性材料极为不易，目前应用最多的是 Fe_3O_4。按照磁性微/纳米颗粒种类，可以将磁流体分为铁氧体类、金属类、氮化铁类、复合类等。制备磁流体的方法很多，例如机械研磨、热分解、解胶法、水溶液吸附、有机相分散法、球磨法、电解法、真空蒸镀法、等离子体法、气相液相反应法等，诸多文献对此已有详细介绍，此处不再赘述。早些时候磁性纳米颗粒被制成无规则的片状，但研究表明颗粒为球形时对产热最有利，目前大多数磁性微/纳颗粒均加工成球形。不同的制造方法生产的磁流体中纳颗粒尺寸分布相差比较大，根据纳米颗粒尺寸和表面活性剂层厚度的不同，磁流体中微/纳米颗粒会呈现不同状态。

2. 磁性脂质体　磁性脂质体（ML）是含有磁性颗粒的脂质体囊泡的悬浊液，一般由磁性材料、脂质及药物等组成。目前多采用 Fe_3O_4 为磁性载体，最近随着对磁流体研究的深入，一些新型磁性载体也开始得到人们的重视。例如，某些金属磁性颗粒及非金属颗粒，它们都具有强烈吸收电磁波和存在居里点的特性，不但具有良好的物理靶向作用，还可以在肿瘤热疗过程中达到自动控温、恒温的目的。Shinkai 等使磁性脂质体带上正电，从而可与带负电的细胞膜表面紧密结合，实验表明脂质体带上正电时与细胞膜的结合力要比中性情况下强十倍。

磁性脂质体是磁导向药物传递系统中一种新型的药物导向载体，目前，其制备多用薄膜法、逆向蒸发法和超声法等。

3. 磁性玻璃陶瓷纳米颗粒　普通铁不能与玻璃陶瓷混合，当 $\alpha\text{-}Fe_2O_3$ 融化后快速冷却时可与胶性玻璃混合。外加磁场诱导涡流可使磁性玻璃陶瓷纳米颗粒温度升高，铁磁体微晶玻璃是一种使用比较普遍的磁性玻璃陶瓷纳米颗粒，其物理性质、化学性质、生物化学性质均能满足肿瘤热疗要求，特别适宜于某些处于人体深处且不能依靠手术切除肿瘤的治疗。铁磁体微晶玻璃中含有相当数量的 Fe_3O_4，使玻璃具有磁性。其饱和磁化强度和矫顽力开始随着热处理温度的提高而增大，此后继续升高温度时又减小。铁磁体微晶玻璃的矫顽力之所以远高于磁流体，是因为微晶玻璃内存在较大的内应力，阻碍了磁矩转动。另外铁磁矿晶粒被非磁性的硅灰石和玻璃基质隔开，这些都使其矫顽力提高。限制磁性玻璃陶瓷纳米颗粒广泛应用的主要因素是它的植入是有创的，对于多次肿瘤热疗就更加不利。

（四）外加磁场的参数选择及热疗仪的设计

外加磁场的参数选择一直是利用磁性纳米颗粒进行肿瘤热疗的研究重点和难点，它直接影响治疗的效果。过高的频率和振幅会引起人体生理学上的不良反应，目前利用磁性纳米颗粒进行肿瘤热疗过程中一般选用频率为 f=50～1200kHz，振幅为 H=0～15kA/m 的低频交变磁场，有学者认为只要外加磁场的 $H \cdot f$ 乘积不超过 $4.85 \times 10^8 Am^{-1} \cdot s^{-1}$ 就可以保证安全；还有学者认为交变磁场应选择频率为 50～1000kHz，振幅为 6～30kA/m，功率为 1～5kW 的低频交变磁场。之所以优先选择低频，是因为可以利用铁氧体铁心产生低频磁场，尽可能减少漏磁。随着人体电磁场样机的推出，用于人体热疗的交变磁场的线圈大小和磁场强弱等参数的选择相对以往就容易多了，设备由病床、铁氧体铁心、垂直空间、空气冷却系统、控制台等组成。小动物体积小且所需要的磁场强度低，因此磁场发生器中的线圈和铁磁体铁心都比较容易实现。而对于人体肿瘤热疗来说则复杂很多。首先，利用磁性纳米颗粒进行肿瘤热疗所需要的磁场强度是正常热疗下的 5 倍多，需要在约 $10000cm^3$ 内的空间产生比较大的磁场强度。在如此大的空间提供强交变磁场需要非常高的电流和功率，已涉及人体安全问题。再者，磁性纳米颗粒要求交变磁场尽可能均匀，以减少因患者体位差异对治疗效果的影响，这在大空间内很难实现。正是这些因素的限制，制造适宜于人体的交变磁场发生器比用于动物实验的磁场发生器困难得多。

1994年Stauffer及其同事对利用磁性纳米颗粒进行热疗中产生强磁场的线圈进行了详细的研究，通过模拟给出了适合不同部位肿瘤热疗的线圈设计参数。自2000年末第一台样机在柏林问世以来，研究者一直在参数设计方面进行着不懈的努力。第一台用于磁性微/纳米颗粒肿瘤热疗样机的工作频率为100kHz，用于人体平躺空间的垂直高度可在30～45cm之间调节，磁场垂直于病床的轴线，磁场强度可在0～15kA/m之间任意调节。热疗系统通过在天花板上的热交换器实施空气冷却。用于安装热疗仪的房间采用了电磁屏蔽防护，以保障医生和患者的安全，医生和患者之间通过安装在热疗仪上的摄像机进行对话。热疗仪的垂直间隙、磁场强度、温度测量以及其他参数通过控制台监测和调节。不同情况下空间的磁场分布通过数值计算来实现可视化。温度测量通过植入肿瘤区域的探针和体外的参考点进行，其中有直径为0.55mm单通道和0.9mm多通道两种探针，控制精度为±0.3℃。该样机通过软件控制治疗参数，对于局部肿瘤的磁场能够比较均匀，特别适宜于诸如脑部肿瘤、前列腺等局部肿瘤的治疗。

三、纳米热疗肿瘤治疗效果评估

当前，磁性纳米颗粒在肿瘤热疗领域的应用已引起学者的广泛注意，但前期多局限于小动物和体外研究以及理论模拟，对于人体肿瘤研究的数据还相当缺乏，颗粒浓度、载液种类、外加磁场强度和颗粒大小都会影响治疗效果。体外实验表明，随着磁流体含量的增加，温度升高加快，场强越大能量越高，可吸收的电磁波能量越大，Fe_3O_4产生相应的热量也多，温度上升快，平稳时温度值高。不同制造方法得到的颗粒大小差别比较

大，其临床热疗效果明显不同（表5-5-1），但是颗粒大小和比吸收率SAR之间没有线性关系，因为比吸收率SAR还与制造过程中颗粒的微观结构有很大的关系。

表5-5-1　琼脂中不同大小磁性微/纳米颗粒对比吸收率SAR的影响

颗粒大小（nm）	磁性颗粒内核大小（nm）	包裹材料	比吸收率SAR（W/g）
10	8	阴离子表面活性剂	93
200	3～10	淀粉	50
280	3～10	淀粉	28
125	3～10	淀粉	54
150	3～5	淀粉	＜0.1

就人体利用磁性纳米颗粒开展肿瘤热疗的研究主要集中于以下两个方面。1979年Gordon及其同事首先研究了小于细胞直径尺度下电磁场的热效应，提出了磁流体热疗（MFH）和细胞内热疗（IH）的观点。他们考虑到细胞膜是一个非常大的热屏障，认为细胞内热疗要优于细胞外热疗（extracellular hyperthermia）。在交变电磁场作用下的生物传热按照生物体特征尺寸可分为如下三个水平：①纳米尺度，主要是对于磁性纳米颗粒，典型尺寸为5～100nm；②微米尺度，主要是对于细胞，典型尺寸为5～20μm；③宏观尺度，主要是对于大的肿瘤或其他组织，典型尺寸为大于20mm。当尺度小到一定的程度，宏观输运方程——Fourier定律就可能不再适用，需要从微观的能量输运本质着手，以揭示微尺度下的能量输运机制。这一临界尺度为所研究材料的平均自由程，即

$$\Lambda = \frac{3k}{Cv} \tag{5.5.6}$$

其中，C、k分别为材料的容积比热和热导率；v为声音在该材料中的传播速度。生物组织的物性与水很接近，可取为$C=4.18\times10^6$J/（$m^3\cdot$℃），$k=0.64$W/（$m\cdot$℃），$v=1.5\times10^3$m/s，则平均自由程约为0.3nm。用来进行肿瘤热疗的磁性微/纳颗粒的尺寸都比这一尺度至少大一个量级，因此仍然可以用宏观传热方程进行描述。众多工作都是采用经典的Pennes生物传热方程来模拟热疗过程，

其中考虑到了两个与血液有关的参数即体积血液灌注率和局部动脉血温度的影响。

四、纳米肿瘤热疗温度场预示

当前，对添加有纳米颗粒的组织受到外界电磁场作用下的温度场发展规律还缺乏足够的认识，这无疑会影响到纳米热疗手术的成功实施。为此，建立了相应的三维电磁场、热场耦合模型，对组织受两个平面电磁电极诱导下加热的情况进行了研究。结果表明，由于纳米颗粒的加载，目标肿瘤组织出现了较之周边组织温度高出许多的集中加热。而且，这种加热效应依赖于磁性纳米颗粒的尺寸、结构、加载浓度、加热区域，以及外电磁场的频率和强度。

生物组织内的传热过程可由 Pennes 模型来描述，即

$$\rho C \frac{\partial T(\boldsymbol{X},t)}{\partial t} = \nabla \cdot K(\boldsymbol{X})\nabla\left[T(\boldsymbol{X},t)\right]$$
$$-W_b(\boldsymbol{X})C_b T(\boldsymbol{X},t) + Q(\boldsymbol{X},t) \quad \boldsymbol{X}\in\Omega \quad (5.5.7)$$

其中，$Q(\boldsymbol{X},t) = W_b(\boldsymbol{X})C_b T_a + Q_m(\boldsymbol{X},t) + Q_r(\boldsymbol{X},t)$；$\rho$，$C$ 分别为组织的密度和比热；C_b 为血液比热；T_a 为动脉血温度；T 为组织温度；Ω 为计算区域；$K(\boldsymbol{X})$、$W_b(\boldsymbol{X})$、$Q_m(\boldsymbol{X},t)$ 分别为组织热导率、血液灌注率及代谢率；$Q_r(\boldsymbol{X},t)$ 为由外电磁场诱发的空间产热项，对于正常组织或加载有纳米颗粒的区域，其表达式有所不同。

在正常组织中，由电磁场诱发的产热项 Q_{r1} 取决于组织电导率 σ_1 及电场强度 $\boldsymbol{E}$，即

$$Q_{r1}(x,y,z,t) = \sigma_1\left[\left|E_x\right|^2 + \left|E_y\right|^2 + \left|E_z\right|^2\right]\bigg/2 \quad (5.5.8)$$

而对于引入超顺磁性纳米颗粒，由电磁场诱发的空间热源可表示如下：

$$Q_{r2} = \left[\frac{3nr^3\chi''}{4\mu_0 fR^2} + \left(1 - \frac{4}{3}n\pi r^3\right)\frac{\sigma_2}{2}\right] \cdot \left[\left|E_x\right|^2 + \left|E_y\right|^2 + \left|E_z\right|^2\right] \quad (5.5.9)$$

其中，r 为纳米颗粒半径；n 为组织中的纳米颗粒浓度；μ_0 为自由空间的介电常数；σ_2 为纳米颗粒加载区组织的电导率；f 为电磁场频率；R 为磁感应线圈半径。

这里，电场及其分量可由下述无源拉普拉斯方程求出，即

$$\nabla \cdot \left[\varepsilon(\boldsymbol{X}) \cdot \nabla\varphi(\boldsymbol{X})\right] = 0 \quad (5.5.10a)$$

$$\boldsymbol{E}(x,y,z) = -\nabla\varphi(x,y,z) \quad (5.5.10b)$$

其中，$\boldsymbol{X}$ 代表空间坐标 x，y，z；$\varepsilon(\boldsymbol{X})$ 为组织介电常数。

对上述方程的详细解释及计算可参阅相关文献。

五、基于纳米颗粒的射频适形治疗进展

纳米技术在实现高效微创热疗手术的射频加热中也体现出重要价值。近年来，此类疗法已引起高度重视，在肿瘤临床中得以迅速推广起来，特别是其中的多电极（一些文献将其命名为多弹头）射频加热，由于作用范围宽，效果显著，而受到青睐。但目前这种方法的一个最大的弊病是，

位于各电极间的目标肿瘤组织会出现欠加热的情形，原因正如上述数值计算所表明的那样，最大加热区出现在电极处，而电极间的周边组织的加热效应会迅速削减，造成热疗剂量不够，于是肿瘤组织可能出现残留现象，这往往成为肿瘤复发的根源。因此，消除多电极射频热疗中的加热死区十分重要。近期，通过引入磁性纳米颗粒的加载，我们提出了相应的解决方案。其基本思路是将纳米颗粒添加到电极之间，这样，由于这些部位组织的加热效应得以增强，因而可显著提高其温升水平，从而确保实现临床所需的适形化热疗剂量。

未添加纳米颗粒时时，在射频电极间存在一个"加热死区"，此处温度较低，很难达到可促使肿瘤消亡的临界值；而一旦在此区域内加载纳米颗粒后，则相应的"死区"容易被有效消除。在同样射频加热作用下，原来未出现明显升温的组织，其温度得以显著提高。实际上，临床中所遇到的肿瘤组织常常呈不规则情形，传统的射频热疗很难处理这类适形治疗问题，而纳米热疗技术在灵活调控加热区域及范围的问题上发挥了独特

功效。通过在不同特定部位调整纳米颗粒加载量，可以在细节上灵活有效地控制目标组织的加热强度。总之，纳米热疗方法的充分应用，有助于确保实现肿瘤治疗精确化、适形化。

六、肿瘤纳米热疗法在体研究

1957年Gilchrist及其同事首先将磁性纳米颗粒应用在肿瘤热疗领域，在淋巴腺瘤中注入铁氧体纳米颗粒，外加磁场频率为1～2MHz，振幅为15～20A/m时，温度上升速度可达到4.7℃/min，实验表明颗粒直径在20～100nm最优。1979年Gordon等将升温速率提高到8℃/min。1981年Rand等对5条狗进行30min磁性微/纳米颗粒肿瘤热疗后并连续观察了3年，他们认为磁性微/纳米颗粒对人体基本上没有毒性。1997年Jordan等将乳腺癌细胞注入小鼠的右后腿，在癌区域直接注射磁流体，然后利用交变磁场进行肿瘤热疗，肿瘤区域在2～3min就可以达到47℃，维持此温度30min进行治疗，发现30天后效果就非常明显。开始照射时磁性微/纳米颗粒集中在肿瘤靶向区域，随着磁场照射次数的增加，磁性纳米颗粒分布的区域在不断增大，即出现"热旁观者效应"（thermal bystander effect）。2000年Hilger等在癌内注射磁粒，磁场在2～5min内使其达到58℃的高温，达到了热消融的目的。

纳米热疗的范畴实际上相当广泛，近期的一些研究展示了此领域的广阔前景。不难看出，任何一种借助于纳米技术实现的热疗方法均蕴涵着潜在的应用价值。归纳起来，除了由电磁、射频诱发纳米颗粒的靶向加热途径外，其他如近红外、激光、超声乃至纯电场Joule热等均可望发展出相应热疗技术。此处仅以近红外及超声诱发的纳米热疗为例，阐述相应思想，以供读者参考并由此引申出更多方法。

1. 近红外诱导的纳米热疗　该方法中所采用的强化加热介质系金属纳米壳，是一类光学谐振特性可调的纳米颗粒，具有很强的近红外光学吸收特性。近年来的研究发现，此类材料在肿瘤热消融中具有独特价值。纳米壳可通过调整在近红外区达到较强的光学吸收性，于是利用一个中等辐射强度的近红外光，即可由体表将足够的热治疗剂量传输到深部组织。金属纳米壳的核由球形绝缘纳米颗粒如硅组成，外侧则由一层薄金属壳（如金）来包覆。这些颗粒具有高度可调的等离子共振电特性，于是光束会在具有高导电性的薄金属壳表面诱发出集体振荡效应，其反过来又决定了颗粒对光的反射和散射特性。在宏观金属材料中，等离子共振行为仅在一个非常小的可见光范围出现，而纳米壳的独特性则在于其非常方便的等离子共振可调整性。通过控制纳米颗粒的核与壳的相对厚度，可在一个较宽的光谱范围（如近紫外到中红外区）对其光学吸收性进行调整。该区域正好跨越近红外区，在此区间，组织的光学吸收最弱，而渗透性最优，这对于肿瘤热疗十分有利。

2003年Hirsch等研究了硅-金纳米壳在近红外热疗中的应用特点。这种材料结构坚固，相对于传统的近红外染料而言，其金属表面对化学腐蚀和光漂白性敏感较少，且吸热强度远高于传统染料，最大者甚至超过100万倍。该研究组还对培养中悬置有硅-金纳米壳的人类乳腺癌细胞在近红外光照射（820nm，35W/cm^2）下，通过荧光染色检测，发现其光热效应引起了杀伤效应；而同时，没有添加纳米壳的培养细胞在经受同样照射下其活性并没有任何损失。进一步在MRI引导下的活体试验揭示出，注射金属纳米壳的固体肿瘤在低剂量近红外光（820nm，4W/cm^2）作用下，吸热效果有了极为显著的提升，其平均最高温升可在4～5min内达到可诱发组织不可逆损伤的范围[$\Delta T = (37.4 \pm 6.6)$℃]，而不加金属纳米壳处理的对照组的平均温升则低得多，在$\Delta T < 10$℃范围。经受热损伤后的组织出现了诸如组织凝结、细胞收缩及细胞核染色失效等现象，这些代表了不可逆损伤的特征，而控制组织则未遭受损害。这个结果说明，基于金属纳米壳的近红外辐射，可望实现对目标肿瘤组织的选择性加热杀伤，这在肿瘤治疗中具有潜在价值。

硅-金纳米壳固然结构稳定，但对于柔软的生物组织来说，材料的硬度会影响材料与生物体的相互作用，包括在体的输运、靶区的聚集含量、与靶细胞的识别情况以及在体代谢等。近年来，以金属镓及其合金材料为代表的液态金属材料作为一类新兴生物医学材料受到广泛关注。液态金属材料具有金属材料优良的电、热学性质，又具有水一般的柔顺性，作为柔性电极、电刺激器等与生物体适形化接触可提升使用的舒适度，并极大增强外部能量的输运。在超声下，不同组分的液态金属可以通过聚乙二醇修饰，制备成不同形状的纳米材料，如纳米球，纳米棒等，见图5-5-1。其中，液态金属纳米棒为在表面修饰了一层羟基氧化镓材料而制成。动态光散射数据表明材料的平均直径在200～300nm。

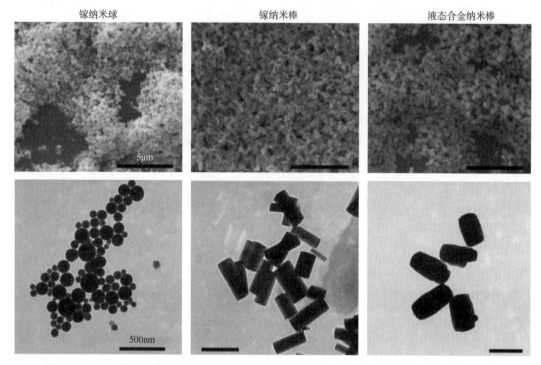

图5-5-1 三种类型的液态金属纳米材料的扫描电镜（第一行）与透射电镜（第二行）图像

在近红外激光的照射下，三种液态金属纳米材料溶液均显示出良好的温升。以镓纳米球溶液为例，当外部近红外能量为1W/cm²（808nm）时，材料溶液显示出明显温升（$\Delta T > 15℃$），显著高于氯化钠生理溶液的温度上升（$\Delta T < 10℃$），见图5-5-2（彩图8）。随着外部激光强度增加直至3.5W/cm²，材料溶液温度则会进一步上升。另外，随着材料加载浓度的升高，材料溶液的温升也会提升。随后，利用钙黄绿素（Calcein-AM）和碘化丙啶（PI）对肿瘤细胞进行荧光染色处理，可显示出近红外激光治疗对4T1乳腺癌细胞的破坏情况。在共聚焦显微镜下的图像揭示出，在没有近

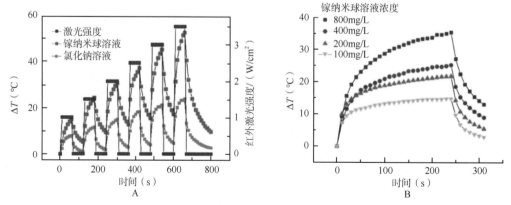

图5-5-2 镓纳米球溶液在激光下的温度变化

A. 0.9%的氯化钠生理溶液与800mg/L的镓纳米球溶液在递增强度的近红外激光（808nm）下的温度变化；B. 不同浓度的镓纳米球溶液在近红外激光（808nm，1.5W/cm²）下的响应情况

红外激光照射下，添加纳米颗粒溶液的细胞没有损失，均显示为绿色，表明材料较好的生物安全性。加载了镓纳米颗粒溶液的细胞在相同的近红

外激光照射下可显示出强烈的细胞杀伤效应，可见大量的癌细胞被染成红色（图5-5-3，彩图9）。

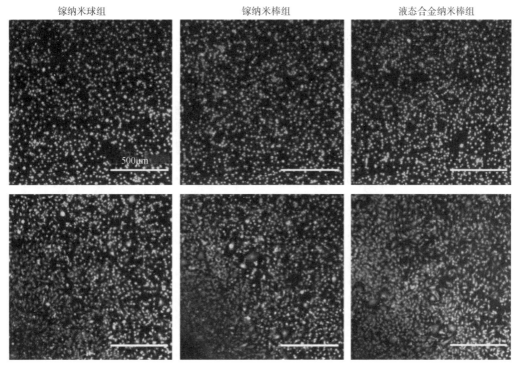

镓纳米球组　　　　　　镓纳米棒组　　　　　液态合金纳米棒组

图5-5-3　共聚焦显微镜下近红外激光治疗对4T1乳腺癌细胞的破坏情况

其中，第一排为仅加入液态金属纳米颗粒溶液，而没有近红外激光照射时的癌细胞存活情况。第二排为加载了液态金属纳米颗粒，同时通过近红外激光治疗的癌细胞的存活情况。其中，镓纳米球，镓纳米棒以及液态合金纳米棒的浓度为400mg/L，激光强度为1.5W/cm^2，照射时间为4min。图片中绿色显示为活细胞，红色显示为死细胞

此外，2019年Sun等详细定量评估比较了这些不同形状、组成成分的液态金属纳米材料的光热转换效率，镓纳米棒的光热转换效率最优。进一步将相同量的液态金属纳米球、纳米棒等通过静脉血液系统输送到实验裸鼠体内，使其在被动靶向与主动靶向下聚集于动物肿瘤部位，并于近红外激光下实施光热治疗。治疗结束后，将动物肿瘤取出对比，可见在近红外激光治疗后，加载液态金属纳米材料的实验组与未做任何处理的对照组、未加载纳米材料仅受激光治疗的实验组相比，动物肿瘤明显减小。同时，加载镓纳米棒的实验组肿瘤抑制效果最优（图5-5-4）。

2. 超声诱导的纳米热疗　超声增敏剂早先主要用于成像及诊断，近期则逐渐被发展作为热疗中强化超声能量吸收的介质。一些在诊断成像方面效果不佳的增敏剂，则有可能给超声热疗带来有利的影响。通过引入增敏剂到待治疗组织，可

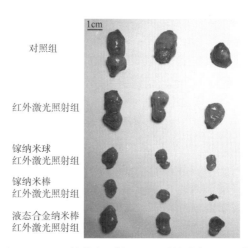

对照组

红外激光照射组

镓纳米球
红外激光照射组

镓纳米棒
红外激光照射组

液态合金纳米棒
红外激光照射组

图5-5-4　近红外激光照射12天后动物肿瘤组织比较

以增强治疗效果，同时有助于将热量限制到治疗区域，避免了周围正常组织出现过度温升。从这种意义上讲，增敏剂可以同时作为影像及治疗的强化剂。2006年Razansky等的研究表明，含有增敏剂的大约10mL组织可在频率为3.2MHz且空间

平均能量强度为$1.1W/cm^2$的超声加热下，在300s内达到21℃的最大温升，而且超声频率越高，增敏剂的吸热效率越高。临床上，可以作为超声增敏剂的介质有很多。通过合理设计，可以借助增敏剂实现优良的局部肿瘤热疗。

七、纳米热疗学中的基础科学问题

为开展高效的纳米热疗手术，必须深入认识升温过程中组织的温度响应规律，这涉及对生物传热学理论模型的建立和求解。此方面的研究包括从细胞、亚细胞层次到组织、器官直至整个生命个体内的传热现象。

归纳起来，当前因纳米热疗学的提出而引申出的一些关键问题，大致包含如下几类：

（1）升温过程中所涉及的微/纳米尺度（细胞、微血管等）生物热响应、热损伤机制的理论描述与实验刻画；

（2）微/纳米尺度下生物材料与纳米颗粒的相互作用机制；

（3）微/纳米材料与外场的相互作用机制；

（4）加载有纳米颗粒的生物组织热物性如热导率、比热等基础数据的离体或在体测量，以及相应物理机制的理论解释；

（5）纳米颗粒在组织和血管内的输运特性、输运装置及先进热疗仪器的研制；

（6）面向对象的肿瘤纳米加热治疗数值计算方法的建立及治疗计划软件研制等。

八、小　　结

热疗是一种极具前景的肿瘤治疗方法，当前在肿瘤热疗中应用磁性纳米颗粒的体外实验及动物实验均已取得了令人鼓舞的效果，说明该法适用于多种类、不同深度肿瘤的治疗，并可携带不同的化疗药物及放疗制剂，因而可望同时达到热疗、化疗、放疗等多重治疗肿瘤的目的。目前，磁性纳米颗粒尚未进入临床应用阶段，主要原因是利用现有医疗上能接受的交变磁场，尚不足以输送足够量的磁性纳米颗粒到肿瘤区，目前在实验室动物模型上所使用的交变磁场大多数不符合人体电磁场卫生标准。再者，吕永钢、刘静等对

于磁性纳米颗粒在人体中的代谢和清除机制以及对其使用剂量和毒性的评估需要进行大量深入细致的研究。此外，也有制作工艺、控释、粒径控制等诸多问题，需进一步研究完善，其中许多还处于基础研究和动物实验阶段，离临床应用尚有一段距离。

纳米热疗方法作为纳米医学领域中的新理念，扩展了传统热疗外科的技术范畴，在精确化、适形化肿瘤治疗上展示出独特价值。这一观念的确立使得肿瘤热疗手术可望实现在分子尺度上的调控，从而为突破传统升温疗法的技术瓶颈指出了新的解决方案。

不过，也应指出的是，当前对纳米热疗手术的研究还处于开端。作为一类新的肿瘤物理治疗方法，纳米热疗手术距被完全理解还有一段距离。今后工作应继续加大相应机制的研究力度并重视动物、临床试验等环节，以期为人类的抗癌之战找到更多有效的工具。

致谢：感谢国家自然科学基金（50776097）的部分资助。

（孙旭阳　李　静　刘　静）

参 考 文 献

陈建华，杨南如，1999.铁钙硅铁磁体微晶玻璃：一种治癌生物材料.玻璃与搪瓷，27（1）：44-48，59.

段桦，胡凯文，王剑锋，等，2020.晚期非小细胞肺癌氩氦刀冷冻消融联合化疗疗效和安全性Meta分析.中华肿瘤防治杂志，27（3）：230-239.

樊祥山，张东生，郑杰，2003.磁性脂质体在肿瘤治疗研究中的应用.国际肿瘤学杂志，30（2）：147-149.

冯品，楚轶，何勇，等，2017.全身稳恒磁场暴露对糖尿病性动脉粥样硬化大鼠血脂和血液流变学的影响.现代生物医学进展，17（35）：6818-6822.

傅晓刚，白景峰，陈亚珠，2008.肿瘤冷热治疗仪的研制.中国医疗器械杂志，32（6）：413-415.

高道江，赖欣，王建华，1998.磁性流体制备技术的现状与展望.磁性材料及器件，29（2）：20-23.

高梦宇，周志刚，王猛，等，2021.射频消融和氩氦刀冷冻消融治疗Ⅰ期非小细胞肺癌的安全性和疗效对比研究.介入放射学杂志，30（10）：1010-1014.

高嵩，朱旭，邹英华，2020.经皮穿刺冷热多模态消融治疗肺部恶性肿瘤操作规范专家共识.中国介入影像与治疗学，17（12）：705-710.

高嵩，朱旭，邹英华，等，2021. 冷热多模态消融治疗肝脏恶性肿瘤操作规范专家共识. 中国介入影像与治疗学，18（1）：23-27.

顾瑛，李峻亨，郭中和，等，1991. 光动力学疗法治疗鲜红斑痣. 北京医学，13（5）：317.

何跃明，2003. 恶性肿瘤的磁靶向热疗. 国外医学物理医学与康复学分册，23（2）：96-100.

贾秀鹏，2002. 磁流体在肿瘤学治疗领域的应用进展. 国外医学肿瘤学分册，29（3）：187-190.

江飞，2017. 氩氦刀冷冻治疗原发性肝癌的临床研究. 苏州：苏州大学.

李德才，2003. 磁性液体理论及应用. 北京：科学出版社.

李鼎九，胡自省，钟毓斌，2003. 肿瘤热疗学. 2版. 郑州：郑州大学出版社.

李梦雪，2020. 交变磁场治疗对老年脑卒中睡眠障碍患者血清褪黑素和睡眠质量的影响. 中国老年学杂志，40（24）：5242-5245.

李义伟，王建国，2020. 静磁场生物效应的研究进展. 中国医学物理学杂志，37（11）：1459-1463.

李勇，2020. 铁氮化合物纳米结构低温液相法制备与磁性调控. 合肥：中国科学技术大学.

林世寅，李瑞英，1997. 现代肿瘤热疗学：原理、方法与临床. 北京：学苑出版社.

刘国民，贾建治，2002. 电磁场对微生物影响的研究. 曲阜师范大学学报（自然科学版），28（2）：87-88.

刘欢，2017. 微创超低温冷冻治疗系统对中晚期非小细胞肺癌消融治疗的疗效评价. 石家庄：河北医科大学.

刘静，2007. 低温生物医学工程学原理. 北京：科学出版社.

刘浦和，刘国刚，1989. 激光生物学作用机制. 北京：科学出版社.

刘云，2020. 磁场对神经干细胞定向分化神经元的调控研究. 南京：东南大学.

吕永钢，刘静，2004. 基于肿瘤靶向热疗的磁性微/纳米颗粒研究进展. 微纳电子技术，41（9）：22-28.

钱祝银，张彬，陈奕秋，等，2021. 术中冷冻消融和冷热复合消融治疗不可切除胰腺癌的临床研究. 南京医科大学学报（自然科学版），41（8）：1203-1207.

邱国钦，许丽贞，罗鹏飞，等，2015. 氩氦刀冷冻消融联合TACE治疗巨大肝癌的临床观察. 临床肿瘤学杂志，20（6）：540-544.

任晓敏，2013. 冷热交替热物理治疗肿瘤生物学效应的研究. 上海：上海交通大学.

任晓敏，刘苹，2013. 新型冷热交替热物理治疗肿瘤的生物学效应研究. 中国医疗器械杂志，37（3）：157-162.

沈圆圆，张爱丽，2009. 冷热交替治疗对肿瘤微循环的损伤及机理研究. 科学通报，54（17）：2590-2596.

师颖瑞，刘珈，杨镨，等，2014. 磁感应热疗联合放疗治疗颈部淋巴结复发的临床观察. 现代生物医学进展，14（1）：132-135，155

施锋，吴敏，2000. 磁流体在交变磁场中的热效应. 生物化学与生物物理进展，27（3）：281-283.

唐露新，刘伟学，何爱军，等，2007. 交变磁场感应肿瘤热疗设备的研究. 中国微创外科杂志，7（11）：1027-1030.

陶鹏先，吴向阳，赵凌志，等，2017. 高强交变磁场对绵羊血液黏度的影响. 中南大学学报（医学版），42（12）：1395-1400.

田民波，2001. 磁性材料. 北京：清华大学出版社.

王宇瀛，赵凌云，王晓文，等，2010. 磁感应热疗治疗肿瘤研究进展和临床试验. 科技导报，28（20）：101-107.

翁兴园，1998. 磁流体技术及应用的发展现状与未来. 磁性材料及器件，29（6）：35-39.

吴全义，端礼荣，刘方平，等，2005. 稳恒磁场和He-Ne激光对大鼠胚胎脊髓神经细胞增殖和分化的影响. 江苏大学学报（医学版），15（3）：209-210，214.

吴亚，孙剑飞，郭全忠，等，2004. 肿瘤热疗用交变磁场发生器的研制. 东南大学学报（自然科学版），34（6）：794-796.

夏伟仁，2020. 稀土掺杂钙钛矿锰氧化物低维纳米结构的合成与表征. 南京：南京大学.

谢小雪，高福平，白雪，等，2009. 磁感应热疗用镍-铜热籽对L-929细胞及兔肌肉组织的影响. 中国微创外科杂志，9（6）：481-486，477.

杨继军，2016. 磁感应热疗治疗软组织肿瘤16例的护理. 福建医药杂志，38（2），156-158.

杨正强，王建华，2003. 铁磁微球栓塞温热疗法治疗肝癌的研究进展. 临床放射学杂志，22（2）：161-163.

叶荣昌，刘书进，高宏，等，2003. 磁流体制备技术的研究现状及其存在问题. 机械工程材料，27（3）：33-34，50.

张志田，郑斐群，张永胜，等，2015. MRI评价氩氦刀冷冻治疗前列腺癌16例疗效. 介入放射学杂志，24（6）：527-529.

周宇新，邓潇彬，2021. 红外热辐射治疗产品的调研和探究. 中国医疗器械信息，27（21）：12-15.

朱平，吴小光，2011. 激光与激光医学. 北京：人民军医出版社.

曾攀，2004. 有限元分析及应用. 北京：清华大学出版社.

Agostinis P，Berg K，Cengel KA，et al，2011. Photodynamic therapy of cancer：an update. CA Cancer J Clin，61（4）：250-281.

Allen TM，Cullis PR，2004. Drug delivery systems：entering the mainstream. Science，303（5665）：1818-1822.

Allison RR，Moghissi K，2013. Photodynamic therapy（PDT）：PDT mechanisms. Clin Endosc，46（1）：24-29.

Almeida RD，Manadas BJ，Carvalho AP，et al，2004. Intracellular signaling mechanisms in photodynamic therapy. Biochimica et Biophysica Acta，1704（2）：59-86.

Anderson RR，Parrish JA，1983. Selective photothermolysis：Precise microsurgery by selective absorption of pulsed radiation. Science，220（4596）：524-527.

Arcos D，Real RP，Vallet-Regi M，2002. A novel bioactive and magnetic biphasic material. Biomaterials，23（10）：2151-2158.

Ashkin A，1970. Acceleration and trapping of particles by radiation pressure. Phys Rev Lett，24（4）：156-159.

Ashkin A，Dziedzic JM，Bjorkholm JE，et al，1986. Observation of a single-beam gradient force optical trap for dielectric particles. Optics Letters，11（5）：288-290.

Atkinson WJ，Brezovich IA，Chakraborty DP，1984. Usable frequencies in hyperthermia with thermal seeds. IEEE Transactions on Biomedical Engineering，31（1）：70-75.

Avci P，Gupta A，Sadasivam M，et al，2013. Low-level laser（light）therapy（LLLT）in skin：Stimulating, healing，restoring. Semin Cutan Med Surg，32（1），41-52.

Bárcena C，Sra AK，Gao J，2003. Applications of magnetic nanoparticles in biomedicine. Journal of Physics D，36：591-626.

Beckmann KH，Meyer-Hamme G，Schröder S，2014. Low level laser therapy for the treatment of diabetic foot ulcers：A critical survey. Evid Based Complement Alternat Med，2014：626127.

Brezovich IA，Meredith RF，1989. Practical aspects of ferromagnetic thermoseed hyperthermia. Radiol Clin North Am，27（3）：589-602.

Buytaert E，Dewaele M，Agostinis P，2007. Molecular effectors of multiple cell death pathways initiated by photodynamic therapy. Biochim Biophys Acta，1776（1）：86-107.

Chan DCF，Kirpotin DB，Bunn PA，1993. Synthesis and evaluation of colloidal magnetic iron oxides for the site-specific radiofrequency-induced hyperthermia of cancer. J Magn Magn Materi，122（1-3）：374-378.

Chen B，Pogue BW，Hoopes PJ，et al，2006. Vascular and cellular targeting for photodynamic therapy. Critical Reviews in Eukaryotic Gene Expression，16（4）：279-305.

Chinna Ayya Swamy P，Sivaraman G，Priyanka RN，et al，2020. Near Infrared（NIR）absorbing dyes as promising photosensitizer for photo dynamic therapy. Coordination Chemistry Reviews，411：213-233.

Chon TY，Mallory MJ，Yang J，et al，2019. Laser acupuncture：a concise review. Med Acupunct，31（3）：164-168.

Chu KF，Dupuy DE，2014. Thermal ablation of tumours：Biological mechanisms and advances in therapy. Nat Rev Cancer，14（3）：199-208.

Cooper IS，Lee AS，1961. Cryostatic congelation：a system for producing a limited，controlled region of cooling or freezing of biologic tissues. J Nerv Ment Dis，133（3）：259-263.

Cooper SM，Dawber RP，2001. The history of cryosurgery. J

R Soc Med，94（4）：196-201.

Dalal M，Das A，Das D，et al，2018. Studies of magnetic，Mössbauer spectroscopy，microwave absorption and hyperthermia behavior of Ni-Zn-Co ferrite nanoparticles encapsulated in multi-walled carbon nanotubes. J Magn Magn Mater，460：12-27.

Deng K，Li C，Huang S，et al，2017. Recent progress in near-infrared light triggered photodynamic therapy. Small，13（44）：1702299.

Di DR，He ZZ，Sun ZQ，et al，2012. A new nano-cryosurgical modality for tumor treatment using biodegradable MgO nanoparticles. Nanomedicine，8（8）：1233-1241.

Dompe C，Moncrieff L，Matys J，et al，2020. Photobiomo-dulation-underlying mechanism and clinical applications. Journal of Clinical Medicine，9（6）：1724.

Dong J，Liu P，Xu LX，2009. Immunologic response induced by synergistic effect of alternating cooling and heating of breast cancer. Int J Hyperthermia，25（1）：25-33.

Dong JX，Liu P，Zhang AL，et al，2007. Immunological response induced by alternated cooling and heating of breast tumor. Lyon：IEEE.

Facciorusso A，Di Maso M，Muscatiello N，2016. Microwave ablation versus radiofrequency ablation for the treatment of hepatocellular carcinoma：a systematic review and meta-analysis. Int J Hyperthermia，32（3）：339-344.

Gage AA，Augustynowicz S，Montes M，et al，1985. Tissue impedance and temperature measurements in relation to necrosis in experimental cryosurgery. Cryobiology，22（3）：282-288.

Grob C，Buscher K，Romanus E，et al，2002. Characterization of a ferrofluid by atomic force microscopy and photon correlation spectroscopy after magnetic fractionation. Eur Cell Mater，3（s2）：163-166.

Hashmi JT，Huang YY，Osmani BZ，et al，2010. Role of low-level laser therapy in neurorehabilitation. PM R，2（12 Suppl 2）：S292-S305.

Hilger I，Frühauf K，Andrä W，et al，2002. Heating potential of iron oxides for therapeutic purposes in interventional radiology. Acad Radiol，9（2）：198-202.

Hilger I，Hergt R，Kaiser WA，2000. Effects of magnetic thermoablation in muscle tissue using iron oxide particles：an in vitro study. Invest Radiol，35（3）：170-179.

Hirsch LR，Stafford RJ，Bankson JA，et al，2003. Nanoshell-mediated near-infrared thermal therapy of tumors under magnetic resonance guidance. Proc Natl Acad Sci USA，100（23）：13549-13554.

Hu JJ，Cheng YJ，Zhang XZ，2018. Recent advances in nanomaterials for enhanced photothermal therapy of tumors. Nanoscale，10（48）：22657-22672.

Jiang Y，Pu K，2017. Advanced photoacoustic imaging applications of near-infrared absorbing organic nanoparticles. Small，13（30）：1700710.

Jones SK，Gray BN，Burton MA，et al，1992. Evaluation of ferromagnetic materials for low-frequency hysteresis heating of tumours. Phys Med Biol，37（1）：293-299.

Jordan A，Scholz R，Maier-Hauff K，et al，2001. Presentation of a new magnetic field therapy system for the treatment of human solid tumors with magnetic fluid hyperthermia. Journal of Magnetism and Magnetic Materials，225（1-2）：118-126.

Jordan A，Scholz R，Wust P，et al，1997. Effects of magnetic fluid hyperthermia（MFH）on C3H mammary carcinoma in vivo. Int J Hyperthermia，13（6）：587-605.

Jordan A，Scholz R，Wust P，et al，1999. Endocytosis of dextran and silan-coated magnetite nanoparticles and the effect of intracellular hyperthermia on human mammary carcinoma cells in vitro. Journal of Magnetism and Magnetic Materials，194（1）：185-196.

Jordan A，Scholz R，Wust P，et al，1999. Magnetic fluid hyperthermia（MFH）：Cancer treatment with AC magnetic field induced excitation of biocompatible superparamagnetic nanoparticles. Journal of Magnetism and Magnetic Materials，201（1-3）：413-419.

Khalkhal E，Rezaei-Tavirani M，Zali MR，et al，2019. The evaluation of laser application in surgery：a review article. J Lasers Med Sci，10（Suppl 1）：S104-S111.

Kida Y，Mori Y，Hattori T，et al，1990. Interstitial hyperthermia of malignant gliomas with implant heating system. No Shinkei Geka，18（11）：1007-1014.

Kotte AN，van Wieringen N，Lagendijk JJ，1998. Modelling tissue heating with ferromagnetic seeds. Phys Med Biol，43（1）：105-120.

Kubo T，Sugita T，Shimose S，et al，2000. Targeted delivery of anticancer drugs with intravenously administered magnetic liposomes in osteosarcoma-bearing hamsters. Int J Oncol，17（2）：309-315.

Kurgan E，Gas P，2016. Analysis of Electromagnetic Heating in Magnetic Fluid Deep Hyperthermia//Computational Problems of Electrical Engineering. Sandomierz：IEEE：1-4.

Kuznetsov AA，Filippov VI，Alyautdin RN，et al，2001. Application of magnetic liposomes for magnetically guided transport of muscle relaxants and anti-cancer photodynamic drugs. Journal of Magnetism and Magnetic Materials，225（1-2）：95-100.

Lahonian M，Golneshan AA，2011. Numerical study of temperature distribution in a spherical tissue in magnetic fluid hyperthermia using lattice Boltzmann method. IEEE Trans Nanobioscience，10（4）：262-268.

Li J，Zhang W，Ji W，et al，2021. Near infrared photothermal conversion materials：Mechanism，preparation，and photothermal cancer therapy applications. J Mater Chem B，9（38）：7909-7926.

Liu J，Zhou Y，Yu T，et al，2004. Minimally invasive probe system capable of performing both cryosurgery and hyperthermia treatment on target tumor in deep tissues. Minim Invasive Ther Allied Technol，13（1）：47-57.

Liu J，Zhou YX，Yu TH，et al，2003. New cryoprobe system with powerful heating features and its performance tests on biomaterials//ASME 2003 International Mechanical Engineering Congress and Exposition. Washington：DC：183-184.

Liu P，Ren X，Xu LX，2012. Alternate cooling and heating thermal physical treatment：an effective strategy against MDSCs in 4T1 mouse mammary carcinoma//ASME summer bioengineering conference. SBC2012 American Society of Mechanical Engineers，937-938.

Long H，Wang H，Zhao C，et al，2018. Effects of combining high- and low-frequency repetitive transcranial magnetic stimulation on upper limb hemiparesis in the early phase of stroke. Restor Neurol Neurosci，36（1）：21-30.

Lv YG，Deng ZS，Liu J，2005. 3-D numerical study on the induced heating effects of embedded micro/nanoparticles on the human body subject to an external medical electromagnetic field. IEEE Trans Nanobioscience，4（4）：284-294.

Maiman TH，1960. Stimulated optical radiation in ruby. Nature，187（4736）：493-494.

Matsuki H，Yanada T，Sato T，et al，1994. Temperature-sensitive amorphous magnetic flakes for intratissue hyperthermia. Materials Science and Engineering，A181-182：1366-1368.

Meng XD，Pang XJ，Zhang K，et al，2022. Recent advances in near-infrared-Ⅱ fluorescence imaging for deep-tissue molecular analysis and cancer diagnosis. Small，18（31）：2202035.

Moroz P，Jones SK，Winter J，et al，2001. Targeting liver tumors with hyperthermia：ferromagnetic embolization in a rabbit liver tumor model. J Surg Oncol，78（1）：22-29.

Mroz P，Yaroslavsky A，Kharkwal GB，et al，2011. Cell death pathways in photodynamic therapy of cancer. Cancers（Basel），3（2）：2516-2539.

Murase K，Takata H，Takeuchi Y，et al，2013. Control of the temperature rise in magnetic hyperthermia with use of an external static magnetic field. Phys Med，29（6）：624-630.

Mussttaf RA，Jenkins DFL，Jha AN，2019. Assessing the impact of low level laser therapy（LLLT）on biological systems：a review. International Journal of Radiation Biology，95（2）：120-143.

Naito Y, Yamada S, Jinno Y, et al, 2019. Bone-forming effect of a static magnetic field in rabbit femurs. Int J Periodontics Restorative Dent, 39(2): 259-264.

Niculescu AG, Grumezescu AM, 2021. Photodynamic therapy—an up-to-date review. Applied Sciences, 11(8): 3626.

Oldenburg A, Toublan F, Suslick K, et al, 2005. Magnetomotive contrast for in vivo optical coherence tomography. Opt Express, 13(17): 6597-6614.

O' Neal DP, Hirsch LR, Halas NJ, et al, 2004. Photo-thermal tumor ablation in mice using near infrared-absorbing nanoparticles. Cancer Lett, 209(2): 171-176.

Pearce JA, Petryk AA, Hoopes PJ, 2017. Numerical model study of in vivo magnetic nanoparticle tumor heating. IEEE Trans Biomed Eng, 64(12): 2813-2823.

Peng Q, Juzeniene A, Chen J, et al, 2008. Lasers in medicine. Reports on Progress in Physics, 71(5): 056701.

Pershina AG, Sazonov AE, Milto IV, et al, 2003. Application of magnetic nanoparticles in biomedicine. Biulleten Sib Meditsiny, 7(2): 70-78.

Pison U, Welte T, Giersig M, et al, 2006. Nanomedicine for respiratory diseases. Eur J Pharmacol, 533(1-3): 341-350.

Rabin Y, 2002. Is intracellular hyperthermia superior to extracellular hyperthermia in the thermal sense? Int J Hyperthermia, 18(3): 194-202.

Rand RW, Snow HD, Elliott DG, et al, 1981. Thermomagnetic surgery for cancer. App Biochem Biotechnol, 6(4): 265-272.

Razansky D, Einziger PD, Adam DR, 2006. Enhanced heat deposition using ultrasound contrast agent-modeling and experimental observations. IEEE Trans Ultrason Ferroelectr Freq Control, 53(1): 137-147.

Rosenblum D, Joshi N, Tao W, et al, 2018. Progress and challenges towards targeted delivery of cancer therapeutics. Nat Commun, 9(1): 1410.

Sabale S, Jadhav V, Mane-Gavade S, et al, 2019. Superparamagnetic $CoFe_2O_4@Au$ with high specific absorption rate and intrinsic loss power for magnetic fluid hyperthermia applications. Acta metallurgicasinica, 32(6): 719-725.

Sato T, Masai A, Ota Y, et al, 1993. The development of anticancer agent releasing microcapsule made of ferromagnetic amorphous flakes for intratissue hyperthermia. IEEE Trans Magn, 29(6): 3325-3330.

Shinkai M, Yanase M, Suzuki M, et al, 1999. Intracellular hyperthermia for cancer using magnetite cationic liposomes. Journal of Magnetism and Magnetic Materials, 194: 176-184.

Stauffer PR, Sneed PK, Hashemi H, et al, 1994. Practical induction heating coil designs for clinical hyperthermia with ferromagnetic implants. IEEE Transactions on Biomedical Engineering, 41(1): 17-28.

Sudame A, Kandasamy G, Maity D, 2019. Single and dual surfactants coated hydrophilic superparamagnetic iron oxide nanoparticles for magnetic fluid hyperthermia applications. Journal of Nanoscience and Nanotechnology, 19(7): 3991-3999.

Sun R, Xiang J, Zhou Q, et al, 2022. The tumor EPR effect for cancer drug delivery: current status, limitations, and alternatives. Adv Drug Deliv Rev, 191: 114614.

Tonthat L, Yamamoto Y, Aki F, et al, 2018. Thermosensitive implant for magnetic hyperthermia by mixing micro-magnetic and nano-magnetic particles. IEEE Transactions on Magnetics, 54(6): 5400104.

Vogel A, Venugopalan V, 2003. Mechanisms of pulsed laser ablation of biological tissues. Chem Rev, 103(2): 577-644.

Wang T, Xie W, Ye W, et al, 2019. Effects of electromagnetic fields on osteoarthritis. Biomed Pharmacother, 118: 109282.

Wickline SA, Lanza GM, 2003. Nanotechnology for molecular imaging and targeted therapy. Circulation, 107(8): 1092-1095.

Wu C, Wu Y, Zhu X, et al, 2021. Near-infrared-responsive functional nanomaterials: the first domino of combined tumor therapy. Nano Today, 36: 100963.

Wust P, Hilderbrandt B, Sreenivasa G, et al, 2002. Hyperthermia in combined treatment of cancer. Lancet Oncol, 3(8): 487-497.

Xue J, Ni H, Wang F, et al, 2021. Advances in locoregional therapy for hepatocellular carcinoma combined with immunotherapy and targeted therapy. J Interv Med, 4(3): 105-113.

Yanase M, Shinkai M, Honda H, et al, 1997. Intracellular hyperthermia for cancer using magnetite cationic liposomes: ex vivo study. Jpn J Cancer Res, 88(7): 630-632.

Yanase M, Shinkai M, Honda H, et al, 1998. Antitumor immunity induction by intracellular hyperthermia using magnetite cationic liposomes. Jpn J Cancer Res, 89(7): 775-782.

Yanase M, Shinkai M, Honda H, et al, 1998. Intracellular hyperthermia for cancer using magnetite cationic liposomes: an in vivo study. Jpn J Cancer Res, 89(4): 463-469.

Yang W, An Y, Li Q, et al, 2021. Co-ablation versus cryoablation for the treatment of stage III - IV non-small cell lung cancer: A prospective, noninferiority, randomized, controlled trial(RCT). Thorac Cancer, 12(4): 475-483.

Yang W, Yan K, Goldberg SN, et al, 2016. Ten-year survival of hepatocellular carcinoma patients undergoing radiofrequency ablation as a first-line treatment. World J Gastroenterol, 22(10): 2993-3005.

Yang Z，He W，Zheng H，et al，2018. One-pot synthesis of albumin-gadolinium stabilized polypyrrole nanotheranostic agent for magnetic resonance imaging guided photothermal therapy. Biomaterials，161：1-10.

Yukumi S，Watanabe Y，Horiuchi A，et al，2009. Repeated inductive heating using a sintered MgFe$_2$O$_4$ needle for minimally invasive local control in breast cancer therapy. Int J Hyperthermia，25（6）：416-421.

Zaret MM，Breinin GM，Schmidt H，et al，1961. Ocular lesions produced by an optical maser（laser）. Science，134（3489）：1525-1526.

Zhang B，Moser MAJ，Zhang EM，et al，2017. A new approach to feedback control of radiofrequency ablation systems for large coagulation zones. Int J Hyperthermia，33（4）：367-377.

Zhao X，Zhao N，Shi Y，et al，2020. Optical fiber tweezers：a versatile tool for optical trapping and manipulation. Micromachines（Basel），11（2）：114.

第六章 肿瘤热疗中热剂量（温度）监测技术

第一节 概　述

肿瘤热疗的剂量学基础是最终落实的生物学效应，它与治疗效果间存在密切关系。测温是其中最重要的一个环节。肿瘤热疗学的进程往往因测温技术的准确性和精度所限而停滞不前，一旦有某种可以打破这一极限的方法出现，则意味着新的治疗模式即将来临。事实上，这类测量方法常常蕴涵了新的科学思想，并有可能开辟新的研究前沿。

肿瘤热疗法从提出到获得推广，经历了一个相当漫长的过程。早先，虽然这一技术在一些人体深部肿瘤的治疗方面报道了许多令人鼓舞的结果，但离被临床普遍接受还存在一定差距，主要是加热控制方面的困难所致。一方面，人们对高温损伤的物理化学机制尚缺乏完整的认识，因而难以准确预示加热范围及待杀伤组织区域；另一方面，要对形状不规则的瞬态加热区域进行实时监测存在极大困难，而这在选择性肿瘤杀伤上又是一个核心问题。这是因为加热不足会造成肿瘤细胞残留，甚至扩散，从而治疗无效，让患者的生命再次受到威胁；而加热过度则又会对周围健康组织造成不必要的杀伤，患者也会因此承受较多无谓的疼痛，有时甚至引起严重的并发症。所以，在肿瘤热疗临床中，对目标组织的温度加以实时监测是调控手术进程及事后评估最关键的环节之一。

迄今为止，高温热疗手术在很大程度上还不得不依靠医师手动进行控制，医师本人的临床经验成为决定治疗效果好坏的一个重要因素。然而，经验背离于实际的情况在医疗中屡见不鲜。显然，

若能让实施手术者随时"看"到患者体内的温度分布，就能对整个手术进程有准确的把握。特别是当出现异常情况时，医师还能因此及时发现并采取有效手段来应对突发事件，手术的安全性也因此得以保证。

当前，临床上已发展了不少先进的影像技术用于疾病诊断及治疗过程的检测。可以认为，几乎所有的成像方法均可推广应用到热疗手术中组织温度场的监测上，这是因为这些方法均有助于分析组织的某种属性，而组织被加热前后的属性均可能发生改变。因此，通过考察各类影像技术及局部测温技术在高温热疗手术中的应用特点，可望建立有效的监测方法。本章介绍围绕热疗测温问题提出的一系列典型技术路线，阐述各方法的探测原理及相关应用问题，并对其优缺点及进一步发展的方向予以剖析。

第二节 肿瘤热疗中选择性加热的意义

由于肿瘤细胞对温度通常比较敏感，因此准确控制加热过程对于实现对病变组织的精确打击及保护正常组织十分关键。生物组织的热损伤问题可以看成是一个与温度相关的能量速率过程。

热剂量信息与治疗效果评价相关性研究，最初由Dewhrist等报道，他们使用热放疗方法治疗荷瘤动物，其中相关的一些概念在后来的报告中被提炼形成早期的热剂量参数。在这些早期研究中，所测定的热剂量被限制在肿瘤内的3～10个点内，所测量点定位的标准化已被应用在后来的研究中，早期的报告中发现，最低温度和平均温

度与反应率对局部控制持续时间相关性最为显著：最低温度与治疗结果关系最为明显、肿瘤内最高温度与热损伤发生率相关。

在热疗中所使用过的热剂量学指标：瘤内最低温度（T_{min}）、瘤内最高温度（T_{max}）、瘤内平均温度（T_{ave}）、43℃分当量（EQ43）和度分（degree-minutes）、肿瘤温度十分位码（T_{index}）、T_{90}累积分钟数（CEM43T_{90}）与CMT$_{90}$≥T_{index}。其中肿瘤温度十分位码（T_{index}）使用较多，T_{90}指在肿瘤热疗中全部测温点的所有温度数据，其中有90%的温度达到此温度段以上的数值；类似的还有T_{50}、T_{20}等。在同一次加热治疗中，T_{90}的温度读数最低，它所提示的是在被加热的组织中所测得的全部温度数据中有90%达到了这个温度段以上；T_{20}的温度读数最高，所表达的是所有测得的温度数据中只有20%能达到此温度段以上；T_{50}的读数值介于两者之间。

虽然温度分布的单纯评价与治疗结果有关，但逻辑回归的数学方法分析的拟合度不高，提示该方法对于给定患者恰当的治疗不足，需要寻找更完整、更精确的热测量温度数据。

前期，研究者曾对宏观或细胞尺度上发生的热损伤行为进行过大量研究。归纳起来，迄今所知的生物样品典型热损伤机制主要为蛋白质变性、代谢过程改变、细胞物理或化学特性改变，如膜超渗性、胞内离子浓度的改变及细胞核老化，肌肉及胶原物质的双折射性质丧失，红细胞血色素缺失等。肿瘤细胞的失活机制基本可包括在上述范畴内，只不过具有特定的速率系数。

描述组织的热损伤或加热剂量的速率过程模型是建立在化学反应动力学基础上的。如图6-2-1所示，在一个典型反应中，热激活反应物必须跨越一个能量屏障E_a以生成产物。肿瘤消亡过程发生的可能性也取决于其中所储存能量的大小，而发生的前提是所含能量高于该反应的临界值（即活化能）。若将肿瘤细胞的热损伤问题当成一个一阶速率过程，并定义损伤函数为Ω，则细胞失活的问题即体现为一个依赖于温度的速率过程。该过程的化学反应速率K（即损伤速率）可由Arrhenius公式描述：

$$\frac{d\Omega}{dt} = K = P\exp\left(-\frac{E_a}{RT}\right) \qquad (6.2.1)$$

其中，R为理想气体常数（8.31J·mol^{-1}·K^{-1}）；E_a为活化能（J/mol）；P为碰撞数或更普遍地称为频率因子（s^{-1}）；T为绝对温度（K）；t为时间；Ω代表损伤的比率，当Ω=1时，一般认为物质大部分已发生变性（即失活）。通常，对不同生物组织形式及环境条件，P和E_a值可以相差很大。在至今所考察过的宏观生物组织损伤过程中，P的变化范围为10^{40}～10^{105}s^{-1}，而E_a则为10^5～10^6J/mol。

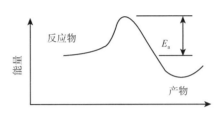

图6-2-1　生化过程中的能态

由式（6.2.1），可得到定量描述生物组织受热致伤的Henriques积分方程，即

$$\Omega = \int_0^t P\cdot\exp(-E_a/RT)dt \qquad (6.2.2)$$

可见，该方程中只需两个可由实验确定的系数（E_a和P），即可对生物样品在特定升温过程中的失活问题作出充分判断。这一损伤积分公式的优点是易于与目标组织活性做定量比较，使其成为热疗剂量评估中最为重要的基础关系式之一。

由以上模型可以看出，细胞存活时间与温度呈指数依赖关系，当低于一定临界温度时，该过程的速率损伤积累可忽略不计；而一旦超过该值，损伤速率将急剧增加。因此，为避免正常组织遭受加热损伤而同时又保证对目标组织的摧毁，在热疗过程中实施选择性加热十分重要。此方面需要依赖于高度精确的温度监测。

第三节　温度监控与热效应监测方法分类

由于肿瘤热疗属于一种依赖能量对肿瘤组织进行损毁性的治疗，它与临床疗效密切相关，因此治疗时需要进行能量监测与管理，以获得较好的疗效，故热剂量对于肿瘤热疗是一个非常重要的参数。然而，对生物体空间温度场进行无损测取，一直是医学界和工程界公认的难题和亟待解决的关键问题，但迄今为止，比较完善的针对生物体真实形状和真实受热状况的完全无损测温技术还为数不多。目前，深部组织温度测量方法分为有损和无损两类，但都存在一定不足。有损方法易造成出血、疼痛和肿瘤种植，同时所获信息有限；而已有的无损方法大多存在测试时间长，精度及分辨率有限，且测试深度不够等不足，影响其推广使用。其中一些影像方法（如MRI、超声）由于技术复杂、设备昂贵，也不便于使用，所以寻求切实可行的无损测温技术仍然是当前肿瘤热疗临床上迫切需要解决的问题，因此，有关与热剂量相关的热生物效应的研究也在近年内得到发展。

一、局部温度监测法

在热疗监测方面，最直接的办法莫过于采用温度传感器来对目标组织进行温度采集，进而估算出肿瘤内温度分布。这类方法属于一种侵入性的局部测量措施，其主要通过温度测量或电阻抗法实现。前者通过微创方式将多枚热电偶或热敏电阻、光纤测温计等布置于待加热肿瘤组织及周边区域，以监测这些部位离散的温度信息。目前，这已经成为热疗消融手术中的常规做法。靶区温度传感器的应用使得加热治疗获得了准确的温度信息，由此提高了肿瘤靶向治疗的选择性和治疗效果，同时也减少了高温热疗可能引起的并发症，并避免对靶区周围重要部位造成损伤。然而，热电偶监测是一种有创方法，某些情况下可能导致组织感染，且插入深部组织后热电偶难以准确定位。特别是，由于传感器只能提供有限部位的温度，这类方法对于不规则肿瘤、大血管附近肿瘤或人体深部（如大脑或肝脏部位）肿瘤等的监测并不十分有效。鉴于此，出现了采用低频生物电阻抗监测加热过程的替代方法，其做法是将一系列电极布置于待加热部位的边界以实现测温。当组织（主要是电解液）升温时，导电能力会增强，从而造成电阻抗下降，因而可探测出加热边界。此方法中，若电极探针需插入到待加热组织区域来监测其升温行为，则其也有着与热电偶类似的不足，而体表电极监测又存在精度有限的问题。而且，以上诸情形中，加热源若采用的是电磁波或超声波加热，则由金属材料制成的传感器会影响加热效果，且在测温元件上会因感应

出附加电位而影响到测量精度，这在临床实践中应引起重视。对于高强度聚焦超声的温度监测，此法不宜使用，这不仅是因为该法以模式点-线-面-体来完成消融治疗时，温度传感器不能随着治疗区域进行动态调整而实现实时温度监测，而且处于聚焦点位置的高声强、声压很容易对其进行损毁。

二、影像监测技术

鉴于局部温度监测法存在的不足，人们一直在研发新的温度监测技术，最理想的测温技术当属在肿瘤热疗过程中的无损途径，它能实时重构并通过屏幕显示出人体组织内三维空间的动态温度分布值，同时，所采用的测试方法和设备应以不改变热疗设备的加热效果为前提，也就是说，各类同时联用的设备彼此之间应是相容的，且对人体安全可靠。在高温热疗监测方面，近期的一些重要进展是发展了新的无损成像技术，如磁共振成像、X射线计算机断层成像（X-CT）以及超声成像等，它们均可对热疗中的组织加热区域进行实时成像，只是在实际应用时必须考虑各自的适应性。

从理论上讲，任何与温度有关的各种物理效应均可作为无损测量温度的依据。目前正在研究和已经用于临床试用的无损测温方式主要有以下几种：①利用超声波在穿透人体时其衰减系数与温度成一定的函数关系来测量温度；②利用超声反射波与温度的关系来测量温度；③利用X-CT测定组织密度随温度变化的关系来测量温度；④利用NMR信号与温度的关系来测量温度；⑤利用生物组织电阻抗与温度变化的关系来重构温度场；⑥直接利用红外摄温仪获取体表温度场后再重建出组织内温度分布等。

在现有的方法中，相对成熟的为超声成像技术，实际上该方法自被提出以来一直是临床上探讨的主要监测方法之一。与此类似，磁共振成像作为超声成像的替代技术，也可提供受加热区域的温度信息，但由于设备价格高昂，在推广应用上存在一定困难。相比而言，电阻抗成像技术可能会提供一种简单、有效且低廉的热疗手术监测手段，其典型措施是在待测组织中加载正弦电流，

通过电极阵列测量响应电压来获得空间图像信息。但这种方法也有一定局限性，比如测到的电压不仅是电阻抗分布的函数，而且与电极大小及插入位置均有关系。总体上，比较完善的可同时监测热疗手术中组织内加热区域大小、组织空间解剖结构乃至温度信息的无损成像方法仍极为有限，有待于进一步深入探索。

三、数学模型预测法

在调控热疗消融手术方面，早先的尝试之一是借助数学模型预测来实现的。研究人员试图发展出有效的计算方法来对手术中的加热区域加以预示。实际上，自高温热疗在临床上应用以来，研究者一直在尝试采用数学模型对加热过程中的目标组织温度场进行模拟和预测，并由此建立一些在开展热疗手术时可供查询的图表，最早的模型主要取自一些导热方程，此后则逐步引入生物传热模型加以描述。此后，一些学者开始采用有限元方法对更真实几何区域内的加热问题进行预测。研究者采用数学模型对热疗手术过程实施优化，并提出通过求解数学上的反问题来重建手术过程中目标组织区域的温度场，比如，在模型中采用由实验得到的组织参数，再结合传热反问题予以求解。此类问题近年来得到进一步发展。随着热疗手术日趋成熟及生物传热学研究的深入，数学模型及优化方法的作用将会更加突出。目前，此方面的问题主要在于，已有的解析方法及数学模型尚不够准确，以至于尚难处理组织的复杂几何结构及更为真实的生理状况；而且大多数研究均将生物组织假设为均匀材料，这会造成与真实情况存在较大偏离。今后，随着计算机软硬件技术的发展，并结合一些图像监测及处理方法，数学模型预测可望得到更大发展，特别是，具有重要实用价值的治疗计划软件也将得以逐步开发出来，并充分地应用到热疗临床实践中。

应该指出的是，无论何种测量方法，所获得的温度图均应满足一定的精度和空间分辨率要求。比如，空间分辨率应在0.5mm量级，以区分大血管的影响，而温度精确度则可在0.5～1℃附近，至于瞬态分辨率有时并不特别重要。

四、基于近红外光谱技术消融生物效应评估法

生物组织的光学特性可以反映组织内部的物质和结构特征。生物组织热损伤前后的光谱特征和光学参数变化能够反映出组织受热毁损后的蛋白质变性、细胞结构破坏等微观变化。与监测组织温度变化不同，光学方法事实上可以反映组织毁损程度的本质。基于此特性，采用微创光纤的方式，以近红外光谱分析方法测量消融过程的光学参数变化，对消融疗效评估来说更具应用价值。

与监测组织温度不同之处在于，光学方法不是直接监测温度，它反映的是在某一特定热剂量下对细胞或组织毁损程度的本质。此法进行消融评估的研究理念在于，已公认，热疗中测温的目的是监控热剂量，并分析在某一特定热剂量下所发生的相关生物学效应及损伤。由于这种基于近红外光谱的技术能够快速实时反映热能对细胞和组织所造成的对应生物学损伤本质，因此通过该技术方法监测热剂量所造成的相应热损伤模式得以成立。

1. 近红外光谱（near infrared spectroscopy，NIRS）**技术**　NIRS是介于可见光（VIS）和中红外光（MIR）之间的光谱，波数为10000～4000cm^{-1}。近红外光谱法是利用含有氢基团（X—H，X为C，O，N，S等）化学键（X—H）伸缩振动倍频和合频，在近红外区的吸收光谱，通过选择适当的化学计量学多元校正方法，把校正样品的近红外吸收光谱与其成分浓度或性质数据进行关联，建立校正样品吸收光谱与其成分浓度或性质之间的关系——校正模型。目前，在生物医学领域NIRS技术被广泛应用于研究生物组织的光学性质、识别组织类型、诊断癌症、监测药物的传输过程以及研究组织结构和成分、组织内部散射粒子大小、组织密度、近红外吸收药物的效应等。

1977年Jobsis在Science杂志上首次报道了血红蛋白和细胞色素在特定近红外区的吸收特性，并发现氧合血红蛋白和还原血红蛋白分别在735nm和850nm处有两个吸收峰，其变化可以反映血红蛋白的载氧情况。该报道引起了生物医学界的广泛重视。此后，很多研究小组从各自不同

的角度将这种方法推广开来，在不同的领域对其进行了深入的研究。

Chance、de Blasi、Wyatt和Hoshi等深入研究了近红外光谱在大脑活动监测方面的应用，Farrell和Binzoni则将其用于肌肉组织血氧参数的测量。

钱志余团队从2014年开始使用该技术开展对肝癌微波消融的研究，基本完成了基于约化散射系数的离体猪肝微波消融疗效评估、肝脏肿瘤标本消融及近红外光谱技术评估。

微波热消融与生物组织光学参数采集方法：使用由微波消融仪、配套微波消融针、测温和光纤探头、光纤光谱仪、光源组成的系统采集，如图6-3-1所示。光纤光谱仪波长范围为340～1020nm，用以实时采集组织漫反射光谱。光纤探头由两根光纤组成，芯径均为200μm，芯-芯距离为200μm，其中一根连接光源，另一根连接光纤光谱仪。探头前端内置热敏电阻。

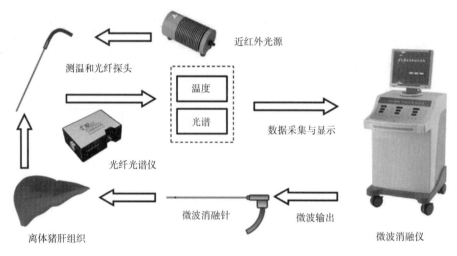

图6-3-1　微波消融近红外光谱采集实验系统组成

2. 生物组织光学参数　从微观角度来说，单个光子在生物组织中的传输过程是一个随机运动的漫射过程。如果不考虑荧光或磷光激发现象以及多普勒频移效应，光子与组织中的微小颗粒会不断地发生弹性碰撞（散射），直至被生物组织吸收或逸出生物组织表面被检测到（图6-3-2）。此时光在生物组织中的传播行为可用生物组织的光学特性参数来描述，这些特性参数定量地描述了生物组织的光学效应，如用吸收系数和散射系数来描述生物组织对入射光的吸收和散射能力的大小，用有效穿透深度表示光在生物组织中的穿透能力等。这些生物组织光学特性参数是激光诊断、激光治疗和光剂量学等理论和临床实践的基础。

光在生物组织内传输时会产生吸收、散射、反射和折射等过程。吸收的发生是因为分子热运动以及光子能量被分子吸收而产生分子跃迁，这与分子结构和光的频率相关。由于在600～900nm的波长范围内，光对组织的穿透性较强，因此这

一波段也称为近红外光窗，采用这一波段的近红外光可以更加准确地分析组织对光的散射特性。

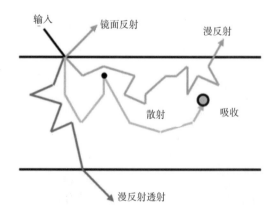

图6-3-2　光子在生物组织中的传输过程

生物组织内光的吸收、散射等特性由光学参数来描述，主要包括吸收系数（absorption coefficient）μ_a、散射系数（scattering coefficient）μ_s、约化散射系数（reduced scattering coefficient）μ_s'、各向异性因子（anisotropy factor）g、折射率

（refractive index）n等。

吸收系数和散射系数分别表征了组织对光的吸收和散射能力。各向异性因子反映了组织内光发生散射后与原传播方向的偏离程度，$g=1$时散射光沿原路径前向传播；$g=-1$时散射光沿反向传播；$g=0$时为各向同性；一般生物组织$g=0.69\sim0.99$，即主要发生前向散射。约化散射系数可以表示为$\mu'_s=\mu_s(1-g)$，其实质为将各向异性介质等效为各向同性介质后的散射系数。

3. 生物组织光学参数测量 光传输至生物组织表面后，少量光在组织表面发生反射，大部分光进入生物组织内部。这部分光经过组织内部颗粒的多次反射、折射、衍射、吸收等过程，最终有一部分光仍然返回了组织表面，朝各方向散射出来，这种现象即光的漫反射（diffuse reflection）。发生漫反射的光经过了与组织内部成分的相互作用，因此携带了组织内部信息，可以利用其定量分析组织成分变化。

漫反射光谱与组织吸收系数和散射系数存在一定的比例关系，Johns等通过实验证明700～850nm区域的漫反射光谱具有良好的线性度，其与脑组织的散射系数存在相关性；钱志余等通过仿体实验获得了750nm和830nm处由漫反射光谱计算约化散射系数的经验公式；戴丽娟等利用不同波段的漫反射光谱得到了包括光学参数和血氧参数的经验公式。赵金哲等对利用700～850nm波段漫反射光谱计算约化散射系数的经验公式进行了校正，以OXImeter在690nm处测得的μ'_s为标准参考得到

$$\mu'_s(690\text{nm})=48.51\exp(0.43\text{Slope}_{700\sim850})$$
$$-25.73 \qquad (6.3.1)$$

式中，$\text{Slope}_{700\sim850}$表示漫反射光谱在700～850nm波段线性拟合的斜率；$\mu'_s(690\text{nm})$表示690nm处的约化散射系数。

这项研究已在离体组织、肿瘤标本及动物实验中得以顺利展开，并取得了阶段性研究结果。

第四节 肿瘤热疗中测温技术

一、局部微创测温技术

传统的温度测量方法均有自身的温度、空间及时间分辨率，虽然它们均可望扩展用于热疗临床，但由于肿瘤热疗中的局部温度测量有其特殊性，在选择这些方法时需要予以仔细评估。相对而言，热电偶测温是当前最主要的方法之一，其由于响应速度快、制作简单、重复性好、测温范围宽且环境适应性强，在热疗中被大量采用。热电偶用于快速变化的温度测量时，要求热容量小，对被测对象的温度场干扰小，通常采用没有保护套的裸露细丝热电偶，并且希望测温接点的几何尺度尽可能小；但在热疗应用中，为避免组织感染及清洗方便，往往需要在热电偶探头上包覆特殊材料（如聚四氟乙烯等），而这会降低测温时的响应速率。在一些特殊情况下，也有采用薄膜热电偶测量快速变化的温度。此外，还有特殊的贵金属复合层热电偶丝，如用于测量大气温度波动的微型热电偶，其电偶丝直径甚至可以达到0.5μm，可通过特殊处理后加以应用。

在由交变电磁效应诱导的肿瘤热疗中，会在热电偶的金属头及其连线中产生涡流，从而干扰正常的测温准确度。若测温探头尺寸特别小且外加电磁场的频率较低，并不足以在其内引起明显的涡流产热。因此，为增加测温的准确度，一方面可在连线上包覆电磁屏蔽层；另一方面，将测温头及连线尺寸尽可能减小后，也有助于提升测量的准确度；此外，人们曾提出采用光纤测温来避免电磁感应引起的测量误差。

普通热电偶丝的直径一般在50～500μm，工业测温场合上也使用直径大于1mm的热电偶丝，以保证测量的稳定与耐久性。热疗中瞬态的温度测量时，应选用50～100μm直径的热电偶丝。更细的热电偶丝通常不易获得，且价格高昂，合金丝沿长度的材质不均匀还可能增大测量误差。由于热电偶丝的直径太小，加工比较困难，在体内测温时还需解决支撑问题。

2003年刘静团队曾发展了一种相对简单的制作微细热电偶的方法，即利用直径为100μm的普通细热电偶，在显微镜监视下对热电偶末端进行电解腐蚀，可以形成直径小于20μm并且有足够长度的微细尖端，两根热电偶的尖端在显微镜下被移动至相交，然后用电火花焊接，形成微细热电偶接点。在这种方法中，一些步骤（如夹持、固定、穿线、移动和焊接等）都是以较粗的普通热

电偶为操作对象，只是在实现测温接点上采用了显微操作来进行腐蚀和焊接，因此明显减少了制作工序和难度。这在肿瘤热疗传感器的制作上会是一个有利条件。

1996年Majumdar等用常规温度测量方法测出精度，见表6-4-1。

表6-4-1　常规温度测量方法的精度

方法	温度分辨率（K）	空间分辨率（μm）	时间分辨率（ms）
热电偶丝	0.01	10	1
半导体二极管	0.001	10	0.01
金属电阻丝	0.001	20	0.005
半导体热敏电阻	0.001	50	5
红外温度计	1.0	30	
表面反射	0.01	0.5	10^{-5}
拉曼光谱	1.0	0.5	2000
液晶	0.5	76	> 0.1
磁共振	1.0	300	
石英振荡器	0.0001		

使用上述方法，预期可以获得尖端直径小于5μm的微细热电偶。从选择材质的方面看，直径小到20μm以下时，已不宜使用容易氧化的铜丝，而应该选用性质更稳定的金属或合金材料，如镍铬-康铜，或贵金属类热偶材料，如铂铑-铂等，可以制得更稳定耐用的微细热电偶。

二、电阻抗测温技术

随着人们对生物电信号和组织特性之间关系理解的不断深入，电阻抗测量已经成为一种重要的研究组织行为的手段，由此可得到组织结构、生理状态及功能等许多重要信息。生物组织由于自身电性质的复杂性，其电阻抗值通常在一个较大的范围内变化。例如，脑脊髓液的电阻抗大约为$65\Omega \cdot m$，血液则为$150\Omega \cdot m$，肺组织的电阻抗一般为$700\sim2100\Omega \cdot m$，而骨骼的电阻抗相对较大，约为$16600\Omega \cdot m$。在最近几十年里，生物电阻抗已经广泛地应用于医学诊断，且绝大多数是用于检测人体或生物组织的整体信息。同样，利用电阻测量的方法也可作为热疗手术的温度监测工具，其原理如图6-4-1所示。已经逐步清楚的是，生物组织内部充满了大量的电解液，当活体组织受热后，其电阻抗值会发生相应改变，这一特性成为监测热疗手术的出发点。但目前此方面的测试精度和分辨率还存在较大问题。

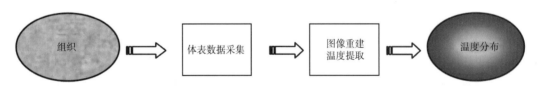

图6-4-1　电阻抗层析成像法获取组织温度示意

传统的热电偶测温只能获取所触及局部的温度信息，并不能提供加热区域的全貌，采用低频电阻抗方法则可望替代热电偶，从而确定出对肿瘤目标加热过程中的空间温度分布。一般情况下，利用电阻抗监测热疗过程的途径：将电极直接插入组织中或体表，如需要加热目标内部及其周围，借助于电压分布的测量即可确定特定区域的温度分布。一些研究组开发出了有一定实用性的监测局部组织加热过程的电阻抗测量仪。通常，生物电阻抗与细胞及组织结构、水分及脂肪含量、组织盐分、温度相关，这给温度的准确解读带来很大困难；而且，由于组织及细胞会体现出电容特性，阻抗的测定具有频率依赖性，在温度测量中需要施加合适频率的电信号。

电阻抗断层成像（electrical impedance tomography，EIT）是一个相对较新的成像技术，与X-CT、超声成像、磁共振成像及核自旋现象一样，EIT也依赖于生物体内生物电属性的差异来获取图像。虽然该方法在空间温度分辨率方面还存在一定不足，但因其操作简便、价格低廉，具有快速采集和无损等特点，值得进一步深入研究及推广使用。

三、血管介入加热式全身热疗中的血液测温技术

为克服传统全身热疗方法中手术复杂、加热效率低、创伤大等不足，刘静团队近年来提出了对血管内血液直接进行加热以迅速提升全身体温的观点，并研制出血管介入式全身热疗设备。理论和仿真模拟、动物试验均证实了新方法的高效性。实现这类全身热疗的典型途径之一是，通过

将加热探针插入到大血管内，对流经加热丝周围的血液直接进行加热，从而借助血液的输运来实现全身升温（图6-4-2）。显然，在这种方法中，测温与加热同样重要。这是因为，若温度控制或监护不当，可能会造成加热程度不够或加热过量导致血液受损等问题。为此，我们引入了可同时加热、同时测温的方法（图6-4-3），借助于探针反馈的温度信息调整加热功率，可以达到良好监控手术进程的目的。

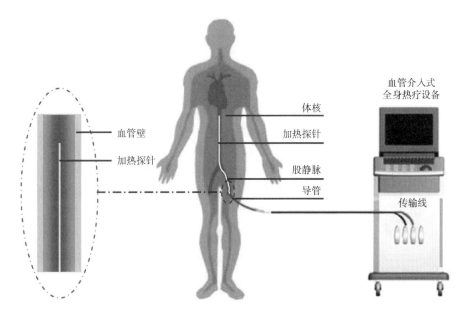

图6-4-2　基于血管介入式加热的肿瘤全身热疗方法示意

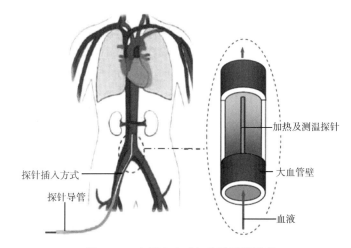

图6-4-3　血管介入式加热及测温示意

在该方法中，介入血管（如股动脉或股静脉）的探针可采用镍金属丝制成，并设计成具有充分换热表面的微结构，且在外壁镀制有生物相容的绝缘材料。这种镍金属材料具有正的温度系数，

其电阻与温度成正比，且比较灵敏，甚至可在窄的温度水平实现准确测温。在加热过程中，通过测取探针本身的电阻值并与预先标定的校验数据进行对比，可以推算出探针本身的动态温度；继

而，借助传热学理论分析及探针自身的几何、物性参数，还可进一步推导出血管内流动血液的上下游温度（图6-4-4），从而给全身热疗提供赖以调控进程的精度合适的血液温度信息。

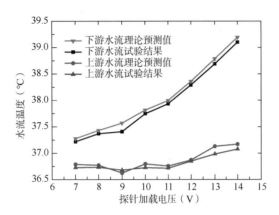

图6-4-4　模拟试验中探针上下游管内水流温度的理论及试验测量数据

四、超声成像技术

超声波是指频率高于人耳听觉范围的声波，其在生物组织内的传播遵循机械波在介质中传播的基本物理定律。超声引导下的热疗手术是临床上的有效方法之一。超声本身是一种高质量的加热源，如当前在肿瘤无损热疗中有重要应用的HIFU治疗采用的正是这类设备。对于其他类型的加热设备，超声监测法作为一种理想的工具，既能引导加热探针的插入定位，又能监测加热后组织内的温度分布，能实时成像，并可多角度探测，且成本适中，因而在肝癌、前列腺癌等的热疗手术中发挥了重要作用。

超声在生物软组织内的传播属性（如声学衰减、声速等）具有温度依赖性。肿瘤热疗中的超声无损测温正是基于对这些声学参数的变化予以精确测定来实现的，具体测量依据的方式大致包括反射、透射及相位关系等。关于声学衰减系数的测定，至今已提出多种方法。

超声在软组织内是以弹性波形式传播的，比如，在 z 方向上传播的平面波的振幅 $A(z, t)$ 可表示为

$$A(z,t) = A_0 \exp(-\alpha f^n z)\exp\left[2\pi f\left(t - \frac{z}{c}\right)\right] \quad (6.4.1)$$

其中，A_0 为振幅；c 为声速；a 为频率依赖性衰减系数；f 为频率；n 为频率依赖性衰减指数，对于软组织为 $1.0 \sim 1.4$。

由于组织内的散射和吸收，超声波在组织内的衰减机制比较复杂。在无散射情况下，生物组织内的声学衰减系数取决于声波周期性涨落所引起的任何物理或化学平衡的扰动。所以，在这类组织中，声学吸收性与频率成比例。一些研究观察到的声学衰减系数的温度依赖特性 $\partial \alpha / \partial T$ 在 $40℃$ 以下且在几兆赫兹时为负数，这种温度依赖性比声速大十多倍，因此在温度测量中更有用。

实现超声成像的途径，常见的为脉冲回波法，通过压电换能器将产生的短脉冲电能转换成声能，由此生成的超声压力波进入组织并传播。压电换能器既可作为信号发射器，又能充当探测器。当压力波返回压电换能器时，测得这些波的传输时间，并结合组织中的声速数据，采用多个压电换能元件并借助计算机分析，即可确定组织内的温度分布。生物组织中，在一些出现强烈声阻抗变化的界面（如肌肉与骨组织、器官边界或组织-空气处）甚至是为达到测量目的而特别引入的体内植入物，超声信号均具有强烈的反射回波。在数学形式上，声学阻抗为组织密度与声速的乘积，加热组织与未加热软组织的声学阻抗存在差异，超声波在非均匀及非等温介质中传播时，声速并非固定值。例如超声波在水中传播时，在 $0℃$ 附近，温度每升高 $1℃$ 声速增加 $5m/s$，在 $30℃$ 附近增加 $3m/s$。于是，来自传输脉冲的入射超声能量在发射到体表并进入人体后，经反射或透射而到达体表时，可获得有对比性的超声图像，由此可无损地确定组织的温度场，若连续发射脉冲，就可得到动态的温度图。

超声脉冲回波成像中需要解决信噪比的增强问题。许多工作已经证实，通过观察超声传播可以确定加热过程中的组织温度。通常在超声成像中识别回波的做法是测量其尖峰值，但由于组织内随机分布的微小散射源对超声传感器的噪声会掩饰来自目标的信号，从而给探测造成困难。因此，降低所记录信号中的斑点噪声是一个必须要克服的问题。提高强度探测效果有两种途径，即采用非相关加和而降低回波信号中的涨落幅度实现，以及通过增强目标返回信号的幅度完成。一些研究表明，分谱处理（split-spectrum processing，

SSP）方法可能是一种有效提高信噪比的措施。而且，极小化（minimization）SSP技术及线性带通滤波（linear bandpass filtering）均适宜于对目标进行识别，但由非线性极小化格式获得的最优信噪比增强及轴向精度更好。

除此之外，近年来也开始在热消融效果评估中对超声剪切波技术进行探索。鉴于近年来HIFU技术的兴起，解决治疗中温度监测或生物学效应成为一个研究热点。目前国内外对超声无创测温方法的研究主要有两个方向：①通过靶区生物组织的声学特性变化来估算温度的变化；②通过靶区生物组织的机械特性变化来估算温度的变化。这是基于在HIFU治疗肿瘤时，不同组成成分的生物组织（比如含不同比例的脂肪、肌肉、纤维化组织、血管等）在治疗过程中随温度变化（包括治疗中的温度上升阶段以及治疗后的冷却阶段）产生不同的声学特性（如声速、声阻抗）和机械特性（如组织的弹性、黏性）的变化。反过来，通过检测生物组织的这两种物理属性上的变化，就可以运用反问题求解的研究方法，得到靶区组织的热扩散和热分布情况。所采用的超声辐射力二维定量弹性成像技术，通过实时监测靶区组织的黏弹性变化了解其热安全情况以及凝固性坏死程度的新方法是一个很有前途的方向。

该项研究是基于多源探头聚焦的超声投放剂量调控技术和基于超声辐射力二维定量彩色弹性成像的靶区热安全实时监控技术，通过深入研究各种不同器官肿瘤病理组织的声学、力学和热力学特性，建立并完善描述肿瘤HIFU治疗过程的生物组织力学、声学和热力学模型，在所掌握的基于超声辐射力二维定量彩色弹性成像核心技术基础上，整合和改进目前已有的其他超声无创测温方法，建立有针对性的肿瘤病理组织的"温度-黏弹性"定标曲线和相应的快速算法，从中获取超声能量治疗过程中靶区及周边健康组织的热分布和热扩散等热安全信息，并通过多源探头聚焦技术（MSHIFU），实现对焦斑尺寸、形状和位置的精确操控，以及对超声投放剂量的高精度自动调节，大幅度提高HIFU的安全性和有效性。这类技术包括：通过靶区生物组织的声学特性变化估算温度的变化；通过靶区生物组织的力学特性变化估算温度的变化。中国科学院深圳先进技术

研究院将此新技术融合到其现有的高强度超声聚焦肿瘤治疗系统中，通过系统的临床医学实验评估新系统的安全性和疗效，形成新一代安全高效的HIFU系统。这一新技术具有稳定性强、准确度高、测量时间短、空间/时间上分辨率高等优点，可以实现HIFU手术中对靶区热安全情况无创、定量、实时、客观的监测。这一研究成果对HIFU系统的完善和推广应用，以及HIFU相关医疗设备产业的发展具有重要意义。

五、磁共振成像监测技术

作为在临床医学检测中具有较高分辨率的极为重要的影像技术，磁共振成像（MRI）在热疗手术中同样得到了重要应用。由于人体组织内与温度相关的任何一些参数均可能影响到MRI图像，因此利用MRI图像与温度的相关性可实现无损温度监测。此方面，MRI无损测温的原理有三种：①基于扩散系数的温度依赖关系；②利用温度与质子共振频率（proton resonance frequency）的化学位移（chemical shift）之间的依赖关系；③利用温度与纵向弛豫时间T_1的依赖关系。

研究表明，组织内水的分子扩散系数D是一个温度依赖量，可表示如下：

$$D = D_0 \exp(-E_a k_B^{-1} T^{-1}) \qquad (6.4.2)$$

其中，T为绝对温度；D_0为$T = \infty$时的扩散系数；k_B（$8.626581 \times 10^{-5} \mathrm{eV \cdot K^{-1}}$）为玻尔兹曼常量。

于是，温度的成像过程是通过在体外检测出核磁信号的衰减特性来重构出在空间内呈三维分布的D值。在热疗应用中，该方法已被证明可在$1\mathrm{cm}^3$空间尺度上测量到$1℃$的差别，而且比较有利的是，核磁设备与电磁辐射类热疗设备可以联用。

然而，基于扩散系数的MRI无创测温所需时间较长，且由于加热会改变扩散系数的大小，从而干扰测温准确性，该方法目前用得并不多。

在利用质子共振频率的化学位移的MRI无创测温方面，人们建立起了温度与水质子化学位移之间的关系，可由此来重构温度场。该方法的优点在于有很好的时间和空间分辨率，而且可以直接进行图像的后处理，无须复杂的数据计算，但

测温精度受外界因素的干扰较大。

在研究自旋系统的热弛豫方面，人们发现，组织的纵向弛豫时间 T_1 与温度变化 $\Delta\theta$ 在一个较宽的温度范围内存在较好的近似线性关系，即

$$\Delta T_1 = m\Delta\theta \qquad (6.4.3)$$

其中，比例系数 m 是组织的特性参数，可通过试验标定。

于是，在借助于MRI获得 T_1 随时间的变化值 ΔT_1 后，即可由上述关系式反推出温度值。该方法在某些情况下可以获得不错的测温灵敏度，因此近年来受到研究者的重视。

无论采用何种MRI原理重构温度，其最终的测试精度均受到组织类型的影响，而每种测试原理又有其自身的局限性，所以同时借助于三类原理相互修正，对此可能会有所改善。此方面的研究值得进一步探讨。总之，围绕MRI的无损测温问题提出了大量的基础研究，有待进一步开展。

六、微波辐射测温技术

微波辐射计也是可用于无损测量人体温度的方法之一。通过运行在特定频率范围（如 $1\sim6$GHz）多频辐射计测量到的亮度温度可重构出温度图谱，这种方法需要借助于反问题的求解实现。图6-4-5给出的是热疗过程中人体在微波频率下实施辐射测量的情形，其中从人体发出的热辐射可由置于体表冷却水袋上的绝缘波导天线收集，从而可由微波辐射计测得亮度温度如式6.4.4：

$$T_{B,i} = \frac{P_i}{k_B \Delta f_i} \qquad (6.4.4)$$

其中，P_i 是由辐射计在一个频带区 Δf_i（中心频率为 f_i）内测得的热辐射能；$T_{B,i}$ 为频率 f_i 处的亮度温度。上述测量需要在几个中心频率 f_i（$i=1, 2, \cdots, n$）处进行，以便获取到一系列辐射数据 $T_{B,i}$（$i=1, 2, \cdots, n$）。

亮度温度 $T_{B,i}$ 是从体外观测到的对象表观温度，据此可估计出对象的真实物理温度分布。比如，$T_{B,i}$ 可表示为

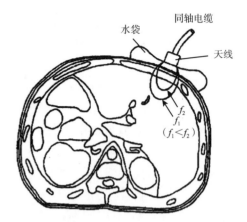

图6-4-5　处于微波频率下的生物体辐射测量的典型情形

$$T_{B,i} = \int_{vol} W_i(r)T(r)dV \qquad (6.4.5)$$

这里，dV 是位置 r 处的组织增量容积；$T(r)$ 为 r 处的组织温度；$W_i(r)$ 为对应频率 f_i 的辐射计权重函数，用以关联 $T(r)$ 及 $T_{B,i}$，积分区域包括辐射计所观测的全体积。这里，辐射计观察区域指在超出该范围后，其对亮度温度的影响可以忽略。$W_i(r)$ 可在组织电学特性及几何结构（可通过X-CT或超声影像等手段获取）已知的情况下通过理论分析得到，于是，借助于特定的反问题计算，可通过公式求出组织内的温度分布。

七、红外测温技术

在热消融手术中，对人体的温度变化进行监测是最终目标，以上阐述的大多数影像方法尚不能直接获取目标组织的空间温度。针对这一需求，可以尝试采用红外摄温仪来辅助开展热疗手术。众所周知，任何温度在绝对零度以上的物体都能向外发出红外辐射，红外成像正是通过捕捉这种辐射来形成位图的成像技术。基于所采集到的清晰的体表热图信息，再借助于组织结构的影像监测数据（如CT影像）及特定的数值重构算法，可以获得热疗过程中三维组织的结构及其对应的空间温度场信息。实际上，在高温热疗实践中，红外热像仪测温的各种优点早就引起研究者的注意，并以此估计比吸收率（SAR）的分布，直到近期仍不断有这方面的研究报道。另外，红外热像仪也被用于监测组织热损伤范围。

利用红外成像技术，虽然只能监测到皮肤表

面的温度分布，但这些信息却有可能被用来重构体内目标区域的三维温度场。事实上，即使仅有体表温度分布信息，它们在浅表肿瘤的热疗监护上已足够有价值。通过随时显示的体表热图分布，手术者可以对加热情况以及目标组织周围的温度水平一目了然。鉴于此，2005年Gui和Liu深入考察了借助红外图像对经皮高温盐水注射疗法进行监测和引导的方法。

图6-4-6（彩图10）反映的是在对麻醉动物兔子腿部注射98℃的高温盐水过程中所得到的系列热像图，按时间顺序从左向右排列，相邻两图之间的拍摄间隔为15s，图上呈白色的区域温度超过42℃，代表具有肿瘤杀伤效果的范围。从图中可以看出，由于连续注射高温盐水，加热区域随着注射的持续不断扩大，而且在注射点附近的温度上升较快。显然，由于红外成像仪的帮助，杀伤区域的大小和形状得以及时清晰地显示在电脑屏幕上，医师因此可以灵活而又精确地控制手术过程，同时也有效地避免了对肿瘤周围的健康组织造成严重的烫伤。

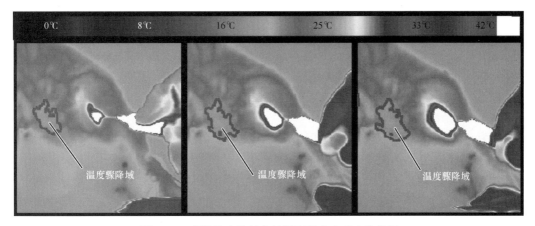

图6-4-6　高温盐水注射中拍摄到的皮表动态热像图

上述动态红外图可望用于重构皮肤表面以下的三维温度分布。实际做法：利用所得到的表面温度信息及环境热学参数，可以得到当时皮肤所处的热流边界条件，将其作为边界条件代入生物传热模型中，有可能重构出靶区组织附近的三维温度分布图像。这种原位监测给无损估测患者体温分布提供了一种新的方法，但需要进一步的研究予以明确。

以往的常规经皮高温盐水注射治疗中，由于缺乏温度场监测，手术主要依靠医生的经验和患者自身的反应来进行，每次注射所能达到的最佳热剂量均非事先确定的值。一般是当患者开始抱怨高温灼伤带来的疼痛时，施手术者即停止注射。显然，数字化红外热成像的使用，可望显著提升加热的准确性和最终治疗效果，同时也有效地对肿瘤周围的健康组织进行最大程度的保护，而这在以往的经皮高温盐水注射治疗中是很难做到的。

红外测温方法在全身热疗中也有独特价值。刘静团队对利用红外热像仪监测微波辐照式全身热疗中体表温度的可行性也进行了探讨。结合微波热疗机对3例患者进行全身扫描热疗的实际临床监测需求，我们采用红外热像仪对人体全身及局部的热响应进行了测定和剖析。可以看到，患者热疗前后全身各部位体表的热状态易于显示在监视器上（图6-4-7，彩图11），从而有助于整个治疗过程的控制及评价。使用红外热像仪监测全身热疗中人体表面温度特别是局部血液循环较差的四肢具有重要的意义，可有效防止皮肤烫伤或避免热疗机引起重要器官（如头部）的温度增加过高而带来危险。这些信息有助于医师及时调整热剂量，对于重构人体组织系统的温度分布也有价值。

总之，以上介绍的各种成像监测方法，作为较有希望的控制热疗手术的措施，已经或逐步得到临床应用。但与其实际应用相比，相应的基础研究远远落后于临床实践。比如，对超声、MRI、微波信号等在加热组织内的传播机制尚缺乏足够认识，即使是一些基本参数（如组织在不同温度下的特定物性数据）也严重匮乏，而各类方法的吻合度研究报道甚少，没有开展仪器联用的考察，正是这些因素制约了肿瘤热疗学的进展，在今后发展监测仪器时应引起重视。

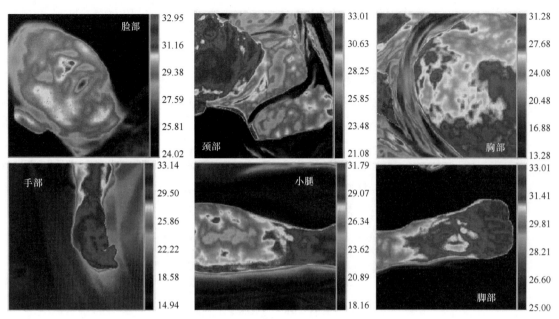

图6-4-7　微波全身热疗后患者各部位温度分布情形（单位：℃）

八、结合体表测量及数值计算的温度场无损重建技术

生物组织内温度场的测量是一项极为困难的工作。单纯的实验测量或数值模拟均存在这样或那样的不足，借助部分可观测的数据并结合特定的数值方法来重构生物体内的三维温度场可能是值得重视的方向。此方面的一个积极成果是，利用计算机进行人体三维温度场的实时模拟和重构，得出的结果直接反馈到热疗过程的实施上。比如，基于红外测温仪测得体表的温度或热流信息后，可借助生物传热反问题的求解来无损重构出生物体内的温度分布。生物体温度场的重构可从分析和数值求解的角度着手，分析方法的优点主要体现在方程及其解的形式充分地揭示了系统的行为和特征，主要缺点是只有相当简单的问题才可能获得极其有限的解。如果所用的模型为了模拟真实系统而变得稍微复杂一些，就必须采用数值方法。反问题的求解一般按以下步骤进行：先用数值方法（如有限元方法、边界元方法等）近似求解生物组织的传热方程，初步模拟建立组织的温度场，然后结合实验测得的结果，优化生物组织的有关热物性参数，最后再进行温度场的重建。

许多时候，对生物体温度场的无损重构常常涉及生物组织的物性参数，如血液灌注率、代谢率、热导率及热疗器械所产生的比吸收率等，而这些因素常常呈空间非均匀分布，且在热疗过程中随时间发生改变。这一系列因素加之生物系统所固有的复杂形状，决定了生物传热温度场重构问题必然有着传统方法所不具备的特点，面临着以往所没有的难题。

在求解反问题的各种数值方法中，边界元方法具有其他方法所不具备的优点。笔者曾为此提出一种温度场无损重构方案，并通过数值试验证实了其可行性；这种思路还可通过特殊形式的双倒易边界元方法来实现，由此也可建立相应的温度场重构关系式。该方法的基本出发点在于：在适当增加体表温度和热流测量信息的前提下（图6-4-8），可以借助于生物传热模型的边界积分方程，在未知血液灌注率和代谢率的情况下将内热源场重构出来，进而获取生物体内的温度场，有潜力发展成为一种有效的无损测温手段。如下对此略作阐述。

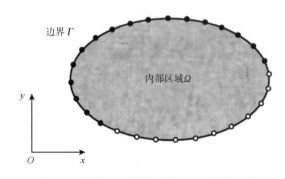

图6-4-8　人体组织横截面的边界元节点示意

生物组织的传热模型可由经典Pennes方程表示如下：

$$\rho c_{\mathrm{p}} \frac{\partial T}{\partial t} = \nabla k \nabla T + \omega_{\mathrm{b}} \rho_{\mathrm{b}} c_{\mathrm{b}} (T_{\mathrm{a}} - T) + Q_{\mathrm{m}} + Q_{\mathrm{r}} \quad (6.4.6)$$

其中，ρ，c_{p}及k分别代表组织的密度、比热及热导率；ρ_{b}、c_{b}分别为血液密度及比热；ω_{b}为血液灌注率；Q_{m}为组织代谢率；T_{a}为动脉血温度；T为组织温度；Q_{r}为外界施加的空间热源。

不失一般性，在常物性假设下，可将上述方程的二维形式表示为

$$\nabla^2 \theta = b \frac{\partial \theta}{\partial t} + c\theta + d = h(x, y; t) \quad (6.4.7)$$

其中，$\theta(x, y; t) = T(x, y; t) - T(x, y; 0)$，$b = 1/\alpha$，$c = \omega_{\mathrm{b}} \rho_{\mathrm{b}} c_{\mathrm{b}} / k$，$d = -Q_{\mathrm{r}} / k$。

基于双倒易边界元理论，可写出上述方程的边界积分后的离散方程如下：

$$C_i \theta_i + \sum_{k=1}^{N} H_{ik} \theta_k - \sum_{k=1}^{N} G_{ik} q_k =$$
$$\sum_{j=1}^{N+L} \gamma_j \left(C_i \hat{\theta}_{ij} + \sum_{k=1}^{N} H_{ik} \hat{\theta}_{kj} - \sum_{k=1}^{N} G_{ik} \hat{q}_{kj} \right) \quad (6.4.8)$$

这里，$\hat{\theta}$及$\hat{q}$为如图6-4-8所示的边界上可通过体表测量的温度及热流信息，为已知函数；其余为系数，此处不赘述。

通常，组织内的热学参数预先已知，于是在一定初始和边界条件下，可由上述方程求出q及q。但若组织内的非均匀血灌注率未知，仍可以利用上述公式重构出组织内的温度分布。只是此时需要在边界上额外提供更多的温度和热流，以反推出组织内的物性及温度。而且，为了增加温度场重构的准确性，必要时还可适当增加体内特定部位进行温度测定，同样利用上述边界积分格式，予以变换后来反求温度。

1. 离体猪肝实验结果

（1）实验方法：消融前，将肝脏在室温下保持30min，以消除实验误差。为了便于获取微波消融过程中距离微波消融针不同位置的光谱与温度变化信息，需要微波消融区域相对较大，以产生较大消融区域来满足实验需求。消融实验中温度和光谱的采集方法见图6-4-9，实验测量了微波消融过程的肝组织光学参数变化和消融区域剖面的光学参数分布两个部分。消融过程光学参数变化的监测实验采用微波功率70W和作用时间600s的微波剂量。消融开始前，光纤与测温探头由固定架的开孔穿入猪肝内，每次实验探头和微波消融针的平行距离各不相同，分别为10mm、15mm、20mm。消融区域剖面光学参数的采集实验同样采用微波功率70W，作用时间分别为300s和600s。微波输出停止后使肝脏冷却至室温，沿着微波消融针水平剖开猪肝，使消融区域剖面完整暴露出来。在消融区域剖面上纵向和横向每隔3mm用光纤探头采集一次光学参数μ_{s}'的值，以完整评估消融区域剖面的光学参数分布特征。

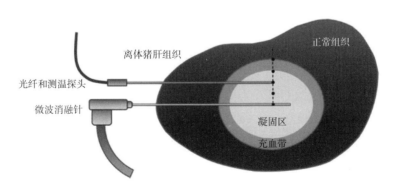

图6-4-9 消融实验中温度和光谱的采集方法

（2）实验结果：微波消融过程的肝组织近红外光学参数变化实验结果显示，约化散射系数μ_{s}'变化与组织热损伤关联性明显。结果如图6-4-11所示。

1）实验条件：图6-4-10A 70W消融300s，图6-4-10B 70W消融600s，测量消融区域剖面上的μ_{s}'值。

2）实验结果：图6-4-10C、D分别对应图6-4-10A、B位置获取μ_{s}'从正常组织到消融区域值，在

消融区域每隔3mm测得的μ_s'值绘制平面图，其数值与图6-4-10A和B的消融区域形态吻合良好。消融区域中完全毁损区为黄色凝固区）的μ_s'值为18～19cm^{-1}；完全毁损区边缘的μ_s'值为17～18cm^{-1}；

消融边界为红色充血带的μ_s'值为10～16cm^{-1}；消融区域周边为6～9cm^{-1}；正常组织的μ_s'值为3～5cm^{-1}。碳化区（黑色焦黑区域）因为组织的凝结和严重变性，μ_s'值变化范围较大。

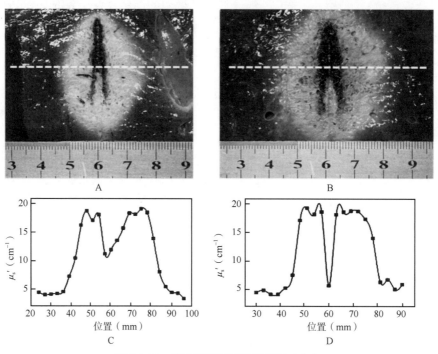

图6-4-10　消融区域剖面及其表面μ_s'分布

肝组织消融区域剖面μ_s'的不同数值表明，组织消融毁损程度与光学参数密切相关。消融过程中，μ_s'的变化规律同样与组织的损伤进程具有明显的关联。肝组织消融实验中，在消融针一侧不同位置测量的温度与μ_s'的变化结果如图6-4-11所示。图6-4-11显示了距离消融针分别约10mm、15mm和20mm处的肝组织温度与μ_s'变化曲线。三

组实验中μ_s'数值同样为18～19cm^{-1}，即组织达到凝固区的完全热毁损状态，且温度下降后μ_s'的变化不可逆。由于温度上升速率的不同，三组实验中μ_s'的变化速率也各不相同，其达到最大值的时刻因温升速率的不同差异明显，反映出热损伤的进展速率与温度具有显著的关联性。

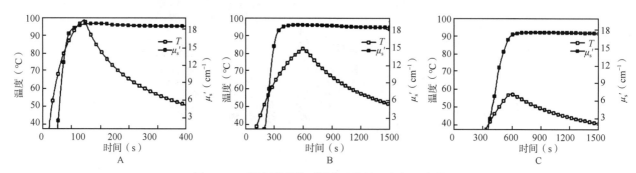

图6-4-11　距离消融针不同位置处的温度与μ_s'变化

A. 10mm；B. 15mm；C. 20mm。三个不同测量位置由于距离消融针远近不同，温度上升速率依次变缓。10mm处温度上升至100℃即停止微波输出，其余两个位置处消融至10min后停止微波输出，最高温度分别为83℃和57℃。微波输出停止后各组温度逐渐下降。与温度变化趋势不同，随着组织热损伤的进行，μ_s'均呈指数上升并在达到最高点后保持稳定，即组织的散射特性变化达到最大

2. 离体肝癌标本实验结果　采用肝癌手术切除后的人体肝组织肿瘤标本进行实验验证，标本来自湖南省肿瘤医院，经伦理委员会通过。

图6-4-12（彩图12）为肿瘤标本消融前后的光学特性变化及病理特征变化。

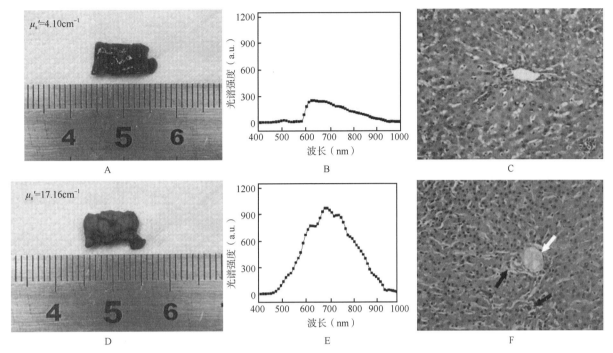

图6-4-12　肿瘤标本消融前后的光学特性变化及病理特征变化

A. 消融前肿瘤标本；B. 消融前肿瘤标本的反射光谱；C. 消融前肿瘤标本病理表现；D. 消融后肿瘤标本；E. 消融后肿瘤标本的反射光谱；F. 消融后肿瘤标本病理表现

实验条件：①水浴采用80℃温度，加热5min保证肿瘤完全热毁损。取出肿瘤标本采集近红外光谱和光学参数，与加热前所采集的参数进行对比。②利用微波消融方式进行处理。微波输出功率为10W，处理5min。光谱采集与分析系统和离体猪肝实验一致，在微波针旁约5mm位置测量光谱和温度变化。

肝肿瘤标本微波消融实验进一步验证了微波消融过程的 μ_s' 变化规律，见图6-4-13。距离微波针5mm的位置采集得到近红外光谱变化和 μ_s' 变化与离体猪肝实验类似，光谱强度在消融过程中明显增加，μ_s' 呈指数增长并最终达到稳定。消融前 μ_s' 约为5cm^{-1}，消融结束后约为18cm^{-1}。

人体肝肿瘤标本实验验证了肿瘤组织与猪肝组织在热毁损过程中表现出同样的光学参数和温度变化特性。肿瘤标本经过80℃恒温水浴加热后，其近红外漫反射光谱强度显著增加，μ_s' 变化明显，其数值与离体猪肝组织的毁损前后数值表现出一致性，加热前组织 μ_s' 为4.10cm^{-1}，达到完全热损伤后升高为17.16cm^{-1}。同时，图6-4-12C、F的肿瘤标本病理图片显示，受热损伤后的肿瘤组织呈现细胞核固缩、细胞间隙变大和细胞破损（黑色箭头），且出现血红蛋白凝固（白色箭头）。肿瘤组织细胞的形态变化和蛋白质变性也是导致宏观光学参数变化的主要因素。

九、小　　结

总的说来，准确提取生物组织内的空间温度分布信息是一个十分有意义但非常复杂的研究课题。以上介绍的方法除局部测温途径之外，绝大多数处于试验研究阶段，离临床应用还有很大距离。正因如此，目前国际上所推行的测温指导原则仍建议采用肿瘤组织内的介入式测量；不过，最近的一些进展也确实表明，无损方法正在逐步发挥作用。围绕肿瘤热疗的临床现实需求，今后在生物组织传热模型的建立及完善，以及利用各种测温原理获取温度等方面尚有大量工作要做，

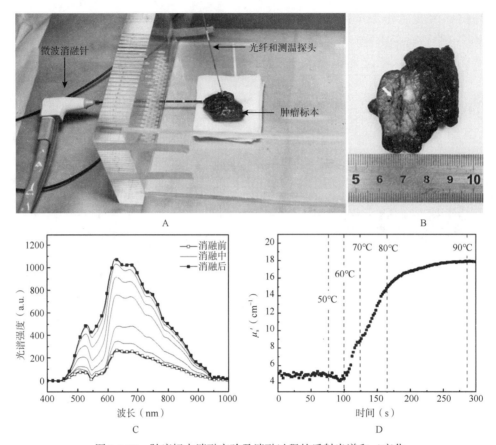

图6-4-13 肿瘤标本消融实验及消融过程的反射光谱和μ'_s变化

A. 消融实验示意；B. 肿瘤标本消融区域剖面（白色箭头所示位置）；C. 消融过程光谱变化；D. 消融过程μ'_s变化

此方面机遇与挑战共存。无论如何，影像监测技术为热疗手术的临床实施提供了重要保障，随着这些措施的完善及新方法的建立，热疗手术必将全面走向精确化和数字化。

　　致谢：感谢国家自然科学基金50776097的部分资助。感谢国家自然科学基金重大科研仪器研制项目81827803的资助。

（刘　静　钱志余　周　娟　刘　珈）

参 考 文 献

白净，1998. 医学超声成像机理. 北京：清华大学出版社.

戴丽娟，花国然，钱志余，2010. 脑组织漫反射光谱与约化散射系数的斜率估算法. 光学技术，36（5）：705-709.

戴丽娟，花国然，钱志余，2010. 脑组织血氧饱和度的微创在位测量. 应用光学，31（6）：989.

高翔，高上凯，2006. 利用磁共振成像实现肿瘤热疗中实时无创测温的方法. 生物医学工程学杂志，23（3）：674-677.

金成兵，伍烽，王智彪，等，2003. 高强度聚焦超声联合动脉栓塞化疗治疗晚期肝癌的初步临床研究. 中华肿瘤杂志，25（4）：401-403.

来建成，李振华，贺安之，2004. 生物组织光传输理论概论. 激光生物学报，13（3）：167-172.

李鼎九，胡自省，钟毓斌，2003. 肿瘤热疗学. 2版. 郑州：郑州大学出版社.

林世寅，李瑞英，1997. 现代肿瘤热疗学：原理、方法与临床. 北京：学苑出版社.

刘静，王存诚，1997. 生物传热学. 北京：科学出版社.

吕永钢，刘静，闫井夫，2007. 红外热图监测微波辐照式全身热疗中体表温度的变化. 中国组织工程研究与临床康复，11（35）：7019-7023.

钱志余，陈仁文，顾月清，等，2004. 生物组织光学参数：优化散射系数（μ'_s）的实时在位测定. 南京航空航天大学学报，36（3）：369-372.

钱志余，李韪韬，2013. 功能近红外光谱技术（fNIRs）临床应用综述. 生命科学仪器，11（3）：45-52.

熊英，2013. 近红外光谱的原理及应用. 中山大学研究生学刊：自然科学与医学版，2：16-30.

赵金哲，2019. 肿瘤微波消融术中实时疗效评估关键技术及基础研究. 南京：南京航空航天大学.

周一欣，刘静，2003. 借助显微镜用普通偶丝制作微细热电偶，工程热物理学报，24（2）：307-309.

Arnal B，Pernot M，Tanter M，2011. Monitoring of thermal

therapy based on shear modulus changes: I. shear wave thermometry. IEEE Trans Ultrason Ferroelectr Freq Control, 58 (2): 369-378.

Arnal B, Pernot M, Tanter M, 2011. Monitoring of thermal therapy based on shear modulus changes: II. Shear wave imaging of thermal lesions. IEEE Trans Ultrason Ferroelectr Freq Control, 58(8): 1603-1611.

Arthur RM, Straube WL, Trobaugh JW, et al, 2005. Non-invasive estimation of hyperthermia temperatures with ultrasound. Int J Hyperthermia, 21(6): 589-600.

Binzoni T, Colier W, Hiltbrand E, et al, 1999. Muscle O_2 consumption by NIRS: a theoretical model. J Appl Physiol, 87(2): 683-688.

Chance B, Zhuang Z, Unah C, et al, 1993. Cognition-activated low-frequency modulation of light absorption in human brain. Proc Natl Acad Sci USA, 90(8): 3770-3774.

Dai LJ, Qian ZY, Li KZ, et al, 2008. In vivo detection of reduced scattering coefficient of C6 glioma in rat brain tissue by near-infrared spectroscopy. J Biomed Opt, 13(4): 044003.

De Blasi RA, Cope M, Elwell C, et al, 1993. Noninvasive measurement of human forearm oxygen consumption by near-infrared spectroscopy. J Appl Physiol, 67(1): 20-25.

de Wagter C, de Poorter J, Thomsen C, et al, 1996. Numerical model for quantitative verification of magnetic resonance imaging of time-dependent temperature distributions in a phantom. Journal of Heat Transfer-transactions of The Asme, 118: 198-202.

Farrell TJ, Patterson MS, Wilson B, 1992. A diffusion theory model of spatially resolved steady-state diffuse reflectance for the noninvasive determination of tissue optical properties *in vivo*. Med Phys, 19(4): 879-888.

Gui L, Liu J, 2006. Animal test on infrared image-guided percutaneous hot saline injection therapy. Minim Invasive Ther Allied Technol, 14(6): 339-344.

Hoshi Y, Tamura M, 1993. Dynamic multichannel near-infrared optical imaging of human brain activity. J Appl Physiol, 75(4): 1842-1846.

Jiang HB, Marquez G, Wang LV, 1998. Particle sizing in concentrated suspensions by the use of steady-state, continuous-wave photon-migration techniques. Opt Lett, 23(5): 394-396.

Johns M, Giller C, Liu H, 1998. Computational and in vivo investigation of optical reflectance from human brain to assist neurosurgery. J Biomed Opt, 3(4): 437-446.

Liu J, Chen X, Xu LX, 1999. New thermal wave aspects on burn evaluation of skin subjected to instantaneous heating. IEEE Trans Biomed Eng, 46(4): 420-428.

Liu J, Xu LX, 2000. Boundary information based diagnostics on the thermal states of biological bodies. International Journal of Heat and Mass Transfer, 43(16): 2827-2839.

Liu J, Zhu L, Xu LX, 2000. Studies on the 3D temperature transients in the canine prostate during transurethral microwave thermal therapy. ASME Journal of Biomechanical Engineering, 122(4): 372-379.

Majumdar A, Luo K, Shi Z, et al, 1996. Scanning thermal microscopy at nanometer scales: a new frontier in experimental heat transfer. Experimental Heat Transfer, 9(2): 83-103.

Mietzsch E, Koch M, Schaldach M, et al, 1998. Non-invasive temperature imaging of muscles with magnetic resonance imaging using spin-echo sequences. Med Biol Eng Comput, 36(6): 673-678.

Mizushina S, Ohba H, Abe K, et al, 1995. Recent trends in medical microwave radiometry. IEICE Trans Commun, 789-797.

Pearce J, Thomsen S, 1996. Rate process analysis of thermal damage, in optical-thermal response of laser-irradiated tissue. New York: Plenum Press.

Radhakrishnan H, Liu HL, Senapati AK, et al, 2006. Determination of hemoglobin oxygen saturation in rat sciatic nerve by in vivo near-infrared spectroscopy. Brain Res, 1098(1): 86-93.

Ren ZP, Liu J, Wang CC, 1996. Boundary element method (BEM) for solving normal or inverse bioheat transfer problem of biological bodies with complex shape. Journal of Thermal Science, 4: 117-124.

Roggo Y, Chalus P, Maurer L, et al, 2007. A review of near-infrared spectroscopy and chemometrics in pharmaceutical technologies. J Pharm Biomed Anal, 44(3): 683-700.

Stepp H, Beck T, Beyer W, et al, 2007. Measurement of fluorophore concentration in turbid media by a single optical fiber. Medical Laser Application, 22(1): 23-34.

Wong Kee Song LM, Wilson BC, 2005. Optical detection of high-grade dysplasia in Barrett's esophagus. Tech Gastrointest Endosc, 7(2): 78-88.

Weersink RA, Bogaards A, Gertner M, et al, 2005. Techniques for delivery and monitoring of TOOKAD (WST09)-mediated photodynamic therapy of the prostate: clinical experience and practicalities. J Photochem Photobiol B, 79(3): 211-222.

Wolf M, Ferrari M, Quaresima V, 2007. Progress of near-infrared spectroscopy and topography for brain and muscle clinical applications. J Biomed Opt, 12(6): 062104.

Wust P, Cho CH, Hildebrandt B, et al, 2006. Thermal monitoring: invasive, minimal-invasive and non-invasive approaches. Int J Hyperthermia, 22（3）: 255-262.

Wyatt JS, 1997. Cerebral oxygenation and haemodynamics in the foetus and newborn infant. Philos Trans R Soc Lond B Biol Sci, 352（1354）: 697-700.

Xiang S, Liu J, Zhou Y, et al, 2007. Monitoring temperature of a heating needle and surrounding blood during interventional whole body hyperthermia therapy. Meas Sci Technol, 18（11）: 3417.

Yu TH, Liu J, Zhou YX, 2004. Using electrical impedance detection to evaluate the viability of biomaterials subject to freezing or thermal injury. Anal Bioanal Chem, 378（7）: 1793-1800.

Zeng HS, McWilliams A, Lam S, 2004. Optical spectroscopy and imaging for early lung cancer detection: a review. Photodiagnosis Photodyn Ther, 1（2）: 111-122.

Zhang FJ, Chen BQ, Zhao SZ, et al, 2004. Noninvasive determination of tissue optical properties based on radiative transfer theory. Optics & Laser Technology, 36（5）: 353-359.

Zhao JZ, Zhao Q, Jiang YX, et al, 2018. Feasibility study of modeling liver thermal damage using a minimally invasive optical method adequate for in situ measurement. J Biophotonics, 11（6）: e201700302.

Zhu TC, Finlay JC, Hahn SM, 2005. Determination of the distribution of light, optical properties, drug concentration, and tissue oxygenation *in vivo* in human prostate during motexafin lutetium-mediated photodynamic therapy. J Photochem Photobiol B, 79（3）: 231-241.

第二篇

热疗技术的临床应用

所有的加热过程都可视为是组织在吸收外加物理能量后使之转化为热能而升温的物理现象。但由于不同的物理因子其加热原理不尽相同，加热过程中温度上升不仅与使组织升温的情况和物理特性有关，还与热量在组织中的传导、运输等物理过程及人体外形、内部组织结构特性等多种因素有关，因此，看似简单的加热过程，在实际临床应用中却十分复杂。若想在肿瘤热疗中能够合理使用不同的加热源、充分利用好不同温度段对肿瘤的最佳治疗模式，有必要了解不同物理加热因子的物理学基础和特性，以及人体组织与其所发生的相关反应和效应。

　　本篇主要以目前常用的一些热疗技术中的物理因子特性为核心，对其在临床使用中的基本原理、实验研究、临床测温方法、临床热剂量调控及临床应用要点等方面的相关内容逐一进行介绍。

第七章　微波热疗技术的临床应用

在第二章中已对微波肿瘤热疗原理、微波热疗设备的构成、学科进展，以及相关技术在热疗设备中的作用等做过系统介绍，本章将主要结合临床对各类实际的专用辐射器和临床应用做进一步探讨，为了阅读方便，本章还将对微波热疗基础和原理方面与临床相关的要点做些回顾。

第一节　微波的基本概念与特点

一、微波的基本概念

微波是指频率为300MHz～300GHz的电磁波，是无线电波中一个有限频带的简称，即波长在1m（不含1m）到1mm之间的电磁波，是分米波、厘米波、毫米波和亚毫米波的统称。微波频率比一般的无线电波频率高，通常也称为超高频电磁波。图7-1-1为电磁波谱，给出了电磁波频率划分及微波在电磁波谱中的位置。

微波具有以下几个方面的特点：①穿透性；②似光性；③热效应特性；④其他特性，如微波的宽频带特性、抗低频干扰特性和视距传播特性等。

当机体受到外加微波辐射时，机体组织内由大量分子、离子组成的各种组织、细胞、体液等极性分子和非极性分子会随电磁场产生作用，前者内部正、负电荷中心分离，后者正负电荷中心暂时重合；离子是分子或分子团、原子或原子团在失去或获得电子后而成为带电的正离子或负离子，其内部的自由电子、离子等即沿电场、磁场力的作用方向运动，引起定向传导电流或局部涡旋电流，产生欧姆加热效应；极性分子或原非极性分子因电场作用变成极化分子，在电磁场作用下随其频率振动，结果使分子内能增加产生感应加热效应。无论是电子、离子的定向或涡旋运动，还是极化分子的高频振动，都会加剧粒子间的摩擦，进而产生热效应，从而使得被加热的组织升温。对于较高频段的电磁波，其加热效用主要靠水分子的高频振动摩擦产热，而在较低频段时则主要通过自由离子的振动碰撞而产热。

微波加热能力包括加热深度和加热范围，不仅与微波频率、能量、密度等参数相关，也与微波加热穿透性深度及微波辐射器的设计关系密切。

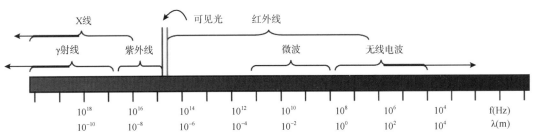

图7-1-1　电磁波及微波在电磁波谱中的位置

二、微波加热特性

首先需要清楚两个基本概念，即微波穿透深度（又称趋肤深度）和微波加热深度（又称透热深度），这两个概念不等同，但相关。

微波穿透深度是指微波振幅衰减为原幅度 $1/e$（约37%）的距离或微波能量衰减为原来的 $1/e^2$（约14%）的距离。

微波加热深度是指进行微波加热时，微波能量在以机体表皮能耐受（即不会引起组织损伤）情况下尽可能大而多且不间断地向组织内部传输，在使组织发热过程中传输的微波能量不断损耗，随着深度的增加，能量减弱，升温能力会随之降低，直至处于无效升温深度的距离。

这两者的关系是，当微波穿透介质达到一定穿透深度后，如果还具有足够的振幅或能量，就具有在介质中继续实现对下一个距离加热的能力，依此类推，直至振幅或能量耗至无力进行加热为止，以此获益的介质深度即加热深度。因此，微波的加热深度不仅与微波的透热深度相关，还与微波源持续给予媒介的单位体积或面积的微波能量相关。

对于平面电磁波，其能量随传播距离呈指数函数衰减。设深度为 X（从体表算起）处微波强度（功率密度）为 W_X（W/m^2），其与体表微波强度 W_0 的关系为

$$W_X = W_0 e^{-wX} \qquad (7.1.1)$$

这里 M 称为强度衰减系数。α 为振幅衰减系数，表示电磁波传播单位距离的振幅衰减量，即

$$A(X) = A_0 e^{-\alpha X} \qquad (7.1.2)$$

$A(X)$ 和 A_0 分别为深度 X 处振幅和体表振幅（如电场强度 E）。M 与 α 关系为 $\alpha = M/2$。

现将微波振幅衰减为原振幅 $1/e$ 的距离记为 $\delta = 1/\alpha$，则 δ 也是微波强度衰减为原强度 $1/e^2$ 的距离，在物理上常把它称为穿透深度（penetration depth）。表7-1-1为不同频率电磁波在肌肉组织中的电特性、波长和穿透深度。

表 7-1-1　不同频率电磁波在肌肉组织中的电特性、波长和穿透深度

频率 （MHz）	比介电 常数	比介质 损耗	组织中 波长（m）	穿透深度 （cm）
433	53	59.4	8.51	3.57
750	52	36.9	5.26	3.18
915	51	31.5	4.40	3.04
1500	49	21.2	2.80	2.42
2450	47	16.2	1.76	1.7
3000	46	13.5	1.46	1.61
5000	44	14.1	0.89	0.788
5800	43.3	14.7	0.775	0.720
8000	40	17.2	0.580	0.413
10 000	39.9	18.5	0.463	0.343

由表7-1-1可知，频率越高，穿透深度越小。对给予的医用微波频段，微波在肌肉组织中的穿透深度分别是2450MHz为1.7cm、915MHz为3.04cm、433MHz为3.57cm；在临床中多选用频率为2450MHz及915MHz进行浅表肿瘤加热治疗。

电磁波的加温深度和范围主要与波长及功率密度相关，不同辐射器的设计和直径与加热范围有关。此外，在微波热疗中，由于微波在不同电特性组织中的穿透深度具有差异，这种差异与组织的介电常数、介质损耗、组织中波长等因素相关，在治疗时它会影响微波的加热深度。

在组织中电磁波能量集中的范围大体与其波长接近。若波长与体腔内脏器尺寸相当时，则须考虑脏器对波反射的影响。图7-1-2给出了人体组织中的各层结构对平面电磁波吸收电功率密度的相对值变化，这里假设平面波垂直入射到无限媒质中，并以脂肪-肌肉分界面中的肌肉层的吸收值作为规一化标准。从图中可以看出各层的吸收功率密度有明显差异。由此可见，对于同一组织，不同频率的微波穿透深度不同；相同频率，对于不同组织的微波透热深度并非完全相同。微波在含水量少的脂肪组织被吸收的能量很少，消耗少，产热少，穿透深度会增加；而在含水量高的肌肉组织或类肌肉组织（如肿瘤）中其吸收能量较高，消耗多，产热明显。

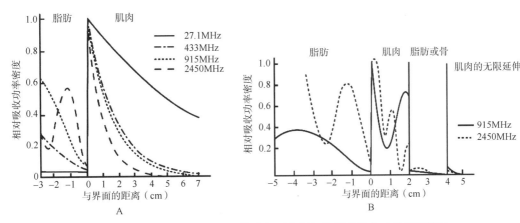

图7-1-2 平面电磁波入射至人体内部时各层组织所吸收电功率密度情况

A. 两层组织模型，脂肪-肌肉两层组织模型的情况；B. 多层组织模型，脂肪、肌肉和骨等多层组织模型的情况

人体组织的平均含水量达60%～70%，图7-1-3为水在25℃时微波衰减率（dB/m）与频率的变化关系。衰减率定义为1m距离的振幅衰减分贝（dB）：

$$20\log(A_1/A_0)=20\log(e^{-\alpha})=-8.686\alpha（dB/m）$$

25℃时微波在水中的衰减率于3GHz为3.89×10^2dB/m，2.45GHz为3.23×10^2dB/m，于433MHz为8dB/m（图7-1-3），即对频率在500MHz以下的微波，离子导电发热逐渐成为主要部分，其主要通过自由离子的振动碰撞产热。

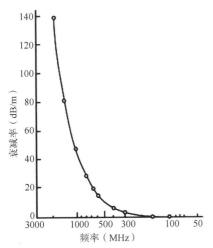

图7-1-3 微波在水中的衰减率（25℃）

此时，将人体组织视为电介质，其在电磁场中吸收的电功率密度（P）即产生的热能可表达为

$$P=\sigma|E|^2/2=\omega^2\varepsilon_0\varepsilon''|E|^2/2 \quad（7.1.3）$$

这里E为组织中的电场强度；σ和ε''分别为人体组织的电导率和比介电损耗；ε_0为真空介电系数；ω为微波的原频率。热疗中常用单位质量组织所吸收功率（能量率），即比吸收率（SAR）（W/kg）来

量度组织加热场的特性和比较加热辐射器的性能。SAR与电功率密度（P）及组织密度（ρ）（kg/m^3）之间关系为

$$SAR=P/\rho=\sigma|E|^2/2\rho \quad（7.1.4）$$

比吸收率SAR可通过实验测得加热温升曲线的起始温度梯度（dT/dt）$_{t=0}$（℃/s），再由下式求得

$$SAR=c\cdot(dT/dt)_{t=0} \quad（7.1.5）$$

这里c为组织比热（1J/kg℃=0.2389×10^{-3}cal/g℃）。

组织吸收电磁波能产热而升温，所升温度ΔT（℃）与吸收电功率密度（P）之间关系为

$$\Delta T=P\cdot\Delta t/\rho c（℃） \quad（7.1.6）$$

这里P为吸收电功率密度；Δt为辐射加热时间（s）；ρ为组织密度；c为组织比热。

此外，吸收电功率密度（P）随电磁波传播距离呈指数函数衰减。

$$P=P_w(\tau/d)e^{(-z/d)}$$
$$=P_w\tau Me^{(-Mz)} \quad（7.1.7）$$

此处P_w为从外部入射的电功率密度，d为衰减长度，M为波强度衰减系数，τ为由外部传入组织内部波能转换系数，若以P_0表示体表初始吸收电功率密度，则$P_0=P_w\tau$。

电磁波辐射至人体组织内部所产生的热量随时间推移逐步由组织的热传导作用向周围组织传播，而血流的热输送作用比热传导作用更为显著，故血流的大小和增减对加温过程中热分布形态有着重要影响。一般来说，为能对人体组织有效地加热，SAR值需达到10～200（W/kg），以使组织能吸收足够的能量。

但实际对人体加温时，电磁波应视为球面波，且入射到具有脂肪、肌肉、骨骼等复杂结构的媒

质中，因而各部分组织所吸收的电功率密度也较为复杂。此时，若考虑到反射，则吸收电功率密度（P）可为下式：

$$P=(1/2)\sigma E_0^2[e^{-2\alpha z}+r^2 e^{2\alpha z}+2r\cos(2\beta z+\varphi)] \quad (7.1.8)$$

这里 E_0 为入射至组织 A 的电场强度；α 与 β 分别为组织 A 中电磁波衰减常数和相位常数；r 和 φ 分别为组织 A 和 B 界面的复数反射系数的幅值和相角；z 为自入射界面算起的距离；σ 为组织 A 的电导率。

三、微波热场特性

微波的特性决定了它在组织中的加热范围。与其他电磁波相比，微波有较好的方向性，但穿透性较差；频率低的微波有较好的穿透深度，但能量不易集中，难以聚焦。微波辐射与组织的相互作用遵从近场辐射理论，由于入射、反射、散射、衍射、吸收等耦合因素的作用，会使其方向性减弱，因此应用单一微波辐射器作用于组织时，只能进行浅表局部或腔内热疗。

单一微波辐射器的尺寸至少应为其内外等效介质波长（λ），$\lambda=C/f$（其中 f 为微波频率，C 为微波在介质中传播速度的 1/2）。常用的医用微波频率为 2450MHz、915MHz 及 433MHz，它们在空气中的波长分别为 12.25cm、32.8cm、69.3cm，虽然低频率增加了穿透深度，但随着波长的增加，辐射器的尺寸也越大，临床使用不甚方便。若拟减小辐射器的尺寸，需在辐射器内填充高介电常数的介质。使用较高频率的微波，辐射器固然可以做得较小，辐射器发出的能量也较集中，但加热深度将会受到影响。

如想得知物体对微波辐射器能量的吸收情况，通常需要实施对组织等效体模进行实际测量后，才能真正了解其加热的有效热场的比吸收率（specific absorption rate，SAR）。SAR 的分布既能反映组织对微波吸收点功率的大小，也能反映辐射器加热能力的大小，是热疗中一个十分重要的概念。SAR 值取决于外加物理能量在生物组织中的传播、吸收特性及组织的有关物理参数（如电导率、介电常数、特性阻抗等）等多种因素。一般来说，由于不同组织的密度、电导率等物理参数及血流情况不同，非均质生物体中的 SAR 分布

形态与温度分布形态不同，它们的综合作用导致各处温升效果有差异。由于生理性产热与热疗加热过程所产生的热量相比几乎可以忽略，因此可不作为影响因素考虑。

生物体内吸收外加能量后所转化的热能使加热部位产生温升，通过热传导向其他部位输送或从表面散发，从而影响 SAR 的分布。加热测量的时间越短、热传导的影响越小，越接近辐射器最原始的热分布状况；过长时间的加热，因热传导的影响，对 SAR 的分布影响会随之增大。因此，建议将测量时间越短越好，以不超过 3min 为最佳。

第二节　微波医用辐射器

微波加热装置一般由微波源（速调管、磁控管、微波固态源）、调谐和匹配回路，以及微波辐射器、数据显示记录及操作控制面板组成。微波源产生的微波通过传输装置（波导或同轴电缆）传送到辐射器以辐射微波能量，其间经过调配回路以确保微波源与辐射器及负载的最佳阻抗匹配，以增加发送功率，减少反射功率。

微波加温装置的加热能力主要取决于微波辐射器的性能。微波加温用辐射器可大致分为两大类，外部加温用微波辐射器和内部加温用微波辐射器。本节以外部加温用微波辐射器为主进行介绍。

外部加温用微波辐射器，从大的方面讲可以分成接触型辐射器和非接触型辐射器两类。接触型辐射器与人体组织阻抗较易匹配，电磁波泄漏较少，故加热效率较高且比较安全。非接触型辐射器则与人体组织相隔一段空间（3~5cm），故加热效率较低。但对于体表曲率变化较大的部位，对于接触型辐射器来说，由于不能与组织表面紧密接触，容易产生空隙，存在失配问题，而对于非接触型辐射器来说，则较易适应配合。现代辐射器多附带水袋，以保证与病灶区的紧密耦合，同时可使辐射器与人体组织有较好的阻抗匹配；此外，通过水袋内介电特性稳定的去离子冷却水可防止皮肤过热，当外部加温功率提升时，冷却水还可增加治疗深度。目前用于浅表肿瘤的微波热疗机常见的有 2450MHz 及 915MHz 两种，输出

功率约200W，可用于区域性热疗，适合治疗表浅肿瘤，目前我国微波热疗机以国产设备为主，可满足当前临床需求。

一、临床应用的各类微波辐射器

为适应不同部位和深度的热疗需要，微波辐射器设计方式很多。微波加热装置的加热能力主要取决于微波辐射器的特性，按其作用部位可大致分为两类，即用于外部加热的微波辐射器和用于内部（腔道或组织间插植式）加热的微波辐射器。目前使用较多的是体外热疗和腔内热疗，组织间插植式热疗在我国使用较少，因此在此不做细叙。

（一）外部加热的微波辐射器

图7-2-1所显示的是微波体外加热装置的基本构成示意图。外部加温用微波辐射器，从大的方面来讲可分为接触型辐射器和非接触型辐射器两类。

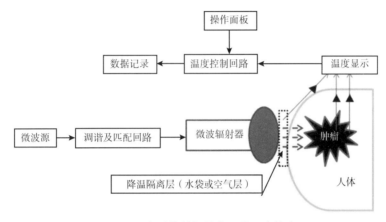

图7-2-1 微波体外加热装置的基本构成

接触型辐射器与人体组织阻抗较易匹配，电磁波的泄漏较少，加热效率较高且比较安全；非接触型辐射器与人体组织相隔一段空间，加热效率相对较低，对体表曲率变化较大、易产生空隙和存在失配问题的部位能有较好的适应配合。

现代接触型辐射器多附带水袋，这不仅可保证与病灶取得紧密耦合，同时还可使辐射器与人体组织间有较好的阻抗匹配。此外，水袋中所放置的介电特性稳定的去离子冷却水还可起到防止皮肤过热的作用；当外部加热功率提升时，冷却水的存在可增加治疗深度。

外部加温用微波辐射器可分为波导管型、偶极子天线型、微带型等类型，目前的微波热疗机大多使用的是波导管型微波辐射器。

波导管型微波辐射器的优点在于产生切向分量的电场比例要比其他类型辐射器大，即产生垂直分量的电场比例较小，这将使得脂肪受热比例相对较小。

偶极子天线型微波辐射器在早期多用于理疗设备，由一单极子或偶极子辐射器配以适当形状的反射板构成，现已有利用该原理设计的一种多个偶极子天线组合，围绕人体的环形功率可调的多阵元天线辐射器的产品，通过其多阵元的功率可调，来改变SAR的区域。

微带型微波辐射器的特点是尺寸小、柔软轻薄、频带宽、面积可扩大和缩小，适合用于浅表肿瘤的热疗，但存在不能使用较大功率等缺点，其加热深度不及波导管型微波辐射器。

（二）内部加热的微波辐射器

腔内热疗在深部热疗技术尚存缺陷的情况下，对位于体中部的一些腔道内的深部肿瘤的局部热疗有其独特之处，它通过人体自然存在的一些自然管腔，可对相应部位提供比较有保障的热疗。但其不足之处在于存在微波能量轴向衰减较快、温度分布极不均匀、有效加热深度不够等缺陷。目前腔内热疗已用于临床的主要有鼻咽、食管、宫颈、直肠和前列腺等部位的辐射器。

1. 鼻咽微波辐射器 与大多数腔内微波辐射

器的轴向电场不同的是，鼻咽微波辐射器的电场方向要求顾及前方及两侧向。由于鼻咽微波辐射器的有效加热范围较小，因此使用时定位必须准确。目前已有一些鼻咽微波辐射器在临床上使用，但因微波辐射器的固定、加热范围及治疗操作和患者对其接受度等问题，使其使用的普及性受到限制。

李鼎九等研制了一种915MHz的鼻咽微波辐射器，其有效加热长度约5cm，可以弯曲成U形或L形。微波辐射器的加热范围局限于远端，不受植入深度的影响。治疗时将其放入一个气囊导管中，经前鼻孔放入，使加热区正位于鼻咽腔内。在气囊中注入2ml的去离子水，既可固定微波辐射器、减少空气介质的反射，又可避免呼吸时空气流动造成的鼻咽局部温度降低。

2. 食管微波辐射器　用于食管癌腔内热疗的食管微波辐射器应能满足有效加热长度≥10cm的基本要求，只有这样才能达到对长径在7～8cm的肿瘤进行有效加热的目的；微波辐射器的直径应＜6mm，否则很难通过狭窄的管腔；此外应在进行治疗时可以同时监测3～4个点的温度变化。虽然食管微波辐射器的植入深度很长，但这种很长的植入深度对SAR分布的影响不大。

我国是食管癌的高发地区，我国学者在此方面做了大量的研究工作，所设计使用的食管微波辐射器种类很多，在所选频率有2450MHz、915MHz、433MHz。图7-2-2显示的是915MHz与433MHz食管微波辐射器热分布情况。在已报道的食管微波辐射器中，以刘蓉丽、张恩言等改进后的433MHz微波辐射器热分布显示较好，有效加热长度约可达10cm，轴向SAR分布迅速衰减，在1cm处的相对SAR值约为20%、0.5cm处约为50%。此辐射器在

河南省肿瘤医院应用数年，效果较好。但其不足之处是对螺旋线圈的距离要求很高，若线圈距离发生轻微变动，将会对热分布产生影响。

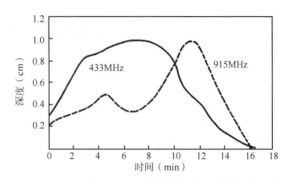

图7-2-2　915MHz与433MHz食管微波辐射器热分布情况比较

3. 宫颈微波辐射器　宫颈微波辐射器由特殊设计的同轴天线及外部套管组成。其套管选用低微波损耗的介质材料（一般用聚四氟乙烯），以使其热场覆盖病灶区域。同轴天线多为偶极子或螺旋线型的天线，特点是可根据病灶区域进行结构设计。图7-2-3为宫颈圆头微波辐射器结构示意图。

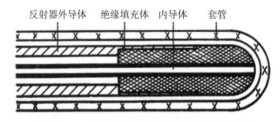

图7-2-3　宫颈圆头微波辐射器结构示意图

这种微波辐射器的热场以覆盖病灶部位、区域及腔体口径（大小）为目标，治疗时可选择不同外径及热场的辐射器（图7-2-4）。天线的结构与套管的材料均对SAR分布有影响。

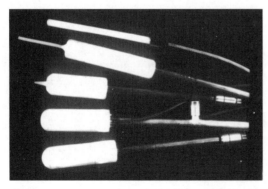

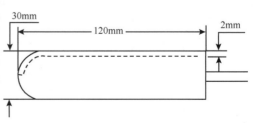

图7-2-4　宫颈系列辐射器外形及圆头尺寸

对宫颈微波辐射器热场特点的要求是在其顶部能产生近似桃状或倒梨状热场，场的顶部应能覆盖宫颈肿瘤，其底部应尽可能覆盖阴道上1/3，整个热场应覆盖宫颈、阴道穹隆、宫腔等肿瘤易浸润的部位，如图7-2-5所示。

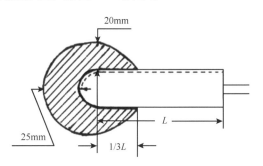

图7-2-5 宫颈圆头微波辐射器热场示意图

对宫颈微波辐射器热场测量时可采用热像仪法、液晶薄膜显像法及空间点阵测量法等，在等效体模中进行测量热场的分布（即SAR分布）。

热像仪法能准确、清楚地给出热场分布图，既能定性，又能定量地给出热场的温度分布，但设备昂贵，不便多次重复测量。液晶薄膜显像法如图7-2-6所示，只能定性地给出热场分布，但其方法简便、快捷、廉价，且能重复多次使用。

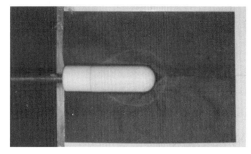

图7-2-6 液晶薄膜显像法测量的微波辐射器热场分布图

空间点阵测量法是一种测量辐射器三维热场分布的方法，以多根多点的微细温度传感器采集体模加热前后空间各点阵列的温度数据，传入计算机进行数据计算与分析，即可给出三维热场分布图，如图7-2-7所示。

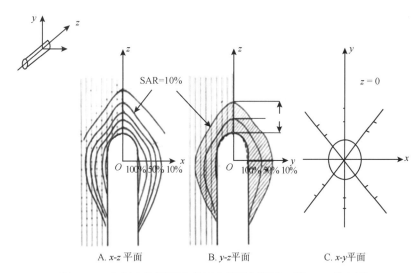

A. x-z 平面　　　　B. y-z 平面　　　　C. x-y 平面

图7-2-7 空间点阵测量法的圆头微波辐射器三维SAR分布图

将这三种热场分布图测量法进行比较，热像仪法和液晶薄膜显像法仅能给出二维热场分布；空间点阵测量法既能准确测得三维温度分布，又能给出等SAR面的立体图形，且无须打开体模进行测量。

4. 直肠微波辐射器 由于直肠癌的发生部位距肛门的距离不同，将会导致辐射器的植入深度不同；又因为病变造成的肠管腔内狭窄程度有差异，对辐射器的直径要求也有异同，这些因素都会对辐射器的SAR分布产生影响。因此，在直肠癌的腔内热疗中应配备一套辐射器，而非一个辐射器就能很好地对不同情况的直肠癌进行治疗。

目前关于直肠微波辐射器的改进报道有李鼎九和黄国柱报道的宽频带辐射器，这种辐射器可适用于直肠癌和某些阴道癌，辐射器采用

SYV-100-7的同轴电缆制造。辐射器外径10mm、天线长140mm，螺旋线为直径1mm的铜线，近侧端焊于外导体、远侧端放空，螺距17.5mm，在上面加3个6mm宽的铜环，其外层再包一层绝缘塑料膜，整个天线外径为11mm。为适应不同粗细的管腔，可以在其外另加一个塑料套（材料为聚苯乙烯）。通过使用几种不同频率的微波，从整个天线所置于体模箱内所测量的热分布图看，915MHz微波辐射器植入11cm便可适用于肛门上3～5cm的病变，其热分布见图7-2-8。

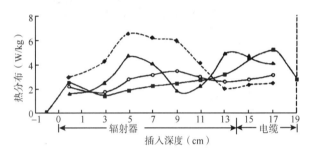

图7-2-8　直肠微波辐射器表面的热分布图

0cm代表辐射器的远端；▲代表915MHz；◆代表750MHz；○代表400MHz；■代表300MHz

实验结果显示，若使用直肠微波辐射器的外套，可使治疗距离加长，也相对增加了有效加热深度。

陆孝先、江汉保等也报道了一种有效加热长度约8cm、工作频率为433MHz或915MHz的辐射器。其结构为1.5mm的外径铜线，同心绕于外径13mm、长76mm的有机玻璃棒上（介电常数2.66），共绕9圈，圈距8.5mm，螺旋角10°。螺旋线圈的一端焊于N型接插件的内导体上，螺旋线圈外套以外径21mm、内径18.5mm、长94mm的塑料管，在其外再套以便于消毒的指套，辐射器的VSWR为1.3。这种辐射器具有对肛门以上9cm区域进行加热的能力。

5. 前列腺微波辐射器　单个前列腺915MHz的微波辐射器主要用于男性前列腺增生治疗，要求辐射器经尿道送入适当位置对前列腺进行周边加热，或使用特殊设计的直肠辐射器经直肠对前列腺肿块进行侧向加热。

用于治疗前列腺增生等良性病的前列腺辐射器的微波同轴天线可植入外径为6mm左右的多孔塑料套管内，其套管内孔腔道具备分别注入冷却水、

充气定位、导尿、测温等多种功能，见图7-2-9。在国内外此类辐射器商品机已广泛使用，微波同轴天线可采用偶极子或螺旋线。

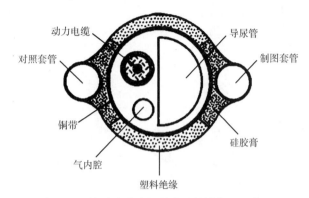

图7-2-9　前列腺微波辐射器导管横断面示意图

用于前列腺癌的腔内热疗时，需要在使用前列腺腔内辐射器的同时还加用直肠腔内辐射器才能产生较深的热场。

虽然植入深度对辐射器的特性有影响，但由于临床上尿道长度变化不大，这点对于临床治疗非常重要。否则将会因注入深度的不同而造成尿道烧伤。有效加热范围在2.5～15cm的辐射器可适应大多数患者的要求。

二、大功率微波技术

微波热疗机在20世纪90年代以前一般用于浅表肿瘤的治疗，直到20世纪90年代后，湖南大学任长学教授和河南省肿瘤医院李鼎九教授、胡自省教授等共同研发了915MHz 800W大功率微波热疗机，并于1990～1995年在湖南省肿瘤医院、广州医科大学附属肿瘤医院及中国人民解放军第150中心医院开展了大功率微波热疗机深部肿瘤加热的探索，刘珈教授首发使用大功率微波开展深部加热的研究及临床应用报告。当大功率深部微波热疗机获得国家药监局的注册许可证后，微波深部热疗和全身热疗被全面应用于临床。目前，在临床上已经应用的微波深部热疗装置所使用的微波频率有433MHz、915MHz和2450MHz。

微波设备在进行肿瘤深部热疗中还存在着较大的提升空间，目前面临的两个技术性难题：①无创瘤体测温；②提升微波的穿透力实现在瘤

体上的精准聚焦。已经有机构在研发通过微波成像技术实现无创瘤体测温。有企业已经生产出具有微波聚束装置的微波热疗设备，能够使微波在人体组织内透热深度达8～15cm。

以下分别对不同频率的大功率微波加热技术进行简要介绍。

（一）915MHz大功率聚束微波的深部加热

1. 深部加热原理　由于从微波辐射器出射的微波，一般可近似看成是点源发出的近似球面波，电场矢量在空间某一点的振幅与该点到微波源的距离成反比。如果直接用辐射器对准人体肿瘤部位加热，微波在空间和人体内传播的波束均呈发散状态，最接近辐射器的人体表面因微波功率密度大而容易造成皮肤和脂肪灼伤，体内则由于功率密度下降很快，达不到所需加热深度的要求，导致加热效果不理想。为解决这个问题。可在辐射器的前方加装一个聚束装置，将近似的球面电磁波汇聚成一束直径约为16cm的近似平面波。根据平面波的性质可知，空间各点的电矢量的振幅几乎不变，可以使辐射器发出的微波均匀地照射在治疗部位。如图7-2-10所示，通过对普通915MHz的微波辐射器的改良，加用了透镜天线，这样就可将初级辐射源的弱方向性电磁波聚集为锐方向性电磁波束，使入射的微波功率密度增加。当微波穿透到3cm后，虽然其特性振幅仍会降至原来的1/e，但此时剩余的能量仍有对深部组织进行加热的能力，这样就提高了其有效加热深度，从而较好地解决了915MHz微波对较深部位有效加热问题。此外，由于对微波聚束的需要，治疗头与皮肤问题时需要保持30cm左右的距离以保证波束聚集空间。

基于大功率微波对机体进行加热时，其加热体积较普通功率的微波热疗的体积要大得多，加之能量也足够大，使得机体有较多的皮肤、肌肉吸收微波能量，在这样的加热过程中较易导致大范围的组织温度升高，此时通过分布在皮肤、肌肉组织中的大量血管中的血流将组织中的热量带走，可使得全身温度在一个较短的时间内升高，直至可使体温达亚高温治疗的温度水平，从而可用作全身热疗。

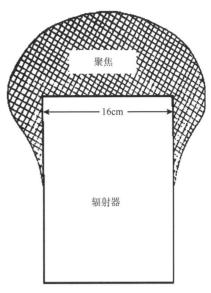

图7-2-10　915MHz大功率聚束微波热疗机的辐射器示意图

2. 大功率聚束微波深部加热试验　对于采用大功率微波是否具有深部加热能力，以及其在进行深部加热时安全性是否具有可靠保障，刘珈等通过多次对其深部加热能力的体模实验验证，以及对8头猪进行了14次实验后，并结合以往的临床观察，得出了一个较为明确的结论，认为该种改良后的大功率聚束微波装置具有深部加热能力。实验时分别将辐射头距体模表面15～30cm的不同距离进行微波辐射体模实验，以每间隔5cm为一测试单位，测量观察其有效加热深度的温升。结果显示，从表面直到12cm的距离间液晶膜热图（温度显示40～45℃）呈现加热区域温度均匀度较佳，其热分布如图7-2-11（彩图13）所示。进行体模实验中停机观察时可见，在治疗功率解除后，所有各层体模温度均呈平行下降趋势，此现象说明在体模4cm以下温度上升的主要原因并非单纯热传导，其中也包括由于微波直接作用的结果所导致的温度升高，以及在动物实验的温度上升曲线中得出与体模实验相似的结果，亦显示在10cm左右处温度上升趋势与2～4cm温度上升趋势基本平行，二者的实验结果如图7-2-12（彩图14）所示。以往有观点认为微波不宜进行深部加热不仅仅是因为微波的加热深度有限，还因为微波对肝脏及小肠有非热效应损伤，但动物实验结果显示，使用大功率微波对腹部进行加热时，接受实验的猪大肠、小肠均无明显损伤；加温后有些酶学指标升高了，但经过一段时间后复查均有所下降，甚至可恢复至治疗前水平。这说明在加热时所发生的功能异常是可逆的，这种改变是由高热所致，而非微波对组织所产生的非热效应影响所造成的不可逆损伤。

需要注意的是，随着入射功率的增加，表面所接受的能量也随之增加，容易产生表面过热，需要对表面进行降温处理。降温方法一般有两种，一种为水冷却，另一种为空气冷却。由于水冷却时可能消耗大量的微波能量，因此较多采用空气降温。故设计者多会采用非接触型的微波辐射方式，以空气为入射介质，通过提高入射时的微波功率以达到增加有效加热深度的目的，即当微波的透热深度达到一定距离后，所剩余的能量有继续对组织进行加热的能力。而该种设计没有因入射功率的增加而致烧伤频发，是由于治疗头与皮肤需要保持20～30cm的空间距离以保证波束聚集空间，在空气的热平衡作用下，表皮高温得到缓解。

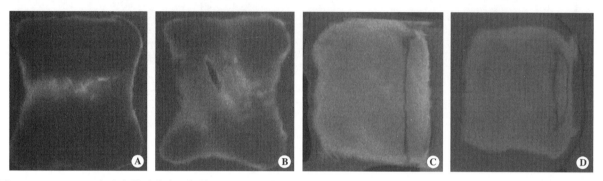

图7-2-11　915MHz大功率微波热疗机加热50min，不同深度处液晶膜（温度40～43℃）所示热分布图，辐射器距离体模表面30cm

A. 915MHz大功率微波热疗机4cm深度处热分布图；B. 915MHz大功率微波热疗机6cm深度处热分布图；C. 915MHz大功率微波热疗机8cm深度处热分布图；D. 915MHz大功率微波热疗机10cm深度处热分布图

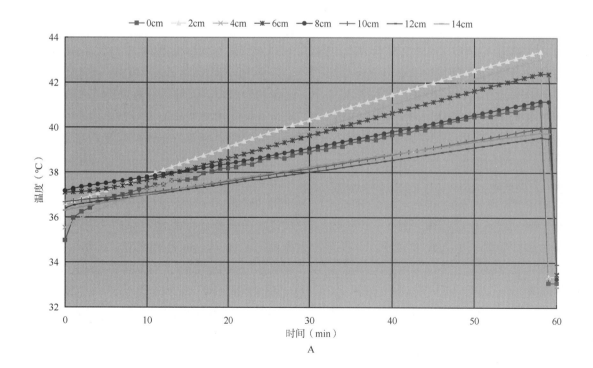

A

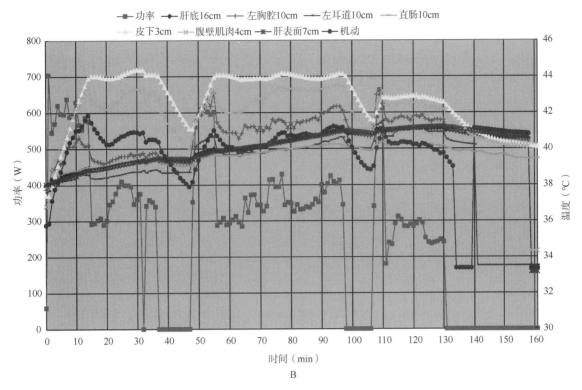

图7-2-12　915MHz大功率微波热疗机治疗头与皮肤距离30cm、功率1000W时的体模实验及动物（猪）实验结果图

A. 体模实验升温曲线；B. 动物实验功率及动物体内不同位置升温曲线，依次为肝底16cm、左胸腔10cm、左耳道10cm、直肠10cm、皮下3cm、腹壁肌肉4cm、肝表面7cm

（二）2450MHz多源多天线汇聚微波深部加热

由于单位人体组织能承受的微波照射功率强度有限，通过使用上下天线阵列设计，将N个非相干微波源能量非相干叠加及均匀化，形成一个均匀微波场，这样设计出能降低人体组织接收的平均微波功率强度，以此降低每个辐射器的功率，在保证加热安全性同时，当多辐射器同时工作时，能够获得总功率较大的条件，以此在微波波束更大区域照射时，既能保障治疗的安全性，又能提高加热效率，实现全身/区域深部加热效果。

1. 深部加热原理和方式　选用2450MHz频段的微波作为全身/深部热疗装置进行深部加热，所采用的原理是将多个发射源按时差分配以脉冲波的形式输出（图7-2-13）。

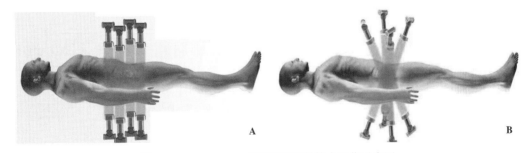

图7-2-13　2450MHz多源微波辐射技术工作示意图

A. 多源微波均匀场技术；B. 多源微波辐射汇聚技术

2450MHz所对应的波长为12cm，该长度与人体的器官尺寸相近似，较易聚焦且方向性好，因此天线的设计很易符合人体治疗的要求。每个发射源的脉冲波功率平均值为5～55W（可调），故最高峰值可达1200W（全负荷发射时，8个发射源最大总功率为55W×8）；微波聚焦通过8个微波

发射源的计算机群控技术，根据不同治疗要求以3个、4个或8个发射源等不同的3种方式进行组合。这种超高脉冲式调制功率、多头聚焦技术虽治疗峰值大，但也可明显降低发生烧伤的风险。当设计每个微波源功率可以在0～250W调节时，微波辐射天线的组合亦可以自由调节，治疗时可根据不同患者治疗要求，灵活调节微波辐射功率大小和指向，更加个体化给定热疗剂量及加热区域分布。或通过多辐射器分时发射、多探头聚焦的设计理念，将多个微波场强进行合成，这样可使得原穿透深度只有1.7cm的2450MHz微波在生物体内的有效加热深度大大提高，从而达到可进行深部加热的目的。

这种装置所使用的微波辐射器属于非接触式的微波辐射器，可适应于体表曲度变化较大的部位，因此能对身体的很多部位进行加热。在进行深部加热时，体表所接受的高脉冲微波是分散发射的，通过对深部靶区的聚焦，将能量集中于某一区域，因此在达到深部加热目的的同时，体表温度不会太高。但在治疗时仍需予以仔细观察，随时对功率进行调整，这样才可将皮肤烫伤的可能性降低到最小，以保证治疗的安全性。

多源微波均匀场技术是将8个微波辐射器平行配置，加大微波束对人体照射面积。利用8个非相干微波源和电磁波均匀器天线阵技术在机体周围形成一准均匀微波场；其有效加热区域较传统微波热疗机扩大5～10倍，则加热效率更高，安全性更好。这种加热模式更适合于全身热疗。多源微波辐射汇聚技术为深部区域加热模式：通过调整多微波源、多天线产生的微波辐射，从8个方向汇聚于人体深部病灶，让更多微波能量向病灶汇聚，形成加热中心。加热中心区域温度明显高于周边区域的温度，实施区域性深部热疗。

2. 深部加热特点 2450MHz多源微波辐射采用超大脉冲、多探头聚焦的微波深部加热方式，通过多个微波辐射器分别以超大脉冲功率分时发射聚焦的模式加热深部组织，因此，它能有较好的局部加热效应，更适用于局部热疗。由于微波通过含水量少的脂肪时消耗少，因此无过热现象，是其作为深部热疗的另一优势。这种技术所实现的升温曲线及体模表面热场分布见图7-2-14（彩图15）。

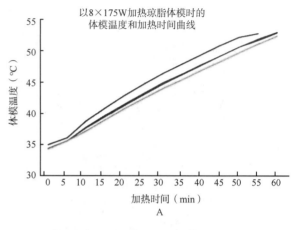

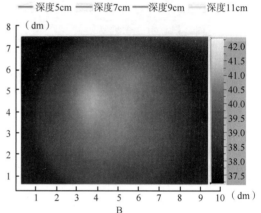

图7-2-14　2450MHz多源微波辐射技术体模实验图，体模配方选用江汉保配方

A. 实验条件为8个辐射器均使用175W加热60min，在不同体模深度的升温曲线；B. 实验条件为4个辐射器均使用200W加热15min，体模表面热场分布图

（三）433MHz大口径聚能型波导辐射深部加热

除外以上介绍的915MHz和2450MHz大功率微波实现深部/全身加热，对433MHz频段的微波深部加热也进行了有益的技术探索与尝试。

采用性能稳定及效能高于磁控管的微波固态源，通过设计大口径聚能型波导辐射器，口面部类H波的近场辐照法，联合使用均匀场分布的加载技术，可明显提高有效加热面积并保证透热深度。当大功率微波功率连续不断向加热载体进行辐射时，体模实验证实了能够实现在较短时间内将加热深度10cm的温度达到40℃以上的目标温度。

河南省省立医院肿瘤热疗整合医学中心梁宗志等对433MHz的大功率微波开展了体模及动物

实验，根据该团队提供的实验数据，提示大功率输出时可使体模深部得到有效升温。实验采用纯水72%、氯化钠0.4%、聚乙烯粉22.6%、羧甲基纤维素钠5%的体模配方，温度监测使用范围在40～45℃的热敏液晶膜。实验时的功率为400W，辐射器与体模距离分别设计为25mm和30mm，实施持续加热。实验结果显示，在高功率维持下，30min后二组体模10cm基本均可达40℃以上，且加热区域温度分布均匀，实验结果见图7-2-15（彩图16）。

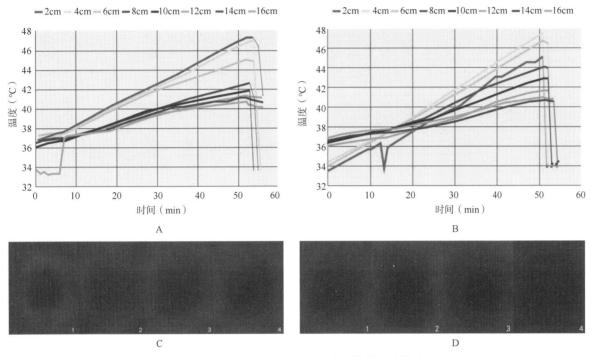

图7-2-15　433MHz微波肿瘤热疗仪体模实验结果

实验条件：体模配方纯水72%、氯化钠0.4%、聚乙烯粉22.6%、羧甲基纤维素钠5%；温度监测：热敏液晶膜温度范围40～45℃；加热功率400W。A. 辐射器与皮肤距离25mm的加热曲线；B. 辐射器与皮肤距离30mm的加热曲线；C. 辐射器与皮肤距离25mm的热图；D. 辐射器与皮肤距离30mm的热图

动物实验也证实了该结果的可靠性。实验采用433MHz固态源微波热疗仪对多头 60～75kg 家猪进行加热。加热功率0～400W，加热时间160min。实验时用高阻线无干扰测温探头进行温度监测，测温探头的放置位置为肝表面及深部、肌肉、皮下脂肪、胸腔、表皮等处。图7-2-16（彩图17）显示了433MHz大功率微波动物实验记录。实验还对所有重要组织器官取材进行病理学检查，部分重要脏器组织进行了电镜检测，结果显示所有重要器官组织均无坏死、炎症细胞浸润、溃疡形成，病理表现为细胞部分的可逆性异常改变。

三、热场测量

为了保障微波治疗的质量，微波体模实施SAR或体模热场检验在热疗研究和临床中是必不可少的检测方法。主要用途如下：①用于检测辐射器的性能。在一个辐射器设计或研制成功以后，其性能如何？等温曲线或等温面积多大？在临床中使用的辐射器与厂家的说明是否一致？辐射器在使用一段时间后性能是否发生改变？如此一些实际问题，目前公认的方法是体模检验。②体模检验在热疗中的作用如同放射治疗中的剂量检测验证片一样，必不可少。在对人体某一部位进行加热时，其加热过程中组织温度分布如何，体模可以提供一个初步的参考数据。③由于应用热电偶或热敏电阻在微波场内测温时会对微波场产生干扰，若要了解这种干扰对场的影响程度、能否减少或避免干扰，在体外体模进行测量后才能有所了解。

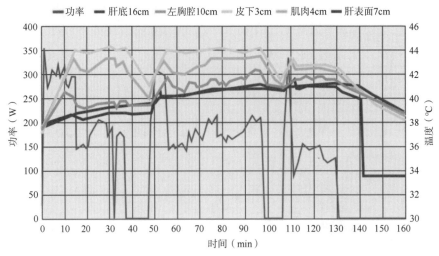

图 7-2-16　433MHz 大功率微波动物实验记录

体模的局限性是它只能用于估测某辐射器加热后温度分布的大致情况，而不是治疗时的实际情况，因此，在临床治疗中还需要对患者进行温度实测。

（一）微波体模

在热疗中测温所使用的微波体模是一种具有特殊性能的等效组织体模，使用与人体组织的电、热物理特性相近的人造材料来替代真实组织，用于实验时模拟组织在热疗条件下的加热情况。等效组织体模可分为静态和动态两种：静态等效组织体模不考虑血流的影响；动态等效组织体模则考虑模拟血流的影响。以下所介绍的是常用的静态等效组织体模。

对体模材料的基本要求：介电特性稳定、可靠、能重复配制。目前已研制出了高含水组织（如肌肉）和低含水（如脂肪、骨骼）的等效体模及特殊组织（如脑、肺）的体模材料，并逐步实现标准化。

体模按照测量技术分为两类：①液态体模，用作电场探针扫描或用于发光二极管（LED）阵列显示电场；②固态或半固态体模，用于测量温度增量，其中包括等效组织体模（模拟组织介电参数和热传导效应）、真实组织体模（活的动物或器官）等。

微波体模的配制：在微波热疗中常会提到体模配方，根据国内外资料介绍，可以配制几种模拟组织，但一般感兴趣的是肌肉组织。肌肉体模的配制材料为水、绝缘材料、金属粉末及黏胶体，如琼脂、TK-150（国外代号胶体）、水玻璃等。按不同比例配制，原则是使模拟组织的介电常数、电导率在相同的频率上与人体相应组织的介电常数、电导率接近。

有关固态或半固态等效组织体模目前国际上有很多种配方，其中周重光配方已被广泛采纳，其成分比例如表 7-2-1 所示。由于周重光配方中 TX-151 为进口材料，限制了其使用的广泛性。目前，我国文章中提得多的是江汉保配方。江汉保配方使用国产材料，容易配制，配制好的成品可使用数周，可满足常规使用的需要，不足之处在于缺乏脂肪和骨骼配方。

1. 我国体模材料配制方案　见表 7-2-1～表 7-2-3。

表 7-2-1　常见医用微波频率肌肉体模材料成分（比值）（周重光配方）

频率（MHz）	TX-151	聚乙烯粉	水	NaCl
2450	8.46	15.01	75.48	1.051
915	8.42	15.44	75.51	0.996
433	8.42	15.44	75.15	0.966

表 7-2-2　江汉保肌肉体模材料配方（比值）

频率（MHz）	甲基纤维素钠	聚乙烯粉	水	NaCl
	规格：肌肉，较稀　条件：10～15℃			
2450	3.5	27.5	69	0.35
915	3.5	25.95	70	0.55
433	3.5	25.85	70	0.65
	规格：肌肉，较稠　条件：22～25℃			
915	5	24.63	70	0.37
433	5	22.60	72	0.4

表7-2-3　江汉保配方体模与肌肉介电常数和电导率的比较

频率（MHz）	肌肉		江汉保配方体模	
	介电常数（ε）	电导率（δ）	介电常数（ε）	电导率（δ）
2450	47.0	2.7	47.6±0.5	2.18
915	50.0	1.28	50.7±0.3	1.24
433	53.0	1.18	52.6±0.7	1.21

2. 体模材料的配制步骤　简单过程如下：①按体模实验要求做好体模成形用的体模箱；②根据体模配方称量各种材料，将水及NaCl放入一容器中，加入聚乙烯粉，搅匀，徐徐放入甲基纤维素钠，急速搅匀；③将配好的均匀混合料倒入体模箱成形，避免体模中存在气泡，在容器内面可垫放保鲜膜，以保证新鲜体模的水分在首次使用后不易被蒸发；④在室温下冷却24h以上，达到与室温平衡的目的，待用。

3. 体模箱制作　体模箱可采用有机玻璃及其他不吸收微波的材料来制作，一般是一个由10mm厚有机玻璃板制成的容器，其大小根据辐射器的辐射区域而定，一般要求所制作的体模需大于辐射加热范围，通常25cm×25cm×10cm即可满足大多数情况。体模箱往往是可以分合的，便于观察热图，如图7-2-17所示。

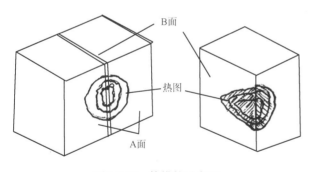

图7-2-17　体模箱示意图

如使用热敏元件测温，需在两侧壁上钻一些小孔，用于放入聚乙烯小管，以容纳测温元件；若使用热成像法则不需钻孔。

（二）SAR的测量方法

在微波热场特性中已介绍SAR，它是指单位质量物质对外加能量的吸收率。SAR不仅反映外加能量对组织的加热能力（或称产热率）的大小，还反映组织对外加能量的吸收特性，其值取决于外加物理能量在生物组织中的传播、吸收特性及组织的有关物理参数（如电导率、介电常数、特性阻抗）等多种因素。

通过SAR分布图或热分布图可了解辐射器基本性能，也是临床热疗前必须进行的一项工作。

热成像法是了解和研究热分布最好的方法，它准确、迅速、测量误差小、可获得直观的二维热分布图像，现有的热成像仪为红外热图或红外摄影，该项技术已广泛应用于工业、军事及医学等多个领域。其原理是对温度不同的物体利用色温的差异进行成像，但其价格较高，普及困难。红外成像图的制作是将体模箱的A面对着辐射器，辐射器对模拟组织输入微波功率，进行短时间加热后（一般为1～2min，其理由是避免因加热时间过长所产生的热传导致测量结果不准确），随即移去辐射器，将A面对准红外成像仪摄像头，拍出A面热图。然后从B面处打开，使B面对准红外成像仪摄像头，迅速拍下体模B面处的热图。图7-2-18（彩图18）为一组不同微波辐射器进行加热时红外成像彩色照片，其中不同颜色对应不同的温度，从图中可以知道温度的分布及高温区域。此图可以说明辐射器的加热性能，即加热区域与加热深度。但这只是一种定性测量，而非定量温度测量。这种定性而非定量的检测方法被采纳的理由是因其仅针对模拟的某一组织，而不同的人体组织其结构和相关的介电常数差别较大。

另一种使用热感液晶膜测量体模被加热后温度变化的方法在临床中常被使用，这是因为该方法虽然粗略，但却简便易行，它利用液晶膜在某个温度范围内呈现不同颜色，由此得出半定量分析结果。需要注意的是，一种温度段的液晶膜其温度变化梯度不大，如Edmund公司生产的液晶膜的温度范围为20～45℃，每5℃为一档，5张膜为一个系列。液晶膜的温度变化与颜色的关系：低温为蓝色，随温度升高，逐渐变为绿色、黄色、橙色，通过观察颜色而了解温度的分布。

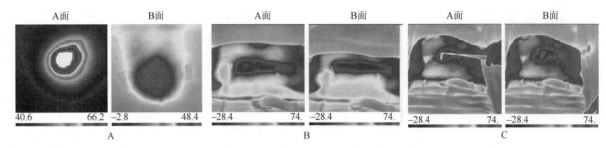

图 7-2-18　采用红外成像法所摄不同温度热图照射对象所形成的不同升温区域

A面图显示辐射器的加热区域；B面图显示辐射器的加热深度，即模拟组织内部被加热后的温度分布。A. 直径160mm体外辐射器；B. 鼻咽辐射器；C. 直肠辐射器

由于SAR是一个用来表明不同物体或同一物体不同部位对微波吸收率的指标，因此，根据物体某处吸收微波后的温升ΔT来确定该处SAR的公式

$$SAR = 4186\Delta T/t \qquad （7.2.1）$$

式中，ΔT为组织温升，单位为℃；t为加热时间，单位为秒；4186为常数（热功率当量），单位为J/kcal。

对辐射器SAR进行测量的步骤：将辐射器与体模垂直摆放；在辐射器与体膜表面用10mm厚度的水囊耦合，以其间避免空气存在。若辐射器的馈线方向为电场，则测温导线方向要与其垂直，以避免对场分布的干扰。在短时间达设定功率加热后，通过测温元件测出各点的温升（ΔT）或用热图成像法迅速得出温度分布图。在实际测量时所使用的加热时间越短越好；若时间延长，在热传导因素介入后，对辐射器的SAR就无法进行比较了。

（三）临床热物理实验室的基本配置

若要对各种辐射器的性能有所真正了解，建立一个临床热物理实验室是临床热疗所必需的一个部分。一个较为完善的临床热物理实验室应具备下列基本配置。

1. 一般仪器　常用工具有天平、量筒、各种塑料管及医用导管。

2. 热学仪器　精密温度计（水银或玻璃，精确度0.1℃，并经计量部门校准后使用），热偶温度计（20～50℃），恒温水浴箱，抗电磁波干扰温度计或高阻导线热敏电阻测温仪，温度敏感液晶膜。

3. 电学仪器　万用电表、毫伏表、微安表、微波功率计。

4. 机械工具　钻床、台式车床、体模箱。

第三节　微波热疗技术的临床应用

使用微波对人体加温治疗肿瘤的历史可追溯到半个多世纪以前，曾报道用400MHz微波治疗癌症，此后通过理论和实验均已证实：要对人体深部进行有效加热必须选用1GHz以下微波；二次世界大战期间大波段（GHz波段）技术得到发展，故战后有报道用2.45GHz微波加热治疗肿瘤。目前公认的医用微波热疗频率有2.45GHz、915MHz和433MHz。微波对人体加温的优劣势归纳如下。

优势：非侵袭局部加热；无脂肪层过热；热场分布大体上由辐射器形状决定；加热效率较好；易于加热表浅肿瘤；加热装置与射频相比体积较小。

劣势：在肌肉组织中的衰减较大而难以达到深部加热；需按频率配置辐射器形状；组织内加热范围较窄；易对含金属引线的测温探头产生干扰。

一、微波浅表肿瘤热疗适应证与禁忌证

（一）肿瘤微波热疗适应证

1. 微波浅表热疗　①全身各部位的皮肤癌，包括鳞状细胞癌、腺癌和黑色素瘤等。②全身各浅表淋巴结的转移癌，如颈部、锁骨上区、腋窝和腹股沟等。③浅表器官及肢体的恶性肿瘤：头颈部较表浅的原发肿瘤（如唇癌、牙龈癌、颊黏膜癌，以及面部、头皮和耳廓的癌变）；外阴癌和肛门癌；四肢的肿瘤，如软组织肉瘤和骨肉瘤；乳腺癌。④其他位于体表的复发或转移的肿瘤；腔道肿瘤（如鼻咽癌、食管癌、子宫颈癌和直肠癌等）。

2. 大功率微波肿瘤深部热疗 ①年龄≥18岁，身体状况评分ECOG 0～2；②适用于除颅内头颈部肿瘤以外的全身各部位肿瘤，如胸部肿瘤、腹部肿瘤、盆腔肿瘤、恶性淋巴瘤等，预期单纯放疗/放化疗治疗效果不佳；③骨转移瘤：主要用于难以耐受放疗的姑息止痛；④与化疗联合实施治疗恶性体腔积液热灌注疗；⑤部位较深的肉瘤。

（二）肿瘤微波热疗禁忌证

（1）合并严重器质性功能损伤，如心力衰竭、心血管疾病控制不佳、肝肾功能异常。

（2）发热，合并严重全身感染，如结核活动期（肺结核或结核性胸膜炎）。

（3）肠梗阻，腔道肿瘤有大而深的溃疡，管腔扭曲成角、管壁形成瘘或有出血倾向者。

（4）携带心脏起搏器者；在治疗范围内植入非钛金属物质者（女性节育环及吻合器在治疗范围内的慎用），或加温区有明显形成热积聚效应的金属物。

（5）治疗区域热感知、感觉障碍者（如假体植入）。

（6）其他：恶病质，对热不耐受或不敏感者，精神疾病患者，经期女性及孕妇，以及无自主表达能力者。

二、副作用及并发症的处理

总体来说，微波热疗的毒副作用很小，其中最主要的是局部烫伤。对于可能发生烫伤的患者，在治疗期间应高度引起重视，避免的最好方法是注意观察治疗情况的变化，随时调整治疗参数。

对于体外微波加热，由于微波的产热区经表皮水的冷却作用后，实际的最高温度处可能在皮下，因此，在治疗完毕后应注意观察受治皮肤区的颜色是否异常。若出现局部过红，应及时在局部涂抹烫伤膏之类的药物；对于已出现水疱等浅Ⅱ度烧伤的患者，按一般烫伤处理即可，尽量不要使组织破溃。在被烧伤后局部未愈期间，暂停热疗。

因为深部加热后可能引发短暂性体温升高，加重心肺功能负担，多汗有可能导致电解质失衡，因此治疗期间需观察生命体征，对于危急状况或

患者难以耐受时需中断治疗。

若与化疗联合使用，包括化疗和实施体腔热灌注化疗，如合并出现消化道反应，也需进行对症处理。

三、微波热疗临床应用规范

（一）常规程序

首先需要了解病情、病变部位大小、有无热疗禁忌和是否接受过或正在接受某种治疗；向患者交代治疗目的、方法、注意事项及易出现的并发症，治疗前需签署知情同意书。治疗时协助患者取舒适体位，让其放松勿紧张。

微波热疗大部分采用体外辐射，以非接触式辐射为主，欲提高耐受性和减少皮肤烫伤，可在表皮使用风冷或薄水袋进行冷却，原则上要求瘤内治疗温度达到＞39.5℃，皮肤表面温度＜43℃。腔内微波热疗则采用接触式辐射。

治疗期间应进行温度监测，但目前尚无法在治疗条件下进行有效无损测温，治疗中的测温是一个很使人困惑的难题。若患者不能接受瘤内测温时，目前临床实际使用的方法是，当进行体外辐射加热时，监测治疗区域的皮肤温度一般通过对皮温的了解，间接对瘤体温度进行推测性观察，此法虽然存在较大的盲目性，但在浅表热疗时依据微波穿透深度的物理特性，具有一定的温度监测价值；不过对于大功率微波深部热疗则不能以此作为深部温度的参考，因为体表加热区一般会使用风冷或水冷等降温手段。通过加热时对辐射区皮肤温度的观察，除可间接了解肿瘤治疗时的可能温度外，还可随时调整治疗功率，以避免局部皮肤烫伤。有损测温虽然对瘤内温度监测较为准确，但监测点也只是仅显示点温度，并不能完整显示瘤内整体温度分布。腔内加热测温采用在辐射器进行加热的轴向上进行腔内的表面测温，如瘤体在腔内黏膜上，则该测温方法较为普遍和实用。

（二）微波热疗操作程序与方法

1. 有效加温温度 为39～42℃。根据患者的热敏感和耐受力设定有效加温温度。

2. 有效加温时间 为30～60min。加温时间

同样需要根据患者情况设定，对于热敏感和耐受力弱的患者，时间可以短一点，一般要求不低于30min。

3. 治疗间隔时间 细胞内热休克蛋白存在热耐受，传统热疗经验建议每次热疗间隔48～72h。由于热激蛋白在细胞外有增加免疫的作用，已开展间隔24h的研究，可跟踪研究结果，若有获益可进行治疗间隔时间修改，但需谨慎进行。

4. 治疗周期 根据治疗需求进行个体化设计，一般不应少于4次。作为化疗增敏治疗，可按照化疗疗程每次给化疗药物时进行热疗。在有效治疗温度下给药的疗效更好。作为放疗辅助治疗，应该在放疗前或放疗后120min内进行热疗，能够更好地增加放疗效果，减少放疗毒副作用。

（三）加温过程中的相关治疗措施

1. 在治疗的升温阶段力求快速 如果患者升温速度过慢（低于0.2℃/5min，预计整个升温过程将超过120min），可适当静脉给予东莨菪碱以减少汗腺分泌，降低热散失，提高升温速度。

2. 敏感器官的保护

（1）脑组织保护：全身体温升高后，脑组织代谢率增加，血脑屏障受到影响，液体从血管渗出，产生脑水肿，患者可出现恶心、呕吐、烦躁等反应。防护措施：治疗中使用冰枕，最好从治疗开始就使用，考虑到对升温速率的影响，体温达到39℃时，需头置冰袋。

（2）心脏保护：微波对心脏直接加热的动物实验发现心电图可出现R波、T波波幅下降，ST段高出等电位线，PQ间期延长，显示出传导时间延长，个别动物出现交替心律及多发性室性期前收缩等心律失常现象，有的在停止辐射后好转，但随之出现ST-T段明显下降等改变。因此，在进行全身热疗定位时尽量避开心脏。

（3）眼部保护：晶状体对微波敏感，若长期处于大功率的微波环境下，发生白内障的可能性增加；此外，体温升至38℃以上时，由于血管扩张，双侧结膜及眼睑会出现水肿。防护措施：在眼睛上覆盖较厚的湿毛巾，也可外用红霉素眼膏，使用眼部水袋，以保护双眼及减轻局部症状。

（4）睾丸的保护：睾丸是对热非常敏感的器官，在过热的状态下可能导致不孕，但一旦脱离

环境，即可恢复，属于可逆性改变。防护措施：局部覆盖较厚的湿毛巾。

3. 高温状态下充分给氧 高温状态下阻力及容量血管均扩张，主要脏器灌注压力下降，而且此时细胞代谢增强，需氧量增加；应充分给氧，保障动脉氧分压值在33.33kPa（250mmHg）以上。否则会造成组织或器官损伤。

4. 术中补液 高热可导致中枢神经系统兴奋，出现多语、谵妄，甚至惊厥等，为避免这些状况的发生，可适当使用一些镇静药物，目前较多使用冬眠Ⅰ号（氯丙嗪25mg、异丙嗪25mg、哌替啶50mg加入500ml的5%葡萄糖注射液中），维持滴速为20滴/分，并根据患者情况调整滴速，严密观察患者亚冬眠状态、出汗情况及出入液体总量。维持水及电解质平衡，以保障心肌正常工作。

在高温状态下，组织细胞的高代谢会造成细胞对葡萄糖的需求增加，可按每5～7g/kg补充葡萄糖，将血糖浓度维持在22.22mmol/L（400mg/dl）以上（否则可能引起低血糖反应）。

治疗过程中，可适量补充维生素B$_6$、维生素C（8～12g），以利于诱导血液pH降低，酸化内环境，增强热作用对肿瘤细胞的杀伤。

由于热疗后患者大量出汗，白蛋白消耗明显，热疗后可适量补充白蛋白及电解质，以改善热疗引起的电解质紊乱，注意补充钾、钠、氯、钙等电解质。

（四）并发症处理

（1）加热期间可出现皮肤灼伤，多发生于腹部脂肪较多或手术瘢痕部位，这些部位的散热能力减弱，热积聚导致皮肤损伤，故此类患者可在热疗前配合去离子水袋降低皮温，瘢痕处涂抹湿润烧伤膏加以预防，一旦水疱形成，可在严格消毒的情况下用细针抽出水疱内渗液，并用无菌纱布覆盖。

（2）控制心率在130～140次/分及以下。如心率超过140次/分，或者超过治疗前正常值40次/分，或者患者有自觉症状者，可使用毛花苷C和（或）β受体阻滞剂，用药后心动过速多可得到控制。对于心脏病或高龄患者，治疗期间可适当给予心肌营养药物，如磷酸果糖。

（3）当治疗时，尤其是全身热疗时，若血

压低于60～70/40～50mmHg（平均动脉压低于50mmHg）时，可补入胶体和（或）静脉输入升压药物，如多巴胺、间羟胺等。

（4）在进行体腔热灌注化疗时，可引起消化道反应，如恶心、呕吐等，配合化疗时更为明显，给予止吐药，如甲氧氯普胺、格雷司琼等。

（五）热疗后处理

（1）恒温期停机，开机房门。

（2）对局部皮肤红斑（轻微烫伤）部位进行重点冷敷治疗。

（3）检查患者血压、呼吸、心率和心律，将患者送回病房，并注意观察患者的生命体征，尤其注意预防患者离开热疗室时直立性低血压的发生，并停用镇静剂。

（4）术后要给予充足的糖类、氨基酸、脂肪和维生素类物质。

（5）对于化疗患者，给予止吐治疗。

（6）消毒机房、温度探测器（体内传感器用2%戊二醛消毒液或器械消毒液浸泡30min）。

（7）打印治疗数据和图表。

（8）关闭恒温箱、输液加热器和主机。

四、微波肿瘤治疗中的其他注意事项

在进行微波治疗中，以下方面需要引起高度注意和重视。

1. 做好设备的质控工作　设备验收时需要对体模实验进行验证，记录辐射器在不同功率和频率下透热深度、热场均匀性和热场分布图等，并定期进行测温元件的温度校准，温度误差必须控制在±0.2℃范围内。

2. 注意测试患者皮肤热感知能力　避免过热引起烫伤。如有瘢痕，因其吸热性强，要注意重点监测该区域的温度，避免热损伤。

3. 人体的个体差异和对热敏感的耐受性不同　相同的治疗功率或相同的治疗温度有可能对接受治疗的患者所产生的效果不同。热疗原则上要求使治疗温度在允许的范围内尽可能地提高，因此，看似非常简单的治疗中询问、观察和交流都有可能使对热耐受性好的患者获得最适宜的治疗温度，亦能保证对热耐受性差的患者减少因热疗所致烧伤的发生率。因此，加温过程中患者有刺痛感，为防止皮肤烫伤，应立即停止热疗。热疗后如发现皮肤发红和出现水疱等烫伤问题，参照烫伤处理原则尽快进行对症处理。

4. 关于治疗时间　包括多方面的概念：①热疗开始的起始时间；②与放疗或化疗的间隔时间；③每次治疗的持续时间。

在与放疗的联合中，热疗的起始时间一般在放疗后1周左右较好，这时被射线照射后的肿瘤其富氧细胞的杀灭没有受到影响，乏氧细胞比例渐渐增加，并开始出现因放疗所致局部组织水肿而导致的微小血管的受压、闭锁。此时，相对未做任何治疗时肿瘤局部血流的传导和散热能力要下降很多，且肿瘤的消退并不太明显，加热能达到较高的效率。热疗与化疗的联合因主要起增敏作用，故可与化疗同期进行，较好的血液循环有可能使到达治疗部位的药物浓度更高，细胞对药物的吸收更好。

热疗与放疗的联合应用中，要注意避免因热耐受的发生而降低热疗疗效作用的弊端，根据热激蛋白产生和消长的时间，以及热耐受产生的机制与特点，二次热疗的间隔期需要＞72h。与化疗联合使用时，要根据所选用的药物决定用药期间的热疗时间。一般而言，每周进行一次热疗。

每次热疗时间应该从达到有效治疗温度开始后进行记录，以持续45～60min较为合适。

5. 热疗与放疗联合治疗时的序贯　原则上采用先放疗后热疗的序贯方式。当然，先热疗后放疗虽对治疗效果影响不大，但有资料提示，先热疗后放疗对组织的损伤作用较先放疗后热疗要大，根据同样治疗效果应以减小毒副作用为优先原则，故采用先放疗后热疗的方法更具优选性。

6. 在局部特殊情况下的热疗　在此处特指局部瘢痕或癌性溃疡等一些临床特殊情况。

在进行热疗的患者中，有些可能在此前已接受过手术处理，包括因手术治疗或活检所形成的局部瘢痕。瘢痕是手术将原组织破坏后由成纤维细胞替代生成，故其局部的血运较其未受创伤时的原正常组织要差，散热能力也因此会受到影响，易造成局部组织烫伤，在治疗时需要特别引以注意，尽量避免将瘢痕处作为加热中心进行热疗。

癌性溃疡是肿瘤放疗时常见的一种情况，如果局部没有合并严重感染，并不是热疗的禁忌证。但需注意的是，对溃疡处要进行常规处理。

7. 热疗前的准备 无论是实施体外热疗还是实施腔内热疗，在治疗前都需要对患者的基本情况有清楚了解，以便于治疗中观察、降低可能发生的意外情况。除严禁对有心脏起搏器的患者进行微波热疗外，对有可能造成微波场改变而形成影响的相关物品均不宜带进治疗室，如金属饰物（项链、耳环、手镯、戒指、发饰等）、有金属扣的皮带、钥匙等。这些金属物有可能对微波场造成影响，从而使得加热区发生变化或导致热场的不均匀性，这些都可能会产生对患者不利的后果。

8. 对设备的定期检测 为保证微波传输通道的通畅，保证治疗机的驻波比最小，对设备的定期检查、维护、保养和检测都是必不可少的。接口处的氧化可能导致接触不良、微波传送障碍，使得局部发热，过热可能将设备烧坏。

（吴稚冰　刘　珈　陈小林　孙映辉

王祝盈　任立宏）

参 考 文 献

戴宇红，唐娟，2017. 微波热疗联合同期放化疗治疗头颈部癌颈部淋巴结转移的临床观察. 世界临床医学，11（5）：51-53.

李鼎九，胡自省，1995. 肿瘤热疗学. 郑州：河南医科大学出版社.

李鼎九，孙忆寒，2010. 肿瘤热疗的理论与临床. 郑州：郑州大学出版社.

李鼎九，王善义，2006. 实用肿瘤热疗学. 长春：吉林科学技术出版社.

李敏，1998. 应用微波治疗慢性盆腔炎的探讨. 淮海医药，16：3.

林世寅，李世英，1996. 现代肿瘤热疗学：原理，方法与临床. 北京：学苑出版社.

刘珈，2009. 肿瘤热疗技术与临床实践. 北京：中国医药科技出版社.

刘珈，邵迅帆，游敏珍，等，1999. 微波局部照射用作全身热疗可能性的初步临床观察. 中华放射肿瘤学杂志，8（3）：158-160.

刘静，邓中山，2018. 肿瘤热疗物理学. 北京：科学出版社.

龙斌，周光华，朱道奇，等，2013. UNI-3000微波热疗机对家猪脏器功能与组织学改变的实验研究. 中华放射肿瘤学杂志，22（2）：137-138.

齐青，卢永昌，霍忠超，等，2021. 微波热疗联合放化疗治疗进展期胃癌的临床疗效初步观察. 中华放射肿瘤学杂志，30（4）：368-371.

唐劲天，2010. 肿瘤热疗生物学. 北京：人民卫生出版社.

王祝盈，董卉慎，刘珈，等，2006. 肿瘤热疗技术中平面电磁波与人体相互作用的研究. 北京生物医学工程，25（3）：288-292.

肖绍文，吴稚冰，张珂，2020. 肿瘤热疗中国专家共识. 实用肿瘤杂志，35（1）：1-10.

杨显清，赵家升，王园，2003. 电磁场与电磁波. 北京：国防工业出版社.

章岳山，郭方，唐铁钢，等，2014. 大功率微波肿瘤热化疗多中心临床分析. 科技导报，32（30）：4.

Brace CL, 2010. Microwave tissue ablation: biophysics, technology, and applications. Crit Rev Biomed Eng, 38（1）：65-78.

Carina V, Costa V, Sartori M, et al, 2019. Adjuvant biophysical therapies in osteosarcoma. Cancers（Basel），11（3）：348.

Fuchs J, Herrling T, Groth N, 2001. Detection of free radicals in skin: a review of the literature and new developments. Curr Probl Dermatol, 29：1-17.

Hua YH, Ms SL, Fu ZF, et al, 2011. Intracavity hyperthermia in nasopharyngeal cancer: a phase III clinical study. Int J Hyperthermia, 27（2）：180-186.

Issels RD, Lindner LH, Verweij J, et al, 2018. Effect of neoadjuvant chemotherapy plus regional hyperthermia on long-term outcomes among patients with localized high-risk soft tissue sarcoma: the EORTC 62961-ESHO 95 randomized clinical trial. JAMA Oncol, 4（4）：483-492.

Jones EL, Oleson JR, Prosnitz LR, et al, 2005. Randomized trial of hyperthermia and radiation for superficial tumors. J Clin Oncol, 23（13）：3079-3085.

在第三章中已对射频肿瘤热疗原理、射频热疗设备的构成、学科进展，以及相关技术在热疗设备中的作用等进行了系统介绍，本章将主要结合临床应用做进一步探讨，并对射频热疗基础和原理与临床相关的要点进行重点回顾。

第一节　射频的基本概念与特点

一、射频的基本概念

在第三章中已有说明，射频（radio frequency，RF）是指频率在1～300MHz的电磁波。由于射频有很好的深部加热效果，射频热疗日益受到重视，在射频加热中，分为容性加热和感性加热两种，临床上应用较为广泛的射频深部加热方法是容性加热法。

目前热疗中所使用的射频段电磁波多选择≤100MHz的频率，其对生物组织的热效应主要由低频电流引起，可视为能满足电流连续性原理，即电流不会在中途产生，也不会在中途消失。

二、射频加热特性

电磁波是能量存在的一种形式，在一定条件下，电磁波所具有的电磁能可以转化为其他形式的能量。与电磁波中高频段的微波相比，射频所使用的频率较之低，它不能用直线传播来简单描述，而是遵循物理学中的麦克斯韦（Maxwell）方程，电场有较强的穿透性，可对深部进行均匀加热。电磁波的穿透深度比微波要深，这即是它作为深部热疗的物理特性和基础。

当给导体（组织）两端加以电压，电场中的带电粒子（电子、离子）受电场驱使进行运动产生电流，电流受到欧姆电阻损耗产生焦耳热，这是射频产热的主要模式。此外，电介质分子中的电子受外场作用产生电子极化（由非极性分子至极性分子，或增大分子的偶极矩）和取向极化（电解质极性分子的偶极矩由无规则取向至顺应外电场方向取向），随高频外电场在方向上频繁快速变化转动摩擦也会产生热，这种产热模式为欧姆加热效应。

已知场强幅度衰减为表面1/e 的距离或能量衰减为表面1/e的距离，不同波段的电磁波在组织中的穿透能力相差很大，一般而言，频率越低，穿透力越大，频率越高，穿透力越小。不同射频的电磁波在肌肉组织中的穿透深度见表8-1-1。

表8-1-1　不同频率的电磁波在肌肉组织中的穿透深度

频率（MHz）	相对介电常数	组织中波长（cm）	穿透深度（cm）
1.00	2000.0	436.0	91.30
10.00	160.0	118.0	21.60
27.12	113.0	67.7	14.30
40.68	97.3	51.0	11.20
100.00	71.7	27.0	6.66
200.00	56.5	15.6	4.79
300.00	54.0	11.5	3.89

电磁波的加温深度与范围主要与波长和功率密度相关，以目前常用于深部加热的容性加热装置为例，在采用两极板进行加热时，热场分布可以根据成对电极大小来调整：当两极板面积差异较大时，由于小电极附近的电场较为集中，因此显示其主要热区多靠近小尺寸电极一侧；当两电极面积差异逐渐减小时，热场会逐步向组织

深部延伸，并呈较均匀分布；当两电极面积基本相等且电极尺寸与极板间距相近时，热场分布最为均匀；反之，当两电极直径比极板间距小很多时，沿电极中心轴的热场由小电极向中心很快衰减。利用这种热场和温度分布特点，临床应用中可适当调整部分热场，有达到实现适形热疗的可能。

此外，射频段的电磁波还具有一些其他特点，因此在使用射频段的电磁波进行加热时，需要引起特别注意。

（一）脂肪层过热效应

由于低频电流的热效应是随各层组织的电导率而变化的，因此在不同组织成分中其热效应之间会有较大差异，脂肪、骨骼层属于含水量较少的组织，其电导率较小，因此会比介电系数较小而电导率较大的肌肉、皮肤层所产生的热量要多。因此，当频率增至$10 \sim 300\text{MHz}$时，电刺激感将不明显，但随之而来的是在脂肪层产生过热现象。

根据肌肉和脂肪的介电常数（ε）和电导率（σ）取值，以射频8MHz为例计算，肌肉和脂肪的电阻率（ρ）分别为2.0Ω和19Ω，在此频率下进行射频加热，其脂肪中产热功率是肌肉中的19倍；根据同一方法可计算出其他频率在脂肪和肌肉之间产热的差异，对于射频27.12MHz而言，脂肪、肌肉的产热比为$1 ：（6.9 \sim 10.1）$；而在40.68MHz时其脂肪、肌肉的产热比为$1 ：（7.6 \sim 10.2）$。这提示脂肪类高阻抗介质有着较大的热效应，但随着使用的频率增高而呈现降低的趋势，因此在进行热疗中除必须采取有效的体表冷却措施以降低近体表层脂肪的温度、避免脂肪过热外，选用较高频段的射频进行热疗可能会使脂肪层过热的程度有所减轻。随着电磁波频率的增高，穿透深度虽然会随之有所减小，但对治疗深度的影响并不大。

故此，医用多会避免使用频率在10MHz以下的电场用作热疗装置的功率源。有资料显示，通过观察不同频段的射频对肿瘤细胞的影响发现，40.68MHz的电磁波对肿瘤细胞的损伤最大，这提示频率为40.68MHz时，不仅脂肪层过热的程度较小，而且其治疗效果尤佳，这也是后续开发的射频热疗产品中多选用该频段的重要缘由。

（二）电流集中效应

已知加热功率与电流密度的平方成正比，因此在电流密度大的区域，加热效应会急剧增加。电流密度大的区域通常出现在电极边沿附近，其所产生的电流集中效应会引起该区域的过度加热，临床上以疼痛的方式表现。预防电极边沿过热常用的一种解决方法是采用体表冷却措施；另一种有效方法是在电极与人体体表之间插入导电衬垫层（图8-1-1A），后者是防止电极附近产生电流集中效应的重要措施。在热疗的实际临床应用中所采用的是插入有冷却作用的盐水循环水袋（图8-1-1B），这样既可起到表面冷却的作用，又有消除电流集中效应的效果。其中盐水浓度的配比有讲究，若所使用的盐水浓度过高时，水袋犹如一个较大电极接触人体，在其边界附近仍会产生电流集中效应；而若浓度过低时，则如同插入了电导率很低的脂肪层，反易使之过热。当体内含有空气时，电流会避开空气而流动，因而在某处会产生电流集中效应（图8-1-1C），使该处热效应成倍增大，这一现象多发生于消化器官的空腔脏器及骨骼间隙处，无有效的冷却方法，只能在治疗中加以注意。

（三）磁场感应加热效应

当有交流磁场进入机体组织内时会产生感应电流，由此而引起热效应，感应电流随加热深度的增加而减弱，只有在低频磁场时才能较深地进入体内。当使用频率$>100\text{MHz}$时，感应电流的加热效应基本上无须考虑。有研究表明，交流磁场所产生的感应电流往往集中分布在体表，感应电流与磁场力线需形成连环闭合回路，在其表面附近形成并集中分布于体表。因此，磁场感应加热原则上只能用于体表加热，仅对浅表肿瘤的加热有效，并且由于感应电流易于流向电阻较低的区域，几乎不会在脂肪层等高阻抗部位产生过热现象。

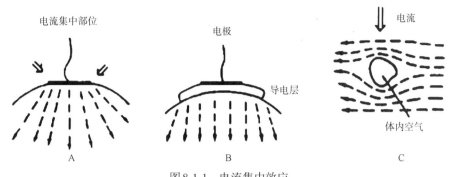

图 8-1-1　电流集中效应

A. 在电极与人体体表之间插入导电衬垫层；B. 加用盐水循环水袋；C. 体内含有空气

三、电磁场对人体组织的作用

从生物物理角度来了解电磁场对人体的作用，在第三章中已述，主要有3个方面：热效应、对神经-肌肉的刺激作用及非热效应的其他生物作用。医用热疗的电磁波频率均在高频段，以热效应为主。

射频所致热效应的产生与微波以摩擦产热为主的方式不同，其方式是以电流作用于组织，因受到欧姆电阻的损耗以产生焦耳热为主，摩擦产热为辅。

电磁场对神经-肌肉的刺激作用在低频时较高频时更为明显，如电流密度达 $1mA/cm^2$ 就能产生兴奋刺激作用，当频率 > 1kHz 时激发兴奋作用会明显减弱。但在临床中有时会出现因整流作用使高频电流转变为直流电而产生刺激作用的可能，此时不仅会导致疼痛，还有可能刺激心肌或呼吸肌，出现心跳、呼吸异常的危象，这种现象值得注意。非热效应对射频热疗的影响不大，且相关研究较少，目前对其认识并不深入。

第二节　射频加热装置

射频常用于医用热疗的频率主要为 40.68MHz、27.12MHz、13.56MHz 等，也有使用频率为 8MHz 及 100MHz 左右的。作为主要用于深部热疗的射频加热装置，需要具备以下性能：①输出功率足够大，能保证其有相当足量的射频电磁波能量作用于深部治疗组织，达到有效的治疗温度；②设备有良好的匹配系统，保证所输出的射频电磁波能量中的绝大部分可作用于指定的病变组织，但向空间放散的比例极小；③具有不受高频电磁波干扰的高精度测温和温控系统，保证治疗过程中对治疗区和需保护区的温度进行监测，从而保证治疗安全有效；④有良好的体表冷却系统，保证治疗期间深部治疗区域在能达到有效治疗温度的同时保护体表温度不致过高而引发副作用。

目前所使用射频加热装置包括射频体外辐射装置、射频组织间热疗装置和射频消融装置等。有关射频消融将在第九章中进行介绍；射频组织间热疗当前使用较少，故有关这种热疗装置的相关内容将不在本章中讨论，在此重点介绍射频体外辐射装置。

一、容性加热装置

射频容性加热是指将人体中的被加热组织置于一对或多个电容极板之间，在各极板之间加上射频电压；或将多对线状电极插入人体组织中并加以射频电流。图 8-2-1 是射频容性加热系统的基本构成示意图。目前容性加热装置的电极板设计主要有以下几种：二极板电容式、三极板电容式及四极板电容式、相控阵等多种类型。

当改变电极对直径时，电极板间的功率密度会发生改变，从而改变热场分布。图 8-2-2 呈现的是随着改变二极板直径所表现出的不同热场和加热深度。这组热场图显示，在采用二极板容性射频加热时，热场分布可以根据成对电极板大小来调整：当二极板面积差异较大时，由于小电极附近的电场较为集中，因此显示其主要热区多靠近小尺寸电极一侧；当两电极面积差异逐渐减小时，热场会逐步向组织深部延伸，并呈较为均匀的分

布；当两电极面积基本相等且电极尺寸与极板间距相近时，热场分布最为均匀；反之，当两电极

直径比极板间距小很多时，沿电极中心轴的热场由小电极向中心很快衰减。

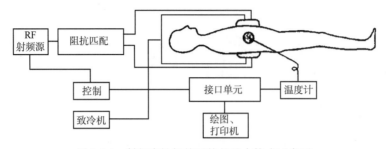

图 8-2-1　射频容性加热系统的基本构成示意图

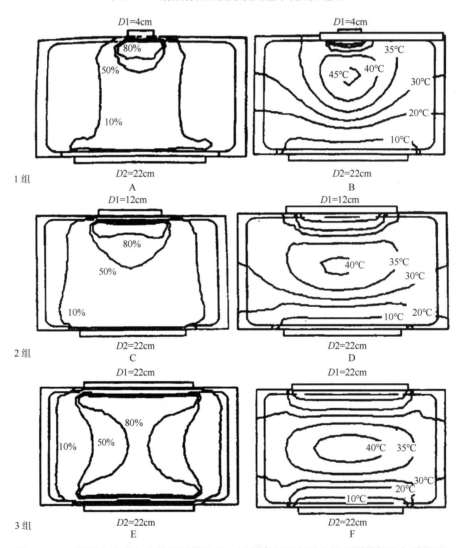

图 8-2-2　二极板电容式加热装置随着改变二极板直径所表现出的不同热场和加热深度

1组（A、B）上极板直径4cm、下极板直径22cm的热场图像；2组（C、D）上极板直径12cm、下极板直径22cm的热场图像；3组（E、F）上下极板直径均为22cm的热场图像。A、C、E为均匀肌肉组织的等SAR分布；B、D、F为均匀肌肉组织的温度分布

　　由以上直径不同极板条件的热分布图可知，当使用一大一小的电极组合，加热场在靠近电容极板附近区域的梯度分布很不均匀，尤其在电极直径较极板间距小很多时更为突出，让小电极靠

近病灶区，可防止处于病变深部的正常组织免除不必要的受热，这种热场分布适用于偏心性肿瘤，甚至可用于浅表肿瘤的热疗，但临床上要防止。

四极板的加热通常采用的是上下、左右二对极板，当用不同频率的两对极板射频电磁场进行同时加热，垂直方向上作谐振时，在空中构成一个交叉的正交射频场对组织进行加热。当两组不同的射频电容场进行同时垂直作用时，其所得出的轨迹形状与谐振的振幅、频率和周相差有关，其变化复杂，有可能出现两者相互间部分或全部相加，也有可能发生两者部分或全部相抵。但就

目前对40.68MHz和30.32MHz差频极板所进行的加热体模实验结果和临床观察来看，它们同时作用的结果至少没有明显显示出相抵的现象，而且有可能是呈相加作用的。图8-2-3（彩图19）显示了两对四极板差频射频装置中单对40.68MHz极板加热及40.68MHz和30.32MHz两对差频四极板同时加热时的体模热场分布。

A 组

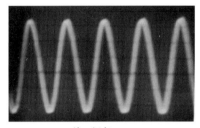 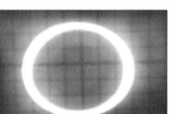 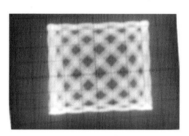

　　单一频率　　　　　　　　同频二组垂直电极　　　　　　　差频二组垂直电极

B 组

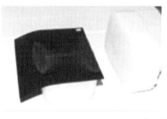 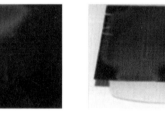

　　　　单一频率　　　　　　　　　　　　　　差频二组垂直电极

图 8-2-3　单频与差频的示波器与体模热场分布

A组所示为示波器波形；B组所示为体膜热场分布。两对极板差频射频，分别为单对上下极板40.56MHz y轴位和左右极板30.32MHz z轴位；同时加热时y–z轴位最终形成的热场分布

相对而言，同频分时加热的容性射频极板的热场分布类同于二极板的热场分布，只是会因为在不同时段的加热，热场呈现简单叠加。这种设计在加热时可在保证输出功率不变时改善皮下脂肪过热程度，以提高患者在治疗期间的耐受性，使得治疗更为舒适和顺利。

有关四极板电容射频设备的热场图及加热特点参考第三章。

总之，容性加热的特点是将加热部位置于两个或多个电极板之间，形成以人体组织为介质的

等效电容，当极板加以射频交变电压时，射频电流流过人体组织，利用容性射频场对人组织的作用，产生焦耳热损耗，从而达到加热治疗的目的。

三极板电容射频热疗装置可通过改变三个极板间电压的相位、负值和功率分配来调整热场（SAR）的分布形态，这与两极板电容通过改变电极大小来调整热场分布的方法不同，图8-2-4所显示的即为三极板电容在不同极板位相、幅值和功率分配下加热时均匀肌肉组织中的温度分布情况。

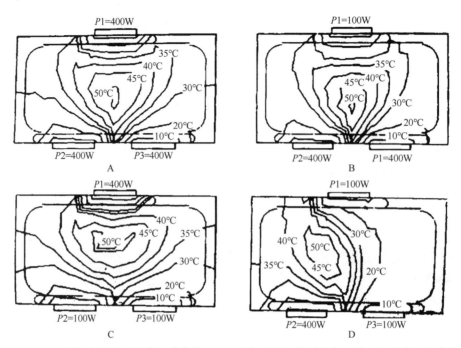

图 8-2-4　不同极板位相、幅值和功率分配下三极板电容加热时均匀肌肉组织中的温度分布

A. 三个极板功率一致；B. 双下极板高功率，上极板较低功率；C. 上极板高功率，双下极板较低功率；D. 单一下极板高功率，另一下极板及上极板较低功率

采用一环状排列的天线阵列环绕人体的相控阵高频设计，通过分别调整各个天线阵元的频率、振幅及相位可产生平行于人体轴线的主电场，并经不同组合的叠加，在人体内不同深度和范围内聚焦，能形成较为理想偏心性加热区。这类设备的变频技术可实现频率 75～120MHz 可调；采用相控阵聚焦技术，使得 8 组 4 对偶极子可调，采用偶极子天线阵列技术，实现优先聚焦肿瘤靶区。图 8-2-5（彩图 20）为相控阵高频热疗模拟热场图和体模实验热场图。

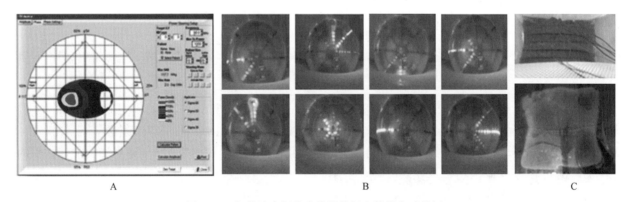

图 8-2-5　相控阵高频热疗模拟热场和体模实验热场

A. 控制软件的模拟热场图；B. 氖泡实验热场分布示意图；C. 琼脂体模实验热场图

二、感性加热装置

感性加热是指在体外近体表处放置感应线圈，并通过射频电流产生的涡流磁场在人体内感应涡流电流而发热，也称为感应加热。为加强体内感应涡流，常在体内预加热部位置入组织间金属导体或铁磁体，称为磁感性加热。常用频率为 13.56MHz，图 8-2-6 显示的是射频磁感性加热时电极和线圈的配置。

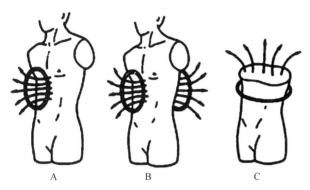

图 8-2-6　射频感性加热示意
A. 饼状电极；B. 同轴电极；C. 同心线圈

表 8-2-1　电容射频与感应射频模式的比较

加热方法	优势	劣势	主要用途
电容射频 （容性射频）	极板可制成大小不一样式，以适应不同治疗需求，可加水冷却	皮下脂肪过热，可致体温上升	用于腹腔、盆腔、胸腔、四肢肿瘤的治疗
感应射频 （感性射频）	通过交变磁场加热，几乎无脂肪过热，使用多个饼状电极，有进行深部加热可能	同心线圈磁场分布在感应线圈周围，温度分布不匀，难达深层	用于磁感应治疗或浅表肿瘤加热治疗

由于磁感应线圈通常是磁力线近似垂直于人体表面，如图8-2-6所示，电场力线一般平行于脂肪与肌肉分界面，因而不至于出现如容性加热那样使电导率较低的脂肪产生过热的现象。

正是由于感性加热的方式不是利用电流通过组织加热，而是利用磁感应线圈形成的交变磁场在组织中所形成的涡流致使组织被加热，故其产热程度取决于涡流损耗，这使得其具有不易致使低电导率的脂肪产生过热的优点，但其加热深度则受穿透效应限制而受到影响，因此感性加热只适合浅表肿瘤的热疗。若要使用感性射频对深部组织进行加热，则需在预加热的深部区域植入涡流损失较大的强铁磁性物体，如铁、镍或磁滞损失较大的软铁等，以通过磁场直接在组织深部形成感应涡流而产生热量。

不同的感性加热各有其特点：①饼状电极加热，其磁场对浅表肿瘤的加热优于单个微波辐射器，不论是在有效加热面积和有效加热深度方面，两者都有较佳效果；②同心线圈加热，只能对深5～6cm的脏器加热有效，对胸腔、腹腔、盆腔等深部脏器的加热效果均不令人满意，主要用于肢体、腹壁等部位的不太深的肿瘤热疗；③同轴电极加热，只能用于浅表加热，并未能显示可改善加热效果。用于感性加热治疗需要交变磁场。

目前这种感应射频模式在肿瘤治疗中更多的是用于感性加热治疗。两种不同的射频加热方法的差异见表8-2-1。

三、热 场 测 量

为了评估不同频率射频热疗装置的加热性能和评估不同技术设备的质量保障情况，需要对设备的加热性能和所加热形成的热场进行测量分析。

与微波加热的情况类似，对射频加热特性的了解，同样需使用体模来模拟观察射频电磁波对机体组织的加热情况，所采用的体模配方材料应与被加热组织有相近的物理特性，如电特性等。通常选用肌肉为代表性组织，其有关电特性、波长和衰减长度等物理特性可参见表8-2-2的相关数据。

（一）射频体模的材料配方和体模制作

射频热疗通常需要使用体模来了解射频电磁波对人体组织的模拟加热效果，配制的体模材料必须与被加热的人体组织有相近的物理特性和空间分布。人体中的大部分组织为富含水组织，一般用肌肉的模型为代表，而低含水组织则多以脂肪为代表。目前所使用的体模配方中模拟肌肉组织的体模较多，而模拟脂肪组织的体模则较少。除使用等效组织体模外，有时也直接使用猪皮下脂肪或肌肉进行实验。通过体模实验，可在设定的射频加热条件下观察等效组织体模升温情况。体模实验结果不仅可以了解辐射器的基本性能，还可以了解热场分布情况及加热深度等技术指标，对制订临床热疗计划有所帮助。

射频体模的制作过程与微波体模的基本相同，即先做好体模箱，再根据体模配方称量各种材料并配制成混合料，最后将配好的混合料倒入体模箱搅匀成形，在室温下冷却24h以上待用。与微波体模制作不同的是，因用作射频体模的琼脂在冷却后可使体模有较好的固定成形，故为方便其制作后的冷却，体模胎型可使用金属物制作，而非像微波体模制作中一样必须使用不吸收电磁波的绝缘材料来制作体模箱。

用于射频体模的配方较多，本章未予以细述，有关体模的配方及相关内容、参数见表8-2-2、表8-2-3。

表8-2-2 各种频率的等效肌肉体模材料配方

频率（MHz）	温度（℃）	介电常数（S/m）	电阻率（S/m）	成分（%）（剩下部分为水）
13	22	150	0.62	TX150（9.7），AL 粉（9.2），NaCl（0.28）
40	22	98	0.70	TX150（9.7），AL 粉（9.2），NaCl（0.30）
100	22	72	0.89	TX150（9.8），AL 粉（2.1），NaCl（0.48）
915	22	51	1.27	TX150（8.4），PE 粉（15.4），NaCl（1.00）
2450	22	47	2.17	TX150（8.5），PE 粉（15.0），NaCl（1.05）
27				AL 粉（13.8），NaCl（0.15），SS（9.5）
2450				PE 粉（15.2），NaCl（0.91），SS（9.5）

注：AL 粉，铝粉；PE 粉，聚乙烯粉；TX150，聚氨酯。

表8-2-3 各种频率的肌肉以外组织等效体模材料配方

组织	频率（MHz）	温度（℃）	介电常数（S/m）	电阻率（S/m）	成分（%）（剩下部分为水）
脂肪骨骼	27		21.8	0.01	聚酯树脂（laminac）4110（89.3），AL 粉（29.5），夏维尼根（shawinigan）（0.30），XC72 碳粉（0.94），过氧化物 1 份 /100 份树脂（MEK peroxide 1 part/100 part resin）
	13	23	28	0.23	AL 粉（14.9），佩雷辛（Peresin）（83.7），乙炔黑染料（acetylene black）（1.37），甲乙酮催化剂（MEK catalyst）
	915	22	5.6	0.066	聚酯树脂（laminac）4110（85.2），AL 粉（14.9）
	2450	22	4.5	0.11	乙炔黑染料（1.19），甲乙酮过氧化物（MEK peroxide）
	450		7.3	0.038	面粉：油：食盐水（0.9%）=500：225：25
	27		21.8	0.011	
肺	13	23	38	0.12	聚乙烯粉（PE）（82.2），AL 粉（16.7），乙炔黑染料（1.19），甲乙酮催化剂
皮肤	2450	22	43		NaCl（1），纤维素纸（39）
脑	915	22	34.4	0.774	聚乙烯粉（PE 粉）（29.8），NaCl（0.58）
	2450		33.6	1.24	TX150（7.01）

体模的制作最好在22～25℃的温度下进行配制，制作步骤如下：①把制作材料准备好，称好重量；②琼脂先泡入少许水中；③把剩余的水加热到60℃左右，放入材料，慢慢搅匀；④把泡水后的琼脂连同水一起慢慢倒入的同时快速搅拌，直到琼脂完全熔化，且体模变成凝胶状即可；⑤将溶液注入散热良好的体模胎具（如金属）中；⑥固化后（约半天时间）将体模从胎具中脱出，除去与空气接触的表面，将体模外形修制成所需形状；⑦制作好的体模用塑料薄膜裹好，以防止其水分散发。

将制作好的体模在室温下放置一天，以使其内外温度达到室温并分布均匀。需要注意的是，在制作体模胚料时要注意预留出20%的体积，以备最终成型时加工所用，因为与空气接触的表面部分容易产生气泡和失水，需要修掉。

（二）射频体模的使用

与微波相同，温度测量是体模试验的常规项目，测量的方法可用测温计，也可用红外热像仪。在射频加热时测温最好选用无干扰的测温装置，如光纤测温计或高阻导线无干扰测温计；或使用有防干扰措施并封存于塑料管内的热电偶、热敏电阻测温探头进行测温。

在第七章中已述，比吸收率（SAR）分布反映组织对电磁波吸收功率的大小，也反映辐射器加热能力的大小，是了解加热时组织可能受热范围的重要指标。因此，可通过测量体模被加热时温度增量来获得SAR。在具体操作上，一般加热时间最多不超过3min。

对于容性射频热疗装置，不管所使用的是两电极、三电极或四电极，均应遵循相关的热疗规范，要求至少有50%的SAR分布需覆盖在治疗区域内。在热疗中既要求热场能覆盖需要治疗的区域，还希望治疗区以外的正常组织不会因过热而受到损伤，对此，三极板调相式电容热疗装置在对热场的调整能力方面较两极板的装置有其特殊优势。

第三节 射频热疗的临床应用

射频热疗对生物组织的加热过程与微波基本相同，同样可视为机体热产生与热传输和热散失的一个平衡过程；与微波不同之处取决于因其特性所决定的优势和劣势。同样都属于电磁波的微波和射频，其两者之间在临床使用时的差异见表8-3-1。

表8-3-1 微波和射频加热的临床特点比较

加热方式	优势	劣势
微波加热	非侵袭局部加热	在肌肉组织中的衰减较大，常用作浅表加热，难以达到深部
	加热效率较好	测温要求高，需无干扰测温
	易于加热表浅肿瘤	需注意微波防护，操作应加屏蔽
射频加热	可加热较大体积	无冷却水系统时脂肪会因过热而致疼痛
	使用冷却水系统进行深部加热	电场分布不易均匀控制
	组织间加温肿瘤长度不受限制；对使用屏蔽室要求不高	比较适用于脂肪薄的部位（厚度为1.5cm）的加热

由此，从以上对射频与加热相关的介绍中可以得知，射频热疗在肿瘤治疗中主要用于对深部肿瘤的加热。与微波热疗的绝对禁忌证相同，对于戴心脏起搏器者绝对不能给予射频热疗；对于加热局部植入有金属物者，若极有必要进行加热

治疗时，可在严密监视下试行，酌情实施治疗或随时终止治疗。相关适应证和禁忌证与大功率微波肿瘤深部热疗基本一致。

一、肿瘤容性射频深部加热的适应证与禁忌证

（一）肿瘤容性射频深部热疗适应证

（1）年龄≥18岁，身体状况评分ECOG 0～2分。

（2）适用于除颅内头颈部肿瘤以外的全身各部位肿瘤，如胸部肿瘤、腹部肿瘤、盆腔肿瘤、恶性淋巴瘤等，预期单纯放疗/放化疗治疗效果不佳。

（3）骨转移瘤：主要用于难以耐受放疗的姑息止痛。

（4）与化疗联合实施恶性体腔积液热灌注化疗。

（5）部位较深的肉瘤。

（二）肿瘤容性射频深部热疗禁忌证

（1）合并严重器质性功能损伤，如心力衰竭、心血管疾病控制不佳、肝肾功能异常者。

（2）发热，合并严重全身感染，如结核活动期（肺结核或结核性胸膜炎）患者。

（3）肠梗阻患者，腔道肿瘤患者有大而深的溃疡时，管腔扭曲成角、管壁形成瘘或有出血倾向者。

（4）携带心脏起搏器者；在治疗范围内植入非钛金属物者（女性节育环及吻合器不在治疗范围内的慎用），或加温区有明显形成热积聚效应的金属物。

（5）治疗区域热感知、感觉障碍者（如假体植入），以及过度肥胖者。

（6）其他：恶病质患者，对热不耐受或不敏感者，精神疾病患者，经期女性及孕妇，无自主表达能力者。

二、副作用及并发症的处理

虽然总体上热疗的毒副作用很小，但是在容性射频深部热疗中，除了烫伤外，脂肪过热和电流集中效应所产生的疼痛也难以避免，发生率在2%～10%。除此之外，在进行深部热疗时，其他

副作用也应引起足够的重视。

（一）心肺功能改变

由于进行深部加热后，随着加热后体温升高，可导致患者的体温升高，皮肤血流量增大，血容量增加，血压上升，心率加快，可发生心动过速，室性心律不齐，并可出现肺动脉压及肺小动脉压下降，心脏指数增加2倍以上，有可能并发肺水肿、呼吸性酸中毒或过度换气。对于一般情况尚好、无心血管和呼吸系统疾病的患者而言可以耐受，不会发生临床意外，但对于老年伴有心肺疾病和心肺功能障碍者，在治疗前需做心电图、核素心电扫描及肺功能等相关检查，在治疗时应给予足够重视。除在治疗期间给予密切观察外，可在治疗前适当使用相关药物，以预防可能不必发生的意外。

（二）对肾功能的影响

在使用小鼠进行肾脏对加热温度耐受的实验中发现，43℃加热20min以上可出现肾坏死；有资料显示，使用射频进行腹腔热灌注化疗时，当温度加热到42℃时有肾衰竭发生的可能。因此，对于有肾功能异常的患者，在进行腹腔热疗时，要注意加强对肾功能的追踪观察，应尽量保证避免因加热所致肾衰竭。若不幸在热疗期间并发肾衰竭，要及时给予对症处理，并纠正肾衰竭所致的严重后果。

（三）失水

由于深部热疗可导致体温的升高，机体为保障其温度的稳定会出现相应的生理改变，其中血流加快、汗腺分泌增加均可导致治疗时出汗增加。对于体弱者可能会出现短期内的大量出汗而致失水，若不及时补充足量的水分和电解质，将可能导致水、电解质紊乱和酸碱失衡。

（四）其他

在对肝脏进行介入化疗联合局部加热时，有可能会发生肝脏毒性反应，表现为乳酸脱氢酶（LDH）、谷草转氨酶（SGDT）、谷丙转氨酶（SGPT）及胆红素均升高，但此多为暂时的一过性改变，在给予护肝及对症处理和适当休息后，肝功能指标一般可恢复正常。此外，在进行腹腔、盆腔热疗中，要注意肠蠕动情况，警惕发生严重小肠胀气、麻痹及坏死，一旦出现相关症状，应联系外科先实施保守治疗，若有必要可能需行外科手术治疗。

三、射频热疗的临床应用规范

（一）常规程序

首先需要了解病情、病变部位大小、有无热疗禁忌和是否接受过或正在接受何种治疗；向患者交代治疗目的、方法、治疗注意事项及易出现的并发症，治疗前需签署知情同意书。治疗时协助患者取舒适体位，让其精神放松、勿紧张。

治疗期间须进行温度监测，但目前尚无法在治疗条件下使用有效无损测温，临床实际使用的方法是，通过人体自然腔道进行温度监测，以此作为治疗区域温度监测参考。需要特别提示的是，表皮测温所监测的温度主要是对烫伤进行监控，不能以此作为加热区深部肿瘤温度的参考，这是因为在治疗期间会使用冷却水袋，皮肤的局部温度一般较低。

此外，对于因射频特点而产生的脂肪层过热现象，一般需要采用在电极与人体表面之间填充冷却水袋等措施加以克服。射频在加热极板附近出现热点。在电极和热体组织之间加用冷却水袋可消除热点。发生于消化器官的空腔脏器及骨骼间隙处，由于无有效的冷却方法，只能在治疗中加以注意，包括减少食用产气食物等。

（二）射频热疗操作程序与方法

1. 治疗前患者准备 ①将患者身上的金属物全部取下，特别是治疗部位的金属物品；除去治疗处膏药、软膏、潮湿的衣物，拭去汗液。②放置电极前，需充分暴露受热部位，并确定皮肤的痛温觉是否敏感。③在患者躯体瘢痕、植皮处放置测温探头进行严格温度监控，以防烫伤发生。

2. 体腔内有效加温温度为39～42℃ 根据患者的热敏感和耐受力设定有效加温温度。

3. 治疗时严格按照操作规程实施治疗 除按照规范要求开机外，另需包括电极的摆放，调节各极板与体表的间隙，以排除间隙中的空气；做好设备的预热；治疗期间需要及时调整匹配与输出功率，避免发生因失匹配而导致的局部烫伤，以及对设备的损坏；遇到危急异常情况使用紧急按钮终止治疗。

4. 温度监测 包括病变部位的治疗温度和表皮温度。温度传感器应依照规程进行消毒。

（1）外耳道测温：进行外耳道测温时，首先在离传感器探头1.5~2cm处套入一个约1cm的橡胶耳塞（以防传感器脱落）。放入外耳道时，应让患者自行放入（以免损伤鼓膜）。

（2）食管测温：见图8-3-1A，进行食管测温时，将传感器探头从鼻饲管内经侧孔引出（一般鼻饲管有2~3个侧孔），把传感器探头露出，再

距离其侧孔1~2cm处，再打一个侧孔，将传感器送入鼻饲管内。外涂石蜡油润滑后，通过鼻腔或口腔送入食管内进行测温。具体安放部位依患者的病灶位置而定。

鼻饲管经过咽部时，最好让患者做吞咽动作。这样可以减少误入气管内的可能性。

（3）直肠、阴道测温：见图8-3-1B，测温前将传感器从肛管内引出，把传感器探头露出后，用纸胶布固定。外包避孕套，外涂石蜡油或凡士林润滑剂，以此增加润滑作用。准备完毕，进行直肠测温时，让患者取肛诊左侧卧位体位。进行阴道测温时，让患者取妇产科常规检查体位。具体安放部位依患者的病灶位置而定。

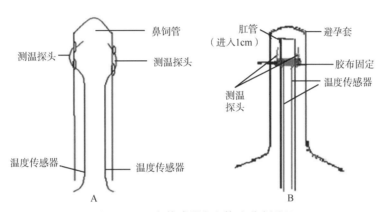

图8-3-1 温度传感器在人体腔道内测温

A.食管测温示意图；B.直肠、阴道测温示意图

5. 有效加温时间 达到有效加热温度后维持30~60min。加温时间同样需要根据患者情况设定，热敏感和耐受力低的患者时间可以短一点，一般要求不低于30min。

6. 治疗间隔时间 细胞内热激蛋白存在热耐受，传统热疗经验建议每次热疗间隔48~72h。由于热激蛋白在细胞外有增加免疫的作用，目前有开展间隔24h的研究，可跟踪研究结果，若有获益可进行修改，但需谨慎进行。

7. 治疗周期 根据治疗需求进行个体化设计，一般不应少于4次。作为化疗增敏治疗，可按照化疗疗程每次给化疗药物时进行热疗。在有效治疗温度下给药疗效更好。作为放疗辅助治疗应该在放疗前或放疗后2h内进行热疗，以更好地增加放疗效果，减少放疗毒副作用；与化疗联合时，可选择药物浓度最高时实施。

（三）加温过程中的相关治疗措施

1. 在治疗的升温阶段力求快速升温 起始功率可根据患者耐受性进行调整，并尽快达到治疗功率。若升温效果不佳，合并大量出汗者，可适当静脉给予东莨菪碱，以减少汗腺分泌，降低热散失，提高升温速度。

2. 敏感器官的保护

（1）脑组织的保护：全身体温升高后，脑组织代谢率增加，血脑屏障受到影响，液体从血管渗出，产生脑水肿，患者可出现恶心、呕吐、烦躁等表现。防护措施：治疗中使用冰枕，最好从治疗开始就使用，考虑到对升温速率的影响，体温达到39℃时，需头置冰袋。

（2）心脏保护：射频对心脏直接加热的动物实验心电图可出现R波、T波波幅下降，QT段高

出等电位线，PQ间期延长，显示出传导时间延长，个别动物出现交替心律及多发性室性早搏等心律失常现象，有的在停止辐射后好转，但随之出现ST-T段明显下降等改变。可预防性服用护心药物。建议将心率控制在130～140次/分及以下，超过140次/分或超过治疗前正常值40次/分或患者有自觉症状者，可暂停治疗，确认心力衰竭时使用毛花苷C和（或）β受体阻滞剂，以控制心动过速。对于心脏病或高龄患者，治疗期间可适当给予心肌营养药物，如磷酸果糖。

（四）并发症处理

1. 皮肤灼伤 多发生于腹部脂肪较多或手术瘢痕部位，这些部位的散热能力减弱，热积聚导致皮肤损伤，故此类患者可在热疗前配合去离子水袋降低皮温，瘢痕处涂抹湿润烧伤膏加以预防，一旦有水疱形成，可在严格消毒的情况下用细针抽出水疱内渗液，用无菌纱布覆盖。

2. 疼痛 多由脂肪过热或电流集中效应引起，需正确使用冷却水袋和隔离垫，可有效预防治疗时发生的疼痛。

3. 高温状态下需氧量增加 高温状态下阻力及容量血管均扩张，主要脏器灌注压力下降，而且此时细胞代谢增强，需氧量增加，当患者感觉呼吸困难时可予以给氧，保障动脉氧分压值在33.33kPa（250mmHg）以上，防止造成组织器官损伤。

4. 热疗后患者大量出汗 白蛋白消耗明显，热疗后可适量补充白蛋白及电解质，以改善热疗所引起的电解质紊乱，注意补充钾、钠、氯、钙等。

5. 观测血压 如治疗中血压低于70～60/50～40mmHg（平均动脉压低于50mmHg），立即停止治疗，必要时静脉输入升压药物，如多巴胺、间羟胺等。

6. 热疗可引起消化道反应 如恶心、呕吐等，配合化疗时更为明显，可给予止吐药，如甲氧氯普胺、格雷司琼等。

（五）热疗后处理

（1）恒温期停机，开机房门。

（2）对局部皮肤红斑（轻微烫伤）部位进行重点冷敷治疗。

（3）检查患者血压、呼吸、心率和心律，将患者送回病房，并注意观察患者的生命体征，尤其注意预防患者离开热疗室时直立性低血压的发生。停用镇静剂。

（4）术后要补充充足的糖类、氨基酸、脂肪和维生素类物质。

（5）热化疗患者，给予止吐药治疗。

（6）消毒机房、温度探测器（体内传感器用2%戊二醛消毒液或器械消毒液浸泡30min）。

（7）打印治疗数据和图表。

（8）关闭恒温箱、输液加热器和主机。

四、射频热疗中的注意事项

在进行射频热疗中，除了需要注意治疗时间、与放化疗联合时的治疗顺序和射频热疗时的一致外，还需要高度注意和重视以下方面。

1. 冷却水袋的使用 正确使用冷却水袋可有效防烫伤和防脂肪过热。尤其对于皮肤皱褶处和血运较差的瘢痕组织等易受热损伤的部位，以及导管插入皮肤的导入点，需要特别注意。处理方法是使用浸透了去离子水的纱布进行填塞，防止由于皮肤与水袋接触不良而产生过热。冷却水袋中的水可使用0.4% NaCl溶液，也可使用蒸馏水。

在使用容性射频进行深部热疗时，由于其加热时脂肪中产热功率是肌肉中的许多倍，加之脂肪组织中的血管密度较低，不易带走所产生的热量，因此在进行热疗中必须采取有效的体表冷却措施以降低近体表层脂肪的温度，以避免脂肪过热。此外，对于低频时（如8MHz）可能出现电流对组织刺激产生的局部疼痛，在使用了冷却水袋后疼痛均可减轻，使射频热疗时皮下脂肪因过热所产生脂肪结节的发生率下降，以减轻患者的痛苦。

2. 隔离垫的使用 可有效防止电流集中效应所致的疼痛。

3. 治疗中的温度测量 目前尚无无损测温的治疗条件，若患者不能接受有创的瘤内测温时，治疗中对治疗温度的监测是一个使人困惑的难题，此较射频的难度更大。当前普遍使用的方法是在就近的自然腔道或热疗前已建立好的相关部位的医用管道内放置测温探头以进行治疗时的温度监测，尽可能了解治疗区内肿瘤的温度情况。有条件时，在放置好测温探头后可在X线透视下或模拟机下进行确认并拍片留底。

测温时还需注意以下方面：①测温应在加热后局部温度上升至比较稳定时进行，一般在加热开始后5～10min；②在测定皮肤温度时，皮肤表面应无汗液，否则会影响测温的准确性；③应用皮肤点温度计测定皮肤温度时，测温线应与皮肤表面垂直，压力适中，使每次测温都维持大致相同的压力；④测温探头的金属部分应与生物组织绝缘，以免产生组织烫伤或损坏测温仪；⑤为保证测温的准确性，要定时用标准温度计对测温仪的显示温度进行校正，一般每周进行一次。

4. 测温探头校准与设备的定期维护检查　在临床治疗中需要定期对温度计进行校准，其原因是用于热疗中的测温传感器与通常使用的水银或酒精温度计不同，不管是热电偶或是热敏电阻，它们所反映的温度读数是通过测量电阻抗转换过来的，当长时间置于空气中会导致其转换数据与标准温度计不吻合，因此需要对测温探头等设备进行定期检测与维护，以保证治疗的准确和安全。

（刘　珈　冯玉琨）

参 考 文 献

李得旺，邹建中，蔡汉中，1993. 临床超声手册. 北京：科学技术文献出版社.

李鼎九，胡自省，钟毓斌，2006. 肿瘤热疗学. 2版. 郑州：郑州大学出版社.

李鼎九，王善义，2006. 实用肿瘤热疗学. 长春：吉林科学技术出版社.

林世寅，1990. 辐射器三维热场分布测量的空间点阵法研究. 中国医学物理学杂志，12（2）：109.

林世寅，李瑞英，1997. 现代肿瘤热疗学：原理、方法与临床. 北京：学苑出版社.

彭沛夫，张桂芳，2013. 微波与射频技术. 北京：清华大学出版社.

王祝盈，董卉慎，刘珈，等，2006. 肿瘤热疗技术中平面电磁波与人体相互作用的研究. 北京生物医学工程，25（3）：288-292.

武建毅，杨耀琴，陶惠红，等，2005. 不同频率射频电磁场对DNA分子损伤机制初探. 同济大学学报：医学版，26（4）：24-27.

第九章　肿瘤消融技术的临床应用

肿瘤热消融是肿瘤热疗的一类重要精准治疗技术，在近20年发展迅速。本章主要介绍微波消融术、射频消融术及高强度聚焦超声技术的临床应用。

第一节　微波消融术

一、微波消融术的发展史及技术原理

（一）微波消融术的发展史

微波技术在医学领域里的应用可以追溯到20世纪50年代，随着现代高科技和生物医学工程的迅猛发展，微波医疗设备不断改善，在医学研究和临床方面得到了广泛应用，肿瘤微波消融（microwave ablation）治疗属于微波热疗技术的范畴。普通的微波热疗技术大都采用体外辐射器或腔内辐射器，对体外或腔内病变组织的表面进行照射；而肿瘤微波消融治疗采用针状的辐射器，称为微波消融天线，将微波消融天线直接插入到肿瘤组织的内部，微波能量转化为热能后作用于肿瘤组织，使之发生凝固性坏死，以达到灭活肿瘤组织的目的。1970年后微波开始在外科领域用于止血和组织切割，1986年日本Tabuse等率先开始了微波消融在肝癌治疗中的探索。自20世纪90年代后国内外肿瘤微波消融技术得到了迅速发展，真正进入到了"肿瘤消融时代"。在1990年前后，我国以董宝玮等为代表的医疗专家与中国航天科工集团第二研究院二〇七所合作开发了我国第一个微波热消融肝癌治疗系统，并在我国最先开展微波消融治疗肝癌的研究，开启了我国微波消融治疗肝癌20余年的发展和临床实践。1997年

美国某公司开发了微波消融产品用于乳腺癌治疗，2010年前后我国王水等也将微波消融用于乳腺癌治疗。2002年冯威健等又将微波消融应用于肺癌治疗，2014年叶欣、范卫君等在我国率先制定了《热消融治疗原发性和转移性肺部肿瘤的专家共识（2014年版）》，并在2015年发表了题为"Chinese expert consensus workshop report: guidelines for thermal ablation of primary and metastatic lung tumors"的论文，得到了国际认可。目前我国在应用微波消融治疗肝癌、肺癌等方面已达国际领先水平。现阶段该技术在我国发展迅速并逐步应用于肾癌、肾上腺肿瘤、腹膜后肿瘤及骨肿瘤治疗等。

（二）微波消融治疗的原理

微波（microwave，MW）是指频率为300MHz～300GHz的电磁波。目前医疗上常用的是915MHz与245MHz微波。微波具有波动性、高频性、热特性和非热性四大基本特性，其与生物体作用而产生的生物学效应主要体现为热效应和非热效应，有关微波的生物学效应在第一章中已有详细阐述，此处进行简要回顾。

1. 微波产生生物热效应的机制

（1）微波产生生物热效应的机制：人体主要由水、糖类、蛋白质和大量细胞内外液中的带电粒子等成分组成。糖类分子、蛋白质分子都是极性分子，钾离子、钠离子、氯离子等为带电粒子，极性分子和带电粒子是在微波场作用下产生热效应的物质基础：①极性分子的转动可产生位移电流，同时介质的黏性引起能量消耗；②带电粒子振动可产生传导电流，同时介质电阻引起能量消耗。这两种能量消耗转化为热能，这种效应称为微波在生物体组织中的热效应。极性分子和带电

粒子在微波场的状态、运动形式和产热方式有不同,现分述如下。

1)极性分子在外加电场作用下的状态:组织中的水、蛋白质等极性分子在无外电场作用时,分子的正、负电荷"重心"不重合,每个极性分子具有固有电矩,形成一个电偶极子,处于不规则随机运动状态(图9-1-1A)。在外电场的作用下,每个极性分子电矩都受到力矩的作用,使原来不规则随机运动的极性分子转向外电场的方向,产生取向极化,只要外电场足够

强,极性分子的偶极子便沿外电场方向整齐排列(图9-1-1B)。若改变外电场的方向,极性分子也要随外电场的变化而改变方向。如果外电场是高频交变电场,极性分子也随之做高频反复的转向运动(图9-1-1C),如外加微波频率为915MHz或2450MHz时,则极性分子将急速转动。极性分子激烈的振动造成分子之间的相互碰撞、相互摩擦,将一部分动能转化为热能,使组织温度升高,此称为生物的偶极子加热。

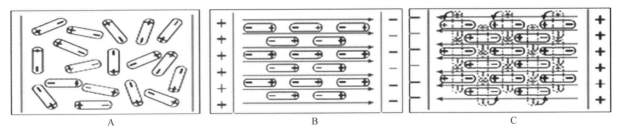

图9-1-1 极性分子在外加电场作用下的状态

A.极性分子在无电场作用下的状态;B.极性分子在外加电场作用下的状态;C.极性分子在外加交变电场作用下的状态

2)带电粒子在微波场作用下的状态:细胞内外液中的钾离子、钠离子、氯离子等带电粒子,它们在外电场作用下会受电磁力的作用而产生位移(图9-1-2),带电粒子受到微波交变电场作用后,随微波频率而产生振动,在振动过程中与周围其他离子或分子相互碰撞而产热,称为生物体的离子加热。

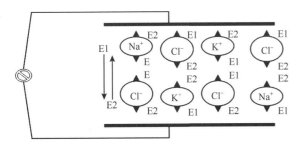

图9-1-2 带电粒子在微波场作用下的状态

(2)微波产生热效应的特点

1)选择性加热:物质吸收微波的能力,主要由其介质损耗因数来决定。介质损耗因数大的物质对微波的吸收能力强。由于各物质的损耗因数存在差异,微波加热表现出选择性加热的特点。物质不同,产生的热效果也不同。水分子属极性分子,介电常数较大,其介质损耗因数也很大,

对微波具有强吸收能力。蛋白质、糖类等介电常数相对较小,其对微波的吸收能力比水小得多。因此,对于人体组织来说,组织含水量的多少对微波加热效果影响很大,如肝脏组织含水量(80%左右)比骨骼组织含水量(50%左右)要高,肝脏组织比骨骼组织对微波的吸收能力强。再如肝脏肿瘤组织比正常肝脏组织的含水量要高,肝脏肿瘤组织比正常肝脏组织对微波的吸收能力强。还有一种情况也是选择性加热的体现:当组织内温度过高时,可以出现对微波吸收过强的现象,使局部温度急剧上升>150℃(尤其是近消融天线0.3cm内)造成"组织炭化"的情况。

2)加热迅速:常规加热如火焰、热风、电热、蒸汽等,都是利用热传导的原理将热量从被加热物外部传入内部,逐步使物体中心温度升高,称为外部加热。要使中心部位达到所需的温度,需要一定的时间,导热性较差的物体所需的时间较长。微波加热是使被加热物本身成为发热体,称为内部加热,以热辐射作用为主,并辅以热传导作用,内外同时加热,因此能在短时间内达到加热效果。

3)加热均匀和热效率高:微波加热时,其穿透性比其他用于辐射加热的电磁波,如红外光、

远红外光等波长更长，因此具有更好的穿透性。另外，微波加热通常不受被加热物体电阻的影响，各部位能均匀渗透电磁波并产生热量，因此加热均匀。在微波加热中，微波能只能被加热物体吸收而生热，而周围的物质不吸收和不消耗微波能，所以微波热效率极高。

4）受炭化及血流灌注影响小：射频消融的特点是产热带范围狭小、热量传导缓慢、瘤体内温度低（一般低于100℃），同时肿瘤组织血液循环丰富，血液循环通过对流效应带走热量，这种灌注介导的组织冷却是热能丧失的主要原因。另外，当肿瘤邻近较大的血管或支气管时，血流和气流也会带走部分热量，即热沉降效应。而微波产热的特点是温度上升速度快、热量传导速度快和瘤体内温度高。这些特点可以更好地克服热沉降效应，明显提高肿瘤的热消融效率。

5）多针联合使用相互干扰少：在微波消融治疗的过程中，尽管在一定范围内随着功率的增加和时间的推移，消融范围会相应增加。但是随着瘤体内水分的减少，尤其是受组织炭化的影响，热量的生成和传导都减弱直至停止。因此，在临床实践中对于直径较大的肿瘤经常会采用双针甚至多针联合消融，增大消融范围，以期提高消融率。多根微波消融天线联合使用互不干扰，而且可以通过消融区域的互补更好地使热量完全覆盖肿瘤，达到完全消融。

6）微波消融治疗不影响心脏起搏器：对于安装心脏起搏器的患者，微波消融天线不影响起搏器电极的工作；而对于这部分患者，射频消融治疗则属于相对禁忌，因为射频消融一般是电流通过射频发生器、射频电极针、分散电极板和人体共同构成的闭合回路而发挥作用，在此闭合回路上的干扰或中断均会使射频消融出现故障或影响起搏器电极工作。因此，微波消融治疗是这部分患者首选的治疗方法。

2. 微波消融对机体免疫功能的影响 大多数学者认为经微波消融治疗后对免疫系统的作用主要表现在增强T淋巴细胞、NK细胞和巨噬细胞的细胞免疫功能。微波消融治疗促进肿瘤宿主免疫反应的机制尚未阐明，目前认为主要有以下几种可能性。

（1）微波消融可使肿瘤细胞表面的抗原决定簇暴露：高热效应能够增加膜脂流动性，可使镶嵌在细胞膜脂质双分子层中的抗原流动性增加，抗原积聚在细胞膜表面，使肿瘤抗原暴露，有利于抗体和补体与抗原结合。微波消融对细胞膜等结构的机械破坏使存在于细胞质和细胞核内的肿瘤抗原暴露增加，从而改变了肿瘤组织的免疫原性，加强了机体对肿瘤组织的免疫反应。

（2）微波消融可促进肿瘤组织合成热激蛋白（HSP）：热激蛋白是一种高度保守性蛋白质，普遍存在于各类生物细胞，在细胞处于高温、冷缺血、微生物感染、组织创伤等"应激"情况下都可诱导产生。HSP能够刺激机体的单核/巨噬细胞、树突状细胞、NK细胞等固有免疫细胞活化，介导免疫细胞产生相关细胞因子和表面标志物变化，参与免疫细胞的成熟分化和免疫学信号途径优化等过程。微波消融作为热疗的一种形式，同样可以刺激肿瘤细胞产生HSP。

（3）微波消融产生的热效应可以逆转Th1/Th2失衡：肿瘤免疫以细胞免疫为主，T细胞是最主要的肿瘤免疫细胞之一。T细胞按细胞因子产生的模式和生物功能可分为两种亚群（Th1和Th2）。正常情况下机体的Th1/Th2类细胞因子处于平衡状态，机体的抗肿瘤作用以Th1介导的细胞免疫为主，一旦发生Th1向Th2漂移，造成免疫抑制状态，机体的抗肿瘤免疫将受到严重干扰，使肿瘤细胞发生逃逸现象。微波消融治疗肿瘤后，可以使Th2向Th1漂移，扭转肿瘤患者Th1/Th2平衡失调的状态。

（4）固化瘤苗理论：微波消融的热效应能使治疗后的肿瘤组织局部细胞膜、细胞质及细胞核内的抗原充分暴露和释放，这种"高抗原性"的肿瘤组织可以致敏树突状细胞，并使树突状细胞抗原提呈，刺激机体产生主动抗肿瘤免疫反应，称为"固化瘤苗"。

（5）微波的非热效应：微波对生物体的作用，除了"热效应"外，还有"非热效应"，是指生物体在微波照射时，不引起生物体温度明显升高的情况下所出现的生理病理反应。近年来，发现经微波照射后的细胞，在细胞、亚细胞及分子水平上产生了一系列变化，如细胞形态发生改变、细胞膜的通透性增加、酶活性下降、分裂指数下降、DNA合成抑制及染色体断裂等，这些变化对机体抗肿瘤的免疫效应是否有影响，有待于进一步研究。

二、微波消融设备及其特点

随着微波消融治疗技术的逐步推广和临床治疗的需求，目前已有各式各样的同类设备问世。而微波消融治疗设备的组成要素是相同的，其主要组成部分有微波功率源（主机）、微波传输电缆、水冷微波消融天线、水冷循环系统和微波热场的测温装置与系统等。图9-1-3为微波消融治疗系统逻辑框图。

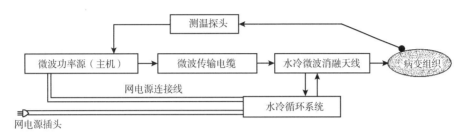

图9-1-3 微波消融治疗系统逻辑框图

1. 微波功率源 在微波消融治疗系统中，微波功率源是提供微波能量的主体，是微波消融系统的控制中心。在医用微波技术的应用领域中，微波功率源分为两大类型，一类是磁控管微波功率源，另一类是固态微波功率源。目前国内生产的医用微波器械中，磁控管微波功率源占主要部分，它的优点在于结构简单、效率高、性能可靠和适应负载变化的能力强，其中最大优点是制作成本低。

在治疗设备的微波功率源主机面板上，标识出设备的功能和调节治疗参量的按键，如图9-1-4所示即为微波消融治疗设备主机正面面板。

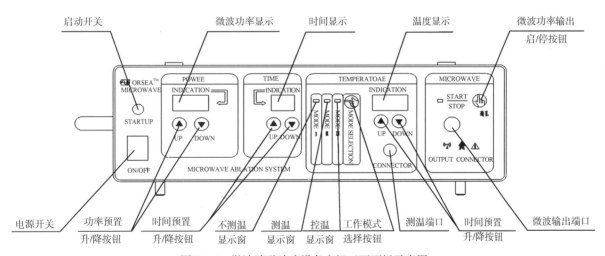

图9-1-4 微波消融治疗设备主机正面面板示意图

2. 微波传输电缆 在微波消融治疗系统中，微波传输电缆是不可或缺的，是传输微波能量的重要器件，如图9-1-5所示。在微波消融治疗设备上，为了临床应用和操作便利，一般选用具有良好柔软度的半柔同轴电缆线作为微波系统的传输线。

（1）半柔同轴电缆线结构：如图9-1-5所示。

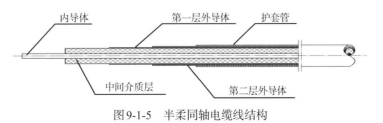

图9-1-5 半柔同轴电缆线结构

半柔同轴电缆线的芯部是由多股的镀银铜丝构成内导体；中间是介质层，如微孔聚四氟乙烯等氟塑料；第一层外导体，如铝塑箔或铜塑箔；第二层外导体，如镀锡铜线编织网线或镀银铜网线；最外层是耐磨性好的护套管，由聚氨酯等材料制成。

（2）线缆组件及基本要求：在微波消融治疗

设备上，一般临床手术及环境需要微波传输线长2m左右，其外形如图9-1-6所示，它是由半柔同轴电缆线的内、外导体分别与两端同轴连接器的内、外导体进行焊接，成为快速连接的微波能传输结构组件。在组件组装、焊接等制造方面均有严格的工艺流程。

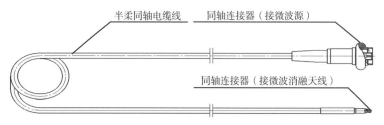

半柔同轴电缆线　　同轴连接器（接微波源）

同轴连接器（接微波消融天线）

图9-1-6　微波传输线组件示意图

3. 微波消融天线　1994年日本学者Seki首次将第一代微波消融天线用于小肝癌的治疗中，随后1996年董宝玮、于晓玲等对微波消融治疗仪及其辐射天线进行改进，但是第一代微波消融天线（图9-1-7）辐射器在尖端穿刺时容易损坏，需穿刺引导，操作不便，而且其内无内置天线降温装置，以致杆温过高，易烫伤皮肤，中心炭化增加，凝固形状退化，易形成拖尾现象，现已很少使用。

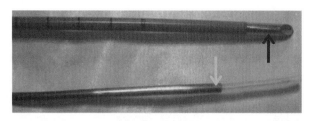

图9-1-7　第一代微波消融天线：黑箭头示引导针，灰箭头示微波消融天线

2000年，随着内置冷却装置的出现，其显著降低了微波能量转化成热量时天线的杆温，减少了皮肤烫伤及消融灶核心处的炭化，使凝固区拖尾现象消失，改善了微波的凝固坏死区域形态，更适合临床应用。这种含有内置冷却系统装置的天线被视为第二代微波消融天线（图9-1-8），但其仍然需要穿刺针引导，且不能承受较大功率输出。

2003年，微波消融天线实现了穿刺系统、辐

射系统与水冷循环系统的融合，针尖由硬质材料制成，可直接用其穿刺，含有内置水冷循环系统，可以有效降低杆温，目前在临床中广泛应用，图9-1-9为第三代微波消融天线。

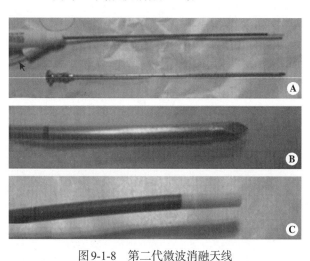

图9-1-8　第二代微波消融天线

A. 第二代微波消融天线和引导针（黑色箭头示水冷循环）；B. 第二代微波消融天线的引导针；C. 第二代微波消融天线

在临床操作上第三代微波消融天线较前两代天线明显简便，不需要引导针，且能承受较大功率输出，消融范围较前增大，凝固范围更符合临床实际要求，操作手柄更人性化，在临床应用中其外形分为弯柄（L型）和直柄（I型）两大类型。相关应用效果及水冷微波消融天线外形图设计见图9-1-10。

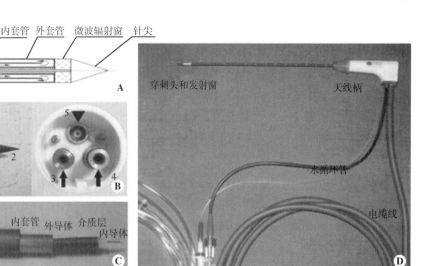

图9-1-9　第三代微波消融天线

A. 微波消融天线原理示意图, 含微波辐射窗, 穿刺针尖, 冷循环进出水口; B. 第三代微波消融天线实物图; C. 第三代微波天线实物解剖图; D. 第三代微波消融天线图

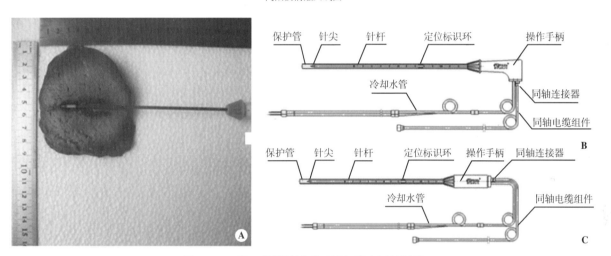

图9-1-10　第三代微波消融天线相关应用效果图

A. 内置水冷循环, 微波天线消融形态无拖尾现象; B. 弯柄 (L型) 水冷微波消融天线外形图; C. 直柄 (I型) 水冷微波消融天线外形图

4. 水冷循环系统

（1）微波天线冷却的重要性: 在肿瘤微波消融治疗过程中, 微波天线不断向肿瘤组织辐射微波能量, 使其温度快速上升, 在很短的时间内肿瘤组织的中心温度会达到100℃。在热传导作用下, 散热条件差的肿瘤组织内的热量会沿微波消融针杆轴方向蔓延, 且使得针杆温度逐渐升高, 针杆温度过高将灼伤针道的正常组织; 同时微波天线的半刚同轴电缆的温升加剧了微波功率的反射与驻波, 将降低微波功率。因此, 必须采取有效的方式降低微波天线的工作温度或迅速把大量的热量带到体外, 使微波天线始终保持正常的工作状态。

（2）蠕动泵及水冷循环系统: 微波天线水冷循环的动力源是蠕动泵, 它是利用虹吸原理设计而成的。图9-1-11为蠕动泵及水冷循环原理示意图。当蠕动泵转轴上的间歇式转轮旋转时, 每个自转小压轮在进入泵头滑块的圆形滑道的弧长部分时, 会将压力胶管压扁, 这是因为自转小压轮的表面与泵头圆形滑道表面的间隙远小于压力管道的直径, 随着蠕动泵转轮的顺时针旋转, 这个"压迫点" (压力管被小压轮压扁的位置) 沿着水流方向移动。对于具有足够弹性力的压力硅胶管来说, 当压迫点移动过后, 便立即恢复原形 (直径), 即在管内形成负压。于是, 随着压力管内体积由小变大, 即形成负压, 看似微量, 然而随着间歇式转轮持续旋转, 当进水管内达到足够负压并具备了足够的真空吸力时, 冷却水将从进水针孔被吸入，水开始流动，并进而达到良性循环的状态。同时移动的压迫点也把冷却水往微波天线里推进，在冷却水路结构件的引导下，水

流进入天线体内，携带大量的热，再经出水管回到水袋中，如此循环，达到冷却微波天线的目的。

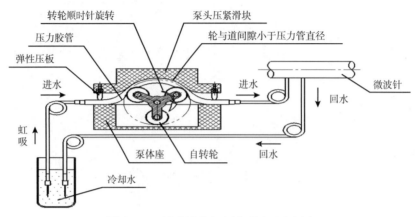

图9-1-11 蠕动泵及水冷循环原理示意图

5. 测温技术 在微波消融治疗手术中，测量肿瘤组织的温度是判断其治疗效果的极其重要的标志。因为肿瘤组织组成成分的不均匀性、肿瘤周围组织成分的复杂性及个体差异，很难以输出微波功率的大小和工作时间的长短来判断某一病灶组织实际吸收的微波功率及真实的温升数据。因此，测温技术是微波消融技术中一个重要的组成部分。在微波消融治疗中，最常使用的测温方法是热电偶测

温。热电偶测温的特点是测温点直接与组织接触，具有温度响应速度快、精确可靠、误差小、分辨能力高等特点，而且使用方便、制造成本低等。但是，热偶测温必须将测温探头或测温针插入到组织中间，布置在预定的测温点上，所以会损伤正常组织，特别是测温针要在微波消融治疗之前，布置在肿瘤组织的边缘，存在引起肿瘤细胞种植的风险。图9-1-12为测温针外形示意图。

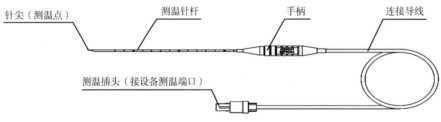

图9-1-12 测温针外形示意图

三、操作流程

目前国内外肿瘤消融治疗的引导方式主要有超声、CT及MRI等，其中以超声及CT引导最常见，各种引导方式下肿瘤消融治疗的操作流程大致相同，现以CT引导下肝肿瘤微波消融为例对操作过程做详细说明。

（一）术前准备及治疗计划

1. 病史采集和体检 消融治疗前应详细询问患者病史并进行全面体检。重点注意既往肝炎、

肝硬化情况；既往治疗情况；既往是否发生过与肝硬化有关的病变，如上消化道静脉破裂出血、黄疸、腹水等；有无合并高血压、冠心病、贫血、慢性阻塞性肺疾病、糖尿病、严重肾病等。

2. 术前检查

（1）血、尿、粪便常规，生化常规，止凝血实验等检查：重点关注白细胞计数、血小板计数、肝功能、肾功能、血糖、电解质、凝血酶原时间，以及乙型肝炎和丙型肝炎血清标志物。

（2）肿瘤标志物：如AFP、CEA、CA19-9等原发性肝癌和转移性肝癌的特异性指标。

（3）胸部X线检查或CT检查：了解有无肺部转移可能，必要时行PET/CT检查，了解全身其他脏器或组织有无转移。

（4）心电图：了解目前心脏状况。

（5）影像学检查：术者应在术前详细分析B超或CT/MRI等影像学资料，以了解肿瘤大小、数目和位置，尤应注意与肝内重要管道结构（尤其胆管）及周围空腔脏器（尤其胆囊和肠管）间的关系。根据病灶部位，确认最佳进针路线，同时根据病灶大小和数目确定是一次性消融还是分次消融，初步制订治疗计划。

（6）肝转移瘤必要时还须通过肠镜、胃镜、CT/MRI检查等方法判断原发灶状况。

总之，通过上述检查，正确评估患者一般全身状况、肝脏局部状况、肝内肿瘤特征及手术耐受力。这对麻醉方式选择、消融范围控制和手术并发症预防等均有重要价值。

3. 纠正患者术前状态 根据术前检查情况，手术前予以短期针对性处理。重点如下所述。

（1）改善凝血机制：如PT明显延长，可给予维生素K$_1$，使之与正常对照相差＜4s。如血小板计数过低（一般低于$50×10^9/L$），原则上可通过输注血小板、脾动脉栓塞等使血小板计数尽量升高后再予以消融，尽量预防可能发生的针道出血。

（2）提高肝脏储备功能：对于肝功能较差者应加强保肝治疗，使肝功能保持在Child-Pugh B级以上。

（3）对于伴有高胆红素血症患者：可根据黄疸类型给予保肝、利胆、胆管支架置入等措施加以控制，力争使治疗前总胆红素低于50μmol/L。

（4）如合并大量腹水，应弄清病因，通过保肝、输注白蛋白、应用利尿剂等措施使腹水消退后再予以消融。

（5）如合并全身其他重要脏器病变，应良好控制后再根据具体情况予以消融。

（二）操作步骤、方法、注意事项

1. CT引导下肿瘤的微波消融操作步骤和方法 CT引导下肿瘤的微波消融术与射频消融术的操作步骤和方法基本相似，以肝肿瘤为例简述如下。

（1）定位：根据病灶的位置，将定位标记平铺于患者身上，在平静呼吸状态下屏气完成扫描，确定病灶部位、数目、大小等，对于某些病灶显示不清时行增强扫描。

（2）穿刺：穿刺进针层面一定要与术前计划的层面一致，选择合理的穿刺路径，穿刺入路上至少经过1cm以上的正常肝实质，并在避开大血管、胆管、胃、肠管和胆囊的前提下以最短的路径穿刺肿瘤。

（3）固定：穿刺到位后固定消融天线，并记录消融天线的角度、深度，避免因患者自主运动或术中疼痛致消融天线移位。

（4）消融：根据病灶大小设定消融时间、功率，如图9-1-13所示，消融范围需超出病灶边缘0.5～1.0cm，消融过程中注意观察患者的生命体征及临床表现。

（5）拔针：消融完毕行针道消融后撤针，观察针道有无渗血、渗液。

（6）术后扫描：观察有无气胸、血气胸、腹腔出血等并发症的出现，并观察消融范围是否覆盖了整个肿瘤组织。

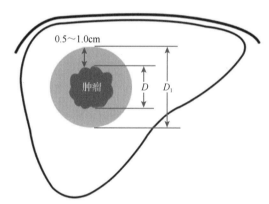

图9-1-13 微波消融治疗原则示意图
D为肿瘤直径；D_1为完全消融达到的直径，消融"安全边缘"为0.5～1.0cm

2. 注意事项

（1）动态监测生命体征：治疗过程中可能出现迷走神经反射，因此应实时动态监测患者生命体征的变化。

（2）根据肿瘤与其他脏器结构关系及影像显示的肿瘤血管状况决定消融顺序：先消融血管进入肿瘤的区域，然后消融剩余区域。

（3）对肝门部、尾状叶、近胆囊、近膈顶、近肠管等特殊部位病灶进行消融时，应掌握好消融功率和消融时间，避免造成严重的并发症。

（4）治疗结束，对患者可应用腹带胸腹部加压包扎，以防腹壁穿刺处出血。

（5）消融范围应力求包括0.5～1.0cm的癌旁组织，以获得"安全边缘"，彻底杀灭肿瘤。对于边界不清晰、形状不规则的浸润型癌或转移癌，在邻近肝组织及结构条件许可的情况下，建议扩大瘤周安全范围达1.0cm或以上。

（6）术后密切监测呼吸、血压、脉搏，注意腹部体征变化，以防患者发生严重并发症。

（7）肿瘤较大、一次性消融肿瘤数目较多或肿瘤位于空腔脏器旁者，术后应至少6h后少量进水或稀饭，必要时次日开始进食。

（8）对于合并肝硬化，尤其肿瘤较大或一次性消融肿瘤数目较多者：术后应给予制酸药物，预防因肝硬化门静脉高压致上消化道静脉曲张破裂出血、术后应激性溃疡出血或门静脉高压性胃黏膜出血等并发症。

（9）如一次性消融较大肿瘤或多发肿瘤，应根据持续热消融时间长短考虑予以水化、扩张肾血管等措施以保护肾功能。

四、临床应用

随着消融技术的不断发展，微波消融治疗被广泛应用于各种实体肿瘤的治疗中，并且都取得了一定的疗效。但是在临床应用中应该严格把握消融治疗的适应证与禁忌证，最大限度地灭活肿瘤的同时减少并发症的发生。以下详细介绍微波消融常见肿瘤的临床应用。

（一）原发性肝癌及肝转移瘤

1. 适应证

（1）单个肿瘤、最大径≤5cm或2～3个肿瘤、最大径≤3cm，且无血管、胆管和邻近器官侵犯或远处转移，肝功能Child-Pugh A/B级者。

（2）直径3～5cm的单发或多发肿瘤，应采用多点覆盖或联合TACE。

（3）2～3个癌灶位于不同区域或位居肝脏深部或中央型≤5cm的肝癌。

（4）对于无严重肝肾心脑等器官功能障碍、凝血功能正常或接近正常的肝癌，不愿接受手术治疗的小肝癌，手术切除后复发或中晚期癌等原因不能手术切除的肝癌，肝脏转移性肿瘤化疗后、等待肝移植前控制肿瘤生长及移植后复发转移等患者均可采取消融治疗。

（5）对位于肝表面及邻近心膈、胃肠管区域的肿瘤，可选择开腹或腹腔镜治疗，也可以微波结合无水乙醇注射。

（6）转移性肝癌微波消融的禁忌证也与原发性肝癌大同小异，需要特别提出的是：①原发灶无法得到根治性治疗且呈进展状态；②除肝脏以外，其他重要脏器也已发生广泛转移，预计生存期小于6个月，且肝脏局部无明显症状者。

除此之外尚有以下注意事项：

1）直径＞8cm的肝癌，微波消融治疗不能起到根治性治疗的目的，但可作为姑息性治疗的手段，缓解患者病情。因为微波消融的双针或三针并列治疗可将消融的有效范围扩大至7～8cm，同时还可利用微波的凝血特性进行肿瘤近端的血流消融阻断治疗。

2）对于＞5cm、＜8cm的肝癌，可以先采用TACE控制肿瘤生长，再结合微波消融治疗的方法，或针对TACE疗效不佳的病例采用分段凝固的方法进行消融。如果采用多天线穿刺、多位点消融方法，一次性安全、彻底消融7cm之内大肿瘤时无论有效性还是安全性均值得期待，但这对医生的操作技术和治疗经验要求较高。如果肿瘤更大，可采取有计划分次消融方案，使安全性和有效性得到更大保障。

3）多发性肝癌微波消融适应证也存在较大争议，究竟何等数目的肿瘤能够采纳微波消融依然缺乏统一标准。事实上，建立多发性肝癌微波消融的统一标准也非常困难。目前我国将消融肿瘤数目规定在3个以内，主要担心一次性消融肿瘤过多会造成严重并发症。其实，由于多发性肿瘤大小不一致，单纯考虑肿瘤数目并不科学，必须结合个体肿瘤的直径大小、肝硬化程度、一般身体状况等多因素进行综合评估。适当增加一次性消融的肿瘤数目是安全可行的。

2. 禁忌证

（1）位于肝脏脏面，其中1/3以上外裸的肿瘤患者。

（2）肝功能Child-Pugh C级，TNM分期Ⅳ期或肿瘤呈浸润状者。

（3）肝脏显著萎缩，肿瘤过大，需消融范围达1/3肝脏体积者。

（4）近期有食管（胃底）静脉曲张破裂出血者。

（5）弥漫性肝癌，合并门静脉主干至二级分支或肝静脉癌栓者。

（6）主要脏器有严重功能衰竭。

（7）活动性感染尤其胆系炎症等患者。

（8）不可纠正的凝血功能障碍及血象严重异常血液病患者。

（9）顽固性大量腹水者；意识障碍或恶病质者。

3. 典型病例介绍

病例1：患者，男性，76岁。肝右叶小肝癌，大小约2.5cm×2.0cm，AFP为120.2μg/L，1次TACE术后，碘油沉积欠佳，AFP为68.7μg/L，遂行CT引导下微波消融术，术后1个月复查CT示肿瘤未强化，AFP降至正常水平。治疗经过的影像学变化见图9-1-14。

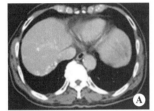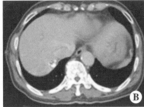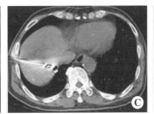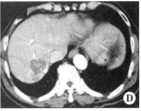

图9-1-14 病例1：肝右叶小肝癌微波消融治疗经过的影像学变化

A、B. TACE术后，复查CT示碘油沉积欠佳；C. CT引导下行肿瘤微波消融治疗；D. 消融术后1个月CT增强扫描示肿瘤未强化

病例2：患者，男性，43岁。肝S6段肝癌，大小约4.6cm×4.3cm，1次TACE术后，仅少量碘油沉积，AFP为586μg/L，遂行CT引导下两位点叠加微波消融治疗，术后1个月CT增强扫描示肿瘤未强化，AFP降至3.17μg/L。治疗经过中影像学变化见图9-1-15。

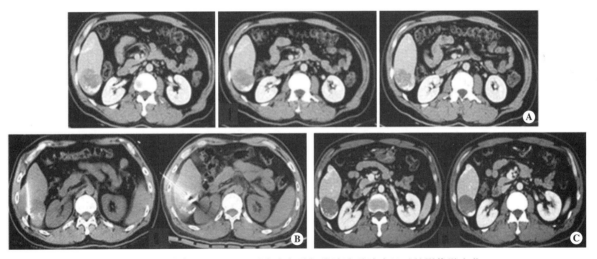

图9-1-15 病例2：肝S6段肝癌多点叠加微波消融治疗经过的影像学变化

A. TACE术后，复查CT示病灶内仅少量碘油沉积；B. CT引导下对病灶行两位点叠加微波消融治疗；C. 术后1个月CT增强扫描示肿瘤未强化

病例3：患者，男性，肝S6段肝癌切除术后3年（病理示高分化细胞癌），CT检查示肝S2段病变，考虑复发，病灶靠近心脏与膈肌，大小约2.0cm×2.0cm，AFP为120.6μg/L。TACE术后1个月复查CT示碘油沉积良好，但AFP为51.7μg/L，遂行CT引导下微波消融治疗，术后1个月CT增

强扫描示肿瘤完全坏死，AFP降至15.4μg/L。术后1年余复查PET/CT示紧贴胃壁处肿瘤复发，AFP为167.2μg/L，行酒精化学消融和^{125}I粒子植入治疗，术后2个月复查PET/CT示肿瘤完全无活性，AFP为18.8μg/L。治疗经过的影像学变化见图9-1-16（彩图21）。

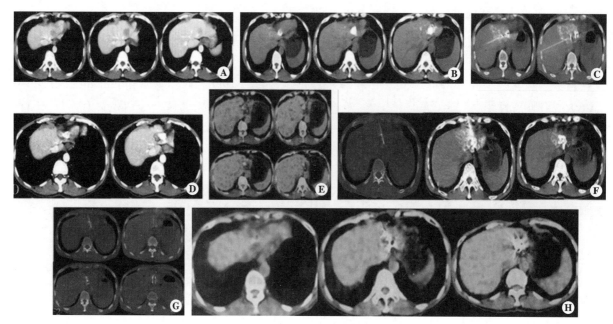

图9-1-16　病例3：复发性肝癌的综合治疗及微波消融治疗经过的影像学效果

A. S6段肝癌切除术后3年复查CT示S2段复发病灶；B. TACE术后1个月复查CT示碘油沉积良好，但AFP为51.7μg/L；C. CT引导下对碘油沉积区行微波消融治疗；D. 微波消融术后1个月CT增强扫描示肿瘤完全坏死，AFP降至15.4μg/L；E. 微波消融术后1年复查PET/CT示肝左叶紧贴胃壁处肿瘤复发；F、G. 考虑此处病灶紧贴胃壁，微波消融有胃穿孔的风险，遂同期行酒精化学消融（F）和¹²⁵I粒子植入治疗（G）；H. 酒精化学消融及¹²⁵I粒子植入术后2个月复查PET/CT示肿瘤完全无活性

病例4：患者，男性，36岁，原发性肝癌。病灶位于肝右后叶，大小约9.7cm×8.5cm。DSA示典型肝癌表现，肿瘤染色明显，行TACE 3个疗程后，复查CT示碘油沉积欠佳，肿瘤内部仍有强化区域。遂行CT引导下多位点微波消融治疗，消融术后3个月PET/CT示肿瘤完全坏死。术后15个月复查MRI示肿瘤无复发。治疗经过的影像学变化见图9-1-17（彩图22）。

（二）肺肿瘤

1. 适应证　分为治愈性消融和姑息性消融二大类。

（1）治愈性消融：治疗目的在于通过热消融治疗，使局部肿瘤组织完全坏死，有可能达到治愈效果，其适应证如下：①患者因心肺功能差或高龄不能耐受手术切除；②拒绝行手术切除；③其他局部治疗复发后的单发病灶（如适形放疗后）；④原发性肺癌术后或放疗后肺内孤转移；⑤单肺（各种原因导致一侧肺缺如）；⑥多发原发肺癌，且双肺肿瘤数量≤3个，肿瘤最大径≤3cm，且无其他部位的转移病灶；⑦对于某些生物学特征显示预后较好的肺内转移瘤（如肉瘤、肾癌、结直肠癌、乳腺癌、黑色素瘤和肝细胞癌等）。如果原发病能够得到有效治疗，可进行肺转移瘤的消融治疗。单侧肺病灶数目≤3个（双侧肺≤5个），多发转移瘤的最大直径≤3cm，单侧单发转移瘤的最大直径≤5cm，且无其他部位的转移。对于双侧肺肿瘤，不建议双侧同时进行消融治疗。

（2）姑息性消融：治疗的目的在于最大限度地减轻肿瘤负荷、缓解肿瘤引起的症状和改善患者的生活质量，对于达不到根治性条件的患者，其适应证可以较根治性治疗适当放宽。如肿瘤最大径＞5cm或侧肺病灶数目＞3个（双侧肺＞5个），可以进行多针、多点或多次治疗，或与其他治疗方法联合应用。如肿瘤侵犯肋骨或脊柱椎体引起的难治性疼痛，对肿瘤局部骨侵犯处进行消融，即可达到镇痛效果。

2. 禁忌证

（1）病灶周围感染性及放射性炎症没有很好控制者，穿刺部位皮肤有感染、破溃者。

（2）严重的肺纤维化，尤其是药物性肺纤维化者。

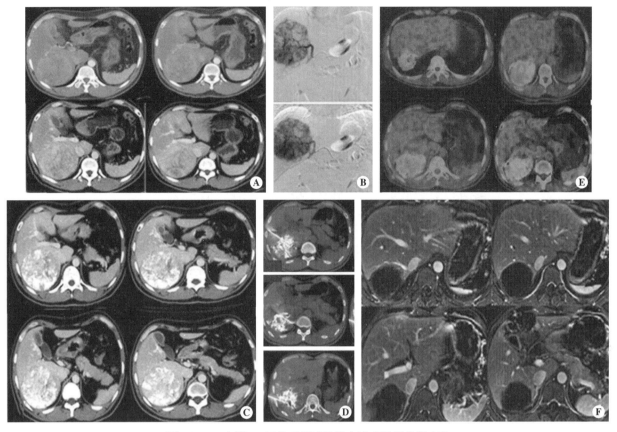

图9-1-17　病例4：巨块型肝癌的综合治疗及影像学变化

A. 肝右后叶肝癌，大小约9.7cm×8.5cm；B. DSA示典型肝癌表现，肿瘤染色明显；C. 3个疗程的TACE治疗后复查CT示碘油沉积欠佳，肿瘤内部仍有强化区域；D. CT引导下对肿瘤行多位点叠加微波消融治疗；E. 微波消融术后3个月PET/CT示肿瘤完全无活性；F. 微波消融术后15个月复查MRI示肿瘤无复发

（3）有严重出血倾向、血小板计数小于$50×10^9/L$和凝血功能严重紊乱者。抗凝治疗和（或）抗血小板药物应在经皮消融前至少停用5～7天。

（4）消融病灶同侧恶性胸腔积液没有很好控制者。

（5）肝、肾、心、肺、脑功能严重不全者，严重贫血、脱水及营养代谢严重紊乱，无法在短期内纠正或改善者，严重全身感染、高热（＞38.5℃）者。

（6）有广泛肺外转移，预期生存期＜3个月者。

（7）美国东部肿瘤协作组（Eastern Cooperative Oncology Group，ECOG）评分＞3分。

3. 典型病例介绍

病例1：患者，女性，76岁，因"痰中带血1个月余"就诊。既往史：糖尿病病史21年。CT示右肺叶2.0cm×2.5cm周围型占位，纵隔淋巴结无明显肿大；痰脱落细胞学检查示腺癌细胞。诊断：右肺周围型肺癌。患者不能耐受手术切除，采用局部微波消融治疗。其治疗经过的影像学变化见图9-1-18。

病例2：患者，男性，82岁，因"乏力、胸痛半个月余"就诊。CT示左肺上叶约3.0cm×2.5cm大小的占位性病灶，穿刺活检病理学检查示高分化腺癌。诊断：左肺周围型肺癌。患者不能耐受手术切除，采用局部微波消融治疗。其治疗经过的影像学变化见图9-1-19。

病例3：患者，男性，58岁，因"咳嗽、低热2个月余"就诊。CT示左肺上叶约4.0cm×2.5cm大小的占位性病灶，穿刺活检病理学检查示中分化鳞癌。诊断：左肺周围型肺癌。患者拒绝手术治疗，先后用"NP"方案化疗4个周期，后又行适形放疗68Gy，病灶一度缩小达部分缓解，但3个月后肿瘤进展。采用局部微波消融治疗，其消融效果见图9-1-20。

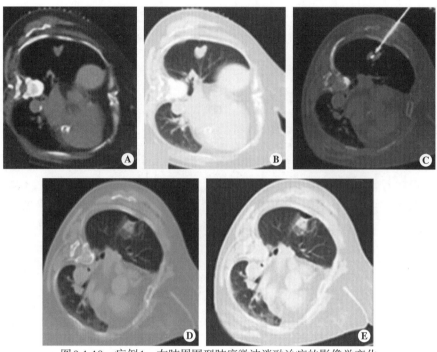

图9-1-18　病例1：右肺周围型肺癌微波消融治疗的影像学变化

A、B. CT扫描定位（A. 纵隔窗；B. 肺窗）；C. CT引导下对右肺肿瘤行微波消融治疗；D、E. 消融后即刻CT扫描示病灶密度减低，其内有小的空洞，病灶周围呈磨玻璃样

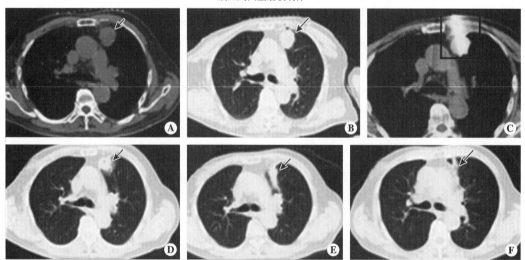

图9-1-19　病例2：左肺上叶肺癌微波消融治疗的影像学变化

A、B. CT扫描定位（A. 纵隔窗；B. 肺窗；箭头示病灶）；C. CT引导下对肿瘤行微波消融治疗；D. 术后3个月复查CT示病灶较前缩小（箭头所示）；
E. 术后6个月复查CT示病灶继续缩小（箭头所示）；F. 术后12个月复查CT示病灶呈纤维索条状（箭头所示）

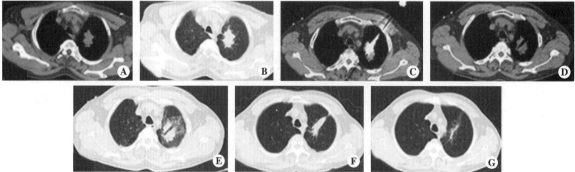

图9-1-20　病例3：左肺上叶肺癌微波消融治疗的影像学变化

A、B. CT扫描定位（A. 纵隔窗；B. 肺窗）；C. CT引导下对肿瘤行微波消融治疗；D、E. 消融后即刻CT扫描示病灶密度减低，其内有空洞形成
（D. 纵隔窗），病灶周围呈磨玻璃样改变（E. 肺窗）；F. 术后6个月复查CT示病灶缩小；G. 术后12个月复查CT示病灶呈纤维索条状改变

（三）肾脏肿瘤

1. 适应证

（1）孤立肾肾癌。

（2）一侧肾癌已切除，对侧肾有癌转移或新发癌。

（3）转移性肾癌。

（4）双侧性肾癌。

（5）因体力状态或合并其他严重慢性疾病不适合或不愿外科手术的早期肾癌。

（6）肿瘤邻近肾集合系统致血尿者（以止血为目的，而不是以杀灭肿瘤为目的）。

2. 禁忌证

（1）肿瘤侵犯肾盂或输尿管者。

（2）肾静脉主干或下腔静脉有癌栓者。

（3）重要器官衰竭或失代偿者。

（4）晚期癌症患者有恶病质、严重贫血、脱水及营养代谢严重紊乱，无法在短期内纠正或改善者。

（5）肿瘤非局限，已发生全身广泛转移者。

（6）病灶浸润扩散，与周围结构粘连，进行微波消融有可能损伤周围结构者。

（7）有严重的凝血功能障碍，凝血酶原时间＞18s，凝血酶原活动度＜40%，血小板计数＜40×10⁹/L，经纠正凝血功能、输注血小板等治疗仍无改善者。

3. 典型病例介绍

病例1：患者，男性，73岁，右肾透明细胞癌，大小约4.0cm×3.5cm，因合并严重糖尿病拒绝手术治疗，遂行微波消融治疗，消融后4周CT增强扫描示病灶凝固性坏死，动脉期扫描无强化。其治疗经过的影像学变化见图9-1-21。

病例2：患者，男性，56岁，右肾透明细胞癌，大小约3.5cm×3.2cm，并脾脏转移，无手术指征，遂行微波消融治疗，其治疗经过的影像学变化见图9-1-22。

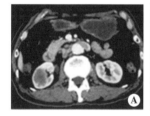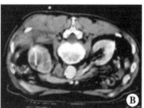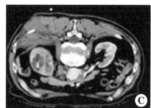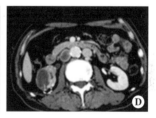

图9-1-21　病例1：右肾透明细胞癌微波消融治疗的影像学改变

A. 术前CT示右肾下极4.0cm×3.5cm肿物，动脉期轻度强化；B. CT引导右肾肿瘤微波消融治疗；C. 术后即刻CT扫描示消融区密度明显降低；D. 术后1个月复查CT示病灶完全坏死

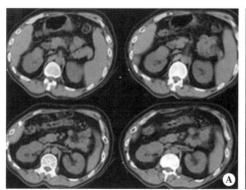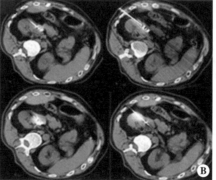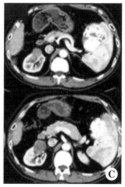

图9-1-22　病例2：右肾透明细胞癌微波消融治疗的影像学改变

A. 术前CT示右肾上极一类圆形肿物，大小约3.5cm×3.2cm；穿刺活检病理证实为肾透明细胞癌；B. CT引导下右肾肿瘤微波消融治疗；C. 治疗后2个月复查CT示病灶完全坏死。另外，脾周呈脾脏转移灶酒精消融术后改变

（四）骨肿瘤

1. 适应证

（1）良性骨肿瘤，如骨样骨瘤、软骨瘤、成软骨细胞瘤、血管瘤等。

（2）转移性恶性骨肿瘤，如髂骨、骶骨、坐骨等部位的转移性肿瘤的姑息性治疗。

（3）不能手术切除或切除后复发的原发性恶性骨肿瘤（结合或不结合放、化疗及骨水泥充填技术）。

（4）对放、化疗不敏感的骨或软组织肿瘤。

2. 禁忌证

（1）肿瘤包裹重要血管和神经的患者。

（2）有严重出血倾向或凝血机制障碍的患者。

（3）全身多发转移预计生存期较短者。

（4）预计消融后有较大可能发生病理性骨折者。

3. 典型病例介绍

病例1：患者，男性，33岁，右髋部疼痛7个月，疼痛评分7分，2007年CT示右髂部巨大占位，大小为13cm×15cm×9cm，穿刺活检病理检查示腺泡状软组织肉瘤，遂行CT引导下右髂腺泡状软组织肉瘤微波消融术，行多位点叠加微波消融加 ^{125}I粒子植入术。其治疗经过的影像学变化见图9-1-23。

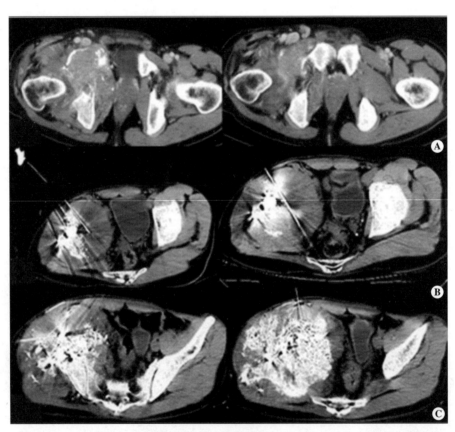

图9-1-23　病例1：右髂腺泡状软组织肉瘤多位点叠加微波消融加 ^{125}I粒子植入治疗经过的影像学变化

A. CT示右髂骨巨大占位，大小为13cm×15cm×9cm，穿刺活检病理检查证实为腺泡状软组织肉瘤；B. CT引导下行右髂腺泡状软组织肉瘤多位点叠加微波消融加 ^{125}I粒子植入术；C. 2个月后再次行右髂腺泡状软组织肉瘤微波消融术加酒精消融术

病例2：患者，女性，37岁，右髋部疼痛1年余，2010年8月行CT检查，CT显示右髋部占位，大小为10cm×9cm×7cm，穿刺活检病理检查示右髂软骨肉瘤，遂行CT引导下右髂软骨肉瘤多位点叠加微波消融术。其治疗经过的影像学变化见图9-1-24。

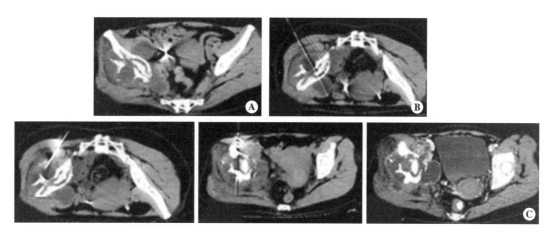

图9-1-24 病例2：右髋软骨肉瘤微波消融治疗经过的影像学变化

A. CT示右髋部占位，大小为10cm×9cm×7cm；B. CT引导下行右髋软骨肉瘤多位点叠加微波消融术；C. 术后2个月复查CT，肿瘤组织内坏死明显，患者疼痛缓解

第二节　射频消融术

一、射频消融术的发展史及技术原理

（一）射频消融术的发展史

1900年，克罗地亚科学家Nikola Tesla首次认识到射频电流能够导致生物组织产热。20世纪早期，物理学家Bovie（1882—1958年）和外科医生Harvey Cushing（1869—1939年）联合研制成功了第一台射频发生器，同时Bovie还首次制定了射频治疗的基本原则。射频消融最早应用于神经外科肿瘤或功能性疾患及心脏异常传导通路的治疗；1908年美国医生Beer经尿道射频消融治疗膀胱癌取得理想疗效，成为射频消融治疗肿瘤的开端。1976年，Leveen首次采用射频治疗肺癌、肠癌、肾癌等深部肿瘤取得成功。20世纪80年代中期，日本学者采用单电极射频消融治疗肝肿瘤，但所能毁损的肿瘤最大体积仅为1.6cm³，且疗效欠佳。1990年Rossi和McGaban等首先提出不能手术切除的小肝癌有可能通过射频消融达到根治。1992年McGaban等在猪肝上成功进行射频消融试验，在B超引导下单极电极经皮穿刺对实验动物模型进行了射频治疗，无并发症发生，但肝坏死区范围只有1.0cm×2.0cm。Nativ等分别在外科手术直视下经皮穿刺实施动物肝射频消融，发现两组治疗结果没有差异，由此提出损伤区和射频能量输出及持续时间直接相关。Solbiati等对16例

患者的31处肝内转移灶进行射频治疗，12例患者在9个月内经CT及MR检查显示肿瘤缩小或稳定，AFP呈现陡降趋势，患者存活9～29个月，此表明射频消融作用于肿瘤造成肿瘤组织坏死是AFP下降的主要原因，标志着肿瘤治疗的好转。意大利学者Rossi和Goldberg等应用可扩展电极射频系统治疗肝癌，此带来射频消融质的飞跃。Goldberg等采用集束分布的三电极穿刺针与单电极穿刺针比较，结果发现，三电极穿刺针射频消融可获得更大的坏死范围，缩短时间且达到较大治疗范围。Livraghi等研究发现，体外及体内射频消融治疗前在组织内注射生理盐水可提高射频消融治疗的疗效，增大凝固性坏死区。这些研究为消融治疗大肝癌奠定了基础。

近年来，由于超声（包括超声造影）、CT、MRI等影像学技术敏感性和特异性的提高，以及介入操作引导技术和监测技术水平的进一步提高，实质性脏器肿瘤的射频消融治疗获得了突飞猛进的进展。同时，肿瘤射频消融相关研究和技术进展迅猛，如射频发生器不断升级换代，输出功率逐渐增大，可调控的针尖温度及阻抗的改造、保证热量产生和分布最优化的射频电极的不断推陈出新等，使单极射频消融范围从起初的不到2cm发展到目前的6cm左右，消融效果也获得了显著提升。20世纪90年代末，我国少数几家医院引入肿瘤射频消融技术并开始缓慢推广。近10年来，射频消融治疗肝癌的有效性和安全性逐步受到各肿瘤相关科室医生的共同认可。

（二）射频消融术的技术原理

射频消融（radiofrequency ablation，RFA）是通过射频电极发出375～500kHz的频率波，引起组织内离子振荡并摩擦产热向外传递，使组织凝固坏死的一种微创治疗方法。有关射频技术在第二章中已有详细阐述，此处进行简要介绍。射频消融在影像引导下将射频电极插入靶组织，来自射频发生器的电流通过非绝缘的电极头端传入组织，再经组织间自然通路流向弥散电极（负极

板），由此形成完整的电流环路。当生物组织努力顺应射频电流的这种变化时即发生离子振荡，由此导致摩擦生热（阻抗热或电阻热）。射频电极产生的阻尼热（抵抗热或电阻热，resistance heat）发生于电流环路中阻抗较高的区域，即电极针与组织接触区域，表现为电极周围组织内离子剧烈振荡摩擦产热后，以热传导形式向四周扩散，因而射频消融的热量来源于电极周围组织而非电极本身。射频消融治疗的原理及模式见图9-2-1。

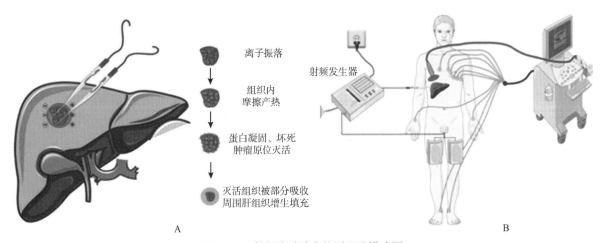

离子振落

组织内摩擦产热

蛋白凝固、坏死肿瘤原位灭活

灭活组织被部分吸收周围肝组织增生填充

射频发生器

A

B

图9-2-1　射频消融治疗的原理及模式图
A. 射频消融治疗的原理；B. 射频消融治疗的闭合回路模式图

1. 射频消融的生物学作用机制　射频消融对肿瘤组织产生的效应涉及多种复杂机制，依赖于温度、热持续时间及一些局部因素（如器官灌注、组织密度和电解液的浓度）。一般45℃，并维持3～50h，将发生类似程序性细胞坏死或凋亡相似的进展性细胞变性。大于60℃时，蛋白发生瞬间凝固，造成细胞死亡。大于100℃时，可引起组织内水分沸腾、蒸发直至炭化。热能对肿瘤细胞有着直接的细胞毒效应并对肿瘤脉管系统有着显著的影响，主要是微血管内皮细胞的水肿和破坏、血管内血栓形成和中性粒细胞黏附到小静脉内皮细胞上。另外，射频后边缘血管的损伤可导致组织坏死；消融灶内激活的肿瘤特异性T淋巴细胞也可激发抗肿瘤免疫效应，在肿瘤完全坏死过程中发挥重要作用。

2. 射频消融热应激肿瘤细胞的直接损伤机制

（1）组织水平：射频消融产生5～100℃的温度，可造成电极附近组织的直接凝固，尤其是凝

固胞质性酶蛋白。因此，射频消融后尽管细胞内酶蛋白失去了活性，但组织结构和胞内成分依然保持完好。高热杀灭癌细胞与肿瘤血管的生理和解剖学基础有关。肿瘤血管具备以下特点：①肿瘤血管非常丰富，但血管走行迂曲、杂乱，使得血流阻力大、流速慢；②肿瘤新生血管管壁多由单层血管内皮细胞组成，缺乏肌层和外膜，在高热和压力增高情况下易破裂；③肿瘤血管内皮细胞间隙大，部分管壁由肿瘤细胞组成，细胞增生引起血管阻塞；④肿瘤新生血管具有大量窦状间隙，减缓了血流速度；⑤肿瘤新生血管神经感受器不健全，对高热敏感性差。上述特征导致肿瘤组织内血流缓慢，加热后升温快、散热慢。另外，肿瘤细胞耐热性较正常组织差，射频消融产生高热作用后，肿瘤组织内温度可高于邻近正常组织5～10℃，该温度差使得局部高频热能杀灭肿瘤细胞而少损伤正常细胞。

（2）细胞水平：热消融导致的肿瘤细胞直接损伤包括从细胞亚单位损伤到多细胞损伤的多个

方面，损伤程度取决于效应强度及靶组织的热敏性，相关损伤机制主要集中在以下方面：①细胞膜完整性受破坏；②抑制DNA复制，以及RNA和蛋白质的合成；③线粒体损伤、高尔基体破坏、溶酶体酶类释放及RNA合成破坏等；④肿瘤细胞自身对热应激存在特殊敏感性；⑤细胞骨架破坏，细胞功能受损，导致肿瘤细胞死亡；⑥局部高温直接导致该区域的组织细胞凝固性坏死。

3. 射频消融热应激肿瘤细胞的间接损伤机制 间接损伤也称为延迟性损伤，主要包括肿瘤局部微环境改变、全身及局部免疫效应及热激蛋白的延迟损伤效应3个方面。

（1）肿瘤局部微环境改变：热消融破坏了肿瘤组织内细小血管，导致组织缺血坏死或缺血再灌注损伤。消融后坏死的肿瘤细胞或浸润的粒细胞所释放的溶酶体内容物也可对周围组织和细胞产生损害。

（2）全身及局部免疫效应：研究发现，消融灶"分层理论"的中层消融区内存在中性粒细胞、巨噬细胞、树突状细胞、自然杀伤细胞，以及B细胞、T细胞浸润增多现象。有趣的是，这些免疫细胞浸润情况的变化在消融外的肿瘤组织中也同样会出现，可见这是热消融引起的全身性免疫效应的激活。近几年，有报道指出，射频消融会引起$CD4^+CD25^+FOXP3^+$调节T细胞水平下降。这意味着机体对肿瘤的抗原识别能力更强，获得性免疫激活（抗肿瘤的体液及细胞免疫增强）。

（3）热激蛋白的延迟损伤效应：热应激会诱导各种热激蛋白产生。热激蛋白家族的蛋白有不同作用，肿瘤细胞、病毒感染的细胞及坏死的各类细胞都会分泌热激蛋白到细胞间隙中，这些细胞外热激蛋白参与各类免疫反应，能够刺激机体的单核/巨噬细胞、树突状细胞、自然杀伤性细胞等固有免疫细胞活化，介导免疫细胞产生相关细胞因子和表面标志物，参与免疫细胞的成熟分化和免疫学信号途径优化等过程。

（三）射频消融设备及其特点

射频消融设备主要由以下4个部分组成：①射频发生器，产生高频电流；②测温单元，通过监控肿瘤组织的阻抗、温度等参数的变化，自动调节射频消融的输出功率；③消融电极，用于穿刺肿瘤及高频电流的输出；④体外电极，又称负极板，用于形成电流闭合回路。

射频消融的设备由于生产厂家的不同而各有特点，但有共同特点：①可以选择靶温度，功率自动调节以达到靶温度水平（温度控制模式）；②选择并修正输出功率，直至阻抗达到消融规定水平后自动关闭（功率控制模式）；③术中消融参数随时可调，适合不规则形状肿瘤的消融；④智能化高，可智能控制消融灶范围，消融范围相对准确；⑤射频消融电极消融范围最大径一般小于3cm。为了克服射频消融范围的局限性，近10年来肿瘤射频消融电极无论形状还是性能均有不断的改造。依据4种不同的设计理念诞生了5种性能各异的电极，适用于不同条件的肿瘤消融治疗，具体如下。

1. 双极电极 早期应用一个平行的电极替代负极板，在平行的双电极射频消融过程中，两个电极间存在较高且连续的电场梯度，导致双电极间的区域组织中热量弥散比较均一。在离体肝脏中，两根电极间相隔2.5cm左右，即造成"蝴蝶"状凝固区。后期将电极正负端置于同一电极前段作为裸露端，即用单针便可产生电流环路进行消融，无须贴负极板，临床操作更加简便。同时，多根双极射频电极可在不同电极之间进行排列组合。

2. 冷循环电极 由中空电极杆及内部闭合的环流路径构成。内腔用于输送盐水或冰水到电极尖端，外腔则将液体输送出体外，液体不进入肿瘤组织。

冷循环下电极尖端区域温度可降至25℃以下，防止了电极周围组织的瞬间炭化。Cool-Tip单极电极尖部装有传感器，用于连续测定温度和阻抗。其单位点消融产生的消融灶形态呈"纵径长、横径短"的椭圆形（图9-2-2）。

3. 灌注电极 此电极主杆尖端带有多个小孔，通过这些小孔将等张或高张盐水溶液以设定速度灌入待消融组织，既可降低电极针周围组织温度，减少或避免气化和炭化，又可增加被消融组织内离子数目，提高组织导电性，增强离子振荡的能力，使射频电流更容易地向外周扩散，使外周组织升温更快，从而提高热传导性，增加同等条件下通过热传导向外周的传热，使电极针周围组织内温度分布更均匀。

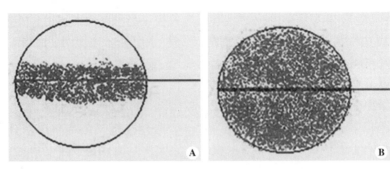

图9-2-2　单位点消融灶示意

A. 传统单极电极消融灶形态；B. Cool-Tip单极电极的消融灶形态

4. 多电极（集束电极）　是将一路电流同时作用到多个电极，增大电极与周围待消融组织的接触面积，使电流密度可在覆盖区域内更为均一弥散，进一步延缓组织炭化程度，延长消融时间，增加能量沉积，扩大消融范围。同时，消融形态更符合肿瘤的生长形态。该电极将3个平行的单极冷却电极间隔5mm安装在同一根电极主杆上。3个电极同时启动，较大的接触面可使电极尖端周围产生更高的电流强度，但极少发生炭化，由此带来更大的热消融灶。集束电极的最大缺陷在于：相比单针冷循环电极，经同一个狭窄肋间或斜度较大的肋下途径集束电极经皮插入比较困难；另外，无论是在超声还是CT引导下都较难同时显现所有三根电极，以致更容易对血管等结构造成意外损伤。

5. 可扩张式电极　可扩展式电极先以类似单极电极的方式插入人体组织，到达理想位置后，子针即从中空主杆中推出并根据肿瘤直径大小展开。

可扩展式电极由4～12个弯曲的电极子针排列组成。张开的子针和组织间更大的接触面减少了炭化机会。由于"法拉第笼壁效应"，每个电极子针的尖端都会发生热凝固，围绕每个子针形成管状凝固带并逐步融化，最终形成一个"横径长、纵径短"的扁球形消融灶。相邻电极子针间个体凝固带并不一定完全融合，可能存在漏空，因此应用该种电极时多采取同一位点旋转任意角度消融两次的方式，以最大限度地减少肿瘤组织残留。常用的可扩展式电极如下。

（1）伞形电极：该电极有8个子针（部分产品有10个子针），子针为射频电流发射端，同时在每个子针的尖端各有一个温度传感器。电极展开直径分别为2cm、3cm和4cm，直径越大，电极产生的凝固消融区域越大。图9-2-3示伞形电极尖端实物图及电极在肝内展开的形状（锚状）。该电极的最大优点包括：①锚状结构可以抓住肿瘤，以防偏位或脱出。②实时反馈消融中心温度。③智能化控制消融时间，在额定功率下，只要肿瘤组织完全坏死、阻抗达到一定程度，电极将自动断电结束一个位点消融，即使再延长消融时间或放大功率，肿瘤消融灶也不会继续扩大，由此决定了该型电极消融的精准性，在这点上单极射频或微波天线尚无法与之相比。④可以根据肿瘤大小合理选择外径，即使扩大消融功率、延长消融时间，其消融灶几乎不会超过外径1cm，该特性也决定了可扩展电极的精准性。

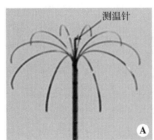
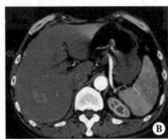
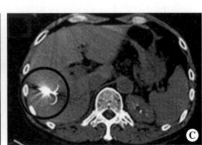

图9-2-3　伞形电极尖端实物图：伞形电极尖端，中间子针为测温针（A），以及电极在肝内展开的形状（锚状）

（B. 术前；C. 术中）

（2）圣诞树样电极：该电极可以呈直杆状，也可以弯曲。各子针均匀展开，中间有一子针向前伸出行使瘤体测温功能，消融灶接近球形。该

电极在每个子针的尖端也各有一个温度传感器。图9-2-4示圣诞树样电极尖端实物图及电极在肝内展开的形状。

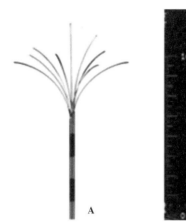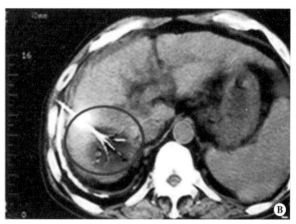

图9-2-4　圣诞树样电极尖端示意图（A），以及电极在肝内展开的形状（B）

（3）可调式适形消融电极：该电极针将子针分为左右两组，每组子针可单独展开或收回，并且各组子针展开的曲率半径可任意调节，因此子针展开后可构成各种形状，从而与不同形状的肿瘤相匹配。此外，该电极每枚子针的尖端均装有温度传感器，能对消融范围的边缘（亚病灶区）进行多点测温，便于实时评估消融效果。图9-2-5示可调式适形消融电极的电极针自由张开情况。

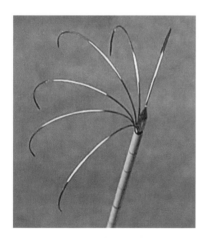

图9-2-5　可调式适形消融电极

该电极针自由张开实物图，其子针可自由张开

（4）可扩展式灌注电极：该电极兼具可扩展式电极和灌注电极的技术特征，但比独立应用两种电极效果更好。体外试验示该电极可以获得直径为10cm的消融范围，活体肝组织中也可获得直径约7cm的消融范围，更加适合于大肿瘤的消融治疗。

二、射频消融操作流程

目前国内外肿瘤消融治疗的引导方式主要有超声、CT及MRI等，其中以超声及CT引导最常见，各种引导方式下肿瘤消融治疗的操作流程大致相同，现以CT引导下肝肿瘤射频消融为例对操作过程进行详细说明。

（一）术前准备和治疗计划

1. 手术室要求

（1）手术室基本条件及消毒：按介入手术室常规准备。室内温度20～24℃，相对湿度50%～60%，并配紫外线消毒灯。保持室内整洁，严格区分无菌区、清洁区及污染区。每周彻底消毒一次，每日紫外线空气消毒30min。

（2）手术室仪器及急救用品：相关设备主要包括影像引导设备如CT、B超，治疗设备如射频消融治疗仪，麻醉监护仪、氧气、负压吸引器，抢救治疗车等，保证设备处于正常工作状态。配备常规急救专用器械及各种药品，如麻醉药品等，并由专人定期检查、补充。同时配备读片装置或影像调阅系统。

2. 术前准备及治疗计划

（1）常规检查：根据术前两周内的肝脏增强CT或MRI检查，明确肿瘤的数目、大小、部位及与周边器官的关系，初步制订治疗计划。患者需

在术前1周内接受血、尿、粪常规，以及肝肾功能、电解质、肿瘤标志物、凝血功能、心电图、胸部X线等检查，尤其需要注意血小板、出凝血时间，有出血倾向者术前输血小板、凝血因子予以纠正。

（2）患者准备：对高血压、糖尿病、心脏病等行相应对症治疗；有慢性病史者，不应减量或中断用药；口服抗凝药物的患者需要在临床医师指导下，手术前停用抗凝药物5天以上。向患者充分解释术中和术后的反应，解除紧张情绪，术前保证休息良好，签署手术知情同意书。局部麻醉术前4h禁食，全身麻醉术前6～8h禁食。手术区常规备皮，建立静脉通路。

（3）制订适宜消融方案：根据肿瘤数目、体积和消融电极物理参数确定电极数目、穿刺角度、消融位点数目和穿刺针道数目制订。

（二）操作步骤、方法及注意事项

1. 确定目标病灶 需是CT图像上可见的病灶，即常规CT平扫病灶和周围正常肝组织有比较明显的密度差异对比，可在CT图像上明确识别病灶的位置、大小及周围情况等（图9-2-6）。也可以在消融前对病灶行TAE或cTACE的碘油栓塞，通过碘油沉积来提高病灶的对比度（图9-2-7）。少部分病灶CT平扫不能清晰地显示，或者碘油栓塞后沉积并不理想，需要结合增强CT/MRI图像进行对比识别，通过对比一些容易辨识的组织标记（如骨骼、肝裂、门静脉等）的空间关系，确定病灶的位置；也可以结合术中超声、增强CT扫描或者采用图像融合来精确定位。

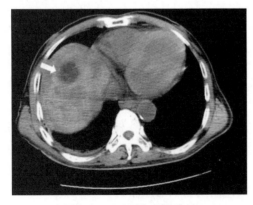

图9-2-6 CT平扫显示病灶

CT平扫显示病灶位于肝顶部，箭头示病灶与周围正常肝组织分界清晰

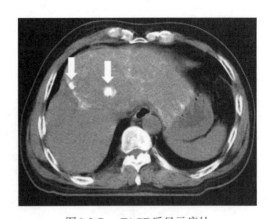

图9-2-7 cTACE后显示病灶

cTACE后进行消融，CT平扫可见两个清晰的碘油沉积病灶（箭头所示），此处为肝癌术后复发病灶

对于邻近危险脏器（如大血管、胆管、心脏、胃肠道、胆囊等）的病灶，需行术中增强扫描以明确病灶周围结构和空间关系，避免对空腔脏器的直接穿刺或近距离的热辐射损伤。

2. 穿刺过程 CT引导下消融的穿刺与CT引导下病灶活检的程序基本一致，对于有较为丰富CT引导下穿刺活检经验的医生，可以在熟练完成活检的基础上有计划、有步骤地开展病灶的局部消融治疗。对穿刺方法和特点简介如下。

（1）穿刺路径规划

1）垂直进针原则：可以最大限度地减少穿刺针需要调整的次数，图9-2-8示优化路径减少穿刺过程中的损伤。穿刺过程中术者无法判断自己是否垂直进针时，可请助手协助判断。另外，是否能做到垂直穿刺，和患者的体位有一定关系，最合适的体位为患者取仰卧位；可以依据肿瘤位置不同选择合适的体位，如病灶在右后叶可选择俯卧位等。

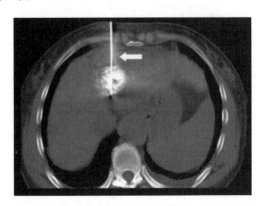

图9-2-8 消融针垂直穿刺进入病灶（箭头所示）

2）就近原则：在确保安全的情况下，穿刺针

尽量通过最短路径进入病灶，穿刺路径尽可能少地通过正常组织，避免穿刺过程中对正常肝脏组织或肝脏血管、胆道系统的损伤。

3）同层原则：穿刺过程中除了在横断位方向的垂直外，也尽量保证在矢状位方向的垂直，这样在CT图像上可以见到在病灶内消融针的整体显影，避免斜行穿刺时由于对针尖位置观察不到位造成的意外损伤。另外，在穿刺中要尽量克服患者呼吸运动的影响，避免呼吸运动造成的穿刺偏移。

（2）体表穿刺点定位：可通过定位栅格、钢珠定位等外置式方法，也可以通过多数CT机自带的活检定位程序进行。

1）定位栅格：需要在CT定位扫描前把它放置在体表靠近穿刺部位的相应位置，栅格线与人体长轴平行，然后进行CT扫描，通常以病灶的最大显示层面位置作为Y轴，计划穿刺点位置显示的栅格标记点作为X点，进行穿刺体表进针点的标记，见图9-2-9。

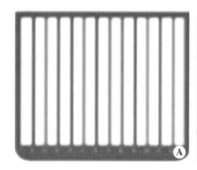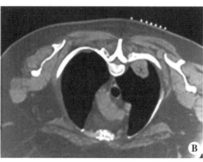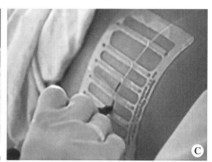

图9-2-9 CT定位栅格及其应用

A.定位栅格示意图；B.在CT扫描图像中的定位栅格；C.定位栅格在体表使用的实物展示

2）钢珠定位：把定位栅格换成微小钢珠，通过CT扫描后的定位线确定钢珠与体表穿刺点的空间关系，再结合体表测量确定穿刺点。

3）CT机自带的活检定位程序：采用机器自带的引导线进行定位时，可以见到除了横断位的定位线以外，还有人体正中和两侧三根水平位的激光定位线，可通过测量CT扫描图像上体表穿刺点与这些定位线的距离，再通过尺子在人体上确定体表穿刺点。

（3）进针过程：严格按照外科手术无菌原则对穿刺点周围消毒、铺巾，穿刺点局部行浸润麻醉（2%利多卡因3～5ml），后用尖刀做1～2mm的皮肤切口，根据测量的进针角度、距离及肿瘤的大小，选择合适射频消融电极，并在CT引导下逐步将射频消融电极插入目标肿瘤内。对于呼吸移动造成的定位困难或特殊位置病灶可以使用平行穿刺技术，先使用较细的穿刺针（如21G穿刺针等）穿刺入病灶中心，然后再将消融电极平行于穿刺针准确穿刺入病灶的目标位置，见图9-2-10。

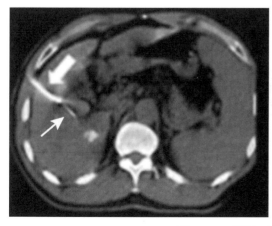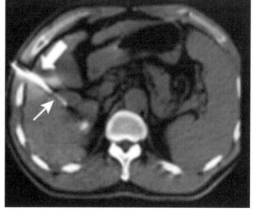

图9-2-10 平行双针技术的CT图像

较细的为21G穿刺针（细箭头），明确指向目标病灶，然后用14G消融电极（粗箭头）平行21G穿刺针，这样可尽量减少粗针穿刺带来的损伤

3. 消融过程中的影像学监测 消融过程中的影像学监测是消融疗效及安全性的重要保证。监测的主要目的是明确消融范围与病灶及周围危险脏器之间的关系，评价是否存在出血、气胸等急性并发症。通常在术前、术中和术后至少进行3次监测性CT扫描。

（1）术前基线：扫描范围应该涵盖整个肝脏及邻近的部分胸部，并以此为术后评价的基线。

（2）术中检测：扫描范围应涵盖目标病灶及其上下至少2cm左右的区域。消融开始前的扫描是为了明确消融电极的位置是否与计划一致，穿刺是否经过或紧邻危险组织、器官。消融过程中CT动态监测是为了评价消融范围是否完整涵盖病灶，早期识别消融是否会对周围其他组织造成损伤等，并据此调整消融电极的位置或消融参数。

（3）术后评价：扫描范围应该与术前扫描范围一致或更宽，并与消融前基线扫描数据在不同窗宽窗位上进行对比，以确定是否存在手术并发症。也可在消融手术结束的即刻进行增强CT扫描，对肿瘤是否按计划完全消融进行评估，如果发现有残留，可以进行即刻的补充消融。

三、临床应用

目前射频消融治疗被广泛应用于各种实体肿瘤的治疗中，并取得了良好的疗效，其中对肝及肺肿瘤应用最广泛。以下对常见肿瘤的射频消融治疗进行介绍。

（一）原发性肝癌

1. 适应证

（1）通常适用于单发肿瘤，最大直径≤5cm；或肿瘤数目≤3个，且最大直径≤3cm。无血管、胆管和邻近器官侵犯及远处转移。肝功能分级为Child-Pugh A/B级，或经内科护肝治疗达到该标准。

（2）对于不能手术切除的直径＞5cm的单发肿瘤，或最大直径＞3cm的多发肿瘤，局部消融可以作为姑息性综合治疗的一部分。

2. 禁忌证

（1）肿瘤巨大或弥漫型肝癌患者。

（2）伴有脉管癌栓、邻近器官侵犯或远处转移者。

（3）肝功能分级为Child-Pugh C级，经护肝治疗无法改善者。

（4）治疗前1个月内有食管（胃底）静脉曲张破裂出血者。

（5）不可纠正的凝血功能障碍和明显的血象异常，具有明显出血倾向者。

（6）顽固性大量腹水、恶病质者。

（7）合并活动性感染，尤其是胆管系统炎症者。

（8）肝、肾、心、肺、脑等主要器官衰竭的患者。

（9）意识障碍或不能配合治疗的患者。

3. 典型病例介绍

病例1：患者，男性，55岁，肝右叶小肝癌，大小约2.0cm×2.3cm，AFP 320.3μg/L，患者拒绝行外科手术治疗，遂于CT引导下行肝肿瘤射频消融术，术后1个月复查CT肿瘤未见强化，AFP降至正常水平。治疗经过的影像学变化见图9-2-11。

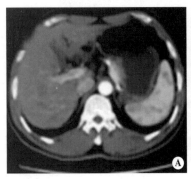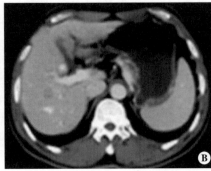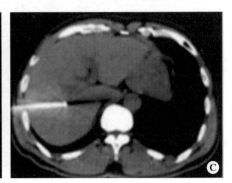

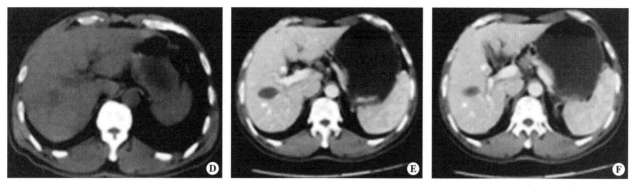

图 9-2-11　病例1：肝右叶小肝癌射频消融治疗经过的影像学变化

A、B. 术前CT扫描：肝右叶小结节，大小约2.0cm×2.3cm，动脉期轻度强化，门静脉期强化明显减退，考虑原发性肝癌；C. CT引导下肝肿瘤射频消融术；D. 术后即刻CT示消融区域密度明显降低；E、F. 术后1个月复查CT，肿瘤完全灭活

病例2：患者，男性，77岁，肝癌消融3年后S8段复发，病灶邻近膈顶，大小约1.8cm×2.1cm，AFP 142.1μg/L。遂于CT引导下行肝肿瘤射频消融术，术后2个月复查CT肿瘤完全灭活，AFP降至正常范围。治疗经过的影像学变化见图9-2-12。

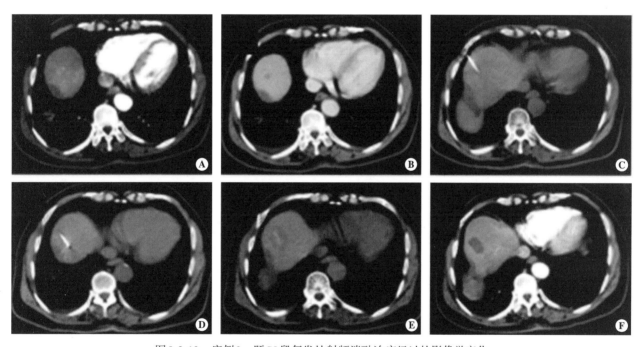

图 9-2-12　病例2：肝S8段复发灶射频消融治疗经过的影像学变化

A、B. 术前CT扫描：肝S8段小结节，大小约1.8cm×2.1cm，动脉期轻度强化，门静脉期强化明显减退，考虑肿瘤复发；C、D. CT引导下肝肿瘤射频消融术；E. 术后即刻CT示消融区域密度明显降低，其内可见稍高密度出血带；F. 术后2个月复查CT，肿瘤完全灭活

病例3：患者，男性，25岁，肝癌切术后1年复发，病灶靠近肝右静脉及下腔静脉，大小约2.4cm×1.5cm。遂行CT引导下肝肿瘤射频消融术，术后2个月复查MRI，示肿瘤未见明显活性，AFP降至正常范围。治疗经过的影像学变化见图9-2-13。

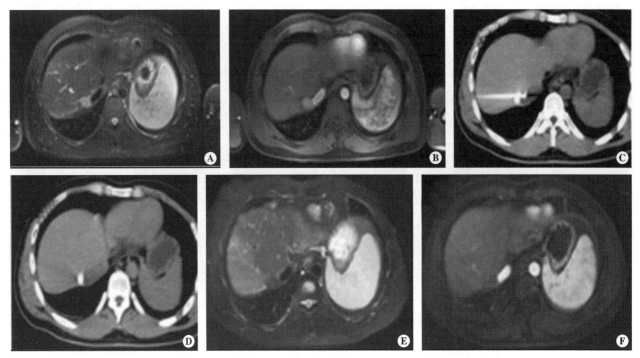

图9-2-13　病例3：肝右叶复发灶射频消融治疗经过的影像学变化

A、B. 术前MRI扫描：肝右叶结节，大小约2.4cm×1.5cm，T₂WI呈高信号，动脉期增强扫描明显强化，病灶靠近肝右静脉及下腔静脉，考虑肿瘤复发；C. CT引导下肝肿瘤射频消融术；D. 术后即刻CT示消融区域密度明显降低；E、F. 术后2个月复查MRI，T₂WI呈低信号，动脉期增强扫描未见强化，肿瘤完全灭活

（二）肺癌及肺转移瘤

1. 适应证

（1）根治性消融：主要目的是利用射频消融治疗使肺部肿瘤病灶组织完全坏死，并有可能达到治愈和延长生存的目的。其适应证为早期周围型非小细胞肺癌（肿瘤最大径≤3cm，无淋巴转移及远处转移）者对于原发病变被有效控制的肺转移瘤患者，同时单侧肺部转移瘤总数≤3个，双侧肺转移瘤总数≤5个，肿瘤最大径≤3cm。

（2）姑息性消融：主要目的是利用射频消融治疗最大限度地诱导肿瘤凝固性坏死，达到减轻肿瘤负荷、缓解症状的目的。主要适用于肿瘤最大径＞3cm，可进行多针、多位点或多次治疗，或联合其他治疗方法：①原发性肺癌术后肺内孤立性复发；②周围型肺癌放化疗或分子靶向药物治疗后肺部肿瘤进展或复发；③周围型小细胞肺癌经过放化疗以后肿瘤进展或复发；④合并恶性胸腔积液的周围型肺癌在胸膜活检确定以后；⑤中晚期中心型非小细胞肺癌；⑥肿瘤侵犯肋骨或胸椎椎体引起的难治性疼痛，对肿瘤局部骨侵犯处进行消融，可达到镇痛效果；⑦肺转移瘤数量和大小超过根治性消融限制者。

2. 禁忌证

（1）有严重出血倾向、血小板计数＜50×10⁹/L和凝血功能严重紊乱者（凝血酶原时间＞18s，凝血酶原活动度＜40%）。抗凝治疗和（或）抗血小板药物应在消融前至少停用5～7天。

（2）有广泛肺外转移者，预期生存期＜3个月。

（3）有严重合并症、感染期、免疫功能低下、肾功能不全者。

（4）心脏起搏器植入、金属物植入者。

（5）对碘对比剂过敏，无法通过增强CT扫描评价疗效。

（6）美国ECOG体力状态评分＞2分。

3. 典型病例介绍

病例1：患者，男性，54岁，体检发现右下肺结节3周，胸部CT示右下肺结节，大小为3.5cm×3.2cm。穿刺活检提示中分化腺癌。诊断：右下肺周围型肺癌。患者拒绝行手术治疗，遂行CT引导下多位点叠加射频消融治疗。术后2个月复查CT肿瘤未见强化，术后3个月消融灶中央空洞形成，术后1年消融灶吸收仅见少量纤维组织残留。射频消融治疗经过的影像学变化见图9-2-14。

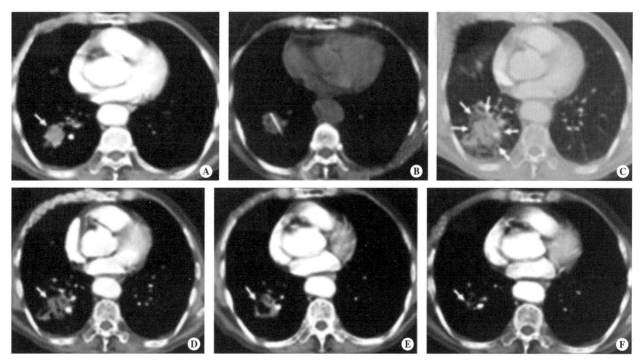

图9-2-14 病例1：右下肺周围型肺癌射频消融治疗经过的影像学变化

A. 胸部CT示右肺下叶结节，大小约3.5cm×3.2cm，增强扫描不均匀强化；穿刺活检提示中分化腺癌；B. CT引导下肺肿瘤射频消融术；C. 术后即刻CT示磨玻璃影完全覆盖肿瘤；D. 术后2个月复查CT肿瘤未见强化；E. 术后3个月复查CT消融灶中央空洞形成；F. 术后1年消融灶吸收仅见少量纤维组织残留

病例2：患者，男性，72岁，因"咳嗽3个月余"就诊。CT示左下肺肿块，与主动脉弓分界不清。穿刺活检病理检查示鳞癌。诊断：左下肺中央型肺癌。由于病灶与主动脉粘连，手术难以彻底切除，遂行CT引导下射频消融治疗。术后1个月复查CT仅见边缘少量强化区域。射频消融治疗经过的影像学变化见图9-2-15。

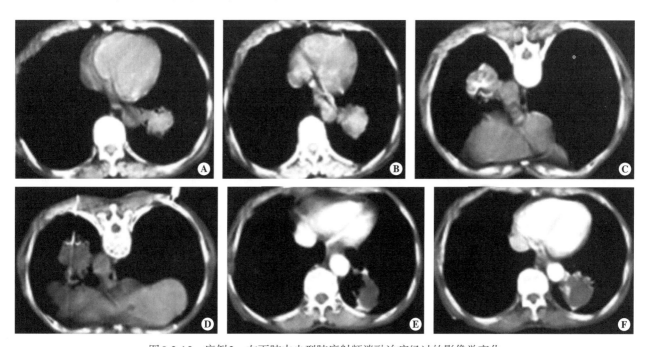

图9-2-15 病例2：左下肺中央型肺癌射频消融治疗经过的影像学变化

A、B. 胸部CT示左下肺肿块，增强扫描不均匀强化，肿块与主动脉弓分界不清，穿刺活检病理检查示鳞癌；C、D. CT引导下肺肿瘤多位点叠加射频消融术；E、F. 术后1个月复查CT仅见边缘少量强化区域

第三节 高强度聚焦超声技术

一、发展史及技术原理

（一）高强度聚焦超声技术的发展史

超声热疗有着悠久的历史。早在20世纪30年代就有人提出了超声热疗的建议。此后，许多学者以攻克癌症为目的，对超声热疗进行了广泛、深入的研究。

高强度聚焦超声（HIFU）是在常规热疗的基础上发展起来的。早在20世纪40年代，聚焦超声这种无创消融损毁体内深处焦域组织的能力就已经受到关注。近年发展起来的一种局部高温（＞60℃）治疗技术，它从体外定位并聚焦于体内直接破坏靶区内的组织（肿瘤）。当前，我国许多医院已经装备HIFU肿瘤治疗机用于临床，并取得了较好的疗效。利用MRI具有成像快、定位精确和可测温等优点，现在国内外都在对MRI引导的HIFU肿瘤治疗机进行研究。

在HIFU技术进入临床应用的20余年中，临床医生一直在积极探索用HIFU技术治疗肿瘤，特别是无法手术的中晚期肿瘤，主要涉及胰腺癌、肝癌、腹膜后肿瘤、盆腔肿瘤等。大量的临床实践和文献报道都显示了HIFU治疗肿瘤的有效性及安全性，HIFU能有效控制肿瘤的生长，并减轻肿瘤引起的疼痛，HIFU联合化疗可提高肿瘤患者的临床受益率，使一些不能耐受手术切除的肿瘤患者可获得较长期生存的机会。HIFU治疗也以其微创/无创、非侵入性和适形精准等特点成为肿瘤非手术局部治疗中不可忽视并极具潜力的有效手段之一。

消融治疗作为肿瘤局部治疗的重要技术，具有有效率高、创伤小等优势，在中晚期肿瘤的综合治疗方案中具有重要的作用。消融治疗技术包括微波消融、射频消融、冷冻消融、激光消融、高强度聚焦超声消融等物理消融及无水乙醇等化学消融。HIFU的消融性治疗是目前唯一的非侵入性体外物理热消融治疗技术，使靶区在治疗后达到影像学上的消融标准（不完全等同于达到病理学的消融），其治疗子宫肌瘤、肝癌等的安全性和有效性也得到了越来越多的循证医学证据支持。对子宫肌瘤、左叶肝脏肿瘤及一些骨肿瘤或软组织肿瘤，由于肿瘤上层的组织比较单一，对超声束的干扰较小，且肿瘤周围又无重要的脏器或组织结构，对超声束的衰减吸收较小，联合较高的功率设定，使靶区组织能在短时间内升温至有效的消融温度，并维持相应的时间，因此这些位置的肿瘤在HIFU治疗中往往能够达到比较明确的消融。由于其具有超声图像实时引导和监控、治疗焦点移动精确可控、输出能量可控可调及非侵入性操作等技术特点，高强度聚焦超声消融在治疗一些特殊部位的肝脏肿瘤（如紧邻大血管、胆囊、膈肌、胃肠道等）方面具有一定技术优势，能够避免或减少穿刺性消融技术存在的出血、针道种植转移、重要组织脏器损伤等风险。

国内外的研究表明，对于肝癌尤其是中晚期肝癌患者来说，由于HIFU治疗对肝功能的要求较低，即使肝功能Child-Pugh B级患者比例更高，HIFU消融治疗在总生存率和肿瘤无进展生存率上也能够取得与射频消融治疗相当的疗效。在良性肿瘤治疗方面，HIFU消融治疗作为一种非侵入性、安全性、非放射性和允许再生育的局部绿色治疗方法，保全了子宫完整性，也不会影响女性内分泌和生育功能，使越来越多的女性患者从中获益。

（二）高强度聚焦超声治疗原理

声波是人们熟悉的机械振动，超声波是指频率超过人耳听觉上限的声波，人耳的听觉上限为20kHz。有关超声技术及生物学效应在第三章中已有详细阐述，此处进行简要温习，因为这是应用HIFU高温消融治疗的重要基础理论之一。

通常在描述超声波时会涉及以下几个物理参数：

1. 频率 超声波是一种机械振动波，它在物质内每秒往返的次数称为频率（f），其单位为赫兹（Hz）。

2. 声速 是表示声波在介质中单位时间内传播的距离，用"c"表示，单位为米/秒（m/s）。各种介质中的声速见表9-3-1。

3. 声压 超声波在介质中传播，介质的质点密度时疏时密，致使平衡的压力时弱时强，会有一个周期性变化的压力。声压的大小反映了声波的强弱程度。声压的单位为帕（Pa）。$1Pa=1N/m^2$。当微风轻吹树枝叶时发出的声音，其声压约为

2×10^{-4}Pa，在房内高声谈话（相距1m处），其声压为0.05～0.1Pa，音乐厅交响乐演奏时的声压（相距5cm～10m处）约为0.3Pa。

表9-3-1　各介质中的声速

介质	声速（m/s）
空气	340
淡水	1410
海水	1540
肌肉组织	1400
人体软组织（平均值）	1500
脂肪	1580
血液	1570
颅骨	3360
肝脏	1570

4. 声强　是超声波的一个重要的物理参数。它是指在单位时间通过与声波传播方向垂直的单位面积的声功率，其单位为瓦/平方厘米（W/cm²）。临床上热疗用的超声波频率范围为0.2～5MHz，声强为0.5～2W/cm²，声强大于2W/cm²的超声波除了对生物体的热效应外，还表现出明显的非热效应（空化现象）等。

5. 声阻抗　是超声波传播介质的另一个物理参数。因为在不同的传播介质中，其介质密度（ρ）和声速（c）是不相同的。声阻抗是超声波传递介质中某点的声压和该点声速度的比值，即是介质密度和声速的乘积，$Z=\rho c$，Z为介质的声特性阻抗（声阻抗），ρ为介质密度，c为声速。人体部分组织的密度、声速和声阻抗值见表9-3-2。

表9-3-2　人体部分组织的密度、声速及声阻抗值

人体组织	ρ（kg/m³）	c（m/s）	Z（10^6Rayl）
血液	1055	1570	1.656
大脑	1038	1540	1.599
脂肪	955	1476	1.410
肌肉（平均值）	1074	1568	1.684
肝	1050	1570	1.649
颅骨	1658	3860	6.400

6. 传播特性　声波的传播方式为球状，随着声波频率的增加，声波传播的方式由球面变成指向性很强的束波，当频率达1000kHz时，超声波几乎都是平行的，见图9-3-1。

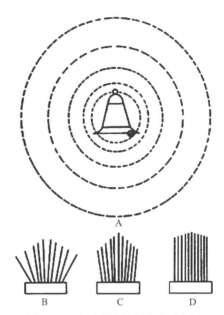

图9-3-1　声波球状传播方式示意图

A. 声波为球面波，随着声波频率的升高，超过20kHz时为超声波，波束呈弧形束波；B、C. 超声波为弧形束波；D. 当频率高达1000kHz时声波束几乎呈平行束波

高频率的超声波在介质中的传播特性与光波十分相似，有吸收、反射、折射、透射等现象。当超声波入射到介质中遇到两个不同声阻抗的接触面，即界面时，则意味着声波传播过程中的不连续性。当入射波遇到大界面时为镜面反射模式，入射角（θ_1）与反射角（θ_r）相等，还有一部分超声通过此界面的（θ_t）角进入第二介质称为声透射。穿过大界面的透射声波可沿入射角方向继续传播，亦可能偏离入射声速的方向传播，称为声折射，见图9-3-2。

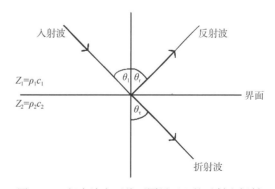

图9-3-2　超声波在两种不同界面上的反射和折射

当入射波遇到小界面时呈散射模式，散射使平面波变为球面波。声波在介质中的传播与介质

的阻抗匹配有关，当入射波通过两种阻抗匹配相同的介质（Z）时，那么入射波传入第二种介质几乎不会发生反射，见图9-3-3。

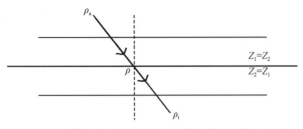

图9-3-3　两种介质阻抗相同时，入射波在传入第二种介质几乎没有反射

当介质Z_1和介质Z_2的阻抗不匹配时，那么入射波将会在两种介质的界面处几乎全反射而没有透射，见图9-3-4。

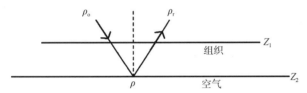

图9-3-4　两种介质阻抗不匹配时入射波在界面几乎全反射

7. 超声波的衰减、吸收　当超声波在介质中传播时，其声强将随着距离的增加而减弱，这种现象称为超声衰减。衰减可以是声束本身的扩散使单位面积中的能量下降，也可以是超声的反射、折射与散射使声波不再沿原来的方向传播，致使原来传播方向上的声强减弱。但在这类衰减过程中，超声的总能量并没有减少。如果超声波在传播中由于介质的吸收，将声能转化为热能而使声能减少称为超声波的吸收。超声波的吸收与其在组织中的穿透深度有密切关系。超声的衰减和吸收与超声的频率及传输的介质都有关系。

（三）超声波的加热原理

超声波可由多种物理能量转变而成，最常用的是使用压电陶瓷。压电陶瓷在交变电场的作用下产生交替振动（声振动），即将电能转变成声波。声源发出的声波在介质中涉及的范围称为声场。声场包括近场和远场两部分。近场是声波在离开声源较近的一段范围，声束以接近圆柱样的形态传播。近场区声压分布强弱起伏很大，即声强分布不均匀。近场的长度为$L=\gamma^2/\lambda$，其中L为近长区长度，γ为声源半径，λ为声波波长。远场是指声波在近场区结束后的一段范围。在远场区内声场呈倒圆锥状分布，即声波开始向空间扩散，扩散角与声源半径及波长有关，$\sin\theta=0.6\lambda/\gamma$，其中$\sin\theta$为远场扩散角，$\lambda$为声波波长，$\gamma$为声源半径，见图9-3-5。

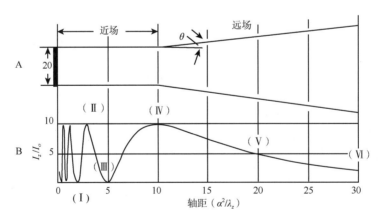

图9-3-5　平面活塞式超声换能器的声场
在近场（A）和远场（B）轴线上声强随距离的变化

当把压电陶瓷片做成凹面镜状时，就具有聚集的性能，它能使超声波波束集中在介质的某一特定区域，以达到减少聚焦区周围组织内的超声波传播。超声波聚焦区的直径与超声波长（λ）和晶体直径及聚焦的深度有关，即$s=1.22\lambda d/D$，此处s为集区直径（cm），λ为超声波长，d为聚焦深

度，D为晶体直径，见图9-3-6。

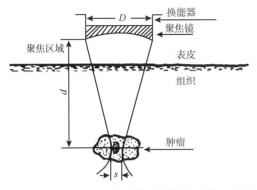

图9-3-6 聚焦式超声加热换能器晶体与聚焦区的关系

当超声波通过介质时与介质界面摩擦及介质对声能的吸收使声能在介质中转变成热能，介质的热传导吸收系数与频率的平方成正比，即在相同组织，超声波频率越高，声波在组织内吸收亦越多，在组织中穿透深度就越浅。相反，超声波频率低则由于介质吸收声能少，因而较低频率的超声波在介质中的穿透深度较深，图9-3-7显示出不同频率超声波在脂肪和肌肉中的传播特点。从图9-3-7中还可见超声波几乎在介质表面处的能量最高，在肌肉和脂肪中的穿透深度有所不同。

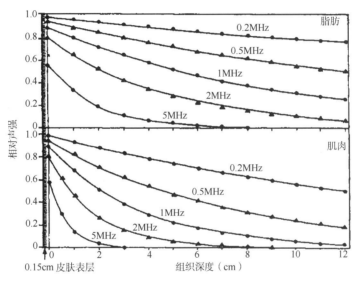

图9-3-7 不同频率超声波在脂肪和肌肉中的传播

超声波在生物组织内传播时，由于生物组织对超声有吸收作用，声能转化成热能，从而使生物组织产生温升。组织对超声的吸收能（Q）（J/cm^3）公式如下：

$$Q = 2\alpha I_t$$

式中，α为媒介的声吸收系数，t为时间，I为辐射的声强，而吸收系数（α）与组织类型及超声频率有关。组织的温升与下列因素有关：①超声强度越大，升温越快；②超声频率越高，组织吸收越多。

（四）影响超声热疗的因素

高频率超声波具有良好的指向性，在组织内具有可局部定位和可聚焦的特性，并且具有一定的穿透深度，因此超声波是一种很理想的临床热疗加热源。但在临床应用超声波加热治疗时，还必须熟悉超声波应有的物理特性来指导超声波加热的临床应用，防止及减少超声热疗时所产生的副作用。

1. 超声波在组织中的传播 从前文已经得知，当超声波通过两种匹配相同的组织（介质）时，入射波穿透入第二种介质几乎没有反射，但是当两种介质阻抗不匹配时，那么入射的超声波会在界面处几乎全反射（如组织-空气），因此在临床使用超声波加热时，其加热探头即换能器要求必须紧贴被加热的组织表面，探头和介面（表皮）之间还需用透声胶耦合，如果探头和介面之间留有空隙，即有空气存在，就会形成该点处二种介质的声阻抗不匹配。此时，超声波在该组织不匹配处（点）将会发生全反射而不能进入第二种介质中。这样不仅影响了局部组织的加热效应，还可能由于超声反射波的作用损坏换能器的压电晶体（图9-3-8）。

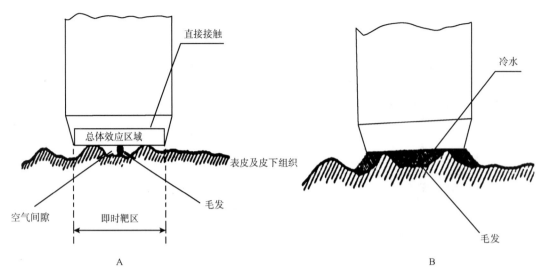

图9-3-8　超声加热探头和表皮组织之间因毛发有小空隙（A）；超声加热探头和表皮组织之间必须用透声胶充分填充，防止探头和表皮之间有小空隙（B）

超声波在水中的吸收系数极小（0.000 3）。因此，水是理想的超声波耦合剂（无气水）（表9-3-3）。超声波在脂肪组织中的吸收系数比肌肉小，因此超声波在脂肪中的穿透深度要比肌肉深。也就是说，超声波没有电磁波的脂肪过热现象，这是超声波加热治疗中的一大优势。由于超声波在空气中的吸收要比水中大500～1000倍，因此超声波在空气中被强烈吸收，高频率的超声波尤其如此。因此，100kHz以上的超声波实际上不能穿透空气，这就是为什么超声波不能加热含气脏器（如肺脏）的理论依据，也是临床超声波加热治疗的不足之一。

表9-3-3　超声波在人体部分组织中的吸收系数

人体组织	吸收系数
肌肉	0.20 ～ 0.25
肾	0.22
肝	0.17
脂肪	0.13
血液	0.02

2. 骨屏障及含气组织影响　由于人体正常组织中的声速、密度随组织而变化，其数值与超声诊断和超声理疗关系密切，人体组织是一多层介质，声波在人体组织中的传播很复杂。入射声波在不同组织的分界面上都会产生反射、透射、散射等现象。而这些现象主要与介质的声速（c）、密度（ρ）有关。声波在人体组织中从一种组织到另一种组织，当通过界面时，部分声波在界面反射回入射组织中，其余部分透过界面进入第二种组织。声波在界面被反射的程度完全决定于两种组织的声阻抗，声阻抗相差越大，反射程度则越大；声阻抗相同的组织反射则不存在。因此，在人体不同的软组织界面上，声波的反射系数都很小，绝大部分声波都可以透过界面，但在软组织与骨骼或含气组织之间的界面上，声波都发生明显反射。

（1）骨屏障：骨骼的声阻抗比其他的人体组织大很多，声波在骨骼中的传播速度是其在水或人体软组织中传播速度的两倍多，因而在软组织和骨骼之间的界面上，存在声波的强反射现象。

由于骨组织是一个反射系数很大的组织，其含水量远远少于软组织、肌肉、脊髓和脑组织。因此，当超声入射波穿透达骨组织时，大部分的超声波被反射。假设入射波为100%，那么约70%的入射波在骨组织膜处被反射，约30%被骨组织吸收。那么，在骨膜处某一点既是超声入射波的入处，又是反射波的出处，而且还是透射波进入骨组织的地方，此时该处的超声总量几乎是入射波的2倍（100%+70%+30%）。而骨膜没有良好的血液循环，无冷却效应，因此造成由于骨膜处某点大量超声能量的积聚而成为高能量点，即过高热点。此时患者会感到剧痛，也就是常称的超声波骨屏障作用。正因为超声波的骨屏障特点，所以在临床应用时不能用超声波加热颅脑肿瘤（除非切开颅骨），在加热与骨毗邻的组织时也要十分小心，必须充分保护好骨组织，避免受到超声波辐射。尤其在用HIFU进行治疗时，要注意避开骨骼，不然不仅可能使患者产生疼痛感，甚至会严重损伤骨组织。这是超声波加热的一个特殊之处。

（2）含气组织：超声波在水中的传播速度（1500m/s）比在空气中的传播速度（340m/s）要快得多，因而当超声波穿过水与空气的界面，从水中进入到空气中时，大部分超声波都被反射回来，而当超声波直接从水中进入到人体组织时，由于人体内除骨骼和含气空腔之外的大部分组织都具有与水相似的声特性，基本上可以无衰减地通过而到达肿瘤组织部位。因而，在用超声波进行治疗时，要保证治疗头（通常浸在水中）与人体组织之间的良好偶合性，以免造成超声波的强烈反射，严重时甚至会损坏治疗头和用于定位的B超探头。

二、HIFU设备及其特点

超声换能器

自20世纪70年代以来，人们就开始对超声热疗的关键部件（超声换能器）进行不断改进和研究。早期仅用一个换能器头发射声波；后来为了提高加热深度、扩大加热面积，逐步采用多元换能器组合探头，即由4个以上的换能器拼装，先前是将圆形换能器进行拼装，后改为方形换能器拼装。

目前国内外现有的聚焦换能器按聚焦原理主要可分为以下几种：多元小平面几何聚焦超声换能器、多元双重聚焦超声换能器、单个环形自聚焦超声换能器和相控阵换能器。有关HIFU超声换能器内容详见第四章超声热疗技术部分。下面对这些换能器的聚焦原理进行简要介绍和比较。

1. 多元小平面几何聚焦超声换能器　其结构见图9-3-9。这种多元小平面几何聚焦超声换能器是将多个平板小换能器分布在同一曲面上并几何聚焦，平板小换能器发出的声束重叠的区域即为焦点，其位置完全由几何曲面的曲率半径决定。

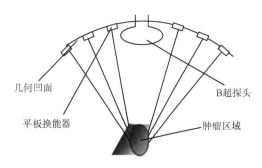

图9-3-9　多元小平面几何聚焦超声换能器示意图

2. 多元双重聚焦超声换能器　其结构见图9-3-10。多元双重聚焦超声换能器是将多个自聚焦换能器排列在几何凹面上而再次进行聚焦。这种设计更有利于在焦点处获得更大的声功率。凹面聚焦超声换能器是将铁电陶瓷磨成凹球面，然后经极化、镀银而制成。一般来说，凹球面聚焦超声换能器较声透镜聚焦更适于HIFU对肿瘤的治疗。

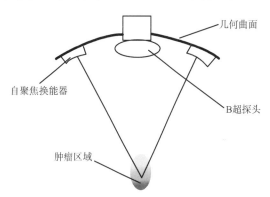

图9-3-10　多元双重聚焦超声换能器示意图

3. 单个环形自聚焦超声换能器　其结构见图9-3-11。单个环形自聚焦超声换能器是将凹球面聚焦换能器在中间挖一小孔（中间放置一B超探头，用于检测和实时监控，可以上下运动和自由转动）。这种自聚焦换能器焦点无须调节，焦斑较小，能量比较集中。

4. 相控阵换能器　相控阵换能器包含许多小的阵元，这些小阵元通常是平面型的，本身并不聚焦，适当调节各阵元的激励信号的时延（或相延），使声束偏转而实现聚焦。相控阵换能器阵元比较简单，容易制作，单个阵元的损坏不影响换能器的使用，但每一个阵元都需要一路激励电路，控制成本比较高，初期常用于MR与HIFU结合的治疗系统中。近年来，随着技术的发展，超声引导的相控HIFU系统开始越来越多地应用于临床。比较典型的是，应用于子宫肌瘤消融的HIFU设备通常采用压电陶瓷超声换能片阵元分布于具有中间通孔的凹球面上。

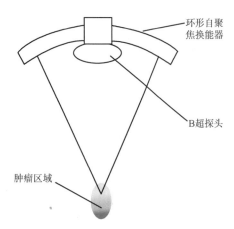

图9-3-11　单个环形自聚焦超声换能器示意图

三、HIFU治疗操作流程

按照HIFU技术的特点和人体器官、肿瘤病灶的空间位置及周围重要脏器的分布，从消融效果方面可以将HIFU治疗的临床应用模式分为消融性治疗和非消融性治疗。不同位置的肿瘤在接受HIFU治疗后，通常具有不同的期望疗效。肿瘤上层组织比较单一的病灶，在HIFU治疗中往往能够达到比较明确的影像学消融；而在靶区病灶周围有大量的重要组织的肿瘤，其进行HIFU治疗的风险性和复杂性明显提高，这时HIFU治疗的消融性效应可能较难达到，如果刻意追求肿瘤外围区域的完全消融，则会伴随着更大的风险。

（一）术前准备及治疗计划

1. 病史采集　接诊医生应详细地向患者及其家属询问病史，并做好必要的记录。病史采集的主要内容包括：①肿瘤相关的临床症状、体征；②实验室及影像学检查结果；③既往治疗情况及效果；④目前已使用或正在使用的其他治疗方法情况；⑤临床诊断。

2. 完善治疗前检查　在进行HIFU治疗前，必须完成相关检查，以确保治疗的可靠性和安全性。①常规检查：血常规、尿常规、粪常规、心电图、胸部X线检查。②生化检查：出凝血时间、肝功能、肾功能、电解质等。③相关肿瘤特异性标志物检查：AFP、CEA、CA12-5、PSA、CA19-9等。④B超检查，必要时需行CT、MRI、DSA、PET等检查。⑤恶性肿瘤需明确诊断（病理确诊或临床确诊）。⑥根据病情进行治疗时需要的其他必要检查。

通过询问及进行相关检查，接诊医生需了解并熟悉患者病变的部位、性质，尽可能明确病变分期，最终确定患者是否具备HIFU治疗适应证，且无HIFU治疗禁忌证。

3. 签署知情同意书　由于HIFU治疗目前还属于实验性治疗阶段，医生对治疗中可能发生的一些不良反应的判断和预防经验不足。因此，在治疗前医生应详细耐心地将HIFU治疗的各方面情况向患者及其家属进行详细说明。例如，介绍HIFU技术及其治疗中可能出现的情况，HIFU治疗并发症，HIFU治疗后的注意事项等。在充分征得患者及其家属理解和同意并签字后，方能进行治疗前准备。

（二）治疗前准备、预处理

1. 腹盆腔肿块治疗的预处理

（1）治疗区域皮肤的准备：体毛浓密者需备皮，以使治疗时拥有良好的超声传导通路。备皮范围一般为超声换能器至肿瘤的圆锥形通路在体表的投影，周围可适当扩展5～10cm。上置式探头治疗时，超声耦合剂应均匀涂抹，尤其在皮肤松弛皱褶处、脐凹陷处更应认真做好以上工作，以尽量减少皮肤表面残留气泡（如超声入射通道上遭遇气泡会使部分超声波发生全反射现象，导致一部分超声能量在皮肤局部聚集而出现不同程度的烫伤），避免超声波对皮肤的损伤而减少并发症。

（2）为减少肠道产气，防止过多胃肠内气体干扰超声探头对靶区的定位观察，在治疗前3天最好禁止食用高蛋白食物（如精肉蛋类、奶制品、豆制品）；治疗前1天进流食，原则上不食用牛奶、豆奶等产气食物；术前8h禁食，4h禁水；对于胃肠道等空腔脏器的肿瘤治疗，患者可在治疗前5～10min口服胃肠道超声造影剂，以减少气体、充盈胃腔及增加透声。

（3）必要时治疗前一天晚上口服缓泻药清洁灌肠，并在治疗前8h禁食，防止肠道内容物对超声波的影响。

（4）对于HIFU治疗时超声入射通道上有节育环的子宫肌瘤患者，术前需取环，取环后3～5天再行HIFU治疗。

（5）进行盆腔内肿瘤治疗时，膀胱内需留有足量的尿液；对于膀胱肿瘤患者，术前要求插入三腔二囊导尿管。

2. 术前药物的使用及其他准备

（1）情绪过度紧张的患者可给予地西泮。

（2）一般术前可常规使用镇痛、镇静药，如布桂嗪、曲马多、哌替啶、酮咯酸氨丁三醇、咪达唑仑、异丙嗪等。

（3）对于接受单晶片超声换能器HIFU设备进行治疗的患者，应在麻醉状态下给予治疗。

（4）不能耐受术前空腹的患者可静脉滴注葡萄糖溶液以提供能量。

（5）对于合并高血压、心律失常、心肺功能欠佳及一般情况不好的患者，术前应注意降压、控制心律失常，术中可给予吸氧及进行心电监护。

（三）操作步骤、方法、注意事项

HIFU治疗肿瘤是将超声波换能器发射的高能量聚焦超声波声束在计算机控制下经体外导入体内靶区肿瘤组织内，产生一个橄榄形的热斑点，焦点温度可达65℃以上，导致局部细胞内部蛋白质凝固而使肿瘤细胞死亡。在高分辨率超声定位系统引导下可以实现从点到线、从线到面、从面到体的逐步治疗，从而完成对整个肿瘤的消融治疗。

依据肿瘤大小的不同，治疗时间通常需要0.5～3h。由于在治疗时可能会有局部不适或疼痛，停止治疗后疼痛通常会立即消失，因而，治疗中可配合镇静、镇痛药物。

1. HIFU治疗的剂量设置　在对HIFU治疗前的常规检查和准备完成之后，应根据患者临床体格检查和彩色多普勒超声、CT或MRI等影像学检查结果确定肿瘤位置、大小、形态及相邻器官、血管和神经组织的关系，根据HIFU所需治疗恶性肿瘤的组织类型、病灶大小及部位等不同，选择适当的剂量和治疗方案。治疗剂量的参数包括换能器的个数（T_N）、换能器辐射频率（f）、发射时间（t_1）、间歇时间（t_2）、输出声强（I）大小、每点打击次数（n）、综合频率（F）和肿瘤组织特性及深度（t_u）。治疗的剂量（D）可表示为

$$剂量 D(t_u) = F(T_N, t_1, t_2, n, I_{0～100\%}, f) = F(t, t_{°C})$$

其中，每个焦斑处的治疗剂量与换能器探头辐射总时间（t）和该焦斑处的固化温度（$t_{°C}$）有关。

2. HIFU治疗的基本步骤　根据肿瘤病灶的部位、深度的不同采取相应合适的治疗方案。对于浅表肿瘤，可以采取降低功率输出、缩短发射时间、减少打击次数的剂量模式进行治疗，再用B超检查治疗后的病灶区变化，以确定治疗效果；对于深部肿瘤，则采用增加功率输出、延长发射时间、增加打击次数的剂量模式进行治疗，同样用B超检查治疗后的病灶区变化，以确定治疗效果。具体治疗实施步骤如下。

（1）图像定位：通过B超粗定位，将治疗头大致对准肿瘤部位，再通过治疗床、C形臂和治疗头的运动实现肿瘤区域的精确定位，使肿瘤区域位于B超图像的中心。定位完成后，可对肿瘤进行适形勾边，确定治疗区域的边界，如图9-3-12所示。

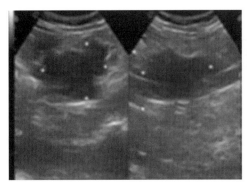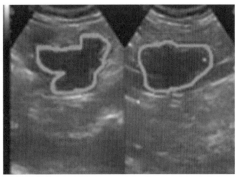

图9-3-12　在超声引导下的肿瘤定位

（2）确定治疗剂量：将 MRI、CT 等检查手段所测得的肿瘤参数填入表格，包括肿瘤部位、深度、长度、宽度和高度等，制订治疗方案，治疗计划专家系统会根据以往的治疗案例和本次的肿瘤参数自动计算出参考的治疗剂量，以供医生参考。医生也可以手动方式对显示的治疗剂量参数进行修改、优化。

（3）治疗靶区的确定：通过人机交互实现肿瘤的自动治疗。由医生确认需治疗的肿瘤区域，在合适的功率及治疗参数条件下，采用手动或自动方法按照肿瘤的形状和区域进行靶区勾边，如图 9-3-13 所示。

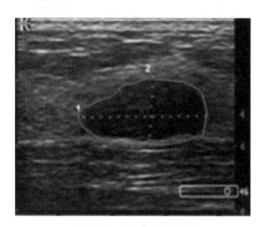

图 9-3-13　肿瘤边界勾边

若选择自动方式进行靶区勾边，计算机界面中将会弹出一个区域内平滑和对比度增强按钮，在治疗断面图像中按住鼠标左键任意拖动选择一个肿瘤区域并在肿瘤内部单击右键，单击区域内平滑、对比度增强和自动勾边按钮，完成自动勾边。

若选择全手动方式，界面将弹出画线方式，如直线和曲线按钮，选择两者之一，在治疗断面图像中逐点勾画出肿瘤边界，最后在勾画范围内单击鼠标右键，勾边的虚线会变成红色实线时即完成肿瘤边界的手动勾边。

勾边后计算机会自动显示所勾边区域的治疗范围，医生可根据显示数据进行重新调整或确认开始治疗。需要指出的是，每一个勾边的区域只是肿瘤的某个断面。

（4）开始治疗层面的选择：在完成肿瘤边界的勾边后，单击开始治疗按钮，再次检查治疗区域和在弹出的对话框中所提示的治疗参数，明确无误后点击对话框确定按钮，同时打开功率发射开关。此时，计算机会自动将换能器的焦点移到治疗层面的治疗起始点，完成从点到线到面的扫描，整个过程必须在医生的实时监控下完成。单击取消，对话框则消失，可修改治疗剂量方案。治疗过程如图 9-3-14（彩图 23）所示。

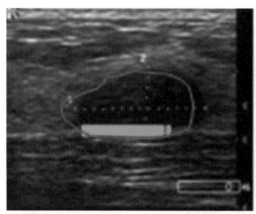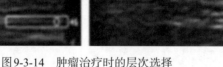

图 9-3-14　肿瘤治疗时的层次选择

（5）非首层靶区的治疗：在第一个层面的治疗完成后，移动换能器到下一层面，采用同样的方法进行勾边和治疗，对于形状规则的肿瘤可采用自动选择下一层面，此时，计算机会自动按上一层面的勾边方式完成治疗区域的勾边。

（6）图像的后处理：医生可根据治疗过程中的实时图像，选择要储存的图像，冻结后存盘，进行图像处理。具体内容包括：①测量两点间的距离；②在图像上画线；③在图像上标注；④清除标注和画线；⑤保存标注和画线；⑥图像保存；⑦按图像编号和住院号把图像保存到数据库。

需要提出的是，由于临床上所使用的 HIFU 设备出自不同厂家，在一些具体操作实施上可能会有些细微的差异，但一些基本原则是相同的。

（四）HIFU治疗靶区的设定原则

治疗靶区是指HIFU治疗时需要完成治疗的组织区域。对于良性病变，由于病变的实际范围与影像技术所能见到的范围一致，通常只需治疗良性病变所能见到的范围即可达到满意效果；但对于恶性肿瘤，由于其呈浸润性生长的特点，病变的实际范围较影像技术所能见到的范围大，因而为了保证治疗的有效性和彻底性，治疗的范围可适当扩大。当然，在勾画治疗靶区时不能只强调扩大计划治疗区，还要因肿块靶区的实际情况而定，如肿块周边是否有重要的脏器、神经及血管等，扩大的治疗区域是否会伤及这些重要的组织器官。若有，治疗时对其他脏器予以应有的保护，以减少治疗并发症的发生。

在HIFU治疗中还需要注意以下6个方面的问题。

（1）肿瘤治疗要有综合治疗理念，明确HIFU治疗只是恶性肿瘤治疗中的一部分。

（2）对于部位较深的肿瘤，治疗时所给予的剂量相对要大，对于浅部肿瘤则剂量相对要小。由于目前无法做到治疗中测温，因此，治疗时所给的剂量一般用治疗功率、超声发射时间及单次治疗打击次数等指标来体现。在一定的剂量范围内可以结合患者的主观感觉适当地调整剂量。

（3）体积小的肿瘤与体积大的肿瘤相比，前者的治疗分次相对较少，而后者的治疗分次相对较多。

（4）在一个整体的治疗过程中，处于深层部位的区域所给予的剂量较高，越近浅表时给予的剂量应适量减少。

（5）良性疾病的治疗范围不应超出病变的边界，恶性肿瘤的治疗范围则应适当扩大，但在勾边时要注意肿块与周围脏器的关系。

（6）对于分次治疗的肿块，在下一次治疗时应注意与前一次治疗部分有1～2个断面的重合。对于直径小于3cm的肿瘤，建议一次治疗；对于直径为3～5cm的肿瘤，治疗次数视个体情况而定；对于直径大于5cm的肿瘤，建议分次治疗。两次治疗之间的间隔时间一般为2～3天。

四、临床应用

由于HIFU治疗目前尚属于试验性治疗阶段，因此国家卫生健康委员会委托中华医学会牵头拟定了首个专门针对HIFU肿瘤治疗技术的法规性文件——《高强度聚焦超声肿瘤治疗系统临床应用指南（试行）》。该指南不仅对HIFU肿瘤治疗系统做出了明确定义，还就设备与技术条件、临床意义、适应证和禁忌证、治疗剂量及疗效评价做出了明确规定。

1. HIFU治疗的适应证　HIFU治疗主要用于人体盆腔、腹腔、体表软组织，并具备完整的超声波入射通道，使用内置B超探头（超声引导的HIFU治疗仪）可清晰观察肿瘤全貌的实体肿瘤的治疗。目前在临床上已实行治疗的疾病包括良性疾病和恶性肿瘤两大类。

（1）良性疾病：①子宫肌瘤；②子宫腺肌瘤；③前列腺增生；④软组织良性肿瘤。

（2）恶性肿瘤：①盆腔、腹腔复发及转移性肿瘤；②软组织肉瘤；③子宫内膜癌；④子宫肉瘤；⑤卵巢恶性肿瘤；⑥前列腺癌；⑦胰腺癌；⑧肝癌；⑨腹膜后恶性肿瘤或转移淋巴结；⑩肾癌；⑪膀胱癌；⑫乳腺癌。

2. HIFU治疗的适用情况　①无法手术切除的晚期肿瘤；②因患者高龄、体弱或合并症多而无法耐受手术的肿瘤；③术后复发、转移，不宜再次手术的肿瘤；④考虑到实际情况无法接受手术或药物治疗的肿瘤；⑤联合其他方法对肿瘤进行姑息治疗。

3. 不适于HIFU治疗的区域组织器官　HIFU不适用于对有骨骼阻挡或普遍含气的器官肿瘤进行治疗，其原理在前已述，这些区域主要包括：

（1）肺组织：肺是含气组织，由于超声波不能在空气中传播，遇到空气会发生全反射导致超声波不能进入肺实质，因此，HIFU治疗不适于肺癌，而且该治疗对纵隔内的肿瘤（如食管癌、胸腺癌、纵隔转移癌等）也无法实施。

（2）骨组织：正常骨组织的密度比软组织密度高7倍，超声波遇到骨骼会发生折射、反射而不能通过。因此，无法应用于颅内、胸内的肿瘤治疗。当肿瘤长在肋骨后面，超声波的入射通道受阻隔时也无法治疗。

（3）囊肿：超声波在液体中的传播是全通过的，HIFU产生的热量无法在液体中蓄积升温，因而对囊肿治疗无效。

4. HIFU治疗的禁忌证　①合并心、肝、肾、脑、肺等器官衰竭，实施治疗可能发生意外者。②恶病质、全身衰竭或有重度腹水，难以耐受HIFU治疗者。③患有凝血功能障碍，出血风险较大的患者。④超声引导的HIFU治疗仪的内置B超探头不能完成定位的肿瘤。⑤治疗部位的皮肤破溃、感染及切口未愈合；下置式探头治疗的患者浸在水槽中的皮肤破溃、感染及切口未愈合。⑥孕妇。⑦上置式探头水囊膜与治疗部位的皮肤不能充分耦合，接触面积过小。⑧治疗通道上有金属或其他使超声波不能通过的物体。⑨伴大量胸腔积液、腹水，患者无法配合平卧或俯卧时不适治疗。

5. 对出现以下情况者应慎用　①对于紧靠或包绕重要神经、血管的肿瘤；②前列腺增生的50岁以下患者；③因子宫疾病出现阴道出血的患者；④发热患者；⑤心律失常、高血压未能控制稳定的患者。

（一）治疗后观察的注意事项

HIFU治疗结束时应注意观察有无局部皮肤损伤及其他并发症出现，如阴道出血、血尿、疼痛等，根据不同的症状给予相应的处理。对各脏器肿瘤治疗时要结合实际情况，采取相应的处理措施。

（二）疗效评估

对于一种新型治疗方法，其最终疗效的评估需要通过与其他疗法进行规范化比较，常用的方法是对长期生存率和毒副反应程度的比较，如与其他治疗方法比较同病种同期别患者3年生存率和5年生存率、对机体器官功能的影响程度，以及接受治疗时的安全性和患者耐受度等。在开展HIFU治疗早期阶段，由于未能充分认识和正确评估时，治疗所选择的对象大部分是Ⅲ期和Ⅳ期的晚期患者。对于在以往不能接受手术，也不能进行根治性放、化疗的患者，其疗效观察的结果可想而知，5年生存率极低，因此关于3年中位生存期的报道较多。

国际抗癌联盟（UICC）规定，抗癌治疗近期疗效以肿瘤体积变化为依据分为四级：①肿瘤完全消失（CR），超过1个月；②肿瘤体积缩小＞50%（PR）；③肿瘤缩小＜50%或增大未＞25%（NC）；④一个或多个病灶增大＞25%或出现新病灶（PD）。这种分级主要基于化疗抑制动态增殖速率基本概念而制定，但现在其应用范围在扩大。

通过大量的动物实验和临床实践发现，HIFU致原位肿瘤灭活的影像学较少出现在早期瘤体积快速缩小或消失的情况下。这一现象从解剖、病理、生理基础方面可从两个方面进行解释，其一，肿瘤组织坏死后如果要消失，需要一个脱落通道，如膀胱癌HIFU治疗后，坏死组织在尿激酶、溶酶等物质作用下可以溶解、脱落、缩小、消失，这种情况可以比较适合套用UICC规定的疗效评判标准进行评估；但对于无直接排出通道而进行HIFU治疗后的肿瘤，由于在治疗后坏死组织没有排出通道，不能通过脱落通道进行排出，因此需要依靠其他方法如通过吞噬细胞对坏死组织的作用使其消失，而最终的坏死区被成纤维细胞所取代。其二，坏死组织的缩小是通过血液循环重建与吸收作用进行，但肿瘤内部及周围血管在HIFU治疗时大部分发生栓塞，新血管向坏死肿瘤内部的重新生长何时发生、侵入深度多少，如此类似问题目前都尚未明了。因此，在临床病例中可以观察到1年内缩小率约30%。因此，以往UICC的规定是否适用于HIFU近期疗效的评估，还需要继续观察，直至为HIFU治疗制订出一套适合其特性的评估标准。

目前，对于HIFU治疗后必须以有效手段客观判断治疗效果，暂可以推荐使用如下指标作为HIFU治疗近期疗效的评估标准。

对肿瘤组织活性评估有两类方法：一是对肿瘤组织进行病理组织学检查，这是判断肿瘤细胞活性最直接的方法，尽管多点穿刺活组织检查，其结果也只能反映穿刺点的情况，而不能代表整个肿瘤细胞是否死亡。二是包括临床表现、病变组织器官的功能变化、肿瘤标志物和功能影像学检查。其中后一类方法因具有非侵入性、重复性好、综合判断准确性高等优点，经常被临床采用，对其简述如下。

1. 临床症状和体征　对治疗前后的临床症状和体征进行比较，有效者会出现相应的好转表现。可通过评分（生活质量评分表、症状改善评分表、癌痛VAS评分等）来评价，这些指标基于患者的主观感受，它是判断HIFU治疗效果最简单的一种方法。

2. 实验室检查　除外临床症状和体征的改变，特异性肿瘤标志物、循环肿瘤细胞（CTC）及免疫学指标（CD3$^+$ T细胞、CD4$^+$ T细胞、NK细胞、LAK细胞活性，IL-2水平，TGF-α含量）等相关的实验室检查结果的变化也是一类可用于对疗效进行判断的客观指标。目前常用的肿瘤标志物有AFP、CEA、CA12-5、PSA、CA19-9等，其中AFP对于肝癌、CA19-9对于胰腺癌、CEA对于消化道肿瘤具有较高的特异性。

3. 影像学检查　对于肿瘤治疗后的疗效随访，影像学技术担任着很重要的角色。它通过形态学直观地显示出肿瘤的大小、形态、数目、内部结构及其毗邻关系，其中部分技术还能做出功能判断。

（1）超声检查：超声在HIFU治疗中不仅用于实时监控，还可用于对治疗后的疗效判断。根据治疗前后肿块图像灰度的变化可以大致判断组织是否存活。HIFU治疗后组织回声一般均有增强，随着病灶坏死、纤维组织增生，声像图上将表现出相应特点。多普勒技术可以判断组织、器官内血流灌注情况，帮助了解功能状况。肿瘤血供的减少和流速的下降会促使肿瘤发生缺血与坏死。值得注意的是，病灶内出现高回声区，但无法代表消融区，亦不能作为判断是否完全消融的标准。以下特点可作为治疗有效的标准。

1）肿瘤边界的变化：通常在治疗2周内边界较为模糊，以后逐渐变得清晰；当肿瘤明显缩小时，边界又变得模糊不清。

2）肿瘤体积的变化：通常经过HIFU治疗后，肿瘤体积缩小不是即刻能见到的表现，它是一个漫长的动态变化过程。在治疗后即刻或半个月做超声检查，此时肿瘤可能不但没有缩小，反而有增大的可能。这可能是局部充血肿胀等原因所致的假象，不能被视为治疗无效。瘤体通常在治疗后3个月开始明显缩小。瘤体缩小缓慢的原因可能是瘤体内及其周边的血管在治疗时被破坏，病灶区缺乏血供使吸收减慢。

3）肿瘤血供：有效时肿瘤区域内的血流显示减少或消失。

4）内部回声明显改变：回声增强或出现伴声影的点状或斑片状的强回声；粗糙不均质的回声变得细小而均匀；偶尔可见多个或片状的液化区域。

（2）超声造影：常规超声可判断肿瘤的部位、内部回声、血流信号及周围毗邻，但难以精确判断等回声病灶、肿瘤浸润的范围及内部血流的精细变化，超声造影可增强超声背向散射，增强血流回波信号和血流在血管中的多普勒信号，可显示病灶内部的微血管灌注，从而增强其与周围组织的声特性阻抗的对比度，有利于病灶范围及内部血流信号的观察。于HIFU治疗前及治疗后即时对患者实施超声造影检查，观察并对比病灶组织的血供情况，了解病灶组织内部是否存在残留血供和遗漏病灶，对未完全灭活的病灶可实施HIFU补充治疗。超声造影评价HIFU的疗效具有即时性、精准性、多角度、操作简单及可重复性的优势，但一般不适用于乏血供的病灶。

治疗有效时的主要表现：①治疗区动脉期（或毛细血管期）、门静脉期（或实质期）和延迟期均无强化；②治疗区边缘的血供中断。

治疗不完全时，治疗区内部出现不规则强化，通常分布于边缘区；在随访过程中，若病灶体积缩小缓慢，可通过超声造影监测病灶活性变化。

（3）CT检查：当治疗有效时其主要表现：①凝固性坏死在CT平扫图像上呈低密度，动态增强扫描动脉期（或毛细血管期）、门静脉期（或实质期）和延迟期均无强化；②治疗区的边缘有一薄层较均匀的强化影；③随访见治疗区的边界更清楚，体积缓慢缩小，延迟期仍可见边缘增强带。

当治疗不完全时，治疗区内会出现不规则强化，特别是边缘区出现宽大强化或结节状强化。

（4）MRI检查：治疗有效时的图像表现，①凝固性坏死在T_2WI（T_2加权像）上呈低或稍高信号，在T_1WI（T_1加权像）上呈稍高或稍低信号，用脂肪抑制后T_1WI的稍高信号无变化（未被抑制）；②动态增强扫描（使用三维或二维脂肪抑制梯度回波序列，对比剂使用Gd-DTPA）动脉期（或毛细血管期）、门静脉期（或实质期）和延迟期均无强化；③治疗区边缘可见一薄层较均匀的强化影。

（5）功能影像学检查：这类检查不仅可以对病变部位进行定位，还可以反映细胞组织的功能状况。

放射性核素显像是功能性显像，常用的是PET，使用放射性示踪剂检测肿瘤的代谢和血流来反映其功能状况，优点是敏感性高。缺点是定位较差，边界不清，主要用于定性，但PET/CT已可在很大程度上弥补单用PET的不足。

PET或PET/CT检查是利用葡萄糖类似物做示踪剂，它在代谢旺盛的组织中分布浓度极高。如果将同位素标记过的FDG注入血管后，FDG将在癌组织中高浓度分布，用PET可发现这些浓聚灶，正常组织却因吸收少而不会显影，其灵敏度在5～10mm。如果治疗后使用FDG-PET扫描呈现全阴性结果，则可以认为此时癌组织的代谢率已消失或转归正常，实质上达到了手术切除肿瘤的疗效。虽然实质脏器肿瘤死亡组织的存在不符合CR标准，仍可评定为显效。

PET/CT是解剖影像学和功能影像学相结合，既能准确地对病变定位，又可客观反映病变情况，PET/CT现已逐步用于临床，但其检查费用过高，因此限制了其在临床上的广泛应用。

DSA检查：DSA是通过显示肿瘤血管和染色来反映肿瘤功能状况，可作为CDFI和CT检查的补充。由于只能显示200μm以上的血管，不能显示肿瘤的营养血管，因此只能对肿瘤的功能状态进行大致评价。该检查最大的优点是在评价功能的同时可进行栓塞治疗。

4. 病理检查和细胞死亡率检查　常用TCC染色和台盼蓝染色两种方法。

（1）台盼蓝染色：被染色可认为是死细胞，不被染色则被认为是活细胞。染色后连续计数100个细胞，即可得出取材组织的细胞死亡率。若活细胞较多时（≥10%）需进行对照检查，在细胞培养液中保温24h后再染色进行观察，可见未经HIFU治疗的细胞大部分仍然存活，而经HIFU治疗的细胞大部分死亡。

（2）TCC染色：也可用于此项检查，其染色效果更细致。

五、HIFU治疗的并发症及原因和防治方法

HIFU治疗的消融性和非消融性效应在影像学上有明显的区别，但有时在实际操作过程中还难以截然分开。首先，无论是消融性还是非消融性的HIFU治疗，采用的流程和治疗参数是基本一致的。在同种情况下（治疗参数），根据不同部位的肿瘤和肿瘤不同的生物学特性，可能达到完全消融，也可能不能达到完全消融，也可能靶区中的部分达到了消融而其余的大部分并没有达到消融。其次，有研究显示，前一次低功率的HIFU治疗后，下一次的HIFU治疗更易达到消融的疗效，也就是前一次的非消融性HIFU治疗为后一次的消融性HIFU治疗创造了条件。对采用多次治疗的非消融性HIFU治疗模式而言，每一次的HIFU治疗可以相互配合协同，并在一定程度上叠加疗效。在规范操作的前提下，不刻意追求直观的局部影像学消融（或坏死）证据，此举的最大意义在于保障了HIFU治疗的安全性。

从目前现有的临床观察中发现，在治疗过程中，由于热扩散、超声波入射通道上能量的损失及其他原因，可能会导致如下并发症的出现。

（一）常见并发症

1. 皮肤潮红、水疱、灼伤

（1）发生原因：①皮肤与水囊膜结合不紧密，二者之间有空隙或有空气存在，或者接触的面积过小；②治疗部位过于表浅；③治疗剂量过大。

（2）防治措施：①上置式探头，治疗前局部皮肤涂抹耦合剂，避免耦合剂内有气泡，使水囊膜紧贴治疗部位的皮肤，尽可能增加二者的接触面积；②选择合适的治疗剂量；③治疗后可常规用0～4℃的水袋外敷10～30min，必要时涂抹烫伤药、局部换药及使用抗菌药进行对症处理。

2. 血尿

（1）发生原因：①在对盆腔肿瘤治疗时，如果以充盈的膀胱作为透声窗，治疗时膀胱壁作为入射通道可能招致损伤；②对于紧贴膀胱壁的肿瘤，治疗过程中及治疗后肿块的热扩散可能引起膀胱壁损伤；③治疗肾肿瘤时由于热扩散可能引

起邻近肾实质受损；④泌尿系统肿瘤治疗后坏死组织脱落形成创面。

（2）防治措施：①勾边时应注意肿块与膀胱的关系，避免将膀胱壁勾入治疗区域内；②治疗完毕后嘱患者多饮水、多排尿以帮助局部热量的散退；③轻度血尿一般3～5天可自行消退，也可常规给予止血药及抗生素；若出血量大或出血的时间过长，可给予冰盐水持续冲洗，必要时亦可考虑膀胱镜下止血。

3. 阴道出血

（1）发生原因：①黏膜下子宫肌瘤治疗后坏死组织脱落形成创面；②黏膜下及肌壁间子宫肌瘤治疗可能引起子宫内膜的损伤；③有节育环的患者由于超声波受节育环反射而导致子宫内膜损伤。

（2）防治措施：①少量出血一般3～5天可自行消退，也可给予止血药口服；②出血时间过长时应排除月经来潮所致，若不是则给予止血药和抗生素治疗；③禁止房事至下次月经结束；④对于子宫内有节育环的后壁子宫肌瘤患者，术前需取环，取环后3～5天再行HIFU治疗。

4. 腰部及腿部麻木、疼痛、骶尾部不适感、肛门坠胀感

（1）发生原因：①腹、盆腔深部肿块治疗中由于超声波的机械力作用可能引起相邻的骶丛神经、直肠壁受刺激；②腹、盆腔深部肿块治疗中及治疗后肿块的热扩散可能引起相邻的骶丛神经受刺激；③邻近直肠的肿块治疗后出现局部水肿，加重对直肠的压迫症状。

（2）防治措施：①深部肿块勾边时应注意肿块后壁的勾画范围不应超出肿块的边界；②治疗前后应避免大便干结，保持大便通畅；③症状轻微者通常在治疗结束后症状即消失；有极少数患者症状可持续1周左右才消失；对于持续时间较长的患者可给予局部理疗、针灸等对症处理。

（二）罕见并发症

1. 神经损伤

（1）发生原因：肿瘤包绕或邻近神经组织，治疗靶区的设置中无法将其避开而造成损伤。

（2）防治措施：①辅以使用神经营养药；②局部行理疗、针灸等对症处理；③进行肢体功能锻炼。

2. 肝损伤、黄疸加重

（1）发生原因：①肝脏肿瘤治疗后细胞坏死、邻近的肝细胞受损；②肝脏、胰腺肿瘤治疗后局部水肿、肿瘤组织纤维化压迫胆管。

（2）防治措施：①使用护肝、降黄药对症处理；②必要时可行ERCP或分流手术。

3. 肝癌破裂

（1）发生原因：①肝癌患者有一定的自发性破裂出血的危险，原发性肝癌自发性破裂出血发生率为14.5%；②肝癌微血管周围显著的病理改变；③癌肿位置表浅，包膜脆而薄，当受外力影响或腹内压力增高时可能引起肝癌破裂出血。

（2）防治措施：①术前对患者进行客观评价，对于表浅、体积较大的肝肿瘤应慎重选择是否应用HIFU治疗；②一旦临床出现病情变化，立即按肝破裂处置。

4. 胰腺炎

（1）发生原因：①胰腺肿瘤治疗后细胞坏死；②邻近的胰腺细胞受损。

（2）防治措施：部分患者治疗后可出现血尿淀粉酶含量一过性升高，一般无须特别处理，禁食至第2天多数可恢复；对于血尿淀粉酶持续升高的患者，需禁食，并给予抗感染、抑制胰酶活性、减少胰酶分泌治疗。

5. 消化道穿孔

（1）发生原因：①胃肠道肿瘤治疗后出现液化坏死；②应激性消化性溃疡引起穿孔；③肿瘤病灶内热量传导而损伤病灶周围胃肠道。

（2）防治措施：可在治疗后2～3天发生，很大一部分是十二指肠穿孔，一旦出现，需行外科手术干预。

六、HIFU治疗后的病理转归

一般来讲，肿瘤经HIFU治疗后，将经历炎症浸润期、炎症消散期、纤维化期和机化吸收期4个时期。

对接受过HIFU治疗的区域所切除的标本进行大体观察、病理切片，可观察到如下病理学改变。

肉眼变化：治疗区为灰白色无光泽的凝固坏死区，边缘为充血带，沿周边有点状肉芽组织生成，治疗区域与未治疗区域分界清楚。

光镜变化：治疗区域内的细胞可见核固缩、

核碎裂、核溶解等细胞不可逆性损伤表现，细胞胞质嗜伊红染色增加，治疗区域边缘有新生的肉芽组织形成和淋巴细胞浸润，并逐渐从边缘向靶区中心扩展。肿瘤组织内小血管和毛细血管内皮细胞可见核碎裂、核溶解，内皮外薄层结缔组织和平滑肌结构模糊，管腔内有血栓形成。

大量的实验研究已经证明，人体正常组织可耐受的温度极限是45℃，在50℃以上则可以发生不可逆转的组织变性和坏死，温度越高，凝固坏死的发生概率越大，100℃以上发生溶解坏死。

如上所述，HIFU治疗在高温低水平可产生变性坏死、凝固坏死；在高温高水平可产生凝固坏死及溶解坏死。这些热坏死的结果都将导致坏死组织内的成纤维细胞的增生，成纤维细胞不断分裂的结果导致纤维化的产生，组织的纤维化自外而内逐步发生。

七、HIFU治疗中心的基本配置

1. 配备人员要求

（1）经过培训的肿瘤治疗临床医生1名。

（2）有临床经验的B超医生1名。

（3）有临床经验的护士1～2名。

（4）根据不同HIFU治疗设备的要求，如有必要，还需配备麻醉医生1名。

2. 辅助设备

（1）心电监护系统。

（2）输液和吸氧装置。

3. 场地要求　机房面积不小于25m²，有进出水、空调等，电功率不小于5kW。

八、超声肿瘤治疗的应用探讨

2005年3月召开了香山科学会议，会议主题是"国内肿瘤热疗学研究与应用中的科学问题"，HIFU作为肿瘤热疗学的新兴技术而被纳入大会讨论项目。回顾从1981年全国第一次肿瘤热疗会议起，当时只有一篇有关超声肿瘤热疗的论文，25年后，我国已成为在肿瘤热疗设备研发和临床应用方面较好的国家，这其中的进展十分显著。近年来，在超声常规热疗和HIFU肿瘤治疗及热疗设备发展方面取得了很多成果和突破性进展，尤其

在HIFU治疗方面的进展尤为突出，全国有近10家公司推出了HIFU肿瘤治疗设备，在许多大中型医院设立了热疗中心，每天有大量患者接受治疗，并获得了一定的疗效。我国生产的HIFU设备还出口到欧美、日本等科技先进国家，得到了国际著名专家如美国的L. A. Crum和英国的TerHaar等赞许。但与此同时还必须清醒地认识到HIFU技术的临床应用还有不少难题需要解决、攻克，无论是设备制造方面，还是临床使用方面。

热疗是继手术、放疗和化疗之后兴起的第四种肿瘤治疗方法，临床潜力大，效果好，但与前面三种传统治疗方法相比，多数情况下尚处于辅助治疗位置。其主要原因是热疗的治疗理论还有待完善；临床治疗规范有待统一；各种不同热疗机的治疗剂量需要统一；测温的方法，尤其是无损测温需要尽快研究，使其早日用于临床。

（一）HIFU在肿瘤治疗中可供探讨的应用途径

1. 实心消融法　是指用聚焦超声毫无遗漏地扫描人体内肿瘤组织的所有细胞。这种消融方法和目前所使用的扫描方法基本一致，但不同的是肿瘤的三维图像将给治疗带来极大的方便。根据所提供的三维图像信息，医生能在治疗前即找到最合适的扫描方向，预知治疗的层数，在制订好治疗计划后，计算机将自动控制扫描的全过程。这使得整个治疗的操作大大简化，并且可缩短治疗时间。

2. 表面消融法　是用聚焦超声对肿瘤的外表面进行扫描，利用表面凝固坏死的组织将肿瘤内部组织封闭起来。这样，由于外部供养被切断，经过一段时间，内部肿瘤细胞由于无血供和营养供给将会逐渐死亡。对肿瘤组织进行三维重建后即可获得肿瘤的全部外形信息。根据这些信息，计算机能自动计算出扫描方案。这种方法与实心消融法相比，扫描的点数大大减少，治疗时间将明显缩短。此方法对于身体已经非常虚弱的癌症患者尤为有利和适宜。

3. 血管消融法　即利用聚焦超声切断肿瘤与外部相连的所有血管，使得肿瘤因缺乏血供而死亡。由于癌症的实质是一种生长性的疾病，癌细胞无休止地生长、分裂需要大量的养分，而血管正是这些养分的供给渠道。目前，有学者设想，只要切断进入肿瘤的一些主要血管，癌细胞就会

因为营养缺乏、生长不良而逐渐衰竭、死亡。因此，血管消融法也有望成为一种治疗肿瘤的有效手段。当然，这还需进行大量的试验研究。

4. 免疫消融法　是利用超声生物学效应，激发人体本身的免疫系统来杀灭癌细胞的治疗方法。

试验表明，HIFU 可以刺激人体免疫系统，增强机体免疫力。它可能是通过热效应、空化效应对肿瘤组织进行破坏，减轻机体的肿瘤负荷，打破免疫系统与肿瘤之间的动态平衡，从而激发免疫系统的抗肿瘤效应。由于 HIFU 治疗时高温造成肿瘤组织凝固性坏死，有可能起了高温固化瘤苗的作用，肿瘤组织抗原性改变，加之肿瘤细胞变性、坏死的分解产物被机体吸收，都可以刺激机体的免疫系统产生抗肿瘤免疫力。

有资料显示，利用 HIFU 治疗的肿瘤患者，NK细胞活性显著升高，而 NK 细胞的非特异性免疫反应对抑制肿瘤生长、杀灭血液循环中的癌细胞、防止肿瘤血行播散起着重要的作用。尽管 HIFU 治疗肿瘤对机体免疫功能的确切影响及作用目前尚不十分清楚，但是大量试验证实，经 HIFU 治疗后可刺激机体的细胞免疫系统，增强机体免疫功能。

此外，由于肝脏的大部分被肋骨覆盖，而肝肿瘤又是一种常见的疑难疾病，因而如何用 HIFU技术治疗肝肿瘤成为 HIFU 目前的一个热门研究方向。目前的设想是减小声束的大小，由原来的球形发射改成弧形放射，使声束能集中，从肋骨之间的空隙穿过，这样就可以达到避开骨骼治疗肝肿瘤的目的。还有一种设想是寻找一种与骨骼具有类似声阻抗的材料来作为匹配层，这样可以使超声波穿过骨组织而到达肿瘤病灶部位，也可以达到治疗肿瘤的目的，但这个方案还需要大量的研究和实验，短时间内很难有突破性进展。

目前超声免疫已经成为一个研究热点。2002年 7 月，在西雅图召开的第二届国际治疗超声学术研讨会上，大会主席 L. A. Crum 指出，经过千百年的进化，物理治疗一定比任何药物都更强大。如何利用超声激活人体内的免疫系统将是一个很值得深入研究的课题。

（二）HIFU 治疗的临床试用汇总

1. 躯干区域实体软组织肿瘤治疗

（1）乳腺癌：1998 年刘长安等利用重庆医科

大学医学超声工程研究所的工作频率为 1.6MHz 的HIFU 治疗系统样机，在 CTS-315 型 B 超仪定位监控下连续对 16 例人乳腺癌离体组织标本进行实验，肉眼观察可见癌组织中的凝固性坏死灶（损伤灶）呈灰白色，且边界清楚，16 例标本组织学改变均表明其损伤程度为癌组织的不可逆性坏死；B 超图像显示靶区回声增强，带有皮肤的癌组织经 HIFU治疗后部分皮肤有受损。2001 年余永康等使用同样的 HIFU 治疗系统，对 7 例临床分期 Ⅱa～Ⅲa 期女性患者（年龄为 41～65 岁）进行 HIFU 治疗后再行手术治疗（5 例）和仅采用 HIFU 治疗（2 例）；在HIFU 治疗中血压、脉搏无变化，35 天内有低热，治疗后局部有轻微疼痛和低热，经口服止痛片可缓解；治疗后生活完全可以自理。治疗后 18 个月定期体检或用乳腺诊断仪随访，无 1 例局部复发，但1 例 Ⅲa 期患者 HIFU 治疗前全身骨扫描疑有肋骨转移，术后第 5 天行乳房象限切除、腋下淋巴结清扫，并进行了 1 个疗程的化疗和放疗，在 HIFU 治疗后第 7 个月发现腰椎转移；7 例患者均有治疗区域皮肤水肿或皮肤发红，其中 6 例经局部冰敷、涂擦紫草油后逐渐好转，仅 1 例治疗区域皮肤坏死伴脓肿形成而行脓肿切开引流。2001 年 Huber 等对1 例患者在 MRI 引导下利用固定焦距 68mm、工作频率为 1.7MHz 的 HIFU 换能器进行 Ⅱ 期浸润性导管癌治疗，肿瘤体积约 2.2cm×2.0cm×1.4cm，MRI 监测瘤组织最高消融温度为 70℃，治疗后即行增强 MRI 检查示消融靶区的血液供应完全阻断；5 天后切除肿瘤，病理组织学染色证实肿瘤内部呈不同程度的坏死。2003 年朱辉等利用重庆医科大学医学超声工程研究所研制的工作频率为0.8MHz 单阵元聚焦镜聚焦的 JC 型 HIFU 肿瘤治疗系统，对 24 例经穿刺组织学检查证实为乳腺癌的女性患者（年龄为 23～65 岁）在根治手术前 1～2周进行了 HIFU 治疗，其中 HIFU 治疗范围包括肿瘤及邻近 1.5～2cm 以内乳腺组织，平均治疗时间为 3500s，在治疗期间观察呼吸、脉搏、血压、体温和血氧饱和度、乳腺皮肤有无烧伤及组织水肿；HIFU 治疗过程中患者未感不适，治疗区域皮下轻微水肿，未出现皮肤灼伤，无肝、肾损伤，生命体征在治疗过程中和治疗后无明显变化；HIFU 治疗后经手术切除的组织标本如图 9-3-15 所示，HIFU 治疗后切除标本背面处可见治疗区域充血反应，切面HIFU治疗靶区分界清晰，完全覆盖肿瘤，靶区内组织呈灰白色凝固性坏死，表面无光泽，HIFU治疗区域与非治疗区域分界处周边有明显充血带环绕。图9-3-16B剖面见HIFU治疗区域内组织呈灰白色凝固性坏死，治疗区域与非治疗区域有分界清晰的充血带；靶区内组织呈凝固性坏死，细胞轮廓尚存，嗜伊红染色增强，细胞核固缩或碎裂溶解，间质破坏，胶原纤维肿胀、断

裂，脂肪组织坏死，靶区内小血管管壁结构破坏，内皮细胞坏死、溶解，管腔内存在不同程度血栓形成。2006年Furusawa等对30例女性乳腺癌患者进行了HIFU治疗，发现HIFU治疗耐受性较好，治疗后行乳腺癌根治手术，病理检查发现消融率达53.5%，其中坏死率达95%，有2例显示有残余肿瘤细胞，分析可能是源于治疗时的定位问题。

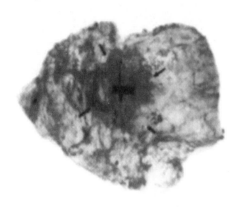
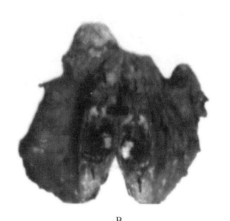

A   B

图9-3-15　HIFU治疗后手术切除标本（2003年朱辉等）

A. 手术切除组织；B. 切除组织剖面

（2）子宫肌瘤：是最常见的女性生殖系统良性肿瘤，引起月经量增多、继发贫血、盆腔疼痛等症状，也可能导致排卵功能障碍等而引起不孕。HIFU已经广泛应用于子宫肌瘤的临床治疗。其可以有效用于单发、多发子宫肌瘤的治疗，尤其对于有生育要求的子宫肌瘤患者，HIFU治疗后肌瘤被周围组织吸收，逐渐缩小，子宫正常结构及宫腔环境逐步恢复，可以安全增加患者的受孕机会。

1）HIFU治疗术前准备

A. 肠道准备：为了防止HIFU治疗时肠道内的粪质及气体会导致超声波折射，导致肠道损伤的风险。在治疗前3天需摄取无渣饮食和不易产气食物，在治疗前一天下午导泻，手术当天早晨进行常规清洁灌肠。

B. 皮肤准备：备皮范围与下腹部手术一致，从脐部水平至耻骨联合水平间范围，包括会阴部皮肤；备皮时要求声通道内皮肤不遗留刺手毛发，同时注意不损伤皮肤。备皮后进行皮肤脱脂和脱气处理。皮肤准备的目的是避免在声通道内的皮肤毛孔因油脂等致微小气泡残留，防止皮肤烧伤。

C. 留置导尿管：常规留置导尿管，以便在治疗过程中通过导尿管调整膀胱内液体量，以获得良好声通道。

D. 设置患者体位：患者取舒适俯卧位，下腹部与低温脱气水接触；超声换能器位于装满脱气水的水囊当中，通过运动装置实现上下、左右、前后6个方向的运动；在超声换能器与患者腹壁之间放置声窗适配球，通过调节声窗适配球及膀胱大小推挤声通道内的肠道。

E. 静脉注射镇静镇痛剂：根据患者体重计算芬太尼及咪唑地西泮的剂量并静脉注射；减轻患者因治疗而引起的疼痛及不适，避免患者体位移动导致的脱靶；同时又要保证在治疗过程中患者的清醒状态，能够使患者准确描述治疗中的感受。

F. 监测生命体征：持续监测患者心率、血压、呼吸频率和血氧饱和度。

2）HIFU治疗：由于治疗监控方式的不同，目前用于子宫肌瘤治疗的HIFU设备分为MRI监控的HIFU（MRgFUS/MRgHIFU）及超声监控的HIFU（USgHIFU）。HIFU治疗后，坏死的肌瘤逐渐被吸收，肌瘤缩小，子宫结构恢复正常，见图9-3-16。

根据肌瘤的位置选用不同的HIFU辐照方式可提高患者手术耐受度及舒适感。如治疗邻近骶尾部子宫肌瘤时，采用倾斜式辐照模式与垂直辐照模式（图9-3-17，彩图24），降低患者术中不适反应，提高患者耐受性及治疗的安全性。

（3）前列腺增生：是50岁以上男性的常见病、多发病，60岁以上男性的发病率大于50%，80岁以上达到90%，易导致膀胱出口梗阻，引起排尿困难、尿频、尿急、夜尿增多等症状，最终导致肾功能减退，成为影响中老年男性健康的主要疾病之一。

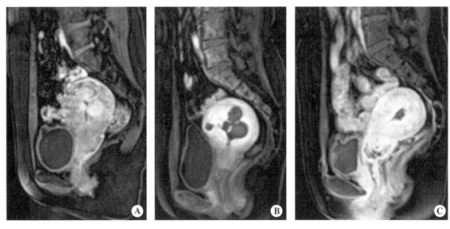

图9-3-16　多发子宫肌瘤HIFU治疗后的影像学变化（2016年邹敏等）

A.治疗前；B.治疗后1天；C.治疗后4个月

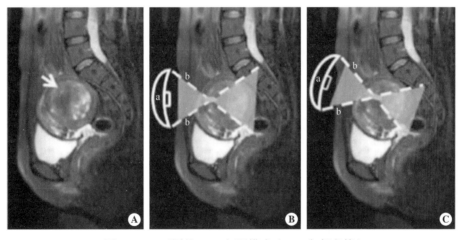

图9-3-17　不同的HIFU辐照模式（2012年胡亮等）

A.盆腔MRI矢状位图像，箭头示子宫肌瘤病灶；B.垂直式声束投照模式：超声入射方向与患者腹平面垂直；C.倾斜式声束投照模式：换能器向头侧方向倾斜旋转，超声入射方向与腹平面的垂直面成7°～9°角；a为超声换能器，即超声发射装置；b为入射声波

1995年Uchida等经直肠HIFU治疗28例有症状的前列腺增生患者，对HIFU治疗的安全性和有效性进行了评价。治疗后1个月、3个月和6个月检查了所有患者的国际前列腺症状评分、生活质量、尿流测定和前列腺体积。结果显示，这些指标均显著改善，HIFU治疗有效。2007年吕军等利用美国Focus Surgery公司生产的Sonablate 500型经直肠HIFU治疗系统对150例良性前列腺增生患者进行了经直肠HIFU治疗；治疗手术后30min，1个月、2个月、6个月和12个月经直肠超声观察前列腺和前列腺部尿道的影像学变化，通过尿液分析、国际前列腺症状评分、生活质量评分（QOL）、最大尿流率和残余尿量进行了疗效评估，同时观察术后并发症。结果显示，这些指标均有改善，经直肠HIFU前列腺消融术能对前列腺组织进行选择性破坏，具有微创（无血手术）、安全和并发症少等优点。2013年招卫乾等利用同型经直肠HIFU治疗系统对47例经药物治疗疗效不

佳的前列腺增生患者进行治疗；治疗时在全身麻醉或连续硬膜外麻醉下，患者取截石位，插入14F导尿管用于区分前列腺与尿道，从而指导高强度超声聚焦于前列腺腺体，经导尿管注入60～80ml生理盐水使膀胱稍充盈，以便于接下来观察膀胱颈，将HIFU治疗探头置入直肠内，选择增生的前列腺腺体作为治疗范围，设定治疗参数。拔除导尿管，用高能量超声波对治疗区域进行脉冲式治疗，如治疗过程中患者身体移动，需停机重新设定治疗参数。42例患者手术时间为32～85min，平均为（41.3±12.8）min，其中16例患者治疗后无须住院，术后7～10天于门诊拔除导尿管。14例拔除导尿管后出现急性尿潴留，需再次留置导尿管。7例术后出现反复排尿困难且药物治疗无效，行经尿道前列腺切除术，术后排尿通畅；未发生真性尿失禁、尿道狭窄、逆行射精、继发出血和前列腺电切综合征等并发症病例。术后无出血，无须膀胱持续冲洗，平均留置导尿管时间为（6.5±1.9）天，平均住院时间为（2.3±0.8）天。

（4）其他肿瘤

1）肝癌：肝癌HIFU治疗前，需要皮肤准备、口服药物消除肠腔气体及进行硬膜外麻醉以防止患者体位活动而影响治疗的准确性。HIFU治疗时，体位的摆放以方便治疗、患者舒适安全为原则，防止神经、血管、皮肤受压，连接心电监护仪，严密监测血压、脉搏、呼吸、心电图、血氧饱和度等；控制水囊内的水温以防止皮肤灼伤，仔细观察皮肤有无水疱、红肿及硬结，如发现上述情况应立即暂停治疗，调节治疗剂量，然后再行治疗。急性热创伤反应的护理，HIFU治疗后部分患者出现37.5～38.0℃的发热，大多可以自行恢复，需密切注意患者肝肾及其他重要脏器的功能，如生命体征、血糖、尿量等变化。

2）骨肉瘤：2000年秦德芳等报道了对9例拒绝截肢的骨肿瘤患者施行HIFU治疗，治疗前对患肢常规脱毛、去脂，全身麻醉后将肢体浸于脱气水中；治疗时B超定位显像将肿瘤分为若干层，输入计算机并在其控制下，启动HIFU治疗系统对肿瘤各层区行连续靶点扫描治疗，可视肿瘤大小对其施行分次或全部辐照破坏肿瘤组织；为保护皮肤，在治疗后局部立即冰敷，降低皮肤和肿瘤内温度。治疗中应注意观察肢体肿胀情况及动脉

搏动情况，检查肢体感觉和运动情况，排除HIFU对血管、神经的损伤。一般HIFU治疗后疼痛几乎消失，仅少数在治疗1～3天局部有烧灼样痛，可按其疼痛程度给予药物缓解疼痛。2003年李伟兵等对20例恶性骨肿瘤患者进行了治疗前HIFU治疗区皮肤脱毛、脱脂、脱气，当天禁食禁饮，按有关硬膜外麻醉的要求准备。HIFU治疗后疼痛均消失或明显改善，不需要镇痛药物。治疗后1～5天治疗局部明显肿胀，肿胀大多在治疗后1周内逐渐消退。治疗结束后患肢制动6～12个月，必要时用石膏固定以防止发生病理性骨折。2010年刘正等报道了适应于HIFU治疗的ⅡA或ⅡB期恶性骨肿瘤，ⅡA期疗效最理想，对化疗反映较佳的ⅡB期患者，也可实施HIFU治疗。HIFU治疗禁忌或审慎的病症为肿瘤部位病理性骨折、肿瘤侵犯或超过关节、瘤体侵犯或包裹神经/血管、瘤骨周围软组织巨大。

3）胰腺癌：是消化系统中恶性程度较高、预后较差的恶性肿瘤之一。HIFU治疗晚期胰腺癌能够延长生存时间、缓解癌性疼痛、提高生活质量。HIFU治疗胰腺癌时除了一般的皮肤、腹壁热损伤外，HIFU治疗后可能使胰腺水肿、充血、结构破坏，甚至胰管破裂导致急性胰腺炎，除注意观察生命体征外，还要注意观察腹部的症状、体征，以及有无恶心、呕吐、发热及水、电解质代谢紊乱等情况，必要时可查血、尿淀粉酶以确诊。对于胰腺邻近组织和器官的损伤，要注意观察肺脏、肝脏、胃肠道、胆管等组织和器官有无损伤，患者有无咳嗽、咯血、腹痛、腹胀，以及腹部压痛、反跳痛、肌紧张等。对于胰头癌患者，尤其要警惕胆管破裂发生胆汁性腹膜炎。

2. 经颅神经系统疾病治疗

（1）脑肿瘤：2006年Zvi等利用ExAblate 2000对3例脑胶质瘤患者在开颅情况下进行了磁共振引导高强度聚焦超声（MRgHIFU）热消融手术，但由于超声在非靶区位置聚焦，其中1名患者出现神经功能缺损。2010年McDannold等利用开口直径30cm的512阵元半球形相控换能器（以色列ExAblate 3000）对3例脑胶质瘤患者（23岁、34岁、47岁）进行Ⅰ期临床试验，在连续超声波频率670kHz、功率650～800W的MRgHIFU治疗条件下，由于设备功率限制未能形成有效焦域，此

外第4例患者在频率0.22MHz的条件下进行治疗时引起颅内出血并导致患者死亡。2014年Daniel等利用曲率半径30cm的1024阵元半球形相控换能器（以色列ExAblate Neuro）对1例63岁脑胶质瘤患者进行Ⅰ期临床试验，在超声频率650kHz、总功率150～950W、持续时间10～25s的经颅MRgHIFU治疗条件下辐照25次，术中17次辐照通过MRI检测到温度峰值55～65℃的有效治疗焦域；术后通过弥散加权MRI发现在治疗目标肿瘤内多个明亮致死组织，随访21天后，MRI显示肿瘤消融，术后长期检查显示神经功能缺损得到改善。

（2）神经性疼痛（neuropathic pain，NP）：是由神经纤维受损或功能障碍疾病、化疗常用药物（长春碱）导致的。经颅HIFU通过消融丘脑、下丘脑或基底神经节中的靶区治疗各种慢性和具有治疗抵抗性的脑部疾病。2009年Martin等首次报道利用开口直径30cm的1024阵元半球形相控换能器（以色列ExAblate 4000）对9例药物耐受的NP患者（45～75岁）进行选择性中央外侧丘脑消融治疗，在超声频率650kHz、持续时间10～20s、峰值温度53～60℃的经颅MRgHIFU治疗条件下，产生长度3～5mm的治疗焦域，术后患者疼痛暂时缓解30%～100%，未产生神经功能损伤；术中患者出现前庭感觉和感觉异常等不良症状。2012年Jeanmonod等利用ExAblate 4000对12例药物耐受的NP患者进行中枢外侧丘脑消融治疗，在超声频率650kHz、靶区温度达到51～64℃的经颅MRgHIFU治疗条件下，术后48h的平均疼痛缓解率达68%（30%～100%）；术后3个月随访平均疼痛缓解率为49%（9例），术后1年随访平均疼痛缓解率为57%（8例）；有1例患者出现目标丘脑出血并伴有运动性丘脑缺血。

（3）震颤（essential tremor，ET）：是一种常见的运动障碍疾病，通常表现为上肢的动作性震颤，65岁以上人群的患病率约为4.6%。2013年Lipsman等利用ExAblate Neuro对4例慢性和药物耐受的ET患者，在超声频率650kHz、功率300～1250W、持续辐照时间10～25s的治疗条件下，进行了经颅MRgHIFU丘脑消融治疗；治疗后3个月震颤临床评估量表和影像学检查结果表明，患者手部震颤改善，同时出现了感觉异常和

深静脉血栓形成等不良反应。2016年Elias等利用与Lipsman等相同治疗方式，对15例药物难治性ET患者的丘脑单侧腹侧中间核进行了辐照治疗，疗效表明，丘脑靶区消融后手部及全身震颤均有明显改善，部分患者在治疗中也出现运动和言语障碍、永久性感觉异常。2017年Schreglmann等对符合介入治疗标准的6例58～75岁ET患者进行了经颅MRgHIFU震颤手对侧小脑丘脑通道消融手术，术后患者手动敏捷性提升，注意力、协调性和整体认知能力的测量指标无变化，同时也出现了约3个月的同侧手笨拙和轻度步态不稳的临床问题。同年Zaaroor等利用ExAblate 2000在超声频率650kHz、靶区分阶段加温（41～46℃、46～50℃、60℃）的治疗条件下，对46～87岁［平均年龄（68.9±8.3）岁］、平均疾病持续时间（12.1±8.9）年的ET患者（$n=18$）进行经颅MRgHIFU治疗，术中存在暂时性头痛（$n=11$）、持续性眩晕（$n=14$）、头晕（$n=4$）、恶心（$n=3$）、头皮灼热（$n=3$）、呕吐（$n=2$）和嘴唇感觉异常（$n=2$），术后手部震颤停止，经1个月随访，震颤再次出现并逐渐恶化，同时出现持续性步态共济失调（$n=5$）、不稳定感（$n=4$）、味觉障碍（$n=4$）、乏力（$n=4$）和手部共济失调（$n=3$）。2018年Tian等对8例药物难治性ET患者进行经颅MRgHIFU治疗，靶向其优势手对侧丘脑的腹侧中间核，治疗后利用超声检查，治疗前后利用震颤评分等级量表（CRST）进行评估，患者术后CRST评分立即下降了45.90%±14.40%（$P=0.0078$），在术后3个月、6个月随访发现患者CRST评分上升了28.67%±40.48%（$P=0.0312$），即术后随时间的推移，患者震颤程度逐渐加重。

（4）帕金森病（parkinson disease，PD）：是神经退行性疾病，主要由黑质中多巴胺能神经元的死亡引起，终身发病率约为2%。2014年Magara等首次利用ExAblate Neuro通过MRgHIFU对13例PD患者进行经颅睑缘丘脑消融治疗，在超声频率710kHz、最大能量1200W、靶区温度达到52～59℃的治疗条件下重复5次治疗，在T_2加权像上可见消融灶；术后随访中经帕金森病综合评分量表（UPDRS）和整体症状缓解程度（GSR）评估发现，患者的UPDRS（60.9%）和GSR（56.7%）均降低，临床症状得到改善。2015

年Bauer等利用ExAblate 4000通过经颅MRgHIFU对1例双相情感障碍和抗药性的45岁男性PD患者进行了下丘脑消融术，在超声最大能量1200J、重复辐照3次、每次持续辐照15～25s、最大温度达到60℃的治疗条件下，在丘脑上形成3mm×3mm×4mm损伤区域；术后9个月后随访发现患者UPDRS评分下降，震颤得到抑制，双相情感障碍程度有所加深。2017年Raul等利用MRgHIFU对10例明显不对称PD患者（16～39岁）单侧丘脑在超声能量1200～36 680J、持续时间154～379s治疗条件下进行经颅消融治疗，但术后6个月的随访中发现36例存在暂时性步态共济失调等不良反应。2018年Young等使用ExAblate 4000通过经颅MRgHIFU方式对10例以药物顽固性且运动障碍为主的PD患者（52～73岁）在超声能量1500～33 840J、持续时间10～31s和焦域平均温度54.9℃的治疗条件下进行单侧苍白球消融治疗，治疗1年后随访发现，8例患者的UPDRS评分和统一运动障碍评分显示震颤症状改善，其中1例66岁男性患者出现发声异常，另外2例未完成全部计划评估项目。

HIFU技术是治疗肿瘤的一个发展方向，它不仅是一项高新的医疗技术，与传统的手术和放化疗相比，其不仅副作用小得多，而且还能提高患者机体的免疫功能，是一种具有巨大潜力、无损和有效的"绿色"局部治疗手段，正越来越受到各国医学界的广泛关注，具有广阔的发展空间。由此，完全有理由相信，随着HIFU技术的日趋完善，造福广大肿瘤患者的HIFU技术在不久的将来会取得突破性进展。华盛顿大学著名的声学物理学家L. A. Crum教授曾经指出，20世纪是超声诊断的黄金时代，而21世纪将是超声治疗的黄金时期。

（范卫君　王　颖　金玲清　孙福成　赵　洪）

参 考 文 献

安沛兴，马晓红，颜红丽，等，2022. 射频消融和高强度聚焦超声治疗子宫腺肌瘤的临床疗效及安全性比较. 临床和实验医学杂志，21（24）：2631-2635.

杜广星，邓小龙，刘珈，等，2020. 微波消融技术研究进展综述. 生命科学仪器，18（1）：9-17.

范卫君，叶欣，2012. 肿瘤微波消融治疗学. 北京：人民卫生出版社.

冯威健，刘巍，李彩英，等，2002. 经皮微波凝固疗法治疗肺癌的临床应用. 中华肿瘤杂志，24（4）：388-390.

傅晓凤，司星，朱江，2021. 高强度聚焦超声技术临床应用研究进展. 中国临床新医学，14（10）：1044-1048.

国家癌症中心，国家肿瘤质控中心肝癌质控专家委员会，2022. 中国肝癌规范诊疗质量控制指标. 肝癌电子杂志，9（4）：1-11.

何文，邬冬芳，胡向东，等，2006. 超声引导经皮穿刺微波治疗恶性肿瘤的临床研究. 中国医学影像技术，22（12）：1860-1865.

洪保安，张小东，邢念增，2014. 微波消融治疗肾癌的研究进展. 临床泌尿外科杂志，29（5）：448-451.

洪立立，郭志，邢文阁，等，2015. 不同功率高强度聚焦超声治疗人胰腺癌移植瘤初步实验研究. 介入放射学杂志，24（7）：612-615.

胡亮，陈文直，陈锦云，等，2012. 超声消融邻近骶尾部子宫肌瘤的临床策略及其安全性的随机对照研究. 重庆医科大学学报，37（1）：75-78.

胡盛寿，宋云虎，刘盛，等，2006. 心脏瓣膜手术同期微波消融治疗心房颤动. 中华心血管病杂志，34（4）：319-320.

贾淑平，赵亮，蒋荷娟，2019. 高强度聚焦超声消融术在肿瘤治疗方面的应用进展. 中国医疗器械信息，25（9）：48-50.

康美玲，丁强，刘晓安，等，2008. 超声引导经皮微波固化治疗乳腺癌. 江苏医药，34（9）：870-872.

李传行，徐国良，黎建军，等，2002. 高强度聚焦超声在肿瘤治疗中的应用. 癌症，21（3）：333-335.

李鼎九，胡自省，钟毓斌，2003. 肿瘤热疗学. 2版. 郑州：郑州大学出版社.

李淑华，陈海波，2023. 我国近十年帕金森病研究进展回顾与展望. 中国神经免疫学和神经病学杂志，30（1）：3-9.

李伟兵，章明，白向君，等，2003. 恶性骨肿瘤的高强度聚焦超声无创治疗. 中国骨肿瘤骨病，（5）：301-304，317.

刘海红，史小荣，2022. 高强度聚焦超声治疗子宫肌瘤的研究进展. 国际妇产科学杂志，49（5）：540-544.

刘长安，白晋，伍烽，等，1998. 高强度聚焦超声对人乳癌组织定位损伤的初步观察. 中华超声影像学杂志，7（4）：239-241.

刘正，侯树勋，2010. 恶性骨肿瘤的高强度聚焦超声治疗研究进展. 中国骨肿瘤骨病，9（3）：259-262.

卢继平，王玉霞，俞茂亚，2011. 肝癌射频消融治疗的现在与展望. 健康必读（中旬刊），（12）：134-136.

吕军，叶章群，王尉，等，2007. 经直肠高强度聚焦超声（HIFU）治疗良性前列腺增生的临床研究. 中国男科学杂志，21（3）：9-13.

倪晓霞，于晓玲，王旸，等，2011. 超声引导经皮微波消融治疗肾上腺肿瘤.中国医学影像学杂志，19（3）：185-189.

乔梁，李勇杰，2017. 原发性震颤的研究及治疗进展. 立体定向和功能性神经外科杂志，30（2）：125-128.

秦德芳，陈文直，熊书梅，等，2000. 高强度聚焦超声治疗骨肿瘤的护理. 实用护理杂志，16（11）：22.

单忠贵，廖崇先，杨谦，等，2006. 心脏瓣膜手术同期微波消融治疗心房纤颤. 中华胸心血管外科杂志，22（4）：266.

沈永锋，俞文华，杜权，等，2016. 神经性疼痛的诊断和评估. 中国现代医生，54（18），164-168.

孙福成，蒋继伟，钱晓平，等，2003. 高强度聚焦超声（HIFU）肿瘤治疗的热剂量研究. 中国超声诊断杂志，4（10）：813-815.

万智恒，白庆阳，俞丽鸿，2011. 聚焦超声在原发性腹膜后肉瘤治疗中的应用. 中华疝和腹壁外科杂志（电子版），5（1）：65-70.

王成刚，龚高全，2021. 介入技术在腹膜后肿瘤临床诊疗中的应用进展. 中国临床医学，28（2）：323-327.

王洪武，2003. 肿瘤靶向治疗技术进展. 中华医学信息导报，7：17.

王洪武，2005. 现代肿瘤靶向治疗技术. 北京：中国医药科技出版社.

王维红，2016. 高强度聚焦超声在肿瘤治疗中的应用研究. 中国医学装备，13（8）：133-135.

王文见，1998. 超声治疗肿瘤与免疫. 国外医学肿瘤分册，25（6）：347-349.

吴奇，宋飔，刘丙强，等，2021. 射频消融治疗肝癌应用进展. 中国现代普通外科进展，24（6）：495-497.

辛红，2000. 局部热疗与肿瘤免疫. 北京医学，22（5）：298-300.

叶欣，范卫君，2014. 热消融治疗原发性和转移性肺部肿瘤的专家共识2014年版. 中国肺癌杂志，17（4）：294-301.

余永康，乔天愚，张明满，等，2001. 高强度聚焦超声治疗乳癌的临床初步观察. 重庆医学，30（4）：289-290.

张大鹍，董宝玮，梁萍，2006. 肾脏肿瘤消融治疗的研究进展. 中国医学影像技术，22（7）：1117-1120.

张爽，吴洪芬，董莹，等，2022. 2023年第1版NCCN小细胞肺癌临床实践指南解读. 实用肿瘤杂志，37（6）：485-489.

张旭辉，彭玉兰，廖中凡，等，2022. 热消融治疗肿瘤的研究进展. 临床超声医学杂志，24（10）：772-775.

招卫乾，张文广，2013. 经直肠高强度聚焦超声治疗良性前列腺增生的临床分析. 现代医院，13（5）：58-59.

赵洪，袁永熙，陆昌宜，等，2003. 高强度聚焦超声治疗乳腺癌后机体免疫功能的变化. 中国超声诊断杂志，4（6）：427-430.

中国抗癌协会肝癌专业委员会，陈敏山，2022. 中国肿瘤整合诊治指南-肝癌（2022精简版）. 中国肿瘤临床，49（19）：865-873.

中国抗癌协会肝癌专业委员会，陈敏山，2022. 中国肿瘤整合诊治指南-肝癌（2022精简版）. 中国肿瘤临床，49（19）：993.

中华人民共和国国家卫生健康委员会，赫捷，吴一龙，等，2022. 原发性肺癌诊疗指南（2022年版）. 中国合理用药探索，19（9）：1-28.

中华医学会，2005. 高强度聚焦超声肿瘤治疗系统临床应用指南（试行）. 中华医学杂志，85（12）：796-797.

周洁龙，程实，张余，2021. 微波消融治疗肿瘤的免疫效应研究进展. 骨科临床与研究杂志，6（6）：373-377.

周莉，盛锡楠，2020. 晚期肾癌的治疗规范——《CSCO肾癌诊疗指南2020》解读. 肿瘤综合治疗电子杂志，6（4）：1-6.

朱刚，刘圣杰，2021. 2020版欧洲泌尿外科学会（EAU）肾癌诊疗指南更新解读. 中华腔镜泌尿外科杂志：电子版，15（1）：1-3.

朱辉，伍烽，陈文直，等，2003. 高强度聚焦超声治疗乳腺癌. 中国肿瘤临床，2003（6）：5-8.

邹敏，熊郁，汪炼，等，2016. 多发子宫肌瘤高强度聚焦超声治疗与生育. 中国实用妇科与产科杂志，32（2）：132-135.

Barqawi AB，Crawford ED，2008. Emerging role of HIFU as a noninvasive ablative method to treat localized prostate cancer. Oncology（Williston Park），22（2）：123-129，133，137.

Cheung TT，Fan ST，Chu FS，et al，2013. Survival analysis of high-intensity focused ultrasound ablation in patients with small hepatocellular carcinoma. HPB（Oxford），15（8）：567-573.

Colombel M，Gelet A，2004. Principles and results of high-intensity focused ultrasound for localized prostate cancer. Prostate Cancer Prostatic Dis，7（4）：289-294.

Coluccia D，Fandino J，Schwyzer L，et al，2014. First non-invasive thermal ablation of a brain tumor with MR-guided focused ultrasound. J Ther Ultrasound，2：17.

Diederich CJ，Hynynen K，1999. Ultrasound technology for hyperthermia. Ultrasound in Medicine & Biology，25（6）：871-887.

Elias WJ，Lipsman N，Ondo WG，et al，2016. A randomized trial of focused ultrasound thalamotomy for essential tremor. N Engl J Med，375（8）：730-739.

Fan HJ，Cun JP，Zhao W，et al，2018. Factors affecting effects of ultrasound-guided high-intensity focused ultrasound for single uterine fibroids：a retrospective analysis. Int J Hyperthermia，35（1）：534-540.

Furusawa H，Namba K，Thomsen S，et al，2006. Magnetic resonance-guided focused ultrasound surgery of breast cancer：reliability and effectiveness. J Am Coll Surg，203（1）：54-63.

Izadifar Z，Izadifar Z，Chapman D，et al，2020. An introduction to high intensity focused ultrasound: systematic review on principles, devices, and clinical applications. J Clin Med, 9(2): 460.

Jeanmonod D, Werner B, Morel A, et al, 2012. Transcranial magnetic resonance imaging-guided focused ultrasound: noninvasive central lateral thalamotomy for chronic neuropathic pain. Neurosurg Focus, 32(1): E1.

Keisari Y, 2017. Tumor abolition and antitumor immunostimulation by physico-chemical tumor ablation. Front Biosci (Landmark Ed), 22(2): 310-347.

Kim JM, Chung SJ, Kim JW, et al, 2015. Rotigotine transdermal system as add-on to oral dopamine agonist in advanced Parkinson's disease: an open-label study. BMC Neurol, 15: 17.

Lipsman N, Schwartz ML, Huang Y, et al, 2013. MR-guided focused ultrasound thalamotomy for essential tremor: a proof-of-concept study. Lancet Neurol, 12(5): 462-468.

Lubner MG, Brace CL, Hinshaw JL, et al, 2010. Microwave tumor ablation: mechanism of action, clinical results, and devices. J Vasc Interv Radiol, 21(8 Suppl): S192-S203.

Maas AIR, Menon DK, Adelson PD, et al, 2017. Traumatic brain injury: integrated approaches to improve prevention, clinical care, and research. Lancet Neurol, 16(12): 987-1048.

Magara A, Bühler R, Moser D, et al, 2014. First experience with MR-guided focused ultrasound in the treatment of Parkinson's disease. J Ther Ultrasound, 2: 11.

Marinova M, Huxold HC, Henseler J, et al, 2019. Clinical effectiveness and potential survival benefit of US-guided high-intensity focused ultrasound therapy in patients with advanced-stage pancreatic cancer. Ultraschall Med, 40(5): 625-637.

Martin E, Jeanmonod D, Morel A, et al, 2009. High-intensity focused ultrasound for noninvasive functional neurosurgery. Ann Neurol, 66(6): 858-861.

McDannold N, Clement GT, Black P, et al, 2010. Transcranial magnetic resonance imaging-guided focused ultrasound surgery of brain tumors: initial findings in 3 patients. Neurosurgery, 66(2): 323-332.

Moros EG, Fan X, Straube WL, 1999. Ultrasound power deposition model for the chest wall. Ultrasound Med Biol, 25(8): 1275-1287.

Myers MR, 2004. Transient temperature rise due to ultrasound absorption at a bone/soft-tissue interface. J Acoust Soc Am, 115(6): 2887-2891.

Paek BW, Vaezy S, Fujimoto V, et al, 2003. Tissue ablation using high-intensity focused ultrasound in the fetal sheep model: potential for fetal treatment. Am J Obstet Gynecol, 189(3): 702-705.

Peng S, Hu L, Chen W, et al, 2015. Intraprocedure contrast-enhanced ultrasound: the value in assessing the effect of ultrasound-guided high-intensity focused ultrasound ablation for uterine fibroids. Ultrasonics, 58: 123-128.

Ram Z, Cohen ZR, Harnof S, et al, 2006. Magnetic resonance imaging-guided, high-intensity focused ultrasound for brain tumor therapy. Neurosurgery, 59(5): 949-956.

Robinson DS, Parel JM, Denham DB, et al, 1998. Interstitial laser hyperthermia model development for minimally invasive therapy of breast carcinoma. J Am Coll Surg, 186(3): 284-292.

Schreglmann SR, Bauer R, Hägele-Link S, et al, 2017. Unilateral cerebellothalamic tract ablation in essential tremor by MRI-guided focused ultrasound. Neurology, 88(14): 1329-1333.

Tabuse K, Katsumi M, Kobayashi Y, et al, 1985. Microwave surgery: hepatectomy using a microwave tissue coagulator. World J Surg, 9(1): 136-143.

Tian Q, Wintermark M, Jeffrey EW, et al, 2018. Diffusion MRI tractography for improved transcranial MRI-guided focused ultrasound thalamotomy targeting for essential tremor. Neuroimage Clin, 19: 572-580.

Uchida T, Yokoyama E, Iwamura M, et al, 1995. High intensity focused ultrasound for benign prostatic hyperplasia. Int J Urol, 2(3): 181-185.

van den Bijgaart RJ, Eikelenboom DC, Hoogenboom M, et al, 2017. Thermal and mechanical high-intensity focused ultrasound: perspectives on tumor ablation, immune effects and combination strategies. Cancer Immunol Immunother, 66(2): 247-258.

Wu F, 2013. High intensity focused ultrasound ablation and antitumor immune response. J Acoust Soc Am, 134(2): 1695-1701.

Wu F, Wang ZB, Chen WZ, et al, 2004. Extracorporeal high intensity focused ultrasound ablation in the treatment of 1038 patients with solid carcinomas in China: an overview. Ultrason Sonochem, 11(3-4): 149-154.

Wu F, Wang ZB, Jin CB, 2004. Circulating tumor cells in patients with solid malignancy treated by high-intensity focused ultrasound. Ultrasound in Medicine and Biology, 30(4): 511-517.

Ye X, Fan W, Chen JH, et al, 2015. Chinese expert consensus workshop report: Guidelines for thermal ablation of primary and metastatic lung tumors. Thorac Cancer, 6(1): 112-121.

Young JB, Godara P, Williams V, et al, 2019. Assessing retinal structure in patients with Parkinson's disease. J Neurol Neurophysiol，10（1）：485.

Zhang Q，Bian SQ，Lv W，et al，2019. Observation of efficacy of TACE combined with HIFU on patients with middle-advanced liver cancer. Eur Rev Med Pharmacol Sci，23（3 Suppl）：239-246.

Zhao J，Zhao F，Shi Y，et al，2017. The efficacy of a new high-intensity focused ultrasound therapy for locally advanced pancreatic cancer. J Cancer Res Clin Oncol，143（10）：2105-2111.

第十章

体腔热灌注技术的临床应用

体腔热灌注化疗（hyperthermic perfusion chemotherapy，HPC）属于肿瘤热疗的范畴，是指将大容量灌注液或将含有化疗药物的灌注液加热到一定温度，利用热量提高组织温度，持续循环恒温灌注入患者体腔（胸腔、腹腔或膀胱）内，维持一定时间，通过热化学的协同作用及大容量灌注液循环灌注冲刷作用有效地杀灭和清除体腔内残留癌细胞及微小病灶的一种肿瘤辅助治疗方法，对预防和治疗胸腹腔种植转移尤其是并发的恶性胸腔积液、腹水，以及反复发生的浅表性膀胱癌的治疗疗效显著。体腔热灌注主要与化疗联合应用。本章分别对几种常用技术的临床应用进行介绍。

用于体腔热灌注治疗的设备分为体腔内循环式和体外加热式两大类。

1. 用于体腔内循环式的设备 其加热技术有微波、水浴和红外线。循环技术主要有负压吸引和虹吸原理。需要在体腔内置管。

2. 用于体外加热式的设备 主要有深部加热设备（容性射频和大功率微波）和全身热疗设备，可实施人工胸腔积液、腹水外加温。

第一节 腹腔热灌注化疗

体腔热灌注化疗主要包括胸腔热灌注化疗、腹腔热灌注化疗（hyper-thermic intraperitoneal chemotherapy，HIPEC）及膀胱热灌注化疗，其中，腹腔热灌注化疗因其适用疾病广泛，安全性、有效性较好，是三者中研究相对深入、临床应用相对广泛的一种。本章以腹腔热灌注化疗为例介绍其治疗原理、操作要点、临床应用

及临床使用规范。关于胸腔热灌注化疗及膀胱热灌注化疗的相关内容可查阅中国临床肿瘤学会（Chinese Society of Clinical Oncology，CSCO）肿瘤热疗专家委员会发表的2020版《肿瘤热疗中国专家共识》，该共识在适应证、禁忌证和操作程序等方面有专门的介绍说明（详见第二节、第三节）。

目前临床上所统称的腹腔热灌注化疗早先是单指手术中的腹腔热灌注化疗，而术后早期（术后第1～5天）则称为早期术后腹腔内化疗（early post-operative intraperitoneal chemotherapy，EPIC），两者均是在充分减瘤后残余肿瘤负荷最小的情况下进行的，而且在组织愈合及腹腔粘连形成前，以及纤维包裹尚未形成之前，这时开始腹腔治疗可以减少药物的不均匀分布并消除术后纤维蛋白沉积中残留的癌细胞。理论上讲，此阶段效果应该是最为显著的。而且EPIC还可以借助行细胞减灭术（cytoreductive surgery，CRS）时置入的导管进行灌注，减小操作损伤。因此，早年的腹腔热灌注研究多集中在这两个阶段。但近年来随着研究的深入和临床应用的广泛，腹腔热灌注化疗已经不局限于作为CRS+HIPEC的一部分存在，如在晚期肿瘤的姑息治疗中同样应用广泛。笔者查阅近年的相关文献、共识，其中大都未将其区分，因此，本节也将HIPEC作为腹腔热灌注化疗的统称，未行区分。

一、腹腔热灌注化疗的原理

1. 基本概念 HIPEC是一种新兴的腹腔恶性肿瘤辅助治疗手段。早在1980年，Spratt等报道了一例使用加热的三乙基烯磷酰胺（噻替哌）治

疗腹膜假黏液瘤的患者，近年来随着HIPEC技术方法及设备的不断创新改进，HIPEC已经作为辅助治疗手段广泛应用于腹腔恶性肿瘤的腹膜种植转移及其并发的恶性腹水，包括胃肠道肿瘤、卵巢肿瘤、腹膜假黏液瘤、恶性腹膜间皮瘤、肝脏肿瘤、胆管肿瘤和胰腺肿瘤。《腹腔热灌注化疗技术临床应用专家共识（2016版）》对HIPEC的概念总结如下：HIPEC是将含有化疗药物的灌注液精准恒温、循环灌注、充盈腹腔并维持一定时间，预防和治疗腹膜的种植转移。现代生物技术的发展极大地推动了HIPEC技术的精准化和规范化，其中技术领域最重要的是精准控温、精准定位和精准清除。如何实现HIPEC安全和有效的最大化，首先介绍一下HIPEC治疗所涉及的理论基础。

2. 理论基础 HIPEC兼具热疗和化疗双重治疗作用，还可清除腹腔内微小转移灶、游离癌细胞和亚临床病灶。

首先，热疗利用肿瘤细胞和正常组织细胞不可逆损害的临界温度不同而杀伤肿瘤细胞，研究表明，正常组织细胞在高温条件下能持续耐受47℃达1h，而恶性肿瘤细胞仅能持续耐受43℃1h，47℃和43℃持续1h被称为正常组织细胞和恶性肿瘤细胞不可逆损害的临界温度。

利用热疗耐受性的差异杀灭肿瘤主要是从以下3个方面实现：①热效应在组织水平使癌组织内微血管栓塞，引起肿瘤组织缺血性坏死；②在细胞水平破坏细胞的自稳机制，激活溶酶体，破坏胞质和胞核，干扰能量代谢，直接引起S期和M期癌细胞死亡；③在分子水平使癌细胞膜蛋白变性，干扰蛋白质、DNA和RNA合成，从而达到选择性杀伤肿瘤细胞的作用。

其次，热疗与化疗还具有协同作用，它能增加化疗药物的细胞毒作用，加大化疗药物在组织间的渗透作用，从而更高效地杀伤肿瘤细胞，高温可消除某些癌基因对细胞摄取和排泄化疗药物的调控能力，导致热化疗后癌细胞内化疗药物排泄减少，蓄积浓度增加。同时抑制肿瘤细胞对化疗药物损伤的修复，改变肿瘤组织周边的血液循环，使化疗药物易于进入肿瘤组织。

有研究显示，在43℃时，热疗与化疗药物的协同作用可表现为药物的渗透深度由2mm增至5mm。42℃时即能够显著提高奥沙利铂、丝裂霉素C和顺铂等化疗药物的细胞毒作用。

最后，热灌注化疗操作本身还有机械冲刷作用，HIPEC建立腹腔与外界的持续循环，将带化疗药物的灌注液持续冲刷腹腔，将腹腔内游离癌细胞、亚临床病灶和腹膜微小转移灶随化疗药液的清除一并清除。

除了热疗与化疗的双重作用外，腹膜结构的特殊性也发挥了非常重要的作用。腹膜总厚度约90μm，包括单层的间皮细胞、基底膜及5层纤维结缔组织。结缔组织层包括间质细胞和胶原蛋白、透明质酸和蛋白聚糖组成的矩阵。细胞成分包括成纤维细胞、周细胞、实质细胞和毛细血管。如上所说，热疗可加强化疗药物的细胞毒作用，并提高药物在组织间的渗透。而对于腹腔直接给药，细胞毒性药物可以增加与游离癌细胞（free cancer cell，FCC）接触的概率，最大限度地杀伤肿瘤细胞，减少全身静脉化疗引起的毒性反应。药物一方面可以从腹膜弥散或吸收，穿过腹膜淋巴孔而进入体循环；另一方面，药物也会通过覆盖肝、脾、胃、小肠和结直肠及肠系膜的脏腹膜而被吸收进入门静脉，还能提高对潜在的肝脏微转移灶的治疗效果。

由于腹膜-血浆屏障（peritoneal-plasma barrier）的存在，一方面，此屏障的存在使得单纯的全身静脉化疗药物浓度难以达到有效抑制腹腔内癌细胞生长所需浓度。另一方面，HIPEC是腹腔直接给药，可以增加化疗药物与腹膜及腹腔内游离癌细胞接触的概率，从而更好地杀伤肿瘤细胞。同时，腹膜-血浆屏障限制了腹膜对大分子药物的吸收，使腹腔内能维持高药物浓度，而外周血药浓度较低，从而降低不良反应的发生率和减轻严重程度。有研究表明，腹腔内给药的化疗药物浓度要比血浆浓度高20～1000倍，临床常用化疗药物在腹水和血浆中的浓度（AUC比值）见表10-1-1。

表10-1-1 腹腔热灌注化疗药物的分子质量和腹水与血浆中化疗药物浓度（AUC比值）

药物	分子质量（Da）	腹水与血浆中化疗药物浓度（AUC比值）
阿霉素	579.99	230
美法仑	305.20	93
诺麦霉素 C	334.30	23.5
顺铂	300.10	7.8
吉西他滨	299.50	500
米托蒽醌	517.41	115～255
奥沙利铂	397.30	16
依托泊苷	588.58	65
紫杉醇	853.90	1000
多西他赛	861.90	552
氟尿嘧啶	130.08	250
去氧氟尿苷	246.20	75
卡铂	371.25	10

在腹膜恶性肿瘤领域，目前公认的标准治疗方式为以细胞减灭术（CRS）加术中和术后早期腹腔热灌注化疗（HIPEC）为主的综合治疗策略，该疗法综合利用手术切除、区域化疗、热疗和大容量液体的灌洗作用，通过CRS切除腹膜及腹盆腔内肉眼可见癌组织，再通过HIPEC的热化疗协同作用清除术后残留的微癌灶，是目前治疗腹膜癌（peritoneal carcinoma，PC）的最有效策略。在此综合治疗方式中，HIPEC的治疗时机很关键。由于术后腹腔内粘连及腹腔内导管并发症，术后灌注的疗效不及术中灌注。CRS后立即进行HIPEC不仅是在无腹腔粘连的环境下进行，能够使药液在腹腔内均匀分布，而且CRS后最大限度地减少了残余肿瘤负荷。肿瘤负荷用腹膜癌指数（peritoneal cancer index，PCI）来判定，见图10-1-1。

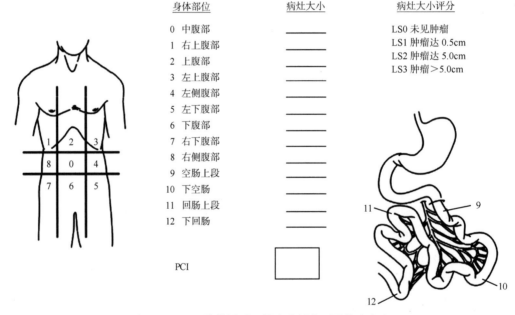

身体部位
0 中腹部
1 右上腹部
2 上腹部
3 左上腹部
4 左侧腹部
5 左下腹部
6 下腹部
7 右下腹部
8 右侧腹部
9 空肠上段
10 下空肠
11 回肠上段
12 下回肠

PCI

病灶大小

病灶大小评分
LS0 未见肿瘤
LS1 肿瘤达 0.5cm
LS2 肿瘤达 5.0cm
LS3 肿瘤＞5.0cm

图10-1-1 PCI指数图示：结合腹部分区及肿瘤大小

二、腹腔热灌注化疗操作要点

（一）腹腔热灌注化疗的治疗时机

术中灌注较术后灌注优势明显，术后腹腔粘连造成患者对灌注的不耐受，术中灌注的优势：①术中灌注是在充分减瘤即肿瘤负荷最低的情况下进行的；②CRS分离了腹腔粘连，充分地显露了腹膜表面，能更好地使带有化疗药物的灌注液均匀分布于腹腔。术后HIPEC要尽早开始的相关理论研究结果显示，残留癌细胞在术后24h发生增殖动力学变化，G0期癌细胞进入增殖期，3天后增殖速度减缓，1周后恢复到术前水平。

笔者根据经验，推荐常用灌注模式为术中灌注+术后早期连续灌注，即术中行CRS之后行热灌注1次，术后第2天开始行第1次术后的热灌注化疗，连续行5次。

对于以大量腹水为主要症状的腹膜疾病患者，可采取腹腔镜下置管，根据疾病种类选择化疗药物，行术后连续腹腔热灌注化疗，笔者所在中心有少量此种病例，控制腹水有一定效果，需要注意的是，HIPEC主要作用于残留癌细胞和微小癌结节，对<0.25cm的肿瘤效果好，>2cm的肿瘤需要先行细胞减灭术，然后行腹腔热灌注化疗。

HIPEC作为肿瘤辅助治疗方式，需要CRS最大限度地清除肉眼可见肿瘤，HIPEC进一步消除或缩小CRS后残留的癌细胞、微小癌结节。两者相辅相成，达到最佳治疗效果。

（二）腹腔热灌注化疗的具体操作方式

按照《腹腔热灌注化疗技术临床应用专家共识（2016版）》，HIPEC循环通路的建立过程如下：在完成CRS后于腹壁4个象限各放置1条灌注管，两侧入水口导管位于脐上4～5cm与锁骨中线相交处，两侧出水导管位于脐下4～5cm与锁骨中线相交处，将管路与外循环管及体腔热灌注治疗仪连接，构成循环通路。

笔者根据经验，推荐术后早期循环通路选择位置如下：分别于左右上腹各置管1根，盆底置导管1根，导管戳孔引至体外，必要时膈下置负压引流管，然后关闭腹腔。盆腔引流管作为入水管，左右上腹引流管作为出水管，膈下置负压引流管灌注时夹闭，具体位置见图10-1-2。

置管成功后，灌注管连接腹腔热灌注治疗系统，选择恒温、恒速的灌注系统。

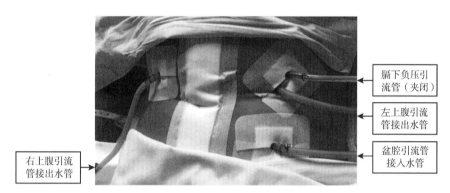

膈下负压引流管（夹闭）

左上腹引流管接出水管

盆腔引流管接入水管

右上腹引流管接出水管

图10-1-2　灌注出水置管实际效果图，HIPEC腹部置管及外形、入水管路位置选择

（三）灌注方式的选择

循环式灌注及非循环式灌注，前者如北方冬天取暖所用"暖气原理"，流动的热水对周边环境不断加热，达到所需温度；后者如南方冬天取暖所用"火炉"，腹腔灌注药物之后直接加热，因此也称为"闭合外加热灌注"，为了保证灌注液达到治疗所需温度，通常需要与深部热疗同时应用。

两种方式相比较而言，循环式腹腔热灌注化疗比非循环式具有以下优点：①机械冲刷作用更强，对游离癌细胞清除更加有效；②循环式因化疗药液充分流动，因此对频繁体位变动无明确要求；③循环式外部加热部分能够保证在治疗期间的有效治疗温度。因此，在腹腔热灌注化疗方式的选择上，一般优先选择循环式腹腔热灌注化疗。

术后早期腹腔肿瘤负荷最低，且腹腔内的粘连得到充分松解，是腹腔循环式热灌注化疗起效最佳的时期。术后早期HIPEC置管位置及相关参数如上所述。

非围手术期可以通过穿刺置管、建立腹腔循环通道来实现腹腔循环式腹腔热灌注化疗。

2020年版《肿瘤热疗中国专家共识》对此过程有详细介绍：对于无明显腹水的患者，可行超声引导下穿刺置管，注意定位时应避开粘连的肠管和肿瘤，确定最佳穿刺点。置管成功后连接输液器缓慢灌入500ml温热生理盐水，确保穿刺针在腔内流速无阻力后，连接循环机管道，设定灌注机器的工作温度为43～45℃，单向灌注热生理盐水，无明显腹水者腹腔容量一般为2500～3000ml，具体以患者微感腹腔胀满为宜，此时再穿刺置入输出端针，连接循环机管道，开始加热循环治疗。注入化疗药物前注意抗过敏治疗，一般常规注入地塞米松10mg、呋塞米20mg。此外，为避免温度＞39℃对大脑有损伤，头部可敷冷/凉毛巾或戴冰帽来预防大脑损伤。

循环式灌注之前，对腹水的处理如下：腹水明显者，根据积液量和性质不同区别处理。若腹水可流动，建议先排出积液，具体方法可参照胸腔灌注方法，但腹腔灌注较胸腔灌注可适当加大预冲液量及调快泵速度，大致过程如下：连接各管路，循环管路内输入预冲液2500～3500ml，置好各测温传感线，加热预冲液至43～45℃。一侧引流管连接入体管路，另一侧引流管连接一次性引流袋，开始冲洗腹腔，入体端泵速200～400ml/min，温度达43℃左右（≤45℃），一边冲洗一边开放引流，将循环药液袋内预冲液全部冲洗完后，尽量引流尽腹腔内液体，引流出的一次性引流袋内液体全部丢弃（此过程不产生循环，只是单纯的一端进液、一端引流冲洗过程）。

若腹水流动性差，先单向同步热灌洗，边灌边放，用热盐水置换大部分恶性积液，稀释积液，保证循环治疗的顺畅和疗效的提高；若是胶冻样积液，自穿刺针中排出困难时可置入较粗的带侧孔的导管，先单向灌洗，再循环化疗，或者在有外科循环灌注设备的单位，可行外科术中或术后管路模式。如果患者一般状况较差，可直接利用腹水循环治疗；若腹腔有较大包裹性积液，只要包裹腔有200～500ml液体仍可进行腔内循环治疗。

笔者根据经验，推荐对术后无法建立有效循环的患者采用超声引导下置管行非循环式腹腔灌注化疗+深部热疗，见图10-1-3（彩图25）。

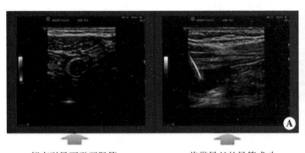
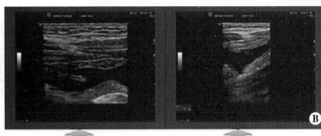

超声引导下避开肠管、　　将带导丝的导管成功　　　撤出导丝后，缓慢置入　　置管成功后缓慢灌入温热
血管、寻找最佳穿刺点　　穿入腹腔定位区域　　　　导管到满意位置　　　　生理盐水建立人工腹水

图10-1-3　超声引导下置管行非循环式腹腔灌注化疗+深部热疗

A. 超声引导下寻找合适位置置管；B. 穿刺置管成功后建立人工腹水环境

非循环式热灌注化疗流程参见2020年《肿瘤热疗中国专家共识》：第一步，将需要注入腹腔内的液体在体外先期进行加热，液体温度加热至43～45℃。第二步，将药物分别溶入加热液体后，采用加压模式快速将热液注入腹腔内，注入液体的原则为先快速注入未加化疗药物的液体，在确保液体无外渗和管道通畅后，再快速注入化疗药物，最后用未加化疗药物的液体进行冲管。

非循环式热灌注化疗治疗时间及治疗频次：有效治疗时间为60～90min。治疗频次根据疾病种类和治疗目的选择。2020年《肿瘤热疗中国专家共识》建议，如为根治术后，则预防性治疗1～3次；如为姑息性术后、减瘤术后、恶性腹水，则可选择治疗3～5次。根据化疗方案、热耐受的要求，热循环治疗2次间隔以1～3天为宜，笔者所在中心一般采用间隔3天治疗一次，总共6次为1个周期，可以多周期治疗。在评估疗效时，因一般情况下血清肿瘤标志物转阴率通常比腹水要早，因此一般建议在腹水很快消失、血清标志物刚转阴时，继续巩固1～2个周期，以确保治疗的有效性。

笔者根据经验，推荐治疗原则是优先采用循环式腹腔热灌注化疗，对于循环式腹腔热灌注化疗失败的患者，如出现循环不畅导致出体温度＜39℃，腹腔粘连导致无法建立正常循环，以及灌注液"只进不出"等情况，改用非循环式腹腔灌注化疗+深部热疗，一般设置时间为45～60min，并依据患者耐受性决定。深部热疗很好地弥补了闭合式灌注时腹腔内药液温度散失而影响药效的不足，确保了热灌注化疗的有效性。体外循环加热深部热疗相关操作见图10-1-4。

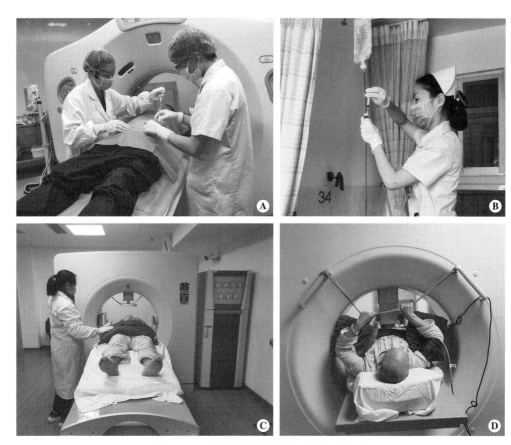

图 10-1-4 体外循环加热深部热疗相关操作
A. 影像引导下腹腔置管；B. 腹腔内注药；C. 上机摆位；D. 上机治疗

（四）灌注药物的选择

HIPEC 的药物选择除了与原发疾病种类有关外，还兼顾药物本身的特性，如药物对腹腔肿瘤的穿透力较强、腹膜吸收率较低、具有热增敏作用且腹膜刺激性小等。

使用过化疗药物的患者也可以根据以往对化疗药物的敏感性进行选择。用药原则：①既可选择单一给药，也可联合序贯给药；②化疗药物的剂量目前暂未有统一的标准，目前临床多以静脉用量为准。若联合静脉应用，则剂量酌减。

药物选择需要注意以下几点：①药物必须能通过自身或其代谢产物杀死肿瘤细胞；②药物必须有低的腹腔通透性；③药物必须能很快从血浆中清除；④药物必须有较强的穿透肿瘤组织的能力；⑤通过加热易增加敏感性、渗透性的药物。

根据不同疾病选择具体药物：①胃癌选择紫杉醇、多西他赛、奥沙利铂、顺铂和表柔比星；②结直肠癌选择顺铂、丝裂霉素和奥沙利铂；③妇科肿瘤选择紫杉醇、多西他赛、卡铂、顺铂、奥沙利铂及表柔比星；④腹膜假黏液瘤选择奥沙利铂、卡铂、顺铂、丝裂霉素和表柔比星；⑤肝胆胰腺癌选择紫杉醇、多西他赛、奥沙利铂、卡铂、顺铂、丝裂霉素、表柔比星和吉西他滨。

药物选择中的特殊注意事项：药物溶剂常为生理盐水、林格液或葡萄糖溶液。其中吡柔比星溶剂必须是葡萄糖溶液或蒸馏水溶液，奥沙利铂和国产的卡铂与生理盐水稀释溶解在一起会引起药效不稳定，这两种药物的灌注溶液需用 5% 葡萄糖溶液，术中可引起血糖升高，需做相应的处理，对于合并糖尿病的患者尤其注意。其余没有特殊说明的可用生理盐水配制。使用铂类化疗药物时，按照药物说明书进行水化，使用紫杉醇药物时，按照说明书进行抗过敏等治疗，对腹膜、胸膜通透性不高的药物，可适当提高剂量。增加局部药物的浓度，提高肿瘤细胞减灭效果。

（五）灌注容量

2020年《肿瘤热疗中国专家共识》对此有分别说明，具体如下：

（1）循环模式灌注容量：灌注容量目标是尽可能地使整个腹腔脏器表面都有一定浓度药液覆盖，使药液在腹腔内均匀分布。在实际操作过程中，由于患者个体差异及内、外科管路差异（管路中灌注液的存量）较大，实际腹腔灌注量差异也很大，内科模式为1500~2500ml，外科模式为3000~5000ml。腹腔内药液覆盖情况可以借助B超进行观察。

（2）闭合式外加热灌注容量：灌注容量目标是尽可能地使整个腹腔脏器表面都有一定浓度药液覆盖，使药液在腹腔内均匀分布。在实际操作过程中，由于患者个体差异及腹水量不同，灌注的液体量根据具体情况为1000~2500ml。

笔者根据经验，推荐一般给予灌注容量为3000~6000ml，最常采用3500ml，少数术前大量腹水的患者最多能容纳6000ml灌注液，术中HIPEC采用的以腹部充盈达中等程度张力为宜；术后HIPEC在病房内患者清醒状态下操作，以患者自觉微胀满感为宜。

选择非循环的患者，因为腹腔容量较小，一般的灌注液容量在1000~2500ml。

（六）治疗温度、时间及循环速度

按照《腹腔热灌注化疗技术临床应用专家共识（2016版）》，灌注过程中的参数设置如下：①治疗温度设定为43℃；②治疗时间为60~90min，根据不同药物选择不同的治疗时间，多数药物为60min，多次HIPEC时，每次间隔时间为24h；③循环流速一般为300~600ml/min。

笔者所在单位的设备在一般情况下的参数设置如下。

（1）治疗温度设定：入体温度为43~45℃，出体温度为41~43℃。

（2）治疗时间：60~90min，根据不同药物选择不同的治疗时间，多数药物为60min，术中麻醉状态下患者耐受好，且手术后腹腔粘连得到松解，药物作用最充分，可适当延长灌注时间至90min。

（3）循环流速：一般为300~600ml/min。

（4）灌注间隔时间：术中与术后第一次灌注间隔24~48h（参照患者恢复情况），术后每次间隔24h。

（5）灌注次数：以腹膜假黏液瘤为例，术中1次，术后5次，共6次。

（七）灌注过程中镇静剂的使用

按照《腹腔热灌注化疗技术临床应用专家共识（2016版）》在进行HIPEC治疗时应给予镇静剂。根据患者反应调整镇静剂的剂量，根据生命体征监测情况进行补液，要使用监护仪进行监护。常用药物为盐酸异丙嗪（异丙嗪）25mg和（或）曲马多100mg（或地佐辛5mg），一般情况下肌内注射给药即可，特殊情况时可根据患者情况调整剂量或静脉给药。采用肌内注射、静脉给药均可，术后患者均是在清醒状态下进行HIPEC治疗。

（八）不良反应的预防和处理

在HIPEC治疗过程中，一定要遵守无菌操作，全程进行生命体征监护，监测灌注管有无堵塞和流出液是否顺畅。①如果患者出现大汗淋漓、心率超过100次/分等症状，需要排除血容量不足的原因后加强补液。②如果患者出现呼吸或血氧饱和度等异常，注意麻醉药物和灌注液用量，必要时停止治疗。③灌注治疗中或治疗后可能会出现低热、恶心、呕吐或腹胀、腹痛等不适，可予以退热、止吐、解痉和镇痛等对症处理后较易缓解。④温热与化疗药物联合，可能产生相互叠加的不良反应，如骨髓抑制或胃肠道反应、急性肾衰竭、化学性腹膜炎等，应密切观察或监测病情变化。⑤个别患者会出现胃排空障碍和肠麻痹等并发症，但这些并发症多与患者本身的疾病因素或手术有关，经对症处理后多可恢复正常。

采用非循环式腹腔灌注+深部热疗的患者，注意相关深部热疗不良反应及相关处理：①热疗中或热疗后出现全身温度过高、心率过快、血压异常、出汗过多而虚脱的全身反应，要及时处理；②皮肤烧伤，多数表现为皮肤急性的轻度烫伤，如红肿及水疱，按照烧伤处理原则给予及时对症处理；③皮下疼痛和硬结，由皮下脂肪过热引起，发生率约为10%，皮下脂肪厚度＞2cm时发生率增加，应向患者事先说明，治疗以对症处理为主。

（九）其他注意事项

（1）术前建立静脉通道。

（2）术中随时观察患者各种症状和体征，如有异常，及时处理，必要时给予心电监护和吸氧。同时记录好腹腔引流液的性状、颜色和量等。

（3）术后密切观察穿刺部位情况，有无红肿、渗液和堵塞等。定期进行管道护理，及时封闭腹腔留置引流管，并妥善固定。询问患者有无恶心、呕吐等不良反应，并遵医嘱及时准确采集患者各类标本，为诊疗收集资料。

（4）经体外加热的灌注液循环灌注于腹腔时，注意观察热疗机运作是否正常，其间应做好患者的心理护理及基础护理。

（5）向患者交代治疗目的、方法、治疗注意事项及易出现的并发症，治疗前必须签署知情同意书。

三、临床应用

（一）适应证

HIPEC治疗病种广泛，适用于治疗腹盆腔所有可以导致腹膜转移的疾病。

（1）胃癌、结直肠癌、胆管癌、胰腺癌、卵巢癌、子宫内膜癌。

（2）腹膜假黏液瘤。

（3）腹膜恶性间皮瘤。

（4）癌性腹水。

（5）其他恶性肿瘤腹膜种植转移的研究性治疗。

（6）同时在根治术后预防腹膜癌也非常重要：①进展期胃癌、结直肠癌、卵巢癌根治手术后预防腹膜种植转移；②进展期胆管癌、胰腺癌根治手术后的研究性治疗。

毋庸置疑，HIPEC最常还是作为腹膜癌的一种辅助治疗手段而广泛应用于临床的，在CRS+HIPEC的综合治疗中，理论上能达到最优疗效，入组的适应证条件会更加细化：参照2015年

《细胞减灭术加腹腔热灌注化疗治疗腹膜表面肿瘤的专家共识》：对于腹盆腔肿瘤来源的腹膜癌，包括胃癌、结直肠癌、阑尾癌、卵巢癌、原发性腹膜癌和腹膜间皮瘤等，若原发灶能行根治性切除或最大限度细胞减灭，且无远处广泛转移，以下情况最适宜行HIPEC治疗：①年龄20～75岁；②KPS评分＞70分；③术中腹腔内游离癌细胞检测阳性；④腹膜转移（PCI评分＜20分）；⑤高危腹膜播散患者，如肿瘤穿孔、完全肠梗阻、肿瘤穿透浆膜层或侵及邻近器官者。

实际上，因腹腔热灌注化疗可操作性强，理论依据较确切，临床除作为根治术后的巩固治疗，CRS+HIPEC治疗策略的组成部分之外，目前也可作为腹盆腔晚期姑息治疗方式广泛应用于临床，依据2020年《肿瘤热疗中国专家共识》，腹腔循环式热灌注适应证包括：①晚期腹盆腔肿瘤，术前或姑息治疗者；②腹盆腔恶性肿瘤手术发现冲洗液癌细胞为阳性者；③腹盆腔恶性肿瘤术中发现肿瘤侵及全层或淋巴结转移或广泛器官、肠系膜及大网膜转移，手术切除非R0者；④癌性腹膜炎、腹水者。

（二）禁忌证

患者自身基础状况应该可耐受HIPEC整个治疗过程，以下情况可能无法耐受而出现严重并发症，因而列入禁忌证范畴。依据2020年《肿瘤热疗中国专家共识》及《腹腔热灌注化疗技术临床应用专家共识（2016版）》，梳理总结如下：①恶病质，伴有发热，体温升高，伴有明显感染者；②有出凝血功能障碍者，严重的心肺功能障碍者；③肠梗阻患者；④有明显肝肾功能不全者；⑤各种原因引起的腹腔严重粘连导致穿刺入肠管的危险性增加者；⑥吻合口存在水肿、缺血和张力等愈合不良因素者；⑦生命体征不稳定的患者。

如果HIPEC是作为CRS+HIPEC治疗策略的一部分，那么禁忌证的范围会更加严格，因经历了手术且综合治疗策略目标为"根治"，因此安全性及有效性有更高的要求，参照2015年《细胞减灭术加腹腔热灌注化疗治疗腹膜表面肿瘤的专家共识》，下列为CRS+HIPEC综合治疗策略的禁忌证：①年龄＞75岁或＜20岁；②术前常规检查发现远

处器官（肝脏、肺、脑或全身骨）多处转移或腹膜后淋巴结转移；③小肠系膜中-重度挛缩；④常规手术有明显禁忌证。

（三）常用治疗模式

除了以上常规列举的适应证及禁忌证，HIPEC 的治疗模式也应该被区别对待，区别对待考虑的因素包括病种、疾病阶段、期待的治疗效果（根治/姑息）。《腹腔热灌注化疗技术临床应用专家共识（2016版）》对 HIPEC 的治疗模式有清晰的总结：总的来说，HIPEC 的治疗模式主要为"HIPEC+"，即 HIPEC 联合其他方法。

（1）HIPEC+肿瘤根治术（CRR）。

（2）HIPEC+CRS，CRS 即在保证手术安全的前提下，尽可能清除所有肉眼可见的肿瘤病灶，从而达到最大限度地降低肿瘤负荷的目的。

（3）CRR+HIPEC+化疗（即 CHC 治疗模式）：在 CRR 基础上，HIPEC 能清除肉眼发现不了的癌细胞和微小癌结节，手术后结合常规化疗可提高治愈率。

（4）HIPEC+CRS+化疗（即 HCC 治疗模式）：HIPEC 结合 CRS 能够使细胞减灭达到满意（completeness cytoreduction，CC），CC-0 和 CC-1 标准的部分腹膜癌患者达到临床治愈，提高细胞减灭满意度达到 CC-0、CC-1 和 CC-2 标准的腹膜癌患者的生存期和生活质量，手术后通常结合常规化疗。

CC 评分目前采用 Jacquet 和 Sugarbaker 制定的标准来评定术中残留肿瘤量。CC-0 表示 CRS 后整个手术野已无肉眼可见瘤结节；CC-1 表示术后残余瘤直径＜2.5mm；CC-2 表示残余瘤直径为 2.5mm～2.5cm；CC-3 表示残余瘤直径＞2.5cm，或腹腔和盆腔内任何部位存在无法切除的病灶。以残余瘤直径不超过 2.5mm（CC-0 和 CC-1）被视为彻底的 CRS。

四、临床使用规范

近年来，腹腔热灌注化疗相关研究发展很快，克服了传统的 HIPEC 操作中的一些不足，例如：由于控温不精准，存在治疗安全隐患；由于不能充盈腹腔而存在治疗盲区，达不到安全有效最大化；由于没有统一的治疗标准，临床研究上不能科学地评价安全性和有效性等。精准化和规范化是实现 HIPEC 安全有效最大化的技术要求。

HIPEC 的整个操作过程都包含"精准规范"，简言之，HIPEC 是将含化疗药物的灌注液精准恒温、循环灌注、充盈腹腔并维持一定时间，是预防和治疗腹膜种植转移的治疗方式。随着现代生物技术的发展和大量的 HIPEC 临床应用带来的技术要求，HIPEC 如要实现安全有效最大化，其在理论上和技术上都要求达到精准化和规范化。

（一）精准控制各项参数

参照《腹腔热灌注化疗技术临床应用专家共识（2016版）》，腹腔热灌注化疗临床使用规范总结如下，其中包含了精准控温、精准定位和精准清除三大新理念。

1. 精准控温　测温精度低于 ±0.1℃，控温精度低于 ±0.5℃，流速控制精度低于 ±5%。

2. 精准定位　腹腔内交叉放置灌注管至膈下和盆底，使热灌注液体充盈整个腹腔，不留治疗盲区，发挥 HIPEC 的最佳效果。

3. 精准清除　清除游离癌细胞、亚临床病灶和微小癌结节。

依照使用规范，实施治疗时的技术参数设置要符合腹腔热灌注治疗系统恒温、恒速、恒量地注入和排出腹腔的要求。

HIPEC 灌注液、温度、时间、循环流速等参数设定如下：①灌注液为溶剂（最常为生理盐水）和化疗药物混合液，一般生理盐水用量为 3000～5000ml，灌注液的量以腹腔充盈和循环畅通为原则，化疗药物根据原发肿瘤选择敏感的药物，剂量参考静脉化疗剂量；②灌注液入体温度设定为 43℃；③治疗时间为 60～90min，根据不同药物选择不同的治疗时间，多数药物为 60min，多次 HIPEC 时，每次间隔时间为 24h；④循环流速一般为 300～600ml/min。

笔者就保持治疗过程中温度恒定推荐如下，通常在行 CRS 结束后放置测温管于肠间隙，在围手术期的 HIPEC 治疗过程中对深部温度实时掌控，真正做到 HIPEC 治疗过程中的"恒温"。对灌注温度的监测如图 10-1-5 所示。

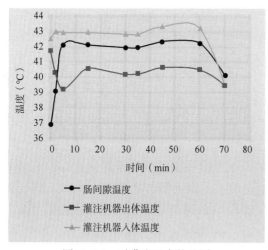

图 10-1-5 对灌注温度的监测

（二）规范评价临床疗效

临床使用规范中最后一步为"临床疗效评价"。根据 2020 年《肿瘤热疗中国专家共识》，对肿瘤热疗的疗效评价简述如下。

实体瘤的疗效评价参照 RECIST 1.1 标准，同时应结合患者临床症状改善及日本热疗学会标准综合考虑。

1. 可测量病灶 ①在 5mm 薄层 CT 上肿瘤长径 ≥10mm 或淋巴结短径 ≥15mm。②在对比度良好的胸部 X 线片上肿瘤长径 ≥20mm。③体表病变，如弯角测量器可测量的皮肤结节等，若 ≥10mm 也可作为可测量病变。

2. 不可测量病灶 ①小病灶（最长直径 <10mm 或病理淋巴结短轴 ≥10mm 且 <15mm 的）及真正的不可测病变。②病理学检查确定的脑膜疾病、腹水、胸膜腔或心包积液、炎症性乳腺疾病、皮肤或肺部的癌性淋巴管炎。③体检发现但成像技术不能重现的腹部肿块或包块。

3. 靶病灶的选择 当有 >1 个可测量病灶时，每个器官选择 ≤2 个、全身共选择 ≤5 个作为靶病灶，靶病灶选择原则：①通常具有最大直径；②每个受累器官都应选择；③在影像学上具有可重现性。

4. 病灶评价手段

（1）同一病灶在基线期和随访期的评价应使用同样的检查手段。

（2）影像学具有客观性和可重现性，疗效评价应通过影像学而非体格检查进行，除非影像学不合适但能通过体格检查评估。

（3）CT 是目前 RECIST 中最常用的疗效评估

手段和重复性较好的解剖学成像技术，某些情况下可应用 MRI，超声具有一定主观性，不能用于测量病灶的大小。

5. 靶病灶疗效评价标准

（1）完全缓解（complete response，CR）：所有靶病灶消失，所有病理阳性淋巴结（无论是靶病灶还是非靶病灶）的短径必须缩小至 <10mm。

（2）部分缓解（partial response，PR）：与基线病灶最长径之和比较，靶病灶最长径之和下降 ≥30%。

（3）疾病进展（progressive disease，PD）：靶病灶最长径之和与开始治疗以来记录的病灶最小最长径之和比较增加 ≥20%，并且最长径之和的绝对值增加 ≥5mm，或者出现 1 个或多个新病灶。

（4）疾病稳定（stable disease，SD）：与治疗开始以来记录的最小最长径之和比较，病灶最长径之和既未达到 PR 的减少量，也未达到 PD 的增加量。

6. 体腔积液的评价标准

（1）CR：胸（腹 / 盆）腔积液完全消失，并维持 >4 周。

（2）PR：胸（腹 / 盆）腔积液消退 ≥50% 且 <100%，并维持 >4 周。

（3）SD：胸（腹 / 盆）腔积液消退 <50% 或增加 ≤25%，并维持 >4 周。

（4）PD：胸（腹 / 盆）腔积液增加 >25%。

7. 肿瘤标志物 其不能单独作为客观疗效评价标准，如果其在治疗开始高于正常，那么评价 CR 时其必须降至正常。

8. 肿瘤患者生活质量评估

（1）体重：体重增加 ≥7%，并保持 >4 周（不包括第三间隙积液）认为有效；其他任何情况认为无改善。

（2）疼痛：视觉模拟法（visual analogue scale，VAS）将疼痛程度用 0～10 分表示，0 分为无痛，10 分为最痛；≤3 分，轻微疼痛，能够忍受；4～6 分，疼痛影响睡眠，尚能忍受；7～10 分，强烈疼痛，疼痛难忍，影响食欲，影响睡眠。患者根据自身疼痛程度进行评分。疼痛评分比基线提高 ≥50% 并持续 >4 周为有效；有任何恶化情况并持续 >4 周为无效；其他情况为稳定。

（3）身体一般状况：根据 KPS 比较治疗前和治疗后的生活质量，KPS ≥10 分为生活质量改善，变化在 10 分以内为生活质量稳定，减少 ≤10 分为生活质量下降。

9. 肿瘤患者生活质量评价标准

（1）疼痛和KPS均为有效，判断为临床有效，生活质量改善。

（2）疼痛和KPS中任何一项有效，且另一项稳定，判断为临床有效，生活质量改善。

（3）疼痛和KPS均为稳定，而体重的增长≥7%，判断为临床有效，生活质量改善。

（4）疼痛和KPS均无效，或任何一项无效，判断为临床无效，生活质量未改善。

（5）疼痛和KPS均稳定，而体重稳定或减轻，判断为临床无效，生活质量未改善。

注：KPS标准。100分：正常，无症状和体征，无疾病证据。90分：能正常活动，有轻微症状和体征。80分：勉强可进行正常活动，有一些症状或体征。70分：生活可自理，但不能维持正常生活或工作。60分：生活能大部分自理，但偶尔需要别人帮助，不能从事正常工作。50分：需要一定帮助和护理，以及给予药物治疗。40分：生活不能自理，需要特别照顾和治疗。30分：生活严重不能自理，有住院指征，尚不到病重。20分：病重，完全失去自理能力，需要住院和积极的支持治疗。10分：重危，临近死亡。0分：死亡。

特别说明：本节内容以2020年版《肿瘤热疗中国专家共识》《腹腔热灌注化疗技术临床应用专家共识（2016版）》、2015年《细胞减灭术加腹腔热灌注化疗治疗腹膜表面肿瘤的专家共识》为基础，结合笔者所在中心行腹腔热灌注化疗应用过程中所遇到的具体情况总结出以上内容，对腹腔热灌注化疗感兴趣的同仁可详细阅读以上3个版本的专家共识，文献来源详见参考文献。

第二节　胸腔热灌注化疗

胸腔热灌注化疗经过多年的发展，在恶性胸腔积液的治疗中占有重要地位，许多学者都对这种治疗方法进行了积极探索并加以改进。

一、胸腔热灌注化疗的治疗原理

人体各器官、组织具有正常的血液循环系统，因此机体有自我调节体温的能力。当人体受到外界高温影响时，动静脉内的血液可将多余的热量带走，并在温度较低的部位将热量释放出来。这样，正常组织就不会因为局部温度过高造成损害。然而，肿瘤组织不具备正常的血管结构、良好的血液循环，血管受肿瘤压迫闭塞，血流速度慢，肿瘤组织长期处于缺氧的状态，代谢产物不易排出，易储存热量，不易散热，且肿瘤细胞本身的血管神经感受器发育不良，对温度的变化不敏感，温度调节功能差。此时，若受到外界温度影响，肿瘤组织散热不佳，温度就会逐渐升高，可比邻近正常组织高近10℃。在同样的外界热源刺激下，正常组织37℃时，邻近的肿瘤组织内部温度可能已达43℃及以上。研究表明，当肿瘤细胞温度达39~40℃时会停止分裂，41℃会出现代谢紊乱，破坏细胞骨架的排列，物质在核内外传递受限，从而抑制蛋白质的合成，妨碍遗传物质DNA、RNA的合成；43℃以上时易促使癌灶内形成大量微血栓，出现血管闭塞、瘀血、出血现象，肿瘤组织营养缺乏、癌灶pH降低，AKP酶、ATP酶活性降低，干扰物质运输和能量交换。当肿瘤组织呈现一定损伤、DNA有丝分裂出现抑制、蛋白质合成障碍时，进一步促使癌细胞蛋白变性失活，导致M期与S期癌细胞破碎及溶解，产生细胞毒效果，显著诱导多种肿瘤细胞程序性死亡或凋亡。基于此原理，临床上多选择肿瘤细胞与正常细胞之间的温度差，把热灌注温度控制在41~43℃，从而对正常细胞影响较小，但能使肿瘤细胞蛋白质变性、蛋白合成障碍、遗传物质合成障碍，进而达到杀死部分肿瘤细胞的作用。

体腔热灌注化疗可以抑制VEGF的产生。研究表明，新生血管的形成是转移癌生长的必要因素，肿瘤浸润和转移后局部血管内皮生长因子水平升高。但其对热的敏感性强，热疗能抑制其产生，进而抑制新生血管的产生，防止肿瘤复发、转移。热灌注可增加组织血流量、扩张淋巴管、改变癌细胞胞膜的生理结构、降低稳定性、增加流动性及致使胞膜破裂、增强化疗药物对胞膜的穿透力，还能减轻肿瘤细胞对化疗药物的耐药性，通过抑制肿瘤细胞耐药基因的表达，达到减轻癌细胞对化疗药物耐药的作用，降低肿瘤复发率。此外，HPC还能增加药物浓度与药物的敏感性，增强

TNF、HSP7及IL-2等因子的抗癌作用，活化巨噬细胞、NK细胞、淋巴细胞，促使自身抗癌因子、免疫机制协同化疗药物杀灭癌细胞，当肿瘤细胞坏死后，其分解产物亦可作为新的抗原，从而机体产生抗肿瘤的免疫应答，且加热利用膜的流动性暴露抗原决定簇，增加机体对肿瘤细胞的免疫应答。

有关研究表明，持续循环的灌注液具有流动性、热匀散性，可保证药物充分、均匀接触组织器官，同时在循环灌注过程中化疗液对胸腔的游离癌细胞起到了机械的清除作用，清除腔内肿瘤细胞及种植转移的微小肿瘤病灶，保证脱落的癌细胞被持续冲出体外，减少毒素吸收，减轻肿瘤负荷，减少肿瘤细胞的附着，冲走游离的癌细胞，减少种植转移，还能使化疗药更加均匀、有效地附着于脏、壁胸膜表面。HPC还可以刺激胸膜发生炎性粘连，促使胸膜产生闭锁作用，可防止肿瘤复发，由此达到消灭肿瘤细胞、减少胸腔积液生成的作用。总之，胸腔热灌注化疗可明显诱导胸膜腔内肿瘤细胞凋亡，与未灌注化疗的患者相比，其生存率明显提高，是目前临床研究最为充分、应用最为广泛、效果最为显著的肿瘤热疗方法。

二、临床常用方法

现今临床上常用的方法有以下几种：

1. 术中灌注法 该方法为行开胸手术结束后，关胸前向胸腔内灌入热水，持续一段时间后用吸引器将液体吸出。此种方法简单易行，无须特殊治疗设备，有一定的效果。但由于人体有很强的体温调节作用，且灌入胸腔内的热水热量散失很快，很难保证热水恒温及胸腔内各部位温度均匀，因此属于较粗糙的治疗方法，现在多用于肺癌手术后预防癌细胞种植转移。

2. 体外高频热疗法 这种治疗方法是先胸腔穿刺置管，将胸腔积液尽可能引流干净后，通过胸管向胸腔内注入一定量无菌水，然后夹闭胸管。再用体外高频热疗仪对胸前区进行局部加热，从而使胸腔内液体温度提升，以此达到治疗目的。这种方法与术中灌注法相比，胸腔内液体热量散失有所减少，且能保持持续热量补充，但由于方法限制，胸腔内热水温度从前胸壁至深部逐层降低，因此降低了治疗效果。

3. 恒温水浴箱法 该方法先放置2根胸腔引流管，常将腋前线第2肋间和腋后线第7肋间分别作为进液管和排液管的放置位置，再将进液管与排液管分别与体外无菌管道相连，通过体外循环泵将灌注液泵入恒温水浴箱中，再将加热后的灌注液泵入胸腔，循环往复一段时间。该方法较前两种方法的优点在于温度控制相对精准，胸腔内液体热量损失较少，且液体循环泵入、排出可对附壁肿瘤细胞起到一定程度的冲刷作用。

4. 持续循环胸腔热灌注法 采用一套体腔热灌注系统治疗设备，控温更精确、循环速度可控。同样是采用进液管和排液管2根引流管进行治疗，但由于温度更加稳定，循环速度更快且可控，设备操作简便，该技术被认为是继手术、放化疗、生物治疗之后第五种治疗癌症的方法，是目前最好的治疗恶性胸腔积液的方法。

三、适 用 范 围

1. 适应证 晚期恶性肿瘤伴发的胸腔积液；胸膜有弥漫性癌性结节的恶性胸腔积液。

2. 禁忌证 重度心肺功能损伤患者；急性感染患者；伴有发热，体温>38℃的患者；有出凝血功能障碍者；精神疾病患者等。

四、操 作 要 点

（一）灌注容量及药物的选择

1. 灌注容量 采用循环机治疗时，灌注的循环溶液一般为1000～1500ml，胸腔内留液一般是500ml左右，因患者个体差异可有增减；采用外辐射加热治疗时，胸腔内灌注液为100～200ml。

2. 溶剂 常为生理盐水、林格液、葡萄糖溶液或蒸馏水（慎用）。

3. 药物 根据以下情况进行选择。

（1）药物必须能通过其自身或其代谢产物杀死肿瘤细胞。

（2）药物必须有低的胸腔通透性。

（3）药物必须能很快从血浆中被清除。

（4）药物必须有较强的穿透肿瘤组织的能力。

（5）通过加热易增加敏感性、渗透性的药物。

选择的药物多为顺铂、卡铂、洛铂、培美曲塞、博来霉素、丝裂霉素、恩度及复方苦参等。

4. 用药原则

（1）既可选择单一给药，也可联合序贯给药。

（2）化疗药物的剂量目前暂未有统一的标准，原则上以静脉用量为标准。若联合静脉应用，则剂量酌减。

（二）灌注操作流程

1. 置管 患者取坐立位，常规探查患侧胸腔积液情况，首先在超声引导下定位于患侧腋后线体表，常规检查手术区域的清洁情况（如是否需备皮、有无疖痈等感染病灶等）。术区消毒采用3%碘酊，然后用75%酒精脱碘3次。待消毒区域干燥后，铺无菌洞巾。用利多卡因局部麻醉后，穿刺针穿入患侧胸腔积液内，可见液体流出，沿穿刺针放入导丝，拔出穿刺针，沿导丝用扩张管扩张后放入单腔带侧孔中心静脉导管，拔导丝，固定中心静脉导管，术毕可引流出淡黄色液体；然后定位于患侧肩胛线体表（选择前一穿刺点上一肋间或下一肋间）、在超声引导下用穿刺针穿入右侧胸腔积液内，可见液体流出，沿穿刺针放入导丝，拔出穿刺针，沿导丝用扩张管扩张后放入单腔带侧孔中心静脉导管，拔导丝，固定中心静脉导管，可引流出淡黄色液体，术毕观察无明显活动性出血征象。

2. 循环灌注 分为热灌注冲洗和热灌注循环化疗2个步骤。

（1）热灌注冲洗：连接各管路，循环药液袋内输入预冲液1500～2500ml，排尽袋内空气，插各测温传感线，加热预冲液至43～45℃。一侧引流管连接入体阀，另一侧引流管连接一次性引流袋，开始冲洗胸腔，入体端泵速50～70ml/min，温度为43℃左右（≤45℃）、一边冲洗，一边开放引流，将循环药液袋内预冲液全部冲洗完后，尽量完全引流胸腔内液体，引流入一次性引流袋内的液体全部丢弃，注意此过程不产生循环，只是单纯的一端进液、一端引流的冲洗过程。

（2）热灌注循环化疗：循环药液袋内输入0.9%氯化钠溶液300～1000ml+化疗药物，将药液加热至43～45℃，一侧引流管接入体阀，另一侧接出体阀，开始循环热灌注化疗，入体端泵速50～70ml/min，温度为43℃左右（≤45℃），使药物与胸膜充分、均匀、持续地接触，再回流到加热的循环药液袋，形成完全密闭的循环治疗系统，维持有效的循环约60min后将循环药液全部保留在胸腔内。

五、常见不良反应及并发症

胸腔热灌注化疗最常见不良反应为恶心、呕吐和食欲减退等胃肠道反应，以及骨髓抑制、胸痛和发热等；部分患者甚至会出现心力衰竭、肺水肿、气胸和肾毒性。

六、注 意 事 项

（1）治疗前设备预热：设置治疗参数后即可开始预热，预热一般在5～10min完成。此时注意监测血压、心率及血气分析。

（2）治疗过程中每隔15min协助患者变换体位1次，连续监测患者体温、心率、心电图、呼吸、血压和血氧饱和度等指标的变化，并维持各项生命体征正常。

（3）患者在治疗中若出现全身温度过高、心率过快、出汗过多或皮肤剧烈疼痛时必须立即中止治疗，采取措施后可继续治疗，必要时停止治疗。同时注意出液管道有无被胸腔内脱落组织阻塞，并予以及时处理。若患者诉呼吸困难、胸闷并进行性加重，可适当放慢灌注速度。

（4）灌注输入速度应控制在100ml/min以内，防止诱发急性肺水肿。

（5）向患者交代治疗目的、方法、注意事项及易出现的并发症，治疗前必须签署知情同意书。

第三节 膀胱热灌注化疗

膀胱癌是泌尿生殖系统常见的恶性肿瘤，发病率高，且好发于男性。按照肿瘤浸润膀胱壁深度可将膀胱癌分为非肌层浸润性膀胱癌（non-muscle invasive bladder cancer, NMIBC）和肌层浸润性膀胱癌，其中约70%为非肌层浸润性膀胱癌，后者更多倾向于采用普通手术。由于膀胱镜和微创技术日臻成熟，经尿道膀胱肿瘤电切术（TURBT）在临床上广泛开展，已成为治疗

NMIBC的首选手术方式。然而，膀胱肿瘤术后具有易复发和高进展风险的特性，有研究报道称TURBT术后膀胱癌复发率为60%～70%，而全身化疗联合高温灌注化疗对于晚期患者来说是一种有效的方法，也是晚期膀胱癌患者的首选方法。

膀胱热灌注化疗（intravesical hyperthermic perfusion chemotherapy，IVHC）是近年来发展起来的膀胱肿瘤治疗的新技术，属于局部腔内化疗。越来越多的研究表明，TURBT辅以膀胱热灌注化疗不仅能明显降低膀胱癌的复发率，提高抗肿瘤的治疗效果，还能减少化疗药物的使用，降低药物治疗相关不良反应，给肿瘤患者带来明显的获益。因此，该项技术在泌尿外科肿瘤治疗领域引起广泛关注，也成为继手术、化疗、放疗、免疫治疗后膀胱肿瘤治疗的第5种手段。

一、膀胱热灌注化疗治疗原理

膀胱热灌注化疗是指在膀胱灌注化疗的基础上，利用热疗与化疗药物的协同作用及热疗本身的抗肿瘤效应，从而达到治疗膀胱癌及预防术后复发的效果，提高膀胱癌的临床疗效。

1. 热疗对肿瘤细胞的直接杀伤作用 正常的组织细胞可以在47℃的高温条件下持续耐受1h，而肿瘤细胞只能在43℃持续耐受1h，43℃被称为肿瘤细胞不可耐受的临界温度，由此奠定了肿瘤热疗学说的理论基础。热疗对肿瘤细胞的杀伤作用包括：①肿瘤细胞在高温条件下DNA会发生受损改变，起修补作用的聚合酶在高温下活性降低，DNA修补受阻，促进肿瘤细胞凋亡；②高能热疗可导致肿瘤细胞胞膜破坏，跨膜蛋白变性，细胞通透性增加，同时提高化疗药物的分子运动，增加化疗药物与肿瘤靶细胞的结合率，提高抗肿瘤药物的有效率；③热疗可增加肿瘤细胞内的溶酶体活性，释放自身消化酶，对肿瘤细胞造成损伤。

2. 热疗对肿瘤血管的损伤作用 热疗对肿瘤内血管的影响主要分为血流改变和血管生成抑制两个方面。一方面，肿瘤血管扭曲杂乱，神经感受器不健全，血管对温度感受性差；在高热情况下，由于血管对温度的感受性差，肿瘤血管内血流并没有明显增加，易引起血管闭塞或血栓形成，从而导致肿瘤细胞缺血缺氧。另一方面，热疗还可以抑制血管内皮细胞的生长，阻止血管生成，导致瘤内低氧，最终抑制肿瘤生长。

3. 热疗引起抗肿瘤免疫反应 热疗除具有直接杀伤肿瘤细胞的效应外，还具有免疫刺激作用，增强免疫抗肿瘤作用，而且免疫系统反应程度与热疗程度和时长呈正相关。目前认为其可能的机制是高温增加了免疫细胞的活性，具体表现在温度升至38～43℃时，直接热损伤导致肿瘤细胞释放热激蛋白分子伴侣，并由抗原提呈细胞提呈给巨噬细胞、自然杀伤细胞和细胞毒性CD8+T细胞，这些细胞释放凋亡因子和白细胞介素等，从而增强对肿瘤的杀伤力。另外，热疗能够增加肿瘤细胞膜脂流动性，使镶嵌在细胞膜脂质双层中的抗原决定簇暴露，从而增加肿瘤细胞的抗原性。

4. 其他 热疗对S期肿瘤细胞的杀伤作用较强，而化疗往往对非S期的肿瘤细胞作用较强，二者结合可起到双重阻断作用；热疗还可降低肿瘤细胞化疗耐药的发生率，增强肿瘤细胞的化疗敏感性，两者协同作用，共同发挥抗肿瘤作用。

二、操作要点

膀胱癌在病理组织学上主要以尿路上皮癌为主，约占90%，尿路上皮癌已被证明对吉西他滨、吡柔比星、丝裂霉素、羟喜树碱等化疗药物敏感。因此，对于NMIBC，在TURBT术后推荐给予辅助IVHC，这对于浅表膀胱癌患者有预防复发作用，而对于高危患者，部分可获得完全缓解。根据加热方式不同，IVHC可分为以下几类：①全身热疗下的IVHC；②深部透热下（主要是射频和微波）的IVHC；③膀胱热循环灌注化疗；④局部加热下的IVHC。

膀胱癌热灌注化疗方案

1. 全身热疗下的膀胱热灌注化疗 是指在全身加热下进行膀胱热灌注化疗，全身热疗有多种不同的加热方式，有红外线、微波、射频、体外循环、体表加温等，但应用相对广泛和成熟的是红外线体外加温。因为全身热疗的开展受到设备条件、人员技术条件等限制，目前其应用并不广泛。全身热疗设备目前应用相对成熟的有德国的

Heckel-HT系列及深圳一体系列,加热的操作流程比较复杂,这里不做赘述,下面就膀胱热灌注部分进行介绍。

（1）全身热疗的整个加热过程可分为3个阶段,即升温期、平台期及降温期;在哪个阶段进行化疗药物的灌注是关键,见图10-3-1。

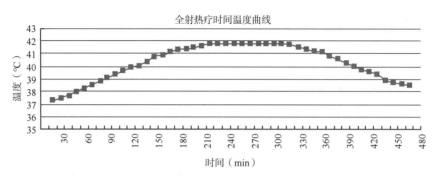

全射热疗时间温度曲线

图10-3-1　标准全身热疗时程的温度曲线,分为3个阶段,即升温期、平台期和降温期

1）升温期:患者加热至目标温度所经历的时期。直肠温度为主要参考指标,目标温度为40.5～41.5℃,平均为41℃。升至平台期所用时间平均为84min。

2）平台期:是指加热至目标温度后,体温相对平稳所经历的时期。平台期在90～120min,平均约100min;平台期温度在41～41.8℃,平均41.6℃;此期是整个疗程中温度最高期,也是理论疗效最佳期。

3）降温期:是指平台期后温度逐渐下降所经历的时期。降温期的计算一般采取在降温后至38.5℃所需的时间,此期在60～150min,平均约130min。

由于全身热疗时程较长,体液损失较多,这需要补充大量液体,而保持体液平衡需要从肾脏排出大量尿液,如何不影响全身热疗时的体液排出而尽量达到膀胱灌注的化疗药物能达到留存的时间是问题所在。

笔者在长期临床工作中发现,一般在升温期末进行化疗药物灌注,也即全身温度达40℃时给药较为合适,药物灌注后关闭尿管,在膀胱内存留120min后开放尿管,排出膀胱内液体。在全身温度达40℃后,由于全身温度的升高,体液损失较多,此时尿液较少,膀胱内可以滞留较长时间的药物而不会被不得已排出体外。按标准的热疗时程,多在120～240min进行热灌注治疗较为合适,但不是所有患者都能承受6～8h的全程热疗,可根据患者具体情况,在有效治疗温度之上即可进行膀胱灌注。如果热疗时程较短,推荐39℃以

上就可以进行灌注,此时多数患者已经出现尿少的情况,有利于灌注的实施。

（2）灌注药物:表柔比星、吡柔比星或丝裂霉素。

（3）灌注方法

1）所备材料:气囊尿管、生理盐水、所用化疗药物、水浴箱等灌注所需材料。

2）操作步骤:①将化疗药物溶于50～100ml液体中密闭,置于水浴箱45～47℃中1h左右备用;②全身热疗前一般常规留置尿管,检查尿管是否通畅,将膀胱尿液排净;③在测温达到40℃左右时从尿管注入水浴后的化疗药物,用10ml左右生理盐水将尿管内残余药液冲入膀胱内,夹闭尿管;④2h后开放尿管,放出膀胱内液体。在夹闭尿管期间,要严密观察膀胱内情况,如膀胱内尿液过多影响全身情况时要及时排出部分尿液,保护泌尿系统。

由于此法是通过全身热疗方法实现,因此需要了解其禁忌证。

绝对禁忌证:①心功能不全、心肌梗死、严重心律失常者;②严重的脑血管阻塞、脑水肿、颅内肿瘤或转移瘤者;③严重感染者;④严重的肝功能障碍、慢性肝炎、肝硬化者;⑤严重的内分泌和新陈代谢的疾病,严重缺水及电解质紊乱,不能出汗者;⑥精神异常者;⑦孕妇。

相对禁忌证:在有血栓性疾病时需用抗凝药物,严重者不能应用全身热疗;四肢末梢血管循环不良、闭塞患者在热疗中应将患者的手脚抬高,严重者不适合行全身热疗。如患者有全身热疗禁

忌证，则不能进行膀胱热灌注治疗。

2. 体外深部热疗下的膀胱热灌注化疗　体外区域性加热多使用大功率射频和微波深部热疗实现，操作简单，风险较小，在国内应用较多。相关设备使用要求可详见第七章和第八章。图10-3-2所示为深部加热治疗的温度曲线。

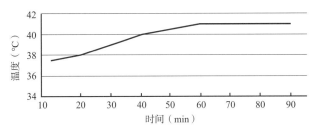

图10-3-2　深部加热治疗的温度曲线

相比全身热疗的膀胱热灌注疗法，深部加热治疗时程较短，进行膀胱热灌注治疗操作相对简单。所需材料和流程基本同全身热疗操作，不同的是在加热前即把化疗药物灌入膀胱中，从灌入膀胱到开放尿管保持2h即可。在不加热时，嘱患者每15分钟变换体位，呈"翻滚"样变换。

在采用深部热疗实现膀胱热灌注时，要注意其禁忌证，可参见第七章和第八章。

3. 膀胱热循环灌注化疗　临床上更多使用的是体腔热灌注治疗仪进行膀胱热循环灌注化疗，该灌注术一般在手术室或病房中进行。对患者给予心电监护，监测生命体征变化，并给予异丙嗪25mg+哌替啶100mg镇静镇痛处理。将治疗管道与热疗仪连接好后，测温探针插入出入管道空腔内，储液袋内灌入溶有60mg丝裂霉素C的无菌生理盐水600ml（400～700ml，根据患者膀胱耐受量而定）。调试仪器，输入患者临床资料，设定治疗温度和时间，45℃、40min，将灌注速度控制在150ml/min，打开治疗管道间通路，形成循环系统，然后开始循环、升温。一般热疗仪温度上升至43℃左右时即可开始灌注治疗，每2～3天治疗一次，每3次为1个疗程。灌注后密切复查患者血常规、电解质及肝肾功能变化，并根据患者病情及耐受情况决定热灌注化疗次数、治疗间隔及治疗周期。该方法的毒副作用较小，尚未发现明显的治疗相关不良事件。设备治疗界面见图10-3-3。

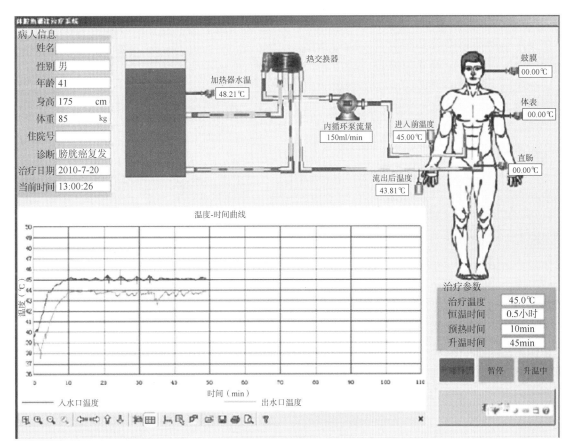

图10-3-3　BR-TRG-Ⅰ型体腔热灌注治疗仪膀胱热灌注化疗的治疗界面

4. 局部加热下的膀胱热灌注化疗 与膀胱热循环灌注化疗不同，局部加热下的膀胱热灌注化疗是将加热后的化疗灌注液导入膀胱，不进行循环。患者通过定时翻身的方法（俯卧、仰卧、左右侧卧及坐位），尽量使膀胱黏膜上皮浸泡于化疗药物中，化疗药物在膀胱内保留 0.5～2h 后排出。该方法类似于单纯的膀胱灌注化疗，同时又发挥热疗的协同作用，疗效明显优于单纯化疗。

此方法属于局部腔内化疗，毒副作用较小。但若因操作不当或化疗剂量较大时，可出现一过性化学性膀胱炎，可以用托特罗定类药物处理。

三、临床应用

（一）适应证与禁忌证

1. 适应证

（1）膀胱癌：①各种浅表性膀胱肿瘤保留膀胱的术后辅助及预防治疗；②卡介苗治疗不敏感的膀胱原位癌患者；③多发性浅表性膀胱肿瘤；④浸润性膀胱肿瘤的术前新辅助治疗；⑤不适合行根治性膀胱切除术的患者。

（2）腺性膀胱炎和膀胱黏膜白斑：是膀胱黏膜增殖性病变，由膀胱黏膜化生所致。后期腺性膀胱炎与黏膜白斑被认为是癌前病变，行膀胱黏膜电切术后，再行热灌注治疗清除残存病灶，预防术后复发和癌变。

2. 禁忌证

（1）膀胱内活动性出血、膀胱穿孔和急性泌尿系统感染患者。

（2）膀胱体积小于 150cm³，不应给予射频诱导的膀胱热灌注治疗。

（二）膀胱热灌注药物

1. 膀胱热灌注选药原则 主要根据以下几点选择热灌注药物：①药物必须能通过自身或其代谢产物杀死肿瘤细胞；②药物必须有较低的通透性；③药物必须能很快从血浆中被清除；④药物必须有较强的穿透肿瘤组织的能力；⑤通过加热易增加敏感性、渗透性的药物。供选择的药物有表柔比星、吡柔比星、多柔比星、丝裂霉素、羟喜树碱和吉西他滨等，其中吡柔比星溶剂必须是

葡萄糖溶液或蒸馏水，其余可用生理盐水配制。溶剂常为生理盐水、林格液、葡萄糖溶液或蒸馏水（慎用）。

总体用药原则：既可选择单一给药，也可联合序贯给药。

2. 膀胱热灌注常用药物 常见的膀胱热灌注药物为细胞毒性药物，即化疗药物，包括丝裂霉素 C、表柔比星、吡柔比星、吉西他滨和羟喜树碱等。膀胱热灌注化疗的效果与化疗药物、热疗方式、温度及治疗周期的选择等密切相关。

（1）丝裂霉素 C（mitomycin C，MMC）：是一种抗生素化疗药物，具有烷化作用，能与肿瘤细胞 DNA 双链交叉连接或使 DNA 降解，抑制其复制，发挥抗肿瘤作用。MMC 的相对分子质量为 335 000，因此较少被尿路上皮吸收。MMC 的治疗剂量一般为 20～60mg，溶于生理盐水（浓度 1mg/ml）。MMC 热灌注是将膀胱内 MMC 灌注液加热至 42℃，并维持 1h。其主要适用于高危复发的 NMIBC，包括卡介苗（BCG）灌注失败的患者。Renzo Colombo 等对热化学疗法与单独 MMC 作为 NMIBC 辅助治疗的 4 项研究进行分析，其中热化学组共有 28% 例（26/93）患者复发，而单独 MMC 组则有 67.7% 例（67/99）患者复发。经过荟萃分析，针对不同的研究权重进行了校正，结果总风险比为 0.410（95%CI 0.290～0.579），与单独使用 MMC 相比，热化疗组复发风险降低了 59%。Arends 等发表的一项Ⅲ期临床试验结果显示，热灌注化疗（加热 + 膀胱内化疗）治疗高危 NMIBC 的有效性高于传统卡介苗灌注治疗。研究者在欧洲和以色列共 11 个中心招募了 142 例患者，随机纳入热灌注化疗组和 BCG 组，接受 12 个月的治疗。使用 Synergo 装置将膀胱壁加热至 42℃。热灌注化疗组患者接受为期 6 周的热灌注化疗（加热 +20mg MMC）和 6 周的维持治疗；BCG 组患者接受为期 6 周的 BCG 治疗和 9 周的维持治疗。治疗分析显示，热灌注化疗组疗效优于 BCG 组，无复发生存达到 24 个月的比率分别为 80.0% 和 66.0%，二组的转移率无显著差异，患者耐受性良好。赵振华等报道了 76 例原发性或复发性 T₁G₃ 膀胱尿路上皮癌患者均行经尿道膀胱肿瘤电切术，40 例患者术后接受单独 MMC 膀胱灌注化疗，36 例患者接受术后 MMC 膀胱灌注热化疗。随访时间 > 24 个月。单纯膀胱灌注化疗

组肿瘤复发率及进展率分别为35%及22.5%，膀胱灌注热化疗组复发率及进展率分别为13.9%和5.6%。两组比较差异有统计学意义（$P=0.034$及$P=0.036$）。Kaplan-Meier分析显示两种治疗方法无复发生存率及无进展生存率差异有统计学意义（$P=0.027$及$P=0.047$）。并且患者对膀胱灌注化疗联合体外电场热疗有良好的耐受性。MMC治疗的不良反应包括化学性膀胱炎、膀胱挛缩和生殖器皮疹等。

（2）表柔比星（epirubicin，EPI）：是通过半合成途径制成的一种蒽环类抗肿瘤药物，其主要作用是直接嵌入DNA碱基对之间，干扰转录过程，阻止mRNA的形成。表柔比星能抑制细胞DNA和RNA的合成，故对细胞周期各阶段均有作用，为细胞周期非特异性药物。表柔比星膀胱灌注常用剂量为50～80mg，可用生理盐水或5%葡萄糖溶液稀释成1mg/ml浓度溶液。表柔比星高浓度（50ml生理盐水中含80mg）与足浓度（50ml生理盐水中含50mg）均有良好的疗效，且高浓度疗效更好。与不行膀胱灌注化疗比较，复发比例可降低44%～48%，无复发生存率提高15%。表柔比星膀胱局部刺激性小，严重不良反应少见。

（3）吡柔比星（pirarubicin，THP）：是多柔比星的衍生物，具有较强的抗肿瘤活性和广泛的抗癌谱。THP能迅速进入癌细胞，通过直接抑制核酸合成，在细胞分裂的G_2期阻断细胞周期，从而杀灭癌细胞。常用的THP膀胱灌注剂量为30～50mg，以5%葡萄糖溶液作为溶剂，稀释成1mg/ml浓度溶液。THP灌注治疗的不良反应主要为化学性膀胱炎。张卫星等对40例膀胱移行细胞癌术后患者在膀胱腔内局部持续灌注恒温热盐水，每次10 000ml，每天1次，10次为1个疗程。同时用40ml含20mg吡柔比星的溶液腔内灌注，每周1次，连续8次，总用量为160mg，随访时间9～52个月，除1例术后10个月、1例术后30个月复发外，余38例均未见肿瘤复发及转移。廖倩等将80例浅表性膀胱癌术后患者随机分为对照组和治疗组，对照组术后行吡柔比星40mg膀胱灌注化疗，共8个周期，治疗组在对照组基础上采用38℃温热灌注化疗，2年随访结果显示治疗组复发率明显降低（$P<0.05$）。以上结果表明，膀胱腔内热化

疗联合应用预防移行细胞癌术后复发的效果令人满意，安全性好。

（4）吉西他滨（gemcitabine，GEM）：是一类抗代谢化疗药物，具有广泛的抗癌活性。当被细胞摄入后，吉西他滨被磷酸化成活性代谢物（吉西他滨二磷酸盐和吉西他滨三磷酸盐），阻断DNA合成，导致细胞凋亡，属于细胞周期特异性药物。吉西他滨常用的膀胱灌注剂量为1000～2000mg，用10%生理盐水50ml稀释，配制成20～40mg/ml溶液。郭学敬等选取2013年8月至2015年8月北京老年医院收治的老年高危非肌层浸润性膀胱癌患者84例，采用随机数字表的方法将研究对象分为观察组（42例）和对照组（42例），所有患者均行TURBT。观察组术后6h内行吉西他滨膀胱热灌注，然后行长期膀胱热灌注。对照组术后6h内行吉西他滨常温膀胱灌注，而后行常规膀胱灌注化疗。随访比较两组患者的肿瘤复发率和不良反应发生情况。结果发现，全部病例随访24个月，观察组膀胱癌复发率低于对照组（$P<0.05$），观察组总不良反应发生率与对照组比较差异有统计学意义（42.86% vs 95.24%，$P<0.05$）。吉西他滨膀胱局部刺激反应少见，偶有恶心、呕吐等全身不良反应。

（5）羟喜树碱（hydroxycamptothecin，HPT）：是一类植物类化疗药，主要对增殖细胞敏感，为细胞周期特异性药物，作用于S期。膀胱灌注常用剂量为10～20mg，药物浓度为0.5～1mg/ml。主要不良反应为化学性膀胱炎。王利娟等将48例晚期膀胱癌患者随机分为两组，每组各24例，其中对照组采取适形放疗+同步化疗（吉西他滨+表柔比星），观察组在此基础上加用羟喜树碱热灌注化疗，比较两组临床疗效及不良反应的发生情况。观察组有效率为79.17%，显著高于对照组的58.33%（$P<0.05$）。

（6）其他：冬凌草系唇形科香茶菜属植物，其煎剂对多种肿瘤细胞有明显的抑制作用。有研究表明，冬凌草通过影响一些凋亡相关基因和诱导肿瘤细胞凋亡而达到治疗肿瘤的目的。单用冬凌草全身用药一般无明显的毒副作用，对骨髓、肝肾功能均无明显影响。刘会苑等采用前瞻性非随机同期对照试验将168例患者分为2组，A组在术后1个月开始行冬凌草液热疗，每3个月1次，

共1年。B组行丝裂霉素膀胱内多次灌注，术后2周开始，每周1次，共6次，然后每月1次，共1年。观察术后复发率和无瘤间期及不良反应发生情况。结果随访12～204个月，平均（43.6±5.9）个月。A组复发率为3.6%，B组复发率为10.6%，两组之间复发率及Kaplan-Meier无肿瘤间期比较差异均有统计学意义（$P < 0.05$）。治疗后膀胱炎、血尿、膀胱挛缩、尿道狭窄的发生率，A组分别为28.5%、3.6%、1.2%、1.2%，B组分别为21.2%、3.5%、0%、0%，两者之间比较差异无统计学意义（$P < 0.05$）。在复发率和复发时间上均优于采用丝裂霉素多次灌注组。与一般的化疗药物应用于膀胱局部热疗相比，冬凌草膀胱腔内加热灌注很少通过尿路上皮吸收，较少产生不良反应，是一种值得借鉴的方法。

（三）不良反应

膀胱是人体的储尿器官，热灌注后一般不会引起其他器官的并发症。在热化疗时温度设置过低无法杀伤肿瘤细胞，温度过高会烧伤膀胱黏膜，导致瘢痕形成、膀胱挛缩、输尿管口狭窄、肾积水及尿毒症等。

膀胱痉挛和疼痛是IVHC治疗过程中常见的不良反应，其发生率分别为2%～40%和8%～27%。而IVHC后常见的不良反应则是血尿和尿路刺激症状（包括尿频、尿急、排尿困难和夜尿增多），其总发生率分别为25.6%和6.0%。目前尚无严重的关于热损伤不良反应的报道，但是膀胱后壁热损伤在治疗后较为常见，总发生率约为40.2%。其诊断需借助膀胱内镜检查，以充血黏膜组织环绕的小型浅表性褪色斑为特征。这种区域性的不良反应能够随时间自愈且通常不会产生临床症状。因此，膀胱IVHC是一种较为安全的辅助治疗手段，其诱发严重不良事件的报道罕见，大多数报道的不良反应均为轻中度、瞬时性的反应（CTCAE I / II），可在数天内自发性缓解。患者由于IVHC引发局部不良反应而最终终止试验的发生率仅为3.8%。

由于是局部用药，总体来说，膀胱热灌注化疗的毒副作用相对较小，对于灌注后的患者，除进行热疗本身观察护理外，可以按常规化疗药物应用进行毒副作用预防处理。近期可以有尿频、尿急、尿痛的泌尿道刺激症状，可以用托特罗定类似药物处理；远期症状可以有一过性血尿，无须特殊处理。

（四）注意事项

（1）治疗前排空尿液，确认患者未在2h内饮水、输液及服用利尿剂。

（2）热疗前、热疗中和热疗后应行CT或MRI等检查，以评价肿瘤经治疗后的改观情况。

（3）热疗后1个月、3个月和6个月均要复查，进行各项检查的对照观察，了解治疗后的变化和决定后期是否继续治疗。

（4）热疗后＞6个月者可每3个月或6个月复查1次，发现问题，及时治疗。热疗后1年者可每6个月或每年进行1次复查即可。

目前，对于非肌层浸润性膀胱癌的患者来说，膀胱热灌注化疗是一种简单、安全且有效的治疗手段，能延缓肿瘤的复发与进展。对于BCG治疗失败的复发性中、低危膀胱癌患者和部分高危膀胱癌患者来说，膀胱热灌注化疗为其提供了一种新的选择。对于不适宜手术或拒绝根治性膀胱切除术的患者，也可以通过热灌注化疗延缓肿瘤复发时间，提高生活质量。

（孙建海　许洪斌　蔡莺　夏奥
赵祺　路太英）

参考文献

白云金，杨玉帛，王晓明，等，2017. 非肌层浸润性膀胱癌热灌注化疗研究进展. 现代泌尿外科杂志，22（5）：396-398，400.

保罗·舒克贝克，2018. 腹膜表面肿瘤细胞减灭术与围手术期化疗. 2版. 李雁，译. 北京：科学出版社.

曹智刚，郭启勇，马力，等，2006. 热化疗对人胆管癌细胞增殖和凋亡的影响. 中国医学影像技术，22（6）：804-807.

陈亚翔，霍悦，贾友超，等，2017. 恩度联合顺铂胸腔热灌注治疗非小细胞肺癌胸腔积液效果观察. 山东医药，57（18）：38-40.

陈祖龙，吴印兵，唐鸿生，等，2014. 腹腔热灌注化疗联合静脉化疗治疗恶性腹水的临床疗效观察. 实用医学杂志，30（18）：2950-2952.

崔书中，巴明臣，黄狄文，等，2009. BR-TRG-I型体腔热灌注治疗系统安全性评估的动物实验.中国比较医学杂志,19(10):27-31,79.

崔书中,巴明臣,黄迪文,等,2009.BR-TRG-I型体腔热灌注治疗系统的研制与开发.中国医疗设备,24(9):7-9.

崔书中,王佳泓,张相良,2012.肿瘤细胞减灭术联合腹腔热灌注化疗治疗结直肠癌腹膜转移癌.中国肿瘤临床,(22):1691-1695.

段泽星,谢立群,2010.VEGF在肿瘤生长和血管生成中的作用.世界华人消化杂志,(27):61-67.

冯活林,倪雪莉,黄锡英,等,2019.复方苦参注射液联合顺铂胸腔灌注治疗老年恶性胸腔积液的临床研究.中医临床研究,11(2):141-142.

腹腔热灌注化疗技术临床应用专家协作组,2016.腹腔热灌注化疗技术临床应用专家共识(2016版).中华胃肠外科杂志,19(2):121-125.

郭学敬,王民,师磊,等,2018.老年高危非肌层浸润性膀胱癌患者TURBt后即刻吉西他滨膀胱热灌注与常温灌注化疗的临床观察.临床泌尿外科杂志,33(10):821-824.

黄小龙,张思州,温鹏,2019.非肌层浸润性膀胱癌术后辅助热灌注化疗的研究进展.检验医学与临床,16(16):2415-2418.

李鼎九,孔忆寒,2010.肿瘤热疗的理论与临床.郑州:郑州大学出版社.

李雁,周云峰,梁寒,等,2015.细胞减灭术加腹腔热灌注化疗治疗腹膜表面肿瘤的专家共识.中国肿瘤临床,42(4):198-205.

刘会范,徐培元,赵高贤,2009.冬凌草热疗与膀胱灌注化疗预防上尿路移行细胞癌术后复发的比较.中国老年学杂志,29(4):452-453.

刘丽莉,卢英杰,邵文龙,2019.胸腔灌注化疗与胸腔循环热灌注化疗治疗非小细胞肺癌胸腔积液疗效比较.现代肿瘤医学,27(11):1895-1899.

闵诗惠,郑强强,张白露,等,2019.洛铂与顺铂胸腔灌注化疗治疗恶性胸腔积液的疗效及不良反应的Meta分析.中国肺癌杂志,22(2):90-98.

那彦群,叶章群,孙颖浩,等,2013.中国泌尿外科疾病诊断治疗指南:2014版.北京:人民卫生出版社.

苏志勇,张镱镭,姜天烁,等,2017.胸腔镜下影响肺热循环灌注质量因素分析及简易灌注法.中国胸心血管外科临床杂志,24(11):902-904.

唐鸿生,王斌,崔书中,等,2011.持续膀胱热灌注化疗技术方法的建立.临床泌尿外科杂志,26(3):206-210.

王斌,杨建安,李靖,等,2016.膀胱热灌注化疗治疗膀胱癌的副作用及疗效观察.国际医药卫生导报,22(3):303-306.

王洪波,王鹏远,汪欣,等,2019.腹腔热灌注化疗操作参数的研究进展.现代肿瘤医学,27(21):3930-3933.

王利娟,张红巧,郑晓珂,等,2014.适形放疗、同步化疗加羟基喜树碱热灌注化疗治疗晚期膀胱癌的临床疗效观察.中国现代药物应用,8(9):114-115.

魏春梅,2017.体腔热灌注化疗治疗恶性胸腹腔积液的疗效与不良反应.临床医药文献电子杂志,4(89):17519-17521.

吴成焱,李劲,林凯旋,等,2017.奈达铂胸腔热灌注治疗肺癌恶性胸腔积液的临床疗效.中国癌症防治杂志,9(6):486-488.

肖绍文,吴稚冰,张珂,2020.肿瘤热疗中国专家共识.实用肿瘤杂志,35(1):1-10.

徐振瑞,王洪宇,杨金力,等,2016.胸腔热灌注化疗治疗肺癌合并胸水的临床研究分析.中国保健营养,26(12):60.

杨会利,王旬果,2016.奈达铂胸腔热灌注联合培美曲塞化疗治疗肺腺癌恶性胸腔积液临床观察.世界最新医学信息文摘,16(40):66-67.

尹春柱,张强,2004.胃肠道恶性肿瘤术后早期腹腔热灌注化疗.实用肿瘤学杂志,18(2):155-157.

张娟,孙秋实,张凌云,2011.重组改构人肿瘤坏死因子联合博来霉素胸腔灌注治疗肺癌恶性胸腔积液的临床观察.临床肿瘤学杂志,16(12):54-57.

张力苹,金军,赵媛媛,等,2013.华蟾素及顺铂胸腔热灌注治疗恶性胸腔积液的临床观察.中国医药指南,11(23):692-694.

赵振华,赵国平,郑东升,等,2020.丝裂霉素膀胱灌注热化疗治疗T_1G_3膀胱尿路上皮癌的疗效分析.临床泌尿外科杂志,35(2):99-102.

郑曦,张青,郭宏骞,2016.热灌注化疗治疗非肌层浸润性膀胱癌的研究进展.东南大学学报(医学版),35(4):617-621.

中国抗癌协会妇科肿瘤专业委员会,中国妇科腹腔热灌注化疗技术临床应用专家协作组,2019.妇科恶性肿瘤腹腔热灌注化疗临床应用专家共识.中国实用妇科与产科杂志,35(2):194-201.

中国肿瘤医院泌尿肿瘤协作组,叶定伟,2019.非肌层浸润性膀胱癌膀胱灌注治疗专家共识.中华肿瘤杂志,41(1):42-45.

中日医学科技交流协会热疗专业委员会,中华医学会放疗分会热疗专业委员会,2017.中国肿瘤热疗临床应用指南(2017.V1.1).中华放射肿瘤学杂志,26(4):369-375.

周文雄,周嘉,池浩,等,2009.胸腔内热灌注化疗治疗41例晚期非小细胞肺癌合并顽固性胸腔积液.肿瘤学杂志,15(6):523-524.

Alfred WJ, Hendricksen K, Gofrit O, et al, 2009. Intravesical hyperthermia and mitomycin-C for carcinoma in situ of the urinary bladder: experience of the European Synergo working party. World J Urol, 27(3):319-324.

Arends TJ, Nativ O, Maffezzini M, et al, 2016. Results

of a randomised controlled trial comparing intravesical chemohyperthermia with mitomycin C versus bacillus calmette-guérin for adjuvant treatment of patients with intermediate-and high-risk non-muscle-invasive bladder cancer. Eur Urol, 69（6）：1046-1052.

Arjona-Sanchez A, Muñoz-Casares C, Ortega-Salas R, et al, 2014. Long-term survival with peritoneal mucinous carcinomatosis from intraductal mucinous papillary pancreatic carcinoma treated with complete cytoreduction and hyperthermic intraperitoneal chemotherapy. Int J Hyperthermia, 30（6）：408-411.

Binder RJ, Srivastava PK, 2005. Peptides chaperoned by heat shock proteins are a necessary and sufficient source of antigen in the cross-priming of CD8$^+$ T cells. Nat Immunol, 6（6）：593-599.

Blair SL, Chu DZ, Schwarz RE, 2001. Outcome of palliative operations for malignant bowel obstruction in patients with peritoneal carcinomatosis from non-gynecological cancer. Ann Surg Oncol, 8（8）：632-637.

Colombo R, Salonia A, Da Pozzo LF, et al, 2003. Combination of intravesical chemotherapy and hyperthermia for the treatment of superficial bladder cancer: preliminary clinical experience. Crit Rev Oncol Hematol, 47（2）：127-139.

Colombo R, van Valenberg H, Moschini M, et al, 2016. Radiofrequency-induced thermo-chemotherapy effect （RITE）for non-muscle invasive bladder cancer treatment: current role and perspectives. Urologia, 83（Suppl 2）：7-17.

Cui S, Ba M, Tang Y, et al, 2012. Ultrasound-guided hyperthermic intraperitoneal perfusion chemotherapy for the treatment of malignant ascites. Oncol Rep, 28（4）：1325-1331.

Elias D, Bonnay M, Puizillou JM, et al, 2002. Heated intra-operative intraperitoneal oxaliplatin after complete resection of peritoneal carcinomatosis: pharmacokinetics and tissue distribution. Ann Oncol, 13（2）：267-272.

Elias D, Gilly F, Boutitie F, et al, 2010. Peritoneal colorectal carcinomatosis treated with surgery and perioperative intraperitoneal chemotherapy: retrospective analysis of 523 patients from a multicentric french study. J Clin Oncol, 28（1）：63-68.

El-Kareh AW, Secomb TW, 2004. A theoretical model for intraperitoneal delivery of cisplatin and the effect of hyperthermia on drug penetration distance. Neoplasia, 6（2）：117-127.

Falcieri E, Luchetti F, Burattini S, et al, 2000. Lineage-related sensitivity to apoptosis in human tumor cells undergoing hyperthermia. Histochem Cell Biol, 113（2）：135-144.

Fisher B, Gunduz N, Saffer EA, 1983. Influence of the interval between primary tumor removal and chemotherapy on kinetics and growth of metastases. Cancer Res, 43（4）：1488-1492.

Frey B, Weiss EM, Rubner Y, et al, 2012. Old and new facts about hyperthermia-induced modulations of the immune system. Int J Hyperthermia, 28（6）：528-542.

Garofalo A, Valle M, Garcia J, et al, 2006. Laparoscopic intraperitoneal hyperthermic chemotherapy for palliation of debilitating malignant ascites. Eur J Surg Oncol, 32（6）：682-685.

Geijsen ED, de Reijke TM, Koning CC, et al, 2015. Combining mitomycin C and regional 70MHz hyperthermia in patients with nonmuscle invasive bladder cancer: a pilot study. J Urol, 194（5）：1202-1208.

Glehen O, Osinsky D, Cotte E, et al, 2003. Intraperitoneal chemohyperthermia using a closed abdominal procedure and cytoreductive surgery for the treatment of peritoneal carcinomatosis: morbidity and mortality analysis of 216 consecutive procedures. Ann Surg Oncol, 10（8）：863-869.

Gontero P, Sylvester R, Pisano F, et al, 2015. Prognostic factors and risk groups in T1G3 non-muscle-invasive bladder cancer patients initially treated with bacillus calmette-guérin: results of a retrospective multicenter study of 2451 patients. Eur Urol, 67（1）：74-82.

Guadagni S, Masedu F, Zoras O, et al, 2019. Multidisciplinary palliative treatment including isolated thoracic perfusion for progressive malignant pleural mesothelioma: a retrospective observational study. JBUON, 24（3）：1259-1267.

Haas AR, Sterman DH, 2013. Intracavitary therapeutics for pleural malignancies. Clin Chest Med, 34（3）：501-513.

Han SI, Duong HQ, Choi JE, et al, 2008. Hyperthermia switches glucose depletion-induced necrosis to apoptosis in A549 lung adenocarcinoma cells. Int J Oncol, 32（4）：851-860.

Harmon BV, Takano YS, Winterford CM, et al, 1991. The role of apoptosis in the response of cells and tumours to mild hyperthermia. Int J Radiat Biol, 59（2）：489-501.

Inman BA, Stauffer PR, Craciunescu OA, et al, 2014. A pilot clinical trial of intravesical mitomycin-C and external deep pelvic hyperthermia for non-muscle-invasive bladder cancer. Int J Hyperthermia, 30（3）：171-175.

Jacquet P, Averbach A, Stuart OA, et al, 1998. Hyperthermic intraperitoneal doxorubicin: pharmacokinetics, metabolism, and tissue distribution in a rat model. Cancer Chemother Pharmacol, 41（2）：147-154.

Jacquet P, Sugarbaker PH, 1996. Clinical research methodologies in diagnosis and staging of patients with peritoneal carcinomatosis. Cancer Treat Res, 82: 359-374.

Ji ZH, Peng KW, Yu Y, et al, 2017. Current status and future prospects of clinical trials on CRS + HIPEC for gastric cancer peritoneal metastases. Int J Hyperther, 33(5): 562-570.

Kusamura S, Dominique E, Baratti D, et al, 2008. Drugs, carrier solutions and temperature in hyperthermic intraperitoneal chemotherapy. J Surg Oncol, 98(4): 247-252.

Lee J, Himori K, Tatebayashi D, et al, 2015. Response of heat shock protein 72 to repeated bouts of hyperthermia in rat skeletal muscle. Physiol Res, 64(6): 935-938.

Li JR, Sun Y, Liu L, 2015. Radioactive seed implantation and lobaplatin chemotherapy are safe and effective in treating patients with advanced lung cancer. Asian Pac J Cancer Prev, 16(9): 4003-4006.

Liem EI, Crezee H, de la Rosette JJ, et al, 2016. Chemohyperthermia in non-muscle-invasive bladder cancer: An overview of the literature and recommendations. Int J Hyperthermia, 32(4): 363-373.

Lu Z, Wang J, Wientjes MG, et al, 2010. Intraperitoneal therapy for peritoneal cancer. Future Oncol, 6(10): 1625-1641.

Matsuzaki Y, Edagawa M, Shimizu T, et al, 2004. Intrapleural hyperthermic perfusion with chemotherapy increases apoptosis in malignant pleuritis. Ann Thorac Surg, 78(5): 1769-1772.

Moskovitz B, Meyer G, Kravtzov A, et al, 2005. Thermo-chemotherapy for intermediate or high-risk recurrent superficial bladder cancer patients. Ann Oncol, 16(4): 585-589.

O'Neill KL, Fairbairn DW, Smith MJ, 1998. Critical parameters influencing hyperthermia-induced apoptosis in human lymphoid cell lines. Apoptosis, 3(5): 369-375.

Owusu RA, Abern MR, Inman BA, 2013. Hyperthermia as adjunct to intravesical chemotherapy for bladder cancer. Biomed Res Int, 2013: 262313.

Pilati P, Mocellin S, Rossi CR, et al, 2003. Cytoreductive surgery combined with hyperthermic intraperitoneal intraoperative chemotherapy for peritoneal carcinomatosis arising from colon adenocarcinoma. Ann Surg Oncol, 10 (5): 508-513.

Rampersaud EN, Vujaskovic Z, Inman BA, 2010. Hyperthermia as a treatment for bladder cancer. Oncology (Williston Park), 24(12): 1149-1155.

Ruan Q, Fang ZY, Cui SZ, et al, 2015. Thermo-chemotherapy induced miR-218 upregulation inhibits the invasion of gastric cancer via targeting Gli2 and E-cadherin. Tumour Biol, 36(8): 5807-5814.

Sadeghi B, Arvieux C, Glehen O, et al, 2000. Peritoneal carcinomatosis from non-gynecologic malignancies: results of the EVOCAPE 1 multicentric prospective study. Cancer, 88(2): 358-363.

Sakaguchi H, Ishida H, Nitanda H, et al, 2017. Pharmacokinetic evaluation of intrapleural perfusion with hyperthermic chemotherapy using cisplatin in patients with malignant pleural effusion. Lung Cancer, 104: 70-74.

Soria F, Milla P, Fiorito C, et al, 2016. Efficacy and safety of a new device for intravesical thermochemotherapy in non-grade 3 BCG recurrent NMIBC: a phase I - II study. World J Urol, 34(2): 189-195.

Sousa A, Piñeiro I, Rodríguez S, et al, 2016. Recirculant hyperthermic IntraVEsical chemotherapy(HIVEC)in intermediate-high-risk non-muscle-invasive bladder cancer. Int J Hyperthermia, 32(4): 374-380.

Spratt JS, Adcock RA, Muskovin M, et al, 1980. Clinical delivery system for intraperitoneal hyperthermic chemotherapy. Cancer Res, 40(2): 256-260.

Srivastava P, 2002. Interaction of heat shock proteins with peptides and antigen-presenting cells: chaperoning of the innate and adaptive immune responses. Annu Rev Immunol, 20: 395-425.

Sticca RP, 2003. Peritoneal carcinomatosis: a final frontier. Ann Surg Oncol, 10(5): 484-485.

Sugarbaker PH, 2001. Cytoreductive surgery and perioperative intraperitoneal chemotherapy as a curative approach to pseudomyxoma peritonei syndrome. Tumori, 87(4): S3-S5.

Sugarbaker PH, Mora JT, Carmignani P, et al, 2005. Update on chemotherapeutic agents utilized for perioperative intraperitoneal chemotherapy. Oncologist, 10(2): 112-122.

Sun X, Xing L, Ling CC, et al, 2010. The effect of mild temperature hyperthermia on tumour hypoxia and blood perfusion: relevance for radiotherapy, vascular targeting and imaging. Int J Hyperthermia, 26(3): 224-231.

Tabrizian P, Franssen B, Jibara G, et al, 2014. Cytoreductive surgery with or without hyperthermic intraperitoneal chemotherapy in patients with peritoneal hepatocellular carcinoma. J Surg Oncol, 110(7): 786-790.

van der Heijden AG, Hulsbergen-Van de Kaa CA, Witjes JA, 2007. The influence of thermo-chemotherapy on bladder tumours: an immunohistochemical analysis. World J Urol, 25(3): 303-308.

van der Heijden AG, Kiemeney LA, Gofrit ON, et al, 2004. Preliminary European results of local microwave hyperthermia and chemotherapy treatment in intermediate or high-risk superficial transitional cell carcinoma of the bladder. Eur Urol, 46(1): 65-71.

van Driel WJ, Koole SN, Sikorska K, et al, 2018.

Hyperthermic intraperitoneal chemotherapy in ovarian cancer. N Engl J Med, 378（3）: 230-240.

van Valenberg H, Colombo R, Witjes F, 2016. Intravesical radiofrequency-induced hyperthermia combined with chemotherapy for non-muscle-invasive bladder cancer. Int J Hyperthermia, 32（4）: 351-362.

Wan J, Wu W, 2016. Hyperthermia induced HIF-1a expression of lung cancer through AKT and ERK signaling pathways. J Exp Clin Cancer Res, 35（1）: 119-129.

Witjes JA, Hendricksen K, 2008. Intravesical pharmacotherapy for non-muscle invasive bladder cancer: A critical analysis of currently available drugs, treatment schedules, and long-term results. Eur Urol, 53（1）: 45-52.

Zhang X, Shi H, Tang H, et al, 2015. miR-218 inhibits the invasion and migration of colon cancer cells by targeting the PI3K/Akt/mTOR signaling pathway. Int J Mol Med, 35（5）: 1301-1308.

第十一章 全身热疗

第一节 概　　述

　　全身热疗在临床应用上远比局部热疗和区域热疗要少，治疗作用机制仍然不完全清楚。如果按照达到全身加温效果的标准来看，使用各种手段令人体核心部位（临床常用的温度测取点是食管中段，直肠深处）温度达到39.5～41.8℃并且能够持续一段时间治疗疾病的方法即是全身热疗。虽然现代全身热疗（高热）明确的医学记载始于一百多年前，但是缺少足够的Ⅲ期临床研究结果证实治疗效果的优越性，此治疗方法的地位至今还未能被确立。临床上仍有持续的研究期望能通过全身热疗综合其他治疗方法来获得更好疗效。目前国际上仍然没有明确的临床使用标准和规范，我国的专家共识最早始于2017年，故以下所列的临床适用范围和使用规范主要根据《中国肿瘤热疗临床应用指南（2017.V1.1）》和《肿瘤热疗中国专家共识（2020年）》。

第二节　全身热疗的作用机制

　　目前全身热疗的作用机制仍然未完全清楚。早期有由于感染或人为地注射一些能够引起发热的物质导致患者身体高热而获得一些令人鼓舞疗效的报道，现在看来，促成肿瘤退缩或消失的作用机制中包括了身体温度显著升高和体内免疫系统的激烈反应。后来利用物理方法加热人体的全身热疗机制与之应该是有所不同的，使用物理技术来进行全身热疗却有着可靠的温度可控性而有利于在临床重复使用。但是使用这种方法进行的全身热疗可能只有身体温度升高而缺乏体内免疫系统的激烈反应，所以单独使用时的疗效远不如之前的方法好。而且，全身热疗在温度上是有极限的，即不能超过42℃，否则生命将受到严重威胁。就热疗而言，肿瘤局部温度越高，疗效越好，而全身热疗的温度是绝不能超越限制的。

　　很多的局部或区域热疗联合放疗和全身化疗的临床研究结果都提示了加上热疗以后肿瘤治疗的疗效有明显增益。因此，对于肿瘤病灶广泛的患者自然就会想到使用全身热疗，但是目前全身热疗联合放疗和化疗的疗效增益仍未有明确定论，有一些临床结果提示可能有增益。因此，在作用机制上不能完全套用局部热疗来解释全身热疗。目前热疗联合放疗和化疗的作用机制包括：①热疗本身能够杀灭癌细胞和抑制癌细胞生长，对乏氧状态放射抗拒的S期细胞更为敏感；②热疗能增加肿瘤血液灌注，改善肿瘤乏氧状态有利于放射线和化疗药物对肿瘤细胞的杀伤；③热疗能够阻止肿瘤细胞亚致死性损伤的修复；④温度升高能明显增强一些化疗药物的细胞毒性；⑤加热后有助于化疗药物的跨膜运送而增强疗效；⑥热疗还可以通过热激蛋白诱导肿瘤免疫特异性反应。但是，细胞内热激蛋白浓度的升高会导致热耐受及其他形式的抗癌治疗耐受。

　　然而，全身热疗与局部热疗最大的不同之处是在整个人体被加热时，人体的生命中枢是不可避免地被加热到与人体核心温度一样的水平，因此在其作用机制上应该与之有关。临床上观察到的全身热疗后体温再次升高，以及近期发现的全身加热有助于抑郁症的缓解就是很好的证据，因为局部热疗都不会见到这种现象或效果。不过目前未见这方面的系统研究报道。

第三节　全身加温的技术

一、加热技术

（一）注射生物源物质

实际上近代的肿瘤热疗是源于细菌感染导致的全身高热后观察到恶性肿瘤的转归而发展起来的。人为给患者注射生物制剂，最著名的是"COLEY毒素"，其后人们还注射过短小棒状杆菌，甚至牛奶。但是由于这种方法有着多种难以控制的风险而被废弃，但是从疗效上看，它比各种单纯物理方法全身加热的疗效更好，其原因可能是除了机体高温以外，免疫系统同时也受到了极大的刺激。

（二）血液体外循环加热

利用一个血液体外循环装置将引出体外的血液加热后回输入体内，使人体整体温度升高的技术，这种加温方法有升温速度快的特点。最早是使用动脉-静脉回路，后来使用静脉-静脉回路降低了风险。但是由于整个实施过程需要全身麻醉，且该方法为有创操作，患者有感染风险，治疗时明显增加了患者的心血管负荷，在进行血液抗凝处理的同时还要预防内出血的发生，以及血液循环泵对血液细胞造成的破坏等不利因素，目前这种方法在临床上极少被使用。

（三）接触传导加热

人们还曾经使用过水浴、液态蜡包埋、热毯包裹等方式达到人体整体升温的目的。但是由于这些方法繁杂且不利于加热，以及同时进行生命体征的监测和加热的可控性很差，后来该技术也被临床弃用了。

（四）物理因子加热

物理因子加热是一种非电离电磁波辐射加热法。

1. 红外线辐射加热　通过红外线对人体表面的辐射把热能透过皮肤及血液传导到体内以达到整体升温效果的一种全身加热方法。这是目前临床最常用的全身加热手段，加热技术和测温技术的可控性都较好，设备也是较为成熟的。近几十年的临床研究大多数都是使用这种加热技术来完成的。

2. 大功率微波加热　在局部和区域热疗中临床主要使用非电离电磁波辐射的方法，在我国临床医生发现大面积的电磁波辐射也能达到全身加热的目的，而且升温速度比红外线辐射更快，但是电磁波会对医疗检测仪器造成干扰，此成为这种技术的一大缺陷。不过使用其进行40℃的全身热疗时不需进行心电监测等操作时，这个方法还是可行的，目前非电离辐射技术做全身热疗也只有我国出产的设备在使用，临床报道也以我国的居多。

总之，临床上使用的加热技术的总体要求是能够均匀加热且安全可控。

二、全身热疗的测温技术

全身热疗时的温度测量与监控是非常关键的技术，要求精确度高和反应速度快。目前临床局部热疗所使用的接触式测温技术都可以用于全身热疗，常用的有热电偶、热敏电阻、光导纤维测温计等。但是这些都是点测温，所以测温点的选取就显得非常关键。

目前临床常用的人体核心温度测温点主要有食管腔内的中段和直肠腔内深处，也有人测量鼻咽腔内顶壁和耳膜外的温度来了解颅内的温度。使用电磁辐射、红外线辐射和接触式热传导加热的还需要检测体表温度以免温度过高造成烫伤，由于测温点有限，而且被辐射的人体表面也是一个不均匀的平面，因此应该根据该设备的辐照能量分布特点来布置测温点，通常能检测到温度最高的点。

在临床上，每天检测和校准测温仪并做记录应该成为标准工作程序，以保证每次治疗的安全性与质量。

三、全身热疗的热剂量

由于全身热疗的治疗温度受到人体极限温度（42℃）的限制，而且它的作用机制与局部治疗有很大不同，未必是温度越高越好。因此，全身热疗的热剂量不可能直接使用局部热疗的数值。但是这也不妨碍研究人员沿用热生物学研究中发现的规律来理解临床热剂量的概念，在实验室的细胞热杀伤研究中科学家发现了温度-时间两个可变的参数之间的变化可以造成同等幅度的杀伤，简单地说，通常高于39℃以上采用不同的温度-时间组合在细胞杀伤的效果上是可以一样的。由于全身热疗的临床热剂量研究远远少于局部热疗，不同热剂量的临床疗效结果关系的文献资料较少。

文献记载全身热疗中临床常用的热疗剂量是41～42℃/60～120min（60min居多），或39.5～40℃/360min（也有人使用60min）。我国临床使用全身热疗治疗恶性肿瘤始于2001年，一开始使用41.8℃/120min，后来改用41.8℃/60min。目前常用39.5～40.5℃/120min。总体来说，目前国际上对于全身热疗的临床热剂量尚没有明确定论。由于全身热疗的剂量问题直接与治疗的风险和成本相关，高温度（41.8℃）的全身热疗需要全身麻醉操作，生命体征监护和维持都较为复杂，成本较高。而40℃的全身热疗比较简单易行，所以临床上现在多倾向这个温度的全身热疗。

第四节 临床应用

一、全身热疗的适应证与禁忌证

（一）适应证

目前全身热疗在国际上暂不属于一个标准或通用治疗方法，没有列于肿瘤治疗指引或指南之中，所以没有明确的适应证。在国外通常用于晚期多病灶，特别是病灶分散的恶性实体瘤患者。

在我国《中国肿瘤热疗临床应用指南（2017.V1.1）》和《肿瘤热疗中国专家共识（2020年）》列出的全身热疗适应证如下：

（1）临床确诊的恶性肿瘤，患者能耐受并愿意接受全身热疗。

（2）配合放疗、化疗等其他抗肿瘤综合治疗。

（3）肿瘤反复术后的预防复发转移治疗。

（4）其他治疗后复发或化疗耐药后的治疗。

（5）晚期全身广泛转移的姑息治疗。

（二）禁忌证

（1）有新近脑血管病变或伴有可引发脑水肿、颅内高压的疾病或因素。

（2）严重器质性心脏病或心律失常、心脏储备功能明显下降（心功能在Ⅱ级以下）。

（3）未控制的高血压（BP＞160/100mmHg）。

（4）严重的呼吸功能障碍（肺功能小于正常的60%）。

（5）肝功能或肝脏储备功能明显降低，活动性肝病。

（6）严重的肾实质或肾血管病变、肾功能不全。

（7）存在未经控制的感染灶或潜在感染灶，以及有败血症倾向。

（8）未获纠正的中至重度贫血。

（9）有明显出血倾向或DIC倾向，单独热疗时血小板计数＜50×10⁹/L，合并化疗时血小板计数＜80×10⁹/L。

（10）全身衰竭。

二、全身热疗的治疗原则

治疗原则是主张综合治疗。全身热疗是一种放疗和化疗辅助治疗方式。一般情况下不单独使用，癌性多发性疼痛除外。全身热疗配合全身化疗的方案中应该选取有热增强效应的药品，热疗与化疗同步进行。如果需要多次热疗，两次热疗应该间隔72h以上。全身热疗可采用41.8℃/60min或39.5～40.5℃/120min。其中41.8℃高温的全身热疗需要全身麻醉，39.5～40.5℃的全身热疗通常只需要根据实际情况给予镇静处理即可。全身热疗期间因为人体处于非正常生理状态，心率加快，耗氧明显增加，出汗失水较多，所以必须给予严格的生命体征监护，根据临床情况给予吸氧，补充水分和电解质，维持血管容量，控制心率等保证生命体征正常。

（一）临床观察指标

1. 一般临床检查 包括观察治疗前后血常规、尿常规、粪常规、生化指标、心肺功能、相应的肿瘤标志物及免疫功能等变化。

2. 肿瘤热疗相关观察 包括实体瘤体积的变化、疼痛程度的变化、一般状况及副作用发生的情况等。

（二）治疗前准备

1. 常规检查 ①血常规、尿常规、粪常规；②生化全项；③肿瘤标志物；④心电图、超声心动图；⑤肺功能；⑥影像学检查，胸部X线或胸部CT、腹部或盆腔MRI、全身PET/CT检查。

2. 根据患者身体实际情况选择参考检查项目 如心肌酶谱、免疫功能、血气分析等。

（三）热疗工作人员的准备工作

（1）患者临床资料的汇总、评估。

（2）患者签署全身热疗知情同意书。

（3）护理及相关准备工作：①治疗前充分休息，给予营养+心理护理；②治疗前根据需要适当补充能量合剂、氨基酸、脂肪和维生素类营养素；③治疗前建立静脉通路；④治疗前一晚酌情给予小剂量镇静药物；⑤出汗较多时应补充水和电解质，保持水、电解质平衡，防止虚脱发生；⑥治疗前留置导尿管并接上尿袋。

（4）全身热疗设备调试检测：按照热疗设备使用说明书及操作规范，检查调试设备，特别要注意检查测温仪。

三、全身热疗操作流程

由于使用不同的全身加温技术和设备会有不同技术操作规范，这里列出的是使用红外线辐射舱进行全身热疗的一般性程序，相关治疗情形及升温曲线见图11-4-1～图11-4-4。

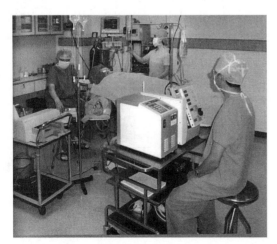

图11-4-1　血液体外循环全身热疗情形，由医生、麻醉师护士组成团队协同进行各项操作

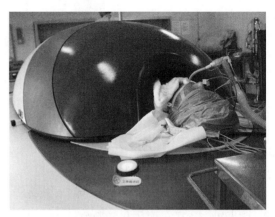

图11-4-2　红外辐射全身热疗情形，治疗时患者头部露在治疗舱外

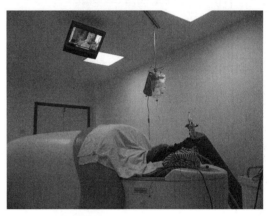

图11-4-3　一款双热源（舱顶内置红外线辐射，床板下内置13.56MHz射频天线）全身热疗机的治疗情形（39.5～40℃/120min方案）

（一）加热前准备

（1）确认可以进行全身热疗后将患者送入热疗室，充分暴露全身皮肤，覆盖阴部。

（2）接受红外辐射舱治疗的患者入舱后，固定背部传感器（肩胛下角线与脊柱交点），患者仰卧于治疗床上，头部露在治疗舱外。

（3）布设体外、直肠温度传感器。

（4）监测生命体征和血氧饱和度，必要时吸氧，全身麻醉时需要进行心电监护。

（5）全身麻醉情况下，为防止压疮发生，患者枕部、骶尾部及足跟部加垫棉垫，使足跟部悬空（在以往的临床经验中发现，这些部位可能由于患者长时间不移动而在压力下出现局部血液循环不良，因此这些部位更容易积累热量而造成热压迫性烫伤）；实施导尿，并留置导尿管；固定四肢；患者眼睑内涂红霉素眼膏，并戴眼罩，敷凉毛巾。

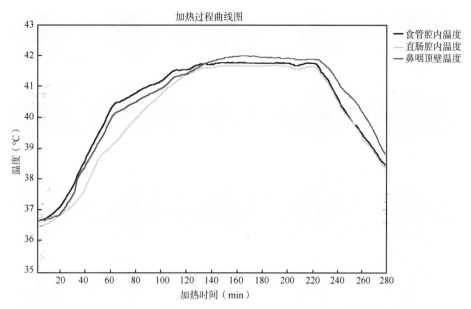

图11-4-4　1例全身热疗的温度曲线（41.8℃/120min方案），显示了食管腔内、直肠腔内、鼻咽顶壁的温度曲线关系

（6）实施深度镇静在于减轻机体的过度应激反应，深度镇静以患者维持睡眠状态，对言语刺激有反应，深反应减弱或消失，呼吸、心率、血压及尿量正常，对外界言语刺激有反应为基准，调节镇静剂用量。

（二）治疗中监测

1. 体温监测　①体表温度监测要求体表温度监测点应均匀分布在体表各区域；②体表温度监测点应≥5个；③必须实时、不间断观察各体表观测点的温度；④体表各点温度≤41.5℃。

2. 体内温度监测　①要求体内温度监测点最少1个；②体内监测点位于直肠（代表腹腔温度）；③控制体内监测点温度≤41.5℃。红外线或微波体表加热时，人体皮肤温度首先升高，实时观察各体表观测点的温度，控制设备使其均匀升高，要求温度≤41.5℃。体内温度观测点位于直肠，以该点温度代表腹腔温度/人体核心温度，加热过程中直肠温度持续上升，一般升温速度为每5min 0.2℃。如果低于该速度，提示升温较慢，应分析升温慢的原因。人体体温达到38.5℃以上时，由于机体体温调节的作用，往往会出现排汗增加，影响升温，此时可以静脉注射东莨菪碱0.3mg抑制排汗。当直肠温度达到40.0℃时停止高功率加热，维持一定时间，控制直肠温度≤41.5℃。热疗方案可选择人体监测点温度在39.0～40.5℃，维持

120min；或41.8℃，维持60min。

3. 体液监测　随着体温的变化，人体内环境处于应激状态，随时记录补液量和尿量，根据心率、血压估测血容量情况进行补液调节。

4. 热剂量监测　全身热疗设备的软件需有累计热剂量功能，为了便于比较，建议该剂量定义为等效41.8℃，单位为"min"。有实验室研究提示累计热剂量（ETD 41.8℃）>60min效果为好，但临床上一般采用39.0～40.5℃，维持120min；或41.8℃，维持60min。

（三）治疗中辅助治疗措施

（1）随着体温升高，全身血管扩张，导致血容量相对不足，且此时大量出汗，以及随着呼吸、尿液中水分的损失，治疗过程中应注意积极补液。有文献资料提示在全身麻醉和监测中心静脉压情况下总结出进行一次41.8℃全身热疗，输液总量为4000～8000ml，1000～2000ml/h（参考监测数据）。晶胶体比为（2～3）∶1。晶体：平衡液、25%～50%葡萄糖溶液；胶体：羟乙基淀粉或琥珀明胶、白蛋白、血浆。保证24h尿量≥800ml（热疗后2h内尿量至少>30ml/h）。在不麻醉的情况下，根据出入量酌情补液。

（2）在治疗温度时实施化疗，尽量在恒温期维持较高的血药浓度以争取达到最大的肿瘤杀伤效果。

（3）能量补充：葡萄糖1～3g/kg，适量补充维生素。

（四）治疗后处理

（1）麻醉情况下，拔除温度传感器、监护电极，将患者平移出加热舱，返回病房后必须保温卧床6h以上。

（2）治疗后行常规热疗护理（预防迟发烫伤，进行压疮护理），对局部皮肤红斑（轻微烫伤）部位进行重点冷敷治疗。

（3）对于面部水肿明显的患者，考虑可能存在脑水肿时，可适当予以甘露醇脱水治疗。

（4）术后补充充足的糖类、氨基酸、脂肪和维生素类营养素。

（5）全身热疗中、后期，患者会出现一过性血容量不足，甚至低血压，此时要充分补充液体，提高血容量。

（6）热疗后第2～3天，患者会出现体温反弹，一般在38.0～38.5℃，多系肿瘤组织坏死后蛋白碎片吸收热，不需特殊处理，但需排除继发性感染。

（五）常见并发症及其预防和处理

1. 心律失常、心肌损伤、心力衰竭

（1）窦性心动过速（心率持续＞140次/分）：艾司洛尔即刻控制剂量为1mg/kg、30s内静脉注射，继续给予0.15mg/（kg·min）静脉滴注，最大维持量为0.3mg/（kg·min）。

（2）室上性心动过速：普罗帕酮1～2mg/kg静脉注射，30min后重复注射。盐酸地尔硫䓬缓释胶囊（合贝爽）0.25mg/kg用生理盐水稀释至20ml，缓慢静脉注射5～10min，必要时15～30min后重复注射，维持5～10mg/h静脉滴注12～24h。

（3）室性心动过速：①心率＜200次/分，首选利多卡因。胺碘酮75～100mg用生理盐水稀释至20ml后分3次，每次5～10min静脉注入，维持0.5～0.75mg/min，需要时15min后重复注射，剂量低于75～100mg，总量＜1.2g/d；②心率＞200次/分（有发生室颤危险），非同步电击复律。

（4）期前收缩：室性期前收缩首选利多卡因50～100mg静脉注射，每5～10分钟1次，总量＜4mg/kg，维持1.5～2.0mg/min，总量＜3.0g/d。

（5）低血压：在充分补充血容量的基础上，运用血管活性药物，如多巴胺、间羟胺。多巴胺2～5μg/（kg·min）使尿量增加，心排血量不变或轻度增加；6～10μg/（kg·min）增加心排血量，尿量维持，开始使心率、血压增加；11～20μg/（kg·min）使心排血量增加明显，心率和血压增加，肺毛细血管压增加，可致心律失常。

2. 造血系统 化疗药物会对造血系统产生影响，可通过使用集落细胞刺激因子刺激骨髓造血细胞的分化成熟。

3. 中枢神经系统 有少数患者（0～33%）会出现一定程度的定向力障碍。对于敏感患者，在治疗过程中可使用头部冰敷或冰帽。症状出现后，一般无须特殊处理，患者将在1～3天内恢复正常。

4. 消化系统 部分患者在治疗后会出现消化道反应，如恶心、呕吐、腹泻，可在化疗前或化疗后给予恩丹西酮8mg静脉注射。

5. 热损伤 发生在人体表皮或体内组织。这种损伤在表皮表现为烫伤，一般是Ⅰ～Ⅱ度烫伤。常规烫伤处理及护理即可，注意防止感染。

6. 其他

（1）红外线眼损伤：角膜损伤、白内障及视网膜、脉络膜灼伤。在接受红外线治疗时，若照射部位接近眼或光线可射及眼时，应用纱布遮盖双眼，并可适当涂抹护眼药膏。一旦发生红外线眼损伤应遮住并保护双眼，预防发生感染，并进行对症处理。视网膜、脉络膜灼伤后可给予皮质类固醇、维生素B、血管扩张剂、扩瞳剂等药物，也可行球后注射激素治疗。

（2）镇静药物的副作用：主要是呼吸抑制，治疗过程中应该密切观察生命体征的变化，随时调整镇静药物的剂量和速度。准备好抢救药物和器械。

全身热疗虽然已经有过百年的历史，目前就肿瘤治疗而言，除了治疗晚期肿瘤的多发性癌痛外，全身热疗不应该单独使用。临床研究证实，单纯的物理加温全身热疗对肿瘤的疗效并不好，有报道联合全身化疗或局部放疗能够有疗效增益。但是至今仍然没有一项完整的单病种的Ⅲ期临床研究报道，至于更细致的临床热剂量问题及与传统治疗方法的配合等问题也远未有答案，因此其临床使用价值仍然未有定论，有需要进行严谨的临床研究加以确定。有学者注意到热疗还可以通过热激蛋白诱导肿瘤免疫特异性反应，但是目前在临床上未能看到这方面的实际疗效，然而在免疫治疗开始广泛用于临床治疗肿瘤的今天，热疗的这种机制能否通过联合应用使疗效有限的免疫治疗出现奇迹就有待更多的临床研究去证实了。总之，全身热疗仍然是一个有希望的肿瘤治疗方法。

（郑乃莹　邵汛帆）

参考文献

中国临床肿瘤学会肿瘤热疗专家委员会，中日医学科技交流协会热疗专家委员会，中华医学会放疗分会热疗学组，2020. 肿瘤热疗中国专家共识. 实用肿瘤杂志，35（1）：1-10.

中日医学科技交流协会热疗专业委员会，中华医学会放疗分会热疗专业委员会，2017. 中国肿瘤热疗临床应用指南（2017.V.1.1）. 中华放射肿瘤学杂志，26（4）：369-375.

朱志荣，王远东，唐春林，等，2003. 晚期肿瘤患者全身热疗期间血液动力学和氧代谢的变化. 中华麻醉学杂志，23（5）：328-331.

Bull JM, Scott GL, Strebel FR, et al, 2008. Fever-range whole-body thermal therapy combined with cisplatin, gemcitabine, and daily interferon-alpha: a description of a phase Ⅰ-Ⅱ protocol. Int J Hyperthermia, 24（8）: 649-662.

Bull JMC, 2018. A review of immune therapy in cancer and a question: Can thermal therapy increase tumor response? Int J Hyperthermia, 34（6）: 840-852.

Hanusch KU, Janssen CW, 2019. The impact of whole-body hyperthermia interventions on mood and depression – are we ready for recommendations for clinical application? Int J Hyperthermia, 36（1）: 573-581.

Hildebrandt B, Dräger J, Kerner T, et al, 2004. Whole-body hyperthermia in the scope of von Ardenne's systemic cancer multistep therapy（sCMT）combined with chemotherapy in patients with metastatic colorectal cancer: a phase Ⅰ/Ⅱ study. Int J Hyperthermia, 20（3）: 317-333.

Hildebrandt B, Hegewisch-Becker S, Kerner T, et al, 2005. Current status of radiant whole-body hyperthermia at temperatures >41.5 degrees C and practical guidelines for the treatment of adults. The Germen 'Interdisciplinary Working Group on Hyperthermia'. Int J Hyperthermia, 21（2）: 169-183.

Janssen CW, Lowry CA, Mehl MR, et al, 2016. Whole-body hyperthermia for the treatment of major depressive disorder: a randomized clinical trizal. JAMA Psychiatry, 73（8）: 789-795.

Kerner T, Deja M, Ahlers O, et al, 1999. Whole body hyperthermia: a secure procedure for patients with various malignancies. Intensive Care Med, 25（9）: 959-965.

Lassche G, Crezee J, Van Herpen CML, 2019. Whole-body hyperthermia in combination with systemic therapy in advanced solid malignancies. Crit Rev Oncol Hematol, 139: 67-74.

Pontiggia P, Curto FC, Sabato A, et al, 1995. Is metastatic breast cancer, refractory to usual therapy, curable? Biomed Pharmacother, 49（2）: 79-82.

Repasky EA, Evans SS, Dewhirst MW, 2013. Temperature matters! And why it should matter to tumor immunologists. Cancer Immunol Res, 1（4）: 210-216.

Westermann AM, Wiedemann GJ, Jager E, et al, 2003. A Systemic Hyperthermia Oncologic Working Group trial. Ifosfamide, carboplatin, and etoposide combined with 41.8 degrees C whole-body hyperthermia for metastatic soft tissue sarcoma. Oncology, 64（4）: 312-321.

Zwischenberger JB, Vertrees RA, Bedell EA, et al, 2004. Percutaneous venovenous perfusion-induced systemic hyperthermia for lung cancer: a phase Ⅰ safety study. Ann Thorac Surg, 77（6）: 1916-1924.

第十二章

其他定向能量技术的临床应用

本章将对光动力治疗、肿瘤电场治疗、纳米光热治疗在临床应用的情况进行介绍。

第一节 光动力治疗

光动力治疗（photodynamic therapy，PDT）是利用光敏剂在肿瘤组织中靶向浓集的特性和激光等诱发的光动力效应来杀灭肿瘤细胞的一种靶向治疗技术。早在4000年前，人们已发现光敏反应可治疗皮肤白斑病。1903年Tappeiner用伊红结合光照治疗皮肤肿瘤。在美国、日本等发达国家，肿瘤光动力疗法已是一种成熟的诊治技术。我国第一种自主研发的光敏剂于1981诞生，由北京同仁医院率先使用，并成功治疗首例皮肤癌。近年来随着药物、技术、设备的不断发展和优化，PDT已成为我国肿瘤多模态综合治疗中一种重要手段。

一、光动力治疗技术概述

（一）生物学基础

光动力治疗的生物学基础即光动力效应，光敏剂进入活体一定时间后，在肿瘤组织中积聚，经特定波长激光照射，光敏剂吸收光子，能量状态发生改变，从基态跃迁到激发态，再快速从激发态退激回到基态，将能量传递给周围组织中的氧分子（三线态氧，$^3O_2$），使其激活形成单线态氧（$^1O_2$）和超氧阴离子自由基（O_2^-），后两者对肿瘤细胞的生物大分子（脂类、蛋白、核酸等）有很强的破坏作用，诱发肿瘤细胞坏死、凋亡；同时，照射区域微血管内皮细胞受损，释放血栓烷、前列腺素等物质，形成微血栓。而且，随着肿瘤组织的坏死，治疗局部出现炎症反应，中性粒细胞及巨噬细胞浸润，树突状细胞提呈抗原，$CD8^+$ T淋巴细胞和自然杀伤细胞等被激活，引起特异性抗肿瘤免疫反应。

（二）物理学基础

光敏剂及剂量和与之相匹配的激光剂量是影响光动力效应的两个关键物理因素。配以合适的激光发射装置，利用自然腔道和微创引入激光治疗。

（三）光动力治疗的优势与局限

（1）与常规治疗相比，光动力治疗的优势：①创伤小；②毒性低，主要是光过敏；③选择性好；④适用范围广，对不同细胞类型的癌组织均有效；⑤可重复，光敏剂无耐药和蓄积毒性；⑥可用于姑息治疗，尤其对晚期、高龄、心肺肝肾功能不全、血友病等不能接受手术的肿瘤患者；⑦与手术、化疗、放疗、热疗等有协同作用；⑧可消灭隐性癌灶；⑨可保护容貌及重要器官功能，如颜面部皮肤癌、口腔癌、阴茎癌、宫颈癌、视网膜母细胞瘤等。

（2）光动力治疗的局限：属局部治疗，一次照射的杀伤深度和广度有限。

二、光动力治疗的临床应用实践

据世界卫生组织（WHO）2014年发布的研究报告显示，恶性肿瘤严重威胁着人类的生命健康，仅有55%的恶性肿瘤可治愈，其中手术治愈27%，而以放疗为主的非手术治愈28%。在我国，约70%恶性肿瘤患者确诊时已属中晚期，丧失手术机会，5年生存率不足30%，需要非手术多模态治疗技术来改善这部分患者的生存状态。

恶性肿瘤的非手术关键治疗技术有放疗、热疗、药物治疗、免疫治疗、光动力治疗、营养治疗等，但这些治疗单独应用有很大的局限性。大量的研究数据显示，放疗是恶性肿瘤非手术关键治疗技术的核心，但存在放射抗拒现象及危及周围器官剂量限制，疗效有待提升，副作用仍需控制；热疗对放疗、化疗、免疫治疗有明显的增效作用，但因技术限制，单独应用疗效温和；化疗本身会不同程度影响机体的免疫功能，长期应用导致患者营养及免疫功能低下，甚至促进肿瘤转移；靶向治疗则依赖于肿瘤靶点的表达，非所有患者均可适用，且随着靶向治疗的使用，耐药已成为常见现象；肿瘤免疫治疗方兴未艾，但有效率低，如何激发有效免疫反应是临床难点和研究热点。

国内外研究发现，有序合理地将这些治疗手段组合后，可以明显提高抗肿瘤疗效，降低毒副作用，改善恶性肿瘤患者的生活质量，提高生存率。

PDT作为一种新型有效的抗肿瘤治疗手段，已独立应用于临床。近年来的研究发现，其也可与手术、化疗、放疗、靶向治疗、免疫治疗、热疗相结合，发挥协同抗癌作用。其在肿瘤多模态综合治疗中的作用时机，以及与其他抗肿瘤治疗手段的联合应用疗效及机制越来越受到关注，成为临床工作者研究的热点问题。

（一）临床应用

1. 适应证　对于激光照射到的肿瘤，PDT均可实施。对实体原位癌、早期癌和癌前病变有根治效果，对各种中、晚期实体恶性肿瘤可延长患者的生存期，提高生活质量。

2. 禁忌证

（1）对光敏剂过敏。

（2）合并严重凝血功能障碍。

（3）合并严重高血压和心源性疾病。

（4）合并严重全身感染性疾病。

（5）合并严重恶病质，估计在PDT后局部损伤难以修复或生存期不足2个月。

（6）腔静脉内大癌栓。

（7）某些个性化的禁忌证，如合并纵隔瘘的食管癌和肿瘤紧挨大动脉并已浸润动脉壁全层。

（8）光纤无法到达治疗部位。

3. 不良反应　主要是光过敏反应。皮肤及视力损伤通过避光可避免，治疗部位反应轻微。

（二）治疗模式

1. PDT单独应用　2021年1月，西班牙圣塞西利奥大学医院皮肤科和光动力治疗科发布了一项含7.8% 5-氨基乙酰丙酸纳米乳剂凝胶作为光敏剂的光动力疗法治疗浅表基底细胞癌的研究。该研究共纳入31名患者（12名男性和19名女性），中位年龄为63.74岁。患者每接受一个PDT周期后都会使用临床皮肤镜评估剩余病变，再进行第二个PDT周期，两次PDT周期相隔1周。在最后一次PDT后3个月、6个月和12个月评估治疗反应，23/31（74.19%）的患者在两个周期后达到完全缓解状态。治疗结果亦令人满意。

2. PDT与手术联合　在某些情况下，肿瘤位置不利，特别是在血管区域、存在播散性转移灶等可能导致无法切除肿瘤，如肝细胞癌、胰腺导管腺癌等，这种情况下PDT可与手术相辅相成。利用光敏剂在癌细胞中特异积累的特点，给予适当光照，可以消除无法手术切除的剩余肿瘤碎片。PDT可作为新辅助、辅助或重复辅助治疗与手术结合。

除了破坏癌细胞外，PDT还可以利用健康和异常组织在紫外线及可见光谱中的光学特性不同的特点获得用作自发荧光诊断的图像，此有助于确定用于组织学诊断的最佳活检部位。除此之外，光敏剂还可用作外源性荧光团以指示残留的肿瘤浸润。

美国宾夕法尼亚州费城托马斯杰斐逊大学医院发布了一项在恶性胸膜间皮瘤患者中进行结合减瘤手术和光动力疗法的Ⅰ期临床试验。该研究共有26名患者完成了联合治疗，7名患者接受了胸膜外全肺切除术，19名患者接受了保留肺的胸膜切除术——去皮质术。患者术前6天注射0.1 mg/kg Foscan光敏剂，术中予以652nm、10J·cm²光照。结果显示，8个月无进展生存率为72%，8个月总生存率为58%，中位无进展生存期为12.4

个月，总生存期为12.4个月（95%CI 7.4～17.4个月）。研究表明，PDT联合手术治疗恶性胸膜间皮瘤具有一定的临床应用前景。

3. PDT与化疗联合 化疗是一个应用非常广泛的抗癌治疗手段，主要机制包括诱导细胞凋亡、抑制有丝分裂及干扰细胞周期等。细胞抑制药物可分为烷化剂、生物碱、抗生素和抗代谢药。化疗的优势是有效、安全和选择性的药物递送，但化疗也存在立即毒性迹象（对皮肤和头发、骨髓和血液、胃肠道和肾脏等产生影响）及迟发的慢性毒性迹象（耐药性、致癌性）等副作用。为了增加化疗的有效性并减少副作用，在临床应用中不断探索与化疗相结合的抗癌方法，PDT就是其中之一。PDT与化疗相辅相成，细胞凋亡调节因子雷帕霉素、Bcl-2拮抗剂等已被证明会增加PDT介导的癌细胞死亡。

4. PDT与放疗联合 放疗机制包括破坏癌细胞的DNA遗传物质，从而阻止进一步分裂和增殖。由于PDT也会诱导多种类型的DNA损伤，光动力疗法和放疗的主要目标都是通过胞核DNA损伤杀灭细胞，因此在杀灭细胞方面提供了协同作用的可能性。

放疗的局限性，如组织氧合不足，也可以通过补充使用PDT来克服。在可见光和近红外线的作用下，光敏剂可介导细胞内活性氧的产生。一些光敏剂也可以作为放射增敏剂。将放疗与PDT相结合，既可以解决穿透深度问题，也可以在不降低临床疗效的情况下减少放射剂量，同时最大限度地减少对健康组织的损害。

美国东卡罗莱纳大学布罗迪医学院光动力治疗中心回顾了9例接受光动力疗法和高剂量率近距离放射疗法（HDR）联合治疗支气管内非小细胞肺癌引起的症状性梗阻患者的结果。患者中男性8例，女性1例，诊断时年龄52～73岁，疾病阶段不同：ⅠA期（n=1）、ⅡA期（n=1）、Ⅲ期（n=6）和Ⅳ期（n=1）。予以HDR（每周1次，持续3周）和PDT（2mg/kg Photofrin，然后在输注后48h进行200J/cm²光照）。治疗组1（TG-1，n=7）首先接受HDR；治疗组2（TG-2，n=2）首先接受PDT。患者治疗耐受性良好，在TG-1中，7例患者中有6例实现了局部肿瘤控制。在TG-2中，仅1例患者获得了局部控制，持续84天。8例患者出现软组织收缩和（或）其他可逆的良性局部组织反应，2例患者出现光敏反应。结果表明，HDR后再间隔1个月给予PDT，可提高对支气管内肿瘤的控制率，延长控制时间，加强抗癌作用。

5. PDT与靶向治疗联合 分子靶向治疗可在分子水平上对肿瘤的特异性因子进行靶向治疗。吉非替尼作为小分子靶向药，能高效地抑制受体酪氨酸激酶的活性而达到杀灭肿瘤细胞的目的。2017年中国化学会第四届卟啉与酞菁学术研讨会上公布了一项研究，通过具有生物相容性的聚乙二醇链将酞菁锌光敏剂和吉非替尼键合，希望使光动力治疗具有良好的肿瘤靶向性并有效地克服化疗药的耐药性。该研究中通过表征目标轭合物的光物理、光化学特性探讨了不同结构对肿瘤靶向性和抗癌活性的影响。研究结果表明，吉非替尼的引入增强了其肿瘤靶向性，同时肿瘤细胞EGFR表达量、轭合物靶点结构单元、键合位点等都对轭合物的靶向性有一定的影响。另外，酞菁锌的引入显著提高了吉非替尼的化疗效果。

6. PDT与免疫治疗联合 为了探究PDT与免疫治疗的潜在协同效应，日本作者对2例进展期胃癌老年患者（92岁和89岁男性）展开了研究。单用光动力疗法无法控制肿瘤出血，研究者对2例患者输注超过10⁹个活化的T淋巴细胞为主的自体免疫细胞，每个疗程5次输注，在第3次输注当天内镜下行PDT治疗。结果表明，2个或3个PDT疗程即可安全控制肿瘤出血，患者生存期得到改善（第1例超过32个月；第2例14个月）。

7. PDT与热疗联合 众所周知，肿瘤存在缺氧微环境，其内的肿瘤细胞对辐射具有很强的抵抗力。为了抵消这种现象，应增加肿瘤内氧气的可用性。热疗就用于此目的，可以靶向肿瘤的脉管系统，通过增加肿瘤血管的血流量，提高肿瘤本身和周围组织的氧合程度，并为其提供营养、药物和氧气，这样就可以使肿瘤细胞至少在一段时间内对辐射敏感。在光动力疗法的背景下，有一些影响缺氧细胞的光敏剂，它们仅在氧合不足的细胞中选择性地增加对辐射的敏感性。

8. PDT多模块联合 临床上经常使用联合治疗的抗癌模式。2021年，兰州大学第二医院回顾分析了本院肿瘤外科接诊的 1 例晚期远端胆管癌患者的临床资料发现，经过双支架植入术联合光动力治疗（血卟啉 3mg/kg，激光波长 630nm，功率 700mW，时间约 12min，能量 540J），患者黄疸、恶心、呕吐、进食困难等临床症状明显改善，复查肿瘤标志物下降明显，后期在卡瑞丽珠单抗注射液免疫治疗联合贝伐珠单抗注射液靶向治疗的治疗过程中，未发现该患者有明显复发及转移迹象，无进展生存期长达 11 个月。既往认为远端胆管癌恶性程度高，手术切除率低，而采用支架联合光动力治疗在免除了传统手术痛苦的同时可快速有效解除患者管腔梗阻并缩小瘤体，再结合药物治疗后患者生活质量明显提高，并且一定程度上延长了患者的生存时间，证实支架联合光动力治疗的方案对晚期远端胆管癌综合治疗具有临床参考价值。

三、研究进展

除具有更高选择性和更低毒性的第二代光敏剂外，第三代光敏剂被认为具有更精准的靶向性，因为光敏剂可以选择性地附着在特定的肿瘤细胞上，降低脱靶效应。这种靶向光敏剂还可以超越当前化合物的有限组织渗透。铜 - 半胱胺（Cu-Cy）作为新一代敏化剂，可以通过光、X 线、微波或超声波激活产生活性氧。在一项研究中，作者研究了铜 - 半胱胺的 X-PDT 的治疗效率，以及它在细胞、组织和动物水平上对细胞迁移及增殖的影响。结果表明，Cu-Cy 介导的 X-PDT 可以剂量依赖性方式抑制肿瘤细胞的增殖和迁移，并且 X-PDT 组肿瘤组织的转移和细胞增殖的抗原标志物如增殖细胞核抗原（PCNA）和 E- 钙黏蛋白与对照组有显著差异。此外，MRI 评估表明基于 Cu-Cy 的 X-PDT 抑制了小鼠和兔中深部肿瘤的生长。这些发现表明，Cu-Cy NP 在 X-PDT 中具有安全性及临床应用前景。

聚集诱导发射发光体（AIEgens）在聚集状态下表现出有效的细胞毒性活性氧生成能力和独特的发光特征，然而，光在组织中有限的穿透深度严重阻碍了 AIEgens 的临床应用。但与光相比，微波（MW）在组织中具有更强的穿透深度。有作者首次报道了 AIEgens 介导的微波动态疗法（MWDT）用于癌症治疗，并发现两种 AIEgens（TPEPy-I 和 TPEPy-PF6）作为一种新型的微波敏化剂产生活性氧，包括单线态氧，从而有效地破坏癌细胞。两种 AIEgens 被微波激活的能力不仅克服了传统 PDT 的局限性，而且通过降低达到相同治疗结果所需的微波剂量，有助于改进现有的微波消融疗法，从而减少副作用的发生。

PDT 光源的研究主要集中在新型多功能纳米颗粒，多为 3 组，即近红外线纳米材料、X 线纳米粒子和自发光纳米缀合物。

纳米技术在 PDT 中的使用在过去十年中经历了指数增长。直径小于 100nm 的纳米球和纳米胶束作为药物载体不乏优点：①可运输血液中的疏水性药物；②表面积可用官能团修饰以获得额外的化学 / 生化特性；③药物可受控释放；④具有更大的分布体积并可被细胞有效地吸收；⑤已探索出大量不同的合成策略。

适配体是具有折叠三维结构的短寡核苷酸序列（DNA 或 RNA），可以作为配体并被修饰到光敏剂或纳米载体上，从而能够特异性识别并结合肿瘤细胞或其膜蛋白，受控且准确地把光敏剂输送到肿瘤部位。

亚细胞器是细胞的基石，破坏它们会导致细胞功能障碍甚至死亡。因此，实现光敏剂精确细胞器靶向有助于减少光敏剂的用量，最大限度地减少副作用，避免耐药性，提高光动力治疗的疗效。Zhou 团队通过将两个带正电的吡啶基团与香豆素基团连接成不同碳链数的疏水基团，制备了一系列 PS 分子（EBD-1 和 EBD-5）。EBD-1 和 EBD-5 均表现出良好的膜靶向能力，而 EBD-1（链长最短）的光毒性最强。EBD-1 既能靶向细胞膜，又能区分肿瘤细胞和正常细胞。有些光敏剂以氟硼二吡咯（BODIPY）为骨架，用吗啡啉修饰后进行溶酶体定位。这些 BODIPY 分子具有共同的优点，如摩尔吸收系数高，IC_{50} 值低。除了基于 BODIPY 骨架的光敏剂外，卟啉、花青素、萘酰亚胺等也可以用吗啡啉结构修饰，制成靶向溶酶体的光敏剂。具有致命氧化损伤的光生细胞毒性氧物质能够阻断线粒体功能，靶向线粒体光动力疗法（Mt-PDT）被认为是增强抗癌效果的一种有前途的方法。过去已开发许多线粒体靶向分子药物，通过直接破坏线粒体或激活线粒体介导的细胞死亡途径来提高 PDT 的疗效。

四、展　　望

PDT 单独应用时抗癌效果令人满意,与手术、放疗、化疗等多种抗癌手段相结合可进一步提高抗癌效率,且光动力疗法具有特异性高、靶向性好、消灭隐性癌病灶等独特的优势。但是,PDT 也存在一些仍需改善的问题,如穿透性较差、治疗期 1 个月内避免强光照射,以免发生日光性皮炎和过敏反应。组织氧合对于光动力效应的发生也至关重要,因此被坏死组织或致密肿瘤块包围可能会降低光动力效能。

针对 PDT 的限制因素,今后仍须加强研究的方向有研发具有更精确靶向性的光敏剂,探索性能更优的 PDT 光源;不断优化 PDT 技术,以达到更好地保存器官功能及美容效果;继续探索 PDT 与乏氧相关的机制,从而改善肿瘤内的乏氧环境,以保证 PDT 治疗效率;进一步探索 PDT 与细胞焦亡、免疫原性的机制,更全面深入地了解 PDT 系统;继续探索光动力联合其他抗癌手段治疗恶性肿瘤的可能性。

第二节　肿瘤电场治疗

一、概　　述

近几十年,肿瘤成为全球死亡十大病因之一。尽管现在生物医疗技术不断进步,但对于某些肿瘤,依然难以医治,如胶质母细胞瘤(glioblastoma,GBM)。传统的肿瘤治疗方式有手术治疗、放射治疗、化学药物治疗。胶质母细胞瘤的彻底宏观切除术已被证明可以改善患者的总体生存率。然而,由于肿瘤细胞的弥散性和浸润性,手术彻底切除肿瘤具有很大的挑战,几乎所有胶质母细胞瘤最终都会复发。大多新诊断的胶质母细胞瘤患者在手术切除后接受标准治疗,包括每周 5 次、连续 6 周的放射治疗,以及每天口服替莫唑胺。尽管这些辅助联合治疗改善了患者无进展生存期(progression-free survival,PFS)和总生存期(overall survival,OS),但是大多数患者在初次

诊断后 6~9 个月复发。复发患者往往对化学药物治疗和放射治疗具有一定抵抗性,因此目前没有一种针对复发患者的标准的治疗方法。肿瘤电场治疗(tumor-treating field,TTField)是一种新的治疗 GBM 的技术,通过施加频率为 100~ 300kHz 和幅度为 1~3V/cm 的交变电场(electric field,EF)抑制癌细胞的生长。目前,交变电场治疗法已被美国 FDA 批准用于治疗复发的胶质母细胞瘤和新诊断的胶质母细胞瘤。

二、肿瘤电场治疗技术原理

(一)物理学基础

TTField 作用于肿瘤细胞,通过破坏肿瘤细胞的有丝分裂产生抗肿瘤作用。电场的生物物理学效应及电场作用在大脑的分布情况是由一些电学和磁学的基础定律决定的,如库仑定律、高斯定律、欧姆定律及连续性方程等。

(二)仿真电场模拟

肿瘤电场治疗采用放置于头皮的两对垂直的传感阵列,由于电场传递出的能量相对较低,又因脑内各个组织和液腔的局部电导率与相对介电常数不同,造成电场在空间上的改变。求解耦合麦克斯韦方程组对于理解电场如何渗透到肿瘤和周围脑组织是必要的,其中计算方法包括有限元分析(finite element method,FEM)、求根算法等,依赖于计算机软件进行影像处理和仿真。

FEM 是一种通过将一个复杂的几何图形简化为有限数目的简单几何元素解决偏微分方程中边界值问题的方法。FEM 现已经被广泛应用于各种研究。大脑的电场分布估计通过分割不同大脑结构、采用合适的条件参数和材料参数、使用有限元法解耦合麦克斯韦方程得以实现。

早在 2007 年,Kirson 等进行了 FEM 来计算大鼠脑内场强,证明了 TTField 在治疗大鼠胶质瘤方面的疗效。2014 年,Miranda 等构建了模拟 TTField 电场分布的框架,将电极施加频率、电压、范围等物理参数及人脑影像学数据(MRI)输入计算机,通过软件计算,可以实现颅内电场强度的可视化模拟。研究表明,由于大脑组织的

复杂结构、神经解剖存在交织，而且头皮、头骨、灰质、白质、脑脊液的电导率和介电常数不同，大脑内的电场高度不均匀且复杂。除此之外，各向异性电导率和头部阵列位置改变对颅内电场场强造成显著影响。

目前对TTField的仿真研究表明，TTField可以足够的强度传递到人体，通过合理规划阵列在患者身体上的位置，可以定制体内的场分布，使体内场强达到1～3V/cm，满足治疗要求。

（三）生物物理学效应

TTField由放置在靠近肿瘤皮肤上的传感器阵列提供，并在区域和非侵入性作用下抑制肿瘤生长。因为传统的治疗方法收效甚微，2000年Yoram Palti教授开始研究不同电频率的影响及其对癌细胞和静止细胞细胞分裂的影响。通过这项研究，TTField成为一种潜在的治疗方法。

TTField干扰分裂癌细胞的自然电特性。电场对组织的影响与所表现的强度和频率直接相关。直流电场或低频交变电场（＜1kHz）影响细胞膜的极化，并引起对电兴奋组织的兴奋或抑制作用。因此，低频电场在医学上被应用于针对各种组织（包括神经组织和肌肉组织）中的多种疾病。高频电场（MHz范围）不会引起膜极化，而是导致极性分子（摩擦）的快速振荡，使组织产生热量。因此，高频电磁场用于临床治疗，如糖尿病和组织及肿瘤消融。一些研究表明，中频交变电场破坏了癌细胞的细胞分裂。TTField的频率范围为100～500kHz的交变电场，强度通常为1～3V/cm，对细胞发挥抗有丝分裂作用。有几项临床前实验室研究证明了将细胞暴露在TTField中会延长有丝分裂，形成异常的有丝分裂象，并导致有丝分裂细胞死亡。TTField还会在细胞分裂末期引起膜泡，进而导致异常子细胞的形成，并在随后的间期诱导细胞死亡。TTField的抗有丝分裂作用与化疗药物的作用具有协同作用。当与TTField联合使用时，剂量远低于治疗阈值的化疗药物会导致完全的细胞周期阻滞。TTField可以抑制细胞迁移和DNA损伤修复。

TTField效果与作用强度有关。随着场强的增加，细胞生长速率降低。大多数细胞株的生长速率在场强超过1V/cm时开始下降，当场强超过2.5V/cm时完全停止生长。该效应也依赖于交变电场的频率，每个细胞系都有一个最佳效应频率，在这个频率上对细胞生长的抑制作用最显著。对于胶质母细胞瘤细胞，最佳频率为200kHz。此外，平行于电场的细胞分裂比其他方向的细胞分裂更容易受到电场的影响，与单一方向上施加TTField相比，周期性在两个正交场方向之间切换施加的有效率提高了20%。

有学者提出，TTField通过电场改变具有大偶极矩的蛋白质（如微管蛋白二聚体和Septin）方向，从而破坏结构和抑制蛋白质聚合，产生抗有丝分裂的作用。研究表明，TTField破坏微管（microtubule，MT）的聚合，在有丝分裂过程中阻止染色体分离；在TTField的影响下，作为肌动蛋白肌球蛋白环支架的Septin无法定位到细胞中间区，导致异位起泡和有丝分裂异常。

也有学者提出，当在有丝分裂末期对细胞施加TTField时，分裂细胞的沙漏形状导致细胞内的电场变得高度不均匀，靠近狭窄的沟槽区域的场强度更高。这种场的不均匀性导致介电电泳（dielectrophoresis，DEP）力量并可能导致极化粒子的不规则聚集，从而破坏细胞分裂。

在Tuszyński等的一项理论分析中评价了这两种理论。在末期形成的DEP力量确实强大到足以干扰有丝分裂。然而，电场对微管蛋白的本征偶极子所施加的力和力矩太小，不足以对微管蛋白排列产生显著影响。虽然TTField对细胞的生物学作用已有充分的文献报道，但仍需要深入的生物物理研究来阐明TTField发挥生物学作用的物理机制。

（四）临床应用现状与学科进展

1. 在胶质母细胞瘤中的应用

（1）在复发胶质母细胞瘤中的应用：在动物实验和细胞实验中已经证明TTField能够在体外抑制肿瘤细胞生长。几项小样本研究证实TTField在复发的GBM患者中明显提高了中位PFS和中位OS，并具有良好的耐受性。随后针对237例GBM复发患者（包括首次复发和多次复发的患者）开展了一项随机、开放Ⅲ期临床试验EF-11。接受无化学药物TTField治疗组和化学药物治疗组之间基线特征是无明显差异的：TTField治疗组受试者例数n=120，选择的化学药物治疗组受试者例数n=117。入组受试者的中位年龄为54岁，KPS≥70分，先前的治疗必须包括放疗（有或没有伴随辅助的替莫唑胺），对先前治疗或复发的数量或类型没有限制。主要评价终点是OS；次要评价终点包括无进展生存期（PFS）、6个月无进展生存期（PFS6）、1年生存率、放射学反应率（RR）、生活质量（QoL）和安全性。放射学反应由脑MRI判断，并根据Macdonald标准由中央放射学盲评决定。生活质量由EORTC提供的问卷确定。

结果显示，TTField治疗组和化学药物治疗组相比，中位OS分别为6.6个月与6.0个月（HR 0.86；$P = 0.27$）；中位PFS分别为2.2个月和2.1个月（$P = 0.16$）；PFS6分别为21.4%和15.1%（$P = 0.13$）；RR分别为14%和9.6%（$P = 0.19$），这些结果均未发现有统计学意义。就QoL和安全性而言，在大多数分析领域，TTField提高了生活质量、认知功能和情绪功能方面的测量。TTField导致的严重不良事件更少，与化学药物治疗组相比具有统计学意义（6% vs 16%，$P = 0.022$）。观察到的最常见的副作用是在电极片位置的皮炎（16%）。

该试验研究表明，尽管TTField在治疗复发性GBM方面并不优于化疗方案，但它并不差。另外，TTField在生活质量和安全性方面优于化疗。根据EF-11的试验结果，TTField被美国FDA批准用于治疗接受标准化疗后，组织学或放射学证实复发的GBM。

（2）在新诊断胶质母细胞瘤中的应用：根据临床前研究及小样本试验结果，针对新诊断为GBM的患者开展了一项国际、随机、开放Ⅲ期临床试验EF-14。受试者随机进入TTField联合替莫唑胺辅助治疗组或单独使用替莫唑胺治疗组。共有695例受试者参与此项研究，TTField联合替莫唑胺组中的受试者数n=466，而单独使用替莫唑胺中的受试者数n=229。这些患者在完成放疗后入组。中位随访时间为12个月。两组受试者的基线特征均保持平衡。

主要评价终点为PFS。次要评价终点为总生存期、两年生存率、生活质量、认知功能和安全性。结果显示，TTField联合替莫唑胺辅助治疗组与单独使用替莫唑胺的PFS分别为7.1个月和4.0个月（HR 0.62，$P = 0.001$），总生存期分别为20.5个月和15.6个月（HR 0.64，$P = 0.004$），两年生存率分别为43%（95%CI 36%～50%）与29%（95% CI 21%～38%）。在TTField联合替莫唑胺治疗组中未发现明显的毒性增加或不良事件。在新诊断GBM患者接受替莫唑胺和TTField联合治疗的12个月期间，生活质量和认知功能不低于单独使用替莫唑胺治疗组。

基于该研究的中期数据，特别是TTField治疗患者的无进展生存期和总生存期显著改善，该试验于2014年11月被独立数据监测委员会终止。随后，TTField联合替莫唑胺被美国FDA批准用于新诊断的GBM，NCCN已推荐（类别2A）用于新诊断为GBM的患者。

尽管现在TTField治疗已经被批准用于新诊断GBM患者和复发GBM患者，但是患者遗传特征、定向开颅术、联合贝伐珠单抗等研究还在进行中。

2. 在其他肿瘤中的应用 TTField治疗胶质母细胞瘤的有效性和安全性是明确的，将TTField用于其他肿瘤治疗也存在潜在可能性。细胞实验显示，TTField在特定的频率和强度下能对其他肿瘤细胞产生抑制效果。

（1）胰腺癌领域：在临床前研究中，体外应用的TTField（150kHz）显示了对胰腺癌细胞的抗增殖作用，其长期克隆性降低，有丝分裂异常数目显著增加，G_2-M细胞数量减少。此外，在PC1-0仓鼠胰腺癌模型中，TTField显著降低了肿瘤体积，并增加了异常有丝分裂事件的频率。TTField联合吉西他滨延缓了裸鼠皮下植入的胰腺肿瘤的生长。

针对TTField联合化疗治疗晚期胰腺癌的安全性和可行性目前正在进行Ⅱ期临床试验研究PANOVA（NCT01971281）。这是一项前瞻性、非随机性研究，旨在测试TTField（150kHz）与单独吉西他滨或紫杉醇联合吉西他滨治疗晚期胰腺癌的安全性和有效性。该研究招募了40名患者。

最近报道的该研究结果表明，与曾报道的吉西他滨或紫杉醇联合吉西他滨治疗的对照患者相比，TTField治疗的患者无进展生存期和总生存期更高，而转移性疾病患者的一年生存率几乎翻了一番。基于这些结果，一项针对局部晚期患者的Ⅲ期临床试验，即TTField联合吉西他滨和紫杉醇与单独化疗的对比试验。在Ⅲ期临床试验中，仅将TTField应用于局部晚期患者。

（2）卵巢癌领域：临床前研究表明，与未处理细胞相比，TTField（200kHz）在体外肿瘤细胞中显著减少了活细胞数量（44.6%）和克隆潜能（23.8%）（$P < 0.001$）。经TTField原位植入的MOUSE-L细胞可显著减少小鼠体内的肿瘤。

在Ⅱ期临床试验INNOVATE（NCT02244502）中研究了TTField联合紫杉醇在复发性卵巢癌患者中的安全性和初步疗效。

（3）非小细胞肺癌领域：在临床前试验中，TTField（150kHz）与标准化疗药物联合应用于几种NSCLC细胞系，在体内和体外均可提高所有检测细胞系的治疗效果，包括鳞状模型和非鳞状模型。在Lewis肺癌和KLN205鳞状细胞癌移植小鼠中，TTField联合培美曲塞、顺铂或紫杉醇治疗比单一药物疗效更显著。

另外，在非小细胞肺癌脑转移使用TTField（150kHz）的初步研究中，已经证明了其安全性。

（4）恶性间皮瘤领域：在临床前研究中，与未应用TTField的对照组细胞相比，TTField应用于体外间皮瘤细胞系的细胞数量（69%，$P < 0.001$）和克隆原性（78%，$P < 0.05$）显著减少。紫杉醇、顺铂联合TTField治疗有增效作用。

TTField在多个肿瘤领域中都存在潜在的治疗价值，尽管现在除胶质母细胞瘤之外没有其他恶性肿瘤获得各国药监部门的批准，但是针对各个肿瘤的临床试验都在进行中。也许不久的将来，TTField在单独治疗及联合药物治疗各种恶性肿瘤中发挥重要作用。

三、治疗原理、操作要点、临床适用范围及使用规范

（一）治疗原理

传统的肿瘤治疗手段主要是手术、化疗及放疗。化疗的作用靶点主要在DNA，通过药物作用引起DNA错配修复障碍、DNA链交联或断裂等，导致细胞死亡。放疗则是利用电离辐射粒子破坏DNA，进而损伤细胞。然而，传统手段对肿瘤的治疗效果仍非常局限，且对正常细胞的损伤明显。

根据肿瘤电场治疗（TTField）技术原理，相比之下，肿瘤电场治疗是利用中频（100～300kHz）、低场强（1～3V/cm）交变电场，牵拉肿瘤细胞内的极性分子，造成肿瘤有丝分裂障碍，最终破坏快速分裂的肿瘤细胞。正常细胞由于分裂较慢，基本不受电场干扰。

从细胞层面，电场主要作用于肿瘤细胞分裂的两个时期：①有丝分裂中期结束并进入后期时，细胞内形成均匀的交流电场，极性微管受电场牵拉，引起纺锤体功能障碍（图12-2-1A）；②有丝分裂后末期形成两个亚子细胞，亚子细胞以卵裂沟（cell cleavage furrow，CCF）相连，形成"亚子细胞-卵裂沟-亚子细胞"结构，电场线在此结构经过时，呈现两极疏、中间密的分布情况，形成非均匀的交流电场。此时电场引导胞内极性分子向卵裂沟电泳聚集，该处细胞膜压力升高，最终引起细胞起泡、破裂（图12-2-1B）。当电场方向与细胞分裂长轴方向一致时，这种牵拉效应最显著，干预效果最佳。

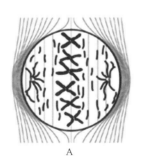
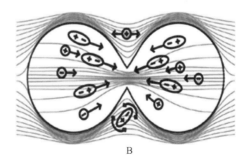

图12-2-1　不同分裂期电场分布示意图

A.分裂中期，微管排列受电场牵拉，引起纺锤体功能障碍；B.分裂后末期，细胞内形成非均匀电场，使极性大分子和细胞器向卵裂沟移动

（二）操作要点

使用肿瘤电场治疗仪前，患者需剃去头发，经医用酒精消毒头皮后，将两对无菌电极片无创地贴敷于头部的前、后、左、右。推荐患者每天连续地进行治疗，每日使用时间建议≥18h。针对新诊断胶质母细胞瘤的EF-14临床试验分析指出，如果电场治疗时间足够长，疗效将有更大幅度提高。每天使用＞22h的患者，总生存期达24.9个月，比单用化疗药的16.0个月提高了8.9个月，其5年生存率可高达29.3%，远远高于单用化疗组的5年生存率（4.5%）。

电场治疗仪使用过程中，一般建议每3～4天剃去新长的头发，并更换电极片，以保证电极片与头皮皮肤的紧密贴合。同时，每次更换时，需将新电极片向原敷贴位置旁移动2cm，下次更换电极片时再移回原本位置，以避免同一片皮肤长期处于电极覆盖状态。电场治疗最常见的不良事件是头皮反应，包括接触性激惹性皮炎、过敏性皮炎、皮肤感染/脓疱、皮肤溃疡等，一般程度较轻，在医生指导下局部使用类固醇软膏及抗生素软膏多数可有效缓解。

（三）临床适用范围与使用规范

基于肿瘤电场治疗在胶质母细胞瘤（GBM）的突出疗效，目前已被美国NCCN中枢神经系统肿瘤指南和我国《脑胶质瘤诊疗规范（2018年版）》推荐应用于新诊断GBM（1类证据）和复发性GBM（2类证据）。该规范指出，电场疗法可应用于成年、KPS≥60分、MGMT启动子甲基化或非甲基化的新诊断胶质母细胞瘤患者，其中年龄≤70岁患者若接受标准同步放化疗，后续推荐首选替莫唑胺联合电场治疗；年龄＞70岁患者（KPS≥60分）无论接受大分割同步放化疗，还是常规同步放化疗，其后续替莫唑胺辅助化疗期间均可联合电场治疗。对于复发性胶质母细胞瘤，无论是弥漫、多发、局部可切除或不可切除，均可考虑电场治疗。

目前已进入临床应用的进口设备（Optune），需要在医师的处方和指导下使用。其适应证包括新诊断和复发性幕上GBM。对于新诊断GBM，患者在手术治疗与同步放化疗后，在替莫唑胺辅助化疗阶段可联合使用电场治疗；在复发性GBM患者中，电场治疗为单一治疗方法。

第三节　纳米光热治疗

一、纳米光热技术简介

光热技术是一种通过光热转化材料将光能转化为热能的新兴技术手段。实现光热的两大要素包括光源照射和光热转换材料。不同的光照波长、照射功率及光热材料种类均会产生不同的光热效率。纳米光热技术是一种利用具有较高光热转换效率的纳米材料，在外部光源（一般为近红外线）的照射下将光能转换为热能的一种新型技术手段。作为近年来兴起的一门高新技术，纳米光热技术在生物医药、化学及光学、制造业及国防等多个领域均有广泛应用。其中，在生物医药领域，纳米光热技术获得了国内外科研工作者的广泛关注。通过靶向技术将纳米光热材料聚集在肿瘤组织处，利用对组织穿透深度大的近红外线进行照射，使局部组织温度升高，破坏肿瘤组织，从而达到杀灭肿瘤的目的。纳米光热技术具有效率高、治疗时间短、副作用小等多重优势，有望成为一种新的、有效的肿瘤治疗手段（图12-3-1）。

（一）纳米光热材料分类

纳米光热材料一般都具有较高的消光系数，即对光的透过率低、吸收效率较高。除此之外，在光热生物治疗应用中，近红外光源更受欢迎，因为近红外线相对于其他波长的光具有更大的组织穿透深度，而且对组织造成的损害较小。能够应用于光热技术的纳米材料种类繁多，在保证生物安全性的条件下，对近红外线具有较强吸收效率的材料都具有开发成为光热材料的潜质。随着科研工作者的深入研究挖掘，纳米光热材料的数量也日益丰富。一般来说，纳米光热材料主要分为贵金属纳米材料、碳纳米材料、硫族纳米材料、有机染料和其他特殊纳米材料等五大类。下面将对这五大类纳米光热材料进行相应介绍。

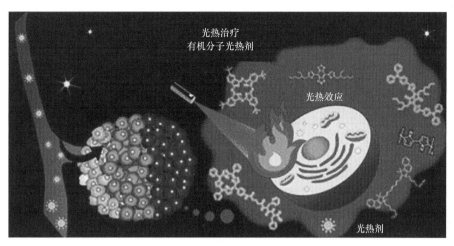

图 12-3-1　纳米光热治疗示意图

1. 贵金属纳米材料　用于纳米光热技术的贵金属纳米材料包括金纳米颗粒、金纳米棒、纳米银和纳米铂等。其中金纳米材料应用最为广泛。尽管球状的金纳米颗粒也具有光热特性，但其吸收峰在 $400 \sim 600 nm$。而这个波段光线对于生物组织来说穿透深度较小，因此研究人员通常把目标锁定在具有更高吸收波段的金纳米棒上（图 12-3-2）。金纳米棒是一种具有独特光学性质的纳米结构。这种光学行为是由位于两个轴上的等离子体云的各向异性结构引起的，分别位于横轴和纵轴上。一般来说，纵横比（σ）为 4 的金纳米棒有一个接近 800nm 的纵向吸收。此外，由于金纳米棒的生物相容性较好，因此其被广泛用于光热治疗研究。20 世纪 90 年代，人们成功地利用多孔氧化铝作为模板合成了金纳米棒。通过氢氧化钠将多孔氧化铝溶解，从而得到了孔隙中的金纳米棒。而后科研工作者以十六烷基

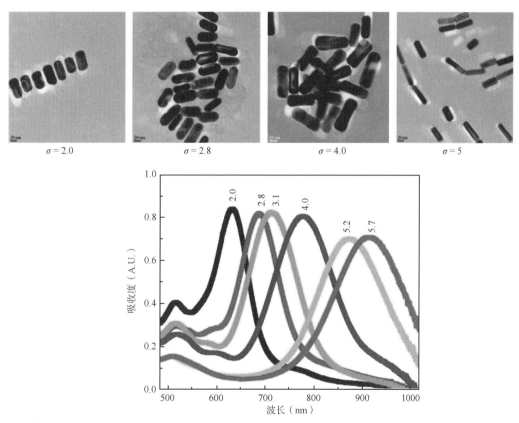

图 12-3-2　不同长径比金纳米棒的形貌和吸收曲线

溴化胺（CTAB）为表面配体和生长模板合成了新型的胶体稳定性好的金纳米棒。尽管CTAB可以促进金纳米棒的合成且通过改变银离子的浓度可调节金纳米棒的横纵比，但是CTAB本身的潜在毒性阻碍了其在生物医药领域的应用。为了克服CTAB的毒性，逐层组装和配体交换法应运而生，得到了多种低毒性且高品质的金纳米棒。贵金属纳米材料的光热转换效率高但价格高昂。

2. 碳纳米材料　用于纳米光热技术的碳纳米材料主要包括氧化石墨烯和碳纳米管。其中氧化石墨烯在纳米光热技术中被运用得比较广泛（图12-3-3，彩图26）。氧化石墨烯是一类从石墨粉中化学氧化或剥离的二维结构产物，在横向尺寸上可以扩展到数十微米。氧化石墨烯一般通过Hummer法合成，在硫酸环境中用高锰酸钾对石墨进行氧化。这种方式可以在石墨烯表面产生官能团，有利于功能化修饰，而用气象沉积法合成的石墨烯则不含有可修饰的官能团，导致其在溶液里的分散性较差。氧化石墨烯之所以受到广泛关注，是因为它们的比表面积大、具有良好的光学性质，以及较高的强度和导电性。在研究具有光学性质的纳米材料时，人们往往将目光聚焦于金、银等金属或金属氧化物。然而，碳纳米材料所表现出的光学性质拓宽了除金属纳米颗粒范畴之外纳米材料的应用范围。氧化石墨烯在紫外线到近红外线波段均有较强的光吸收效率，故而一般在808nm处利用其光学性质进行光热肿瘤治疗。然而，由于氧化石墨烯能够与血清中的蛋白质和一些盐类高度结合，从而导致团聚影响其生物应用。由于氧化石墨烯表面有丰富的羧基官能团，一般用带有氨基终端的聚乙二醇进行改性，从而使其在生物体内具有良好的分散性和安全性。

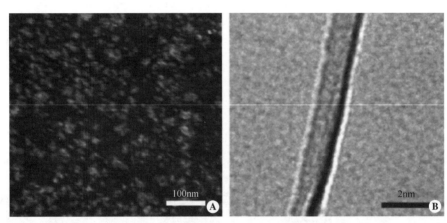

图12-3-3　原子力显微镜下的氧化石墨烯（A）和透射电镜下的碳纳米管（B）

3. 硫族纳米材料　用于纳米光热技术的硫族纳米材料主要包括硫化铜、硫化铋、硫化钨、硫化铁、硫铟铜（CuInS）等（图12-3-4）。虽然贵金属纳米颗粒和碳纳米材料展现了良好的应用前景，但是由于贵金属纳米颗粒价格高昂而碳纳米材料潜在的生物毒性，其研究和临床应用都受到了一定程度上的限制。硫族纳米材料是一类无机纳米材料，在近红外区域（主要吸收峰在980nm）有强烈的吸收展现了良好的光热性能，且因价格低廉受到了广泛关注。硫化铜纳米颗粒是金属硫化物中的典型代表，有成本低、光热稳定性好、生物相容性高等特点。之前关于硫化铜光热治疗肿瘤的报道主要集中于其高的光热转换效率，近期科研工作者发现除了其本身固有的光热性能外，这些硫化铜纳米颗粒还具有在近红外区域诱导光动力治疗的功能，产生高浓度的活性氧来杀死肿瘤细胞。

4. 有机染料　除了贵金属纳米材料、碳纳米材料和金属硫化物外，有机染料也可用于纳米光热技术。用于纳米光热技术的有机染料物质主要有吲哚菁绿、普鲁士蓝和卟啉类小分子等。有机染料属于小分子物质，由于尺寸太小及易随血液流通扩散到全身，随之快速通过肾脏排出体外，难以在肿瘤组织处富集，极大地影响了光热治疗

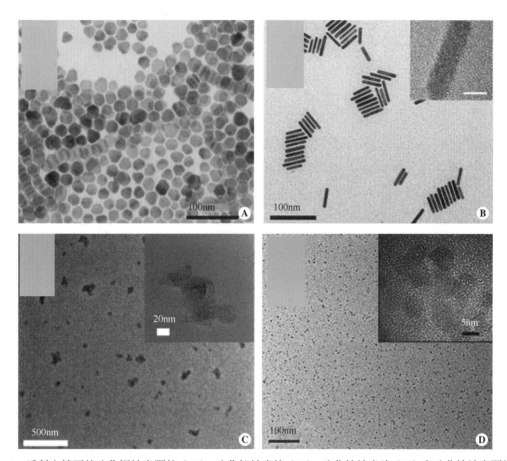

图 12-3-4　透射电镜下的硫化铜纳米颗粒（A）、硫化铋纳米棒（B）、硫化钨纳米片（C）和硫化铁纳米颗粒（D）

效果。故而，用有机染料物质进行光热治疗时，一般不会单独使用，而是通过一些生物相容性好的纳米载体如介孔二氧化硅、脂质体和中空二氧化锰等对其进行载药。利用纳米载体对实体瘤的高通透和滞留效应（EPR效应）使其在肿瘤处富集，进而定点释放有机染料物质在近红外线照射情况下进行光热治疗。其中吲哚菁绿（ICG）是比较有代表性的有机染料，作为光热纳米材料的小分子物质，其是第一个被美国FDA批准的近红外荧光染料，它本身是诊断用药，是一种用来检查肝功能和循环系统功能的染料药物。后来科研工作者发现吲哚菁绿在650nm处有较强的吸收峰，故而将该药用于纳米光热技术。有机染料用于光热治疗也是当前的研究热点（图12-3-5，彩图27）。

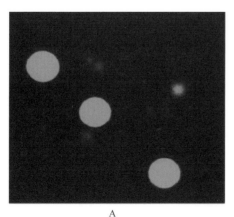

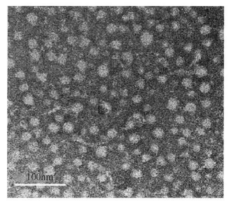

A

B

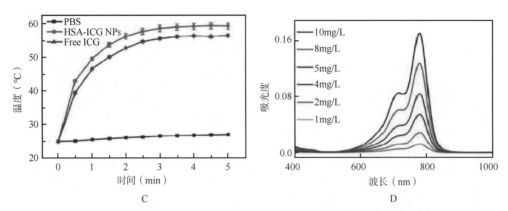

图12-3-5　共聚焦显微镜下载有吲哚菁绿的液滴（A），透射电镜下的吲哚菁绿纳米颗粒（B）和
升温曲线（C），不同浓度吲哚菁绿吸收曲线（D）

PBS. 磷酸盐缓冲盐水；HSA-ICG NPs. 人血清白蛋白-吲哚菁绿纳米粒；Free ICG. 游离吲哚菁绿

5. 其他特殊纳米材料　除了上文提到的四大类纳米材料之外，还有几种特殊的纳米材料也可以运用于肿瘤光热治疗，如半导体聚合物纳米材料、黑磷等。半导体聚合物纳米材料是一类具有半导体性质的纳米材料，具有良好的光热性质（如可调的吸收范围、高的吸收系数等），同时也拥有着优异的结构稳定性和生物相容性，近年来被广泛地运用在光热治疗中（图12-3-6，彩图28）。纳米黑磷作为一种新型的二维材料展现出了良好的光热特性和生物降解性，是一种潜在的高效纳米光热材料。随着科学技术的发展，将会有越来越多具有独特性质的纳米材料被开发出来运用于纳米光热技术中。

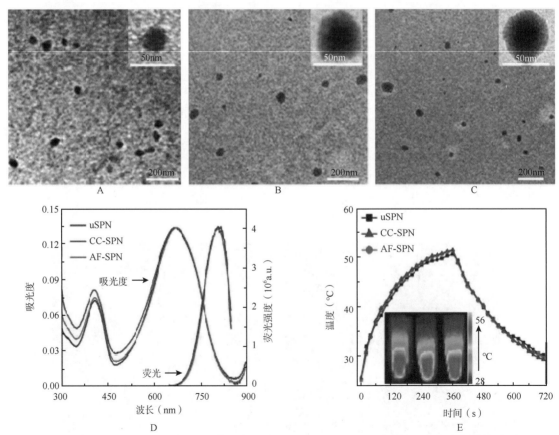

图12-3-6　透射电镜下的三种不同的半导体聚合物纳米颗粒（A～C），吸收曲线和荧光发射曲线（D），以及
光热升温-降温曲线（E）

uSPN. 无涂层半导体聚合物纳米粒子；CC-SPN. 涂层对应的半导体聚合物纳米粒子；AF-SPN. 活化成纤维细胞-半导体聚合物纳米颗粒

（二）纳米光热技术的临床应用和挑战

随着人们对肿瘤治疗的深入研究，一些传统的治疗手段如手术、放疗、化疗等在一定程度上显现出局限性。作为一种新兴的肿瘤治疗手段、纳米光热技术，一经问世就迅速吸引了人们的眼球，近年来，纳米光热技术的发展在国内外都已经取得了长足的进步。面对许多发病率较高的恶性肿瘤，如前列腺肿瘤、胰腺癌肿瘤模型时，纳米光热技术均体现出了其独特的优势。多种纳米材料已经被成功运用到临床前的基础研究或临床研究中，并取得了良好的治疗效果。然而，纳米材料的潜在毒性一直限制着其在临床上的应用，被美国FDA批准的纳米材料寥寥无几，因此纳米光热技术在取得不断进步的同时，也面临着重重挑战。

二、纳米技术在肿瘤治疗中的应用及面临的困难

（一）金纳米核壳结构光热治疗前列腺肿瘤

前列腺肿瘤是美国常见的癌症之一，约每9例男性中就会有1例被检查出患有前列腺癌。前列腺靠近几个重要结构，如尿道和神经血管束，对前列腺癌的整个腺体治疗会破坏正常的排尿和性功能。而金纳米材料在此前的临床前动物模型研究中取得了良好的光热治疗效果。为此，纽约西奈山伊坎医学院采用了一种金纳米核壳结构来对前列腺肿瘤患者进行治疗。研究者利用金-二氧化硅复合纳米颗粒进行早/中期前列腺癌光热治疗并借助磁共振成像-超声引导取得良好的初步临床结果。此试验研究报道了16例低危或中危局限性前列腺癌患者的可行性和安全性数据。此治疗过程为期2天，通过磁共振成像手段进行精确的肿瘤定位，注射预先配制好的金-二氧化硅复合纳米颗粒溶液进行光热治疗，在第48h和72h分别对患者进行高精度磁共振检查，并在第3个月和第12个月进行磁共振成像-超声共定位活检。结果显示，其中15例患者均取得比较好的治疗效果和预后，如表12-3-1所示，16例患者前列腺癌部位光热治疗3个月和12个月的随访活检结果证明，此治疗方案对无严重并发症或泌尿生殖系统功能损害的中、

低风险局限性前列腺癌患者是可行的和安全的。

表12-3-1　目标消融区随访3个月和12个月活检结果

患者编号	3个月活检结果		12个月活检结果	
	Gleason评分	最大肿瘤核心长度	Gleason评分	最大肿瘤核心长度
1	阴性	–	阴性	–
2	3+3	2.4mm	3+3	9mm
3	*	*	*	*
4	阴性		阴性	
5	阴性		阴性	
6	3+4	0.7mm	阴性	
7	3+4	5mm	阴性	
8	阴性		3+4	3mm
9	阴性		阴性	
10	3+4	5mm	阴性[+]	
11	3+3	4mm	阴性	
12	阴性		阴性	
13-A	阴性		阴性[+]	
13-B	3+4	0.5mm	阴性[+]	
14	阴性		阴性	
15	阴性		阴性	
16	阴性		阴性	

* 3号患者在首次GSN注射后没有接受治疗。

上标+：尽管这些患者的靶向活检结果为阴性，但非靶向的核心活检结果呈阳性：对于10号患者，一个活检结果显示3+4的癌症阳性；对于13号患者，一个活检结果显示3+4的癌症阳性。

注：13-A、13-B是在同一患者不同时间段得到的数据。

在过去的十年里，前列腺癌治疗领域发生了巨大的变化，人们对各种病灶消融技术的兴趣和研究也越来越多。光热治疗装置已获得美国FDA对软组织消融的批准。与其他治疗方式相比，光热治疗具有产生准确、可预测、均一的消融而不造成附带损伤的优点。这项研究代表着纳米光热技术正式从临床前的基础研究进入了临床研究。

（二）局部介入式光热治疗胰腺癌

胰腺癌是一类恶性程度极高，诊断和治疗都较为困难的消化道肿瘤。近年来，其发病率和死亡率都在明显上升，是预后最差的恶性肿瘤之一。胰腺癌的早期诊断较为困难，手术风险很高和较低的治愈率。125I同位素间质放射治疗（IBT-125I）作为一种放疗方式为临床上不可手术切除的胰腺癌患者提供了新的选择。然而，在经历IBT-125I治

疗之后，大多数的患者出现了肿瘤复发的情况，这可能是因为：①对于肿瘤的边缘轮廓圈定不准确；②放射性剂量分布不均匀导致覆盖不完全；③治疗时间较长未能将肿瘤控制在局部等，所以针对胰腺癌肿瘤还需要更合适的治疗手段。

为了解决这些问题，科研工作者尝试了多种治疗手段，如光热、光动力、声动力和免疫治疗等，特别是光热治疗，由于快速、便捷、副作用小的特性，其被广泛关注。特别是美国得克萨斯州的Nanospectra Biosciences公司研发出的一种纳米金壳已经被批准用于头颈部顽固性或复发性肿瘤临床试验评估。然而，这种治疗手段的运用受到几个方面的限制，如对组织深层肿瘤的光的穿

透效果有限，可能会造成正常组织的损伤和还需要考虑表皮对光功率的耐受性。对于这种在腹部深处的胰腺癌肿瘤，中国科学院自动化研究所研发出一种局部介入性光热治疗（IPTT）装置。该装置通过经皮经胆管造影针导入近红外激光，从而到达组织深层治疗胰腺癌。将ICG通过PEG连接到金纳米壳上以增加其光热效果且提供额外的荧光成像。首次系统地比较了临床IPTT和IBT-^{125}I在人胰腺癌原位异种移植模型中的应用（图12-3-7）。相对于IBT-^{125}I，只作用一次的IPTT的胰腺癌肿瘤完全消融率提高了25%。而且IPTT能够有效地抑制胰腺癌转移。这表明IPTT是一种能有效治疗胰腺癌的技术手段，有运用于临床胰腺癌患者的潜力。

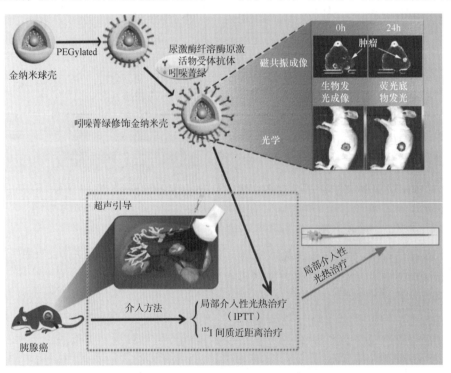

图12-3-7　IPTT和临床IBT-^{125}I在人胰腺癌原位异种移植模型中的治疗比较示意图

（三）纳米光热技术走向临床所面临的困难

虽然纳米光热技术自问世以来已经取得长足进步，但离正式进入临床应用依旧还有一段距离。其中，阻碍其正式进入临床应用的一个重要原因就是纳米材料的潜在毒性。纳米材料通过细胞膜进入细胞，并沿着神经细胞突触、血管和淋巴血管进行传播，然后有选择性地进入不同的组织和器官中。尽管纳米材料在肿瘤处的高通透和滞留效应（EPR效应）是提升其药物有效性的一大优势，但是其在其他组织或器官中的强渗透作用也

增强了对生物体的潜在毒性。属于异物的纳米材料是否会对机体产生特殊的生物效应，这些生物效应对机体有害还是有利，目前尚未有明显的发现。生命过程是以生物分子间的相互作用为基础的，生物分子的构象对分子本身的机能有着重要影响，一旦被外源的纳米材料破坏，有可能会影响到细胞的信号通路，进而造成机体的损伤。为了尽量减少纳米材料对机体正常功能的影响，科研工作者一般会用生物相容性的物质对其进行表面修饰，常见的修饰物主要有聚乙二醇（PEG）、牛血清蛋白（BSA）、人血清蛋白（HSA）及用于

"伪装"的外泌体、囊泡和细胞膜等。除了进行生物相容的表面修饰之外，还可以将叶酸和抗体等靶向物质连接到纳米材料上，使其特异性地到达病灶部位，在提高药物利用率的同时减少其在其他组织或器官处的分布。除此之外，还有一些工作将重心放在纳米材料的尺寸变化上，如纳米材料通过在病灶部位一系列的团聚或交联反应，尺寸"变大"，难以再回到血液，使其持续滞留在病灶部位；或者在到达病灶微环境后开始解体，释放出药物且尺寸"变小"，能够快速地通过肾脏排出体外。在将纳米材料以注射或口服的形式导入机体后一般需要在不同的时间点通过电感耦合等离子体质谱仪（ICP-MS）或成像手段检测其在不同脏器的分布，确保纳米材料在体内作用完后已经被安全地排出体外。在完成纳米光热治疗之后也会在不同的时间点检测血常规和HE组织染色，确保纳米材料没有对血液或组织器官造成损伤。尽管纳米材料在生物医药领域的研究正如火如荼地进行着，但考虑到其对生物体的潜在毒性，目前只有脂质体和白蛋白-紫杉醇等几种纳米材料被美国FDA批准使用。为了让纳米材料能够真正进入临床应用，还需要对纳米材料的制作工艺进行优化，针对其可控性、特异性和生物相容性进行改良，在进行优化改良之后，纳米材料被大规模地运用到临床将指日可待。

三、纳米光热治疗的交叉前沿探究

除了能够独立进行有效的肿瘤治疗之外，纳米光热技术还可以与其他肿瘤治疗手段进行联用，发挥各种治疗手段的长处，打破单一治疗的局限性，对肿瘤组织进行更精确的诊断及清除，并阻止其转移和复发。针对特定的肿瘤，可以利用其肿瘤微环境设计特异性的治疗手段，通过一系列的化学反应或者免疫应答通路协同纳米光热技术进行治疗。下面将着重具体介绍纳米光热技术应用于实体瘤及几种肿瘤治疗手段进行联合治疗的实例。

（一）纳米光热技术应用于实体瘤

乳腺癌是一种主要发生于女性乳腺的恶性肿瘤，发病率位居女性恶性肿瘤首位。原位的乳腺癌并不致命，但由于乳腺癌细胞之间的连接并不紧密，容易脱落，进而通过血液传播到全身，形成转移导致生命威胁。因此，对乳腺癌的早期诊疗尤为重要，一般来说，手术是乳腺癌的首选治疗方法，但风险较高。作为一种新兴的二维纳米材料，石墨烯在新能源电池、海水淡化、航空航天及复合材料等多个领域都取得了一系列的重要进展。苏州大学团队报道了用一种荧光标记的聚乙二醇（PEG）修饰的纳米石墨烯片（NGS）通过纳米光热技术治疗乳腺癌（图12-3-8）。在之前

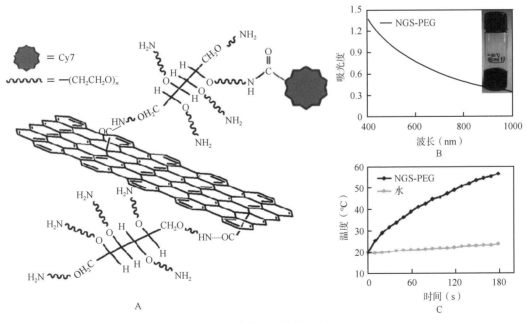

图12-3-8　纳米光热技术治疗

A. 荧光标记的PEG修饰纳米石墨烯片示意图；B. 纳米石墨烯片吸收曲线及实物图片；C. 纳米石墨烯片升温曲线

的研究中，PEG功能化的NGS在生理盐水中展现出良好的水溶性和稳定性，可以用在体外的药物递送和成像造影中。该研究团队第一次研究了荧光标记后的NGS在小鼠体内的荧光成像表现，由于纳米材料本身的EPR效应，结果在肿瘤处发现了较高浓度的聚集。在将NGS从尾静脉注射到小鼠体内后，用低功率的近红外线对乳腺癌肿瘤进行了光热治疗并取得了良好的肿瘤杀灭效果。

卵巢癌是女性生殖器官常见的恶性肿瘤之一，由于卵巢位于盆腔深处，体积较小，难以早期诊断。卵巢癌手术时保持在卵巢局部而不发生转移的概率不足30%，因此卵巢癌的早期诊断、及时

治疗至关重要。铜硫族化合物，特别是硫化铜纳米颗粒，具有很强的近红外吸收性、光稳定性和低毒性，是理想的纳米光热材料。同时，硫化铜纳米颗粒优秀的光热性能也赋予了其良好的光声成像效果。同济大学团队报道了一种仿生合成的、掺杂有金属钆的硫化铜纳米颗粒，在磁共振-光声双模态成像引导下进行卵巢癌光热治疗（图12-3-9）。在光热治疗后的第2天可以明显地观察到实验组的肿瘤组织开始结痂，而其他对照组则没有明显变化。从肿瘤体积变化曲线和14天后的肿瘤局部图片可以看出，实验组肿瘤体积得到了明显的抑制，而对照组的肿瘤则一直在增长。

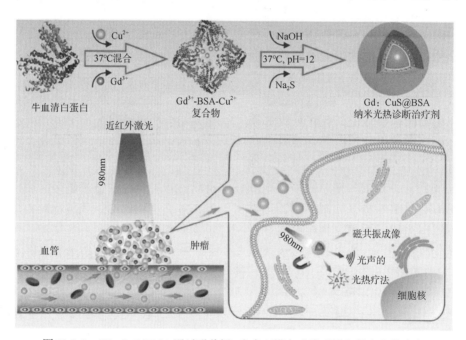

图12-3-9　Gd：CuS@BSA通过磁共振-光声双模态成像引导卵巢癌光热治疗

（二）纳米光热技术辅助的手术治疗

手术一直以来都是最常用的肿瘤治疗手段之一，对于乳腺癌来说，保乳手术更是美国NCCN指南最为推荐的治疗方式，相较于全乳切除更为安全有效且为伦理所接受。由于不能完全清除肿瘤组织，在进行保乳手术之后，一般会进行全乳的放射治疗来降低术后复发的风险，提高患者的生存率。但是全乳的放射治疗伴随着强烈的辐射，很可能导致离乳腺很近的心脏发生坏死，造成二次重大疾病。因此，大部分患者为了避免放疗都会选择全乳切除手术，而不选择效果较好的保乳手术。由于大部分未接受全乳放疗的患者复发点

都是在原始肿瘤附近，因此可以选择相对于全乳放疗更为安全有效的治疗手段配合保乳手术。光热治疗作为一种新兴的治疗手段相对于放疗有如下两点优势：①没有辐射风险；②纳米颗粒可以靶向到肿瘤部位进行精准打击。而且近红外线的组织穿透深度约为1cm，这已经接近全乳辐射所需要的辐射范围。南京大学团队报道了在原位乳腺癌模型上行保乳手术之后再进行辅助光热治疗的一种PEG修饰的纳米金双锥体。此纳米金双锥体的光热转换效率相对于传统的金棒有了明显的提升。实验证明，此种治疗方式明显地降低了保乳手术后复发的风险，也避免了采取全乳切除手术后进一步的美容手术。

（三）纳米光热技术与化疗及光动力联合

由于化疗药物的便捷性和普遍性，化疗一度是治疗癌症常用的技术手段之一。然而，由于化疗药物在肿瘤组织处聚集率较低，化疗通常伴随着强烈的副作用和高的治疗失败率。其中，纳米药物通过EPR效应在肿瘤组织处聚集受到了人们的广泛关注，然而由于纳米药物在通过血液到达固体肿瘤时存在渗入和渗出动态平衡，即使相对于传统化疗药物有所提升，其药物聚集量依旧不足。国家纳米科学中心团队设计了一种人血清白蛋白（HSA）包裹有机染料光热剂（ICG）和化疗药物替拉扎明（TPZ）的纳米颗粒（ICG/TPZ@HSA dNMs）（图12-3-10）。该纳米颗粒可以在不同波长的光连续照射下达到根除肿瘤的效果。在波长405nm光照条件下，ICG/TPZ@HSA dNMs可以通过相互交联防止重新回到血液中，从而延长其在肿瘤处的滞留时间。随后在波长808nm光照条件下，肿瘤局部温度升高并产生活性氧，达到较好的肿瘤消融效果。同时由于活性氧的产生加剧了肿瘤局部的乏氧情况，将本身无毒的TPZ化疗药物刺激为具有强烈毒性的TPZ衍生物，在光热和光动力治疗之后成功地特异性激活了化疗。如此，能够在体内实现肿瘤的有效精确根除，无明显的副作用。在构建好小鼠乳腺癌模型之后对小鼠尾静脉给药进行了光热/光动力/化疗药物联合治疗，该团队发现，对于尾静脉注射ICG/TPZ@HSA dNMs后连续用405nm和808nm激光照射的实验组的治疗效果明显好于其他实验组和对照组。该研究成果提供了一种创新的设计模式，通过精确控制纳米药物在肿瘤微环境处进行反应以提高药物在特定组织的积累效率，并联合光热、光动力和化疗等多种治疗手段取得良好的治疗效果。

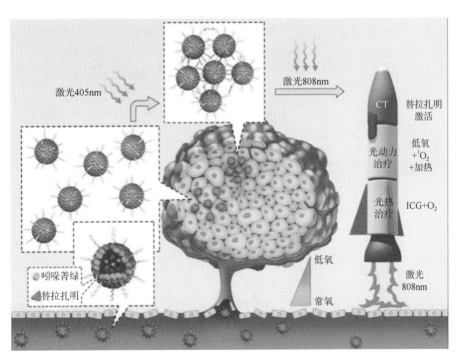

图12-3-10　不同波长激光照射引发吲哚菁绿/替拉扎明@人血清白蛋白纳米多功能载体（ICG/TPZ@HSA dNMs）聚集和协同肿瘤治疗

（四）纳米光热技术与免疫治疗联用

近年来，随着人们对肿瘤及其与免疫系统相互作用认识的不断加深，通过激发人体固有的免疫系统来攻击肿瘤细胞的免疫疗法也在迅速发展，并显示出其作为下一代肿瘤治疗手段的巨大潜力。目前已经出现的几种不同类型的肿瘤免疫疗法包括细胞因子疗法、免疫检查点阻断疗法、过继T细胞转移疗法及肿瘤疫苗接种疗法，已经显示出一些比较良性的临床反应。然而，到目前为止，大多数免疫治疗策略仍有局限性，如极高的成本、治疗反应的巨大个体差异，以及某些免疫毒性，如细胞因子释放综合征等。在以上的几种疗法中肿瘤疫苗体现出几种独特的优势，如携带肿瘤相关抗原的肿瘤疫苗可以特异性地激活肿瘤免疫系统，而不是像其他免疫治疗方法（如免疫检查点阻断法）去非特异性地激活免疫系统。另外，肿瘤疫苗对肿瘤的发展也有一个长期的监控作用，可以避免肿瘤的复发。光热治疗作为一种新兴的肿瘤治疗手段受到了科研工作者的广泛关注，除能有效快速地清除肿瘤组织之外，还能在光热治疗后的肿瘤组织处产生肿瘤新生抗原，继而诱发抗肿瘤免疫效应。苏州大学团队研究开发了一种联合光热治疗和免疫治疗的抗肿瘤纳米颗粒，可以有效地清除肿瘤并阻止其转移和复发（图12-3-11）。该纳米颗粒主要是通过将有机染料光热剂（ICG）和Toll样受体-咪喹莫特（R837）共同包裹在聚乳酸-羟基乙酸共聚物（PLGA）中形成的，命名为PLGA-ICG-R837。通过近红外线

对原始肿瘤进行光热治疗后，在肿瘤原位产生的肿瘤相关抗原在R837存在的情况下可以充当疫苗的作用。与免疫检查点抑制剂抗细胞毒性T细胞抗原-4（CTLA-4）联用时，所产生的免疫应答可以对剩余残存的肿瘤细胞进行监控，避免其转移。而且还会给生物体提供一个长期的免疫记忆效应以避免其治疗后复发。在光热治疗结束后4h对肿瘤进行剥离进行流式分析发现，尽管本身存在于肿瘤处的DC细胞已经被高温杀死，而PLGA-ICG-R837光热治疗组依旧具有较多的DC细胞。在光热治疗3天后取出小鼠肿瘤引流淋巴结并通过流式分析发现PLGA-ICG-R837光热治疗组的DC细胞成熟率约为72%，远远高于PLGA-ICG-R837材料组和其他实验组。随后，该团队又将PLGA-ICG-R837纳米颗粒与CTLA-4阻断剂联用来验证其对远端肿瘤和肿瘤转移及复发的抑制作用，均取得了良好的治疗效果。

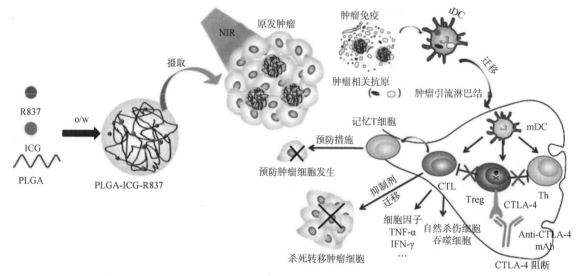

图12-3-11　聚乳酸-吲哚菁绿-Toll样受体-咪喹莫特纳米颗粒（PLGA-ICG-R837）通过光热治疗激发机体免疫协同免疫检查点抑制剂进行肿瘤治疗

ICG. 吲哚菁绿；PLGA. 聚乳酸-羟基乙酸共聚物；R837. Toll样受体-咪喹莫特；PLGA-ICG-R837. 聚乳酸-吲哚菁绿-Toll样受体-咪喹莫特纳米颗粒；NIR. 近红外线；iDC. 未成熟树突状细胞；mDC. 成熟树突状细胞；Treg. 调节性T细胞；Th. 辅助性T细胞；CTL. 细胞毒性T细胞

四、总结与展望

综上所述，纳米材料的出现极大地改善了传统的药物传递方式。基于纳米材料的纳米光热技术则体现出了诸如微创性、特异性强、起效快、副作用小等独特的优势，在传统的癌症治疗领域开辟出了新的天地。能用作纳米光热技术的材料

种类繁多，包括贵金属纳米材料、碳纳米材料、硫族纳米材料、有机染料和其他特殊纳米材料等五大类，可以通过患者的具体情况进行选择使用。纳米光热技术可以通过多种成像手段，如光声、荧光、MRI及CT等引导进行独立治疗以达到良好的肿瘤热消融效果，治疗包括前列腺癌、乳腺癌及卵巢癌等多种恶性肿瘤，实现肿瘤诊疗一体化。

既可以辅助保乳手术，避免使用有辐射风险的放射疗法，也可以与传统化疗进行联用，利用肿瘤微环境激起一系列化学反应以达到更好的药物利用率，亦可以与免疫治疗等进行联用，从而激活免疫系统，防止肿瘤复发。尽管纳米光热技术有如此众多的优势，在面对组织深层的肿瘤时还是存在着一定的局限性。除了研究比较多的650nm和808nm等一区近红外线之外，现在很多的科研工作者将目光投向了具有二区近红外线吸收的纳米材料。相较于一区近红外线，二区近红外线具有更高的组织穿透能力，可以利用其对远离皮肤表面的深层肿瘤进行精确的打击。在上述提到的几种纳米材料之外，还包括上转换纳米颗粒、碳点等，其具有良好的光热性能，且拥有着良好的应用前景。尽管纳米光热技术还只是处于临床研究初级阶段，纳米材料的潜在毒性依旧没有得到完美解决，但随着科学技术的发展，以纳米材料为基础的纳米光热技术将在生物医学领域发光发热，吸引更多的科研工作者进行深入研究及改良。

第四节　磁感应治疗

一、概　　述

　　磁感应治疗技术是利用磁性介质在交变磁场下所具备的升温能力，通过各种方法使磁性介质适形分布于肿瘤组织中，在外加交变磁场作用下在肿瘤组织中快速形成高温区，引起肿瘤组织的坏死和凋亡，而周围正常组织不升温，同时可激发机体的主动免疫，从而达到肿瘤治疗效果。传统的肿瘤热疗存在诸多问题，如副作用多、缺乏特异性和适形性、边缘剂量控制不佳等，磁感应治疗技术是一项新型的肿瘤治疗技术，可以实现靶向性、特异性加热，提高治疗温度，利用数字化技术达到精准控温及单次注射重复热疗等。20世纪60年代，Gilchrist提出了磁靶向肿瘤热疗的概念，为肿瘤热疗发展提供了新的契机。随着纳米颗粒和磁性颗粒的不断发展，磁感应手段不断得到提高，随着磁感应热力下所用介质的发展，根据磁感应材料的尺寸可以分为毫米级磁介质、微米级磁介质和纳米级磁介质三大类。在此基础上可以将磁感应热疗技术的发展分为两个阶段，即毫米级热籽与支架磁感应治疗、微纳米级磁流体治疗。

二、磁感应治疗

（一）磁感应治疗设备

　　磁感应治疗系统的组成主要包括三大部分：交变磁场发生设备、产热介质和热疗计划系统。20世纪初，磁感应加热实验设备是由工业感应加热设备改装制成，采用感应线圈加热，工作频率在100～500kHz。20世纪60年代，美国的几个研究组对肿瘤热疗装置进行了探索性研究，随后德国、日本、意大利和韩国等相继展开研究。1999年德国的磁感应设备的两磁极间距为20mm，适于做动物切片组织实验的交变磁场加热装置，工作额率为0～500kHz，磁场强度最高为10kA/m。2000年，德国报道了空气间隙30～45cm的交变磁场加热实验系统，频率为100kHz，场强为0～15kA/m。2003年，德国研究出可供医学实验的、空间在21～45cm的磁场加热装置，工作频率为100kHz，磁场强度为0～15kA/m。2006年，日本报道了用于支架治疗食管癌的植入加热系统（IHS）。2005年，德国的Jordan研究组与德国柏林Magforce公司联合研制的MFH-300F型磁感应热疗机，工作频率为100kHz，磁场强度为12～18kA/m，目前Magforce公司主要在美国开展磁感应治疗前列腺癌的临床研究，旨在证明纳米磁流体可以有效治疗局灶性前列腺癌，避免手术及其他治疗给患者带来的毒副反应。2015年11月Magforce公司在美国华盛顿州西雅图安装了第1台用于治疗局灶性前列腺癌的磁场施加器。

　　2000年以后，我国的磁感应治疗设备研究也快速发展，清华大学、东南大学、上海交通大学、复旦大学、中南大学湘雅医学院等科研机构在交变磁场加热设备方面也进行了大量的研究。2004年东南大学吴亚、孙剑飞研发出交变磁场小型实验加热模拟装置。清华大学与广东工业大学研究小组通过多年的研究，开发完成了肿瘤动物热疗设备样机。该样机两极间隙为300mm，工作频率为

40kHz，磁场强度为0～20kA/m。2007年，清华大学唐劲天研究小组对肿瘤热疗样机进行了改进，研制出第三代用于临床试验的热疗机，提高了加热治疗的准确性和可控性。

（二）毫米级热籽与支架磁感应治疗

在20世纪90年代微纳米级磁介质研究广泛开展应用之前，铁磁热籽感应加温治疗是磁感应治疗的主要方式。热籽一般用来加热深部肿瘤，多为合金材料，有些表面镀一层对人体无害的包膜。热籽在交变磁场下通过适形分布于肿瘤组织中，对治疗区域进行热疗。20世纪90年代以来，铁磁热籽感应加温治疗也得到较大发展。20世纪90年代初，动物实验发现热籽可以对兔黑色素瘤和VX2瘤进行有效治疗。1990年日本研究者首先对7例脑胶质瘤患者采用了磁感应热疗联合放疗的治疗方式，结果显示2例疗效达到CR，1例达到PR。在此基础上，日本研究者又对25例脑胶质瘤患者进行了单独热籽磁感应热疗，总体反应率为34.8%。美国学者在1992年对28例脑胶质瘤患者进行了热籽磁感应热疗联合放疗，中位生存期为20.6个月。此外，美国及日本学者对颅外实体瘤和口腔癌的研究也取得了满意的效果。2002年Rehman等研究发现，热籽置于交变磁场热疗后可致明显的组织坏死，而另一项研究将热籽植入兔正常肝组织后，经交变磁场辐照后发现有明显病理变化。2006年，Ozu等研究发现，支架能有效扩张狭窄部位的同时可以产生足够热量用于热疗。Freudenberg等研究指出，猪食管可耐受支架产生的46.5℃高温而不发生透壁性坏死。Kashevsky等的实验室研究发现，Fe_2O_3热籽在液相和固相中均可升温。Abe等在2007年的研究证实，在AC磁场下具有升温能力。在广泛的实验室研究基础上，研究人员对毫米级磁介质开展了多项临床研究，在3种磁介质中对此开展的临床研究较多。国外研究者对热籽的临床研究主要集中于前列腺癌和脑部肿瘤。Kida等在20世纪90年代对热籽的脑部肿瘤治疗进行了大量临床研究并取得了一定的治疗效果。美国爱荷华大学Tucker研究组长期进行前列腺癌的自控温热籽的治疗研究，报道了利用居里点温度为70℃的钯-钴热籽的治疗研究。研究中，热籽植入间距小于1cm，结果发现加热后可在植入区域产生连续的坏死区，而热籽阵列外部几乎未见坏死，患者体内前列腺特异抗体明显升高，8周后抗体水平低于治疗前抗体水平。Master等和Deger等通过热籽对前列腺癌进行磁感应治疗的临床研究结果也显示，磁感应热疗可使PSA明显下降。2010年2月2日，福建省肿瘤医院对1例肺癌锁骨上淋巴结转移患者实施了我国首例肿瘤磁感应治疗，开启了该院磁感应临床研究的序幕。王捷忠等及师颖瑞分别报道了软组织肿瘤和乳腺癌的磁感应热疗的临床报告，但我国目前的磁感应肿瘤治疗的临床试验主要集中在软组织肿瘤和实体肿瘤，尚缺乏多病种大宗的临床试验结果。

热籽植入后磁感应热疗多适用于实体肿瘤，对于管腔性肿瘤如食管癌、气管癌，金属支架热疗是一种有效的治疗方式，与传统腔内热疗相比，网状支架可增加肿瘤的受热面积，增强治疗的适形性，进而提高磁感应热疗的疗效。Akiyama等对金属食管支架早期临床磁感应加温治疗进行了研究，选取18例吞咽困难的肿瘤分期T_3/T_4的食管癌患者，Ⅱ期1例，Ⅲ期10例，Ⅳ期7例。其中13例接受了同期的磁感应加温联合化疗，5例接受了同期的磁感应加温联合放疗和化疗。整个治疗过程中，患者耐受性良好，患者局部有轻微的热感，没有出现与磁感应加温热疗相关的并发症。除了肿瘤治疗，支架磁感应治疗也可用于冠脉支架术后再狭窄的治疗。血管平滑肌细胞的过度增殖和迁移是再狭窄的主要原因之一，支架可在交变磁场下产热升温，高温可诱导增生的平滑肌细胞凋亡，防止再狭窄。

（三）微纳米级磁流体治疗

20世纪90年代微纳米级磁介质磁性脂质体和磁流体治疗研究的广泛开展，克服了原有加热技术的不足，精确地将肿瘤组织加热到有效治疗温度并能维持一定时间，在确保杀伤肿瘤组织的同时又避免了正常组织的损伤。磁性微纳米颗粒因其卓越的承载性和可控性，使其在热疗、基因和药物载体、免疫检测、磁共振、放化疗等方面潜力巨大。一方面，磁性纳米颗粒的靶向性和控释性降低了肿瘤化疗的全身毒副反应和体内清除速率，达到高效低毒治疗肿瘤的作用。另一方面，磁性纳米粒的小粒径使其可应用于肿瘤栓塞治疗。此外，纳米粒子具有通过细胞分裂进入子细胞的特性，使其可以在体内长期发挥作用，降低患者治疗过程中的不适感。

磁流体在不同应用领域中体现出其独特的优势。应用磁感应热疗时，其表现出交变磁场快速升温能力，对细胞的亲和力强；作为药物或基因载体，其具有低组织细胞毒性，磁性强，靶向性好；应用于医学成像技术时，表现出高弛豫率，靶向性好，低组织细胞毒性；在生物检测中，其具有靶向性好、易与各种配体结合的特点。

德国学者Jordan等对磁流体在交变磁场下的热疗进行了大量的研究。他将磁流体注入C3H大鼠乳腺癌移植瘤内，在交变磁场下，磁性微粒吸收能量升温至47℃，对肿瘤细胞有良好的杀伤能力。同时证实，细胞对纳米粒子有一定的吞噬作用，可以将50%的纳米粒子传递给子代细胞，使其继续具有热疗的作用。此外，Jordan等还针对不同高分子材料包裹的纳米粒子对细胞的亲和程度进行研究，发现氨基硅烷包裹的磁性纳米颗粒的细胞结合能力优于葡聚糖。磁流体的"热旁观者效应"对热疗也发挥着重要作用。Wada等将磁流体注射到金黄仓鼠的舌部一侧，通过改变交变磁场的强度使舌部一侧温度保持在43～45℃。在随后的研究中，Wada等又将磁流体注射到金黄仓鼠的DMBA诱发的舌癌中，置于频率为500kHz的交变磁场下，证实热疗的有效性。

磁流体还作为药物和基因的载体，在外加磁场等方法下将药物和基因导入到特定的病灶部位并定位释放和调控细胞周期，对肿瘤进行治疗。磁性纳米载体具有转染效率高、靶向性好、低组织细胞毒性等优点。磁转染方法不仅比传统转染方法效率大幅提高，而且目的蛋白的表达时间也大大缩短。韩国学者Lee等比较了磁转染和传统转染试剂FuGENE6对小鼠胚胎干细胞D3的转染能力，转染的外源基因是绿色荧光蛋白。实验发现，磁转染的细胞转染率高达45%，而FuGENE6转染率仅为15%；进一步研究发现，磁转染的小鼠胚胎干细胞传五十代后，外源基因绿色荧光蛋白还能表达，而胚胎干细胞的分子标志物也保持不变。

此外，许多学者对磁性微（纳）米颗粒的制备和性能，以及与药物、基因、抗体等连接构建复合粒子方面也进行了大量的研究。唐劲天等对交变磁场下磁性纳米粒子的升温情况和检测技术进行了探索，建立了模拟血管床测温装置，为磁感应加温生物学模拟提供了依据。同时，李贵平等将抗HER2/neu单抗和抗CEA单抗与纳米粒子结合进行了靶向性研究，发现其有较高的与靶细胞或靶部位的结合能力。

随着研究的深入，主动靶向性磁流体的研制成为新的研究热点，如何增强纳米粒子特异性主动识别靶部位的能力是进一步提高磁流体治疗肿瘤的关键。Hilger等用抗HER2/neu单克隆抗体修饰右旋糖酐包裹的磁性纳米颗粒与乳腺癌细胞共培养，结果显示，其具有特异性结合细胞的能力并有良好的升温效果。此外，主动靶向性研究还选取了抗癌胚抗原单抗、叶酸、低密度脂蛋白、促黄体素释放激素、鸟苷酸环化酶等配体对磁性纳米粒子进行修饰，均证实磁性纳米粒子靶向性结合特定组织和细胞的能力。

随着对磁流体研究的深入和认识的增加，磁流体相关的临床研究逐步开展。一家德国公司已将其生产的磁流体在临床试用，临床成功治疗25例患者。2005年Johannsen等报道了首例使用磁流体进行磁感应加温治疗肿瘤患者的临床病例。患者为前列腺癌放射治疗后局部复发，在全身麻醉下经直肠超声（TRUS）和X线透视引导下使用多孔导板和18G针头向前列腺内注射磁流体，注射量为0.2ml/cm³，选取4.0～5.0kA/m的交变磁场。患者在6周内接受了6次加热治疗，CT图像检测发现6周后磁流体在前列腺内的沉积仍清晰可见，说明纳米磁性颗粒至少可以在肿瘤组织内保持数周稳定，不会被巨噬细胞吞噬。这例报道显示了磁流体用于临床治疗的可行性，磁流体在肿瘤组织内可长期、稳定存在，患者对磁性材料和交变磁场都表现出良好的耐受性。后期，Johannsen等开始Ⅰ期临床试验，评价局部复发的前列腺癌使用磁流体热疗联合放疗的可行性、毒副作用和对患者生活质量的影响。2007年，Johannsen等对10例活检证实局部复发但不适合或拒绝手术的前列腺癌患者进行了磁流体Ⅰ期临床试验，结果证实磁流体加温治疗复发性前列腺癌是可行的。2006

年，Wust等使用磁流体进行了多种实体肿瘤热疗实验并进行了治疗后的临床评估，包括宫颈癌、卵巢癌和直肠癌。研究结果证实，患者对注射磁流体并进行磁感应加温是可以耐受的，没有或仅有轻微的副作用。Maier-Hauff等于2007年报道了磁流体加温治疗复发的多形性恶性胶质瘤的可行性和耐受性的研究，结果表明肿瘤得到了有效的控制，患者的生存期延长了2.7～11.5个月。

三、磁感应治疗展望

近20年磁感应热疗技术快速发展，并取得了令人瞩目的成绩，但作为一种新兴的治疗方法，不可避免地存在一些问题，主要集中于磁介质和磁感应交变磁场机制的研究及治疗部位无创测温研究等方面：①磁介质在体内分布的不均及重新分布；②磁介质在交变磁场产热效率低；③毫米级磁介质热籽在组织中可能会因磁场的作用力或其他方面的原因而移位；④微纳米级磁介质在体内的排出机制尚需深入研究；⑤植入体内的磁介质会对一些影像学检测产生干扰。

交叉学科的飞速发展大力推动了磁感应治疗研究的进展，国内外学者做了大量卓有成效的工作。大量的实验室研究和临床试验已经证明磁感应加温治疗在治疗实体瘤方面是可行且可耐受的，疗效确切，副作用小；支架热疗在治疗腔管组织肿瘤时，疗效也是确切的。

与传统治疗手段相比，磁感应治疗技术具有以下优点：①相对于传统的治疗手段，如手术及放化疗，治疗创伤小，患者依从性和耐受性良好；②在高温杀灭肿瘤的基础上，可激发机体主动免疫，未来有望与目前新兴的免疫治疗手段相结合，为肿瘤治疗提供更多选择；③与传统热疗相比可重复治疗；④随着磁流体热疗技术的不断成熟，肿瘤的精准靶向热疗有望成为现实；⑤治疗时间短，适用范围广；⑥有望打破传统热疗临床地位。磁流体加温治疗因其局部注射后良好的组织内稳定性和极佳的能量吸收特性决定了磁流体加温治疗的可重复性和高效性，为其广泛用于肿瘤治疗提供了坚实的基础。有理由相信，磁感应热疗未来将成为肿瘤治疗的又一重要方式，在肿瘤综合治疗中占据一席之地。

（郑颖娟　李黎波　李艳阳　何正文　郭伟圣
王捷忠　张　伟）

参 考 文 献

陈迪康，陈凌，姚瑜，2018. 神经胶质瘤的电场疗法. 中国微侵袭神经外科杂志，23（5）：234-237.

国家卫生健康委员会医政医管局，江涛，2019. 脑胶质瘤诊疗规范（2018年版）. 中华神经外科杂志，5（3）：217-239.

许博，席大勇，蒲唯高，等，2021，双金属支架联合光动力治疗及靶向、免疫治疗在远端胆管癌中的应用，肝胆胰外科杂志，33（7）：427-433.

Aaronson NK, Ahmedzai S, Bergman B, et al, 1993. The European Organization for Research and Treatment of Cancer QLQ-C30: a quality-of-life instrument for use in international clinical trials in oncology. J Natl Cancer Inst, 85（5）：365-376.

Ackroyd R, Kelty C, Brown N, et al, 2001. The history of photodetection and photodynamic therapy, Photochem Photobiol, 74（5）：656-669.

Alifieris C, Trafalis DT, 2015. Glioblastoma multiforme: Pathogenesis and treatment. Pharmacol Ther, 152：63-82.

Anthony P, McArdle S, McHugh M, 2018. Tumor treating fields: adjuvant treatment for high-grade gliomas. Seminars in Oncology Nursing, 34（5）：454-464.

Benavides M, Guillen C, Rivera F, et al, 2017. PANOVA: a phase Ⅱ study of TTFields（150 kHz）concomitant with standard chemotherapy for front-line therapy of advanced pancreatic adenocarcinoma—updated efficacy results. J Clin Oncol, 35（Suppl 15）：e15790.

Bomzon Z, Hershkovich HS, Urman N, et al, 2016. Using computational phantoms to improve delivery of Tumor Treating Fields（TTFields）to patients. Annual International Conference of the IEEE Engineering in Medicine and Biology Society, 2016：6461-6464.

Castano AP, Mroz P, Hamblin MR, 2006. Photodynamic therapy and anti-tumour immunity, Nat Rev Cancer, 6（7）：535-545.

Castellví Q, Ginestà MM, Capellà G, et al, 2015. Tumor growth delay by adjuvant alternating electric fields which appears non-thermally mediated. Bioelectrochemistry, 105：16-24.

Chen J, Liu L, Motevalli SM, et al, 2018. Light-triggered retention and cascaded therapy of albumin-based theranostic nanomedicines to alleviate tumor adaptive treatment tolerance. Advanced Functional Materials, 28（17）：1707291.

Chen Q, Xu L, Liang C, et al, 2016. Photothermal therapy with immune-adjuvant nanoparticles together with checkpoint blockade for effective cancer immunotherapy. Nature Communications, 7: 13193.

Chen X, Liu J, Li Y, et al, 2021. Study of copper-cysteamine based X-ray induced photodynamic therapy and its effects on cancer cell proliferation and migration in a clinical mimic setting. Bioact Mater, 7: 504-514.

Cheng L, Yuan C, Shen S, et al, 2015. Bottom-up synthesis of metal-Ion-doped WS$_2$ nanoflakes for cancer theranostics. ACS Nano, 9(11): 11090-11101.

Córdova-Castro RM, Casavola M, van Schilfgaarde M, et al, 2019. Anisotropic plasmonic CuS nanocrystals as a natural electronic material with hyperbolic optical dispersion. ACS Nano, 13(6): 6550-6560.

Donnelly RF, McCarron PA, Tunney MM, 2008, Antifungal photodynamic therapy. Microbiol Res, 163(1): 1-12.

Elming PB, Sørensen BS, Oei AL, et al, 2019. Hyperthermia: the optimal treatment to overcome radiation resistant hypoxia. Cancers(Basel), 11(1): 60.

Friedberg JS, Mick R, Stevenson J, et al, 2003, A phase I study of Foscan-mediated photodynamic therapy and surgery in patients with mesothelioma, Ann Thorac Surg, 75(3): 952-959.

Gera N, Yang A, Holtzman TS, et al, 2015. Tumor treating fields perturb the localization of septins and cause aberrant mitotic exit. PLoS One, 10(5): e0125269.

Giladi M, Munster M, Blat R, et al, 2015. Abstract 5361: In vitro results and electric fields simulations suggest Tumor Treating Fields(TTFields) to be an effective treatment against Mesothelioma. Cancer Res, 75(Suppl 15): 5361.

Giladi M, Schneiderman RS, Porat Y, et al, 2014. Mitotic disruption and reduced clonogenicity of pancreatic cancer cells in vitro and in vivo by tumor treating fields. Pancreatology, 14(1): 54-63.

Giladi M, Schneiderman RS, Voloshin T, et al, 2015. Mitotic spindle disruption by alternating electric fields leads to improper chromosome segregation and mitotic catastrophe in cancer cells. Scientific Reports, 5: 18046.

Giladi M, Weinberg U, Schneiderman RS, et al, 2014. Alternating electric fields(tumor-treating fields therapy) can improve chemotherapy treatment efficacy in non-small cell lung cancer both in vitro and in vivo. Semin Oncol, 41 (Suppl 6): S35-S41.

Gollnick SO, Brackett CM, 2010. Enhancement of antitumor immunity by photodynamic therapy, Immunol Res, 46(1-3): 216-226.

Guo W, Chen J, Liu L, et al, 2018. Laser-induced transformable BiS@HSA/DTX multiple nanorods for photoacoustic/computed tomography dual-modal imaging guided photothermal/chemo combinatorial anticancer Therapy. ACS Applied Materials & Interfaces, 10(48): 41167-41177.

Hamblin MR, 2017. Imaging in Photodynamic Therapy. Boca Raton: Taylor & Francis Group.

Hannah A, Luke G, Wilson K, et al, 2014. Indocyanine green-loaded photoacoustic nanodroplets: dual contrast nanoconstructs for enhanced photoacoustic and ultrasound imaging. ACS Nano, 8(1): 250-259.

Hu Y, Chi C, Wang S, et al, 2017. A comparative study of clinical intervention and interventional photothermal therapy for pancreatic cancer. Advanced Materials, 29(33): 1700448.

Jin Q, Liu J, Zhu W, et al, 2018. Albumin-assisted synthesis of ultrasmall FeS$_2$ nanodots for imaging-guided photothermal enhanced photodynamic therapy. ACS Appl Mater Interfaces, 10(1): 332-340.

Jung HS, Verwilst P, Sharma A, et al, 2018. Organic molecule-based photothermal agents: an expanding photothermal therapy universe. Chem Soc Rev, 47(7): 2280-2297.

Karanam NK, Srinivasan K, Ding L, et al, 2017. Tumor-treating fields elicit a conditional vulnerability to ionizing radiation via the downregulation of BRCA1 signaling and reduced DNA double-strand break repair capacity in non-small cell lung cancer cell lines. Cell Death Dis, 8(3): e2711.

Kim EH, KimYH, Song HS, et al, 2016. Biological effect of an alternating electric field on cell proliferation and synergistic antimitotic effect in combination with ionizing radiation. Oncotarget, 7(38): 62267-62279.

Kim EH, Song HS, Yoo SH, et al, 2016. Tumor treating fields inhibit glioblastoma cell migration invasion and angiogenesis. Oncotarget, 7(40): 65125-65136.

Kirson ED, Dbalý V, Tovaryš F, et al, 2007. Alternating electric fields arrest cell proliferation in animal tumor models and human brain tumors. Proc Natl Acad Sci USA, 104(24): 10152-10157.

Kirson ED, Gurvich Z, Schneiderman R, et al, 2004. Disruption of cancer cell replication by alternating electric fields. Cancer Res, 64(9): 3288-3295.

Kirson ED, Schneiderman RS, Dbalý V, et al, 2009. Chemotherapeutic treatment efficacy and sensitivity are increased by adjuvant alternating electric fields(TTFields). BMC Medical Physics, 9(1): 1.

Kwiatkowski S, Knap B, Przystupski D, et al, 2018. Photodynamic therapy - mechanisms, photosensitizers and combinations. Biomed Pharmacother, 106: 1098-1107.

Lacouture ME, Davis ME, Elzinga G, et al, 2014. Characterization and management of dermatologic adverse events with the NovoTTF-100A system, a novel anti-mitotic electric field device for the treatment of recurrent glioblastoma. Semin Oncol, 41 (Suppl 4): S1-S14.

Laws ER, Parney IF, Huang W, et al, 2003. Survival following surgery and prognostic factors for recently diagnosed malignant glioma: data from the Glioma Outcomes Project. J Neurosurg, 99 (3): 467-473.

Lee CN, Hsu R, Chen H, et al, 2020, Daylight photodynamic therapy: an update, Molecules, 25 (21): 5195.

Li J, Zhen X, Lyu Y, et al, 2018. Cell membrane coated semiconducting polymer nanoparticles for enhanced multimodal cancer phototheranostics. ACS Nano, 12 (8): 8520-8530.

Li L, Song D, Qi L, et al, 2021, Photodynamic therapy induces human esophageal carcinoma cell pyroptosis by targeting the PKM2/caspase-8/caspase-3/GSDME axis, Cancer Lett, 520: 143-159.

Li M, Tian R, Fan J, et al, 2017. A lysosome-targeted BODIPY as potential NIR photosensitizer for photodynamic therapy. Dyes Pigm, 147: 99-105.

Li X, Zhao Y, Zhang T, et al, 2021. Mitochondria-specific agents for photodynamic cancer therapy: a key determinant to boost the efficacy. Adv Healthc Mater, 10 (3): e2001240.

Liao MS, Bonifassi P, Leszczynski J, et al, 2010. Structure, bonding, and linear optical properties of a series of silver and gold nanorod clusters: DFT/TDDFT studies. J Phys Chem A, 114 (48): 12701-12708.

Lok E, Swanson KD, Wong ET, 2015. Tumor treating fields therapy device for glioblastoma: physics and clinical practice considerations. Expert Rev Med Devices, 12 (6): 717-726.

Lu Y, Xu F, Wang Y, et al, 2021, Cancer immunogenic cell death via photo-pyroptosis with light-sensitive Indoleamine 2, 3-dioxygenase inhibitor conjugate, Biomaterials, 278: 121167.

Luksiene Z, Kalvelyte A, Supino R, 2005, On the combination of photodynamic therapy with ionizing radiation. J Photochem Photobiol B, 52 (1-3): 35-42.

Luo GF, Chen WH, Hong S, et al, 2017. A self-transformable pH-driven membrane-anchoring photosensitizer for effective photodynamic therapy to inhibit tumor growth and metastasis. Adv Funct Mater, 27 (36): 1702122.

Macdonald DR, Cascino TL, Schold Jr SC, et al, 1990. Response criteria for phase II studies of supratentorial malignant glioma. J Clin Oncol, 8 (7): 1277-1280.

Miranda PC, Mekonnen A, Salvador R, et al, 2014. Predicting the electric field distribution in the brain for the treatment of glioblastoma. Phys Med Biol, 59 (15): 4137-4147.

Moghissi K, Dixon K, Gibbins S, 2015. A surgical view of photodynamic therapy in oncology: a review. Surg J (NY), 1 (1): e1-e15.

Nabors LB, Portnow J, Ahluwalia M, et al, 2020. Central nervous system cancers, version 3. 2020, NCCN clinical practice guidelines in oncology. J Natl Compr Canc Netw, 18 (11): 1537-1570.

Navarro-Triviño FJ, Ayé n-Rodrí guez Á, Llamas-Molina JM, et al, 2021, Treatment of superficial basal cell carcinoma with 7. 8% 5-aminolaevulinic acid nanoemulsion-based gel (BF-200 ALA) and photodynamic therapy: results in clinical practice in a tertiary hospital. Dermatol Ther, 34 (1): e14558.

Pan H, Zhang C, Wang T, et al, 2019. *In situ* fabrication of intelligent photothermal indocyanine green-alginate hydrogel for localized tumor ablation. ACS Appl Mater Interfaces, 11 (3): 2782-2789.

Panagiotopoulou O, 2009. Finite element analysis (FEA): applying an engineering method to functional morphology in anthropology and human biology. Ann Hum Biol, 36 (5): 609-623.

Pandey NK, Xiong W, Wang L, et al, 2021. Aggregation-induced emission luminogens for highly effective microwave dynamic therapy. Bioact Mater, 7: 112-125.

Rastinehad AR, Anastos H, Wajswol E, et al, 2019. Gold nanoshell-localized photothermal ablation of prostate tumors in a clinical pilot device study. Proc Natl Acad Sci USA, 116 (37): 18590-18596.

Rehman AA, Elmore KB, Mattei TA, 2015. The effects of alternating electric fields in glioblastoma: current evidence on therapeutic mechanisms and clinical outcomes. Neurosurg Focus, 38 (3): E14.

Rivera F, Gallego J, Guillé n C, et al, 2015. PANOVA: a pilot study of TTFields concomitant with gemcitabine for front-line therapy in patients with advanced pancreatic adenocarcinoma. J Clin Oncol, 33 (15 suppl): e15269.

Salzberg M, Kirson E, Palti Y, et al, 2008. A pilot study with very low-intensity, intermediate-frequency electric fields in patients with locally advanced and/or metastatic solid tumors. Onkologie, 31 (7): 362-365.

Sheng Z, Hu DH, Zheng M, et al, 2014. Smart human serum albumin-indocyanine green nanoparticles generated by programmed assembly for dual-modal imaging-guided cancer synergistic phototherapy. ACS Nano, 8 (12): 12310-12322.

Srinivasan K, Sishc B, Saha D, et al, 2015. Tumor treatment fields slow cell proliferation and enhance radiosensitivity in a model of non-small cell lung cancer. Cancer Res, 75 (Suppl 15): 3296.

Stupp R, Hegi ME, Mason WP, et al, 2009. Effects of

radiotherapy with concomitant and adjuvant temozolomide versus radiotherapy alone on survival in glioblastoma in a randomised phase Ⅲ study: 5-year analysis of the EORTC-NCIC trial. Lancet Oncol, 10(5): 459-466.

Stupp R, Taillibert S, Kanner AA, et al, 2015. Maintenance therapy with tumor-treating fields plus temozolomide vs temozolomide alone for glioblastoma: a randomized clinical trial. JAMA, 314(23): 2535-2543.

Stupp R, Taillibert S, Kanner AA, et al, 2017. Effect of tumor-treating fields plus maintenance temozolomide vs maintenance temozolomide alone on survival in patients with glioblastoma: a randomized clinical trial. JAMA, 318 (23): 2306-2316.

Stupp R, Wong ET, Kanner AA, et al, 2012. NovoTTF-100A versus physician's choice chemotherapy in recurrent glioblastoma: a randomised phase Ⅲ trial of a novel treatment modality. Eur J Cancer, 48(14): 2192-2202.

Toms SA, Kim CY, Nicholas G, et al, 2019. Increased compliance with tumor treating fields therapy is prognostic for improved survival in the treatment of glioblastoma: a subgroup analysis of the EF-14 phase III trial. J Neurooncol, 141(2): 467-473.

Tuszynski JA, Wenger C, Friesen DE, et al, 2016. An overview of sub-cellular mechanisms involved in the action of TTFields. Int J Environ Res Public Health, 13(11): 1128.

Vadalà M, Morales-Medina JC, Vallelunga A, et al, 2016. Mechanisms and therapeutic effectiveness of pulsed electromagnetic field therapy in oncology. Cancer Medicine, 5(11): 3128-3139.

Voloshin T, Munster M, Blatt R, et al, 2016. Alternating electric fields (TTFields) in combination with paclitaxel are therapeutically effective against ovarian cancer cells in vitro and in vivo. Int J Cancer, 139(12): 2850-2858.

von Hoff DD, Ervin T, Arena FP, et al, 2013. Increased survival in pancreatic cancer with nab-paclitaxel plus gemcitabine. N Engl J Med, 369(18): 1691-1703.

Wang S, Ma X, Hong X, et al, 2018. Adjuvant photothermal therapy inhibits local recurrences after breast-conserving surgery with little skin damage. ACS Nano, 12 (1): 662-670.

Weinberg BD, Allison RR, Sibata C, et al, 2010, Results of combined photodynamic therapy (PDT) and high dose rate brachytherapy (HDR) in treatment of obstructive endobronchial non-small cell lung cancer (NSCLC), Photodiagnosis Photodyn Ther, 7(1): 50-58.

Wenger C, Miranda PC, Salvador R, et al, 2018. A review on tumor-treating fields (TTFields): clinical implications inferred from computational modeling. IEEE Rev Biomed Eng, 11: 195-207.

Wenger C, Salvador R, Basser PJ, et al, 2015. The electric field distribution in the brain during TTFields therapy and its dependence on tissue dielectric properties and anatomy: a computational study. Physics in Medicine and Biology, 60(18): 7339-7357.

Wenger C, Salvador R, Basser PJ, et al, 2016. Improving tumor treating fields treatment efficacy in patients with glioblastoma using personalized array layouts. International Journal of Radiation Oncology Biology Physics, 94(5): 1137-1143.

Wick W, 2016. TTFields: where does all the skepticism come from? Neuro Oncol, 18(3): 303-305.

Yan J, Gao T, Lu Z, et al, 2021. Aptamer-targeted photodynamic platforms for tumor therapy. ACS Appl Mater Interfaces, 13(24): 27749-27773.

Yanai H, Kuroiwa Y, Shimizu N, et al, 2002, The pilot experience of immunotherapy-combined photodynamic therapy for advanced gastric cancer in elderly patients, Int J Gastrointest Cancer, 32(2-3): 139-142.

Yang K, Zhang S, Zhang G, et al, 2010. Graphene in mice: ultrahigh *in vivo* tumor uptake and efficient photothermal therapy. Nano Letters, 10(9): 3318-3323.

Yang W, Guo W, Le W, et al, 2016. Albumin-bioinspired Gd: CuS nanotheranostic agent for *in vivo* photoacoustic/ magnetic resonance imaging-guided tumor-targeted photothermal therapy. ACS Nano, 10(11): 10245-10257.

Zhang P, Huang H, Huang J, et al, 2015. Noncovalent ruthenium (Ⅱ) complexes-single-walled carbon nanotube composites for bimodal photothermal and photodynamic therapy with near-infrared irradiation. ACS Applied Materials & Interfaces, 7(41): 23278-23290.

第十三章　肿瘤热生物学研究进展与临床指导

热生物学是在生理学、病理生理学、现代分子生物学、免疫学等基础研究成果的基础上建立起来的，所研究的内容主要涵盖热疗的生物学机制，各个不同治疗温度段在分子/基因水平和膜信号之间调控的关系，人体组织细胞对不同热源的响应效果，热疗与肿瘤微环境及免疫的关联性，以及根据基础研究结果指导或建议临床如何有效、最大限度地选择最佳治疗温度及加热源等。

根据不同热疗温度段对肿瘤作用机制的差异，本章将分别介绍肿瘤温热治疗和肿瘤消融治疗生物学研究进展与临床指导。

第一节　肿瘤温热治疗生物学研究进展与临床指导

肿瘤温热治疗是指将组织温度提高到 $40 \sim 43^{\circ}C$，并持续不同时间的一种肿瘤治疗方式。在温热治疗的过程中，机体会发生一系列的生物学反应，包括在细胞、蛋白、免疫微环境等不同层面产生的变化和影响。从肿瘤杀伤的角度，温热治疗可对肿瘤起到直接和间接的杀伤作用，以及传统的治疗方式联合可起到一定的协同治疗效果，进一步了解和探寻温热治疗的作用原理将为热疗的临床应用提供指导。

一、热疗对肿瘤的直接作用

（一）热疗对细胞膜的影响

膜的结构是以类脂双分子层为骨架的，但是很多因素都会使膜类脂液晶态发生相变，如温度、pH、胆固醇、单价阳离子（Li^+、Na^+、K^+）等。当温度超过相变温度并继续升高时，类脂分子有序排列的液晶态就转向无序排列的液态，从而导致膜功能的改变。研究证明，肿瘤细胞膜是热疗时的主要靶器官之一。当细胞膜经热疗作用后，其主要成分（如磷脂质、脂肪酸、胆固醇、蛋白质等）将受到明显影响。当温度升高时，处于趋向液态的肿瘤细胞的膜类脂比正常细胞更早更快地转变为真液态。膜类脂处于真液态时，不仅膜的通透性屏障，以及与膜有关的酶活性等受到扰乱，极性基团松弛，通过静电作用和疏水键作用结合在类脂层上的膜蛋白等也发生移位，从而膜结构逐渐出现松弛和破坏。这种松弛和破坏过程可出现在细胞中所有膜的结构上（线粒体等细胞器）。肿瘤细胞膜结构对高温更敏感，使膜的流动性增大，通透性改变，因而更易受温度的影响。

（二）热疗对细胞骨架的影响

细胞骨架包括微丝、微管及中间丝，分布于细胞核及细胞膜内侧面的纤维状蛋白质中，广泛参与细胞内的多项生理功能。三种细胞骨架成分在细胞内始终处于动态装配状态，其动态平衡点可受多种因素影响，如离子浓度、pH、温度等。

1. 热疗对微丝的影响　热疗首先引发细胞膜改变，破坏细胞膜的稳定性，使膜的通透性增加。高温能抑制细胞 Na^+ 泵功能，导致细胞内 K^+ 浓度降低，同时细胞膜的有限损伤可导致细胞内 Ca^{2+} 浓度升高，在低 K^+、高 Ca^{2+} 条件下，聚合态的 F-actin 趋向于解聚成球状的 G-肌动蛋白；高浓度的 Ca^{2+} 能激活 Ca^{2+}/Mg^{2+} 依赖性核酸内切酶，从而诱发细胞凋亡。细胞骨架的特殊性决定了它在高温作用结束后仍会发生显著改变，并且这些变化对细胞的生命活动将产生巨大影响。研究表明，42.5℃温热作用于人内皮细胞1～4h可导致其应力纤维解聚，然后重排于细胞-细胞接触处；43℃作用1h可使人脐带内皮细胞肌动蛋白纤维解聚，并于24h内重排。微丝网络结构的重组也是凋亡小体形成中所必需的过程之一，在细胞凋亡小体中可见完好的微丝网络，用微丝干扰因子可阻断细胞凋亡小体的形成。

2. 热疗对微管的影响　热疗对细胞膜的损伤可以导致肌醇三磷酸介导的细胞内Ca^{2+}浓度升高，肌动蛋白解聚也能释放Ca^{2+}。细胞内Ca^{2+}浓度的增高能直接导致微管趋向解聚，同时微管的破坏又能增加电压依赖性Ca^{2+}通道的活性及半衰期。Ca^{2+}浓度的升高导致c-Jun氨基端激酶1活性升高，使抗凋亡蛋白Bcl-2磷酸化而失活。另外，Bcl-2的失活可导致细胞内酸化，而且Bcl-2的87/70丝氨酸位点磷酸化，还可导致Bcl-2与Bax的结合能力降低，致使Bcl-2/Bax比值下降，抗凋亡活性丧失。热疗能导致整合素消失，可诱发微管相关蛋白激酶失活，致使微管相关蛋白质磷酸化，失去结合微管的能力，从而导致微管解聚。

（三）细胞蛋白和核酸合成抑制

热疗具有影响DNA损伤和修复途径的能力，可作为一种基于DNA损伤修复的肿瘤治疗策略。相关报道结果表明，将CHO细胞暴露于45℃后，温度升高会导致DNA断裂。将HeLa细胞进行43℃热处理可导致DNA损伤，最早发生在暴露15min后。此外，基于人类原代成纤维细胞的实验表明，加温会影响细胞动力学过程，即通过影响DNA修复系统来减慢细胞周期进程。多项热疗增敏放疗研究的证据表明，热会通过降低DNA聚合酶的活性影响DNA修复途径，抑制DNA复制，最终增加放射治疗后更多DNA断裂的出现。相较于直接引起DNA损伤，热疗在阻滞DNA修复途径上发挥了更大的作用。除DNA聚合酶外，热疗还可通过影响DNA糖基化酶、DNA修复蛋白来影响DNA的基础切除修复途径；通过影响Ku蛋白、BRCA1、53BP1、DNA-PKs来影响非同源末端链接；通过影响RAD51、MRN复合物、BRCA2、RPA来影响同源重组修复过程。

热疗还可经间接作用的方式导致DNA损伤。细胞内过氧化物和自由基的产生可使细胞大分子（如蛋白质、脂质、DNA）受损，有研究表明热疗可导致活性氧自由基（ROS）产生增加，从而导致DNA的受损。除ROS外，高温治疗还可通过影响细胞周期、调控转录因子、减慢DNA复制叉的形成途径来影响遗传物质的生成代谢，介导肿瘤细胞死亡。胞内的DNA和RNA在经42～45℃不同的温度处理下，可表现出呈温度依赖性的合成及聚合抑制，从而阻滞蛋白合成。但RNA和蛋白质在结束热疗后恢复较快，而DNA合成抑制持续时间较长。

（四）热疗诱导肿瘤细胞凋亡

细胞死亡可表现为坏死和凋亡。热疗诱导细胞凋亡的分子机制如图13-1-1所示。

随着近年来对热生物学研究的深入，研究者发现热疗可在细胞凋亡中发挥作用。热疗作为一种应激因素，增强了凋亡调节基因的表达，并最终导致肿瘤细胞的凋亡。热疗诱导细胞凋亡的分子机制主要包括以下两种途径。

（1）外在途径：被细胞表面死亡受体激活。例如Fas-L、TNF-α和肿瘤坏死因子相关凋亡诱导配体（tumor necrosis factor-related apoptosis inducing ligand，TRAIL）等可以激活凋亡受体，而caspase-8在外在凋亡通路中起主要作用。这些受体激活caspase-8，然后将Bid切割成tBid，刺激MOMP，释放细胞色素c，并形成Apaf-1/caspase-9复合物，进而激活效应因子caspase-3而诱导凋亡。TRAIL和Fas-L也可以直接激活caspase-3。热疗下调FLICE抑制蛋白的表达水平，从而激活caspase-8并增强TNF-α介导的细胞凋亡。

（2）内在途径：热疗诱导RAIDD-caspase-2复合物的形成，激活caspase-2，然后将Bid切割为tBid，并激活线粒体凋亡通路。另一种促凋亡蛋白Bim，它在热疗诱导的Bax/Bak依赖性凋亡途径中起重要作用。热疗还诱导内质网应激反应，从而增加细胞内钙离子浓度（$[Ca^{2+}]i$）来作为细胞凋亡的介质。

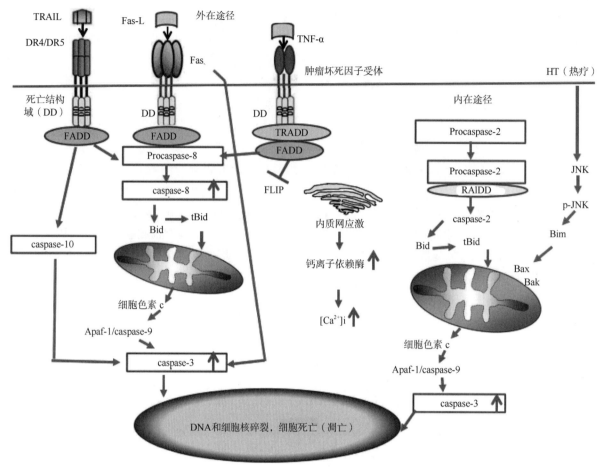

图 13-1-1　热疗诱导细胞凋亡的机制

引自：Ahmed K，et al，2015. Hyperthermia：an effective strategy to induce apoptosis in cancer cells. Apoptosis，20（11）：1411-1419.

caspase-10. 半胱天冬氨酸蛋白酶-10；Procaspase-8. 前半胱天冬氨酸蛋白酶-8；tBid. 活化型BH3互作蛋白；Apaf-1/caspase-9. 凋亡蛋白激酶激活因子-1/半胱天冬氨酸蛋白酶-9；FADD. Fas 相关死亡结构域蛋白；TRADD. TNFR 相关的死亡结构域蛋白；FLIP. Fas 相关凋亡抑制蛋白；RAIDD. 受体相互作用的ICH-1/CED-3同源死亡结构域相关蛋白；DR4 / DR5. 死亡受体4/死亡受体5；Bak. Bcl-2同源性拮抗剂/杀伤剂；Bax. Bcl-2相关的X蛋白；Bim. Bcl-2相互作用的细胞死亡调节因子；p-JNK. 磷酸化c-Jun N端激酶

　　热疗诱导细胞凋亡相关的基因和基因网络。有研究者使用微阵列系统和不同细胞系比较在凋亡和非凋亡条件下细胞之间基因表达模式的差异，在U937细胞中鉴定了两个重要的基因网络，如图13-1-2A（非凋亡状态）和图13-1-2B（凋亡状态）所示。

　　在基因网络A中，核心是IL1B，它与细胞受损反应及细胞功能和维持等生物学功能有关。该网络还包含热激蛋白（HSP），包括HSP70、HSP60和HSP27，HSP通过干扰caspase激活来阻断细胞凋亡。此外，HMOX1是一种抗凋亡分子，

也存在于基因网络A中。另一项研究还揭示了口腔鳞状细胞癌细胞中诸如HSP和BAG3等细胞保护分子的上调表达。BAG3是HSP70的伴侣蛋白，是一种应力诱导蛋白，对多种应力（包括热应力）表现出细胞保护作用。

　　基因网络B包含胱天蛋白酶（CASP1、CASP3、CASP7和CASP8）、Fas、MAPK8和JUN，这主要与细胞死亡的分子功能有关，其中也包括细胞凋亡。已有研究显示，MAPK8途径与热诱导的细胞凋亡有关。存在于基因网络B中的PMAIP1和BCL2L11蛋白也是促凋亡蛋白。

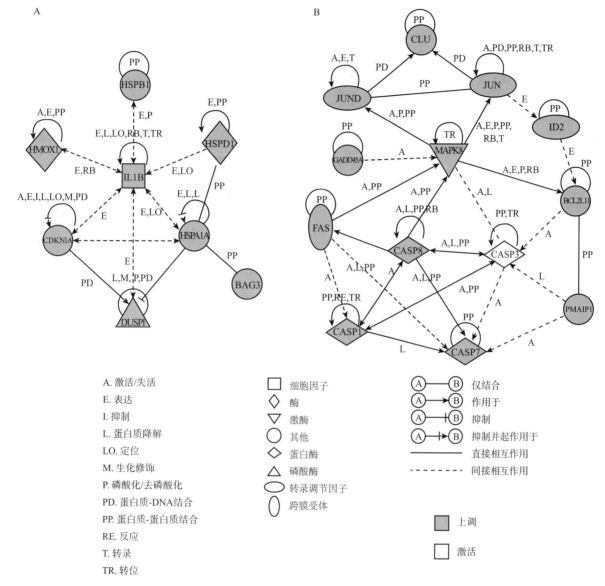

图 13-1-2　热疗诱导细胞凋亡相关的基因和基因网络

引自：Ahmed K，et al，2015. Hyperthermia: an effective strategy to induce apoptosis in cancer cells. Apoptosis，20（11）：1411-1419.

HSPB1. 热休克蛋白家族 B 成员 1；HMOX1. 血红素氧合酶 1；HSPA1A. 热休克蛋白 70 家族 A 成员 1A；BAG3. Bcl-2 相关抗凋亡蛋白 3；DUSP1. 双特异性磷酸酶 1；CASP1. 半胱天冬酶 1（caspase-1）；FAS. 凋亡受体；CASP8. 半胱天冬酶 8（caspase-8）；CASP7. 半胱天冬酶 7（caspase-7）；CASP3. 半胱天冬酶 3（caspase-3）；BCL2L11. Bcl-2 样蛋白 11；ID2. 抑癌基因 2；JUN. 转录因子 Jun；PMAIP1. 编程细胞死亡诱导的配体 1；CLU. 聚集素；JUND. 转录因子 Jun D；GADD45A. 生长抑制和 DNA 损伤诱导的基因 45A；HSPD1. 热休克蛋白家族 D 成员 1；IL1B. 白细胞介素 1β；CDKN1A. 细胞周期蛋白依赖激酶抑制剂 1A；MAPK8. 丝裂原活化蛋白激酶 8

二、热疗对肿瘤微环境的影响

（一）热疗对肿瘤血管血流的影响

　　肿瘤中的血流在不同类型肿瘤之间差异很大。即使在同一肿瘤中，血管分布和血流分布也很不均匀。在正常温度条件下，大部分肿瘤（尤其是小肿瘤）中的血流实际上大于周围正常组织中的血流。肿瘤组织的血管结构具有如下特点：①肿瘤血管结构粗糙紊乱、不规则、扩张扭曲；②小血管缺乏肌层，毛细血管缺乏弹性、易破裂；③毛细血管实际上是血窦状隙，平时处于开放状态，温度上升，血管不扩张，血流量不改变；④肿瘤增大时压迫血管易形成闭塞；⑤肿瘤血管神经感受不健全，对温度反应差，因此肿瘤组织的血流速度慢、血流量低，通常只有正常组织的 10%，不易散热，在加热期间肿瘤温度的上升值比正常组织高，受热后温度可高于正常组织 5～10℃，肿瘤中心部位的温度高于周边 1.5℃。加热后，肿瘤内环境可能由于血管损伤而变成酸性，低氧和缺乏营养。肿瘤中的环境增强了肿瘤细胞对热疗的反应，抑制了热损伤的修复，并且还干扰了热耐受性的发展。酸性环境在高温下也似乎增强了肿瘤细胞对某些药物的反应。血流变化引起的肿瘤和正常组织的氧合改变可能对热疗和放疗联合的有效性产生重大影响。

研究发现，在40～42℃下加热啮齿动物肿瘤组织会导致肿瘤中血流量、血管通透性和氧合持续增加。有报道指出，热疗时肿瘤组织的血流很快下降，一方面是由于肿瘤组织的微循环发生障碍，另一方面是由于肿瘤周围正常组织的血管反应性扩张，血流发生"改道现象"，造成肿瘤组织的血流相对减少。血流减少进一步导致氧分压降低。血供不足及氧分压降低等因素严重影响了肿瘤组织的正常代谢，导致酸性产物大量蓄积，肿瘤内pH迅速降低。血流作为散热的主要载体，血流减少后，肿瘤组织散热困难，导致热量在肿瘤内蓄积，因而肿瘤组织较正常组织温度升高明显而被选择性地杀伤。热疗可抑制肿瘤源性的血管内皮生长因子（VEGF）及其产物的表达，从而阻碍肿瘤血管内皮增生及细胞外基质的再塑形，抑制肿瘤生长及转移。

（二）热疗对pH的影响

热疗时肿瘤组织的血流下降迅速，血流减少进一步导致氧分压降低。血供不足及氧分压降低等因素严重影响了肿瘤组织的正常代谢，导致酸性产物大量蓄积，肿瘤内pH迅速降低。

早在1980年，研究发现低pH可增强热疗介导的细胞损伤。研究中对CHO细胞进行热疗（41～45.5℃），随着环境中pH范围从7.4～7.5降低到6.6～6.7，细胞热敏度增加，表现为生存曲线肩区缩窄和斜率增加。此外，在37℃酸性培养基中培养细胞24h后，再进行热疗（45.5℃），既不增加也不降低热敏感性。在热疗后将细胞置于37℃的酸性培养基可增强热疗（42.5～45.5℃）所致的热损伤，这种热损伤的增强表现为生存曲线终末斜率的增加。相比碱性介质，在酸性介质中受热可增加细胞的失活率。研究进一步发现，通常在42℃或更低的温度下热疗会诱导热耐受，不管加热时环境pH如何，加热200～300min后，耐

热性开始出现。而低pH条件下的热疗能够降低耐热细胞群体百分比，这些研究结果可能对热疗在临床中的应用有重要意义。

随后的研究发现，在接受联合放疗和局部热疗的患者中，肿瘤pH与有效率呈显著正相关，即局部热疗联合放疗后，肿瘤pH显著升高（pH平均升高0.23），这种升高可能是治疗后组织氧合和血流变化的结果，而全身热疗（WBHT）期间肿瘤pH无变化，则可能与热疗温度（42℃或更低）有关。研究者在对3例腿部肿瘤患者进行区域隔离灌注（41.9～42.7℃，持续时间2h）时观察到，从热灌注初始阶段，肿瘤pH急剧下降，平均值从7.11降至5.94，在整个过程中皮下酸碱度仅下降0.29，结果在3例患者中均观察到大面积的肿瘤消退，且没有严重的毒性。两种相反的研究结果提示，在治疗前及治疗过程中监测肿瘤pH的改变对于获得热增敏效果是非常必要的。

pH是调控肿瘤微环境的因素之一，因此检测肿瘤组织内pH对于评估恶性肿瘤治疗效果及预后具有重要作用。早期研究中肿瘤pH可以通过微电极和^{31}P-磁共振光谱（MRS）来测量，但这些方法在侵袭性、适用性和敏感性方面存在一定的局限性，在此基础上使用含氟化合物的磁共振（^{19}F-MR）波谱测量则具有灵敏度高、抗干扰性强等优点。新的检测技术也反向推动了基础研究，例如，有研究者采用MRS联合光纤pH探头检测射频热疗对肿瘤细胞内pH（pHi）和肿瘤细胞外pH（pHe）的影响时发现，治疗前，肿瘤（$n=29$）中pHi始终高于pHe；在热疗（42℃和45℃）30min后，pHi降低，而pHe在42℃后升高，在45℃后降低。进一步研究发现，pHi降低的幅度大于与pHe的初始差值，而pHe的变化幅度相对较小。说明热疗改变了细胞内外的酸性环境，使胞内和胞外的pH梯度发生逆转。

（三）热疗对机体免疫的影响

热疗对机体的免疫增强功能可追溯至"发热"，发热为宿主防御感染的一部分，感染相关的发热是脊椎动物保留了数百万年的反应。发热是机体对于微生物感染、炎症、肿瘤等异常刺激因素的一种反应，在发热状态下，机体免疫系统激活，免疫防御反应增强，有利于机体对病原体等

致病因素的清除。在肿瘤治疗过程中，热疗不仅可以直接导致肿瘤细胞的损伤死亡，还可以通过增强肿瘤的免疫原性和刺激机体抗肿瘤免疫应答，从而发挥抗肿瘤作用。近年来随着肿瘤免疫治疗的兴起，热疗的免疫学机制也受到研究者越来越多的重视。已有大量研究证实，热疗一方面可通过促进肿瘤细胞抗原的暴露或释放，以及促进热激蛋白-肿瘤抗原复合物的生成，从而促进免疫细胞对肿瘤细胞的识别和杀伤；另一方面，热疗可以激活多种免疫细胞如抗原提呈细胞（APC）、T细胞、NK细胞等的抗原提呈功能和抗肿瘤活性，从而促进机体抗肿瘤免疫应答。

肿瘤细胞有着极强的免疫逃逸能力，导致机体免疫细胞对其无法有效清除。首先，肿瘤细胞可以下调或编辑其肿瘤抗原的表达，导致免疫细胞对其无法识别并杀伤。另外，恶性肿瘤还可以下调其表面的主要组织相容性复合物-Ⅰ（MHC-Ⅰ）类分子。MHC-Ⅰ类分子是有核细胞表达的一种细胞表面蛋白，可与肿瘤抗原相结合，将抗原提呈（或交叉提呈）给CD8⁺和CD4⁺T细胞识别。MHC-Ⅰ类分子对T细胞识别外源性抗原至关重要，恶性肿瘤细胞通过下调MHC-Ⅰ类分子减少了APC对肿瘤抗原的提呈，并导致肿瘤中T细胞的活化和浸润减少。热疗对肿瘤细胞有着直接的损伤作用，在加热温度为39～43℃时，正常组织可以承受这种热疗温度，而肿瘤细胞对此温度更加敏感并容易受损死亡，凋亡或坏死的肿瘤细胞可释放更多的肿瘤特异性抗原，从而使抗原提呈细胞识别肿瘤抗原并提呈给效应T细胞。其次，热疗可导致肿瘤细胞表面MHC-Ⅰ相关分子和MHC-Ⅰ分子的表达增加，促进NK细胞和细胞毒性T细胞（CTL）对肿瘤细胞的识别与杀伤作用。此外，热疗可促进热激蛋白的释放，热激蛋白在交叉提呈中发挥着重要作用。例如，热疗可导致肿瘤细胞释放gp96-抗原肽复合物，gp96-抗原肽复合物作为外源性抗原被APC摄取和加工，通过交叉提呈，以肿瘤抗原肽-MHC-Ⅰ类分子复合物的形式表达于APC表面，供CTL识别。热疗可增强免疫细胞对肿瘤抗原的识别能力，并促进多种免疫细胞穿越肿瘤基质向肿瘤部位募集，这提示热疗可增加肿瘤的免疫原性，提高免疫检查点疗法的效果。

热疗联合免疫检查点治疗的研究有待深入。

三、热疗与热相关基因

（一）p53

*p53*基因及蛋白P53基因定位于17q13，产物为53kDa的核蛋白，*p53*状态是热敏感性的一个决定性因素，在50%人类癌细胞中发生变异，在正常情况下并不活跃，但在多种情况下，如DNA损伤、肿瘤基因高表达、饥饿、低氧、过氧化、高温等情况下被激活。激活后可以主导大量基因表达和沉默，这些基因不仅与控制细胞周期和诱导细胞凋亡相关，而且有些可直接参与损伤修复，损伤比较轻的细胞将停止细胞分裂，进行损伤修复。损伤严重的细胞*p53*基因将促使它走向凋亡，从而确保机体遗传物质的稳定性，所以*p53*基因在损伤反应途径中处在一个非常中心的位置。*p53*基因是基因组的守护者，它通过触发细胞周期停滞、凋亡或衰老，在细胞对DNA损伤的反应中起关键作用。*p53*基因的突变或其调节网络的改变是肿瘤发生的主要驱动力。

*p53*基因与肿瘤细胞的热敏感性密切相关。不同高温下*p53*行使诱导细胞凋亡和促进细胞存活两种完全相反的功能。40℃对于大多数生命来说，是一个非常关键的温度，当人体核心温度高于40℃时会引发中暑，这过热会引起细胞死亡，从而导致中枢神经和器官衰竭。已发表的文献显示，*p53*在41℃以上温度起着诱导细胞凋亡的作用，但*p53*在40℃及以下却起到促进细胞存活的作用。图13-1-3显示了不同温度的损伤机制。

*p53*在热作用下可诱导细胞凋亡。研究表明，热疗通过*p53*依赖性细胞凋亡选择性靶向宫颈肿瘤中的人类乳头瘤病毒，42℃作用1h可以导致E6蛋白（由人乳头瘤病毒16型和18型产生）的降解，阻止E6-p53复合物的形成，并引发*p53*依赖性细胞凋亡和G_2期阻滞。利用重组腺病毒-p53（rAd-p53）对44例晚期癌症患者进行治疗，具体方法是注入rAd-p53后，每周2天对于浅表和深层肿瘤分别采用43～44℃和42～43℃的加热治疗，结果表明rAd-p53可以抑制VEGF表达和血管生成，并促进热疗加或不加放疗引起的肿瘤坏死和萎缩。

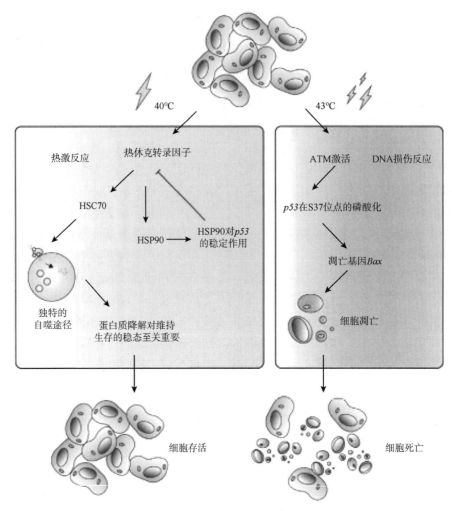

图 13-1-3　不同温度的损伤机制

引自：Gong L，et al，2019. p53 Protects Cells from Death at the Heatstroke Threshold Temperature. Cell Rep，29（11）：3693-3707

p53 在热作用下可促进细胞存活。有研究报道显示，在中暑阈值温度 40℃ 时，与诱导细胞凋亡功能相反，斑马鱼和人类抑癌基因 *p53* 可以通过抑制过度热激反应来促进细胞存活。在 40℃ 高温下，细胞启动热激反应，热激反应转录因子 Hsf1 提高 HSC70 和 HSP90 的表达，一方面 HSC70 通过伴侣蛋白介导的细胞自噬来促进错误折叠或多余蛋白的降解；另一方面，HSP90 通过蛋白互相作用来提高 *p53* 的稳定性，从而激活 *p53*。没有磷酸化的 *p53* 与 Hsf1 启动子结合抑制该基因的表达，降低 Hsc70 介导的蛋白降解，这样维持细胞稳态，促进细胞存活。如果在此种温度下，*p53* 失去功能，那么就会产生过激的热激反应，积累过多的 Hsf1 和 HSC70，会造成过多 HSC70 介导的蛋白降解，细胞就会死亡。而 43℃ 温度作用可诱发 DNA 损伤反应，ATM 被激活，ATM 通过对 *p53* 在 S37 位丝氨

酸的磷酸化，来稳定 P53 蛋白并激活其转录功能，磷酸化 *p53* 不与 Hsf1 的启动子结合，仅与细胞凋亡蛋白 *Bax* 基因的启动子结合，促进其表达，诱导细胞凋亡。此外，小鼠肿瘤移植实验显示，40℃ 处理能够显著抑制 *p53*[-/-] 肿瘤生长，但对 *p53*[+/+] 细胞没有多大影响，并且这种处理对于小鼠的正常组织也没有明显的影响。这项研究对于 *p53*[-/-] 癌症患者的治疗提供了新思路。

（二）VEGF/VEGFR

血管内皮生长因子（vascular endothelial growth factor，VEGF）是一种特异作用于内皮细胞的糖蛋白，可以为肿瘤细胞的生长和新生血管形成提供营养，从而为肿瘤的生长、浸润和转移奠定基础，它具有促进内皮细胞增殖、增加微血管通透性、诱导血管生成等功能。VEGF 是肿瘤血管生

成过程中重要的促血管生成因子，肿瘤患者血清VEGF的水平明显高于健康及良性疾病对照患者。

热疗可以在一定程度上增强肿瘤的氧气输送和降低氧气消耗，从而引起肿瘤的再氧合。有研究显示经1h热疗后，缺氧诱导因子1（HIF-1）及其下游基因、VEGF、丙酮酸脱氢酶激酶1（PDK1）均被激活；还增强了肿瘤灌注/血管形成，并减少了氧气消耗，导致肿瘤缺氧性降低，更有利于肿瘤的氧合。另外，高温可以降低VEGF的表达，减少肿瘤血管的形成，抑制肿瘤的复发或转移。有研究显示，热疗能够引起转化生长因子-β1（TGF-β1）、VEGF和基质金属蛋白酶（MMP）表达的下调，从而抑制MCF-7乳腺癌细胞的侵袭能力。

研究显示，热疗联合同步放化疗治疗宫颈癌有较好的放射增敏效果，可减轻患者不良反应，提高患者生存率。联合热疗后可有效降低患者VEGF的表达强度，VEGF或可作为局部进展期宫颈癌预后的监测指标。轻度高温（mild temperature hyperthermia，MTH）可通过抑制辐射诱导的HIF-1α上调来增强大剂量辐射的抗肿瘤作用，单剂量15Gy照射小鼠纤维肉瘤会导致血液灌注显著降低，缺氧增加了HIF-1α和VEGF的上调。另外，在41℃ 30min处理后，血液灌注和肿瘤氧合增加，从而抑制了肿瘤中辐射诱导的HIF-1α和VEGF，导致肿瘤细胞凋亡增加和肿瘤生长延迟。另有研究发现，全身热疗联合化疗可以通过降低非小细胞肺癌患者血浆VEGF的表达，抑制肿瘤新生血管的生成。

热疗应用的潜在优势之一是可以上调HIF-1的表达并增强VEGF的分泌，利用载有近红外染料的聚合物纳米颗粒，发现低热剂量的快速和短时激光热疗不能上调HIF-1和VEGF的表达，而高热剂量的慢速和长时热疗可以增强两种转录因子的表达。磁热疗是由磁性材料暴露于外部振荡磁场而产生热量，功能化的磁性纳米粒子与VEGF紧密结合，实现了在组织修复部位控制梯度和在生理水平释放VEGF。有研究显示，将磁流体热疗与纳米颗粒结合后用于治疗Walker-265乳腺癌大鼠，研究结果显示MFH的高温治疗抑制了荷瘤大鼠体内肿瘤的生长并促进了其存活，同时观察到MFH下调了肿瘤组织中VEGF的蛋白表达，还降低了

VEGF及其受体1和受体2的基因表达，并抑制了肿瘤组织中的血管生成，可起到很好的抗肿瘤作用。

（三）热激蛋白

初次加热后引起细胞对后继加热产生的抗拒现象称为热耐受。热耐受是热疗中普遍存在的生物现象。产生热耐受的原因主要与蛋白质及RNA的合成有关，特别是与HSP的表达有关。增强肿瘤细胞内HSP的表达，细胞对热疗的敏感性下降；反之，下调细胞内HSP的表达，则可提高热敏感性。但HSP增加也存在有利的一面，一些研究表明热疗后HSP升高可使机体的免疫功能增强，HSP在抗肿瘤免疫系统中的作用及热疗在HSP相关免疫调节中的发挥作用方式具有重要意义。HSP在免疫监视系统中作为"内源性危险信号"发挥着重要作用。从受损细胞释放胞外HSP刺激专性抗原提呈细胞，随后释放细胞因子并表达细胞表面分子。除了激活固有免疫系统外，胞外HSP还可促进与HSP结合的抗原肽向树突状细胞中的MHC-Ⅰ类分子的交叉提呈，从而有效诱导抗原特异性细胞毒性T细胞的表达。因此，HSP刺激机体固有免疫和适应性免疫的作用至少可以部分解释热疗增强宿主免疫系统的分子机制。

研究发现，在人体细胞中进行热疗可以诱导热激反应及HSP的表达。除HSP家族基因外，热疗还诱导了许多免疫调节基因的表达，包括细胞黏附分子（如ICAM-1/CD54、JAM3、CD11b和CD47），TLR（如TLR-6和TLR-7），趋化因子（如CXCL-5、CXCL-7和IL-8）和前列腺素E合成酶。热疗可以通过增加淋巴细胞对高内皮小静脉（HEV）的渗透性，从而增强淋巴器官的初次免疫监测。研究表明，热应激增强内皮细胞中ICAM-1/CD54和CCL21化学因子的表达导致跨HEV的淋巴细胞运输增加，从而提高了抗原特异性T细胞在淋巴器官中遇到APC的可能性。

HSP是高度保守的蛋白，其合成受多种应激（包括热应激）的诱导。一方面，在传统的热疗中，每周仅进行1~2次治疗，间隔时间超过48h，以防止HSP表达引起的热耐受性。另一方面，HSP的表达（包括HSP70）可以保护细胞免受热诱导的细胞凋亡，因此HSP的表达被认为是热疗

的复杂因素。腹膜转移是消化道肿瘤尤其是结肠癌治疗失败的主要原因，且预后极差，其中减瘤术联合腹腔热灌注化疗（HIPEC）对部分患者有效并延长了总生存期，近来研究发现，HIPEC处理的肿瘤细胞可诱导肿瘤特异性T细胞的活化并在小鼠体内产生抗肿瘤免疫反应。这种效应是由HIPEC诱导的细胞膜表面HSP90表达引起的，抑制或阻断HSP90而非HSP70可阻断HIPEC介导的抗肿瘤免疫反应，进一步提示HIPEC不仅能够杀伤肿瘤细胞，而且还能有效诱导抗肿瘤的免疫反应。在评估经皮消融联合GM-CSF治疗不可切除的转移性黑色素瘤的总体安全性研究中，两者组合治疗的耐受性良好，消融可增加血浆HSP水平，且可显著增加抗原提呈。这些数据表明，热疗在临床应用中作为肉瘤、黑色素瘤和宫颈癌等肿瘤的辅助手段可以通过增强抗肿瘤免疫反应而发挥协同增效作用。HSP可以通过靶向肿瘤相关抗原诱导肿瘤免疫反应，HSP不仅是抗原的载体，而且还可以诱导树突状细胞成熟，导致更有效的抗原提呈，热疗联合HSP疫苗及免疫调节剂的研发也许是免疫治疗研究的新方向。

（四）Bcl-2蛋白家族

随着近年来对细胞凋亡的研究，人们意识到了热疗在细胞凋亡中的作用。热疗作为一种应激因素，增强了凋亡调节基因的表达，并最终导致肿瘤细胞的凋亡。

在细胞凋亡的过程中，热疗诱导的细胞凋亡是热疗杀伤肿瘤细胞的重要方式，而细胞凋亡过程受一系列相关基因的调控，其中Bcl-2家族成员起着至关重要的作用。Bcl-2家族可以分为两大类：一类是抗凋亡的，主要有Bcl-2、Bcl-xL、Bcl-W、Mcl-1等；另一类是促细胞死亡的，主要包括Bax、Bak、Bid等。Bcl-2蛋白家族由大量蛋白组成，这些蛋白通过调节细胞线粒体外膜通透性（mitochondrial outer membrane permeabilization，MOMP）在细胞凋亡中起关键作用，线粒体膜上促凋亡蛋白和抗凋亡蛋白水平之间的比率是决定细胞对凋亡敏感性的重要决定因素。抗凋亡蛋白（如Bcl-2和Bcl-xL）是在亚细胞结构（线粒体）中发现的完整膜蛋白，它们可以通过与促凋亡蛋白（如Bax和Bak）异源二聚化来发挥抗凋亡作用。大多数促凋亡的Bcl-2家族蛋白存在于细胞质中，并在应激刺激下可易位至线粒体等细胞器，如促凋亡蛋白tBid、Puma通过激活Bax、Bak并与之相互作用，进而提高MOMP，其他促凋亡蛋白如Bad和Noxa通过置换螯合的Bax和Bak来中和抗凋亡蛋白Bcl-2，进而提高线粒体外膜的通透性。

高温热疗（42～43℃）可促进肿瘤细胞的凋亡，并伴随着促凋亡蛋白（Bax、Bak）表达的增加和抗凋亡蛋白（Bcl-2）的减少。研究发现，热疗通过mRNA和蛋白质水平上调p-JNK以促进胃癌细胞凋亡，同时上调Bax和caspase-3蛋白的表达，而Bcl-2可能在热疗期间起保护作用。在U937细胞中，热疗联合辣椒素类似物壬基酰胺（nonivamide）在增强肿瘤细胞凋亡的同时，观察到活性氧的产生，线粒体功能障碍和caspase-3的裂解显著增加，并伴随着促凋亡蛋白Bax的增加和抗凋亡蛋白Bcl-2的减少。此外，联合治疗后，p-JNK和p-p38明显增加。以上研究结果表明，高温热疗（42～43℃）通过扰乱抗凋亡和促凋亡Bcl-2家族蛋白之间的平衡，即降低了抗凋亡蛋白Bcl-2和Bcl-xL的总表达及线粒体表达，增加促凋亡蛋白Bax、Bak、Puma和Noxa的表达，促进细胞凋亡。

有研究发现，当热疗温度为40℃时可诱导轻度热耐受，这种轻度耐热性可保护细胞不受高温诱导的Bcl-2家族促凋亡蛋白变化的影响，并逆转了由高温（42～43℃）引发的促凋亡和抗凋亡Bcl-2蛋白之间的失衡，形成适应性生存反应，从而促进细胞存活。而这种促凋亡和抗凋亡Bcl-2家族蛋白平衡的保护性逆转可能与HSP有关，如温热疗（40℃）可诱导HeLa细胞中HSP27、HSP32、HSP60、HSP72、HSP90和HSP100的表达。HSP在细胞凋亡中的调节机制十分复杂。例如，HSP70和HSP27通过干扰MOMP上游的事件，最终抑制Bax的活化，从而抑制线粒体释放细胞色素c等促凋亡因子，从而抑制细胞凋亡。同时，过表达HSP70可通过稳定Mcl-1蛋白水平来阻止高热引起的Bax激活，这与Mcl-1泛素化的减少及Mcl-1表达的增强相关。此外，HSP70的过表达允许新的合成物取代降解的Mcl-1。这些不同研究的结果表明，几种HSP可以阻止促凋亡蛋白（如

Bax和tBid）的活化和线粒体易位，并维持抗凋亡蛋白（如Bcl-2和Mcl-1）的水平，从而保持线粒体在热疗期间的完整性。同时，其提高了对Bcl-2蛋白家族在高温（42～43℃）诱导的细胞凋亡反应中的作用及暴露于温热（40℃）所诱导的细胞适应性存活的认识。

四、热疗与其他治疗协同的生物学机制

（一）热疗与化疗协同机制及其临床前研究

局部热疗因其不增加身体其他部位正常组织的细胞毒效应，被认为是提高抗肿瘤药物疗效的一种合理治疗策略。尽管热疗对不同的化疗药物表现出不同的作用机制，但大量的体外研究表明，随着温度升高，各种化疗药物的细胞毒性会增强。例如，烷基化剂（如环磷酰胺、美法仑、苯丁酸氮芥、硫代对苯二酚、替莫唑胺和各种亚硝基脲），铂基化合物（如顺铂、卡铂和奥沙利铂），蒽环类抗生素（如阿霉素和放线菌素D），抗代谢物（如氟尿嘧啶和甲氨蝶呤），微管蛋白结合剂（如长春碱），以及DNA链断裂诱导剂（如博来霉素）、DNA甲基化剂、辐射敏化剂和B-Raf靶向抑制剂。但各种化疗药物的细胞毒性增强的程度取决于热作用的温度、作用时间、药物种类浓度等因素，并与热疗影响药物活性的不同机制存在较强的相关性。

热疗增强化疗药物的作用机制不同，肿瘤细胞必须摄取足够的药物量以达到细胞内的细胞毒性。研究表明，高温可以增加药物的吸收，从而增加细胞内药物的累积，顺铂、卡铂、阿霉素等药物在热作用下进入细胞的量均有明显增加，并受细胞类型和药物摄取机制影响，包括被动扩散、主动转运或主动流出等。某些细胞毒药物，如烷化剂和顺铂，需与蛋白质结合，温度升高可导致这些药物和蛋白质结合不稳定，从而增加药物的游离分数。此外，一些特定的化疗药物需转化成活化形式后才能产生细胞毒性，这种活化反应在高温下更为有利，尽管过高的温度反过来可能会抑制这些过程。对于造成DNA损伤的药物，加热可以增强药物诱导的DNA加合物形成和单链断裂，以及抑制DNA修复，破坏肿瘤DNA的药物（如顺铂、奥沙利铂等）在超过41～42℃温度下与热作用可表现出直接的协同作用，增强药物的细胞毒活性。另外，乏氧也是导致细胞药物耐受的一个重要因素，热疗可以增加ROS引起的细胞自噬，增加化疗药物耐受细胞的杀伤作用，提高缺氧区域抗肿瘤治疗效果。

为了提高肿瘤中药物浓度，对温度敏感的脂质体的研发可以进一步改善局部药物递送，同时减少药物接触正常组织。使用合适的脂质、聚合物或其他载体，经局部热疗后有助于脂质体药物的释放，如包裹了阿霉素的温敏脂质体在41℃时可完全释放药物。相较于热疗和游离药物合用，热疗与温敏脂质体药物合用后肿瘤药物摄取量明显增多，可延缓肿瘤增长。鼠黑色素瘤研究证明，相较于游离药物合并热疗，温敏脂质体和热疗合用表现出显著的肿瘤生长抑制作用和更长的生存率。在胰腺癌CAPAN-1肿瘤模型中，合理使用金纳米棒介导的热疗会改变肿瘤细胞对药物的转运特性，增加脂质体吉西他滨的转运和抗肿瘤功效。热疗处理使80nm脂质体累积增加了3倍，并增加了脂质体的空间间隙分布。与单纯化疗相比，静脉注射等量脂质体吉西他滨协同热疗可对CAPAN-1肿瘤的生长抑制率提高2倍，由此可见，热疗与药物载体的联合应用可有效克服转运屏障，促进药物递送，提高纳米药物治疗的疗效。此外，用造影剂对温敏的脂质体进行可视化观察脂质体释放药物和药物递送有助于进一步改善对局部药物递送和分布控制。

（二）热放协同机制及其临床前研究

早期关于热疗的放射增敏机制研究主要集中于DNA损伤及其修复的细胞学效应。最近的研究发现，热疗可抑制DNA同源重组修复，并诱导DNA链断裂的早期修复方式向非同源末端损伤修复分流。与高保真的同源末端重组修复方式相比，非同源末端连接修复出现部分错误的可能性更大。DNA同源重组修复途径在细胞周期的S期和G$_2$期发挥作用，该种修复方式将断裂DNA副本作为修复模板，完整地修复DNA双链。当DNA双链发生断裂时会触发一个级联反应，使双链DNA在核溶

解过程中解聚形成单链DNA，随后单链DNA被单链DNA结合蛋白（RPA）所包覆，随后在BRCA2的帮助下，由RAD51置换出PRA并与单链DNA 3′端结合，RAD51重组酶蛋白在后续寻找同源DNA和DNA的延长中发挥着至关重要的作用，是同源重组修复中最重要的关键蛋白。BRCA2蛋白的缺失会影响RAD51在DNA双链断裂修复中发挥作用，从而导致DNA同源重组修复能力的丧失。大多数蛋白质在接近生理范围（<42℃）的温度下保持相对稳定。然而，BRCA2在低至41℃的温度下即可被降解。有研究显示，温热处理（41～42℃，60min）诱导的细胞系中BRCA2蛋白降解，导致DNA同源重组修复途径暂时受到抑制，这为热疗提高放疗和化疗药物的敏感性提供了一个可能的解释。此外，PARP-1抑制剂是一种较新的靶向药物，其作用机制主要是诱导复制叉的崩溃，并特异性杀死缺乏同源重组修复的细胞，对正常细胞毒性相对较小。因此，PARP-1抑制剂对于有*BRCA1/2*突变的肿瘤患者有更好的治疗效果，而温热可以模拟BRCA2缺陷表型，引起同源重组缺陷，这为扩大PARP-1抑制剂的临床应用提供了合理的理论基础。

肿瘤微血管结构异常，导致氧气扩散异常，使得肿瘤微环境持续性缺氧。乏氧导致DNA自由基不能被O_2氧化，从而导致DNA无法有效形成断裂损伤，而DNA断裂是电离辐射杀伤肿瘤细胞的主要机制之一。此外，肿瘤乏氧已被证明可以驱动肿瘤恶性转化，并刺激肿瘤侵袭和转移。当肿瘤进行热疗处理时，本身会发生很多生理学改变：热疗可导致加热区域血流量增加，血管扩张，增加血管通透性。研究显示，大多数生理变化是继发于肿瘤血流量增加的，血流量是控制肿瘤对热反应的主要因素之一。在氧剥夺和高酸性条件下，肿瘤细胞对热的反应更加敏感，因此血流影响细胞的热反应，从而影响肿瘤对热的反应。而乏氧是辐射耐受的重要因素，热疗则可在组织水平和细胞水平上矫正乏氧，减轻乏氧程度，可能是热疗放射增敏的重要作用机制。此外，热疗引起的肿瘤内氧合作用增加可以触发HIF-1α的降解，而大剂量放射治疗可以诱导肿瘤细胞中HIF-1α及其靶基因的激活。HIF-1α包括血管生成和血管生成在内的各种病理生理过程的主

要转录调节因子，热疗诱导的HIF-1α和VEGF的抑制可部分解释热放疗结合导致肿瘤生长延迟的原因。

热疗和放疗联合的方式，如二者的时间间隔、先后顺序及联合剂量，一直是值得探讨的问题。有研究显示，放疗与热疗之间的时间间隔越短，导致宫颈癌等肿瘤细胞死亡数目越多，而两种处理的先后顺序并没有显著差异，治疗间隔时间是一个重要因素。一般情况下，单剂量放疗后2h，大多数DNA双链断裂会完成修复，当所有DNA断裂均修复后，通过高温来抑制DNA修复往往是无效的。而目前同时热疗和放疗在临床实际操作时具有挑战性，目前临床上对于放疗和热疗的最佳治疗顺序和时间间隔尚无共识，常见的做法是按顺序进行热疗和放疗，热疗通常在放疗前或放疗后不久进行。确定放疗和热疗的最佳应用方式时需考虑在对肿瘤组织的最大杀伤的情况下尽量减少对正常组织的影响。此外，在体内环境中，还会受肿瘤微环境及免疫微环境等因素的影响，确定临床上放疗和热疗之间的最佳时间间隔，还需要进行大量和深入的体内研究。

（三）热疗与免疫治疗的协同机制及其临床前研究

鉴于免疫调节，在热疗的过程中起到了重要作用，人们很早开始研究免疫佐剂在热疗过程中的潜在作用。早在20世纪90年代，激光免疫疗法（LIT）就被提出，该治疗方案首次在吲哚菁绿（ICG）诱导的激光热疗过程中添加了糖化壳聚糖（GC）这一诱导免疫反应的佐剂，相关研究也表明，这种联合治疗方案可以使得动物体内的肿瘤体积明显缩小，并显著提高了模型动物的生存率。除此以外，日本学者也尝试使用磁力诱导的热疗联合免疫佐剂来治疗肿瘤，他们选择了IL-2及白细胞巨噬细胞集落刺激因子（GM-GSF）这两种免疫佐剂进行研究，结果显示，联合疗法在减小肿瘤及提高生存率等方面较单一疗法有明显提升。免疫治疗的研究在当时并没有取得相应的进展，导致早期的研究都局限在使用免疫调节剂来提高热疗的治疗效果，因此没能得到广泛的临床应用。

随着免疫治疗相关研究的不断深入，美国

FDA在2011年和2014年分别批准了两种免疫检查点抑制剂用于临床治疗黑色素瘤，即CTLA-4单抗和PD-1/PD-L1单抗，由此免疫治疗开始真正进入临床应用。与此同时，研究者也开始关注热疗与这些免疫检查点抑制剂的联合使用对肿瘤治疗的作用，他们认为热疗可以启动免疫级联反应，并在4～5天内导致T细胞受体特异性克隆，当这些受体到达远处肿瘤转移部位时，肿瘤细胞表达的PD-L1和CD80/86蛋白会抑制对肿瘤细胞的杀伤作用，而免疫检查点抑制剂治疗可以有效减轻抑制效果，从而提高热疗的治疗效果。为了验证这一假设，研究者在肿瘤转移的动物模型中进行联合用药，结果发现，联合免疫检查点抑制剂和热疗相对于单独免疫治疗可以有效减小肺转移肿瘤的增长速度，同时延长小鼠的生存期。还有研究发现，热疗联合免疫检查点抑制剂治疗可以有效引起免疫记忆，从而更好地抑制肿瘤转移灶的形成。

这些联合治疗方案的具体机制，目前认为与热疗的治疗效果及热疗实施的方式有关。如上所述，热疗可以上调细胞因子、肿瘤特异性抗原和热激蛋白等表达，导致树突状细胞成熟和T细胞活化，最终促进免疫治疗。多项研究表明，热疗后肿瘤内淋巴细胞浸润增加，同时还明确了CD4[+]和CD8[+] T细胞在这些治疗过程的重要性。单纯热疗会导致转移性肿瘤内出现免疫抑制，抑制调节性T细胞的增多，降低治疗效果。而免疫检查点抑制剂联合后可以有效减轻免疫抑制，从而增加效应T细胞与细胞毒性T细胞在调节性T细胞中的比例，最终增强对肿瘤细胞的杀伤作用。

虽然免疫治疗联合热疗的研究已经取得一定进展，但临床上仍有许多问题亟待解决。例如，热疗联合免疫治疗的具体分子机制是什么？联合用药过程中，各种治疗的最佳剂量及最佳时机也需要深入研究；另外，目前大部分研究都利用了肿瘤内纳米粒子制剂的递送而达到靶向治疗，而传统热疗方式如灌注热疗与免疫治疗的联合治疗效果尚未明确，还需更多的研究数据进一步补充。

综上所述，温热治疗对肿瘤细胞可产生直接作用和间接作用来增加抗肿瘤效应，其作用机制包括抑制不同的DNA修复过程，直接降低缺氧肿瘤细胞分数，增强药物摄取，增加血流和组织灌注，激活肿瘤免疫微环境等，热疗与临床治疗手段的联合已具有一定的理论实验基础。但目前尚存在不同治疗手段与热疗在联合时间、联合顺序及模式不明确等方面的问题。因此，热疗联合治疗方式在临床的应用仍然需要更充分的临床及临床前研究数据来证实剂量、顺序、持续时间和协同作用机制，以期在临床实际应用中得到更好的转化。

第二节　肿瘤消融治疗生物学研究进展与临床指导

一、概　　述

人类的每一次重大发现均取决于科学技术的进步。自现代成像技术出现以来，微创消融术（minimally invasive ablation）已经成为肿瘤常见的治疗方法之一，尤其是对那些不适合手术治疗的微小肿瘤，更加适用于微创消融技术治疗。20世纪90年代，CT、MRI等横截面成像技术的出现，使得影像引导下的外科手术和经皮消融术不仅成为可能，而且发展迅速，影像引导消融疗法的发展与演进见图13-2-1。

近年来，随着微创消融术的发展和临床治疗理念的更新，消融治疗以创伤小、并发症少和疗效好的优势已成为我国各指南与规范推荐的治愈性及姑息性治疗手段，并获得了与外科手术相当的地位。目前临床上最常见的消融治疗主要包括经皮射频消融（radiofrequency ablation，RFA）、微波消融（microwave ablation，MWA）和冷冻消融（cryoablation，CA）等。自2011年以来，不可逆电穿孔（irreversible electroporation，IRE）消融技术逐渐显示出广泛的临床应用前景。本节主要就上述四种消融治疗方法所致的肿瘤细胞死亡的生物学机制进行了详细阐述，同时介绍了消融治疗联合免疫治疗或传统放、化疗治疗实体性肿瘤的机制进展。了解消融治疗的生物学作用机制对于提高消融治疗的效果具有极其重要的意义。

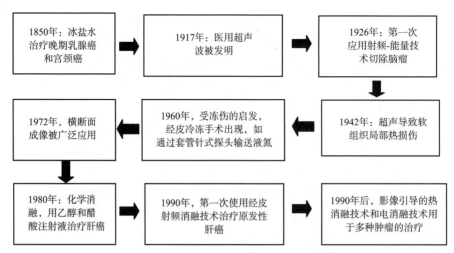

图 13-2-1 影像引导消融疗法的发展与演进

二、热消融的细胞死亡生物学机制

热消融（thermal ablation）也称为能量消融（energy-based ablation），主要是采用高于人体的极端温度作用于肿瘤组织，导致肿瘤局部组织温度升高或降低，从而诱导不可逆的细胞损伤，最终导致肿瘤细胞凋亡和凝固性坏死。

与手术切除相比，热消融技术具有以下优点：①热消融的患者死亡率明显低于手术患者；②由于热消融属于微创、局部、精准治疗，因此，对肿瘤周围组织的保护性好；③可以明显地降低治疗成本和缩短住院时间；④通过影像学引导，可以可视化监测消融过程；⑤微创消融尤其适用于不能用常规方法治疗的患者。

热消融常见的问题：①消融不完全；②复发。

与传统的治疗方法相比，热消融的疗效主要依赖于肿瘤组织类型、治疗模式等。到目前为止，还没有大规模的随机对照试验对消融治疗与手术切除或与放疗之间的疗效进行系统的比较。考虑到肿瘤的早期诊断率越来越高、老年人的发病率越来越高，以及微创及影像学引导的消融治疗手段在临床上越来越被认可，因此，深入研究并深刻地理解消融的生物学改变可以更好地指导临床。

经皮射频消融（RFA）、微波消融（MWA）、冷冻消融、高强度聚焦超声（HIFU）和激光消融均是通过电磁能加热的以能量为基础的消融模式，因此，它们又被称为能量消融。射频消融、微波消融、HIFU和激光消融属于高温消融，主要通过局部高温导致细胞的损伤，影响肿瘤微环境，损伤细胞膜和亚细胞器。而冷冻消融是一种基于低温的消融。HIFU和激光消融，与高温消融相似，HIFU是唯一的无创热疗方法。HIFU使用多个超声波束，将它们聚焦在选定的病灶区域，利用声波产生高达60℃的温度，从而导致细胞凝固性坏死。HIFU还可以引起超声空化，声的压力可以引起细胞内气态核膨胀和收缩，从而导致细胞核膜、线粒体和内质网崩塌，并会发生声空化。激光消融的优点是高精准度和高效率性；缺点是光很容易被散射、吸收，因此激光的组织穿透能力有限，只有1～2cm。

此外，大量的研究表明，除了电磁发热直接致肿瘤细胞凋亡和凝固性死亡以外，激活机体的免疫调节系统导致肿瘤细胞进一步破坏和死亡是能量消融技术的另一个重要的机制。最近的一项研究表明，在患者原发性肿瘤局部热消融后，其远处的转移灶也不明原因地消除了，因此，热消融很可能激活了机体的免疫调节系统，这一现象在放疗患者中也有发现。这提示，消融疗法联合免疫治疗或放疗是一个全新的肿瘤研究领域。

热消融高温损伤的直接和间接作用机制

高温能量消融破坏肿瘤的过程至少包括两个阶段，涉及直接作用和间接作用两种生物学机制。

1. 热消融高温损伤的作用范围 热消融的直接损伤区域主要包括3个：①中心区，也就是针尖的周围，这部分组织会发生凝固性细胞坏死；②亚致死区，位于针尖的外围或过渡区，这部分组织主要来自中心区的热传导效应所致的热损伤，这个区域内的细胞或者发生凋亡，或者受损伤的

细胞再次逆转为肿瘤细胞，这部分细胞的生存能力将会更加顽强；③过渡区以外的没有被消融影响到的周围组织。热消融作用的肿瘤组织3个区域的生物学特点见图13-2-2。

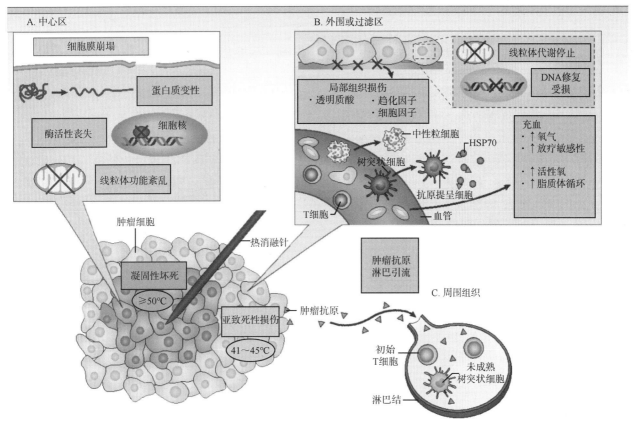

图 13-2-2 热消融作用的肿瘤组织 3 个区域的生物学特点

A. 针尖周围的中心区特点：中心区在≥50℃时发生凝固性坏死，细胞膜崩塌，蛋白质变性，酶活性和DNA聚合酶活性丧失，线粒体功能紊乱；B. 外围或过渡区有一个陡峭的负温度梯度。在41～45℃的温度下仍然存在热导致的细胞损伤，但它是亚致死性和可逆性的。C. 在正常的周围组织中，血管引起热沉效应，使高温消散，降低消融效果。坏死后释放的肿瘤抗原流到附近的淋巴结，刺激未成熟树突状细胞和初始T细胞活化

2. 热消融高温损伤的直接作用机制

（1）酶失活是高温损伤的关键性标志：高温热疗导致的肿瘤细胞损伤可以发生在多个层面，从亚细胞水平到组织水平，这主要依赖于所使用的热能、速率和靶组织对热的敏感性。一旦当温度高于50℃，实现不可逆细胞损伤所需要的时间就会大幅度减少，关键酶的失活标志着开始出现损伤。在50℃以上，蛋白质迅速变形，细胞毒性T细胞迅速增加，然后出现细胞凝固性坏死。

（2）细胞膜完整性破坏：细胞膜完整性改变被认为是热疗导致细胞死亡的主要原因。绝大部分的研究认为，温度的持续升高最先改变的是细胞膜的流动性和通透性，然后导致细胞肌动蛋白

丝和微管的功能失常，从而导致跨细胞膜的物质交换受损。细胞膜受损可以引起代谢物在细胞内的累积，并引起细胞内液体的流动，从而导致细胞溶解。也有研究认为，细胞膜稳定性的改变有可能是高温导致的细胞器受损伤的最终结果，而不是热疗导致的最初改变，细胞膜的改变与温度的升高没有直接关系。

（3）线粒体功能障碍：与热损伤密切相关。高温可能会促进质子通过线粒体内膜向线粒体内渗漏，从而导致线粒体损伤。热损伤在数分钟之内就可以见到细胞超微结构的改变，包括线粒体嵴的囊泡化、线粒体肿胀和致密体的形成。

（4）DNA复制受损：高温可以导致DNA复制

快速地受到抑制，这标志着热导致的快速增殖的细胞开始死亡。DNA复制受抑一方面与DNA关键复制酶的变性失活有关，如负责DNA复制半保护机制的DNA聚合酶α和负责DNA合成修复的DNA聚合酶β的变性。另一个可能的机制是多聚酶底物染色质的变性，主要的证据为在热效应停止和蛋白质合成恢复后DNA复制依然受到抑制，这可能是因为，热诱导的非组蛋白的核基质蛋白的异常浓缩阻碍了DNA的复制和酶修复。

（5）其他方面的机制：热诱导损伤的其他细胞内机制还包括RNA合成的中断、溶酶体酶的释放和高尔基体的损伤。此外，还需要注意的是，肿瘤组织表现出比正常组织更高的温度敏感性，这可能与肿瘤的代谢应力高于正常水平、肿瘤的散射能力下降及肿瘤的酸性间质环境有关。

3. 热消融高温损伤的间接作用机制　热消融除了导致上述细胞内的直接损伤外，还可以在热消融后逐渐表现出滞后的临床热损伤效应。一些临床前研究和临床研究已表明，间接的热损伤机制主要包括细胞凋亡、血管损伤，缺血再灌注损伤、肿瘤坏死期间释放的溶酶体内容物或粒细胞释放的内容物、细胞因子的释放及这些内容物刺激诱导的全身免疫反应。

三、消融的生物学机制

（一）射频消融的生物学机制

经皮射频消融（RFA）技术是通过超声、CT或MRI引导，将一个或多个射频电极直接置入肿瘤组织达到消融治疗肿瘤的目的。目前，经皮射频消融技术比较成熟，主要用于那些体积较小的、不能用于手术治疗的肿瘤，或者用于手术预后较差的患者。RFA治疗肝脏恶性肿瘤的成功，使其临床或实验应用扩展到肾、乳腺、骨和肺等肿瘤的治疗中，目前已经扩展到肾上腺和头颈部等软组织肿瘤的治疗。

1. RFA中心区的细胞损伤机制　RFA的温度可以达到60～100℃，主要是由高频交流电产生的，当组织中的离子随着高频交流电的方向改变时，就会引起摩擦加热（这种摩擦加热也称为"电阻"加热），产生热能导致高温，通过上述高温使细胞直接损伤的机制导致细胞死亡和组织凝固性坏死。非常有趣的是，当温度＞100℃时，射频消融的效果较差，因为当温度＞100℃时会导致组织内的水分蒸发形成水蒸气而烧伤组织，同时增加了组织的阻抗，并阻碍了未消融的剩余组织的导电，反而导致消融效果更差。此外，如果热消融的肿瘤靠近大血管，容易产生热沉效应。即流动的血液或空气吸收的热量从消融区被带走，从而导致热能消散，也很难达到导致细胞死亡的温度，因此邻近血管的肿瘤组织不易受到热损伤，RFA的疗效欠佳。大量的研究表明，这种热沉效应降低疗效的现象在RFA中比较常见。

2. RFA过渡区的细胞损伤机制　在RFA治疗靠近凝固性坏死中心区域的过渡区内，细胞或者发生了凋亡，或者受损伤后恢复，此时，过渡区的主要生物学改变如下。

（1）免疫炎症细胞浸润：有研究报道，在靠近凝固性坏死中心区域的过渡区，伴有大量的炎症细胞浸润，包括中性粒细胞、巨噬细胞、树突状细胞（DC）、自然杀伤（NK）细胞及对消融组织特异的B细胞和T细胞。这些免疫细胞亚群在动物模型和人的远处转移但却未行治疗的转移瘤组织及外围血液中也被检测到，表明RFA激活了全身免疫系统。热诱导坏死引起的机械性细胞损伤会释放多种免疫原性细胞内物质，包括RNA、DNA、HSP、尿酸和高迁移率族蛋白B1（HMGB1）等，所有这些物质都能激活机体的固有免疫，导致获得性免疫反应增强。

研究还发现，RFA后肿瘤外周环境中$CD4^+$ $CD25^+FOXP3$的调节性T细胞（Treg细胞）减少，这可能是由于机体对周围组织中的肿瘤抗原的耐受性降低，抗肿瘤体液和细胞介导的获得性免疫增强。在射频消融后的癌症患者中可以检测到肿瘤特异性抗原诱导的T细胞增加，刺激机体免疫增强，并使某些患者的无瘤生存率增加。

（2）细胞因子的释放：消融组织或肿瘤细胞可以直接释放促炎性细胞因子，损伤组织的局部细胞外基质和组织成分（如纤维蛋白原、透明质酸和内皮细胞）也可以释放促炎性细胞因子，这些细胞因子又可以触发其他的细胞因子、趋化因子和血管黏附分子的释放。研究表明，在经皮消融后数小时到数天时间内，血清白细胞介素-1β（IL-1β）、白细胞介素-6（IL-6）、白细胞介素-8

（IL-8）及肿瘤坏死因子-α（TNF-α）的水平均升高，这为体外监测热消融的疗效提供了重要的实验依据。

（3）热激蛋白表达增加：大量的研究表明，RFA诱导的HSP70在促进抗肿瘤免疫中发挥着重要的作用。热激蛋白具有多种功能，主要在肿瘤细胞中大量表达，可以通过肿瘤细胞、病毒感染细胞或细胞坏死时分泌到细胞外基质中。细胞内热激蛋白通过抑制凋亡防止组织损伤，而细胞外的热激蛋白则参与多种免疫过程，既可以作为抗原提呈细胞（antigen-presenting cell，APC）的抗原伴侣，也可以作为免疫系统的危险信号分子直接激活树突状细胞。在动物模型中，提取源于肿瘤细胞或病毒感染细胞的热激蛋白可诱导抗原特异性免疫。除了在动物研究中发现HSP70在肿瘤细胞中表达明显增加外，经皮射频消融后，HSP70在人肝活检材料和癌症患者血清中的表达也明显升高。研究也发现，血清中HSP70的升高与经皮射频消融后的患者预后密切相关。RFA如何增加HSP70的表达可能与所诱导的坏死有关，但是有研究表明，RFA的能量应用与肿瘤坏死之间没有直接的相关性，因此，具体机制还不是很清楚。

（二）微波消融的生物学机制

与RFA一样，微波消融（MWA）也是利用电磁波产生的热量，通过上述直接高温损伤的机制杀死肿瘤细胞。微波的电磁场通常在900～2500MHz，通过把天线直接放置在肿瘤内发挥作用。这个电磁场迫使组织中具有固有偶极子（主要是水）的极性分子不断地进行振荡，导致电场重新排列，这种现象被称为介电迟滞或旋转偶极子。这些极性分子的旋转增加了它们的动能，从而提高了组织的温度。与RFA相比，MWA不依赖于电流进行组织传导，因此，当温度＞100℃时，通常不用考虑因干燥产生电阻而扰乱治疗。因此，MWA更适合阻抗较高的组织，如肺和骨，以及含水量较高的组织，如实体肿瘤。微波消融的细胞直接损伤和间接损伤的机制与FRA的作用机制一样。

与RFA相比，MWA有以下优点：①能够更好地加热较大体积的肿瘤并能降低对热沉效应的敏感性，因为微波系统速度更快、效率更高。在RFA过程中，中心加热区被限制在活性电极周围数毫米的范围内，其余部分则是通过热传导加热。相比之下，MWA在一定频率下可以加热离天线2cm远的组织。②MWA的另一个优点是能够使用多个天线来放大消融效应，因此微波消融可以用于较大的或多个病灶的消融，通常情况下，将电磁波进行相位调整，产生的热量与天线数量的平方成正比。因此，同时激活多个天线会在病变部位导致协同（而不是相加）消融的效果。这种协同效应在RFA中是不可能存在的，因为多极射频场需要在成对单极电极之间进行连续切换。然而，MWA要比RFA更麻烦，因为它需要使用更大的电缆。此外，天线容易过热，这就需要一个冷却机制来保护整个天线长度的表面结构。就肿瘤破坏的延迟效应或间接机制而言，MWA是一种弱的局部炎症刺激因子，也是一种固有免疫和获得性免疫的刺激因子。同时，MWA也能诱导IL-1、IL-6等促炎细胞因子及HSP70的释放。而且，消融组织中免疫细胞浸润的程度也与消融的预后相关，尤其是与总生存率和局部复发预后呈负相关。

（三）冷冻消融的生物学机制

相比于高温消融，冷冻消融是冷损伤肿瘤细胞。冷冻消融比其他基于能量的高温消融方法具有更长的历史，早在19世纪40年代，冷冻消融就已经用于治疗乳腺癌和子宫癌；从20世纪60年代起，人们就已经开发出能够通过套管针式探头输送液氮的系统，用于视网膜、皮肤、前列腺、肾脏、肝脏、乳腺、肺和骨骼等癌症的治疗。低温消融使用的是液化气体，如氩，当它们膨胀时温度会降低。气体在低温探针末端的一个小腔室中膨胀，产生一个热阱，当氩蒸发时，温度可以降低到-160℃。研究表明，细胞致死所需的温度在-20～-40℃，需要在肿瘤周围1cm左右的范围内持续维持该温度，以确保肿瘤组织完全消融。冷冻消融范围的限制保证了肿瘤消融的靶向性。

目前，低温损伤导致的不同区域的各种生物学机制已被初步阐明，包括直接细胞损伤、血管损伤和缺血、凋亡和免疫调控（图13-2-3）。

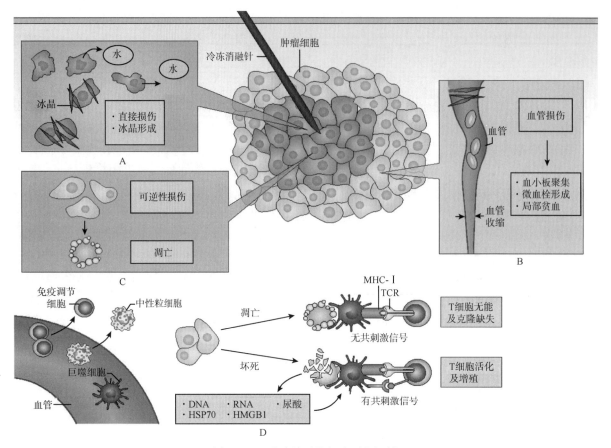

图13-2-3　冷冻消融的细胞死亡机制

A. 在冷冻消融病灶的中心是一个界限分明的冷冻坏死区，可以直接导致细胞损伤。冷冻坏死区内的温度急剧下降到–40℃以下，导致细胞从外向内的温度迅速下降，从而导致高渗的细胞外环境和渗透性细胞收缩，细胞内液体流出细胞外，细胞直接损伤。B. 冷冻致血管损伤，导致内皮细胞和细胞连接损伤，导致血小板聚集和微血栓形成。血管收缩是随着温度的降低而发生的。冰冻也会引起充血反应和血管通透性增加。由此产生的缺血引起进一步的凝血坏死。C. 细胞凋亡发生在亚低温的周围区域，亚低温区的损伤是可逆的。D.血管供应免疫细胞浸润。冷冻消融可引起抗肿瘤免疫增强和降低；免疫调节可能是依赖于细胞死亡的主要方式

1. 直接细胞损伤　当冷冻导致细胞脱水时会发生直接的细胞损伤。由于脂质双层的保护，细胞外的水在进入到细胞内小室之前就已经结冰，然后导致较高的细胞外溶质浓度，细胞的渗透梯度增加、液体外流、细胞皱缩、细胞膜变形。细胞脱水和高浓度的细胞外溶质被称为溶液效应损伤，细胞内的冰晶形成进一步增强了溶液效应损伤，继而导致整个细胞器和细胞膜的完整性受到损伤。在解冻过程中，细胞内室变成高渗，液体流动导致细胞破裂。

2. 血管损伤和缺血　血管损伤是低温凝集、血管固定和微血栓形成的微血管内皮损伤。血管内皮受损可以导致靶区缺血性细胞死亡，进一步导致细胞和组织凝固性坏死。

3. 外围组织凋亡　通常在冷冻消融病灶的中心区直接发生冷冻消融诱导的凝固性坏死，而在中心区周围发生细胞凋亡。动物实验已经表明，周围区的亚致死温度可导致一些细胞激活凋亡。坏死和凋亡之间的平衡与低温消融诱导的潜在免疫调节有关。

4. 免疫调控　早在20世纪70年代，自从冷冻消融被首次用来治疗前列腺癌以来，在系列病例报道中就已经发现，原发性肿瘤局灶性冷冻消融后，远处的转移瘤会自动消退。同时，使用兔和猴冷冻消融模型的早期实验也显示，在冷冻消融后模型动物的血清中发现了器官特异性和肿瘤特异性抗体的存在。这些均提示，冷冻消融的肿瘤组织的破坏会在原位留下完整的肿瘤特异性抗原，这些抗原可刺激免疫反应，通过免疫激活刺激肿瘤细胞的免疫靶向性，导致亚致死性损伤甚至未经治疗的肿瘤自动消退。

（1）免疫促进：冷冻消融引起的实质性反应

使其成为系统免疫调节研究的目标。组织学研究表明，冷冻消融后的肿瘤组织有大量的中性粒细胞浸润，募集大量的巨噬细胞。利用酶联免疫吸附试验（ELISA）检测发现，冷冻消融后，机体血清中的肿瘤特异性抗体均升高。体外各种动物模型研究表明，在冷冻消融后的局部淋巴结中，NK细胞活性增加、肿瘤特异性T细胞增多，以及全身循环T细胞水平升高。冷冻消融到底刺激体液免疫还是细胞免疫可能取决于到底是哪种单核细胞介导的免疫反应，到底是树突状细胞还是巨噬细胞最先到达并以更多的数量到达肿瘤消融部位。树突状细胞主要启动T细胞免疫应答，因为它们有能力将外源性抗原交叉提呈给主要组织相容性复合体（MHC）Ⅰ类，MHC被整合刺激CD8$^+$细胞毒性T淋巴细胞（CTL）。相反，巨噬细胞不能激发T细胞。如果巨噬细胞在冷冻消融后的组织中占主导地位，体液反应则成为可能。

然而，冷冻消融与RFA等其他热消融不同的是，冷冻消融诱导了更加明显和更高的消融后免疫原性。冷冻消融后，促炎性细胞因子大量释放，包括IL-1、IL-6和核因子-κB（NF-κB）依赖性细胞因子，如TNF-α。促炎性细胞因子的释放量远远大于RFA后释放的因子数量，甚至比MWA之后释放的促炎因子的数量还要多。研究表明，与正常大鼠的肝脏相比，冷冻消融后的炎症和肝细胞损伤特异性标志物、白细胞数和肝转氨酶水平均显著高于射频消融或激光消融后这些分子的水平。通过标记抗原的磁珠分选法测定发现，与RFA消融方法相比较，小鼠黑色素瘤冷冻消融后的树突状细胞中积累的抗原数量更多。一项针对结肠癌肝转移患者的血清中肿瘤神经节苷脂的创新性研究发现，肝损伤的冷冻消融导致血清中神经节苷脂水平和神经节苷脂特异性的免疫球蛋白M（IgM）滴度显著升高，但RFA或肝转移瘤切除术后均无此反应。

一种可能的解释是，基于高温的消融方法通过坏死摧毁了肿瘤：蛋白质的热变性减少了完整肿瘤抗原的数量，并使组织凝固，从而阻碍了细胞内大量产物进入系统循环。然而，冷冻过程保持了完整的胞质内细胞器和细胞超微结构，同时打开了质膜，使免疫细胞暴露，因此，冷冻消融产生了大量的肿瘤抗原，导致更加强烈的免疫反应。一方面这种免疫反应促进了冷冻消融的疗效；另一方面过度的免疫反应有可能引起冷冻休克。

（2）冷冻休克：肿瘤细胞冷冻消融后出现的罕见肿瘤免疫原性增强的现象称为冷冻休克，通常冷冻消融的肿瘤中发生冷冻休克现象的体积超过35%。冷冻休克的主要原因是肿瘤细胞冷冻消融可以导致细胞内坏死碎片的大量释放，刺激Kupffer细胞释放大量的促炎性细胞因子，从而诱发全身炎症反应综合征（systemic inflammatory response syndrome，SIRS），进而导致患者播散性血管内凝血、多器官衰竭或死亡。当使用RFA和NWA等热消融时，没有观察到SIRS的发生。这一现象表明，与冷冻消融相比，RFA和MWA具有较低的全身反应性。

（3）免疫抑制：非常有意思的是，许多实验研究和临床报道均显示，冷冻消融不仅可以促进免疫刺激作用，而且还引起免疫抑制效应。动物实验发现，与单个肝结节的冷冻消融相比，更大的肝脏结节或多个肝结节被冷冻消融后，机体的抗肿瘤免疫反应消失。冷冻治疗的可变免疫反应（免疫刺激或免疫抑制）归因于坏死和凋亡之间的平衡，两者都是在冷冻消融过程中出现的细胞死亡过程。坏死导致细胞内排出内容物（如上所述）：DNA、RNA、HSP和HMGB1，它们能提醒先天免疫系统、巨噬细胞和树突状细胞，诱发免疫反应。相比之下，细胞凋亡这一种生理现象可能引起对细胞抗原的免疫抑制。大量死亡细胞在没有共同刺激危险信号的情况下重复表达自身抗原，导致外周耐受；在没有危险信号的情况下吸收凋亡细胞的树突状细胞不成熟，抑制了细胞因子的产生，并可能引发克隆缺失和无能。

肿瘤细胞也释放免疫抑制细胞因子，如转化生长因子β（TGF-β）和IL-10。在冷冻消融过程中，释放了大量的抑制性细胞因子，而非炎症性介质，Treg细胞可能被刺激增殖，进而导致免疫耐受。动物实验已经证实，在冷冻消融疗效差的老鼠或者冷冻消融后出现肿瘤转移的老鼠的周围组织中，抑制性T细胞明显增加。到目前为止，很难预测细胞凋亡或坏死是否会产生更大的影响，同样，也很难预测局部释放的细胞因子到底是促炎性细胞因子还是免疫抑制因子。而且有学者认为，冷冻消融到底产生刺激性免疫，还是抑制性免疫，取决于冷冻消融方法、冷冻速度、肿瘤类型，以及患者的年龄和个体反应等多方面因素。随着时间的推移，反应的性质也会发生变化，可能发生免疫刺激，也可能发生免疫抑制，这主要取决于人们在监测免疫反应时取样的时间点，这非常重要。

（四）不可逆电穿孔消融的生物学机制

电穿孔主要是依赖于微秒到毫秒的持续直流脉冲所产生的电场作用于细胞膜，改变细胞膜内外的电化学电位，形成不稳定的电势，增加磷脂双分子层的不稳定性，进而引起细胞膜结构变化，在细胞膜上形成纳米级孔隙的物理现象。根据施加于细胞膜上的脉冲幅度、电压、波形、电流频率和作用时间，细胞膜上的纳米级孔隙可分为暂时性或永久性，即可逆电穿孔（reversible electroporation，RE）与不可逆电穿孔（irreversible electroporation，IRE）。

1. 可逆电穿孔（RE） 是指电穿孔脉冲可以可逆性地打开细胞膜，然后细胞可进行完全地自我修复并继续存活。RE技术目前已成为生物医学技术领域的一个重要工具，如用于脂质体难转染的细胞基因转染、向细胞内介导化疗药物或进行细胞融合等。在IRE技术出现之前，RE技术已经于19世纪80年代末作为电化学疗法（ECT）被临床应用。RE通过增强肿瘤细胞膜的渗透性来增强化疗药物的递送。研究表明，RE与化疗药物的联合使用比单独使用任何一种疗法的效果都好。

2. 不可逆电穿孔（IRE） 近年来，随着电穿孔技术研究的不断深入，IRE利用强电脉冲产生电场导致细胞膜不可逆性损伤而致细胞死亡的特性，在肿瘤临床治疗中受到广泛重视。IRE技术于2011年10月获得了美国FDA批准应用于临床，同时还通过了欧盟（CE）认证，目前已经发展成较为成熟的治疗手段，即纳米刀。该技术临床研究中尚存在患者选择非随机化、样本量少、可导致心律失常和肌肉强烈收缩等副作用，以及尚缺乏多中心、大样本量及长期随访等缺点，有关IRE技术消融肿瘤的细胞生物学机制研究方兴未艾。与第一节所述热消融方法的能量消融作用机制相比较，IRE技术的临床优势及现有的生物学机制研究的主要表现如下。

（1）IRE是最新的肿瘤消融技术之一，它的特点是不依赖于热能，而是直接导致细胞膜通透性增加。事实上，与RFA和MWA等消融模式相比，IRE技术的确产生了接近电极的热量，其治疗肿瘤的温度<50℃，因此，IRE技术在血管周围不产生热沉效应，特别适用于大血管周围肿瘤的消融治疗。

（2）IRE的另外一个优点是可以精准到肿瘤边缘，可以有效保护肿瘤周围的关键组织，对含胶原较多的组织结构如血管、胆道及神经不易产生损伤，并且治疗时间短（<5min），这是目前其他热消融方法无法精准实现的。在猪肝上进行IRE的组织学研究显示，IRE的组织消融可以精准到病变边缘，精准地测量出肝组织中几个细胞的厚度。IRE可以选择性地破坏脂质双层，因此，细胞外基质、胶原结构和胆管等均可以完整保存，并且无瘢痕形成。此外，在猪肝的治疗模型中，附近的血管得以完整地被保护，因此，消融组织在2周内可以迅速愈合。

（3）微秒脉冲电场治疗肿瘤的温度<50℃，因此，大多数蛋白质在IRE技术消融的组织中没有变性，理论上留在消融组织中的肿瘤抗原保持完整，增强机体的免疫能力应该更强。IRE如何调动免疫系统响应将是未来一个非常值得探索的研究方向。

（4）IRE可致内、外源性细胞凋亡。最近的研究表明，电场作用后细胞可以发生氧化应激反应而产生大量的活性氧，活性氧作为凋亡因子，通过诱发DNA双链的断裂、Bid介导的线粒体膜通透性改变和Fas参与的凋亡小体的形成等通路诱导内源性细胞凋亡；电场还可以导致细胞内钙离子浓度升高，参与钙蛋白酶介导的线粒体诱导的内源性细胞凋亡。此外，电场还可以通过激活细胞膜上Fas/CD95受体、信号转导引起caspase-3的激活，最终诱导外源性细胞的凋亡。有研究表明，自噬过程也参与了IRE的消融作用机制。

（5）IRE可破坏细胞骨架，并致细胞膜磷脂酰丝氨酸外翻。高强度的纳秒电脉冲刺激可通过破坏细胞微丝骨架，影响细胞膜的稳定性，进一步导致细胞形态异常而发生细胞死亡。同时，纳秒电脉冲致纳米孔形成后，排布于纳米孔内周的磷脂酰丝氨酸侧向位移，形成脂质双分子层的内外侧翻转，进一步导致细胞膜通透性增强。

总之，有关IRE技术的生物学机制的研究还较为初步，随着技术的不断发展和机制研究的不断深入，必将对进一步推动肿瘤消融治疗具有更加重要的意义。

四、消融的生物学效应对临床应用的指导意义

了解增强或阻碍消融的生物学因素对于提高或增强消融的治疗效果具有极其重要的意义。有关热消融与肿瘤生物学、免疫学、化疗或放疗之间的交叉融合是肿瘤消融领域快速发展的研究方向。联合或协同这些治疗能够提高肿瘤患者的生存率，减少复发或转移。

（一）克服热沉效应

在高热消融治疗中，血液或空气气流将热量从组织中带走，从而降低消融效率，并在很大程度上限制热疗对肿瘤组织热损伤的范围。RFA最容易产生热沉效应，即使是血管丰富的小肿瘤也不建议用RFA消融。为了减少肿瘤附近的血流量，提高消融的局部温度，可以采用手术夹闭血管，或采用气球、线圈、微粒或碘化油进行动脉栓塞。在肝细胞癌患者的随机对照试验和对比研究中，与单纯RFA相比，RFA前经动脉化疗栓塞术后再行RFA治疗显示出更好的预后，肿瘤患者的总生存率明显提高，术后复发率明显下降。为了减少创伤性并提高热疗效率，减缓血流，抗血管生成的药物已在临床上使用。临床上，三氧化二砷已经用于白血病的治疗，同时，它也被证明是一种有效的抗血管药物。动物实验研究表明，在RFA之前，口服三氧化二砷可显著增加动物模型消融治疗的凝血坏死体积。此外，砷与RFA呈剂量依赖性协同作用。三氧化二砷如何降低肿瘤血流的机制尚不清楚，有学者认为，可能与肿瘤血管的坏死和血栓形成有关。三氧化二砷抗血管效应的缺点在于需要的剂量较大，大剂量的三氧化二砷的使用必然会产生高的细胞毒性，至于其在临床上使用的可行性还需要进一步的验证。众所周知，氟烷可以减少肝内血流

量，在使用猪肝进行RFA研究时，发现氟烷的使用可以显著减少正常猪肝RFA时局灶性组织灌注与凝固性坏死。然而，由于氟烷的副作用较大，严重地限制了它与消融技术的联合使用。动物研究也发现，抗血管生成药索拉非尼可以与RFA联合应用。索拉非尼是一种血管内皮生长因子（vascular endothelial growth factor，VEGF）受体和血小板衍生生长因子（platelet-derived growth factor，PDGF）受体抑制剂，也抑制肿瘤内皮细胞RAF激酶途径。小鼠肾癌模型研究显示，与三氧化二砷一样，索拉非尼可明显增加RFA诱导的凝固性坏死的范围。

（二）协同免疫治疗

单纯使用能量为基础的热消融方法所激发的免疫反应往往过于温和，很难将肿瘤完全消除。一些研究已经研究将免疫佐剂与热消融相结合的策略，以刺激更强的抗肿瘤反应，并希望获得全身免疫反应。尽管这些研究仍处于临床前阶段，但许多研究已显示出非常好的应用前景。

1. 冷冻消融后给予免疫佐剂 如蛋白结合多糖或Toll样受体（Toll-like receptor，TLR）激活剂。在脾内注射肿瘤细胞产生在肝内转移的大肠癌小鼠模型，给予蛋白多糖可抑制IL-4和IL-10的产生，并增强细胞毒性T淋巴细胞和NK细胞的杀伤作用，直接对注射的转移癌产生杀伤作用。

2. 消融联合树突状细胞 TLR是一类在巨噬细胞和树突状细胞上表达的模式识别受体。当TLR9和TLR7分别被病原体相关分子模式（pathogen-associated molecular pattern，PAMP）或激动剂咪喹莫特激活时，它们刺激树突状细胞，触发辅助性T细胞（TH1细胞）激活，从而促进细胞毒性T淋巴细胞活性。冷冻消融后给予两种TLR激动剂均可以激活树突状细胞，在动物模型中产生更有效的抗肿瘤反应。

事实上，利用树突状细胞是诱导肿瘤特异性细胞免疫的一个有吸引力的方法。临床研究已表明，体外可成功将抗原装载到成熟的树突状细胞上，这就是常规的DC疫苗。目前也有人正在尝试在RFA或者冷冻消融后给予注射DC疫苗以增强机体的免疫能力。有研究提示，可以在消融前的肿

瘤组织内注射未成熟树突状细胞，热消融时可刺激树突状细胞成熟，提高机体抗肿瘤的系统免疫活性。在这种情况下，由热消融产生的肿瘤碎片可以作为一种激活树突状细胞原位抗原的有效来源。令人印象深刻的是，这种方法诱导了TH1应答和肿瘤特异性细胞毒性T淋巴细胞的增加，显著延长肺转移实验动物的存活率。

3. 冷冻消融联合细胞毒性T淋巴细胞相关抗原4（CTLA4）抑制Treg细胞功能 CTLA4主要在TH1细胞和Treg细胞内表达，可以向T细胞传递抑制信号。一般认为，CTLA4的表达可以抑制细胞免疫的抗肿瘤活性。伊匹单抗（ipilimumab）是美国FDA批准的CTLA4抗体，它可以破坏免疫系统对肿瘤的耐受性，从而导致更高的识别和杀伤反应。小鼠前列腺癌的研究表明，原发性肿瘤冷冻消融联合CTLA4抗体可以减缓或预防继发性肿瘤的发生，而单独冷冻消融不能明显地抑制继发性肿瘤的生长。研究人员还发现，相较于单纯的冷冻消融，继发性肿瘤内部浸润了大量的CD4+和CD8+ T细胞，T细胞与Treg细胞的比率明显增加。

4. 冷冻消融联合过继性免疫疗法 过继性免疫疗法是一个收集浸润在转移性肿瘤细胞内的免疫细胞的过程，然后在体外扩增这些免疫细胞后回输到患者体内。小鼠乳腺癌的一项开创性研究表明，与外科手术或对照组相比，冷冻消融后，从肿瘤引流的淋巴结中获取的肿瘤特异性T细胞数量增加，可以导致明显的肺转移数量减少和体积明显缩小。

（三）协同传统的放化疗

热消融联合化疗或者放疗可以有效弥补经皮消融术所导致的不完全消融或不均衡消融的缺点。

热消融辅助化疗的目的通常是增强周围或过渡区肿瘤细胞的死亡，因为在亚致死温度下，周围或过渡区的肿瘤细胞的死亡是可逆的。化疗引起的细胞毒性损伤可以促进由热诱导的细胞损伤所引起的细胞凋亡。研究已经证明，HSP70在消融的过渡区表达上调，HSP70的主要作用之一是对损伤的保护作用（如上所述）。在动物模型中，将RFA与纳米颗粒血液疗法相结合，可以增强细胞凋亡或抑制HSP，从而提高肿瘤细胞的坏死率，

提高荷瘤老鼠的存活率。有学者研究表明，槲皮素是一种抑制HSP表达的黄酮类物质，RFA与槲皮素脂质体结合，增加了RFA的消融范围。对大鼠乳腺肿瘤模型的研究表明，RFA联合肿瘤内或血管内注射阿霉素可以增加RFA的高温凝固性细胞死亡。随后对肝癌患者进行的一项初步临床研究显示，联合多柔比星脂质体和RFA对肿瘤患者消融2～4周后，对肿瘤细胞的破坏能力明显强于单独的RFA消融治疗，长时间的观察表明，这种联合消融效应主要归因于DNA的氧化损伤、蛋白质损伤和脂质损伤产生的细胞应激，从而激活并加速细胞凋亡。脂质体通常作为化疗药物的递送载体，从病理学的角度来说，实体肿瘤的血管系统是渗漏的，因此有利于脂质体携带药物进入血液系统。消融灶周围或过渡区由于血管扩张和血管通透性增加而充血，因此它非常适合增加脂质体化疗的递送量。热疗还可以促进内皮细胞的孔径增大，进一步促进脂质体进入和沉积在血管内。温敏脂质体在高温下释放化疗药物是消融领域一个新的研究方向。在异种移植肿瘤模型中，在40℃的温和高温下可以增加以赖氨酸热敏脂质体传递的阿霉素的释放和细胞内累积。而空脂质体联合RFA显示细胞毒性效应增加，这表明脂质体本身可以通过产生自由基来改善凝固性细胞死亡。作为一种新的改善局部消融并保持人体全身低毒性的新方法，结合RFA和热敏性脂质体阿霉素的靶向热疗正在临床进行随机对照试验。

在实验动物研究中，联合放疗和热消融疗法也显示，与单纯放疗相比，肿瘤坏死增加、生长减缓，患者总生存率提高，并优于联合RFA和脂质体阿霉素的治疗效果。对于不能手术治疗的肺癌患者，消融治疗联合常规三维放疗或近距离放疗的疗效已经在临床试验中得到证实。有关放疗和热消融协同增加疗效的一个解释是它们具有互补的作用区域。放疗抵抗的最高风险发生在肿瘤的中心，因为放疗主要依赖于氧的细胞毒性，而肿瘤的中心是最容易缺氧的区域。相反，肿瘤的边缘则是在热消融过程中发生亚致死温度和可逆性损伤的地方，尤其是在热沉效应下。高热、外周区血管舒张和通透性增加可增强该区的氧合，进一步提高放疗的疗效。另外一个机制是放疗可以导致氧自由基产生，

其可能的机制是放疗损害细胞修复机制并导致自由基持续存在。氧化标志物亚硝胺的持续增加可以增强联合治疗的疗效。

五、消融生物学机制未来的研究方向

自现代影像学出现以来，影像引导下的微创消融已成为一种常见的治疗方法。有关微创消融的大多数研究仍处于原理论证、动物实验或临床前阶段。目前，微创消融在临床上的应用研究受到肿瘤异质性、动物模型和消融方法的限制，在临床患者中还缺乏明显的随机对照临床试验。尽管如此，几十年来，消融治疗取得了非常好的进展。例如，考虑到将不完全消融控制在最小的范围，所以，肿瘤的大小一直是临床上使用热消融的判断标准，RFA在历史上仅限于小于3cm的病变，最近得益于技术的进步，其消融范围已经扩大到5cm，从而拓宽了它的临床适应证。从简单的小肿瘤消融到实验性的联合治疗，经皮热消融疗法在实体肿瘤治疗中的作用日益扩大，也进一步阐明低温消融对复杂的抗肿瘤免疫反应的影响，对辅助免疫治疗具有很大的潜力。测量细胞因子谱、HSP或血清抗肿瘤抗体水平等标志物分子均可能为热疗患者局部治疗提供疗效观察和预后监测。初步的临床Ⅰ期研究已显示消融联合化疗或放疗的效果，很显然，进一步深入进行联合治疗的基础研究、转化研究和临床研究将为微创消融领域提供更加丰富的信息与临床指导。

致谢：感谢国家自然科学基金重大科研仪器研制项目81827803资助。

（张仕蓉　马胜林　武明花　陈　攀　龙鑫淼）

参考文献

岑超，陈新华，郑树森，2015. 纳秒脉冲电场肿瘤电消融的分子生物学机制. 浙江大学学报（医学版），44（6）：678-683.

范旭，冯煜然，朱梅，2019. 微波消融联合免疫疗法治疗肿瘤的研究进展. 昆明医科大学学报，40（11）：1-5.

何永文，2000. 热诱导肿瘤细胞凋亡及其特点. 国外医学：口腔医学分册，27（6）：331-334.

黄真辉，聂生东，2014. 经皮激光消融技术应用研究进展. 生物医学工程学进展，35（4）：228-232.

林征宇，2017. MRI引导在肝癌消融中的优势及地位. 肝癌电子杂志，4（4）：38-41.

倪雪君，周国雄，成建萍，2008. 射频消融治疗肝癌机制的研究进展. 世界华人消化杂志，16（30）：3416-3420.

孙钢，2015. 不可逆电穿孔技术消融肿瘤研究进展. 介入放射学杂志，24（4）：277-281.

张萍，王大章，郑光勇，等，2003. 热疗对肿瘤细胞耐药性的影响. 华西口腔医学杂志，21（2）：127-129.

Ahmed K，Tabuchi Y，Kondo T，2015. Hyperthermia：an effective strategy to induce apoptosis in cancer cells. Apoptosis，20（11）：1411-1419.

Basu A，Haldar S，1998. Microtubule-damaging drugs triggered bcl2 phosphorylation-requirement of phosphorylation on both serine-70 and serine-87 residues of bcl2 protein. Int J Oncol，13（4）：659-664.

Bull JMC，2018. A review of immune therapy in cancer and a question：can thermal therapy increase tumor response? Int J Hyperthermia，34（6）：840-852.

Chu KF，Dupuy DE，2014. Thermal ablation of tumours：biological mechanisms and advances in therapy. Nat Rev Cancer，14（3）：199-208.

Datta NR，Ordóñez SG，Gaipl US，et al，2015. Local hyperthermia combined with radiotherapy and-/or chemotherapy：recent advances and promises for the future. Cancer Treat Rev，41（9）：742-753.

Diederich CJ，2005. Thermal ablation and high-temperature thermal therapy：overview of technology and clinical implementation. Int J Hyperthermia，21（8）：745-753.

Goldman DT，Piechowiak R，Nissman D，et al，2018. Current concepts and future directions of minimally invasive treatment for knee pain. Curr Rheumatol Rep，20（9）：54.

Gong L，Zhang Q，Pan X，et al，2019. p53 Protects cells from death at the heatstroke threshold temperature. Cell Rep，29（11）：3693-3707.

Habash RW，Bansal R，Krewski D，et al，2006. Thermal therapy，part 1：an introduction to thermal therapy. Crit Rev Biomed Eng，34（6）：459-489.

Hajnóczky G，Lin C，Thomas AP，1994. Luminal communication between intracellular calcium stores modulated by GTP and the cytoskeleton. J Biol Chem，269（14）：10280-10287.

Hartley-Blossom ZJ，Healey TT，2019. Percutaneous thermal ablation for lung cancer：an update. Surg Technol Int，34：359-364.

Hurwitz MD，2019. Hyperthermia and immunotherapy：clinical opportunities. Int J Hyperthermia，36（sup1）：4-9.

Ito K，Saito，K，2011. Development of microwave antennas for thermal therapy. Curr Pharm Des，17（22）：2360-2366.

Lee S，Son B，Park G，et al，2018. Immunogenic effect of hyperthermia on enhancing radiotherapeutic efficacy. Int J Mol Sci，19（9）：2795.

Rahban D，Doostan M，Salimi A，2020. Cancer therapy；prospects for application of nanoparticles for magnetic-based hyperthermia. Cancer Invest，38（8-9）：507-521.

Salah-Eldin AE，Inoue S，Tsukamoto S，et al，2003. An association of Bcl-2 phosphorylation and Bax localization with their functions after hyperthermia and paclitaxel treatment. Int J Cancer，103（1）：53-60.

Shinitzky M，Inbar M，1974. Difference in microviscosity induced by different cholesterol levels in the surface membrane lipid layer of normal lymphocytes and malignant lymphoma cells. J Mol Biol，85（4）：603-615.

Song CW，Park HJ，Lee CK，et al，2005. Implications of increased tumor blood flow and oxygenation caused by mild temperature hyperthermia in tumor treatment. Int J Hyperthermia，21（8）：761-767.

Thompson SM，Schmitz JJ，Schmit GD，et al，2017. Image-guided thermal ablative therapies in the treatment of sarcoma. Curr Treat Options Oncol，18（4）：25.

Toraya-Brown S，Fiering S，2014. Local tumour hyperthermia as immunotherapy for metastatic cancer. Int J Hyperthermia，30（8）：531-539.

第三篇

肿瘤热疗的临床应用

在前两篇中，分别对热疗应用工程的相关技术和加热的物理因子与临床应用的相关性进行了介绍。本篇将以临床中应用热疗较多的常见肿瘤病种为核心，对不同肿瘤的综合治疗与热疗和其他治疗方法的联合治疗原则及热疗技术在临床中的实际应用分别予以介绍。

第十四章 鼻咽部恶性肿瘤

第一节 鼻咽部恶性肿瘤的流行病学特点与病理解剖基础

一、鼻咽癌流行病学与病因学概述

鼻咽部恶性肿瘤主要指的是鼻咽癌，虽然还包括部分少见癌症如恶性黑色素瘤、恶性淋巴瘤等，但比例很少。

鼻咽癌是发生于鼻咽黏膜的恶性肿瘤，是在我国常见的恶性肿瘤之一，发病率居头颈部恶性肿瘤的首位。鼻咽癌的发病具有明显的地域及种族差异，中国及东南亚各国发病率最高，北非国家次之，欧美大陆和大洋洲国家发病率较低。我国以华南、西南各省高发，尤以广东省发病率最高。内蒙古人种高发。鼻咽癌的发病以40~60岁为高发年龄，男性高于女性。

鼻咽癌的病因尚不确定。认为与多种因素有关，目前较为肯定的是EB病毒感染、化学致癌因素或环境因素、遗传因素等。

二、鼻咽部解剖学特点及病理类型

（一）解剖学特点

鼻咽位于颅底和软腭之间，鼻咽腔由6个壁构成，除软腭外，其余各壁相对固定，由骨性结构支撑。其重要的比邻结构：在鼻咽上顶壁及顶侧壁是颅底中线及中线旁结构，如蝶窦、海绵窦、斜坡、岩尖，并通过破裂孔、圆孔等孔道天然与颅内相通；后壁近第1、2颈椎；下接口咽，软腭构成其底壁；前连后鼻孔，与上颌窦相邻。鼻咽的淋巴管十分丰富且左右交叉，局限于一侧的

鼻咽癌可出现相侧或对侧淋巴结转移。常沿着淋巴管引流方向依次转移，较少出现跳跃转移（＜5%），转移淋巴结部位以咽后和颈上深淋巴结最常见，见图14-1-1。

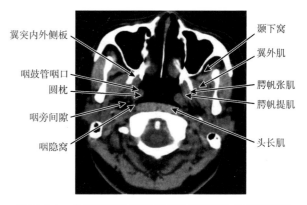

图14-1-1 鼻咽部正常结构CT（软组织窗）影像学表现

（二）病理类型

鼻咽癌组织病理类型包括鳞状细胞癌、非角化型癌、基底细胞样癌。腺癌及涎腺来源的癌不包括在内。具体病理分类如下。

1. 非角化型癌 可分为分化型和未分化型，两型划分并无临床及预后意义，且病理形态上差异可能造成诊断不一致，因此诊断时可不做区分。未分化型较为常见，非角化型癌占鼻咽癌的80%~85%。

2. 角化型鳞状细胞癌 该型与头颈其他部位的原发鳞癌形态相似，可见到特征性的细胞间桥和角化珠等。因分化程度较高，对放疗敏感性差，放疗后常见局部未控或复发。

3. 基底细胞样鳞癌 发病率低，形态与头颈部其他部位的基底细胞样鳞癌一样，研究报道其侵袭性不如其他部位强。

第二节 鼻咽癌的诊断与治疗

一、临床特征

（一）临床症状及体征

鼻咽癌的临床特征有七大症状（即鼻塞、回吸性血涕、耳鸣、听力下降、头痛、面麻和复视）和三大体征（即鼻咽部肿块、颈淋巴结肿大和脑神经损伤）。

鼻咽癌常易发生颅底受侵而引发多种多样的脑神经受损表现，所表现出的相关脑神经损伤症状被称为脑神经损伤综合征。根据解剖部位的不同分为前组和后组脑神经损伤综合征。前组脑神经损伤综合征有眶上裂综合征、眶尖综合征、垂体蝶窦综合征、岩蝶综合征（又称海绵窦综合征或破裂孔综合征）；后组脑神经损伤综合征有颈静脉孔综合征、舌下神经孔综合征、腮腺后间隙综合征、Horner综合征。

由于鼻咽癌的病理类型、生长部位及侵犯范围的不同，在临床上，上述各种症状和体征可以各种组合的方式表现出来，显得变化多端，且容易误诊。

（二）诊断要点

鼻咽癌根据其典型的临床症状、体征，结合相应的影像学检查（如纤维鼻咽喉镜检查、鼻咽部MRI/CT、胸部CT、腹部B超、骨扫描、PET/CT等）和病理活检而进行确诊。另外，EBV-DNA拷贝数和免疫组化检查也很重要。

二、鼻咽癌临床分期

目前主要根据美国癌症联合委员会（American Joint Committee on Cancer，AJCC）第8版的TNM分类法进行分期。

T，原发肿瘤：T_X，原发肿瘤不能评价；T_0，无原发肿瘤存在证据，包含颈部淋巴结EB病毒阳性；T_1，肿瘤局限于鼻咽部，或者侵犯口咽和（或）鼻腔；T_2，肿瘤侵犯咽旁间隙和（或）邻近软组织（包括翼内肌、翼外肌、椎前肌）；T_3，肿瘤侵犯颅底、颈椎、翼状结构和（或）鼻旁窦；T_4，肿瘤颅内侵犯，侵犯脑神经、下眼部、眼眶、腮腺和（或）翼外肌侧缘软组织浸润。

N，区域淋巴结：N_X，区域淋巴结不能评价；N_0，无区域淋巴结转移；N_1，单侧颈部淋巴结转移和（或）单侧/双侧咽后淋巴结转移，转移灶最大径≤6cm，在环状软骨下缘以上；N_2，双侧颈部淋巴结转移，转移灶最大径≤6cm，在环状软骨下缘以上；N_3，单侧或双侧颈部淋巴结转移，转移灶最大径>6cm和（或）侵犯超过环状软骨下缘。

M，远处转移：M_0，无远处转移；M_1，有远处转移。

分期：0期，$T_{is}N_0M_0$；Ⅰ期，$T_1N_0M_0$；Ⅱ期，$T_{0\sim1}N_1M_0$、$T_2N_{0\sim1}M_0$；Ⅲ期，$T_{0\sim2}N_2M_0$、$T_3N_{0\sim2}M_0$；ⅣA期，$T_4N_{0\sim2}M_0$、T任何N_3M_0；ⅣB期，T任何N任何M_1。

三、鼻咽癌常规治疗原则

（1）放疗是早期鼻咽癌的根治性治疗手段。对于Ⅰ期鼻咽癌患者，单纯放疗即可达到根治性治疗的效果，无须联合化疗。对于Ⅱ期鼻咽癌患者，单纯放疗即可达到较好疗效，是否联合化疗在我国存在一定争议。因此，若行调强放射治疗，则是否化疗需根据临床情况而定。

（2）局部区域晚期鼻咽癌，需要放化疗等综合治疗手段。对于Ⅲ～ⅣA期鼻咽癌患者，同步放化疗为标准治疗模式。随着近年来Ⅲ期随机对照研究的开展，诱导化疗联合同步放化疗对于T_4或N_3患者，可以进一步提高生存率。但是，同步放化疗后辅助化疗的作用尚有争议，需要挑选复发高风险人群进行治疗。

（3）转移性鼻咽癌以化疗为主要治疗模式。对于M_1期患者，系统化疗为首要的治疗模式，对于寡转移患者（转移灶<5个）及化疗后肿瘤达到CR/PR患者，可考虑行局部区域放疗以提高疗效。

（4）对于局部残留或复发鼻咽癌患者，手术或再程放疗是可以选择的有效治疗手段。大多数非N_0鼻咽癌患者随着治疗后时间的延长，治疗失败的主要原因依然是局部残留和复发。对于局部残留或复发鼻咽癌患者，目前主要有手术、再程放疗等手段，也可以结合化疗、免疫治疗、靶向治疗或基因治疗中的一种或多种。

选择性手术治疗局部残留或复发的鼻咽癌已被认为是一种有效的治疗模式，但不是常规治疗手段。再程放疗对局部残存或复发病变的治疗作用已越来越受到重视，但剂量≥50Gy才有明显临床获益，如果能达到根治剂量可能会更好。

常规治疗的缺陷：一般而言，对于早期鼻咽癌单纯放疗或放化综合治疗就可以达到较好疗效，但对于中晚期患者，尤其是局部晚期和转移淋巴结较大、淋巴结中心坏死或伴有淋巴结包膜外侵犯或皮肤受侵者，临床疗效往往欠佳；此外，由于对病情控制的需要，需给予较大放射剂量才能有效杀灭肿瘤，这样常会对患者相应功能造成损害，晚期发生严重的放疗并发症还可能导致患者低劣的生活质量。化疗的使用虽在一定程度上对缩小肿瘤、降低远处转移有好处，但其严重的毒副反应对机体免疫功能造成损害，很多患者或因身体原因，或因耐受情况而无法接受。因此，寻找一种毒性低、疗效好的综合治疗方法或模式成为一种医患间的共同需求。热疗正是在这种背景下受到了广泛关注，在热疗基础上，联合基因治疗、靶向治疗、免疫治疗的尝试也在不断进行。

第三节 鼻咽癌的热疗

一、热疗在鼻咽癌中的应用及进展

热疗已经应用于多种癌种，单独应用或联合放化疗可以获得较好疗效，且毒副作用较低。已有大量回顾性临床研究及部分前瞻性随机对照研究证实，热疗联合放疗治疗头颈部肿瘤可以提高疗效，是一种可选择的治疗手段。

热疗联合放化疗的优势在于以下方面：①放疗与热疗分别作用于细胞周期的不同时相，放疗对G_0期和S期细胞抵抗，对G_2期和M期敏感，而热疗对S期和M期敏感，对G_1期抵抗。两者形成很好的优势互补，使抗肿瘤效果明显提高；②乏氧肿瘤细胞对放疗相对抗拒，但热疗不受肿瘤富氧或乏氧状态影响，这两个因素使得热疗成为放疗最佳的"增敏剂"；③热疗可以抑制双链DNA损伤的同源重组修复，防止细胞修复亚致死损伤，因此，热疗与放疗及化疗可以起到协同杀伤肿瘤的作用；④热疗通过多种途径增强对肿瘤细胞的免疫反应。

基于以上几点，热疗可以成功地改善对肿瘤的控制。由于头颈部肿瘤多属于浅表肿瘤，对其接受治疗后的情况便于观察，加热难度不大，因此在热疗的早期，临床的相关研究多选择的是头颈部肿瘤，包括鼻咽癌，当然，其中以转移淋巴结的报道最为多见，也有部分用于原发灶。

例如，Huilgol等研究$T_3\sim T_4$期和$N_1\sim N_3$非转移性头颈部肿瘤患者热疗联合放疗的疗效。将56例患者随机分为放疗组和放疗+热疗组。两组患者均接受70Gy/2Gy/35次，5次/周照射。放疗+热疗组患者接受热疗30min，平均温度42.3℃。1年随访时间内，临床缓解率放疗组与放疗+热疗组分别为42.4%和78.6%（$P<0.05$），生存分析也显示两组有显著差异（中位生存时间在实验组和对照组分别为241天和145天）。热疗相关毒副反应并未增加。

赵雪松观察了68例鼻咽癌颈部转移淋巴结热放疗的临床疗效。其中对照组34例（单纯放疗），观察组34例（放疗+热疗），结果显示，热放疗总有效率为97.1%，对照组给予放疗，总有效率为76.5%，观察组总有效率高于对照组，差异有统计学意义（$P<0.05$），且不良反应更低。

2015年，胡月等报道了热疗综合疗法治疗原发性鼻咽癌的系统评价。本研究共纳入21篇随机对照研究（1680例患者）。荟萃分析结果显示，原发灶热放组的完全缓解率和总有效率均显著好于单放组，且其差异均有统计学意义（$P<0.05$）。颈部转移灶热放组的完全缓解率和总有效率均显著好于单放组，且其差异均有统计学意义（$P<0.05$）。颈部转移灶热放化组的完全缓解率、总有效率、3年总生存率、5年总生存率、5年无瘤生存率和5年局部控制率均显著好于放化组，且其差异均有统计学意义（$P<0.05$）。其结论是相较于单纯放疗或放化疗，热疗综合疗法治疗鼻咽癌及其颈淋巴结转移能提高患者的近期疗效或远期生存率，且安全性较好，但其长期疗效和安全性评价尚需大样本高质量的随机对照研究进一步验证。

另有报道用鼻咽腔内微波辐射器进行热疗与放疗联合治疗鼻咽癌，用于鼻咽癌治疗后残存病灶及在短期内复发而不宜再次接受根治性放疗的患者，近期加用腔内热疗效果较好。表14-1-1为近10年鼻咽癌热疗随机研究结果总结。

表14-1-1　近10年鼻咽癌热疗随机研究结果

作者及发表时间	样本量（例）	治疗方案	结果	结论
朱莉等，2005年	70	热疗+RT/RT	原发灶完全缓解率、总有效率有显著统计学意义	鼻咽癌原发灶腔内热疗联合放疗优于单纯放疗
王仁生等，2010年	154	热疗+CRT/CRT	颈淋巴结完全消退率分别为80.3%和61.5%，差异有统计学意义（$P < 0.05$），总有效率分别为100%和96.2%。热疗组与对照组的颈淋巴结完全消退时的放疗剂量分别为（45.8±5.46）Gy和（58.8±5.03）Gy，差异有统计学意义（$P < 0.05$）。热疗组与对照组的5年颈淋巴结局控率分别为97.4%和76.9%，差异有统计学意义（$P < 0.05$）。热疗组与对照组1年生存率、3年生存率、5年生存率分别为97.4%和93.6%（$P > 0.05$）、76.3%和52.6%（$P < 0.05$）、59.2%和41.0%（$P < 0.05$）	对N$_2$、N$_3$期鼻咽癌放化疗配合颈淋巴结微波热疗，能显著提高颈淋巴结的完全消退率，减少淋巴结的局部放疗剂量，且5年颈淋巴结局控明显优于单纯放化疗，并能明显提高患者的长期生存率
覃玉桃等，2013年	203	热疗+CRT/CRT	热放组和对照组治疗后3个月颈部淋巴结转移灶的完全消退率分别为81.0%和62.2%（$P < 0.05$），5年无瘤生存率分别为51.4%和20.4%（$P < 0.05$），3年生存率和5年生存率分别为76.2%、52.0%和58.1%、40.8%（$P < 0.05$）。两组湿性皮炎的发生率分别为5.7%和3.1%（$P < 0.05$）	近期疗效、远期疗效均优于单纯放化疗
廖洪等，2014年	95	热疗+CRT/CRT	放化热疗组和放化疗组的颈部淋巴结治愈成功率分别为100%和88.7%，差异有统计学意义（$P < 0.05$）。分层分析显示，两组N$_3$期患者的疗效差异有统计学意义，而N$_2$期患者差异则无统计学意义（$P > 0.05$）	临床治疗鼻咽癌N$_2$、N$_3$期颈部淋巴结转移患者中，微波热疗联合放化疗的治疗效果更显著，尤其对于N$_3$期患者而言，效果更佳，应在临床治疗中推广使用
王玉斌等，2014年	55	热疗+CRT/CRT	观察组总有效率为100.0%（31/31），对照组总有效率为91.7%（22/24），两组比较差异无统计学意义（$P > 0.05$）。但是观察组完全缓解率高于对照组[83.9%（26/31）vs 58.3%（14/24）]，差异有统计学意义（$P < 0.05$）	鼻咽癌颈部淋巴结转移热放化疗总有效率及不良反应发生率与放化疗相当，但是完全缓解情况优于放化疗
赵雪松，2015年	68	热疗+RT/RT	总有效率及不良反应发生率差异有统计学意义	热放疗的临床疗效显著
孟鸿飞，2015年	140	腔内热疗+RT/RT	观察组患者治疗的总有效率明显高于对照组患者，差异显著，差异有统计学意义（$P < 0.05$）观察组患者口鼻出血、恶心、呕吐、头昏等毒副反应的发生率均明显高于对照组患者，差异显著，差异有统计学意义（$P < 0.05$）	放疗联合腔内热疗治疗鼻咽癌的效果显著，但患者毒副反应的发生率较高

二、热疗方法

用于鼻咽癌的方法主要包括浅表热疗和腔内热疗两类。一般与放疗和（或）化疗联合应用，即治疗模式为热疗联合放疗、热疗联合化疗、热疗与放化疗三联治疗等。

（一）浅表热疗

在进行从体表进行浅表加热时，辐射器的选择很重要。因为一方面辐射器的大小和形状对加热区域的深度和面积有较大影响；另一方面对于直接接触型的辐射器需要与治疗部位进行很好的吻合，否则会出现加热不均匀、一些区域达不到有效的治疗温度而有些部位温度过高，甚至发生烧伤。

（二）腔内热疗

鼻咽癌因其生长部位隐匿、解剖结构复杂但又位于自然腔道处，因此当肿瘤较大需要加用热疗时，使用微波体外辐射难以获得较好的加热效果，通过鼻咽腔内加热，不失为一种能达到较好热疗效果的治疗方式。但需注意的是，鼻咽腔内肿瘤的生长会导致正常鼻咽腔内结构的改变，腔壁的形状随肿瘤的生长变化多端，且其部位的隐匿性使得辐射器的放置操作难度增大，因此对辐射器的材质及热辐射方向等方面的要求很高，从而对鼻咽癌腔内热疗的推广产生不利影响，因此相关的临床报道和经验不够多。到目前为止，虽然也有一些专用于鼻咽癌的腔内辐射器被陆续报道，但都还未能达到令人满意的程度。

三、临床应用

根据患者的具体情况及热疗设备，予以选择不同的热疗方法。

1. 适应证　任何适合于进行放化疗的大肿瘤或预测放化疗效果不佳的肿瘤患者，以及皮肤发生癌性溃疡非热疗不适宜者。

2. 禁忌证　①使用心脏起搏器者；②伴有发热，体温达38℃以上者；③局部因前次热疗发生烧伤未愈者；④鼻咽腔有明显溃疡、组织腐烂及出血者不宜接受腔内热疗者。

3. 并发症及处理　主要是被加热部位的局部灼伤，尤其应注意曾接受过手术的患者，手术瘢痕是易被烫伤的高发部位。发生局部烧伤后只需进行对症处理即可。

4. 注意事项

（1）治疗时注意选用合适的微波辐射器，对于接触型辐射器要加用水袋，由于所使用的水袋会吸收部分微波能量，因此治疗时所给予的功率将高于腔内辐射器所使用的功率。

（2）治疗时需要密切观察，随时与患者交流，避免发生灼伤。

（3）热疗与放疗联合时最好采用先放疗后热疗的治疗序贯，并要注意避免热耐受；与化疗联合时则根据使用药物的不同进行加热前用药或加热中用药；与重组基因药物联合使用时要注意在最佳时期进行加热。

（4）鼻咽癌的腔内热疗在辐射器放置好后要进行固定，最好能在影像学引导下放置辐射器，并摄片确认。腔内辐射器使用前要进行消毒，治疗后要进行清洗消毒，避免发生交叉感染。

（5）鼻咽癌采用外部热疗时须注意对眼睛的保护，可以在治疗中佩戴微波防护眼镜，也可采用在眼部覆盖厚湿毛巾，它能吸收微波而达到保护眼睛的目的。

（6）治疗过程中应实时测温，一定要杜绝无任何测温的加热治疗。

具体操作要求可参见第七章相关内容。现有的临床经验显示，热放疗、热化疗或热化放三联治疗对晚期鼻咽癌原发病灶及转移淋巴结有很好的效果，从而改善了患者的生活质量，延长了生存期；热化放的三联应用使得以往几乎无治疗效果的患者受益。近年来，热疗联合基因治疗、热疗联合靶向治疗及免疫治疗也在临床中显示出很好的应用前景。

遗憾的是，现有的临床研究结果依然有样本量小、对照组少等缺点，需要进一步加强临床观察的科学性与严谨性，以使这种简便有效且价格低的治疗方法在临床上进一步被推广和普及。

（刘伟欣　黄　州　肖绍文）

参 考 文 献

胡月，李征，曲雁，等，2015.热疗综合疗法治疗原发性鼻咽癌的系统评价.循证医学，15（2）：96-101，107.

李鼎九，胡自省，钟毓斌，2002.肿瘤热疗学.2版.郑州：郑州大学出版社.

廖洪，龚伟，杨俊，等，2014.微波热疗联合放化疗治疗鼻咽癌N2和N3期颈部淋巴结转移患者的疗效观察.中国肿瘤临床与康复，21（12）：1479-1481.

孟鸿飞，2015.用放射治疗联合腔内热疗治疗鼻咽癌的效果及毒副反应观察.当代医药论丛，13（6）：4-5.

彭楠，赵彼得，2002.临床肿瘤热疗.北京：人民军医出版社.

覃玉桃，康敏，张勇，等，2013.放化疗联合热疗治疗鼻咽癌颈部淋巴结转移的疗效.中国癌症防治杂志，5（2）：148-151.

王仁生，雷金华，张勇，等，2010. 鼻咽癌颈部淋巴结转移综合治疗疗效分析. 中华物理医学与康复杂志，32（1）：41-43.

王玉斌，林玉成，王建化，2014. 鼻咽癌颈部淋巴结转移热放化疗与放化疗的临床疗效比较. 中国医师进修杂志，37（12）：70-71.

肖绍文，李运华，蒋静，等，2016. 局部复发老年鼻咽癌再程调强放射治疗的效果. 中国老年学杂志，36（12）：2931-2933.

赵雪松，2015. 鼻咽癌颈部转移淋巴结热放疗的前瞻性临床观察. 基层医学论坛，1（11）：1465-1466.

朱莉，陈忠杰，王伟，等，2005. 鼻咽癌腔内热疗辐射器的实验初探. 中华放射肿瘤学杂志，14（4）：278-279.

Huilgol NG，Gupta S，Sridhar CR，2010. Hyperthermia with radiation in the treatment of locally advanced head and neck cancer：a report of randomized trial. J Cancer Res Ther，6（4）：492-496.

第十五章　非鼻咽癌头颈部恶性肿瘤

第一节　非鼻咽癌头颈部恶性肿瘤的流行病学特点与病理解剖基础

一、非鼻咽癌头颈部恶性肿瘤的流行病学与病因学概述

　　头颈部恶性肿瘤指从颅底到锁骨上、颈椎前的所有恶性肿瘤，包括头面部软组织、耳鼻咽喉、口腔、涎腺、颈部软组织及甲状腺等部位的恶性肿瘤，颅内、颈椎及眼内恶性肿瘤不包括在内，占全身恶性肿瘤的20%～30%。病种以鼻咽癌占首位，男性喉癌、女性甲状腺癌次之。其他较为常见的肿瘤有鼻腔上颌窦癌、腮腺癌、扁桃体癌、口腔癌等。

　　头颈部肿瘤在全球的发病率居第6位，全球每年新发病例近65万，因肿瘤致死30余万，其中2/3在发展中国家，确诊时2/3为Ⅲ～Ⅳ期。在中国，头颈癌的发病率占第9位，在我国男性中的发病率为第6位，死亡率为第7位。

　　头颈癌的病因学依然不是很明确，烟草和酒精被认为是导致头颈鳞癌的主要原因，其他因素如遗传、饮食、职业暴露等有可能与头颈癌相关。在欧美，有研究还提示大部分口腔癌与HPV感染有关，但我国的具体感染率尚不明确。

二、头颈部解剖学特点及非鼻咽癌头颈部恶性肿瘤病理类型

（一）解剖学特点

　　在本章中，头颈部恶性肿瘤除鼻咽癌外都归于一个大病种。头颈部解剖结构有其独到的特点：结构复杂，各类器官密集（图15-1-1）。

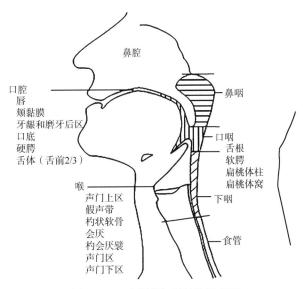

图15-1-1　头颈部解剖结构示意图

引自：CCN Clinical Practice Guidelines in Oncology. Head and Neck Cancers. 2017；孙燕.临床肿瘤内科手册.6版

　　正因为如此，很难对头颈部每一种恶性肿瘤进行分述，只能重点介绍该区域肿瘤的相关共性和某些特殊点。

　　非鼻咽癌头颈部恶性肿瘤由于解剖位置的特点，其发生的部位与鼻咽癌有一些相似之处，基本上都是位于距体表较为表浅或邻近某些自然腔道内，如鼻腔癌、咽喉癌、腮腺癌、甲状腺癌等；在这些区域内大部分的淋巴引流都较为丰富，尤其是咽喉部、扁桃体、口底、舌根等，因此发生在这些部位的恶性肿瘤容易发生引流区的淋巴结转移。

（二）病理类型

　　非鼻咽癌头颈部恶性肿瘤病理上多以鳞癌为

主，占90%以上，还有少量的腺癌、腺样囊性癌、恶性黑色素瘤、肉瘤及淋巴瘤。以鳞癌为主的肿瘤有鼻腔鼻旁窦癌、口腔癌、咽喉癌等；腺癌可发生在鼻腔、上颌窦或鼻咽腔；淋巴瘤可出现在扁桃体、鼻腔、鼻咽腔，黑色素瘤也可出现在鼻腔或鼻咽腔；肉瘤在上颌窦和下颌骨较多见；腮腺癌以黏液表皮样癌、腺样囊性癌和恶性多形性腺癌为主；甲状腺癌则以腺癌常见，髓样癌与未分化癌少见。

第二节 非鼻咽癌头颈部恶性肿瘤的诊断与治疗

每种头颈部恶性肿瘤根据所发生的病变部位和生物学特点，在其临床表现上会有所不同，在此就一些常见肿瘤仅做简要介绍。

一、临床特征

1. 鼻腔鼻窦癌 一般而言，其起病隐匿，可表现为涕血和单侧鼻塞，鼻背或面前肿物，若肿瘤侵入眶内可出现突眼或复视，侵入口腔可出现牙痛和龈颊沟肿物，因为症状无特异性，所以易被忽略，就诊时多为晚期。

2. 口腔癌 是一种常见的头颈部恶性肿瘤，主要包括舌癌、颊黏膜癌、齿龈癌、口底癌等，多表现为局部肿物及疼痛，由于其淋巴引流丰富，易出现颌下及颈淋巴结转移。

3. 口咽癌 主要包括扁桃体癌、软腭癌、舌根癌等，以扁桃体癌最常见，多表现为局部肿物及疼痛，由于其淋巴引流丰富，易出现颈淋巴结转移。

4. 下咽癌 根据其起源部位的不同分为咽后壁区癌、梨状窝癌和环后区癌，每一种类型具有不同的生物学行为。咽后壁区癌的特点为沿黏膜下向周围浸润性生长，同时可向深层浸润，侵及颈部软组织，表现为舌骨水平以下的颈部肿物，或侵犯咽缩环肌而造成吞咽困难；甲状腺的直接受侵较常见；向上可侵及咽会厌皱襞、会厌谷和舌根；向下可侵及颈段食管；颈静脉淋巴结链和

咽喉淋巴结易较早发生转移。梨状窝癌具有早期黏膜下弥漫性浸润的特点，其实际病变范围往往超出肉眼所见的肿瘤边界，易侵犯到会厌皱襞、双侧披裂、环甲膜后及环杓肌和环杓关节，引起声带麻痹。环后区癌以局部浸润扩展为主，易侵及周围结构如梨状窝、咽侧壁、喉、颈段食管和环状软骨，引起呼吸困难和吞咽困难。较易发生颈淋巴结转移。

5. 喉癌 根据其发生部位的不同，分为声门上区癌、声门癌和声门下区癌，故其各自的临床表现也有所不同。喉癌常见症状有声嘶（尤以声门区病变为主）、咽部不适（包括吞咽不适、咽部阻挡感、咽部异物感，多见于声门上区病变者）。声门上区癌中颈部淋巴结转移多出现较早，只有在肿瘤侵犯到声门区时才会发生声音的变化；声带癌多以声嘶为首发症状；声门上区癌早期症状隐匿，晚期因气道被肿瘤阻塞而呼吸困难、喉喘鸣就诊。

6. 甲状腺癌 常见以颈前肿物或颈部有肿大淋巴结而就诊。肿块可单发或多发，质地硬，边界不清，如侵犯周围结构可出现相应的症状，如喉返神经受侵或受压可出现声音嘶哑，气管、食管受压或受侵表现为呼吸困难及吞咽困难，颈静脉受侵表现为颈静脉曲张、面部水肿等。颈淋巴结转移多发生于较晚期。

二、非鼻咽癌头颈部恶性肿瘤的临床分期

主要根据AJCC第8版的TNM分类法进行分期。

（一）TNM分期

该分期法与原发病变的部位有关，T为原发病灶，N为区域淋巴结，M为远处转移，适合于除甲状腺癌、P16（+）口咽癌以外的非鼻咽癌头颈部癌，因肿瘤部位不同，也会有所调整。以下咽癌为例：

T，原发肿瘤：T_X，原发肿瘤无法评价；T_0，无原发肿瘤证据；T_{is}，原位癌；T_1，肿瘤局限在下咽的某一解剖区域且最大径≤2cm；T_2，肿瘤侵犯一个以上下咽解剖区域或邻近区域且肿瘤最大径

＞2cm，≤4cm；T_3，肿瘤最大径＞4cm或半喉固定或侵犯食管；T_4，中等晚期或非常晚期局部疾病；T_{4a}，中等晚期局部疾病，肿瘤侵犯甲状软骨/环状软骨、舌骨、甲状腺或中央区软组织；T_{4b}，非常晚期局部疾病，肿瘤侵犯椎前筋膜，包绕颈动脉或侵犯纵隔结构。

N，区域淋巴结：N_x，区域淋巴结无法评价；N_0，无区域淋巴结转移；N_1，同侧单个淋巴结转移，最大径≤3cm，并且ENE（－）；N_2，同侧单个淋巴结转移，最大径＞3cm，≤6cm，并且ENE（－）；同侧多个淋巴结转移，最大径≤6cm，并且ENE（－）；双侧或对侧淋巴结转移，最大径≤6cm，并且ENE（－）；N_{2a}，同侧单个淋巴结转移，最大径＞3cm，≤6cm，并且ENE（－）；N_{2b}，同侧多个淋巴结转移，最大径≤6cm，并且ENE（－）；N_{2c}，双侧或对侧淋巴结转移，最大径≤6cm，并且ENE（－）；N_3，单侧淋巴结转移，转移灶最大径＞6cm，并且ENE（－）或任何淋巴结转移，并且临床明显ENE（＋）；N_{3a}，单侧淋巴结转移，转移灶最大径＞6cm，并且ENE（－）；N_{3b}，任何淋巴结转移，并且临床明显ENE（＋）。

M，远处转移：M_0，无远处转移；M_1，有远处转移。

（二）临床分期

0期，$T_{is}N_0M_0$；Ⅰ期，$T_1N_0M_0$；Ⅱ期，$T_2N_0M_0$；Ⅲ期，$T_{1\sim2}N_1M_0$、$T_3N_1M_0$；ⅣA期，$T_{1\sim3}N_2M_0$、$T_{4a}N_{0\sim2}M_0$；ⅣB期，T_{4b}任何NM_0、任何TN_3M_0；ⅣC期，任何T任何NM_1。

三、常规治疗原则

头颈部恶性肿瘤常规治疗的原则除了必须根据肿瘤的临床分期和部位进行决策外，还需考虑预后的各种因素，以及患者对不同治疗能否耐受的综合情况进行分析，生活质量和生存期始终是决定治疗手段的关键。

对于早期肿瘤，手术或放疗均属根治性治疗，尤其是对于放射线敏感的肿瘤，二者效果基本相似。不过早期仍首选手术，只有对不适宜手术的患者方考虑局部放疗。

对于晚期恶性肿瘤，则需要多学科综合治疗。其中，放疗在联合治疗中起着重要的作用，可以联合化疗、手术治疗、基因治疗及靶向治疗等。目前局部晚期头颈部恶性肿瘤多采用手术与放疗联合为主的治疗模式，如术前、术后放疗/放化疗，必要时配合化疗，化疗模式包括新辅助化疗、同步放化疗及辅助化疗。转移及复发的头颈部恶性肿瘤则以化疗为主。

由于头颈部肿瘤病变部位相对而言较为表浅（鼻咽癌除外）且手术视野较为开阔或因其对放射线的不敏感，若非终晚期或者患者保留器官需要，一般均推荐首选手术治疗，继之联合放疗/放化疗的治疗原则，必要时可以配合靶向治疗和（或）免疫治疗或基因治疗等。

手术残缺可通过适当的重建术，尽可能地获得比较满意的美容效果；精心设计的放疗可以最大限度地保留器官的功能。

（一）以手术为主要根治手段的肿瘤

1. 腮腺癌　以手术为主，术后配合/不配合局部放疗。

2. 甲状腺癌　以手术为主，术后必要时配合放疗或^{131}I核素治疗。

3. 口腔癌　对于多数唇癌、舌活动部位的癌和口底癌的T_1及部分T_2早期可行单纯手术切除，同时行颈淋巴结清扫；硬腭癌一般首选手术治疗。局部晚期需要配合放疗/放化疗等。

4. 鼻腔鼻窦癌　对于放射线不敏感的病理类型选择以手术为主的治疗，但对于放疗敏感者早期手术与放疗效果近似。

5. 早期喉癌　手术与放疗疗效相当，但不良反应更小。

6. 放化疗失败后的补救治疗

（二）以放疗为主要根治手段的肿瘤

1. 早、中期喉癌　尤其是声门癌，以及术后复发的患者。

2. 早、中期口咽癌　因为手术很难保留器官，放疗是较好的一种选择。

3. 早中期下咽癌或局部晚期下咽癌、鼻腔鼻窦癌（经诱导化疗后达到CR或PR的患者）　放疗/同步放化疗可以达到较好的效果且不毁容或能够保喉，放疗可能是一种较好的选择。

（三）需实施综合治疗的肿瘤

对于晚期头颈部恶性肿瘤，由于其肿瘤浸润范围广、易出现广泛淋巴结转移，或手术或放疗的单一治疗效果难以满意，因此多采用综合治疗模式，以期在达到最佳治疗效果的同时获得对患者最小的损害。

1. 手术与放疗联合的指征

（1）中晚期口腔癌：多为术后放疗，主要用于手术切缘不净或安全界不够或颈淋巴结转移有外侵者。

（2）中晚期口咽癌、鼻腔鼻窦癌：有术前放疗和术后放疗两类。

（3）中晚期下咽癌：多采用术后放疗的模式。

（4）喉癌：中晚期喉癌，尤其适合声门上区和声门下区癌。

（5）甲状腺癌：甲状腺癌中分化差的和未分化癌，术后有残留或广泛淋巴结转移者。

（6）涎腺癌：涎腺癌分化程度差、手术切缘不净或手术安全缘不够或有明显残留、手术中有肿瘤溢出、肿瘤侵及包膜外、肿瘤与面神经粘连仅做面神经解剖保留面神经或术后复发，以及复发3次以上的良性混合瘤、多个淋巴结转移者。

2. 化疗在综合治疗中的作用及应用模式　对于晚期的头颈部恶性肿瘤，联合化疗是十分必要的。术前或放疗前的新辅助化疗、术后或放疗后的辅助化疗及利用某些化疗药物进行放疗增敏、同步放化疗等，近年来已逐渐形成综合治疗的一些模式。对于局部晚期无法实施手术的患者，还可应用"高选择性"动脉内化疗，以期增加局部瘤内药物浓度，减少全身不良反应，达到缩小肿瘤后再手术的目的。

常规治疗的缺陷：一般而言，对于早、中期头颈部恶性肿瘤采用以手术或放疗为主的治疗可达到较好的临床疗效，但对于晚期患者尤其是局部肿瘤较大或有转移的大淋巴结并伴有包膜外侵犯或皮肤受侵者，以往的临床疗效欠佳；此外，出于对病情控制的需要，或手术切除范围大，或需给予较大放射剂量才能达到有效杀灭肿瘤，这样常常会对患者造成相应功能的损害或对容貌的严重影响，晚期发生严重的放疗并发症也会导致

患者生活质量降低。化疗的使用可能在一定程度上对缩小手术范围和降低放射剂量有益，但其较严重的毒副反应对机体免疫功能的损害使很多患者无法接受。因此，同鼻咽癌一样，寻找一种毒性低、疗效好的综合治疗方法或模式成了一种医患间的共同需求。热疗则因有效、低毒而被人们密切关注。

第三节　非鼻咽癌头颈部恶性肿瘤的热疗

一、热疗在非鼻咽癌头颈部恶性肿瘤中的应用及进展

大量的临床实践显示，热疗能成功地改善对非鼻咽癌头颈部恶性肿瘤的控制，是目前可供选择的一种治疗手段。由于头颈部肿瘤多属于浅表肿瘤，对其接受治疗后的情况便于观察，加热难度不大，因此在热疗的早期，临床的相关研究多选择的是头颈部肿瘤，尤以转移淋巴结的报道最为多见。与鼻咽癌一样，热疗单独应用于头颈部恶性肿瘤的很少，主要还是联合放疗、化疗、基因治疗等，而且很早就有这方面的报道。

李瑞英在1989年报道了一组晚期头颈部恶性肿瘤的热放疗临床结果。入组的24例病例全部病理诊断明确，其中鳞癌17例、横纹肌肉瘤2例、乳头状瘤恶变2例、恶性黑色素瘤1例、腮腺癌1例；全组肿瘤最小径为3cm，肿瘤最大为12cm×11cm×6cm（中位为6cm×5cm），其中10例肿瘤最大直径>5cm，病灶固定侵及深层组织者11例。采用微波浅表加热联合放疗进行治疗，加热时进行瘤内多点测温，监测治疗温度，在2cm深处最低温度40℃，最高44℃；放疗所用剂量偏低，平均为50Gy。结果显示，全组有45.8%（11/24）患者获得长期治愈后无复发，加热治疗时温度>41℃，加热次数8次以上者对肿瘤消退效果非常满意。

2004年尤庆山等报道了对于手术不能切除、手术和（或）放疗后复发或放疗效果差，甚至想放弃治疗的难治性肿瘤患者，使用羟喜树碱与热放综合治疗头颈部难治性癌的经验。全组共20例

患者，其中颈部巨大转移淋巴结（鳞癌）4例、Ⅲ期喉癌（鳞癌）5例、颈部淋巴结放疗后复发（鳞癌）4例、T_4的上颌窦癌（鳞癌）2例、上颌窦癌术后放疗后复发（黏液表皮样癌）1例、T_4N_1的扁桃体癌（鳞癌）2例、舌癌术后复发并淋巴结转移（鳞和腺癌）2例。热疗采用915MHz微波治疗机，体表测温，以患者最大耐受作为目标温度，每次60min，1次/周，6～7次为1个疗程，热疗在放疗后30min内进行；放疗采用4MV或8MV直线加速器照射，肿瘤剂量（55～75）Gy/（5～7.5）周，其中5例采用三维适形放疗、15例接受常规二维放疗；化疗使用国产羟喜树碱（HCPT）静脉滴注，每次10mg，连续使用10～15天，在放疗后即刻进行，逢热疗日，与热化疗同时进行。结果显示，患者的最大耐受温度都不低，9例肿瘤表面温度达47℃、6例达46℃、5例达45℃；三联综合治疗的临床疗效：肿瘤完全消失（CR）14例、大部消失（PR）6例、有效率（CR+PR）为100%（20/20），3年生存率为61.5%（8/13）、5年生存率为54.5%（6/11）。急性放射反应：皮肤黏膜Ⅰ级者占40.0%（8/20）、Ⅱ级者占35.0%（7/20），白细胞计数下降到$3×10^9/L$以下者占30.0%（6/20），红细胞和血小板计数下降为0（0/20）。该作者认为，HCPT与热放综合治疗相比，其不良反应小、疗效好，为头颈部晚期及复发癌，特别是对放疗后难治性复发癌提供了一种有效的治疗方法。

2005年张珊文等报道了采用重组腺病毒-p53联合热疗和放疗对进展期恶性肿瘤患者进行治疗的研究结果。在所有接受治疗的15例进展期肿瘤患者中，除1例为卵巢腺癌，1例为肺鳞癌，1例为腹膜后脂肪肉瘤，3例为鼻咽鳞癌外，其余9例均是头颈恶性肿瘤，除2例是原发未治肿瘤外，其他13例都是在常规治疗后失败的复发肿瘤。15例患者接受了肿瘤内注射重组腺病毒-p53（Adp53），每周1次Adp53 $1×10^{12}$病毒颗粒（VP），共4～8次，每次注射后于第3天进行加温治疗，浅部肿瘤用915MHz微波治疗机加热，加热温度至43～44℃，持续1h，深部肿瘤采用40.56MHz射频治疗机加热，温度达42～43℃，持续1h。15例中有5例联合放疗，另3例加用以顺铂为主的化疗。结果显示，经过上述治疗后，CR 2例，PR 4例，SD 8例和PD 1例（腹膜后脂肪肉瘤）。除2例肿瘤消失外，其余13例中有7例（54%）CT图像上瘤内出现超过50%面积的低密度区。进一步分析，9例头颈部恶性肿瘤患者中，有1例达CR，3例达PR，5例达SD，且有4例CT图像上瘤内出现超过50%面积的低密度区。15例进展期肿瘤接受多次瘤内注射Adp53，除了常见的短暂的注射后发热外，未观察到剂量限制性毒性和副作用。在2007年全国第十届肿瘤热疗学术会议上，张珊文等再次报告，采用p53基因治疗联合放疗+热疗（GHRT）治疗24例头颈部肿瘤，与同期对照组（HRT 27例）比较，在疗效确认时，GHRT组肿瘤完全缓解率为62.5%（15/24），是RT组完全缓解率[29.6%（8/27）]的2.1倍。

王义善等采用放化疗联合热疗治疗128例头颈部癌患者，其中60例采用放化疗（对照组），68例采用放化疗联合微波热疗（观察组），结果显示，对照组有效率（CR+PR）为63.33%，而治疗组为91.18%；进一步分析发现，热疗<4次者，有效率为63.64%；热疗>4次，有效率则为89.04%（P<0.05）。结论是热疗联合放化疗能更有效控制肿瘤发展，热疗次数与疗效呈正相关。

Hoshina等采用热放化疗（HCRT）治疗18例（25个部位）晚期头颈癌，并与22例（27个部位）接受放化疗（CRT）的晚期头颈癌进行比较，结果显示，热放化疗组总缓解率为92%（CR为44%），放化疗组总缓解率为63%（CR为18.5%）。HCRT组5年局控率和生存率分别为68.2%和44.4%，而CRT组分别为22.2%和18.2%。

有关头颈部热疗联合化疗方面的治疗报道，如1982年Fairman报道了使用阿霉素和博来霉素合并热疗治疗22例头颈部肿瘤患者的结果，患者在每个化疗周期之初，并用2450MHz微波加热，每次1h，每周3次，其中11例还加用了放疗。治疗结果总有效率（包括肿瘤全消或部分消退）为95.5%（21/22）。1例霍奇金病患者原来对这些药物无效，在加用热疗后，肿瘤消退并坏死。

Moffat等于1984年报道用化疗药物（多为氨甲蝶呤）合并电容式射频加热治疗14例头颈部肿瘤患者。温度为41.5～43℃，单次加温持续时间72～120min，在每一个化疗周期配合使用，连续

3天，每天1次，平均治疗3个周期。治疗结果显示，6例存活21～55周的患者中3例有效，其中2例肿块全消，1例部分消退；8例死亡的患者中，3例在开始时肿块部分消退。值得注意的是，在5例原来对氨甲蝶呤无效的患者中，当加用热疗后，1例完全消退，2例部分消退，缓解期至少持续21周。

毛祖彝等使用微波热疗联合化疗治疗83例口腔癌，主要为唇癌（42例）。热疗前静脉注射50%葡萄糖溶液60～80ml。热疗使用915MHz微波照射40min，10次为1个疗程。结果显示，肿瘤全消率为60.2%（50/83），部分患者肿瘤缩小，消退后配合手术，美容效果良好。

此外，使用特制的口腔辐射器用于口底癌、舌癌、牙龈癌等口腔癌的术前热化疗也获得了较好的临床近期疗效。

目前，热疗与基因治疗、靶向治疗和免疫治疗联合治疗头颈部恶性肿瘤的临床尝试也渐渐增多。笔者在2019年5月曾采用热疗联合溶瘤病毒治疗1例92岁右面部Merkel细胞瘤术后左颈部淋巴结转移的患者，溶瘤病毒每周1次，每次5×10^{11}VP/ml；采用2450MHz的全身热疗，每次45min，每周1次。结果显示，3次溶瘤病毒瘤内注射、热疗4次后，左颈转移灶基本接近CR，且未复发。至于热疗联合免疫治疗和靶向治疗，一般与放化疗结合在一起，目前也有零星的报道。

总之，热疗在头颈部恶性肿瘤临床治疗方面已显示出良好的前景，相信今后热疗的应用会更为广泛和普及。

二、热 疗 方 法

用于头颈部恶性肿瘤的热疗方法包括浅表热疗、深部热疗、全身热疗和腔内热疗4类。热疗可以与放疗联合，也可以与化疗联合使用，还可以配合其他治疗手段如免疫治疗、靶向治疗、基因治疗等。具体热疗方法和技术基本同鼻咽癌，但深部热疗和全身热疗需要再提一下。

（一）浅表热疗

浅表热疗详见第十四章。

（二）深部热疗

深部热疗并非头颈部恶性肿瘤热疗中最常用的方法，但对于较深部位（＞5cm）的肿瘤，如喉癌、下咽癌、颈段食管癌等应选择深部热疗。

从体表进行深部加热时，辐射器的选择也很重要。热疗前必须通过CT或MRI检查等了解肿瘤部位和范围，以利于加温区域定位。与浅表热疗一样，需要选择合适的辐射器，否则会对加热区域的深度和面积有较大影响；此外，对于直接接触型的辐射器也需要与治疗部位进行很好的吻合，否则会出现加热不均匀。

（三）全身热疗

如果因患者体表破溃或瘢痕影响，不适合局部热疗，可以考虑全身热疗。

全身热疗时，应综合评估患者的全身状况，如果不能耐受，尽量不做。如通过局部热疗达到全身热疗效果，可以不麻醉；如果需要全身麻醉，应设体外、直肠温度传感器，并注意监测生命体征和血氧饱和度，必要时吸氧，同时注意实时监测体内外温度。要求体表和体内各监测点温度均≤41.5℃。

值得一提的是，用于口腔癌的特制腔内辐射器也在临床上开始应用，尤其对于口底癌、舌癌等从体外加热有些难度的部位，使用这类腔内辐射器可达到对局部加热良好的效果。但这类辐射器使用时应特别注意实时监测温度，以免烫伤正常组织。

三、临 床 应 用

可借鉴以往的临床报道，根据患者的具体情况及所拥有的热疗设备选择不同的热疗方法。

1. 适应证 任何适合于进行放化疗的大肿瘤或伴瘤内坏死的肿瘤，或预测放化疗效果不佳的肿瘤，均可加用热疗；皮肤发生癌性溃疡也可配合热疗。

2. 禁忌证 ①使用心脏起搏器者；②伴有发热，体温达38℃以上者；③局部因前次热疗发生烧伤未愈者；④口腔、咽喉部肿瘤伴有明显溃疡、组织腐烂及出血者不宜接受腔内热疗。

3. 并发症及处理　并发症主要是加热部位的局部灼伤，尤其应注意曾接受过手术的患者，手术瘢痕是易被烫伤的高发部位。发生局部烧伤后只需进行对症处理即可。

4. 注意事项　浅表热疗的基本注意事项同第十四章。深部热疗及全身热疗详见第七章、第八章、第十一章相关内容。

治疗中的测温最好能进行瘤内测温，若瘤内测温有困难，可通过体表或腔内黏膜表面选择参考点测温进行观察，一定要杜绝无任何测温的加热治疗。

头颈部恶性肿瘤是最早被用于热疗临床观察的一类肿瘤，大多属于浅表加热范畴，无论是体外或腔内的微波技术，都可以使这部分肿瘤达到较为充分的加热，并便于临床疗效的观察和结果总结。

众多临床研究表明，热放疗、热化疗或热化放三联治疗对晚期头颈部恶性肿瘤有明显的治疗作用和较好的近期疗效，尤其是对局部巨大癌性溃疡，热放疗可使溃疡较快缩小，甚至使之愈合，从而改善患者的生活质量，延长生存期；热化放三联应用使得以往几乎无治疗效果的患者受益；热放疗/热放化疗联合重组腺病毒-p53更是对一些顽固性头颈部恶性肿瘤有着意想不到的良好疗效，不失为一种新的治疗模式。

鉴于目前的临床研究结果均存在样本量小、对照组少或无等特点，还需要进一步进行深入的大样本、多中心的随机对照研究，获得确切可信的结果，从而使热疗这种有效且价格低的治疗方法在临床上能够得到进一步推广和普及。

（徐晓龙　郑宝敏　肖绍文　刘　珈）

参 考 文 献

李瑞英，王海盘，林世寅，等，1985. 放疗加高温合并治疗恶性肿瘤（附90例分析）. 中国肿瘤临床，12（1）：12-16.

林世寅，李瑞英，1997. 现代肿瘤热学学：原理、方法与临床. 北京：学苑出版社.

毛祖彝，郑光勇，李有童，等，1991. 热疗联合化疗治疗口腔癌60例：兼论高糖的热增敏作用。实用口腔医学杂志，7（2）：67-69.

王义善，胡蓉蓉，王莉平，等，2010. IMCRT联合热疗治疗头颈部肿瘤临床疗效观察. 中国中医药现代远程教育，8（13）：130-131.

Engin K, Leeper DB, Tupchong L, et al, 1993. Thermoradiation therapy for superficial malignant tumors. Cancer, 72（1）: 287-296.

Fairman HD, 1982. The treatment of head and neck carcinoma with adriamycin and bleomycin using adjuvant hyperthermia. J Laryngol Otol, 96（3）: 251-263.

Hoshina H, Takagi R, Tsurumaki H, et al, 2001. Clinical result of thermochemoradiotherapy for advanced head and neck cancer. Gan To Kagaku Rayho, 28（3）: 331-336.

Moffat FL, Falk RE, Laing D, et al, 1985. Hyperthermia for cancer: a practical perspective. Current Protocols, 1（4）: 200-219.

Zhang S, Xu G, Liu C, et al, 2005. Clinical study of recombinant adenovirus-mediated p53（Adp53）combined with hyperthermia in advanced cancer（a report of 15 cases）. Int J Hyperthermia, 21（7）: 631-636.

第十六章 原发灶不明的颈部转移性癌

第一节 原发灶不明的颈部转移性癌的流行病学特点与病理特点

原发灶不明的颈部转移性癌（metastatic cervical carcinoma with an unknown primary，MCCUP）是以颈部转移性癌为首发表现，经过一系列检查而原发灶尚不明确的恶性肿瘤，占所有头颈部恶性肿瘤的3%～9%。根据病理学类型的不同，MCCUP可分为转移性鳞癌、转移性腺癌、未分化癌和其他病理学类型。

第二节 原发灶不明的颈部转移性癌的临床病理分期

根据2016年第8版AJCC的分类标准，对于与EBV和HPV无关的MCCUP患者，其TNM分期如下：

1. 区域淋巴结（N）

（1）临床N（cN）：用于未经颈淋巴结清扫而接受非手术治疗的患者

N_x：区域淋巴结不能评估。

N_0：无区域淋巴结转移。

N_1：同侧单个淋巴结转移，最大直径≤3cm，ENE（−）。

N_2：同侧单个淋巴结转移，最大直径>3cm但≤6cm，ENE（−）；或同侧多发淋巴结转移，最大径线均≤6cm，ENE（−）；或双侧或对侧淋巴结，最大径≤6cm，ENE（−）。

N_{2a}：同侧单个淋巴结转移最大径线>3cm但≤6cm，ENE（−）。

N_{2b}：同侧多个淋巴结有转移，最大直径≤6cm，ENE（−）。

N_{2c}：双侧或对侧淋巴结有转移，最大直径≤6cm，ENE（−）。

N_3：淋巴结最大直径>6cm且ENE（−）；任何转移淋巴结临床表现为ENE（+）（ENEc）。

N_{3a}：淋巴结转移，淋巴结最大直径>6cm和ENE（−）。

N_{3b}：任何转移淋巴结临床表现为ENE（+）（ENEc）。

（2）病理N（pN）：用于接受颈淋巴结清扫术的患者

N_x：区域淋巴结不能评估。

N_0：无区域淋巴结转移。

N_1：同侧单个淋巴结转移，最大直径≤3cm，ENE（−）。

N_2：同侧单个淋巴结转移，最大直径≤3cm，ENE（+）；同侧单个淋巴结转移，最大直径>3cm但≤6cm，ENE（−）；或同侧多发淋巴结转移，最大径线均≤6cm，ENE（−）；或双侧或对侧淋巴结，最大径≤6cm，ENE（−）。

N_{2a}：同侧单个淋巴结转移，最大直径≤3cm，ENE（+）；同侧单个淋巴结转移最大径线>3cm但≤6cm，ENE（−）。

N_{2b}：同侧多个淋巴结有转移，最大直径≤6cm，ENE（−）。

N_{2c}：双侧或对侧淋巴结有转移，最大直径≤6cm，ENE（−）。

N_3：淋巴结最大直径>6cm且ENE（−）；同侧单个淋巴结转移，最大直径>3cm，ENE（+）；同侧多个淋巴结、对侧或者双侧淋巴结，任意大小直径，任意淋巴结ENE（+）；对侧单个淋巴结，任意大小，ENE（+）。

N$_{3a}$：淋巴结最大直径＞6cm且ENE（－）。

N$_{3b}$：同侧单个淋巴结转移，最大直径＞3cm，ENE（＋）；同侧多个淋巴结、对侧或者双侧淋巴结，任意大小直径，任一淋巴结ENE（＋）；对侧单个淋巴结，任意大小，ENE（＋）。

注意以下事项：

1）中线淋巴结被视为同侧淋巴结。

2）ENEc的定义是皮肤侵犯，肌肉组织浸润，与邻近结构或脑神经、臂丛神经的紧密栓系或固定，交感神经干或膈神经侵犯伴功能障碍。

3）病理组织学检查中检测到的ENE被指定为ENEmi（显微镜下ENE≤2mm）或ENEma（主要ENE＞2mm）。ENEmi和ENEma都符合pN定义的ENE（＋）。

4）"U"或"L"可用于任何N类，以指示环状软骨（U）下缘以上或下缘以下的转移（L）。同样，临床和病理性ENE应记录为ENE（－）或ENE（＋）。

2. 远处转移（M）

M$_0$：无远处转移。

M$_1$：有远处转移。

解剖分期及预后分期见表16-2-1。

表16-2-1　解剖分期及预后分期

Ⅲ期	T$_0$	N$_1$	M$_0$
ⅣA期	T$_0$	N$_2$	M$_0$
ⅣB期	T$_0$	N$_3$	M$_0$
ⅣC期	T$_0$	任何N	M$_1$

第三节　原发灶不明的颈部转移性癌的诊疗策略

一、诊断原则

对于MCCUP，首要任务是尽可能地找到原发灶，明确诊断。首先应进行全身体格检查，重点检查头颈部皮肤和黏膜，口咽部应进行触诊，鼻咽、口咽、下咽和喉等部位黏膜主要通过间接内镜/纤维内镜进行检查。对于中上颈部淋巴结（Ⅰ～Ⅲ/Ⅴ区上部），应高度重视鼻咽、口咽、喉部黏膜，必要时可切除腭扁桃体、舌扁桃体。对于下颈部淋巴结（Ⅳ区/Ⅴ区下部），应高度重视喉、下咽、食管、气管黏膜。对可疑的黏膜异常区域应进行直接活检。对潜在原发部位的正常黏膜进行随机定向活检的效率低下，阳性结果较少。

找不到原发灶时，可通过颈部包块细针穿刺取病理来协助明确诊断。对于不确定或非诊断性组织病理，可能需要重复细针穿刺、粗针穿刺（超声或CT等图像引导下的穿刺活检更佳）或切开活检。开放性活检术仅适用于拟行颈部淋巴结清扫术的患者。通过病理检查可筛出淋巴瘤、甲状腺癌、恶性黑色素瘤等疾病，按相应治疗原则处理。当病理提示为鳞癌、腺癌、间变或未分化上皮肿瘤时，还需要进行头颈部增强CT或MRI（颅底到胸廓入口）、胸部增强CT（下颈部淋巴结还应查腹盆部增强CT）或全身PET/CT。

对于鳞癌或未分化癌患者，建议进行高危型HPV和EBV检测。如果高危型HPV或EBV检测阳性，则分别按口咽癌或鼻咽癌进行分期。对于腺癌、间变或未分化癌应该进行甲状腺球蛋白、降钙素、PAX8和（或）TTF染色等检查。

二、常规治疗原则

对于MCCUP，治疗原则是根据病理类型选择合适的综合治疗模式，可采用包括手术、放疗、化疗、免疫治疗及靶向治疗等手段中的一种或数种。

原发灶未检出的腺癌患者，若甲状腺球蛋白阴性，降钙素阴性，对于Ⅰ～Ⅲ区淋巴结，可行颈淋巴结清扫+腮腺切除术（有指征时）+辅助放疗，术后根据情况考虑后续治疗；对于Ⅳ/Ⅴ区淋巴结，评估锁骨下原发灶可能，必要时行颈部淋巴结清扫±辅助治疗。

原发灶未检出的分化差或未角化的鳞癌，或非特殊型肝细胞癌（NOS），或间变非甲状腺来源颈部淋巴结或鳞癌，应进行根治性治疗。N$_1$可考虑颈部淋巴结清扫或放疗；N$_{2～3}$考虑颈部淋巴结清扫，同步放化疗或诱导化疗后放疗/同步放化疗。颈部淋巴结清扫后，N$_1$且ENE（－），放疗或观察；N$_{2/3}$且ENE（－），放疗或考虑系统性治疗同步放疗；若ENE（＋），系统性治疗同步放疗或放疗。

在这里重点提一下放疗原则。放疗的靶区范围应根据肿瘤大小、淋巴结、EBV和HPV表达状态确定。对于HPV阳性隐匿原发性病，其很可能位于扁桃体或舌根区，放疗靶区可仅限于这些黏膜区域，治疗同p16阳性口咽癌。EBV阳性疾病的治疗应与鼻咽癌的治疗相同。放疗剂量可参考2021版NCCN指南推荐的放疗剂量。

根治性单独放疗时，对于高危区，即受累淋巴结（包括高危淋巴结的局部亚临床浸润），给予66Gy（每次2.2Gy）到70Gy（每次2.0Gy），1次/天，5次/周，6～7周；对于可疑黏膜区，剂量取决于照射野大小，给予50～66Gy（每次2.0Gy）；对于特别可疑的黏膜区，考虑高剂量放疗，给予60～66Gy；对于低到中危区，即可疑的亚临床播散区，给予44～50Gy（每次2.0Gy）到54～63Gy（每次1.6～1.8Gy）。

同步放化疗±靶向治疗和（或）免疫治疗时，对于高危区，通常给予70Gy（每次2.0Gy）；对于可疑黏膜区，剂量取决于照射野大小和化疗的使用，给予50～60Gy（每次2.0Gy）；对于特别可疑的黏膜区，考虑高剂量放疗，给予60～66Gy；对于低到中危区，即可疑的亚临床播散区，给予44～50Gy（每次2.0Gy）到54～63Gy（每次1.6～1.8Gy）。

术后放疗或术后同步放化疗时，应在术后6周内开始。高危区指的是有不良预后因子的区域，如淋巴结包膜外侵犯。可疑黏膜区剂量取决于照射野大小，给予50～66Gy（每次2.0Gy）；对于特别可疑的黏膜区，考虑高剂量放疗，给予60～66Gy；对于低到中危区，即可疑的亚临床播散区，给予44～50Gy（每次2.0Gy）到54～63Gy（每次1.6～1.8Gy）。

IMRT或3D CRT有利于减少危及器官（OAR）剂量。条件允许时可以考虑质子治疗。

值得说明的是，对于MCCUP，因为容易发现，常规综合治疗往往可达到较好的临床疗效，但对于晚期患者，尤其是有大的淋巴结转移并伴有包膜外侵犯或皮肤受侵者，或者伴淋巴结内坏死者，放疗的临床疗效欠佳；化疗的使用可能在一定程度上对缩小手术范围和降低放射剂量有益，但其有明显的毒副反应，让很多患者特别是老年患者无法接受。因此，热疗作为一种毒性低、疗效好的治疗方式成为医患间的共同需求。

第四节　原发灶不明的颈部转移性癌的热疗

MCCUP与其他伴淋巴结转移的头颈部恶性肿瘤一样，由于颈部淋巴结部位表浅，易于处置和评估，适于进行局部热疗联合放疗。但是，MCCUP的发病率低，关于单独针对此病进行热疗联合放疗的文章极少。

2009年，Amichetti等报道了采用局部热疗联合根治性放疗来提高MCCUP的疗效。1982～1993年，15例MCCUP患者接受了放疗联合局部微波热疗。患者仅接受过活检或细针活检，无锁骨下淋巴结转移。放疗采用6MV-X线的直线加速器或钴-60进行，照射头颈部淋巴结和潜在的原发灶，总剂量为57.50～74.40Gy（中位数为70Gy）。热疗使用BSD-1000设备，工作频率为280～300MHz，进行2～7个疗程（平均3.1，中位数2），所需最低温度为42.5℃。其中2例患者采用同步顺铂增敏（每周20mg/m²）治疗。结果显示，9例患者完全缓解，4例患者部分缓解，总有效率为86.5%。急性和晚期毒性较轻：4例患者在热疗过程中出现疼痛，2例患者出现皮肤湿性脱皮，1例患者出现皮肤坏死。5年内局部控制率为64.5%，总体生存率为29%。其中5例患者发生远处转移并死于疾病，2例患者淋巴结复发，2例患者死于其他无关原因。结论显示，局部微波热疗联合放疗治疗MCCUP具有良好的局部控制效果，毒性中等。

还有一些论文重点针对颈部淋巴结转移灶进行研究，其中包含了部分MCCUP，如黄秀君等报道了100例颈部转移癌患者，随机分成热疗加放疗（H+R）组和单纯放疗（R）组，每组各50例，分别有5例和4例MCCUP患者。两组病例放疗均采用8MV-X线照射，DT每次2Gy，1次/天，5次/周，治疗总剂量为60～70Gy。H+R组患者1周还配合2次热疗，共10次。热疗采用大连奥瑞生产的WE2102多功能微波治疗机，其可提供2450MHz和915MHz两种工作频率，治疗温度为40～43℃，每周2次，每次治疗时长为达到治疗温度后30～40min。结果显示，治疗剂量达50Gy时，H+R组有效率（CR + PR）为92%，R组有效率（CR + PR）为76%，两者有显著性差异；剂量达56～60Gy时，H+R组完全缓解率为72%，而R组，当剂量达66～70Gy时，完全缓解率仅为44%，两者有显著性差异。因此提示，放疗联合热疗可减少放疗剂量，减轻局部放射副作用，并提高病灶消退率，使颈部淋巴结转移癌疗效明显提高。

综上所述，热疗联合放疗用于MCCUP的治疗，可获得较好的局控率，且毒副反应低，耐受性好，值得推广。

至于热疗适应证、热疗技术及注意事项基本同其他头颈部恶性肿瘤，此处不再赘述。

（张　敏　肖绍文　孙　艳　徐小龙）

参 考 文 献

黄秀君，曹丽君，崔守仁，2010. 放疗联合热疗治疗颈部淋巴结转移癌的临床疗效观察. 现代肿瘤医学，18（9）：1841-1842.

Amichetti M，Romano M，Cristoforetti L，et al，2009. Hyperthermia and radiotherapy for inoperable squamous cell carcinoma metastatic to cervical lymph nodes from an unknown primary site. Int J Hyperthermia，16（1）：85-93.

Begum S，Gillison ML，Nicol TL，et al，2007. Detection of human papillomavirus-16 in fine-needle aspirates to determine tumor origin in patients with metastatic squamous cell carcinoma of the head and neck. Clin Cancer Res，13（4）：1186-1191.

Boscolo-Rizzo P，Schroeder L，Romeo S，et al，2015. The prevalence of human papillomavirus in squamous cell carcinoma of unknown primary site metastatic to neck lymph nodes：a systematic review. Clin Exp Metastasis，32（8）：835-845.

Bussu F，Sali M，Gallus R，et al，2015. HPV and EBV infections in neck metastases from occult primary squamous cell carcinoma：another virus-related neoplastic disease in the head and neck region. Ann Surg Oncol，22（Suppl 3）：S979-S984.

Cizmarevic B，Lanisnik B，Dinevski D，2012. Cervical lymph node metastasis of squamous cell carcinoma from unknown primary tumor. Coll Antropol，36（Suppl 2）：27-32.

Ikeda Y，Kubota A，Furukawa M，et al，2000. Cervical lymph node metastasis from an unknown primary tumor. Nihon Jibiinkoka Gakkai Kaiho，103（5）：524-528.

Roh JL，Kim JS，Lee JH，et al，2009. Utility of combined （18）F fluorodeoxyglucose-positron emission tomography and computed tomography in patients with cervical metastases from unknown primary tumors. Oral Oncol，45（3）：218-224.

Švajdler M Jr，Kašpírková J，Hadravský L，et al，2016. Origin of cystic squamous cell carcinoma metastases in head and neck lymph nodes：addition of EBV testing improves diagnostic accuracy. Pathol Res Pract，212（6）：524-531.

Yap YY，Hassan S，Chan M，et al，2007. Epstein-Barr virus DNA detection in the diagnosis of nasopharyngeal carcinoma. Otolaryngol Head Neck Surg，136（6）：986-991.

第一节　头颈部恶性黑色素瘤的流行病学特点

恶性黑色素瘤（malignant melanoma，MM）是罕见的一种高度恶性肿瘤，在亚洲，头颈部恶性黑色素瘤以黏膜恶性黑色素瘤为主。

黏膜恶性黑色素瘤是黏膜黑色素瘤的一种亚型，其发病与种族有关，有色人种的发病率明显高于白色人种，约占所有黑色素瘤的20%，发病部位主要包括头颈部的鼻腔、鼻旁窦、鼻咽等，消化道的食管、直肠、肛管等，以及泌尿生殖道的阴道、宫颈、尿道等。黏膜黑色素瘤的生物学行为、遗传学特征和预后等方面与皮肤黑色素瘤存在较大差异，目前病因尚不清楚。

第二节　头颈部恶性黑色素瘤的诊断与治疗

一、临床特点与诊断要点

黏膜恶性黑色素瘤的诊断需要依靠病理学。除了体检及常规的检查外，其分期评估还需要进行头颅CT或MRI，胸腹盆腔CT、超声和骨扫描等检查。此外，还需对原发灶的部位和淋巴结是否转移进行重点评估，头颈部鼻腔黏膜血流丰富，宜行深部大肿块活检。由于淋巴结定位困难，前哨淋巴结活检不作为常规检查。

二、临床分期

头颈部恶性黑色素瘤TNM分期（AJCC第8版）如下。

（1）T：原发肿瘤

T_x：原发肿瘤不能评价；

T_0：无原发肿瘤存在证据，包含颈部淋巴结EBV阳性；

T_1：肿瘤局限于鼻咽部，或者侵犯口咽和（或）鼻腔；

T_2：肿瘤侵犯咽旁间隙和（或）邻近软组织（包括翼内肌、翼外肌、椎前肌）；

T_3：肿瘤侵犯颅底、颈椎、翼状结构和（或）鼻旁窦；

T_4：肿瘤颅内侵犯，侵犯脑神经、下眼部、眼眶、腮腺和（或）翼外肌侧缘软组织浸润。

（2）N：区域淋巴结

N_x：区域淋巴结无法评价；

N_0：无区域淋巴结转移；

N_1：单侧颈部淋巴结转移和（或）单侧/双侧咽后淋巴结转移，转移灶最大径≤6cm，在环状软骨下缘以上；

N_2：双侧颈部淋巴结转移，转移灶最大径≤6cm，在环状软骨下缘以上；

N_3：单侧或双侧颈部淋巴结转移，转移灶最大径＞6cm和（或）侵犯超过环状软骨下缘。

（3）M：远处转移

M_0：无远处转移；

M_1：有远处转移。

（4）分期

0期：$T_{is}N_0M_0$；

Ⅰ期：$T_1N_0M_0$；

Ⅱ期：$T_{0\sim1}N_1M_0$、$T_2N_{0\sim1}M_0$；

Ⅲ期：$T_{0\sim2}N_2M_0$、$T_3N_{0\sim2}M_0$；

ⅣA期：$T_4N_{0\sim2}M_0$、任何TN_3M_0；

ⅣB期：任何T任何N M_1。

值得注意的是，该肿瘤分期与传统的肿瘤分期不同，没有T_1、T_2，更强调了该肿瘤的恶性程度高。

三、常规治疗原则

在治疗方面与其他头颈恶性肿瘤一样，早期以手术治疗为主，不可切除的中晚期肿瘤以化疗、抗血管生成药物和免疫治疗为主，可以配合放疗和（或）热疗。

第三节　头颈部恶性黑色素瘤的热疗

许多研究发现，热疗与放疗联合的综合治疗对恶性黑色素瘤有良好的疗效。对于恶性黑色素瘤进行热疗，最常用的是微波热疗。

人类恶性黑色素瘤细胞对热疗的敏感性差异很大。实验发现，单独应用$40\sim45℃$的热疗均可以杀伤恶性黑色素瘤细胞。临床上也显示，热疗配合常规治疗能够明显提高疗效。

Overgaard等在1995年报道了一项研究结果，研究对象为70例黏膜黑色素瘤患者（共134个复发/转移病灶）。随机分为单独放疗组[（$8\sim9$）Gy×3次，8天]和放疗联合热疗组（43℃、60min）。两组的基线数据均衡（放疗分割方案，复发/转移病灶，肿瘤大小）。2年总肿瘤控制率为37%。单因素分析结果显示，放疗联合热疗组的肿瘤控制率明显高于单纯放疗组，分别为46%和28%（$P=0.008$）。此外，放疗剂量与肿瘤控制率有关，24Gy和27Gy的肿瘤控制率分别为25%和56%（$P=0.02$）。肿瘤大小（$\leq4cm$ vs $>4cm$）并不影响肿瘤控制率。Cox多因素分析显示，热疗、肿瘤大小和放疗剂量是最重要的预后因素。

Perez等在1991年报道的另外一项随机研究结果（RTOG 81-04）对比了放疗（32Gy/8次/4周）和放疗联合热疗（42.5℃、$45\sim60min$）。研究结果显示，放疗联合热疗提高了直径小于3cm病灶的有效率。

1982年Kim等报道了更大肿瘤病灶放疗联合

热疗的数据。结果显示，在热疗最低温度42℃的情况下，放疗分割剂量与肿瘤控制率显著相关。高分割剂量治疗小肿瘤时，联合热疗无临床获益。大肿瘤放疗时，无论是高分割剂量还是低分割剂量，联合热疗均可提高有效率，加速肿瘤退缩。热疗似乎有助于缓解大体积肿瘤病灶放疗的不良反应。

Engin等在1993年报道了一项关于MM热疗敏感性和有效率的研究结果，共入组了33例患者（总研究患者126例，MM患者33例）。所有患者均接受平均剂量45Gy的放疗和肿瘤温度45℃、持续60min、平均5.5次的热疗（皮肤温度$<43℃$）。深度$\leq3cm$和$>3cm$的完全缓解率分别为70%和18%（$P<0.0001$）。表浅病灶的放疗总剂量为$30\sim60$Gy，<3Gy/f和$3\sim4$Gy/f的缓解率分别为55%和77%（$P=0.05$），提示大分割剂量可提高缓解率。同时发现完全缓解率$\geq50\%$与分割剂量≥3Gy有关。

关于热疗激发机体抗肿瘤免疫效应的研究比较多，但在头颈部恶性黑色素瘤中这方面的研究比较少，其结果仍显示了热疗一定程度的免疫激发作用。张莹莹等开展了一项不同热剂量局部热疗对小鼠黑色素瘤的疗效及其抗肿瘤免疫激发作用的比较研究，探讨既能有效杀伤肿瘤细胞，又能最大限度激发抗肿瘤免疫的最适热剂量。体外实验采用MTT法检测不同热剂量（43℃、30min和55℃、10min）单次热疗及间隔24h、48h、72h的两次热疗对肿瘤细胞的杀伤作用。体内实验采用电热光聚焦加热灯对荷瘤小鼠移植瘤进行43℃及55℃局部热疗，观察不同热剂量对荷瘤小鼠的肿瘤生长、T细胞亚群及IL-2的影响。结果显示，体外实验显示，热处理各组细胞存活率均明显降低，尤以55℃热疗最为显著。除了间隔72h的43℃两次热疗组外，重复热疗后细胞存活率均明显降低（$P=0.008$）。体内实验显示，肿瘤局部常规温度热疗（43℃、30min）不能有效抑制荷瘤小鼠移植瘤生长，而高温热疗（55℃、10min）在持续24天的观察中，与对照组和43℃热疗组相比，肿瘤生长被明显抑制（$P<0.05$），且外周血$CD4^+$T细胞亚群比例和CD4 /CD8比值，以及IL-2水平均升高（$P<0.05$）。提示高温局部热疗较常规温度热疗更能有效地抑制肿瘤生长，并激发更强的抗肿瘤免疫。

其可能机制如下：首先，高温热疗是一种损

伤性的物理因素，可引起机体非特异性炎症反应，刺激机体免疫。其次，热疗后肿瘤组织仍留在体内，变性坏死的肿瘤细胞暴露了其表面抗原决定簇，增强了肿瘤抗原的免疫原性，刺激机体产生特异性和非特异性抗肿瘤免疫，从而改善最终疗效。但免疫系统错综复杂，上述还仅仅是对现象的推测，不同温度热作用对抗肿瘤免疫的影响及其具体机制还有待进一步深入研究。

至于头颈部恶性黑色素瘤热疗的适应证、技术方法、注意事项与头颈部其他恶性肿瘤基本类似，这里不再赘述。

（赵　丹　朱　彤　肖绍文）

参 考 文 献

张莹莹，张威，耿传营，等，2009. 不同热剂量局部热疗对小鼠黑色素瘤的疗效及其抗肿瘤免疫激发作用的比较研究. 中国微创外科杂志，9（3）：250-253.

Dubois JB，顾胜德，1989. 恶性黑色素瘤的放射治疗. 国外医学：临床放射学分册，12（3）：190-191.

Engin K，Leeper DB，Tupchong L，et al，1993. Thermoradiation therapy for superficial malignant tumors. Cancer，72（1）：287-296.

Kim JH，Hahn EW，Ahmed SA，1982. Combination hyperthermia and radiation therapy for malignant melanoma. Cancer，50（3）：478-482.

Overgaard J，Gonzales D，Hulshof MC，et al，1995. Randomised trial of hyperthermia as adjuvant to radiotherapy for recurrent or metastatic malignant melanoma. European Society for Hyperthermic Oncology. Lancet，345（8949）：540-543.

Perez CA，Pajak T，Emami B，et al，1991. Randomized phase III study comparing irradiation and hyperthermia with irradiation alone in superficial measurable tumors. Am J Clin Oncol，14（2）：133-141.

Schmidt-Ullrich RK，Johnson CR，1996. Role of radiotherapy and hyperthermia in the management of malignant melanoma. Semin Surg Oncol，12（6）：407-415.

第十八章　食　管　癌

第一节　食管癌的流行病学特点与病理解剖基础

一、食管癌的流行病学特点

食管癌是威胁人类健康的恶性肿瘤之一，不同地区、不同人种的发病率和死亡率存在明显差异。我国是食管癌高发国家之一。我国食管癌好发年龄为50～69岁，男性发病多于女性，农村高于城市，高发区域主要集中于太行山脉附近（河南、河北、山西、山东西南部）、大别山区、四川北部，以及闽南、粤北和新疆少数民族聚居地区。食管癌病因尚未完全探明，可能是多因素联合作用的结果，流行病学研究显示，长期酗酒、大量吸烟是引起食管癌的重要因素，食用含有亚硝胺、真菌及其毒素的食物，以及营养不良、卫生习惯和喜食高温食物等也是诱发食管癌的因素。食管癌虽不是传染病，但地区聚集和家族聚集特点比较明显。我国食管癌以鳞状细胞癌为主，占95%以上；欧美国家以腺癌为主，占70%左右；此外食管癌还可发生小细胞癌、神经内分泌癌等少见病理类型。

二、食管的解剖学特点及病理特性

（一）解剖学特点

食管位于下咽部和胃之间，成人食管全长25～30cm。上起自环状软骨水平，相当于第6颈椎椎体下缘，向下行走于气管后缘、椎体前缘，于第11胸椎水平、第7肋软骨水平止于贲门。

正常食管有3个生理狭窄：分别位于食管入口处、主动脉弓处和膈肌入口处，这3个狭窄部位是异物容易滞留的部位，也是肿瘤的好发部位。

食管呈扁平状，横径大于前后径，宽2.5～3cm。食管壁由黏膜、肌层及外膜等组成，管壁平均厚度为0.3～0.4cm，无浆膜层，具有弹性，扩张度很好，因此只有肿瘤侵犯超过1/2周径才出现进食阻挡感。由于食管没有浆膜层，食管癌容易侵蚀食管壁，侵犯邻近器官，如侵犯气管或支气管，导致食管-气管瘘或食管-支气管瘘，侵犯邻近大血管导致大出血。

食管有丰富的淋巴引流系统。其中一组位于黏膜和黏膜下层的淋巴网或淋巴丛；另一组位于肌层的淋巴网或淋巴丛，二者相互交通，并引流至食管旁区域的淋巴结，部分直接注入胸导管。食管的淋巴主要沿纵向引流，胸上段食管的淋巴管大部分进入颈段淋巴管所达淋巴结，胸中段食管引流到气管隆嵴下淋巴结、支气管旁及心包纵隔淋巴结，同时向下引流。胸下段食管大部分向下引流进入贲门旁及胃左动脉旁淋巴结。各段食管癌的淋巴引流相互连通，并形成侧副通道，因此跳跃式转移亦很常见。血行转移可发生在任何器官，最常见转移部位是肺和肝。食管癌病变分段标准以病灶中心进行判断，食管胃结合部癌中心距贲门≤2cm者按食管癌分期；>2cm者，即使食管受累，仍按胃癌分期。

（二）食管癌的病理特性

1. 病理形态　食管常见的恶性肿瘤有鳞癌、腺癌、未分化癌、平滑肌肉瘤、黑色素瘤及横纹肌肉瘤。其中以鳞癌最多，占68.5%～90.6%；腺癌占6.1%～30.2%；未分化癌占1.4%～1.5%；其他约占1.7%。

食管癌10%～25%发生于上1/3食管，40%～50%发生于中1/3食管，25%～50%发生于下1/3食管。其蔓延及转移主要有3个途径：直接浸润、淋巴转移和血行转移。虽然临床报道食管癌远处转移的发生率大多不超过20%，但尸检发现有50%存在血行播散，其中以肺和肝最常见。

（1）早期食管癌＞95%发生在食管的中下段，上段较少见，占1%～2%。早期食管癌根据食管镜或手术切除标本所见，分为四型。

1）隐伏型：是食管癌的最早期发现，黏膜厚度无明显变化，也无溃疡、糜烂。仅见食管黏膜光泽较差，稍呈潮红，或伴细颗粒状，本型多经脱落细胞学普查发现，易在食管镜检查中被遗漏。

2）糜烂型：黏膜有局部糜烂，边缘清楚，呈不规则的图样，糜烂面呈红色，X线钡餐可见龛影，局部运动较差，呈僵硬现象。

3）斑块型：癌区食管黏膜有色泽灰白的局部扁平隆起，形成斑块状，皱襞增粗，并有皱襞中段及走行紊乱现象，表面可见溃疡形成，有时伴随糜烂。X线钡餐显示局部黏膜粗糙、不规则，皱襞中断或消失，又充盈缺损，局部有僵硬现象。

4）乳头型：局部病变呈乳头状或息肉状突起，表面可有炎症渗出及糜烂或浅溃疡形成。X线钡餐显示有向腔内突出的小充盈缺损，管壁舒张及运动无明显改变。

以上各型以糜烂型、斑块型多见。

（2）食管癌的进展期又称为中晚期食管癌，癌组织已侵及肌层，病理形态也分为4型。

1）髓质型：癌组织侵及食管壁，局部弥漫性增生，病变呈节段性，可侵及食管全周，中心有溃疡。光镜下呈高、中、低度分化，相应临床上分为善型、中间型和凶型，后者预后差。X线钡餐表现，善型见均匀性充盈缺损，无扭曲，病变和正常组织交界处的改变是逐渐的；凶型见明显不对称的充盈缺损及扭曲，病变和正常组织交界处呈陡坡或明显扭曲；中间型介于善型与凶型之间。

2）蕈伞型或息肉型：癌组织呈蕈伞样或息肉样突起，突入管腔阻塞食管，表面可有糜烂及溃疡形成，分化常较好。

3）溃疡型：有明显的溃疡形成，溃疡周边常呈环堤状隆起，病变较局限，很少侵及全周。

4）硬化型或狭窄型：癌组织增生浸润食管壁，常侵及深肌层及外膜，使其明显变硬；常侵犯食管全周，致使其形成环状僵硬狭窄，易引起食管梗阻；表面常无明显溃疡形成，可有浅表糜烂，预后差。本型较少见。

（3）食管癌的发病过程可分为4个时期。①始发期：又称癌前期，主要表现为食管上皮增生，从增生至癌变历时10年以上，此过程是可逆的，若采取有效阻断治疗，可防止癌变发生。②发展期：此期主要特点是食管黏膜重度增生的部位发生多点原位癌，进而发展为浸润性癌，病变局限于黏膜和黏膜下，相当于临床病理分期0～Ⅰ期，历时数年之久，如能在此期明确诊断，绝大多数有望治愈。③外显期：此期肿瘤侵犯肌层全层，症状典型、持续，肿瘤进展迅速，如不治疗，多数患者将于1年内死亡。④终末期：此期肿瘤已外侵和转移，出现严重并发症，如不治疗，生存期只有3个月左右。

2. 组织学分类　在我国大多数为鳞状细胞癌，少数为腺癌，小细胞未分化癌更少见，但恶性程度更高，预后更差。

第二节　食管癌的诊断与治疗

一、临床诊断与分期

（一）临床表现

1. 早期食管癌　早期食管癌的症状一般不明显，其症状多为非特异性，时隐时现，时轻时重，持续时间较长，患者通常延误就诊，临床上也会误诊为咽炎或食管炎。常见表现：①吞咽食物梗阻感，发生率为51%～63%；②胸骨后不适或闷胀，下段食管癌还可出现剑突下或上腹部不适、呃逆、嗳气等；③食管内异物感，表现为反复出现的吞咽食物异物感，约占20%；④咽喉部干燥及紧缩感，出现者约占30%；⑤食物通过缓慢并有滞留感。

2. 中晚期食管癌　最常见的典型症状为进行性吞咽困难，逐渐加重，频率增加。此外，由于肿瘤的直接侵犯和转移，以及淋巴结浸润和压迫周围不同的邻近组织器官，会出现一些相应的伴随症状。常见表现：①进行性吞咽困难，90%的患者常见，是中晚期食管癌的典型症状；②梗阻；③胸骨后疼痛，食管癌所致的黏膜溃疡、外侵周围组织引起食管周围炎、纵隔炎及侵至周围神经根均可引起胸背疼痛，较重时患者常不能入睡，如果出现疼痛突然加重、持续发热、呛咳、咳脓痰及肺炎，应高度怀疑食管纵隔瘘或食管气管瘘；④声音嘶哑，肿瘤或转移淋巴结侵犯或压迫喉返神经致声音嘶哑、呛咳；⑤压迫症状，根据所压迫的部位不同而异，如压迫气管或支气管可引起刺激性干咳或血痰，肺不张或肺阻塞性改变及食管气管瘘，侵及主动脉造成胸背痛，甚至发生食管主动脉穿孔大出血；⑥合并症：由于长期进食困难，后期可引起消瘦、脱水、体重明显下降、全身衰竭。如患者出现头痛、恶心、肝大、胸腔积液、腹水、皮下结节、颈部淋巴结肿大等提示有远处转移可能。

（二）相关检查

1. 血液生化检查 食管癌患者实验室常规检查的目的是评估患者的一般状况及是否适于采取相应的治疗措施，包括血常规、肝肾功能检查，肝炎、梅毒、艾滋病等抗原抗体检查，以及凝血功能等其他必要的实验室检查。食管癌患者的血碱性磷酸酶或血钙升高，考虑骨转移的可能；血谷氨酰转移酶、碱性磷酸酶、谷草转氨酶、乳酸脱氢酶或胆红素升高，考虑肝转移的可能。进食不适感，特别是吞咽困难的晚期食管癌患者，可用前白蛋白和白蛋白水平评估患者营养状况。

2. 肿瘤标志物检查 目前常用于食管癌辅助诊断、预后判断、放疗敏感度预测和疗效监测的肿瘤标志物有细胞角蛋白片段19（cytokeratin-19-fragment，CYFRA21-1）、癌胚抗原（carcinoembryonic antigen，CEA）、鳞状上皮细胞癌抗原（squamous cell carcinoma antigen，SCC）和组织多肽特异性抗原（tissue polypeptide specific antigen，TPS）等。上述标志物联合应用可提高中晚期食管癌诊断和预后判断及随访观察的准确度。目前应用于食管癌早期诊断的肿瘤标志物尚不成熟。

3. 影像学检查

（1）气钡双重对比造影：它是目前诊断食管癌最直接、最简便、最经济而且较为可靠的影像学方法，食管气钡双重对比造影可发现早期黏膜表浅病变，对中晚期食管癌诊断价值更大，对于食管癌的位置和长度判断较直观。但对食管外侵诊断正确率较低，无法诊断纵隔淋巴结转移。

（2）CT检查：作为一种非创伤性检查手段，CT检查被认为是对食管癌分期及预后判断较好的方法之一，在了解食管癌外侵程度，是否有纵隔淋巴结转移及判断肿瘤可切除性等方面具有重要意义，CT的分辨率高，特别是多排螺旋CT，扫描速度极快，数秒内即可完成全食管扫描，避免了呼吸及心跳等运动伪影；CT还可以进行多期动态增强扫描，最小扫描层厚为0.5mm，用于判断食管癌位置、肿瘤浸润深度、肿瘤与周围结构及器官的相对关系，以及区域淋巴结转移及周围血管肿瘤侵犯情况，为临床上准确分期提供可靠的依据。如果病变位于颈部或食管胸段，距环咽肌＜5cm，建议行颈部+胸部+上腹部增强CT扫描。如果患者有CT静脉造影的禁忌证，可以考虑进行（颈部）胸部/上腹腔平扫CT、颈部及腹部超声。CT检查可以在术前明确病变范围、淋巴结有无转移、远处有无转移等情况，也可用于术后（放化疗后）疗效评价。CT检查的组织分辨率不高，还无法准确评估肿瘤外侵情况及小淋巴结转移情况，但可作为诊断参考。当食管壁超5mm时应考虑食管癌的可能，淋巴结短径大于1cm应考虑淋巴结转移，食管与邻近组织器官的脂肪间隙消失应考虑食管癌侵犯。关于临床分期，CT判断T分期的准确度为58%左右，判断淋巴结转移的准确度约为54%，判断远隔部位如肝、肺等处转移的准确度为37%～66%。

（3）MRI检查：该检查无放射性辐射，组织分辨率高，可以多方位、多序列成像，对食管癌病灶局部组织结构显示优于CT检查。特别是高场强磁共振设备的不断普及和发展，使MRI扫描速度大大加快，可以和CT一样完成薄层、多期相动态增强扫描，对病变侵犯范围、与周围器官的关系及淋巴结的检出率均有提高。另外，功能成像技术（如弥散加权成像、灌注加权成像和波谱分析）

均可为病变的检出和定性提供有价值的补充信息。MRI检查的组织分辨率高，多平面、多参数扫描，可以比CT更有效评估肿瘤分期；不足之处在于扫描时间较长，受呼吸及心搏伪影干扰较多，一般不用于疗效评价。

（4）超声检查：超声通常并不能显示食管病灶，食管癌患者的超声检查主要应用于颈部淋巴结、肝脏、肾脏等部位及脏器转移瘤的观察，为肿瘤分期提供信息。超声还可用于胸腔、心包腔积液的检查及抽液前的定位。超声引导下穿刺可对颈部淋巴结、实质脏器的转移瘤进行穿刺活检以获得标本，从而进行组织学检查。

（5）PET/CT检查：可确定食管癌原发灶的范围，了解周围淋巴结是否有转移及转移的范围，准确判断肿瘤分期。与胃镜及螺旋CT相比，^{18}F-FDG PET/CT在食管癌病灶检测方面有更高的敏感度及特异度，因而能更精确地进行TNM分期。PET检查较胸部CT能发现更多的远处转移。在常规检查阴性的患者中，PET可以发现15%～20%的患者存在远处转移。另外，PET/CT还可用于食管癌的疗效评价，术前放疗及化疗均推荐应用PET/CT检查，目前认为PET/CT是用于评估治疗效果和预后指标的发展前景很好的检查工具。建议局部进展期食管癌在手术前检查时、术前治疗时、根治性放化疗时应用PET/CT，或PET提高分期检查的准确度，以及作为术前治疗、根治性放化疗后常规评价疗效手段的补充。然而，SUV的临界值和治疗后行PET/CT的时间尚没有统一标准，治疗后行PET/CT的时间可能会影响PET/CT判断的准确度。因为在某些情况下如放射性食管炎和与活检相关的炎症发生时实施PET/CT可能影响对于病灶的判读。因此，建议在治疗后2周且无任何活检的情况下进行PET/CT检查。对于无远处转移的患者来说，PET/CT评估范围为颅底至大腿根部。对于怀疑远处转移者应考虑全身检查。

上述几种重要的影像学检查技术各有特点，优势互补，应该强调综合检查运用，全面评估。

4. 内镜检查

（1）普通白光纤维胃镜：在普通白光纤维胃镜观察下，早期食管癌可以表现为食管黏膜病灶，有以下几种状态：①红区，即边界清楚的红色灶区，底部平坦；②糜烂灶，多为边界清楚、稍凹陷的红色糜烂状病灶；③斑块，多为类白色、边界清楚、稍隆起的斑块状病灶；④结节，直径在1cm以内，隆起的表面黏膜粗糙或糜烂状的结节病灶；⑤黏膜粗糙，指局部黏膜粗糙不规则、无明确边界的状态；⑥局部黏膜上皮增厚的病灶，常遮盖其下的血管纹理，显示黏膜血管网紊乱、缺失或截断等特点。内镜医师应提高对上述形态特征的认识，在检查时注意观察黏膜的细微变化，对可疑病灶多点活检是提高早癌检出率的关键。然而，多数早期食管癌在普通内镜下表现不典型，可能会被漏诊，病灶范围亦不清晰，因而检查中结合色素或电子染色的方法进行观察有助于提高病变检出率。中晚期食管癌的内镜下所见比较明确且容易辨认，主要表现为结节状或菜花样肿物，食管黏膜充血水肿、糜烂或苍白发僵，触之易出血，还可见溃疡，部分有不同程度的管腔狭窄。如CT显示食管病变位于胸中上段或颈段，与气管膜部或左主支气管关系密切，应同时做纤维支气管镜检查，以观察气管、支气管是否受侵。

（2）色素内镜：将各种染料散布或喷洒在食管黏膜表面后，使病灶与正常黏膜在颜色上形成鲜明对比，更清晰地显示病灶范围，并指导指示性活检，以提高早期食管癌诊出率。色素内镜常用染料有碘液、甲苯胺蓝等，可单一染色，也可联合使用。

（3）超声内镜（endoscopic ultrasound，EUS）：使用EUS不仅能诊断癌肿在壁内或食管外的浸润，还能确定食管周围淋巴结是否转移。EUS下早期食管癌的典型表现为局限于黏膜层且不超过黏膜下层的低回声病灶。EUS可清楚显示食管壁层次结构的改变、食管癌的浸润深度及病变与邻近脏器的关系，T分期的准确度可达74%～86%，但EUS对病变浸润深度诊断的准确度易受病变大小及部位的影响。EUS诊断局部淋巴结转移的敏感度为80%，明显高于CT（50%）及PET（57%），但特异度（70%）略低于后二者（83%和85%）。EUS对食管癌腹腔淋巴结转移的诊断敏感度和特异度分别为85%和96%，均高于CT（42%和93%）。EUS联合FNA可进一步提高对可疑淋巴结转移的诊断效能。由于超声波穿透力有限，EUS

难以用于远处转移的评估，应结合CT、MRI或PET/CT等影像学检查。

5. 食管脱落细胞学检查 该检查是我国独创的，用食管拉网方法做脱落细胞学检查。该检查操作简便、经济、实用、安全。阳性检出率可达90%以上，是食管癌诊断的重要手段。在食管黏膜上皮基底细胞癌变过程中，癌细胞逐渐取代表层上皮细胞，癌灶表面即暴露在食管腔内，脱落的癌细胞易于提取。方法是将细胞采取器吞入食管内，网囊充气再拉出，用网上的分泌物做成涂片，染色后进行显微镜检查，一般可见少数鳞癌细胞分散在大量增生的鳞状上皮细胞中。为避免误差，通常要求有两次以上阳性结果，食管脱落细胞学检查结合影像学检查可作为食管癌的诊断依据，也可使大多数患者免受食管镜检查的痛苦。

（三）诊断

1. 临床诊断 根据上述临床症状、体征及影像学和内镜检查，符合下列之一者可作为临床诊断依据。

（1）吞咽食物时有哽咽感、异物感、胸骨后疼痛或出现明显的吞咽困难，食管造影后出现食管黏膜局限性增粗、局部管壁僵硬、充盈缺损或龛影等表现。

（2）吞咽食物时有哽咽感、异物感、胸骨后疼痛或出现明显的吞咽困难，胸部CT检查发现食管管壁的环形增厚或不规则增厚。

临床诊断食管癌病例需经病理学检查确诊。不宜依据临床诊断做放化疗，也不提倡进行试验性放化疗。

2. 病理诊断 根据临床症状、体征及影像学和内镜检查，经细胞学或组织病理学检查，符合下列之一者可确诊为食管癌。

（1）纤维食管镜检查刷片细胞学或活检明确为食管癌。

（2）临床诊断为食管癌，食管外转移病变（锁骨上淋巴结、皮肤结节等）经活检或细胞学检查明确诊断为食管癌转移病灶。

3. 食管癌与其他疾病的鉴别诊断

（1）食管功能失常。神经官能症：功能性食管痉挛、神经性吞咽无力、贲门失弛缓症等均可产生吞咽困难和进食梗阻症状，应通过病史或影像学检查予以鉴别。

（2）食管憩室或憩室炎。可因进入憩室内的食管潴留或刺激而继发炎症、溃疡甚至出血，应通过吞钡X线检查或内镜检查予以鉴别。

（3）食管受压病变和食管良性肿瘤。纵隔肿瘤、先天性血管畸形、主动脉瘤、纵隔肿大淋巴结有时会引起食管受压，内镜检查显示食管边缘光滑、黏膜完整。食管良性肿瘤以平滑肌瘤为多，一般病程长、吞咽困难，但多也表现为间歇性，可通过影像检查结合内镜检查查看食管边缘是否光滑，黏膜是否正常、完整。

（四）食管癌的病理分段、分型和分期

1. 食管癌的分段

（1）颈段食管：上起自下咽，下至胸廓入口即胸骨上切迹水平。周围毗邻气管、颈血管鞘和脊椎。内镜下测量距上切牙15～20cm。

（2）胸上段食管：上起自胸廓入口，下至奇静脉弓下缘（即肺门水平之上）。其前面被气管、主动脉弓的3个分支及头臂静脉包围，后面毗邻脊椎。内镜下测量距上切牙20～25cm。

（3）胸中段食管：上起自奇静脉弓下缘，下至下肺静脉下缘（即肺门水平之间）。其前方夹在两肺门之间，左侧与胸降主动脉为邻，后方毗邻脊椎，右侧游离，直接与胸膜相贴。内镜下测量距上切牙25～30cm。

（4）胸下段食管：上起自下肺静脉下缘，下至食管胃结合部（即肺门水平之下）。内镜下测量距上切牙30～40cm。

2. 食管癌的大体分型

（1）早期食管癌：包括隐伏型、糜烂型、斑块型和乳头型。

（2）中晚期食管癌：包括髓质型、蕈伞型、溃疡型、缩窄型和腔内型。

3. 食管癌的分期 食管癌的分期，此前有多种不同版本。在国际上常用的是国际抗癌联盟（UICC）TNM分期、美国癌症联合委员会（AJCC）TNM分期。很长一段时间内，分期标准的制定是基于西方的食管癌（以腺癌为主）分期标准，国际食管癌协作项目组在制定UICC/AJCC时纳入了我国的一些患者资料（以鳞癌为主）。国家

卫健委《关于印发原发性肺癌等18个肿瘤诊疗规范（2018年版）的通知》（国卫办医函〔2018〕1125号）中，对于食管癌分期，推荐使用AJCC第8版TNM分期。

食管癌TNM分期（AJCC第8版）中T、N、M的定义如下。

（1）原发肿瘤（T）

T_x：原发肿瘤不能评价。

T_0：没有原发肿瘤的证据。

T_{is}：高级别上皮内瘤变/异型增生。

T_1：肿瘤侵及黏膜固有层、黏膜肌层或黏膜下层。

T_{1a}：肿瘤侵及黏膜固有层或黏膜肌层。

T_{1b}：肿瘤侵及黏膜下层。

T_2：肿瘤侵及固有肌层。

T_3：肿瘤侵及食管纤维膜。

T_4：肿瘤侵及邻近结构。

T_{4a}：肿瘤侵及胸膜、心包、奇静脉、膈肌或腹膜。

T_{4b}：肿瘤侵及其他邻近结构如主动脉、椎体或气道。

（2）区域淋巴结（N）

N_x：区域淋巴结不能评价。

N_0：无区域淋巴结转移。

N_1：1～2个区域淋巴结转移。

N_2：3～6个区域淋巴结转移。

N_3：≥7个区域淋巴结转移。

（3）远处转移（M）

M_0：无远处转移。

M_1：有远处转移。

注释：①HGD，高级别上皮内瘤变/异型增生。②要达到准确分期，区域淋巴结的数目应该≥12个。③肿瘤部位按照肿瘤中心的位置分段（分为上段、中段、下段，上段=颈段+胸上段，中段=胸中段；下段=胸下段+腹段）。④若肿瘤累及食管胃交界部，肿瘤中心在食管胃交界部食管侧者或在胃侧2cm之内者（Siewert分型Ⅰ型和Ⅱ型），按食管癌分期；肿瘤中心在近端胃2cm之外（Siewert分型Ⅲ型）按胃癌分期。肿瘤中心虽在近端胃2cm之内但未累及食管胃交界部者，按胃癌分期。⑤基底细胞样鳞状细胞癌、梭形细胞鳞状细胞癌、小细胞癌、大细胞神经内分泌癌及

未分化癌按低分化鳞状细胞癌分期。混合有鳞状细胞癌成分的混合型癌（如腺鳞癌）或组织学类型不明确的按鳞状细胞癌分期。⑥食管的神经内分泌瘤（NET）罕见，其分期参照胃肠道神经内分泌瘤的TNM分期。⑦本分期不适用于非上皮性肿瘤，如淋巴瘤、肉瘤、胃肠道间质瘤和黑色素瘤等。

二、食管癌的常规治疗

目前食管癌常规治疗中比较有效的方法为手术治疗、化疗、放疗和综合治疗。治疗方法的选择取决于病情的早晚、病变的部位、年龄及患者身体状态，以手术治疗和放化疗为主。食管癌手术治疗的5年总生存率为20%～25%，放疗的5年生存率为20%～73%，但在早期的食管癌中，两者疗效尚无明显差异。由于食管癌早期症状的不典型性且轻微，因此在确诊时一半以上患者病期已到中晚期，失去了手术根治性治疗的机会，放疗、化疗和综合治疗仍然是重要的治疗手段。

（一）食管癌的手术治疗

外科手术治疗是食管癌的主要根治性手段。据统计，目前我国食管外科根治性手术切除率为25%以上，早期食管癌5年生存率为70%～90%。

可切除的食管癌指T_{1a}肿瘤、黏膜下肿瘤、$T_{1～3}$肿瘤和可切除的T_{4a}。一旦明确诊断为食管癌，在患者身体情况允许的情况下，应争取进行外科治疗。

在选择外科方法治疗时，下列因素具有临床意义。①全身情况：食管癌手术对患者的生理扰乱较大，术前应充分重视患者的全身情况，包括年龄、心肺肝肾功能、营养状况、体重、胸背部及上腹深部持续性疼痛、锁骨上淋巴结肿大等。②癌肿部位：下咽部、颈段和胸上段食管癌的传统治疗方法是放疗，近年来外科治疗也开始应用，但应严格掌握适应证；胸中段食管癌常因侵犯气管、支气管、肺门、胸主动脉而手术切除率较低，贲门癌因发现较晚，伴广泛转移，切除率不及食管癌。③肿瘤长度：肿瘤长度小于5cm时切除率较高，大于7cm时切除率明显下降，但长度是相

对的，只要肿瘤无明显的外侵，即使病变长度10cm也有切除的可能。④肿瘤的影像学表现：食管的X线造影可显示肿瘤的范围和浸润深度，如出现不规整的深溃疡，周围软组织块影及食管长轴扭曲、成角、错位等情况，都不利于手术切除；CT和MRI可以从解剖断面观察肿瘤与周围脏器的关系，以及淋巴结转移情况，为手术选择提供更多信息。⑤食管癌的病理情况：食管癌浸润程度和淋巴结转移情况对切除率有一定影响。没有外侵的情况下一般均能切除；有外侵的情况手术难度增加，并发症也会增加；一旦发生淋巴结转移，生存率明显下降。⑥术前放疗：目前对于术前放疗能否提高切除率还存在争议。对于中晚期患者，特别是有一定外侵的病例，进行术前放疗是被推荐的。放疗结束后6～7周是最佳的手术时机，此时急性放射反应消退，患者的全身情况恢复，放射纤维化尚未形成。

1. 手术适应证 对于$T_{1a}N_0M_0$期的患者，主要治疗方法是内镜下黏膜切除和黏膜剥离术。对于$T_{1b\sim3}N_{0\sim1}M_0$期的患者，适合首选手术治疗。对于$T_{3\sim4a}N_{1\sim2}M_0$期患者，可选择先行术前辅助化疗和（或）放疗，术前辅助治疗结束后再评估是否可以进行手术治疗。任何T_{4b}或N_3或M_1期的患者，一般推荐进行根治性放化疗而非手术治疗；食管癌放疗后复发，无远处转移，且术前评估可切除，一般能耐受手术的情况下，也可以考虑进行手术治疗。在确定手术治疗时，需要综合考虑患者的性别、年龄、症状、全身情况、器官功能检查结果、病变部位及肿瘤的病理情况等因素。

（1）早期食管癌，患者无临床症状或临床症状轻微，X线食管造影、食管拉网或食管镜检查能明确诊断者。

（2）中下段食管癌，病变在5cm以内，上段在3cm以内者。

（3）食管癌病变位于中上段，病变超过5cm，有条件者行术前放疗与手术切除的综合治疗。

（4）食管癌放疗后复发，病变范围不大、无远处转移、全身情况良好者。

（5）食管贲门癌病变侵犯范围较广，CT显示未侵犯邻近器官、无远处转移，估计有切除的可能性，虽然预计切除效果欠佳，但只要患者身体

允许，也可行手术治疗以达到姑息效果。

（6）食管贲门癌高度梗阻、无明显远处转移，患者全身情况允许，应积极探查，采取姑息切除、减量切除或转流吻合减状手术。

2. 手术禁忌证

（1）一般状况和营养状况很差，呈恶病质者。

（2）病变严重外侵（T_{4b}），UICC/AJCC分期（第8版）中T_{4b}病变，侵犯心脏、大血管、气管和邻近器官如肝、胰腺、脾等；多野和多个淋巴结转移（N_3），全身其他器官转移（M_1）。

（3）心脏、肺、肝、脑、肾等重要脏器有严重功能不全者，如合并低肺功能、心力衰竭、半年以内的心肌梗死、严重肝硬化、严重肾功能不全等。

3. 手术并发症

（1）吻合口瘘与狭窄：吻合口瘘是最常见的严重并发症，胸内吻合口瘘发生后的死亡率高。多发生在术后4～7天，也可发生在术后10天左右。吻合口狭窄多发生在术后3～4周。

（2）乳糜胸：主要发生于食管中下段癌切除者。发生时间多在术后4～6天。

（3）胸部并发症：多发生在术后3天内，常见于伴有慢性支气管炎或肺气肿的患者，由于术后胸腔胃致肺膨胀不全及麻醉药物刺激、气管插管对黏膜的损伤，易发生支气管炎、支气管肺炎、肺不张等并发症。

（4）脓胸：多系术后胸腔引流不畅，胸腔内积液感染所致。

（5）切口感染。

（6）其他术后并发症：如术后腹压升高，膈肌缝线部分裂开导致膈疝；术中损伤喉返神经导致声哑、进食呛咳等。

4. 手术入路

（1）左胸入路：在2000年以前，我国食管癌外科治疗的主要入路以左胸入路为主，由于左胸主动脉弓遮挡和弓上三角狭小导致上纵隔淋巴结清扫不完全，因此，食管癌左胸入路治疗后下颈和上纵隔淋巴结复发率高达30%～40%，严重影响长期生存。

（2）右胸入路：对于伴有上纵隔淋巴结转移的胸段食管癌患者，应选择右胸入路两切口或三切口手术。行完全胸腹二野淋巴结清扫或颈胸腹

三野淋巴结清扫，即左颈-右胸-上腹正中三切口食管癌根治术（McKeown 式式）。依据文献报道，对于胸中下段食管癌，右胸入路淋巴结清扫和预后要好于左胸入路。上纵隔无淋巴结转移的患者无论经左胸入路或右胸入路，术后生存及复发无显著性差异。

（3）经膈肌裂孔入路：经颈部及膈肌裂孔食管切除术（transhiatal esophagectomy，THE）主要适用于食管肿瘤无明显外侵和纵隔无明显转移肿大淋巴结的偏早期患者，尤其是高龄或心肺功能不全等不适宜开胸手术的患者。既往应用术式为食管拔脱术，该手术虽然创伤小，心肺功能损失少，有利于术后恢复，但胸腔内操作无法在直视下进行，有气管损伤、后纵隔出血等风险；且不能清扫胸腔内淋巴结，目前在我国其已不作为食管癌根治的基本式式。随着胸腹腔镜食管癌根治术的开展，目前已有少数医师尝试应用胸腔镜、腹腔镜辅助行不开胸的食管癌根治术，基本代替了既往的食管拔脱术，并可以清扫纵隔淋巴结，但手术过程复杂，初期费时费力，但患者术后恢复快。目前其适应证为高龄或心肺功能不全等不适宜开胸手术的早期食管癌患者。

5. 手术方式选择 目前常规开胸或胸腔镜、腹腔镜辅助食管癌切除加淋巴结清扫是常规的手术方法。随着胸腔镜、腹腔镜手术的逐渐流行，胸腔镜、腹腔镜手术与常规开胸手术相比可以减少手术并发症，尤其是呼吸道并发症。回顾性研究显示，预后略好于经右胸开放性食管癌根治术，因此，对于适合胸腔镜手术切除患者（$T_{1\sim3}N_{0\sim1}M_0$），目前，推荐经右胸采用胸腔镜、腹腔镜行食管癌根治术。对于经放化疗降期的患者，优先推荐经右胸胸腔镜、腹腔镜行食管癌根治术，以减少术后心肺相关并发症。

6. 替代器官 胃是最常替代食管的器官，通常制作成管状胃来替代食管和重建消化道。另外可依据患者情况以选择结肠和空肠。替代器官途径：通常选择食管床，也可选择胸骨后或皮下隧道，为术后放疗提供空间。

7. 术前准备和术后辅助 手术是食管癌根治疗的重要手段，同时也是一种创伤较大的治疗方式。术前除常规行心、肝、肺和血液检查外，应特别重视呼吸道、肠道准备和食管清洗，给予患者一定的营养支持和必要的心理辅导。术后应防止吻合口瘘，进行胃肠减压；加强呼吸锻炼，避免出现肺不张、肺部水肿或肺部感染，保障康复进程。

（二）食管癌的放疗

我国70%的食管癌患者就诊时已属中晚期，失去根治性手术切除的机会。而我国食管癌病理95%以上为鳞状细胞癌，对放射线相对敏感。经术前放疗后，手术治疗食管癌的5年生存率可由33%提高至47%。为了降低术后局部复发和远处转移风险，术后辅助放疗得到了关注和应用，目前学界对术后放疗的价值意见尚不一致，缺乏权威的循证医学证据。

对于不可手术和失去手术机会的食管癌患者，放疗成为其可选择的重要治疗手段。在应用先进的调强放疗技术和同步放化疗后，不可手术的食管癌患者的5年生存率从单纯放疗时代的5%提高到现在的15%～20%。如果不可手术的食管癌患者在术前放疗后转化为可手术，建议进行手术治疗。

根据治疗目的和效果的不同，食管癌的放疗分为根治性放疗和姑息性放疗两类。在临床实践中，对于体质好，因不能手术或拒绝手术而可耐受放疗的患者，可以根据其身体一般状况采用同步或序贯放疗。对于体质较弱、一般状况较差的不能耐受放疗的患者，可考虑姑息性放疗，以改善生活质量。80%的患者症状可以得到缓解，尤其是疼痛和吞咽困难。食管癌的根治性放疗和姑息性放疗之间并无绝对界限，除非已经存在远处转移、严重的并发症和全身衰竭。对于无明显远处转移、全身情况尚好但局部病灶较广泛的患者，应根据治疗中肿瘤的退缩程度和患者对治疗的耐受情况及时调整治疗计划，尽可能地给予高的照射剂量，争取达到根治目的或尽可能长时间地控制局部病灶，减少患者的痛苦并延长生存时间。

根据放射形式的不同，放疗又可分为体外放射和体内放射，这两种形式的放疗也可同时实施。体外放射是通过人体外部的仪器，直接把高能射线照到肿瘤部位。体内放射是将放射源密封植入肿瘤内部或靠近肿瘤，或者通过口服或静脉注射未密封的放射源进行治疗。体内放射的放射源强度较小，治疗距离较短。体外放射的放射线需要经过皮肤和正常组织才能到达肿瘤，剂量受皮肤和正常组织耐受量的限制，同时准直器、限束器等设备屏蔽作用也会产生影响，只有小部分放射线能量能够达到组织。

1. 适应证

（1）根治性放疗：$T_{4b}N_{0\sim3}$；颈段食管癌或颈胸交界癌距环咽肌5cm；经术前放疗后评估仍然不可手术切除；存在手术禁忌证或高龄、严重心肺疾患等手术风险大的患者；拒绝手术的患者。根治性放疗要求放疗部位精确、剂量分布均匀、正常组织受量少、技术重复性好。

（2）姑息性放疗：术后局部区域复发（术前未行放疗）；较为广泛的多处淋巴结转移；骨转移、脑转移等远处转移病变，缓解临床症状；晚期病变化疗后转移灶缩小或稳定，可考虑原发灶放疗；晚期病变解决食管梗阻，改善营养状况；缓解转移淋巴结压迫造成的临床症状。

2. 禁忌证 包括恶病质，食管穿孔或食管完全梗阻，食管活动性出血或短期内曾有食管大出血，伴有严重的内科合并症者。

3. 并发症

（1）放射性食管炎、食管狭窄、食管梗阻、气道反应。

（2）放射性纵隔炎。

（3）食管癌穿孔。

（4）营养不良。

4. 放射技术

（1）放疗定位与剂量：放疗需要照射的区域包括原发病灶、转移的区域淋巴结、原发病灶上下两端及周围可能存在的亚临床病灶和区域淋巴引流区。进行放疗时，应准确定位，勾画靶区，以确保临床靶区（clinical target volume，CTV）得到规定的治疗剂量。放疗的给予剂量分为两个阶段，第一阶段照射45～50Gy/5周，以后缩野照射病灶区20～25Gy/（2～3）周，放疗前应进行剂量验证。

（2）三维适形放疗（three dimensional conformal radiotherapy，3DCRT）：是指通过CT定位，利用CT图像重建三维的肿瘤结构，使照射野的形状在立体方向上与肿瘤形状一致，降低正常组织的受照射剂量，提高肿瘤本身足够大照射剂量，提高

放疗的疗效。3DCRT技术属于精确放疗，能在一定程度上克服常规放疗中肿瘤区剂量不均匀、剂量不足而正常实验室量又过高的突出问题，是目前放射治疗的主流技术，在头颈部、咽喉部、肺部、盆腔部肿瘤及纵隔肿瘤、食管肿瘤、肝肿瘤等治疗中应用较为广泛。

（3）调强放疗（intensity modulated radiotherapy，IMRT）：是3DCRT技术的改进型，通过补长器、静态多叶光栅、动态楔形板等，对辐射野内剂量强度按一定要求调节，使靶区体积内剂量分布比3DCRT更均匀。与3DCRT技术相比，IMRT能有效降低肿瘤周围正常组织的受量，减小放射不良反应。

（三）食管癌的化疗

食管癌单药化疗的主要对象为晚期患者，主要应用领域包括针对局部晚期患者的新辅助化疗和辅助化疗，以及针对晚期患者的化疗、分子靶向治疗和免疫治疗。近年来，随着分子靶向治疗、免疫治疗新药不断被发现，药物治疗在食管癌综合治疗中的作用前景广阔。常用药物有顺铂、紫杉醇、草酸铂、表柔比星、沙利铂、亚叶酸钙、多西他赛等。使用过程中应严格遵医嘱科学确定化疗方案，根据疗程及时调整。作为一种食管癌治疗的辅助手段，常见的有术前辅助和术后辅助。临床上，目前多采用手术+化疗、手术+放化疗或放化疗等联合治疗，疗效比单一化疗效果佳。现多采用以顺铂（DDP）和博来霉素（BLM）为主的联合化疗方案。

1. 适应证

（1）不宜手术或放疗的各期患者。

（2）晚期及广泛转移患者，骨髓、心、肺、肝、肾功能基本正常，能进半流质以上饮食。

（3）手术或放疗后的巩固治疗及手术或放疗后复发、转移患者的治疗。

2. 禁忌证

（1）年老体衰或恶病质患者。

（2）心、肝、肾功能严重障碍，有感染发热、食管出血或穿孔者。

（3）骨髓功能低下，白细胞计数$<3\times10^9$/L，血小板计数$<50\times10^9$/L，严重贫血或有出血倾向者。

（4）KPS评分<60分，ZPS评分>3分者。

3. 不良反应

（1）骨髓抑制：患者于化疗后每周复查1～2次血常规。根据具体化疗方案及患者血象变化的特点，复查时间间隔可酌情增减。若外周血中性粒细胞绝对计数低于 $0.5×10^9$/L 应停药，对症给予粒细胞集落刺激因子（G-CSF）治疗，并视具体情况延迟或减量下一周期化疗。

（2）胃肠道反应：化疗相关恶心、呕吐可发生于化疗后数小时或数天，严重呕吐会造成水和电解质紊乱。可单独或联合应用 5-HT3 受体拮抗剂、糖皮质激素及神经激肽-1受体拮抗剂等药物。

（3）腹泻、食欲下降。避免进食寒凉和粗纤维丰富的食物，及时服用止泻药。要注意营养支持。

（4）肝肾功能损害，神经系统毒性。肾功能不全者禁用有肾毒性的药物，使用肾毒性药物时应注意足量水化，且需要注意药物间的相互作用。出现严重神经毒性反应应停药。

4. 食管癌的动脉灌注化疗　1975年，日本学者 Tanohata 等开始经食管动脉灌注化疗药物治疗食管癌，并获得成功，以后又有一些学者进行了这方面的研究。食管供血动脉解剖的特殊性给食管癌动脉插管灌注化疗带来一定困难，相关研究与应用也较少。但随着介入放射学的发展及联合化疗疗效的提高，食管癌动脉灌注化疗的应用逐渐增多，成为一种越来越重要的治疗方法。相对全身静脉注射治疗，采用动脉灌注化疗，药物可直接到肿瘤内部，提高肿瘤局部药物浓度和治疗效果。颈段食管癌须行甲状颈干选择性插管，多用直头 Headhunter 导管。支气管动脉可选用不同型号的 Cobra、Headhunter、Hook、Judkins、RLG 或 C 形导管。食管固有动脉使用 Hook、C 形或 RLG 导管。胃左动脉使用 RLG 或 Cobra 导管等。

第三节　食管癌的热疗

目前治疗食管癌的常规方法有手术、放疗、化疗。热疗泛指用一定量的物质（微波、射频等）向一定深部组织传递能量产生生物效应的一类疗法，其基本原理为通过物理能量向人体全身或局部组织传递，使靶组织吸收能量产生一系列生物效应，利用正常组织和病变组织对能量吸收生物效应的差异，达到既破坏肿瘤细胞，又不损伤正常组织的效果。热疗是纯粹的物理热能，患者不会出现接受放化疗时呕吐、脱发等不良反应，因此称为"绿色疗法"。特别是近十年，随着医学研究的发展和高温加热设备的不断更新换代，肿瘤热疗技术迅速发展并得到广泛认可。

一、热疗在食管癌中的应用及进展

热疗作为放疗和化疗的一种增效手段已逐渐被人们所认识并应用于临床治疗中。热疗治疗食管癌不宜作为一种单一治疗手段，而应作为综合治疗的方法之一。在热放疗、热化疗、热放化疗及术前热放化疗等实践中热疗都有应用，并取得了比较积极的效果。热疗与化疗联合使用，可通过增加肿瘤组织内部化疗药物的浓度，催化药物与癌细胞DNA的结合，从而增强化疗药物的疗效；热疗与放疗联合可扩张肿瘤内部血管，促进肿瘤血液循环，降低肿瘤组织缺氧细胞的比率，增强细胞对放疗的敏感性。研究结果也显示，放疗或化疗联合热疗能够获得较非联合热疗更好的疗效，联合热疗后食管癌的局部控制率及生存率均得到提高。现对食管癌热疗的临床应用研究进行介绍。

1. 热化疗　薛琪等探讨化疗联合热疗对中晚期食管癌的疗效，共41例中晚期食管癌患者，治疗组采用顺铂+氟尿嘧啶（DF）方案化疗联合热疗，对照组单用化疗，结果发现化疗联合热疗较单纯化疗治疗中晚期食管癌的近期疗效较好，毒副反应较轻，证明化疗联合热疗对中晚期食管癌有协同治疗作用。罗建红将40例老年晚期食管癌患者随机分为观察组和对照组，每组各20例，两组化疗均采用紫杉醇（PTX）联合顺铂（DDP）方案，21天为1个周期，应用4个周期。观察组在每周期的化疗期间行2次区域热疗，结果显示观察组 PR 12例、NC 7例、PD 1例，有效率为60%，生活质量提高12例、稳定5例、下降3例，生活质量改善率为60%；对照组 PR 5例、NC 11例、PD 4例，有效率为25%，生活质量提高5例、稳定13例、下降2例，生活质量改善率为25%。观察组近期疗效有效率及生活质量改善率均高于对照组（$P < 0.05$），两组毒副反应比较差异无统计学意义（$P > 0.05$），认为化疗联合局部热疗治疗老年晚期食管癌疗效较好。

2. 热放疗 陶艳等将45例经病理学确诊的局部晚期或伴有基础心肺疾病存在手术禁忌或拒绝手术治疗的年龄65岁以上的食管癌患者分为热放组（23例）和单放组（22例）。放疗方案：每次200cGy的分割剂量，每周5次，连续治疗6周，总剂量65Gy。热疗方案：每周热疗2次，每次热疗50min，每次热疗间隔48～72h，采用先高后低的加热方法，5～10min内使肿瘤中心温度上升到有效治疗温度（40℃以上），并由温度控制主机的功率输出，使温度恒定在43℃，测温采用食管内测温。分析老年晚期食管癌热放组和单放组的治疗效果，研究结果发现老年晚期食管癌热放疗疗效优于单纯放疗。国佳等选取58例中晚期食管癌患者对比了三维适形放疗组联合微波热疗组与三维适形放疗组治疗的急性毒副反应、近期疗效及有效率，结果发现两组急性毒副反应比较无统计学意义；联合治疗组的短期疗效有效率要高于单放组，差异有统计学意义（$P < 0.05$）。对于食管癌食管气管沟淋巴结转移患者，薛闯等观察了三维适形放疗联合局部高频热疗的治疗效果，36例均顺利完成治疗，其中CR 12例，PR 18例，NC 6例，总有效率83.3%，主要毒副反应为放射性食管炎和气管炎，证明对于食管癌食管气管沟淋巴结转移患者热放疗疗效较好，且毒副反应可耐受。Sheng等评价了调强放射治疗联合热疗治疗伴有锁骨上淋巴结转移的上、中胸段食管鳞癌（UMT-ESCC）的疗效和毒性，3年无进展生存率为34.9%，总生存率为42.5%，结果显示调强放疗联合锁骨上区域热疗治疗UMT-ESCC合并锁骨上淋巴结转移毒性低，耐受性好，局部控制性好。邓建等研究也肯定了放疗+热疗治疗中晚期食管癌的疗效显著，可提高患者近期生存率。

3. 热放化疗 任永霞等研究了热疗联合新辅助放化疗治疗进展期食管癌的临床效果，共选取72例进展期食管癌患者，按治疗方法不同分为对照组和观察组，各36例。观察组采用调强放射治疗（IMRT），同步化疗采用顺铂+氟尿嘧啶方案，

同步热疗（放疗后30min进行），每次45min，2天进行1次，20次为1个疗程。对照组采用同步放化疗，方案同观察组。结果显示，观察组CR 8例，PR 22例，SD 4例，PD 2例，总有效率为83.3%；对照组CR 6例，PR 16例，SD 12例，PD 2例，总有效率为61.1%。观察组总有效率高于对照组，差异有统计学意义（$P < 0.05$）。主要不良反应为血液学毒性、急性胃肠道反应和放射性食管炎，以1～2级为主，两组患者整体不良反应发生率比较，差异无统计学意义（$P > 0.05$）。研究结果证明，热疗可增敏新辅助放化疗治疗进展期食管癌，且不良反应无明显增加。唐志等探讨了同期放化疗联合深部热疗治疗胸段食管癌的近期疗效、远期疗效和不良反应，90例胸段食管癌患者随机分为放化疗联合热疗组、同期放化疗组和单纯放疗组，各30例，研究结果发现同期放化疗联合深部热疗治疗胸段食管癌的近期疗效优于同步放化疗和单纯放疗，但在提高患者的生存率和降低放化疗的不良反应等方面无明显优势。牛松涛等在108例中晚期食管癌患者中探讨了同期放化疗联合深部热疗治疗食管癌的疗效和毒副反应，结果发现热放化疗组的总有效率（88.9%）高于放化疗组（74.1%）（$P < 0.05$），且热放化疗组的转移率和毒副反应发生率均低于放化疗组（$P < 0.05$），证明同期放化疗联合深部热疗方案可改善食管癌患者的治疗效果，且给药方案比较安全。Hu等的一项荟萃分析认为，热放化疗是治疗食管癌的理想选择，与放化疗或放疗相比，热放化疗能够改善长期生存和短期疗效，而且安全易行。王宝中等应用热放化疗治疗腹膜后淋巴结转移癌的研究也肯定了三联疗法的治疗效果。

4. 术前热疗 Hulshof等分析了新辅助放化疗联合区域热疗治疗可切除食管癌的疗效，28例患者进入了该项Ⅱ期试验研究，该研究结合了4.5周的放化疗和5个疗程的局部热疗。化疗方案为卡铂+紫杉醇；放疗剂量41.4Gy，分次剂量1.8Gy；局部区域热疗使肿瘤温度稳定在41℃，持续1h；在热疗期间输注卡铂，放疗结束后6～8周切除食管。25例患者（89%）完成了计划的新辅助治疗，26例患者接受了手术治疗。病理上CR、PRmic（microscopically partial response，显微镜下部分反应）、PR和SD分别为19%、27%、31%和23%。所有患者均行

R0切除，手术患者随访期间局部区域控制率为100%。无疾病进展患者的生活质量较好。1年、2年、3年生存率分别为79%、57%、54%。该项研究结果表明，食管癌新辅助放化疗联合区域热疗后食管癌切除可取得较好的局部控制率和总体生存率。Kitamura等对66例可切除胸段食管鳞癌患者行术前辅助治疗，前瞻性地将这些患者分为两组，32例采用射频局部热疗联合放化疗（HCR），另34例采用单纯放化疗（CR）。两组均无手术并发症，术后死亡率为0。HCR组有8例（25%）切除标本的5mm全层切片内未发现活体癌细胞，CR组仅有2例（5.9%）未见活体癌细胞（$P < 0.05$）。累积3年生存率HCR组为50.4%，CR组为24.2%。该临床试验表明，在治疗晚期食管癌时，在放化疗的基础上加用热疗可取得较好的局部控制效果，提高远期生存率。Sakamoto等早期的一项对35例需要术前治疗或有不可切除疾病的晚期食管癌患者进行放化疗联合热疗的临床试验，结果表明联合治疗提高了手术切除率，总有效率为80%。李鼎九、Nozoe、Nakajima等研究也支持在术前放化疗的基础上加用热疗可以为手术创造条件，提高患者生存率。

二、食管癌热疗技术

1. 食管癌热疗加热方法

（1）体外加热方法：多采用电容式射频加温技术，详细操作参见第七章、第八章相关内容。

（2）腔内加热：优点是加热源更贴近病灶，对肿瘤可获得满意的热覆盖，而周边正常组织中热量衰减较快；另外与食管毗邻的气管通过呼吸散热，大血管与心脏则通过血液循环迅速将热带走，从而使气管、大血管的温度低于食管；以上特点可最大限度地保护肿瘤周围的正常组织，获得较理想的治疗增益。常用的加热源主要有微波和射频。

1）微波：早在20世纪80年代李鼎九等利用猪食管进行了腔内微波加温研究，观察组织学损伤的程度，发现47℃以下14例无一例产生肌层纤维变。因此，只要正常食管腔内不超过47℃就不会产生不可逆的损伤。食管的热敏感性相当于肌肉，低于直肠。

常用的微波加热的频率有2450MHz、915MHz、433MHz，微波的频率越高，加热的深度就越浅。433MHz的有效加温深度约为4cm，915MHz约为3cm，2450MHz仅为2cm左右。祁超等通过对食管癌患者开胸手术时用2450MHz辐射器进行腔内加热并在食管壁内不同深度进行测温，发现深度0.25cm、0.5cm、1.0cm处温度下降分别为25%、50%、75%，由浅至深温度呈指数下降，差异很大。

2）射频：优点是作用范围较广，射频场分布均匀。有两种实现方式：①电容式射频加热，通过调节极板的大小来改变加温的范围和深度，代表设备为日本设计的13.56MHz电容式食管腔内加热设备。一个小电极插至食管中，大极板于胸前或者胸前、背后各放一个。小电极的附近电流密度高，可有效地对电极附近的部分进行加温。缺点是需要体外极板，而且体外极板与食管电极之间的胸腔内的部分正常组织器官也被加热。②ZRL Ⅱ型食管腔内射频加热机，采用特殊的带水囊的电极导管，不使用体外极板，在囊中注入生理盐水作为电解质，产生热电离、热辐射与热传导，对水囊径外周围3cm病变区域进行均匀加热，电极内放置的测温电偶通过水囊的外壁直接接触在肿瘤的病灶部位，在加热治疗的全过程中可以监测和记录水囊壁处的温度。

3）腔内微波高温凝固：指将组织的温度迅速升温至50～250℃，使之发生凝固性坏死。

4）高强度超声：已证明高强度超声可引起迅速、完全、界限清楚的组织凝固性坏死。Melodelima等利用带有水冷系统的10MHz腔内超声对5例健康猪的食管进行可行性研究发现，不会引起食管穿孔，是安全的。

2. 食管癌热疗常用设备

（1）微波热疗机：其频率主要为433MHz、915MHz、2450MHz，采用体外辐射器加热，同时对食管、直肠、宫颈等自然腔道发生的肿瘤，可采用体腔辐射器的方法进行腔内加热，另外利用微波技术也可开展组织间插植热疗，将针状辐射器刺入肿瘤内进行加热。

（2）容性射频热疗机：主要采用一对或多对电容，极板频率为10～100MHz，将被加热区域置于极板之间，通过极板之间的射频电磁感应激发人体组织内带电离子，做高频运动形成射频电流，从而引起组织内分子碰撞而产生热量达到加热升温目的。例如，我国SR-1000型肿瘤射频热疗机、NRL热疗仪（频率为40MHz左右），主要用于深部肿瘤的治疗。

（3）立体定向治疗（刀）：随着诊疗学的进展，立体定向热疗（刀）逐渐成为未来发展的特殊方向，其没有任何副作用，因此其将可以在一定范围内代替放射立体治疗系统（放射刀）。

3. 食管癌热疗禁忌证

（1）绝对禁忌证：包括孕妇和无自主表达能力的患者；有器质性中枢神经疾病、恶病质、水电解质严重紊乱、严重心肺功能不全者；严重感染不能耐受加温治疗者；体内有热积聚金属置入物和起搏器者；有传染性疾病如活动期梅毒和活动性结核等患者；精神疾病患者；有身体感知障碍者；有出血倾向者。

（2）相对禁忌证：包括伴有神经症状的脑转移者；冠心病患者；腹部皮下脂肪过厚者；加温治疗部位皮肤有感染和溃烂者；经期妇女。

4. 食管癌热疗操作程序与方法

（1）深部热疗可选用射频、微波或超声等深部热疗设备。

（2）向患者交代治疗目的、方法、治疗注意事项及易出现的并发症，治疗前必须签署知情同意书。

（3）协助患者取舒适并便于治疗的体位，让其精神放松勿紧张。

（4）热疗前必须通过CT或MRI等了解肿瘤部位和范围，以利于加温区域定位。

（5）根据设备不同，应采用以下不同的程序和不同的方法。

1）电容式射频热疗时，在极板与患者之间用毡垫和水袋耦合好，极板与患者夹紧，尽力减少空间间隙，防止空气形成热点，必要时加用小型水囊填塞空隙，治疗期间全程注意匹配调整，以满足皮肤表面温度相对较低、深部肿瘤温度高的治疗目的。

2）应用美国环形阵列式热疗时，先根据患者CT或MRI获取患者体宽、体厚及肿瘤位置等数据，然后将数据导入计划系统，通过调节频率、振幅和相位生成适形性的热场图，在精确计划基础上调节功率，使肿瘤受到较高热杀伤。

3）高能聚焦超声热疗时，患者治疗体位根据需要进行选择，如仰卧位、俯卧位和坐位等，根据治疗要求对患者进行消毒并镇痛或镇静，酌情插导尿管，治疗靶区需要根据影像学进行定位，目前常用的影像设备有超声和MRI。采用超声定位者，需利用仪器内置探头完成对治疗区域的再次定位，设置好频率和功率，根据靶区瘤体大小选取适宜的治疗剂量。当靶区灰度出现明显变化后，结束治疗。

4）大功率微波深部热疗时，目前多通过聚束形式进行深部热疗。

（6）深部热疗时，每次需保证有效治疗温度时间维持45～60min，如治疗需要，可适当延长至90min。相邻2次传统高温（瘤内43～45℃）热疗之间要求间隔72h。如合并其他抗肿瘤治疗，可酌情调整温度（亚高温＜41℃）与频次，但2次热疗间隔应≥24h。

（7）治疗中需采用实时测温的方式进行温度监测，含体表测温和深部测温。胸部加温时建议应用食管内传感测温器，瘤内测温最佳。有条件时行瘤内测温，最好多点测温。另外，可设传感器测量口腔或腋下温度，以对全身温度进行监测。治疗中肿瘤周围正常组织温度不能＞43℃（颈部热疗时，外耳道温度≤41℃）。

（8）治疗中应监测血压和心率的变化。患者在热疗中出现全身温度过高、心率过快、出汗过多、血压异常升高或皮肤剧烈疼痛时必须立即终止治疗，采取措施缓解后可根据情况选择继续治疗，必要时停止治疗。治疗前、后各测量1次血压和心率。

（9）治疗记录应包括辐射器大小、患者治疗体位和水袋结构情况；使用功率、能量、各测温点的数据、温度曲线及温度参数情况；患者心率、血压、加温部位的热感觉、疼痛感觉，以及是否出现皮肤烧伤和是否出现皮肤硬结等情况。

5. 食管癌热疗注意事项

（1）设备使用前应了解其性能和有效透热度、辐射器尺寸和加温的有效范围及热场是否均匀。

（2）深部热疗原则上不单独作为一种根治手段，必须结合放疗、化疗或其他治疗手段以进一步提高肿瘤治疗的疗效。

（3）热疗反应、并发症和后遗症：①热疗中或热疗后出现全身温度过高、心率过快、血压异常、出汗过多而虚脱的全身反应，要及时处理；②皮肤烧伤，多数表现为皮肤急性的轻度烫伤，如红肿及水疱，按照烧伤处理原则给予及时对症处理；③皮下疼痛和硬结，是由于皮下脂肪过热引起，发生率约为10%，皮下脂肪厚度＞2cm时发生率增加，应向患者事先说明，治疗以对症处理为主。

6. 食管癌热疗的关键因素

（1）热疗的温度与时间：一般瘤内温度控制在39.5～45.0℃，皮肤表面温度控制在39.0～43.0℃，不能＞45℃，联合其他抗肿瘤治疗时温度可适当降低。欲提高瘤内温度，表皮应加水冷或风冷，以减少皮肤烫伤。单独热疗时，每次加温时间为30～60min，若治疗需要，可适当延长至90min。热疗温度过低影响疗效，温度过高易造成损伤。热剂量是影响治疗效果的重要因素，与治疗的时间和温度密切相关。目前常用的有等效热剂量（thermal dose，TD）、肿瘤最高温度、最低温度和平均温度等。T_{90}代表加热治疗时90%以上测温点所测的温度，其与肿瘤局部控制率、生存率关系最密切。李鼎九等发现，T_{90}＞43℃组3年生存率明显高于T_{90}＜43℃组。Qi等报道，食管癌腔内加热与放疗合用的疗效与T_{90}直接相关，局控率及生存期与T_{90}呈典型的S形曲线，T_{90}≥43℃组，1年、3年、5年生存率均高于T_{90}＜43℃组的生存率。热疗效果与热疗温度高低有明显的关系，故在加温过程中，应尽量提高肿瘤区域内的温度。

（2）治疗温度监测：温度监测是热疗的难点，临床上比较常用的是有损测温技术，将测针、热电偶、热敏电阻和光纤测温元件等插入肿瘤组织进行单点或多点的直接测温，对设备和操作人员都有很高要求，很难到达肿瘤内部，不易获取准确数据，还会给患者造成危险，增加痛苦。近年来，无损测温技术得到越来越多的重视，如超声温度检测技术、红外热成像技术、磁共振成像温度检测技术等，国外的BSD-2000与MRL联机无损测温技术，通过加热过程中肿瘤内分子的变化反映肿瘤的温度及加热区域分布，该技术取得了一定进展，但设备昂贵，难以普及。李夏东等报道，深部热疗智能温控系统能比常规更换水袋冷

却法提前发现患者体表高温区并进行冷却降温，以有效降低皮肤烫伤发生概率。测温技术仍是限制热疗发展的重要瓶颈，临床治疗中采用的腔内测温仍不失为一种过渡手段，对于食管癌等腔道发生的肿瘤，直接将测温线置于肿瘤附件的腔道内，在患者耐受性好的情况下，可一定程度上反映加热情况，有利于疗效评估。

（3）热疗次数和时机选择：相邻2次传统高温（41～45℃）热疗间要求间隔72h。如合并其他抗肿瘤治疗，可酌情调整温度（亚高温＜41℃）与频次，但2次热疗至少应间隔24h。同步放疗时，热疗应在放疗前后2h内进行，伴随整个放射治疗过程。热疗与化疗配合时，可于化疗前后或同时进行，剂量一般小于等于常规化疗用量，可用单药，也可联合用药。关于食管癌腔内加热的总次数与疗效的关系，现有研究结果未有统一意见。由于热耐受现象的存在，另有观点认为每周加热1～2次。李新娉等应用热化疗联合治疗126例晚期肿瘤患者中发现，热疗次数与疗效、临床获益率呈正相关，建议在情况允许时增加热疗次数。但在整个热疗过程中，热疗次数与局部控制率呈正相关还是无关，这在各项临床研究中暂无统一结论。

7. 食管癌热疗的随访

（1）热疗前、热疗中和热疗后应行CT或MRI等检查以客观评价肿瘤经治疗后的改观情况。

（2）热疗后1个月、3个月和6个月均要复查，进行各项检查的对照观察，了解治疗后的变化和决定后期是否继续治疗。

（3）热疗后＞6个月者可每3个月或6个月复查1次，发现问题给予及时治疗。

（4）热疗后1年可每6个月或1年进行1次复查即可。

（杨道科）

参考文献

邓建，杨道科，梁天嵩，2017.放疗加热疗治疗食管癌的临床有效性与优势.中国肿瘤外科杂志，9（1）：32-34.

刁勇，邵汛帆，2011.食管癌热疗临床进展.广州医药，42（2）：57-59.

国家卫生健康委员会，2019.食管癌诊疗规范2018年版.中

华消化病与影像杂志：电子版，9（4）：158-192.

姜鹏，生梦飞，王义善，等，2005. 热疗治疗食管癌研究进展. 中国肿瘤临床与康复，12（5）：463-465.

李兵强，王耀辉，姜威，等，2011. 三维适形放疗联合微波热疗治疗58例中晚期食管癌疗效分析. 中国实用医药，6（31）：139-140.

李鼎九，2005. 热疗治疗食管癌研究进展. 中国肿瘤临床与康复，12（5）：463-465.

李夏东，马胜林，吴稚冰，等，2016. 肿瘤深部热疗智能温控系统临床效果研究. 中华放射肿瘤学杂志，25（11）：1244-1247.

李新娉，虞喜豪，武文森，等，2007. 大功率微波全身热疗与化疗联合应用治疗晚期肿瘤的临床观察. 肿瘤，27（1）：67-69，82.

罗建红，2007. 化疗联合局部热疗治疗老年晚期食管癌20例疗效观察. 山东医药，47（28）：82-83.

牛松涛，2016. 同期放化疗联合深部热疗治疗食管癌. 肿瘤基础与临床，29（5）：420-422.

任永霞，张月，杨宏耀，等，2018. 热疗增敏新辅助放化疗治疗进展期食管癌. 河南医学研究，27（4）：618-621.

唐志，王镇南，蔡小碧，等，2015. 同期放化疗联合深部热疗治疗胸段食管癌的临床观察. 现代肿瘤医学，23（11）：1524-1527.

王宝中，赵军，王彦文，等，2010. BSD热疗联合放化疗同步治疗腹膜后淋巴结转移癌临床观察. 肿瘤基础与临床，23（5）：410-412.

王绿化，2018. 肿瘤放射治疗学. 北京：人民卫生出版社.

谢玲，裴志东，薛琪，2008. 化疗联合热疗治疗中晚期食管癌疗效观察. 肿瘤基础与临床，21（3）：261-262.

薛闯，2011. 三维适形放疗联合热疗治疗食管癌食管气管沟淋巴结转移. 肿瘤基础与临床，24（4）：307-308.

尹树山，陈刚，陶艳，2019. 深部热疗结合放疗治疗老年晚期食管癌的疗效观察. 临床医药文献电子杂志，6（16）：19-20.

中国抗癌协会食管癌专业委员会，2013. 食管癌规范化诊治指南. 2版. 北京：中国协和医科大学出版社.

中国临床肿瘤学会肿瘤热疗专家委员会，中日医学科技交流协会热疗专家委员会，中华医学会放疗分会热疗学组，2020. 肿瘤热疗中国专家共识. 实用肿瘤杂志，35（1）：1-10.

Hu Y，Li Z，Mi DH，et al，2017. Chemoradiation combined with regional hyperthermia for advanced oesophageal cancer：a systematic review and meta-analysis. J Clin Pharm Ther，42（2）：155-164.

Hulshof MC，Van Haaren PM，Van Lanschot JJ，et al，2009. Preoperative chemoradiation combined with regional hyperthermia for patients with resectable esophageal cancer. Int J Hyperthermia，25（1）：79-85.

Kitamura K，Kuwano H，Watanabe M，et al，1995. Prospective randomized study of hyperthermia combined with chemoradiotherapy for esophageal carcinoma. J Surg Oncol，60（1）：55-58.

Nakajima M，Kato H，Sakai M，et al，2015. Planned Esophagectomy after Neoadjuvant Hyperthermo-Chemoradiotherapy using Weekly Low-Dose Docetaxel and Hyperthermia for Advanced Esophageal Carcinomas. Hepatogastroenterology，62（140）：887-891.

Nozoe T，Saeki H，Ito S，et al，2002. Preoperative hyperthermochemoradiotherapy for esophageal carcinoma. Surgery，131（1 Suppl）：S35-S38.

Qi C，Li DJ，1999. Thermometric analysis of intra-cavitary hyperthermia for esophageal cancer. Int J Hyperthermia，15（5）：399-407.

Sakamoto T，Katoh H，Shimizu T，et al，1997. Clinical results of treatment of advanced esophageal carcinoma with hyperthermia in combination with chemoradiotherapy. Chest，112（6）：1487-1493.

Sheng L，Ji Y，Wu Q，et al，2017. Regional hyperthermia combined with radiotherapy for esophageal squamous cell carcinoma with supraclavicular lymph node metastasis. Oncotarget，8（3）：5339-5348.

第十九章 肺 癌

第一节 肺癌的流行病学特点与病理解剖基础

一、肺癌的流行病学及病因概述

肺癌是临床上常见的一种恶性肿瘤，2020年全球新发癌症病例1929万例，其中肺癌新增病例220万例，居全球第二位；全球癌症死亡病例996万例，其中肺癌死亡病例180万例，远超其他癌症类型，居癌症死亡人数第一位。2020年我国新发癌症病例457万例，占全球新发癌症病例数的23.7%，而其中肺癌病例82万例，居我国第一位。在我国肺癌无论是发病率还是死亡率，均属首位。据统计在男性新发癌症患者中，肺癌所占比例为21.8%，共计54万例；死亡人数占25.9%，共计47万例；在女性新发癌症患者中，肺癌所占比例为13.2%，共计28万例；死亡人数占20.6%，共计24万例。

肺癌的病因比较明确，近90%的肺癌由烟草使用所致；烟草中含有苯并芘等多种致癌物。吸烟量越多、开始吸烟的年龄越早、吸烟年限越长，则患肺癌的危险性越高。还有一些已经确认的化学致癌因素包括石棉、无机砷化合物等，也是导致肺癌发生的因素。除此之外，空气污染，大剂量电离辐射，还有某些癌基因（如 *ras*、*erb-b2*）或肿瘤抑制基因，如 *p53* 基因、*nm23-H1* 基因与肺癌的发病有密切关系。

二、肺及纵隔的解剖及肺癌的病理特点

（一）肺及纵隔的解剖学特点

肺位于左右胸膜腔内，借助肺根及韧带固定于纵隔两侧。右肺分为上、中、下三叶，左肺分为上、下两叶，叶与叶之间的裂隙称为叶间裂。因受肝脏的影响，右肺下界较左肺略高；肺门在前方约对胸骨角下方水平，后方相当于第4～6胸椎棘突高度，位于背中线与肩胛骨脊柱缘连线之间；气管长11～13cm，其横径2～2.7cm、前后径1.5～2cm，起于第6颈椎，止于胸骨角，向下分为左、右主支气管。左主支气管长5cm、直径1～1.5cm，与体中线呈50°～60°角；右主支气管长2.5cm、直径1.5～2.3cm，与体中线呈30°角；隆突相当于第4～5胸椎和胸骨角水平。

纵隔位于胸腔正中，在两侧胸膜腔之间，两侧外缘为纵隔胸膜，前为胸骨和附着的肌肉，后达脊柱及其两侧脊柱旁沟，上界为第1胸椎与胸骨柄形成的胸廓入口，下界为膈肌。纵隔内的器官和组织繁多，有心脏、大血管、气管、主支气管、食管及丰富的神经、淋巴和结缔组织。

（二）肺癌的分类

1. 按解剖学部位分类

（1）中央型肺癌：起源于主支气管、肺叶支气管，位置靠近肺门，约占3/4，以鳞状细胞癌和小细胞癌（未分化小细胞癌）多见。

（2）周围型肺癌：起源于肺段支气管以下，位置在肺的周围部分，约占1/4，以腺癌多见。

2. 按组织病理学分类

（1）小细胞肺癌：恶性程度较高，多在40～50岁，多有吸烟史，中央型肺癌多见。其包括：①燕麦细胞型，占42%；②梭形细胞癌，占29%；③多角细胞型，占29%。小细胞肺癌倾向于黏膜下层生长，常引起支气管狭窄，一般不引起多发性脓肿；生长快，侵袭力强，远处转移早；对放疗和化疗比较敏感。

（2）非小细胞肺癌

1）鳞癌：目前最常见的类型，多见于老年男性，与吸烟关系非常密切，中央型肺癌中多见。其他类型包括梭形细胞癌、淋巴上皮癌、基底细胞癌。根据细胞分化形态与构成又分为：①高分化型；②中分化型；③低分化型。该类型肺癌呈现管腔内生长倾向，常早期引起支气管狭窄，易引起空洞或癌性肺脓肿；生长缓慢，转移晚；手术切除的机会相对多，对放疗、化疗不敏感。

2）腺癌：2015年WHO发布的肺癌组织分型建议，将肺腺癌分为：①浸润前病变（非典型腺瘤性增生、原位腺癌等）；②微浸润性腺癌；③浸润性腺癌（贴壁状腺癌、腺泡性腺癌、乳头状腺癌、微乳头状腺癌及实性腺癌等），而在这些病变中可以将肺腺癌分为低级别、中级别和高级别，而不同的病理学亚型和患者的预后具有密切的相关性。浸润性肺腺癌中以贴壁状为主型肺腺癌的预后最好，其次为腺泡状为主型和乳头状为主型肺腺癌，而预后最差的则是微乳头状为主型及实性为主伴黏液分泌型肺腺癌。而2020年，国际肺癌研究协会（IASLC）提出了IASLC分级系统，该分级系统将肺腺癌分为3级，分别对应高分化腺癌、中分化腺癌和低分化腺癌。其中1级（高分化腺癌）以贴壁状为主，高级别成分［实性、微乳头和（或）复杂腺体］占比＜20%；2级（中分化腺癌）以腺泡或乳头状为主，高级别成分［实性、微乳头和（或）复杂腺体］占比＜20%；3级（低分化腺癌）为任何亚型，高级别成分［实性、微乳头和（或）复杂腺体］占比＞20%。这种分级系统既兼顾了主要的组织学亚型，同时也兼顾了特殊的分化较差的复杂情形。相关研究证据表明，IASLC这一新的分级系统能够更好地预测患者的预后，并且操作也较为容易，不同病理医生之间的可重复性较高。

3）大细胞肺癌：不具有腺癌、鳞癌分化的特征，为未分化癌。其类型有：①巨细胞型癌；②透明细胞癌。

4）其他：腺鳞癌、肉瘤样癌、淋巴上皮瘤样癌、唾液腺型癌（腺样囊性癌和黏液表皮样癌）等。

3. 按分子分型分类 随着肺癌致癌驱动基因的相继确定，我国及国际上多项研究表明，靶向治疗药物大大改善和延长了携带相应驱动基因的非小细胞肺癌（non-small cell lung cancer, NSCLC）患者的预后和生存时间。肺癌的分型也由过去单纯的病理组织学分类进一步细分为基于驱动基因的分子亚型。晚期NSCLC靶向治疗的疗效与分子分型的关系已经在临床实践中得到充分证实。

（1）携带表皮生长因子受体（epidermal growth factor receptor, EGFR）基因敏感突变型：亚裔人群和我国的肺腺癌患者 $EGFR$ 基因敏感突变阳性率为40%～50%。$EGFR$ 突变主要包括4种类型：外显子19缺失突变、外显子21点突变、外显子18点突变和外显子20插入突变。最常见的 $EGFR$ 突变为外显子19缺失突变（19DEL）和外显子21点突变（21L858R），均为EGFR-TKI的敏感性突变，18外显子G719X、20外显子S768I和21外显子L861Q突变亦均为敏感性突变，20外显子的T790M突变与第一、二代EGFR-TKI获得性耐药有关，此外还有许多类型的突变临床意义尚不明确。

（2）间变性淋巴瘤激酶（anaplastic lymphoma kinase, ALK）融合型：ALK融合阳性NSCLC的发生率为3%～7%，不同地域人群发生率没有显著差异。中国人群肺腺癌ALK融合阳性率为5.1%。而我国 $EGFR$ 和 $KRAS$ 均为野生型的腺癌患者中ALK融合阳性率高达30%～42%。有研究表明，年龄是ALK融合阳性NSCLC的一项显著的独立预测因子，基于我国人群的研究发现，在年龄小于51岁的年轻患者中，ALK融合阳性率高达18.5%；也有研究发现，在年龄小于40岁的年轻患者中，ALK融合阳性率近20%。

（3）c-ros癌基因1（c-ros oncogene 1, ROS1）融合型：ROS1融合是NSCLC的另一种特定分子亚型。已有多个研究表明，克唑替尼对晚期ROS1融合的NSCLC患者有效。

第二节 肺癌的诊断与治疗

一、肺癌的临床症状及诊断

（一）临床症状

1. 原发肿瘤引起的症状 如咳嗽、痰中带血或咯血、气短或喘鸣、胸痛、发热、消瘦。

2. 肿瘤局部扩展引起的症状和体征 如胸痛、声嘶、吞咽困难、上腔静脉阻塞综合征、Horner综合征，见于肺上沟癌（pancoast cancer）。

3. 肿瘤远处转移引起的症状和体征 转移至脑、中枢神经系统、骨骼、肝、淋巴结（锁骨上淋巴结）等。

4. 肺外表现（副癌综合征） 如肥大性骨关节病、男性乳腺发育、Cushing综合征、SIADHS（抗利尿激素分泌失调综合征）、皮肌炎、硬皮病、血小板减少、高血钙、类癌综合征等。

（二）诊断

1. CT确定部位 有临床症状或放射学征象怀疑肺癌的患者应先行胸部及腹部CT检查，发现肿瘤的原发部位、纵隔淋巴结侵犯和其他部位的播散情况。

2. 组织病理学诊断 明确的病理诊断是NSCLC治疗的关键，而获取病理诊断的途径主要有以下几种：痰细胞学检查、经胸壁肺内肿物穿刺针吸活检术（TTNA）、纤维支气管镜检查、胸腔穿刺术（定性胸腔积液性质及肺癌分期）、胸膜活检术、浅表淋巴结活检术、纵隔镜检查、胸腔镜检查。

3. 分子病理学诊断 有条件者应在病理学确诊的同时检测肿瘤组织的 *EGFR* 基因突变、*ALK* 融合基因和 *ROS1* 融合基因等，对NSCLC也可考虑检测PD-L1的表达水平，以利于制订个体化的治疗方案。

二、肺癌的分期

2017年AJCC第8版肺癌TNM分期。

1. 原发肿瘤（T）

T_x：原发肿瘤大小无法测量；或痰脱落细胞、支气管冲洗液中找到癌细胞，但影像学检查和支气管镜检查未发现原发肿瘤。

T_0：没有原发肿瘤的证据。

T_{is}：原位癌。

T_{1a}：原发肿瘤最大径≤1cm，局限于肺和脏胸膜内，未累及主支气管；或局限于管壁的肿瘤，不论大小。

T_{1b}：原发肿瘤最大径>1cm且≤2cm，其他同 T_{1a}。

T_{1c}：原发肿瘤最大径>2cm且≤3cm。

T_{2a}：原发肿瘤最大径>3cm且≤4cm；或具有以下任一种情况：累及主支气管但未侵及隆突；累及脏胸膜；伴有部分或全肺肺炎、肺不张。

T_{2b}：肿瘤最大径>4cm且≤5cm；其他同 T_{2a}。

T_3：肿瘤最大径>5cm且≤7cm，或具有以下任一种情况：累及周围组织胸壁、心包壁；原发肿瘤同一肺叶出现卫星结节。

T_4：肿瘤最大径>7cm，或侵及脏器，如心脏、食管、气管、纵隔、横膈、隆突或椎体；原发肿瘤同侧不同肺叶出现卫星结节。

2. 区域淋巴结（N）

N_x：淋巴结转移情况无法判断。

N_0：无区域淋巴结转移。

N_1：同侧支气管或肺门淋巴结转移。

N_2：同侧纵隔和（或）隆突下淋巴结转移。

N_3：对侧纵隔和（或）对侧肺门，和（或）同侧或对侧前斜角肌或锁骨上区淋巴结转移。

3. 远处转移（M）

M_x：无法评价有无远处转移。

M_0：无远处转移。

M_{1a}：胸膜播散（恶性胸腔积液、心包积液或胸膜结节）。

M_{1b}：单发转移灶原发肿瘤对侧肺叶出现卫星结节；有远处转移（肺/胸膜外）。

M_{1c}：多发转移灶，其余同 M_{1b}。

TNM分期与临床分期见表19-2-1。

表19-2-1 TNM分期与临床分期

	N_0	N_1	N_2	N_3
T_{1a}	I A1	II B	III A	III B
T_{1b}	I A2	II B	III A	III B
T_{1c}	I A3	II B	III A	III B

续表

	N$_0$	N$_1$	N$_2$	N$_3$
T$_{2a}$	Ⅰ B	Ⅱ B	Ⅲ A	Ⅲ B
T$_{2b}$	Ⅱ A	Ⅱ B	Ⅲ A	Ⅲ B
T$_3$	Ⅱ B	Ⅲ A	Ⅲ B	Ⅲ C
T$_4$	Ⅲ A	Ⅲ A	Ⅲ B	Ⅲ C
M$_{1a}$	Ⅳ A	Ⅳ A	Ⅳ A	Ⅳ A
M$_{1b}$	Ⅳ A	Ⅳ A	Ⅳ A	Ⅳ A
M$_{1c}$	Ⅳ B	Ⅳ B	Ⅳ B	Ⅳ B

三、肺癌的规范化治疗

目前关于肺癌的治疗主要是基于病理类型、分期和分子分型的综合治疗。

（一）非小细胞肺癌的治疗

1. Ⅰ A、Ⅰ B 期原发性非小细胞肺癌的治疗

（1）适宜手术患者：解剖性肺叶切除+肺门纵隔淋巴结清扫；微创技术下（胸腔镜）的解剖性肺叶切除+肺门纵隔淋巴结清扫。

（2）不适宜手术患者：立体定向放射治疗（SBRT/SABR）。

2. Ⅱ A、Ⅱ B 期原发性非小细胞肺癌的治疗

（1）适宜手术患者：解剖性肺切除+肺门纵隔淋巴结清扫；微创技术下（胸腔镜）的解剖性肺切除+肺门纵隔淋巴结清扫；Ⅱ B 期，含铂双药方案辅助化疗（1类证据）。

（2）不适宜手术患者：放疗；同步放化疗（三维适形放疗/适形调强放疗+化疗）。

3. 可手术Ⅲ A 或Ⅲ B（T$_3$N$_2$M$_0$）期原发性非小细胞肺癌的治疗

（1）T$_{3\sim4}$N$_1$或T$_4$N$_0$非肺上沟瘤（侵犯胸壁、主支气管或纵隔）：手术+辅助化疗；根治性放化疗。

（2）T$_{3\sim4}$N$_1$肺上沟瘤：新辅助放化疗+手术+根治性化疗。

（3）同一肺叶内T$_3$或同侧肺不同肺叶内T$_4$：手术+辅助化疗。

（4）临床N$_2$单站纵隔淋巴结非巨块型转移（淋巴结短径<2cm）、预期可完全切除：根治性同步放化疗；手术切除+辅助化疗。

（5）临床N$_2$多站纵隔淋巴结转移、预期可能完全切除：根治性同步放化疗。

（6）临床N$_2$预期无法行根治性切除：根治性同步放化疗。

4. 不可手术Ⅲ A、Ⅲ B、Ⅲ C 期原发性非小细胞肺癌

（1）PS为0～1分：根治性同步放化疗。放疗：三维适形调强/图像引导适形调强放疗；受累野淋巴结区域放疗。化疗：顺铂+依托泊苷；顺铂/卡铂+紫杉醇；顺铂+多西他赛；顺铂/卡铂+培美曲塞（非鳞癌）。

（2）PS=2分：①单纯放疗，三维适形放疗。②序贯放疗+化疗。放疗：三维适形调强/图像引导适形调强放疗；受累野淋巴结区域放疗。化疗：卡铂+紫杉醇；顺铂或卡铂+培美曲塞（非鳞癌）。

5. Ⅳ期驱动基因阳性非小细胞肺癌

（1）*EGFR*突变非小细胞肺癌的治疗。①Ⅳ期*EGFR*突变NSCLC一线治疗：吉非替尼、厄洛替尼、埃克替尼、阿法替尼、达克替尼、奥希替尼。②Ⅳ期*EGFR*突变NSCLC耐药后治疗：寡进展或中枢神经系统进展时，继续原EGFR-TKI治疗+局部治疗。广泛进展时，若一/二代TKI一线治疗失败，则再次活检，T790M阳性者可使用奥西替尼；再次活检T790M阴性者或三代TKI治疗失败可用含铂双药化疗±贝伐单抗。③Ⅳ期*EGFR*突变NSCLC靶向及含铂双药失败后治疗：单药化疗。

（2）ALK融合阳性非小细胞肺癌的治疗。①Ⅳ期ALK融合阳性NSCLC一线治疗：阿来替尼、克唑替尼。②Ⅳ期ALK融合阳性NSCLC后线治疗：寡进展或中枢神经系统进展时，原TKI治疗+局部治疗；阿来替尼或塞瑞替尼（限一线克唑替尼）。广泛进展时，一代TKI一线治疗失败时：阿来替尼/塞瑞替尼；二代TKI一线治疗或一代/二代TKI治疗均失败时，含铂双药化疗或含铂双药化疗+贝伐珠单抗（非鳞癌）。③Ⅳ期ALK融合阳性NSCLC靶向及含铂双药失败后治疗：单药化疗。

（3）ROS1融合阳性非小细胞肺癌的治疗。①Ⅳ期ROS1融合NSCLC一线治疗：克唑替尼。②Ⅳ期ROS1融合NSCLC二线治疗：寡进展或中枢神经系统进展时，克唑替尼或克唑替尼+局部治疗（限中枢神经系统/寡进展）。广泛进展时，含铂双药化疗或含铂双药化疗+贝伐珠单抗。③Ⅳ期

ROS1融合NSCLC三线治疗：单药化疗。

6. Ⅳ期无驱动基因、非鳞癌NSCLC

（1）Ⅳ期无驱动基因、非鳞癌NSCLC一线治疗。

1）PS为0～1分：①培美曲塞联合铂类+培美曲塞单药维持治疗；②贝伐珠单抗联合含铂双药化疗+贝伐珠单抗维持治疗；③含顺铂或卡铂双药方案：顺铂/卡铂联合吉西他滨/多西他赛/紫杉醇/紫杉醇脂质体/长春瑞滨/培美曲塞；④不适合铂类的选择非铂双药方案：吉西他滨+多西他赛/长春瑞滨；⑤帕博利珠单抗单药（限PD-L1 TPS≥50%）；⑥帕博利珠单抗联合培美曲塞和铂类。

2）PS为2分：单药化疗，如吉西他滨、紫杉醇、长春瑞滨、多西他赛、培美曲塞。

（2）Ⅳ期无驱动基因、非鳞癌NSCLC二线治疗。①PS为0～2分：纳武利尤单抗/多西他赛/培美曲塞（如既往未接受同一药物）。②PS为3～4分：最佳支持治疗。

（3）Ⅳ期无驱动基因、非鳞癌NSCLC三线治疗。PS为0～2分，纳武利尤单抗/多西他赛/培美曲塞（如既往未接受同一药物）；安罗替尼（限两个化疗方案失败后）。

7. 无驱动基因、Ⅳ期鳞癌的治疗

（1）无驱动基因、Ⅳ期鳞癌一线治疗。

1）PS为0～1分：①含顺铂或卡铂双药，顺铂或卡铂联合吉西他滨/多西他赛/紫杉醇或紫杉醇脂质体；②含奈达铂双药，奈达铂+多西他赛；③不适合铂类的选择非铂双药方案：吉西他滨+多西他赛/长春瑞滨；④帕博利珠单抗单药（限PD-L1 TPS≥50%）；⑤帕博利珠单抗联合紫杉醇/白蛋白紫杉醇和铂类。

2）PS为2分：单药化疗，如吉西他滨、紫杉醇、长春瑞滨、多西他赛。

（2）无驱动基因、Ⅳ期鳞癌二线治疗。①PS为0～2分：纳武利尤单抗/多西他赛（如既往未接受同一药物）。②PS为3～4分：最佳支持治疗。

（二）小细胞肺癌的治疗

小细胞肺癌（SCLC）异质性高、侵袭性强，诊治过程中更应重视多学科团队（MDT）的作用，对患者进行全程管理。SCLC的分期一直沿袭美国退伍军人肺癌协会（VALG）的二期分期法：①局限期，病变限于一侧胸腔，且能被纳入一个放射治疗野内。②广泛期，病变超过一侧胸腔，且包括恶性胸腔或心包积液，或血行转移。建议临床使用VALG分期法与TNM分期系统两者相结合的方法对SCLC进行分期，以准确地指导治疗和评估预后。

目前SCLC的标准治疗原则：①局限期首选化疗，依托泊苷联合铂类是局限期SCLC一线治疗的经典方案，在化疗后酌情手术切除受侵的肺叶；或加用局部放疗。②广泛期首选化疗加局部放疗；骨、颅内、脊柱等处病变首选放疗，以尽快解除压迫或症状。③复发SCLC的处理，使用姑息性放疗或化疗，以解除症状。

1. 局限期SCLC的初始治疗

（1）$T_{1\sim2}$，N_0。①适合手术患者：肺叶切除术+肺门、纵隔淋巴结清扫。术后N_0的患者辅助化疗：依托泊苷+顺铂/卡铂；术后N_1的患者辅助化疗±纵隔淋巴结放疗；术后N_2患者的辅助化疗+纵隔放疗。②不适合手术或不愿手术患者：化疗+同步/序贯放疗；立体定向放射治疗（SBRT/SABR）后化疗。

（2）超过$T_{1\sim2}$，N_0。①PS为0～2分：化疗+同步/序贯放疗，化疗方案为依托泊苷+顺铂/卡铂；②PS为3～4分（由SCLC所致）：化疗±放疗，化疗方案为依托泊苷+顺铂/卡铂；③PS为3～4分（由NSCLC所致）：最佳支持治疗。

2. 广泛期SCLC的初始治疗

（1）无局部症状且无脑转移。①PS为0～2分，PS为3～4分（由SCLC所致）：化疗+免疫治疗，如阿特珠单抗+依托泊苷+卡铂4周期后阿特珠单抗维持治疗。②PS为3～4分（由NSCLC所致）：最佳支持治疗。

（2）有局部症状。①上腔静脉综合征：临床症状严重者，放疗+化疗；临床症状较轻者，化疗+放疗。②脊髓压迫症：局部放疗控制压迫症状+EP/EC/IP/IC方案化疗。③骨转移：EP/EC/IP/IC方案化疗+局部姑息外照射放疗。

（3）伴脑转移。①无症状：先使用阿特珠单抗+EC方案，后使用全脑放疗或先使用EP/EC/IP/IC方案化疗，后使用全脑放疗。②有症状：先使用全脑放疗，症状稳定后使用阿特珠单抗+EC方案或先使用全脑放疗，症状稳定后使用EP/EC/IP/IC方案化疗。

3. 复发 SCLC 的治疗

（1）SCLC 的二线治疗。①≤6个月复发：拓扑替康，参加临床试验；②＞6个月：使用原方案。

（2）SCLC 的三线及以上治疗。PS 为 0～2 分：安罗替尼。

第三节　肺癌的热疗

目前肺癌的治疗方法以手术治疗、放疗、化疗及生物治疗为主。从治疗部位看，外科手术治疗和放疗为局部治疗方法，治疗的重点主要是控制肿瘤的局部生长和扩散，尤其是淋巴结的转移；化疗即药物治疗，属于全身治疗方法，对肿瘤治疗为细胞指数杀灭，因此强调多疗程、足剂量的用药原则，以期能彻底杀灭绝大部分的肿瘤细胞。但长期以来肺癌的治疗效果令人并不满意，究其原因很大程度在于肺癌的生物学特性。肺癌特别是小细胞肺癌和腺癌，早期可沿血行转移到脑、肝、骨、肾上腺等部位，从而让治疗变得更加棘手。热疗是继手术治疗、放疗、化疗及生物治疗之后的第 5 种肿瘤治疗手段，亦是重要的肿瘤辅助治疗方法之一，临床应用无毒、安全，被称为绿色治疗。近年来，热疗已成为肺癌患者的一种重要方法，因为它不仅可以诱导癌细胞产生直接细胞毒性，还可以通过增加肿瘤灌注、改善药物输送而成为一种有效的化学增敏剂；同时，热疗还能够增加肿瘤的氧合，从而进一步提高肺癌患者的治疗疗效。

一、热疗在肺癌中的应用及进展

（一）热疗联合化疗在肺癌中的应用

热疗具有化疗增敏性，高温会对癌细胞产生直接的细胞毒性，同时也是全身化疗药物的增敏剂。深部热疗通过加热使肿瘤组织局部热量聚集，使其温度较高，从而选择性杀灭肿瘤细胞，而周围的正常组织不受影响。而且，其可以增强细胞膜的通透性，加强抗肿瘤药物的渗透吸收；加温还可增加药物的摄取及药物反应速度；深部热疗同时能够改善肿瘤周边的血液循环，血流量增加有利于化疗药物进入肿瘤内，引起肿瘤细胞的热破坏来增加某些抗肿瘤药物的细胞毒性效应。而化疗作为肺癌不可或缺的治疗手段，与热疗联合，必然会产生一定的协同作用，从而提高疗效，给患者带来更多的生存获益。

1. 热疗联合静脉化疗在肺癌中的应用　苏甲林等研究了深部热疗结合化疗在晚期小细胞肺癌中的临床效果。研究者将 80 例晚期小细胞肺癌患者随机平均分成治疗组和对照组，每组各 40 例。两组患者均采用依托泊苷联合顺铂常规化疗方案，治疗组患者在化疗同时给予肺部原发病灶深部热疗，并比较 6 个周期后两组患者的缓解率、无进展生存期、体能变化及不良反应。结果显示，治疗组患者的缓解率为 85.0%，对照组患者的缓解率为 67.5%，其差别有统计学意义（$P < 0.05$）；而治疗组的无进展生存期亦明显高于对照组（$P < 0.05$），且治疗组 KPS 评分较化疗前明显改善（$P < 0.05$）；因此，对于晚期小细胞肺癌患者，在化疗的同时联合深部热疗可显著提高患者的化疗疗效，延长患者生存时间，减轻患者化疗的不良反应，改善患者生活质量。

另一项临床研究也显示，化疗基础上联合深部热疗治疗局部晚期非小细胞肺癌患者，比较肿瘤直径缩小值、KPS 评分及生活质量，发现化疗组更好，且差异有统计学意义。

鳞状细胞肺癌是 NSCLC 最常见的类型之一。尽管采用外科切除结合放化疗，鳞状细胞肺癌患者的 5 年生存率仍低于 15%。吉西他滨（GEM）通常被用作晚期鳞状细胞肺癌的标准一线治疗方法；然而，大多数患者不可避免地对吉西他滨产生耐药性，随后导致肿瘤发生进展。那么热疗能否增加吉西他滨的疗效并延缓其耐药产生呢？微波热疗（MWHT）已被用作癌症重要的辅助疗法以增强传统治疗的功效。郑州大学研究团队的一项基础研究发现，在微波和吉西他滨的共处理下，可以使人肺鳞癌细胞系 NCI-H1703 和 NCI-H2170 G_0/G_1 阻滞增加，并通过抑制活性氧（ROS）介导的 PI3K/AKT/mTOR 信号通路，从而诱导细胞死亡。此外，有学者研究了 MWHT 对肺癌细胞的影响及潜在机制，发现 MWHT 增加了 ROS 的产生，降低了线粒体膜电位（MMP）的水平并诱导了 caspase-3 依赖性细胞凋亡。这些结果有助于理解热化疗对癌细胞的生物学效应，并表明微波热疗和吉西他滨联合应用是肺鳞癌的一种很有前景的治疗模式。

2. 热疗联合化疗在晚期合并恶性胸腔积液NSCLC患者中的应用　对于晚期NSCLC患者而言，胸腔积液可以说是一场灾难性事件，任何晚期患者一旦出现恶性胸腔积液，则往往意味着已处于病程的终末期，同属于晚期肺癌患者，伴有恶性胸腔积液的患者中位生存时间往往低于不伴胸腔积液的患者。胸腔积液在肺癌中的发生率为7%～23%，据估计，每年在美国发生恶性胸腔积液病例超过15万例，它是晚期恶性疾病的一种严重常见并发症，中位生存期仅为3～12个月。目前，恶性胸腔积液患者尚无标准治疗方法。

与静脉化疗相比，胸腔内化疗可使药物浓度更高，从而增强细胞毒性，同时将全身不良反应降至最低。根据热化疗细胞毒性药物的药代动力学研究表明，给患者予以热化疗可以在胸腔内保持持续且较高的药物浓度，并且细胞毒性药物可以穿透3～4mm的肺组织；因此，对于肺癌根治性切除术后的患者，使用热化疗可以提高细胞毒性药物（如顺铂）对肺组织的渗透能力，从而提高治疗效果。

在一项回顾性研究中，93例晚期伴有恶性胸腔积液的NSCLC患者（ⅢB～Ⅳ期）被随机分成化疗联合热疗组和单纯化疗组，结果发现，联合组显著降低了化疗对于晚期NSCLC患者产生的乏力和胃肠道不良反应等毒性作用，提高了患者的生活质量，这表明热疗联合化疗可能是这类患者更好的治疗策略。

还有研究显示，胸腔热灌注化疗（HITHOC）和减瘤手术（CRS）的联合，包括与胸膜切除术/去皮切除术或原发肿瘤手术切除的联合，与单纯性CRS的患者相比，其中位生存期更长。Kimura等对7例弥漫性恶性胸腔积液的肺癌患者进行了HITHOC和手术，随访9～35个月，没有1例患者死亡。Matsuzaki等在11例原发性肺腺癌且胸腔积液细胞学阳性但无远处转移的患者中进行了CRS联合HITHOC治疗，其中接受灌注治疗的患者，中位生存期为20个月，而对照组的中位生存期仅为6个月。Hu等对54例伴有恶性胸腔积液的肺癌患者进行了胸腔镜胸膜活检术联合HITHOC，中位生存期可达21.7个月，1年生存率为74.1%。

Kodama对101名胸膜表面恶性肿瘤患者进行了CRS和HITHOC，患者5年生存率达到37.4%。Yi等发现接受CRS联合HITHOC治疗的晚期肺癌患者和单纯CRS治疗的晚期肺癌患者，3年生存率分别为24.3%和0（$P=0.045$），同时并发症发生率分别为34.8%和40%，说明这种联合模式具有明显的增效减毒作用，值得临床广泛推广。

韩菲菲等选取2014年3月至2017年3月于肿瘤科治疗的100例伴有恶性胸腔积液、腹水的肺癌患者作为研究对象，对照组采用铂类胸腔热灌注化疗，观察组采用铂类腔内化疗联合深部热疗，结果发现，观察组患者的治疗总有效率为86.0%，略高于对照组的80.0%，虽然差异无统计学意义（$P>0.05$），但该组患者的生活质量有明显改善；同时发现两组患者的CEA水平及$CD4^+$、$CD4^+/CD8$在治疗后均显著升高。无独有偶，同年发表的一篇报道发现，胸腔热灌注化疗的患者近期治疗效果高于对照组疗效，分别为60.00%和28.33%（$P<0.05$），且不良反应显著低于对照组（$P<0.05$）。另外，该报道发现试验组VEGF水平低于对照组，两组分别为（301.42+89.42）pg/ml和（519.21+101.31）pg/ml，差异有统计学意义（$P<0.05$）。其实，早在2018年就有研究报道，胸腔热灌注化疗联合深部热疗，总有效率为86.84%（33/38），明显高于对照组的63.16%（24/38）（$P<0.05$），且联合治疗组患者的生活质量明显改善。

胸腔热灌注化疗或铂类灌注联合体外胸腔热疗治疗NSCLC伴恶性胸腔积液，可有效提高疾病治疗效果，两种方法治疗恶性胸腔积液的疗效相当，且均能明显改善患者生活质量，毒副反应发生率较低，具有较好的安全性。在缺乏标准治疗方案的前提下，对肺癌胸腔积液患者给予胸腔热灌注化疗无疑是一种较好的选择，该疗法的疗效显著且不良反应相对较少，患者接受度高。

（二）热疗联合放疗在肺癌中的应用

1. 基于热疗的热放射生物学原理的最新发展　热疗是一种有效的放射性增敏方法。通过使用热放射疗法进行的各种肿瘤的临床研究结果进一步证实了这一理论。瑞士的Datta教授发表了一篇关于热放疗的回顾分析，总结了各种临床研究（随机和非随机）的结果，共有1717名患者接受单独放疗，1761名患者接受热疗联合放疗（热放疗）。放疗组的完全缓解率为39.8%，而热放疗组的完全缓解率为54.9%。Datta教授时隔4年，又根据热放疗与放疗的12项临床试验估算α/β值。α/β值的含义是组织中DNA单链断裂和双链断裂相等时的照射剂量，肿瘤组织的α/β值接近10。已知热疗可抑制辐射后DNA损伤修复，这可能会改变肿瘤中的α/β值。Datta教授发现，热放疗后的α/β值降低为2.25Gy（95% CI 1.8～2.7），则其对应的生物学等效剂量会明显升高，这应该是热放疗增敏效果的主要原因之一。

2. 放疗联合局部热疗可改善局部晚期NSCLC的无进展生存期 2007年*JCO*期刊发表了一项由国际原子能机构（IAEA）赞助的多机构前瞻性随机试验，该试验评估了放疗联合热疗治疗局部晚期非小细胞肺癌的疗效。该试验中所有患者的中位随访时间为204天，存活时间为450天，虽然局部缓解率（$P=0.49$）或总生存率（$P=0.868$）没有显著区别，但是放疗联合热疗组中局部无进展生存率明显更优（$P=0.036$）。

郝永杰等研究了深部热疗联合同步放化疗治疗局部晚期非小细胞肺癌的疗效。抽取2016年1月至2017年1月就诊的100例局部晚期非小细胞肺癌患者，采取随机数字法将研究对象分为两组，其中对照组50例，采取同步放化疗方法，观察组50例，采取热疗联合同步放化疗方法。结果发现，观察组近期有效率为80%，而对照组为52%，观察组明显高于对照组，且3年生存率差异有统计学意义（$P<0.05$）。遗憾的是，两组患者在发生放射性食管炎、放射性肺炎及骨髓抑制等不良反应方面均无明显差异，但考虑联合组能够明显改善患者近期疗效，并且提高患者1年、2年及3年生存率，这种治疗模式还是值得在临床上加以推广的。

3. 再程放疗与局部热疗联合治疗复发性非小细胞肺癌具有较好的疗效 对于晚期NSCLC，其局部区域复发率高达31%～48%。因此，原发部位的局部复发和残留肿瘤的存在仍然是临床上亟待解决的棘手问题。复发性NSCLC的治疗方案很少，而再程放疗已经成为临床治疗这类患者的重要手段之一。

再程放疗与局部热疗联合治疗的模式可能是获得足够的抗肿瘤效果的一种理想选择。一位日本学者于2012年在*Lung Cancer*期刊上发表了一篇关于再程放疗联合热疗的报道，其回顾性分析了33例复发性非小细胞肺癌患者采用再程放疗与局部热疗联合治疗的效果，再照射后中位总体生存期、局部控制和中位无进展生存期分别为18.1个月、12.1个月和6.7个月，8例患者获得了长期生存（再次照射后超过3年）。这是首次评估再程放疗加局部热疗在复发性NSCLC患者中毒性及疗效的报道，该研究证明对于复发性NSCLC，再程放疗联合局部热疗是可行的，具有较低的毒性和较好的治疗前景。

4. 热疗可以降低放射性肺炎的发生 热疗在增加放疗对肿瘤细胞杀伤的同时，并不会增加放疗并发症的发生，甚至可以在一定程度上降低并发症的发生。放射性肺炎（radiation pneumonitis，RP）是限制胸部肿瘤放疗剂量提高的主要因素，一旦发生RP会导致患者放疗的终止及生活质量的下降，甚至危及患者生命，因此如何在提高剂量改善局部控制效果的同时保护器官，尤其是正常肺组织成为目前研究的热点和难点。

一项关于深部热疗对放射性肺炎预防作用的临床研究选取了80例行胸部放射治疗的患者，并将其分为热疗组和非热疗组。热疗组和非热疗组的放射性肺炎发生率分别为12.5%和35.0%，热疗组明显低于非热疗组（$P<0.05$），并且差异具有统计学意义。单因素分析显示热疗、放疗总剂量及V_{20}与放射性肺炎的发生有直接关系；二分类Logistic多因素分析结果显示，V_{20}、热疗为放射性肺炎发生的独立影响因素；因此，深部热疗可以降低肺癌患者胸部放射治疗时放射性肺炎的发生率，且放射性肺炎的发生与放射治疗总剂量及V_{20}相关。此外，在另一项胸部深部热疗联合放疗对NSCLC患者急性放射性肺炎临床观察研究中，研究者收集了68例NSCLC患者，其均接受容积旋转调强放疗（VMAT）联合胸部深部热疗，热放疗后较治疗前患者$CD3^+$T淋巴细胞及$CD4^+$T淋巴细胞数量有增高趋势，B淋巴细胞数量降低，研究者据此得出结论，深部热疗联合VMAT后降低了急性放射性肺炎的发生率，其可能机制与患者细胞免

疫功能得到改善相关。

（三）热疗在肺癌综合治疗中的前景

目前热疗研究涉及基础、临床的方方面面，包括外泌体研究、DNA损伤修复，还包括与分子靶向治疗、抗血管生成治疗联合，也包括磁流体、纳米磁珠等新材料、新技术研究。我们相信，随着相关学科及工程材料的进步，热疗必然会迈上新的台阶。

目前精准治疗已经成为肺癌的主要治疗模式，热疗也不例外，而热疗的精准治疗离不开热疗介质材料的升级。光反应疗法以其高效低毒的特性引起广泛的关注，其包括光热疗法（PTT）和光动力疗法（PDT），其原理是在外部光源（一般是近红外线）的照射下将光能转化为热能或者应用氧化活性分子来攻击细胞结构，从而杀死癌细胞和抑制肿瘤生长。天津医科大学肿瘤研究所制备了CaP纳米核介导的超分子自组装透明体，通过透明质酸介导的靶向CD44，特异性地将ICG（吲哚菁绿，目前唯一一经美国FDA批准的临床红外成像试剂）传递到NSCLC细胞中，通过细胞内吞来诱导明显的热效应，并利用NSCLC细胞系和异种移植瘤模型，研究了该纳米分子的抗肿瘤作用。该研究说明这种透明体是一种很有前途的光敏剂靶向递送的候选物，这可能是一种新颖的NSCLC治疗模式。此外，有学者研究了交替磁场（AMF）诱导的磁流体热疗（MFH）对人肺癌A549异种移植瘤裸鼠的治疗作用。研究者在裸鼠肿瘤内注射不同浓度的磁性液体，注射后（24h）再将裸鼠在AMF中加热30min，与对照组相比，中剂量组和高剂量组肿瘤生长速度明显较慢（$P < 0.05$）。此外，在光学和电子显微镜下检测到的凋亡细胞数目也较多。总之，AMF诱导的MFH在异种移植裸鼠模型中能够抑制肿瘤生长并促进人癌细胞如A549细胞的凋亡。

热疗伴随而来的抗肿瘤免疫反应已经在许多基础研究中得到证实，同时热疗也参与癌症免疫周期的多个步骤，这些不同的作用机制为临床提供了广泛的潜在治疗策略，通过在免疫治疗中加入热疗来改善临床结局。

有研究报道，热疗可通过增加新的肿瘤相关抗原和HSP70在肿瘤细胞细胞膜和细胞外环境中的表达来诱导人肺癌细胞系的免疫原性。热疗联合免疫治疗在肺癌中的临床应用见于一项小样本前瞻性研究，该研究共入组了21例晚期NSCLC患者，在卡瑞利珠单抗（PD-1单抗）治疗的基础上联合微波消融（MWA），其客观缓解率为33.3%，其中2例患者完全缓解，5例患者部分缓解。中位无进展生存期为5.1个月，中位总生存期未达到。与以往报道相比，这种联合模式改善了PD-1单抗的客观缓解率；而患者体内CD8$^+$T淋巴细胞和CD16$^+$、CD56$^+$及NK细胞的免疫功能的提升可能是促进协同效应发生的机制之一。

二、热疗在肺癌中的应用方法

（一）深部热疗

深部热疗是一种最常用的热疗方法，可以使用能够具有深部加热能力的热疗装置实施治疗。热疗可以与放疗联合，也可以与化疗联合，还可以与其他治疗手段相结合。热疗与放疗联合时的序贯方式以放疗后再进行热疗较为合适，建议在放疗后1h内进行。

进行深部热疗时，需保证每次有效治疗温度时间维持在45～60min，而治疗加热与药物的序贯会因所使用的药物不同而有差异，如顺铂（DDP）与热疗同时使用时，其治疗增益最大，临床效果最好；与之不同的是依托泊苷（VP-16）和替尼泊苷（VM-26）与热作用受时序影响，先加热后用药毒性小，反之则毒性增强。热疗在化疗中所起的作用应当是设法使药物浓度在肿瘤组织中达到最高、对肿瘤细胞发挥最强的毒性作用，从而产生较好的治疗效果。对快速静脉给药而言，应在给药完毕后立即进行热疗；对缓慢静脉滴注给药而言，肿瘤内药物浓度高峰在注射时的中间或后段时出现，此时热疗效果最好。

治疗中需采用实时测温的方式进行温度监测，方式有体表测温和深部测温。行胸部热疗时建议应用食管内传感测温器，瘤内测温最佳，有条件时行瘤内测温，最好多点测温。另外，治疗者亦可用传感器测量口腔或腋下温度，以便对全身温度进行监测。治疗中肿瘤周围正常组织温度不能大于43℃。

治疗中应监测血压和心率的变化。患者在热疗中出现全身温度过高、心率过快、出汗过多、血压异常升高或皮肤剧烈疼痛时必须立即终止治疗，采取措施并缓解后可根据情况选择继续治疗，必要时停止治疗。治疗前、后应各测量1次患者血压和心率。

治疗记录应包括辐射器大小、患者治疗体位和水袋结构情况；使用功率、能量、各测温点的数据、温度曲线及温度参数情况；患者心率、血压、加温部位的热感觉、疼痛感觉，以及是否出现皮肤烧伤和是否出现皮肤硬结等情况。

1. 适应证 对于能接受放化疗的肺癌患者，适应证包括：①肺内肿块直径＞5cm的鳞癌接受放化疗者；②腺癌不论原发或转移病灶，直径＞3cm、质地较硬的肿块进行放化疗者；③弥散性大细胞肺癌进行化疗者；④SCLC的肿块放化疗不敏感者。

2. 禁忌证 绝对禁忌证包括器质性中枢神经疾病、恶病质、水或电解质严重紊乱、严重心肺功能不全者；严重感染不能耐受加温治疗者；体内有热积聚金属置入物和起搏器者；传染性疾病如活动期梅毒和活动性结核等；精神疾病患者；身体感知障碍者；出血倾向者。相对禁忌证包括伴有神经症状的脑转移者；冠心病患者；加温治疗部位皮肤有感染和溃烂者；经期妇女。

3. 注意事项

（1）设备使用前应了解其性能和有效透热度、辐射器尺寸和加温的有效范围，以及热场是否均匀。

（2）深部热疗原则上不单独作为一种根治手段，必须结合放疗、化疗或其他治疗手段以进一步提高肿瘤治疗的疗效。

（3）热疗反应、并发症和后遗症：①热疗中或热疗后出现全身温度过高、心率过快、血压异常、出汗过多而虚脱的全身反应，要及时处理；②皮肤烧伤，多数表现为皮肤急性的轻度烫伤，如红肿及水疱，按照烧伤处理原则给予及时对症处理；③皮下疼痛和硬结，是由于皮下脂肪过热引起的，发生率约10%，皮下脂肪厚度＞2cm时发生率增加，应向患者事先说明，治疗以对症处理为主。

（二）胸腔局部灌注加热法

1. 灌注容量及药物的选择

（1）采用循环机治疗时，灌注的循环溶液一般为1000～1500ml，胸腔内留液一般是500ml左右，因患者个体差异可有增减；采用外辐射加热治疗时，胸腔内灌注液容量100～200ml。

（2）溶剂常为生理盐水、林格液、葡萄糖溶液或蒸馏水（慎用）。

（3）药物选择依据：①药物必须能通过其自身或其代谢产物杀死肿瘤细胞；②药物必须有低的胸腔通透性；③药物必须能很快从血浆中清除；④药物必须有较强的穿透肿瘤组织的能力；⑤通过加热易增加敏感性、渗透性的药物。具体药物的选择为顺铂、卡铂、奈达铂、培美曲塞、博来霉素、丝裂霉素、重组人血管内皮抑制素注射液（恩度）及复方苦参等。

（4）用药原则：①既可选择单一给药，也可联合序贯给药；②化疗药物的剂量目前暂未有统一的标准，原则上以静脉用量为标准。若联合静脉应用，则剂量酌减。

2. 灌注流程

（1）置管：患者取坐立位，常规探查患侧胸腔积液情况，首先定位于患侧腋后线体表，常规消毒、铺巾和用利多卡因局部麻醉后，在超声引导下用穿刺针穿入患侧胸腔积液内，可见液体流出，沿穿刺针放入导丝，拔出穿刺针，沿导丝用扩张管扩张后放入单腔带侧孔中心静脉导管，拔导丝，固定中心静脉导管，术毕可引流出淡黄色液体；然后定位于患侧肩胛线体表（选择前一穿刺点上一肋间或下一肋间）、在超声引导下用穿刺针穿入右侧胸腔积液内，可见液体流出，沿穿刺针放入导丝，拔出穿刺针，沿导丝用扩张管扩张后放入单腔带侧孔中心静脉导管，拔导丝，固定中心静脉导管，术毕可引流出淡黄色液体。术毕观察有无明显活动性出血征象。

（2）循环灌注：分为热灌注冲洗和热灌注循环化疗2个步骤。①热灌注冲洗：连接各管路，循环药液袋内输入预冲液1500～2500ml，排尽袋内空气，插测温传感线，加热预冲液至43～45℃。一侧引流管连接入体阀，另一侧引流管连接一次性引流袋，开始冲洗胸腔，入体端泵速为

50～70ml/min，温度为43.9℃左右（≤45℃），一边冲洗，一边开放引流，将循环药液袋内预冲液全部冲洗完后，尽量引流尽胸腔内液体，引流出的一次性引流袋内液体全部丢弃（此过程不产生循环，只是单纯的一端进液、一端引流的冲洗过程）。②热灌注循环化疗：循环药液袋内输入0.9%氯化钠溶液300～1000ml＋化疗药物，将药液加热至43～45℃，一侧引流管接入体阀，另一侧接出体阀，开始循环热灌注化疗，入体端泵速为50～70ml/min，温度为43℃左右（≤45℃），使药物与胸膜充分、均匀、持续地接触，再回流到加热的循环药液袋，形成完全密闭的循环治疗系统，维持有效的循环约60min后将循环的药液全部保留在胸腔内。

1. 适应证 ①肺癌伴恶性胸腔积液者；②胸膜间皮瘤所致的恶性胸腔积液；③肿瘤转移所致的恶性胸腔积液。

2. 禁忌证 与上述相同。

3. 并发症及处理 除前述之外，还会出现恶心、呕吐和食欲减退等胃肠道反应及骨髓抑制、胸痛（这可能是因为使用了某些可刺激胸膜发生化学性胸膜炎的药物，对致胸膜粘连时所伴有的症状，无须特别处理，对于疼痛明显者可加用镇痛剂）和发热等；部分患者出现心力衰竭、肺水肿和气胸。

（三）热消融疗法

射频消融技术作为一种先进的微创治疗技术，现正被广泛运用于治疗各种肿瘤中，其在治疗肺肿瘤方面更是引起了临床的极大关注。组织间热消融治疗（包括激光、微波、射频消融）主要能够实现原位灭活治疗和姑息减瘤作用。局部射频热疗是通过物理方法将电能转化为热能，对肿瘤特定组织加热，抑制肿瘤细胞再增殖或生长。

热消融治疗包括射频消融、微波消融和激光消融等多种方法，其基本原理即通过高于60℃高温对肿瘤进行一定时间的烧灼，将肿瘤进行原位灭活。不同的热消融治疗原则（如适应证、禁忌证和并发症）及执行步骤中的消毒、定位等要求基本相同，只是在一些细微治疗条件的实施上有些差异。

经皮穿刺射频消融方法：利用CT扫描定位确定经皮穿刺点、进针方向及深度。局部麻醉后，以刀尖切开穿刺点皮肤2～3mm，将集束电极针经此切口插入肿瘤组织内，CT扫描确认位置无误后。按下集束电极针尾端使10枚电极从鞘针尖端呈"伞"状在肿瘤内弹开，然后治疗针与射频发生器连接。在电脑程序控制下加温治疗，初始功率为20～30W，以后按10W/min进行增加，达90W后维持治疗，治疗过程中阻抗由20～30Ω缓慢上升，随着功率的加大和治疗时间的延长，阻抗也逐渐上升，当阻抗达到999Ω时，射频发生仪自动停止工作，即完成1次治疗。一般一点加热治疗直径约3.5cm。对于肺内瘤灶较大或多灶者可视患者身体情况，行多点或多次穿刺治疗。

1. 适应证 肺内瘤灶≤3.5cm，无区域淋巴结及远处转移的周围型肺癌，最好与胸壁粘连。由于前述原因，临床应用多限于：①可以手术的原发性肺癌，不愿或年龄、身体等原因不能手术者；②无远处转移的单病灶原发性肺癌；③晚期肺内原发癌或孤立性转移病灶等。通过处理可能严重影响生活质量的肺内瘤灶（侵犯肺上沟、胸壁肋间神经、上腔静脉、心包等的瘤灶），减轻症状，提高患者的生活质量。

2. 禁忌证 ①肺功能差，难以耐受治疗者；②肺内弥散性癌灶患者；③心律失常或心功能及身体其他重要脏器功能衰竭不能耐受治疗者；④出凝血时间异常或同时患有血液系统疾病者；⑤穿刺区域皮肤软组织合并有炎症感染者；⑥合并肺部感染者；⑦使用心脏起搏器者。

3. 并发症及处理

（1）术后可常规发生发热、咳嗽、痰带血丝，多较轻微，无须特殊处理。

（2）气胸：多发于伴有肺气肿的患者和反复穿刺者，一般给予保守治疗；对于较严重者可采用闭式胸腔引流，严重气胸难以控制者必要时行开胸手术处理。

（3）疼痛：治疗时多数患者感觉灼热疼痛，但能耐受，也可行镇痛对症处理；少数需注射吗啡后才能完成治疗。少有与治疗相关的疼痛超过3天者。

（4）继发感染：注意无菌操作，如不慎发生，采用抗炎治疗。

（5）血胸。

（6）穿刺道肿瘤种植：主要通过预防避免，在出针时慢烧退针。

（7）心律失常：给予对症处理；对于有心脏疾病者，治疗前需进行处理控制，以预防发生心律失常。

（8）其他：如非特异性的炎症反应、皮下气肿、应激性溃疡等，多能及时行对症处理而予以控制；偶见治疗后较长时间的气急；未见与治疗相关死亡的报道。

此外，对于穿刺针的多次使用问题要特别引起注意，以防断针发生。

（应含悦　唐荣军　张　珂　马胜林）

参 考 文 献

但姝蓉，2020.胸腔热灌注化疗治疗肺癌胸腔积液的疗效分析.中国继续医学教育，12（6）：103-105.

高玉华，杨育梁，唐楠，等，2018.深部热疗对放射性肺炎预防作用的临床研究.现代肿瘤医学，26（1）：46-48.

韩菲菲，丁可，张瑞，等，2020.铂类灌注联合体外胸腹腔热疗与铂类体腔热灌注治疗恶性胸腹腔积液疗效比较.海南医学，31（13）：1683-1686.

郝永杰，邓军吉，崔传水，等，2020.热疗联合同步放化疗治疗局部晚期非小细胞肺癌疗效观察.医学食疗与健康，18（12）：41，43.

刘考文，2018.胸腔热灌注化疗辅助深部热疗治疗非小细胞肺癌伴恶性胸腔积液疗效观察.齐齐哈尔医学院学报，39（11）：1267-1269.

苏甲林，赵参军，杨建刚，等，2020.深部热疗联合化疗在晚期小细胞肺癌中的疗效观察.临床肺科杂志，25（5）：730-734.

王俊，刘良，邱红，等，2019.深部热疗联合化疗在局部晚期非小细胞肺癌中应用分析.人人健康，（2）：66-67.

肖绍文，吴稚冰，张珂，2020.肿瘤热疗中国专家共识.实用肿瘤杂志，35（1）：1-10.

姚琴，杨邵瑜，吴侃，等，2020.胸部深部热疗联合容积旋转调强放疗治疗NSCLC患者急性放射性肺炎临床观察.实用肿瘤杂志，35（5）：435-439.

Cheng Y，Weng S，Yu L，et al，2019. The Role of Hyperthermia in the Multidisciplinary Treatment of Malignant Tumors. Integr Cancer Ther，18：1534735419876345.

Datta NR，Bodis S，2019. Hyperthermia with radiotherapy reduces tumour alpha/beta：insights from trials of thermoradiotherapy vs radiotherapy alone. Radiother Oncol，138：1-8.

Datta NR，Ordóñez SG，Gaipl US，et al，2015.

Local hyperthermia combined with radiotherapy and/or chemotherapy：Recent advances and promises for the future. Cancer Treat Rev，41（9）：742-753.

Derman BA，Mileham KF，Bonomi PD，et al，2015. Treatment of advanced squamous cell carcinoma of the lung：a review. Transl Lung Cancer Res，4（5）：524-532.

Heist RS，Mino-Kenudson M，Sequist LV，et al，2012. FGFR1 amplification in squamous cell carcinoma of the lung. J Thorac Oncol，7（12）：1775-1780.

Hu R，Jiang H，Li H，et al，2017. Intrapleural perfusion thermo-chemotherapy for pleural effusion caused by lung carcinoma under VATS. J Thorac Dis，9（5）：1317-1321.

Hu R，Ma S，Li H，et al，2011. Effect of magnetic fluid hyperthermia on lung cancer nodules in a murine model. Oncology Letters，2（6）：1161-1164.

Kimura M，Tojo T，Naito H，et al，2010. Effects of a simple intraoperative intrathoracic hyperthermotherapy for lung cancer with malignant pleural effusion or dissemination. Interact Cardiovasc Thorac Surg，10（4）：568-571.

Kodama K，Higashiyama M，Okami J，et al，2013. Cytoreductive surgery and post-operative heated pleural chemotherapy for the management of pleural surface malignancy. Int J Hyperthermia，29（7）：653-662.

Matsuzaki Y，Edagawa M，Shimizu T，et al，2004. Intrapleural hyperthermic perfusion with chemotherapy increases apoptosis in malignant pleuritis. Ann Thorac Surg，78（5）：1769-1772.

Mitsumori M，Zeng ZF，Oliynychenko P，et al，2007. Regional Hyperthermia Combined with Radiotherapy for Locally Advanced Non-Small Cell Lung Cancers：a Multi-Institutional Prospective Randomized Trial of the International Atomic Energy Agency. International Int J Clin Oncol，12（3）：192-198.

Moreira AL，Ocampo PSS，Xia Y，et al，2020. A grading system for invasive pulmonary adenocarcinoma：a proposal from the international association for the study of lung cancer pathology committee. J Thorac Oncol，15（10）：1599-1610.

Ohguri T，Imada H，Yahara K，et al，2012. Re-irradiation plus regional hyperthermia for recurrent non-small cell lung cancer：a potential modality for inducing long-term survival in selected patients. Lung Cancer，77（1）：140-145.

Palumbo R，Sottotetti F，Trifirò G，et al，2015. Nanoparticle albumin-bound paclitaxel（nab-paclitaxel）as second-line chemotherapy in HER2-negative，taxane-pretreated metastatic breast cancer patients：prospective evaluation of activity，safety，and quality of life. Drug Des Devel Ther，9：2189-2199.

Soares PI，Ferreira IM，Igreja RA，et al，2012. Application of hyperthermia for cancer treatment：recent patents review.

Recent Pat Anticancer Drug Discov, 7（1）: 64-73.

Sun Y, Wu YL, Zhou, CC, et al, 2013. Second-line pemetrexed versus docetaxel in Chinese patients with locally advanced or metastatic non-small cell lung cancer: a randomized, open-label study. Lung Cancer, 79（2）: 143-150.

Wei Z, Yang X, Ye X, et al, 2019. Camrelizumab combined with microwave ablation improves the objective response rate in advanced non-small cell lung cancer. J Cancer Res Ther, 15（7）: 1629-1634.

Xu H, Dong L, Bin Z, et al, 2020. Supramolecular self-assembly of a hybrid 'hyalurosome' for targeted photothermal therapy in non-small cell lung cancer. Drug Deliv, 27（1）: 378-386.

Yang WH, Xie J, Lai ZY, et al, 2019. Radiofrequency deep hyperthermia combined with chemotherapy in the treatment of advanced non-small cell lung cancer. Chin Med J（Engl）, 132（8）: 922-927.

Yang Y, Yang CL, Zhao ZJ, et al, 2019. Microwave hyperthermia enhances the sensitivity of lung cancer cells to gemcitabine through reactive oxygen species-induced autophagic death. Oncol Rep, 41（5）: 3100-3110.

Yi E, Kim D, Cho S, et al, 2016. Clinical outcomes of cytoreductive surgery combined with intrapleural perfusion of hyperthermic chemotherapy in advanced lung adenocarcinoma with pleural dissemination. J Thorac Dis, 8（7）: 1550-1560.

第二十章 乳 腺 癌

第一节 乳腺癌的流行病学特点与病理解剖基础

一、乳腺癌的流行病学及病因概述

乳腺癌的发病率在西方国家女性癌症中居首位，近年来，乳腺癌已成为我国女性发病率最高的恶性肿瘤。2020年WHO最新数据显示，乳腺癌已成全球女性最常见癌症，且呈明显的年龄分布特点，在新增癌症病例中占11.7%。

乳腺癌的病因尚未完全清楚，研究发现乳腺癌的发病存在一定的规律性，具有乳腺癌高危因素的女性容易患乳腺癌。大多数乳腺癌患者都具有的危险因素称为乳腺癌的高危因素。中国肿瘤登记年报显示，女性乳腺癌年龄别发病率0～24岁年龄段处于较低水平，25岁后逐渐上升，50～54岁段达到高峰，55岁以后逐渐下降。乳腺癌家族史是乳腺癌发生的危险因素，所谓家族史是指一级亲属（母亲、女儿、姐妹）中有乳腺癌患者。近年发现，乳腺腺体致密也成为乳腺癌的危险因素。乳腺癌的危险因素还有月经初潮早（＜12岁），绝经迟（＞55岁）；未婚，未育，晚育，未哺乳；患乳腺良性疾病未及时诊治；经医院活检（活组织检查）证实患有乳腺非典型增生；胸部接受过高剂量放射线的照射；长期服用外源性雌激素；绝经后肥胖；长期过量饮酒；以及携带与乳腺癌相关的突变基因。需要解释的是乳腺癌的易感基因，欧美国家对此做了大量研究，现已知的有 *BRCA-1*、*BRCA-2*，还有 *p53*、*PTEN* 等，与这些基因突变相关的乳腺癌称为遗传性乳腺癌，占全部乳腺癌的5%～10%。具有以上若干项高危因素的女性并不一定患乳腺癌，只能说其患乳腺癌的风险比正常人高。

二、乳腺解剖及乳腺癌的病理特点

女性乳房位于胸大肌筋膜深、浅层之间，基底上缘平2～3肋间，下缘平6～7肋间，内侧达胸骨旁线，外侧达腋前线，有些外侧达腋中线。乳腺由乳腺管和乳腺小叶组成，乳腺小叶由腺泡构成，乳腺管由腺泡管、小导管、较大的导管、输乳管逐级组成。

乳腺癌绝大多数来源于导管，少数为小叶源性，目前我国按乳腺癌发展过程早晚、组织形态特点、预后将乳腺癌分为非浸润性癌、早期浸润性癌、浸润性特殊型癌、浸润性非特殊型癌四种。非浸润性癌：分为导管内癌和小叶原位癌两种。早期浸润性癌分为早期浸润性小叶癌和早期浸润性导管癌两类。

1. 病理分型 如原位癌和浸润性癌。

（1）原位癌：包括导管内癌和Paget病，小叶原位癌不是真正的原位癌。

（2）浸润性癌：以浸润性导管癌常见，占40%～70%，其次为浸润性小叶癌，其他少见的病理类型有黏液癌、神经内分泌肿瘤、大汗腺癌、化生性癌等。

2. 分子分型

（1）Luminal A型：ER阳性、PR阳性＞20%、HER2阴性、Ki-67＜14%。

（2）Luminal B-HER2阴性型：ER阳性、PR阴性或阳性＜20%、HER2阴性、Ki-67＞14%。

（3）Luminal B-HER2阳性型：ER阳性和（或）PR阳性、HER2阳性。

（4）HER2过表达型：ER阴性、PR阴性、HER2阳性。

（5）三阴型：ER阴性、PR阴性、HER2阴性。

第二节 乳腺癌的诊断、临床分期与治疗

一、临床特征

早期乳腺癌往往不具备典型的症状和体征，不易引起重视，常通过体检或筛查发现。乳腺癌的典型体征如下。

1. 乳腺肿块 80%的乳腺癌患者以乳腺肿块首诊。患者常无意中发现乳腺肿块，多为单发，质硬，边缘不规则，表面欠光滑。大多数乳腺癌为无痛性肿块，仅少数伴有不同程度的隐痛或刺痛。

2. 乳头溢液 非妊娠期从乳头流出血液、浆液、乳汁、脓液，或停止哺乳半年以上仍有乳汁流出者，称为乳头溢液。引起乳头溢液的原因有很多，常见的疾病有导管内乳头状瘤、乳腺增生、乳腺导管扩张症和乳腺癌。单侧单孔的血性溢液应进一步检查，若伴有乳腺肿块更应重视。

3. 皮肤改变 乳腺癌引起皮肤改变可出现多种体征，最常见的是肿瘤侵犯了连接乳腺皮肤和深层胸肌筋膜的Cooper韧带，使其缩短并失去弹性，牵拉相应部位的皮肤，出现酒窝征，即乳腺皮肤出现一个小凹陷，像小酒窝一样。若癌细胞阻塞了淋巴管，则会出现橘皮样改变，即乳腺皮肤出现许多小点状凹陷，就像橘子皮一样。乳腺癌晚期，癌细胞沿淋巴管、腺管或纤维组织浸润到皮内并生长，在主癌灶周围的皮肤形成散在分布的质硬结节，即所谓皮肤卫星结节。

4. 乳头、乳晕异常 肿瘤位于或接近乳头深部，可引起乳头回缩。肿瘤距乳头较远，乳腺内的大导管受到侵犯而短缩时，也可引起乳头回缩或抬高。乳头湿疹样癌，即乳腺Paget病，表现为乳头皮肤瘙痒、糜烂、破溃、结痂、脱屑伴灼痛，以致乳头回缩。

5. 腋窝淋巴结肿大 医院收治的乳腺癌患者1/3以上有腋窝淋巴结转移。初期可出现同侧腋窝淋巴结肿大，肿大的淋巴结质硬、散在、可推动。随着病情发展，淋巴结逐渐融合，并与皮肤和周围组织粘连、固定。晚期可在锁骨上和对侧腋窝摸到转移的淋巴结。

二、影像学检查

1. 乳腺X线摄影 是乳腺疾病最基本的检查方法，在检出钙化方面，该检查具有其他影像学方法无可替代的优势，但对致密型乳腺、近胸壁肿块的显示不佳，且有放射性损害，对年轻女性患者不作为首选检查方法。

2. 乳腺超声 超声检查因其简便易行、灵活直观、无创无辐射等特点，适用于所有疑诊乳腺病变的人群。可同时进行乳腺和腋窝淋巴结的检查。

3. 乳腺MRI 该检查的优势在于敏感性高，能显示多病灶、多中心或双侧乳腺癌病灶，并能同时显示肿瘤与胸壁的关系、腋窝淋巴结转移情况等，为制订手术方案提供更可靠的依据。缺点在于特异性中等，假阳性率高，对微小钙化性病变显示不满意，此外检查时间长、费用高。因此，其不作为首选检查方法。

4. PET/CT 适应证：①临床局部晚期、分子分型预后差、有可疑症状存在远处转移的患者治疗前分期（尤其是常规影像学检查对是否存在远处转移难以判断或存在争议时）。②术后患者随访过程中可疑出现局部复发或转移，包括查体或常规影像学检查出现异常、肿瘤标志物升高等（对于鉴别复发和放射性纤维化，PET/CT较其他常规影像学检查具有优势）。

5. 骨扫描 适应证：①浸润性乳腺癌治疗前分期；②随访，若患者出现骨痛或碱性磷酸酶升高时，可行骨显像检查评估是否有骨转移。

三、临床分期

目前乳腺癌主要根据AJCC第8版的TNM分期法进行分期，如表20-2-1。

1. 原发肿瘤（T）

T_X：原发肿瘤无法评估（如已切除）。

T_0：没有原发肿瘤的证据。

T_{is}：原位癌。

T_{is}（DCIS）：导管原位癌。

T_{is}（Paget）：乳腺实质乳头Paget病，与浸润性癌和（或）导管原位癌不相关，乳腺实质内与Paget病相关的癌按乳腺实质内病变的大小和特征分类，应注意Paget病的存在。

T_1：肿瘤最大径≤2cm。

T_{1mi}：微小浸润癌，肿瘤最大径≤1mm。

T_{1a}：肿瘤最大径＞1mm且≤5mm。

T_{1b}：肿瘤最大径＞5mm且≤10mm。

T_{1c}：肿瘤最大径＞10mm且≤20mm。

T_2：肿瘤最大径＞2.0cm且≤5.0cm。

T_3：肿瘤最大径＞5.0cm。

T_4：任何大小肿瘤直接侵犯胸壁和（或）皮肤（溃疡或肉眼结节），单独侵犯真皮不属于T_4。

T_{4a}：侵犯胸壁，侵犯或与胸大肌粘连，而无胸壁结构侵犯不属于T_4。

T_{4b}：溃疡和（或）同侧肉眼卫星结节和（或）乳房皮肤水肿（包括橘皮样变），但不符合炎性乳腺癌标准。

T_{4c}：与T_{4b}同时存在。

T_{4d}：炎性乳腺癌区域淋巴结。

2. 区域淋巴结（cN）

N_x：区域淋巴结无法评估（如淋巴结已切除）。

N_0：无区域淋巴结转移（根据影像或临床检查结果）。

N_1：同侧 Ⅰ～Ⅱ级腋窝淋巴结转移，可移动。

N_{1mi}：微转移（约200个细胞，＞0.2mm且≤2mm）。

N_2：同侧 Ⅰ～Ⅱ级腋窝淋巴结转移，固定或相互融合；或临床上发现有同侧内乳淋巴结转移，但无腋窝淋巴结转移的临床证据。

N_{2a}：同侧 Ⅰ～Ⅱ级腋窝淋巴结转移，淋巴结彼此间或与其他组织固定、融合（表面不光滑）。

N_{2b}：临床上发现有同侧内乳淋巴结转移，而无腋窝淋巴结转移的临床证据。

N_3：同侧锁骨下淋巴结转移（Ⅲ级腋窝淋巴结），伴或不伴Ⅰ、Ⅱ级腋窝淋巴结转移；或临床发现同侧内乳淋巴结转移，伴Ⅰ、Ⅱ级腋窝淋巴结转移；或同侧锁骨上淋巴结转移，伴或不伴腋窝或内乳淋巴结转移。

N_{3a}：同侧锁骨下淋巴结转移。

N_{3b}：同侧内乳淋巴结转移和腋窝淋巴结转移。

N_{3c}：同侧锁骨上淋巴结转移。

"临床上发现"的定义为：影像学检查（淋巴结闪烁扫描除外）或临床检查发现高度怀疑为恶性转移的特征，或细针穿刺病理检查中可见大体转移。

3. 区域淋巴结（pN）

N_x：淋巴结转移情况无法评估（以前已切除或者未进行病理学检查）。

N_0：组织学检查无区域淋巴结转移或仅孤立肿瘤细胞簇。

孤立肿瘤细胞簇（ITC）：是指最大径≤0.2mm的小细胞簇，或散在的单个肿瘤细胞，或单张淋巴结组织切片中肿瘤的细胞数不超过200个；ITC可通过常规组织学或免疫组化方法确定。仅存在ITC的淋巴结不计入总的阳性淋巴结数，但应包括在总的评估淋巴结数中。

N_0(i–)：组织学无转移，免疫组化（IHC）阴性。

N_0(i+)：区域淋巴结转移仅ITC（肿瘤细胞簇＜0.2mm）。

N_0(mol–)：组织学无转移，RT-PCR阴性。

N_0(mol+)：未检测到ITC，但RT-PCR阳性。

N_1：微转移；1～3个腋窝淋巴结转移，和（或）内乳淋巴结微转移或前哨淋巴结活检发现转移，但临床未发现转移*。

N_{1mi}：微转移（约200个癌细胞，直径＞0.2mm且≤2mm）。

N_{1a}：1～3个腋窝淋巴结（至少一个直径＞2mm）。

N_{1b}：前哨淋巴结活检发现同侧内乳淋巴结转移，排除ITC N_{1c}、N_{1a}和N_{1b}。

N_2：4～9个腋窝淋巴结转移；或影像学发现内乳淋巴结转移，但腋窝淋巴结无转移。

N_{2a}：4～9个腋窝淋巴结转移（至少一个超过2.0mm的肿瘤集落）。

N_{2b}：临床上发现内乳淋巴结转移，是否镜下确认，但病理学检查腋窝淋巴结无转移。

N_3：≥10个腋窝淋巴结转移或锁骨下淋巴结转移；或影像学发现同侧内乳淋巴结转移，同时有一个或多个Ⅰ、Ⅱ级腋窝淋巴结阳性；或3个以上腋窝淋巴结转移，同时前哨淋巴结活检发现同侧内乳淋巴结微转移或大体转移，但临床未发现；或同侧锁骨上淋巴结转移。

N_{3a}：≥10个腋窝淋巴结转移或锁骨下淋巴结转移（至少一个超过2.0mm的肿瘤集落）。

N_{3b}：影像学发现同侧内乳淋巴结转移，同时有一个或多个 I、II 级腋窝淋巴结阳性；或3个以上腋窝淋巴结转移，同时前哨淋巴结活检发现同侧内乳淋巴结微转移或大体转移，但临床未发现。

N_{3c}：同侧锁骨上淋巴结转移。

*"临床上未发现"指影像学（除外淋巴结闪烁扫描）或临床体检未发现远处转移。

4. 远处转移（M）

M_0：无远处转移的临床或影像学证据。

$cM_0(i+)$：无远处转移的临床或影像学证据，但通过分子生物学方法或显微镜检查在循环血液、骨髓或其他非区域淋巴组织中发现≤0.2mm的肿瘤细胞，患者无转移的症状及体征。

pM_1：通过传统的影像学方法发现的远处转移（cM）和（或）组织学证实超过0.2mm的转移灶。

乳腺癌临床总分期见表20-2-1。

表20-2-1　乳腺癌临床总分期

总分期	T	N	M
0	T_{is}	N_0	M_0
I a	T_1	N_0	M_0
I b	$T_{0\sim1}$	N_{1mi}	M_0
II a	$T_{0\sim1}$	N_1	M_0
	T_2	N_0	M_0
II b	T_2	N_1	M_0
	T_3	N_0	M_0
III a	$T_{0\sim2}$	N_2	M_0
	T_3	$N_{1\sim2}$	M_0
III b	T_4	$N_{0\sim2}$	M_0
III c	任何 T	N_3	M_0
IV	任何 T	任何 N	M_1

四、常规治疗原则

随着对乳腺癌生物学行为认识的不断深入，以及治疗理念的转变与更新，乳腺癌的治疗进入了综合治疗时代，形成了乳腺癌局部治疗与全身治疗并重的治疗模式。医生会根据肿瘤的分期和患者的身体状况，酌情采用手术治疗、放疗、化疗、热疗、内分泌治疗、生物靶向治疗及中医药辅助治疗等多种治疗手段。

（一）外科治疗

外科手术在乳腺癌的诊断、分期和综合治疗中发挥着重要作用。乳腺癌的外科手术包括乳腺手术和腋窝淋巴结手术两部分。乳腺手术有保留乳房手术（保乳手术）和全乳房切除术。腋窝淋巴结手术有前哨淋巴结活检和腋窝淋巴结清扫。前哨淋巴结活检是仅切除前哨淋巴结，经检测前哨淋巴结转移再进行腋窝淋巴结清扫，也有人称为保腋窝手术。

保乳手术适用于患者有保乳意愿，乳腺肿瘤可以完整切除，达到阴性切缘，并可获得良好的美容效果，同时可接受术后辅助放疗的患者。年轻不作为保乳手术的禁忌，≤35岁的患者有相对高的复发和再发乳腺癌的风险，在选择保乳时，应向患者充分交代可能存在的风险。

对于不适合保乳手术的乳腺癌患者还需要切除乳房，医生可以采用整形外科技术重建乳房。乳房重建可采用自体组织重建，也可采用假体重建。可以在切除肿瘤手术的同时进行乳房重建，也可在治疗结束后，各项复查结果正常时进行重建。进行乳房重建不会影响乳腺癌的整体治疗。

（二）内科治疗

乳腺癌的内科治疗遵循按照不同的分子分型进行分类治疗的原则，治疗手段包括化疗、靶向治疗、内分泌治疗、免疫治疗等。随着新药临床研究的不断开展，越来越多的药物得以快速上市，给广大的乳腺癌患者带来益处。

1. 三阴型乳腺癌（triple negative breast cancer, TNBC）是一组异质性疾病，表现更具侵袭性且预后较差，被公认为乳腺癌治疗的难点，化疗是TNBC的主要治疗方法，但免疫治疗、靶向治疗、新型ADC类药物等也已崭露头角。

三阴型乳腺癌的化疗药物包括被称为"乳腺癌化疗基石"的蒽环类药物、紫杉类药物，以及被俗称为"三滨"的卡培他滨、长春瑞滨和吉西他滨；艾立布林和优替德隆是新型抗微管类化疗药物；铂类药物在三阴型乳腺癌中的应用日趋广泛；依托泊苷在晚期TNBC的后线治疗中也可作为选择药物。

免疫治疗改变了恶性肿瘤传统的治疗模式，在免疫原性相对较高的TNBC中也显示出良好的潜力。以帕博利珠单抗（pembrolizumab，K药）为代表的免疫治疗在全球范围内已获得TNBC的适应证。目前免疫治疗单药在三阴型乳腺癌中效果有限，如何选择免疫治疗最佳联合化疗拍档，选择优势获益人群，还值得进一步探索。双抗类免疫药物的研发也是目前的热点领域。

在靶向治疗方面，以奥拉帕利、他拉唑帕利等为代表的PARP（多聚ADP核糖聚合酶）抑制剂是针对BRCA及相关基因突变的靶向药物，在早期和（或）晚期阶段都有乳腺癌适应证的药物获批。抗肿瘤血管生成药物如贝伐单抗、安罗替尼、阿帕替尼等已用于三阴型乳腺癌的临床，一般是与化疗药物和（或）免疫治疗进行联合。

新型抗体偶联类药物（ADC）在治疗转移性TNBC中也有相应的适应证获批，为患者提供了新的治疗选择和希望。戈沙妥珠单抗（sacituzumab govitecan，SG）是一种新型的ADC药物，由抗人滋养层细胞表面抗原2（Trop-2）抗体与伊立替康的活性代谢产物SN-38偶联组成。SG是首个获批的靶向Trop-2的新型ADC药物。有关靶向HER2的ADC药物德曲妥珠单抗（T-Dxd，DS-8201）被纳入TNBC患者人群的研究展现出一定的疗效。

2. 激素受体（HR）阳性、HER2阴性乳腺癌　对于HR阳性、HER2阴性乳腺癌患者来说，内分泌治疗是极为重要的治疗手段。对于内分泌治疗敏感的该类患者，从内分泌治疗中的获益完全不亚于甚至要优于化疗，且具有相对更轻的不良反应。传统内分泌药物包括选择性ER调节剂（SERM）如他莫昔芬、托瑞米芬等，芳香化酶抑制剂（aromatase inhibitor，AI）如阿那曲唑、来曲唑、依西美坦等，卵巢功能抑制药物如戈舍瑞林、亮丙瑞林等，以及选择性ER调节剂如氟维司群等。

自细胞周期蛋白依赖性激酶（CDK）4/6抑制剂问世以来，受到广泛关注，其临床价值正在不断发掘之中，代表药物包括阿贝西利、哌柏西利、达尔西利及瑞波西利等。内分泌治疗联合CDK4/6抑制剂已成为HR阳性/HER2阴性转移性乳腺癌患者内分泌治疗的一线标准治疗方案。阿贝西利也已被美国FDA批准应用于早期HR阳性/HER2阴性乳腺癌的强化辅助治疗。CDK4/6抑制剂联合内分泌治疗失败后，后续最佳治疗方案尚不明确。PI3K-Akt-mTOR（PAM）信号通路与癌细胞的合成、增殖、耐药、凋亡和远处转移等有关，针对该通路中相关靶点的药物如PI3K抑制剂Alpelisib和mTOR抑制剂依维莫司等均已上市。西达本胺是中国自主研发的选择性组蛋白去乙酰化酶（HDAC）口服抑制剂，也被批准用于HR阳性、HER2阴性的晚期乳腺癌。化疗及孕激素类药物也是该类乳腺癌患者的可用药物。

特别是针对HER2低表达（HER2 IHC 1+或HER2 IHC 2+且ISH–）的人群，不论激素受体状态如何，具有"旁观者效应"的ADC类药物（如德曲妥珠单抗、维迪西妥单抗等）也表现出一定的疗效。新型ADC类药物的研发毫无疑问是当下最具前景的乳腺癌药物治疗发展方向。

3. 抗HER2靶向治疗　在乳腺癌患者中，HER2过表达的比例达到20%～25%，其生物学特性同样表现为肿瘤恶性程度高，侵袭性更强，容易局部复发和远处脏器转移，死亡率较高。对于HER2过表达/HER2阳性型乳腺癌，应始终把抗HER2靶向药物放在全身系统治疗的首位。

目前应用于临床的抗HER2靶向药物主要可分为三大类：大分子单抗、小分子TKI药物及ADC类药物。大分子单抗的代表是曲妥珠单抗和帕妥珠单抗，它们结合于不同的HER2亚结构域，在HER2阳性乳腺癌中具有互补作用。国产的伊尼妥单抗作为Fc段改良的曲妥珠单抗，其ADCC（抗体介导的细胞毒作用）效应有所增强。小分子TKI类药物在HER2阳性乳腺癌患者中的疗效已被国内外多项临床研究证实，吡咯替尼、奈拉替尼及图卡替尼都是其中的代表药物，根据不同的适应证可分别应用于HER2过表达/HER2阳性型乳腺癌的各个阶段。TKI在脑转移治疗中的优势也不断被印证。继首个被批准应用于乳腺癌的抗体偶联类药物恩美曲妥珠单抗（T-DM1）之后，ADC类药物的研发在全球范围内不断有进展。前述的ADC药物德曲妥珠单抗（T-Dxd，DS-8201）就是其中的佼佼者，已成为HER2阳性转移性乳腺癌的二线优选药物。即便是针对接受过多线治疗的晚期乳腺癌患者，其也展现出良好的治疗效果。国产新型ADC药物维迪西妥单抗已经上市，目前还有多项ADC药物的临床研究正在开展之中，应当鼓励符合研究条件的患者积极参与。

对于激素受体和HER2均为阳性的转移性乳腺癌患者，现有国内外指南中优先考虑化疗联合靶向治疗的形式。但内分泌治疗联合靶向治疗的安全性无疑要更优。对于部分不适合化疗或进展缓慢的患者，也可考虑在抗HER2靶向治疗的基础上联合内分泌治疗。

4. 乳腺癌的全程管理 随着生存率的上升，乳腺癌的治疗已经从过去的"疾病治疗"转化为"慢病治疗"。在长期的生存过程中，乳腺癌患者必然要面临许多新的问题，如发生伴随疾病、处理药物不良反应时都可能应用到相关的药物。在重视疗效的同时，医务人员也应关注患者的生活质量，如乳腺癌患者很易被骨相关事件（SRE）所困扰，而骨改良药物如双膦酸盐或地舒单抗则有助于患者生活质量的提升。总之，乳腺癌内科治疗方案的制订有助于乳腺专科医生全程管理患者，进而延长患者的生存期及提高其生活质量。

（三）放射治疗

1. 早期乳腺癌保乳术后放疗 适应证：原则上，所有接受保乳手术的患者均需接受放射治疗。对于年龄＞70岁、乳腺肿瘤≤2cm、无淋巴结转移、ER阳性、能接受规范内分泌治疗的女性患者，可以考虑省略保乳术后放疗。

2. 改良根治术后放疗 适应证：符合以下任一条件的改良根治术后患者，应考虑给予术后辅助放疗：①原发肿瘤最大直径＞5cm，或肿瘤侵及乳腺皮肤、胸壁。②腋窝淋巴结转移≥4个，或存在锁骨上或内乳淋巴结转移。③原发肿瘤分期$T_{1\sim2}$且腋窝淋巴结转移1～3个的患者，推荐在改良根治术后接受放射治疗。但对其中的无明显高危复发因素，即年龄≥50岁、肿瘤分级Ⅰ～Ⅱ级、无脉管瘤栓、腋窝淋巴结转移数1个、激素受体阳性的患者，可考虑省略放疗。

3. 复发、转移乳腺癌的姑息放疗

4. 照射剂量 推荐全乳±区域淋巴结的照射剂量为50Gy/2Gy/25f。外照射瘤床补量可序贯于全乳放疗后，序贯照射剂量为（10～16）Gy/2Gy/

（5～8）f。对于复发、转移乳腺癌，放疗剂量需根据是否再程放疗、放疗目的、部位具体确定。

第三节　乳腺癌的热疗

尽管治疗手段不断改进，但仍有25%～40%的乳腺癌发生复发转移并导致治疗失败。其中术后胸壁及腋窝局部复发多见，我国报道为10%～30%，国外报道为8.8%。在临床实际工作中，对胸壁复发乳腺癌的治疗常常因为肿瘤侵犯胸壁、多个转移瘤复发及成片浸润性生长等情况手术难以完整切除。热疗除了具备对肿瘤的直接杀伤作用外，还与放疗、化疗有很好的协同作用。

一、热疗在乳腺癌中的应用及进展

（一）热疗联合放射治疗

Oldenborg等回顾性分析了414例胸壁复发乳腺癌且既往接受过胸壁放疗患者接受再程放疗联合微波热疗（2次/周）的疗效，3年总生存率、射野内局部控制率分别为37%、25%，与局控有关的因素包括复发次数、远处转移、肿瘤部位、肿瘤大小、复发时间和治疗年数，其中没有远处转移且复发肿瘤≤5cm的患者局控率最高，3级以上急性、晚期皮肤毒性发生率分别为24%、18%。De Colle等对193例高危复发（BSD相控阵热疗，2次/周，高危复发因素：切缘＜2mm、R1/R2切除、炎性乳腺癌、多淋巴结累及等）或复发乳腺癌患者行放疗联合热疗治疗，5年、10年总生存率分别为52.3%、35.5%，局控率分别为72.8%、69.5%，3级以上晚期皮肤毒性发生率为4.6%，对局控率有影响的热疗因素为热疗次数（＞10次）。Datta等的荟萃分析发现，对于复发乳腺癌，相较于单纯放疗，放疗联合热疗明显提高了临床完全缓解率，分别为60.2%、38.1%。我国黄中等通过随机对照观察局部微波热疗（2次/周）联合放疗在胸壁复发乳腺癌中的近期疗效和不良反应，探讨局部微波热疗能否常规地应用于胸壁复发乳腺癌，研究发现，热疗联合放疗对于乳腺癌局部复发的患者可以达到较好的治疗效果，尤其是对于放疗后复发的乳腺癌患者。

上述研究中，热疗有些在放疗前、有些在放

疗后，这两种方式是否有区别？Sengedorj等通过对乳腺癌细胞株进行放疗与热疗顺序的研究发现，热疗无论在放疗前或在放疗后，不影响其治疗效果。

综上所述，目前乳腺癌热疗联合放疗主要用于胸壁复发乳腺癌或具有高危复发因素的患者，取得了较好疗效，不良反应较轻微，值得临床推广。

（二）热疗联合内科治疗

化疗是治疗晚期乳腺癌的重要方法之一，但多次化疗后患者出现的耐药是导致治疗效果不理想的主要原因。试验中发现，用热疗配合化疗药物治疗乳腺癌细胞后，对化疗药物的耐药性均产生下调效应，提高了对化疗药物的敏感性。近年来，热疗联合化疗治疗乳腺癌的临床研究表明，该治疗模式疗效好，且不增加不良反应。戈伟等荟萃分析结果显示，与单纯化疗相比，热疗联合化疗治疗晚期或胸壁复发乳腺癌可以提高有效率及疾病控制率（OR分别为2.15、2.26），在不良反应方面，与单纯化疗相比差异无统计学意义。对于乳腺癌胸膜转移患者，荟萃分析显示胸膜腔热灌注化疗的症状控制率为59.1%，不良反应率低。

热疗与放化疗联合应用可以明显改善乳腺癌患者的治疗效果，尤其是乳腺癌复发患者。王兴运等对92例乳腺癌锁骨上淋巴结转移患者进行了分析，49例行放化疗联合热疗，43例仅行放化疗，结果显示，联合热疗组有37例达到临床完全缓解，对照组仅14例，3级皮肤反应两组分别为18例、17例，两组均无4级皮肤反应。

热疗联合生物疗法在临床上已被逐步开展。黄红莉等早期探索性研究发现，54例HER2阳性晚期乳腺癌患者，曲妥珠单抗联合热疗组（27例）较未行热疗组（27例）在免疫功能方面明显增强，循环肿瘤细胞数下降，近期疗效改善及总生存期延长，不良反应发生率比较差异无统计学意义。

综上所述，热疗联合化疗、靶向治疗等可明显降低肿瘤耐药，改善疗效，值得临床推广及进一步开展基础和临床试验，尤其对于晚期乳腺癌治疗耐药患者有重要意义。

二、热疗方法及技术

目前用于乳腺癌的方法主要有浅表热疗、深部热疗、全身热疗及胸腹腔热灌注化疗。不同热疗方法及技术的具体操作及注意事项详见第七章、第八章、第十章及第十一章相关内容。

三、临床应用

根据不同病情选择浅表热疗、深部热疗、胸腹腔热灌注化疗、全身热疗及消融治疗。

（一）适应证

1. 浅表热疗
（1）浅表淋巴结转移。
（2）乳腺肿块较大，预期对放化疗不敏感。
（3）胸壁复发。

2. 深部热疗/全身热疗
（1）脏器远处转移。
（2）骨转移疼痛的姑息治疗。

3. 胸腹腔热灌注化疗　有乳腺癌所致的恶性胸腔积液、腹水。

4. 消融治疗　乳腺癌所致肝、肺等脏器转移。根据转移部位，可选用微波消融、射频消融、冷冻消融及高强度聚焦超声消融治疗技术。具体详情参见第七章、第八章、第十章及第十一章相关内容。

（二）禁忌证

禁忌证分为绝对禁忌证和相对禁忌证。具体详情参见第七章、第八章、第十章及第十一章相关内容。

（三）随访

（1）热疗前、热疗中和热疗后应有CT或MRI等客观检查可评价肿瘤经治疗后的改观情况。
（2）热疗后1个月、3个月和6个月均要复查，进行各项检查的对照观察，了解治疗后的变化和决定后期是否继续治疗。
（3）热疗后＞6个月者可每3个月或6个月复查1次，发现问题及时治疗。

（4）热疗后1年可每6个月或1年进行1次复查即可。

（胡 英 刘 科 谢 宁 张 敏）

参 考 文 献

黄红莉，董桂玉，牛立志，2020. 曲妥珠单抗联合微波热疗治疗HER-2阳性晚期乳腺癌的临床疗效分析. 现代肿瘤医学，28（17）：2985-2989.

黄中，邵汛帆，郑乃莹，2015. 局部热疗在胸壁复发乳腺癌中的应用. 广东医学，36（1）：113-115.

廖小莉，胡晓桦，谢伟敏，等，2008. 微波热疗对人乳腺癌阿霉素细胞MCF-7多药耐药蛋白及耐药性的影响. 广西医学，30（8）：1126-1128.

庞青松，侯海玲，王海盘，等，2008. 放疗联合微波热疗对乳腺癌术后胸壁复发的疗效分析. 中华放射肿瘤学杂志，17（4）：279-281.

王兴运，夏洪祥，2006. 放、化疗联合热疗治疗乳腺癌术后锁骨上淋巴结转移49例临床观察. 临床和实验医学杂志，5（7）：1043.

徐敏，曹德东，戈伟，2017. 热疗联合化疗治疗晚期或胸壁复发乳腺癌疗效及安全性的Meta分析. 中国医药导报，14（26）：4-20.

游佳，范林林，李利亚，2019. 热疗联合化疗治疗乳腺癌的研究进展. 中日友好医院学报，33（2）：117-119.

中国临床肿瘤学会肿瘤热疗专家委员会，中日医学科技交流协会热疗专家委员会，中华医学会放疗分会热疗学组，2020. 肿瘤热疗中国专家共识. 实用肿瘤杂志，35（1）：1-10.

中华人民共和国国家卫生健康委员会，2022. 乳腺癌诊疗指南（2022版）. [2022-12-30]. http: // www. nhc. gov. cn/ yzygj/s7659/202204/a0e67177df1f439898683e1333957c74. shtml.

Datta NR, Puric E, Klingbiel D, et al, 2016. Hyperthermia and radiation therapy in locoregional recurrent breast cancers: a systematic review and meta-analysis. Int J Radiat Oncol Biol Phys, 94（5）: 1073-1087.

De Colle C, Beller A, Gani C, et al, 2022. Radiotherapy and hyperthermia for breast cancer patients at high risk of recurrence. Int J Hyperthermia, 39（1）: 1010-1016.

Jones EL, Oleson JR, Prosnitz LR, et al, 2005. Randomized trial of hyperthermia and radiation for superficial tumors. J Clin Oncol, 23（13）: 3079-3085.

Karampinis I, Dionysopoulou A, Galata C, et al, 2022. Hyperthermic intrathoracic chemotherapy for the treatment of malignant pleural effusion caused by breast and ovarian cancer: a systematic literature review and pooled analysis. Thorac Cancer, 13（7）: 883-888.

Li X, Zhang X, Khan IU, et al, 2022. The anti-tumor effects of the combination of microwave hyperthermia and lobaplatin against breast cancer cells in vitro and in vivo. Biosci Rep, 42（2）: BSR20190878.

Oldenborg S, Griesdoorn V, van Os R, et al, 2015. Reirradiation and hyperthermia for irresectable locoregional recurrent breast cancer in previously irradiated area: size matters. Radiother Oncol, 117（2）: 223-228.

Sengedorj A, Hader M, Heger L, et al, 2022. The effect of hyperthermia and radiotherapy sequence on cancer cell death and the immune phenotype of breast cancer cells. Cancers （Basel）, 14（9）: 2050.

第二十一章　胃　癌

第一节　胃癌的流行病学特点与病理解剖基础

一、胃癌的流行病学及病因概述

目前胃癌仍然是全球主要健康问题之一，尤其是东亚国家/地区，胃癌的发病率一直居高不下。2020年全球范围有100多万胃癌发生病例，76.8万余例胃癌患者死亡，使胃癌成为全球第五位最常诊断的癌症，也是第三位癌症相关死亡原因。全球胃癌发病率存在广泛地理差异，发病率高低区域之间的差异高达15～20倍。东亚、南美和中美及东欧国家的胃癌发病率较高。在日本和韩国，胃癌是男性中最常诊断的癌症，而胃癌是西欧、撒哈拉以南非洲和北美国家及澳大利亚最不常诊断的癌症之一。根据2020年我国最新癌症统计数据显示，胃癌发病率和死亡率在各种恶性肿瘤中均居第三位，我国每年新发胃癌病例约占全球每年新发胃癌病例的一半，早期胃癌占比很低，仅约20%，大多数发现时已是进展期，总体5年生存率不足50%。近年来，随着胃镜检查的普及，早期胃癌诊断比例有所提高。腹膜转移复发是晚期胃癌患者死亡的首要原因之一，所谓腹膜转移，是指胃癌原发灶癌细胞经血行、淋巴或腹膜直接种植生长所致癌症的转移形式。近20%的胃癌患者在术前或术中诊断有腹膜转移，超过50%的T_3、T_4期患者在根治性切除术后发生腹膜转移，腹膜转移程度越高，生存期越短。

二、胃 的 解 剖

1. 胃的位置与形态　胃位于上腹部、膈下，大部分位于左季肋区，上接食管，下连十二指肠。贲门和幽门位置相对固定，前壁右侧毗邻肝左叶，左侧毗邻膈和左肋弓，于剑突下紧贴腹前壁。后壁毗邻左肾上腺、左肾、胰腺、脾脏和横结肠等。胃底与膈肌、脾脏毗邻。

胃分为4个部分：贲门部、胃底、胃体和胃窦幽门部。胃与食管结合部称为贲门，与十二指肠结合部称为幽门。介于贲门与幽门之间的胃右侧称为胃小弯，胃左侧称为胃大弯。胃分成3个区：自上而下依次为贲门胃底区、胃体区和胃窦幽门区。幽门区环形肌增厚，在浆膜面可见环形凹陷形成的浅沟。

2. 胃的解剖学结构

（1）胃壁结构：由内向外分为4层，即黏膜层、黏膜下层、肌层和浆膜层。胃黏膜在胃空虚时形成许多皱襞，近小弯侧有4～5条较为恒定的纵皱襞。黏膜层含有大量胃腺体，主要分布在胃底和胃体。胃腺体包括的主要细胞有主细胞、壁细胞、黏液层细胞、内分泌细胞、G细胞和D细胞等。黏膜下层结构疏松，血管、淋巴管和神经丛丰富。肌层为外纵、中环、内斜三层平滑肌，在幽门处环层肌发达，形成幽门括约肌。浆膜层即脏腹膜。

（2）胃的血管

1）动脉：胃的动脉血供由腹腔动脉及其分支供应，胃左动脉主要起源于腹腔干，变异时可起源于肝总动脉或脾动脉，胃右动脉来自肝固有动脉，两者在胃小弯形成动脉弓。胃网膜右动脉起源于胃十二指肠动脉，胃网膜左动脉起源于脾动脉，两者在胃大弯侧形成血管弓供应胃。另外，起源于脾动脉的胃短动脉和胃后动脉供血于胃底和近端胃体。

2）静脉：胃黏膜下层有丰富的血管网，其中静脉汇成胃左、右静脉，胃网膜左、右静脉和胃短静脉，与同名动脉伴行。胃左、右静脉汇入门静脉，胃网膜左静脉和胃短静脉汇入脾静脉，胃网膜右静脉汇入肠系膜上静脉，然后进入门静脉。其中，胃左静脉在贲门处接受食管静脉支的汇入，该支与奇静脉的食管支都起源于食管下段黏膜下层的食管静脉丛，因此是门静脉、上腔静脉间重要的副循环路径。

（3）胃的淋巴引流：胃的淋巴回流路线沿着主要动脉，与动脉血流相反引流淋巴液。胃周淋巴结分成4群：①腹腔淋巴结群，主要引流胃小弯上部淋巴液；②幽门上群淋巴结群，主要引流胃小弯下部淋巴液；③幽门下淋巴结群，主要引流胃大弯下部淋巴液；④胰脾淋巴结群，主要引流胃大弯上部淋巴液。胃的淋巴管与邻近器官如食管、十二指肠、肝、胰腺和横结肠等处的淋巴管存在着广泛的吻合，因此胃癌容易向这些器官或区域转移；另外还可通过胸导管或沿食管淋巴管转移到左锁骨上淋巴结。

（4）胃的神经：胃由中枢神经和自主神经双重支配，中枢神经通过自主神经系统的交感神经和副交感神经支配胃肠道。自主神经也被称为"肠脑"，它存在于胃肠道的黏膜下层（黏膜下神经丛或Meissner神经丛）和环形肌与纵行肌之间的肌间神经丛或Auerbach神经丛。胃的运动和分泌主要受交感神经和副交感神经支配，胃的交感神经来源于腹腔神经丛节后纤维，交感神经兴奋时抑制胃的运动和分泌。胃的副交感神经来源于迷走神经，副交感神经兴奋时增强胃的运动和分泌。左右两支迷走神经沿食管右侧下行，左支在贲门腹侧面分出肝胆支和胃前支；右支在贲门背侧分出腹腔支和胃后支。胃前支和胃后支沿胃小弯下行，并发出分支，进入胃的前后壁，在胃窦处的最后3～4终末支呈鸦爪状，发挥控制胃窦的运动和幽门的排空。

第二节　胃癌的诊断与治疗

一、胃癌病理

（一）常见病理形态

1. 胃癌　来源于胃黏膜上皮细胞的恶性肿瘤。

2. 上皮内瘤变/异型增生　是胃癌的癌前病变，"上皮内瘤变"和"异型增生"两个名词可通用。涉及胃上皮内瘤变/异型增生的诊断有3种。

（1）无上皮内瘤变（异型增生）：胃黏膜炎症、化生及反应性增生等良性病变。

（2）不确定上皮内瘤变（异型增生）：不是最终诊断名词，而是在难以确定胃黏膜组织和细胞形态改变的性质时使用的一种的描述。往往用于小活检标本，特别是炎症背景下明显的小活检标本，难以区分位于黏膜颈部区增生带的胃小凹上皮增生及肠上皮化生区域化生上皮增生等病变的性质（如反应性或增生性病变）。对于此类病例，可以通过深切、重新取材等方法明确诊断。

（3）上皮内瘤变（异型增生）：以出现不同程度的细胞和结构异型性为特征的胃黏膜上皮增生，性质是肿瘤性增生，但无明确的浸润性生长的证据。病变累及小凹全长，包括表面上皮，这是诊断的重要依据。根据组织结构和细胞学特征，胃上皮内瘤变（异型增生）可以分为腺瘤型（肠型）和小凹或幽门型（胃型）两种类型。大体检查，胃黏膜上皮内瘤变（异型增生）可以呈息肉样、扁平型或轻度凹陷状生长。根据病变程度，将胃黏膜上皮内瘤变（异型增生）分为低级别上皮内瘤变和高级别上皮内瘤变。

1）低级别上皮内瘤变：黏膜结构改变轻微；腺上皮细胞出现轻-中度异型，细胞核变长，但仍有极性，位于腺上皮基底部；可见核分裂象。对于息肉样病变，也可使用低级别腺瘤。

2）高级别上皮内瘤变：黏膜腺体结构异型性明显；细胞由柱状变为立方形，细胞核大、核质比增高、核仁明显；核分裂象增多，可见病理性核分裂。特别重要的是细胞核延伸至腺体腔侧面，细胞极性丧失。对息肉样病变，也可使用高级别腺瘤。

3. 早期胃癌 局限于黏膜层或黏膜下层的浸润性癌，无论是否有淋巴结转移。

4. 进展期胃癌 组织侵及固有肌层或更深，无论是否有淋巴结转移。

5. 食管胃交界部腺癌 是横跨食管胃交界部的腺癌。解剖学上食管胃交界部是指管状食管变为囊状胃的部位，即食管末端和胃的起始，相当于腹膜反折水平或希氏角或食管括约肌下缘，与组织学上的鳞、柱状上皮交界不一定一致。

（二）病理诊断分型、分级及分期

1. 组织学分型 推荐同时使用WHO（消化系统肿瘤）和Lauren分型（肠型、弥漫型、混合型、未分型）。

2. 组织学分级 依据腺体的分化程度分为高分化、中分化和低分化（高级别、低级别）。

3. 胃癌分期 推荐美国癌症联合会（AJCC）和国际抗癌联盟（UICC）联合制定的分期，见表21-2-1及表21-2-2。

表21-2-1 AJCC/UICC胃癌TNM分期（第8版）

原发肿瘤（T）	
T_x	原发肿瘤无法评估
T_0	无原发肿瘤的证据
T_{is}	原位癌：上皮内肿瘤，未侵及固有层，高度不典型增生
T_1	肿瘤侵犯固有层、黏膜肌层或黏膜下层
T_{1a}	肿瘤侵犯固有层或黏膜肌层
T_{1b}	肿瘤侵犯黏膜下层
T_2	肿瘤侵犯固有肌层*
T_3	肿瘤穿透膜下结缔组织，而尚未侵犯脏腹膜或邻近结构**·***
T_4	肿瘤侵犯浆膜（脏腹膜）或邻近结构**·***
T_{4a}	肿瘤侵犯浆膜（脏腹膜）
T_{4b}	肿瘤侵犯邻近结构
区域淋巴结（N）	
N_x	区域淋巴结无法评估
N_0	区域淋巴结无转移
N_1	1～2个区域淋巴结有转移
N_2	3～6个区域淋巴结有转移
N_3	7个或7个以上区域淋巴结有转移
N_{3a}	7～15个区域淋巴结有转移
N_{3b}	16个或16个以上区域淋巴结有远处转移（M）

续表

远处转移（M）	
M_0	无远处转移
M_1	有远处转移
组织学分级（G）	
G_x	分级无法评估
G_1	高分化
G_2	中分化
G_3	低分化，未分化

*肿瘤可以穿透固有肌层达胃结肠韧带或肝胃韧带或大、小网膜，但没有穿透覆盖这些结构的脏腹膜。在这种情况下，原发肿瘤的分期为T_3期。如果穿透覆盖胃韧带或网膜的脏腹膜，则应当被分为T_4期。

**胃的邻近结构包括脾、横结肠、肝脏、膈肌、胰腺、腹壁、肾上腺、肾脏、小肠及后腹膜。

***经胃壁内扩展至十二指肠或食管的肿瘤不考虑为侵犯邻近结构，而是应用这些部位的任何最大浸润深度进行分期。

表21-2-2 临床、病理和新辅助治疗后TNM分期

临床分期（cTNM）			
0期	T_{is}	N_0	M_0
I期	T_1	N_0	M_0
	T_2	N_0	M_0
IIA期	T_1	$N_{1\sim3}$	M_0
	T_2	$N_{1\sim3}$	M_0
IIB期	T_3	N_0	M_0
	T_{4a}	N_0	M_0
III期	T_3	$N_{1\sim3}$	M_0
	T_{4a}	$N_{1\sim3}$	M_0
IVA期	T_{4b}	任何N	M_0
IVB期	任何T	任何N	M_1
病理分期（pTNM）			
0期	T_{is}	N_0	M_0
IA期	T_1	N_0	M_0
IB期	T_1	N_1	M_0
	T_2	N_0	M_0
IIA期	T_1	N_2	M_0
	T_2	N_1	M_0
	T_3	N_0	M_0
IIB期	T_1	N_{3a}	M_0
	T_2	N_2	M_0
	T_3	N_1	M_0
	T_{4a}	N_0	M_0
IIIA期	T_2	N_{3a}	M_0
	T_3	N_2	M_0
	T_{4a}	N_1	M_0
	T_{4a}	N_2	M_0
	T_{4b}	N_0	M_0

续表

病理分期（PTNM）			
ⅢB期	T_1	N_{3b}	M_0
	T_2	N_{3b}	M_0
	T_3	N_{3a}	M_0
	T_{4a}	N_{3a}	M_0
	T_{4b}	N_1	M_0
	T_{4b}	N_2	M_0
ⅢC期	T_3	N_{3b}	M_0
	T_{4a}	N_{3b}	M_0
	T_{4b}	N_{3a}	M_0
	T_{4b}	N_{3b}	M_0
Ⅳ期	任何T	任何N	M_1
新辅助治疗后分期（ypTNM）			
Ⅰ期	T_1	N_0	M_0
	T_2	N_0	M_0
	T_1	N_1	M_0
Ⅱ期	T_3	N_0	M_0
	T_2	N_1	M_0
	T_1	N_7	M_0
	T_{4a}	N_0	M_0
	T_3	N_1	M_0
	T_2	N_2	M_0
	T_1	N_3	M_0
Ⅲ期	T_{4a}	N_1	M_0
	T_3	N_2	M_0
	T_2	N_3	M_0
	T_{4b}	N_0	M_0
	T_{4b}	N_1	M_0
	T_{4a}	N_2	M_0
	T_3	N_3	M_0
	T_{4b}	N_2	M_0
	T_{4b}	N_3	M_0
	T_{4a}	N_3	M_0
Ⅳ期	任何T	任何N	M_1

注：①要达到准确分期，区域淋巴结的数目应该≥16个，最好≥30个。②若肿瘤累及食管胃交界部，肿瘤中心在食管胃交界部食管侧者或在胃侧2cm之内者（Siewert分型Ⅰ型和Ⅱ型），按食管癌分期；肿瘤中心在近端胃2cm之外（Siewert分型Ⅲ型），按胃癌分期。肿瘤中心虽在近端胃2cm之内但未累及食管胃交界部者，按胃癌分期。③胃的神经内分泌瘤（NET）分期参照胃神经内分泌瘤的TNM分期。

4. 新辅助治疗后根治术标本的病理学评估
新辅助治疗后病理学改变的基本特征包括肿瘤细胞退变、消退，以及大片坏死、纤维组织增生、间质炎症细胞浸润、钙盐沉积等。可能出现大的

无细胞黏液湖，不能将其认为是肿瘤残余。胃癌的疗效分级系统宜采用美国病理学家学会/美国国家综合癌症网络（National Comprehensive Cancer Network，NCCN）指南的标准。

5. 本分期不适用于非上皮性肿瘤 如淋巴瘤、肉瘤、胃肠道间质瘤等。

（三）腹膜转移分期

1. 腹膜转移（P）（TNM分期为M_1）
P_X：腹膜转移不明者。
P_0：无腹膜转移。
P_1：有腹膜转移。

结合我国目前临床现状，推荐采用日本胃癌学会制定的《胃癌处理规约》（2010年第14版）中腹膜转移的分期标准，也可参考2017年第15版的分期标准。

P_X：腹膜转移不明者。
P_0：无腹膜转移。
P_1：有腹膜转移。
P_{1a}：局限性转移（至仅局限在胃、大网膜、小网膜、横结肠膜前叶、胰腺膜、脾脏等附近的腹膜）。
P_{1b}：转移至上腹部（横结肠至脏侧的腹膜）。
P_{1c}：转移至中下腹部。
P_{1x}：确定腹膜转移，但无法判断具体分布。

腹膜癌指数（peritoneal carcinomatosis index，PCI）是将腹膜瘤结节的分布和大小进行评分，从而反映腹膜转移状况的一种分级方法。研究显示，PCI与胃癌腹膜转移患者预后有一定的相关性。

2. 腹腔游离癌细胞（CY）
CY_X：未行腹腔灌洗液细胞学检查。
CY_0：腹腔灌洗液细胞学检查无癌细胞。
CY_1：腹腔灌洗液细胞学检查有癌细胞。

（四）分子病理检测

不同类型的胃癌或不同的治疗方式对胃癌分子病理检测要求不同：胃癌伴淋巴样间质推荐检测高微卫星不稳定或错配修复功能缺陷；肝样腺癌和伴肠母细胞分化的胃腺癌应检测HepPar-1、AFP、GPC3、SALL4、Claudin-6、CK19和CDX2；胃大细胞神经内分泌癌或小细胞癌推荐检测Syn、CgA、CD56和Ki-67；遗传性弥漫性胃癌

检测 E-cadherin 和 CDH1。

HER2 是胃癌靶向治疗经典靶点，免疫组织化学法是首选检测方法，而 VEGFR2、EGFR 和 MET 等在胃癌中的临床价值尚需验证。

二、临床表现

（一）症状

1. 早期胃癌 患者常无特异的症状，随着病情进展可出现类似胃炎、溃疡病的症状。

（1）上腹饱胀不适或隐痛，以饭后为重。

（2）食欲减退、嗳气、反酸、恶心、呕吐、黑便等。

2. 进展期胃癌 患者除上述症状外，常出现以下症状。

（1）体重减轻、贫血、乏力。

（2）胃部疼痛，如疼痛持续加重且向腰背部放射，提示可能存在胰腺和腹腔神经丛受侵犯。胃一旦穿孔，可出现剧烈腹痛症状。

（3）恶心、呕吐常为肿瘤引起梗阻或胃功能紊乱所致。贲门部癌可出现进行性加重的吞咽困难及反流症状，胃窦部癌引起幽门梗阻时可呕吐宿食。

（4）出血和黑便：肿瘤侵犯血管，可引起消化道出血。少量出血时仅有大便隐血阳性，当出血量较大时可表现为呕血及黑便。

（5）其他症状：如腹泻（患者因胃酸缺乏、胃排空加快）、转移灶相关症状等。

3. 晚期胃癌 患者可出现严重消瘦、贫血、水肿、发热、黄疸和恶病质。

（二）体征

一般胃癌尤其是早期胃癌患者常无明显体征，进展期乃至晚期胃癌患者可出现下列体征。

（1）上腹部深压痛：有时伴有轻度肌抵抗感，常是体检可获得的唯一体征。

（2）上腹部肿块：位于幽门窦或胃体的进展期胃癌，有时可扪及上腹部肿块；女性患者于下腹部扪及可推动的肿块，应考虑 Krukenberg 瘤的可能。

（3）胃肠梗阻表现：幽门梗阻时可有胃型及震水音，小肠或系膜转移使肠腔狭窄可导致不完全性肠梗阻或完全性肠梗阻。

（4）腹水征：有腹膜转移时可出现血性腹水。

（5）锁骨上淋巴结肿大。

（6）直肠前窝肿物。

（7）脐部肿块等。

其中，锁骨上窝淋巴结肿大、腹水征、下腹部盆腔包块、脐部肿物、直肠前窝种植结节、肠梗阻表现均为胃癌晚期的重要体征。

三、诊断方法

胃癌的诊断包括血清学检查、内镜诊断、影像学检查与诊断、腹腔镜诊断与分期，以及病理诊断。血清学检查包括 PG1、PG2、PG1/PG2、胃泌素 -17（G-17）及肿瘤标志物，如 CEA、CA19-9、AFP、CA72-4、CA12-5，联合检测可提高诊断的灵敏度和特异度。

内镜及病理检查是胃癌诊断的金标准。内镜诊断推荐基于微血管微表面（vessels plus surface，VS）理论的放大内镜诊断流程，必要时联合染色内镜，提高诊断准确率。超声内镜可反映胃壁浸润程度，可作为 cT 分期的首选手段，也可辅助评估 N 分期。早期胃癌内镜下分型推荐采用巴黎分型标准。进展期胃癌采用 Borrmann 分型。内镜下可疑病灶应多点取材，标本足够大、足够深。

在影像学检查与诊断中，全腹部增强 CT 是胃癌分期首选的检查方法，可判断淋巴结、肝脏及腹膜转移情况。进展期胃癌常规行胸部 CT 或增强 CT，排除肺及纵隔淋巴结转移。MRI 可作为增强 CT 扫描禁忌证或怀疑肝转移时的补充检查。PET/CT 有助于远处转移病灶的评价。X 线造影可辅助判断食管受侵范围。

MRI 扩散加权成像等功能影像学手段可辅助疗效评价，怀疑转移时推荐进行 MRI 检查，影像报告应包括原发病灶、淋巴结及远处转移等详细内容。

腹腔镜探查及术中腹腔灌洗细胞学检测可评估腹腔内转移和程度。适应证为 CT 怀疑腹膜转移；拟行新辅助治疗，肿瘤分期较晚（$cT_{3\sim4}$ 或 N+）。禁忌证为严重腹腔粘连等无法接受腹腔镜手术或不能耐受麻醉及 CO_2 气腹者。腹水或腹腔灌洗液细胞学检查是目前诊断腹腔内游离癌细胞的"金标准"。

四、诊断标准

（一）定性诊断

采用胃镜检查进行病变部位活检及病理检查等以明确病变是否为癌、肿瘤的分化程度及特殊分子表达情况等，以及与胃癌自身性质和生物学特点密切相关的属性与特征。除常规组织学类型，还应该明确 Lauren 分型及 HER2 表达状态。

（二）分期诊断

胃癌分期诊断的主要目的是在制订治疗方案之前充分了解疾病的严重程度及特点，以便为选择合理的治疗模式提供充分的依据。胃癌的严重程度可集中体现在局部浸润深度、淋巴结转移程度及远处转移存在与否 3 个方面，在临床工作中应选择合适的辅助检查方法以期获得更为准确的分期诊断信息。

（三）临床表现

临床表现不能作为诊断胃癌的主要依据，但是在制订诊治策略时，应充分考虑是否会存在合并症及伴随疾病对整体治疗措施产生影响。

五、治疗原则与方法

（一）治疗原则

应当采取综合治疗原则，即根据肿瘤病理学类型及临床分期，结合患者一般状况和器官功能状态，采取 MDT 模式（包括胃肠外科、消化内科、肿瘤内科、内镜中心、放疗科、介入科、影像科、康复科、营养科等），有计划、合理地应用手术治疗、化疗、放疗和生物靶向治疗等手段，达到根治或最大限度控制肿瘤生长，延长患者生存期，改善生活质量的目的。

1. 早期胃癌且无淋巴结转移证据　可根据肿瘤侵犯深度，考虑内镜下治疗或手术治疗，术后无须辅助放疗或化疗。

2. 局部进展期胃癌或伴有淋巴结转移的早期胃癌　应当采取以手术治疗为主的综合治疗。根据肿瘤侵犯深度及是否伴有淋巴结转移，可考虑直接行根治性手术或术前先行新辅助化疗再考虑根治性手术。对于成功实施根治性手术的局部进展期胃癌患者，需根据术后病理分期决定辅助治疗方案（如辅助化疗，必要时考虑辅助化放疗）。

3. 复发/转移性胃癌　应当采取以药物治疗为主的综合治疗手段，在恰当的时机给予姑息性手术治疗、放疗、介入治疗、射频治疗等局部治疗，同时也应当积极给予镇痛、支架置入、营养支持等最佳支持治疗。

（二）治疗方法

1. 内镜治疗　适用于淋巴结转移可能性极低的早期胃癌（EGC），包括内镜下黏膜切除术（endoscopic mucosal resection，EMR）和内镜下黏膜剥离术（endoscopic submucosal dissection，ESD）。绝对适应证：①无合并溃疡的分化型黏膜内癌（cT_{1a}）；②病灶大小≤3cm、有溃疡的分化型黏膜内癌（cT_{1a}）；③胃黏膜高级别上皮内瘤变（HGIN）。扩大适应证：病灶大小≤2cm、无溃疡的未分化型黏膜内癌（cT_{1a}）。对不符合上述适应证，但手术风险较大，可将内镜切除作为相对适应证，应注意肿瘤残留及淋巴结转移风险。禁忌证：①存在淋巴结转移；②肿瘤侵犯固有肌层；③不可耐受内镜下切除。内镜切除后局部复发者行内镜二次切除尚存争议。内镜下切除的根治度由局部切除程度和淋巴结转移可能性决定，推荐采用 eCura 评分系统进行评价。eCuraA 及 eCuraB 患者定期随访即可。而 eCuraC-1 患者发生淋巴结转移的风险低，可选择再行 ESD 或追加外科切除；当出现黏膜下浸润或断端阳性时，应追加外科切除。对于 eCuraC-2 患者，原则上应追加外科切除。

2. 外科手术　是胃癌治疗的重要组成部分，首先要保证足够的切除范围。EGC 手术应保证切缘距肿瘤边缘≥2cm；当肿瘤边界不清时，推荐术前钛夹定位和术中冷冻病理检查，以确保切缘阴性。局限性 AGC 切缘距病灶≥3cm，浸润性进展期胃癌（advanced gastric cancer，AGC）切缘距病灶应≥5cm。

若食管或幽门受侵，术中冷冻检查切缘阴性

保证R0切除即可。对cT$_1$N$_0$M$_0$者，根据肿瘤部位可考虑缩小或功能保留胃切除术式。食管胃结合部腺癌（adenocarcinoma of the esophago-gastric junction，AEG）推荐行全胃或近侧胃切除术。肿瘤侵犯周围器官者，在保证R0切除后可行联合脏器切除术。不推荐对于AGC常规行网膜囊切除。淋巴结清扫和消化道重建亦是胃癌手术的关键。

EGC淋巴结清扫原则如下：①D1，适用于cT$_{1a}$N$_0$期但不符合EMR/ESD适应证，或cT$_{1b}$N$_0$期分化型且癌灶直径≤1.5cm；②D1+，适用于不符合D1淋巴结清扫适应证的cT$_1$N$_0$；③D2，适用于怀疑有淋巴结转移的cT$_1$者。目前，对局部AGC行D2淋巴结清扫已达成共识，依据胃切除范围确定清扫范围。对D2清扫范围以外转移风险较高的淋巴结，可选择性进行扩大清扫（D2+/D3）：直径<4cm的小弯侧AGC，可不行第10组淋巴结清扫；肿瘤位于大弯侧或直径>6cm、cT$_{3/4}$的胃中上部癌，推荐行第10组淋巴结清扫。侵犯十二指肠时建议新辅助治疗后行D2+第13组淋巴结清扫。对有第6组淋巴结转移的远端AGC或第14v淋巴结肿大者，可行D2+第14v淋巴结清扫。预防性第16组淋巴结清扫不能提高远期生存，新辅助化疗后可行D2+主动脉旁淋巴结清扫（para-aortic lymph node dissection，PAND）。

消化道重建方式与手术方式及肿瘤分期有关，对恶性程度较低、分期偏早的AGC，在保证消化道连续性同时，兼顾其生理功能；对恶性程度较高、分期偏晚或易复发者，重建方式宜简不宜繁。根据肿瘤位置及分期的不同，手术方式亦不同。对适合远端胃大部切除的AGC，可适当开展腹腔镜及机器人手术。其适应证：①探查及分期；②术前分期为Ⅰ、Ⅱ期；③晚期短路手术。禁忌证：①肿瘤广泛浸润周围组织；②急诊手术；③有严重基础疾病；④凝血功能障碍；⑤妊娠期；⑥不能耐受CO$_2$气腹。机器人手术应持谨慎态度，其适应证和禁忌证参考腹腔镜手术。对中部1/3且肿瘤远端距幽门管距离>4cm的cT$_1$N$_0$胃癌或胃良性疾病可行保留幽门的胃切除术（pylorus preserving gastrectomy，PPG），无须行第6i淋巴结清扫。但腹腔镜下PPG尚存争议。

对于残胃癌（gastric stump cancer，GSC），早期不伴淋巴结转移者可行ESD。进展期残胃癌应行残胃全切除，联合切除受侵脏器，同时清扫首次手术未予以清扫的区域淋巴结。Billroth Ⅱ式手术空肠系膜根部淋巴结转移率较高，应予以重点清扫。对进展期GSC不能R0切除者，先行新辅助放化疗，再行手术治疗，标准同原发AGC。对不可切除GSC但有症状者，可行姑息性切除、短路手术、支架或空肠营养管置入等。

食管胃结合部（esophago-gastric junction，EGJ）的手术方式及路径主要依据其Siewert分型。Ⅰ型：优先选择右胸路径；Ⅱ型：手术路径目前尚存争议，国内外指南推荐食管受累距离<3cm者，首选经腹膈肌食管裂孔路径，受累距离≥3cm者选择经右胸路径；Ⅲ型：优先选择经腹膈肌食管裂孔路径。Ⅰ型首选经胸食管切除加近端胃大部分切除，也适用于部分Ⅱ型；Ⅱ型、Ⅲ型中长径>4cm建议行全胃切除术；而长径≤4cm可行经腹近端胃大部切除术。重建方式根据切除范围决定。关于食管切缘与肿瘤上缘的距离，Ⅰ型和食管受累≥3cm的Ⅱ型，建议食管切缘距离≥5cm；Ⅲ型和食管受累<3cm的Ⅱ型，推荐食管切缘距离≥2cm，建议术中速检并证实切缘阴性。淋巴结清扫规范如下：Ⅰ型参照中下段食管癌，行彻底上、中、下纵隔淋巴结清扫及第1、2、3a、7、19、20组腹区淋巴结清扫；Ⅲ型参照胃癌应行下段食管旁淋巴结（第19、20组）清扫；Ⅱ型尚存争议，建议清扫下纵隔淋巴结。Ⅱ、Ⅲ型需行D2淋巴结清扫，若cT$_1$N$_0$且肿瘤长径<4cm，可考虑选择行D1/D1+淋巴结清扫。

非根治性手术治疗包括姑息手术及减瘤手术。姑息手术旨在处理严重并发症，缓解症状和改善生活质量。减瘤手术则以减少肿瘤负荷、延迟症状出现为目的，但其改善预后的临床证据并不充分。

3. 药物治疗 胃癌的药物治疗分为辅助、新辅助、转化、晚期治疗。

辅助化疗适于D2根治术后分期为Ⅱ期及Ⅲ期者，推荐氟尿嘧啶类药物联合铂类药物方案，并在6个月内完成。不可耐受联合方案者，可口服氟尿嘧啶类单药，不宜超过1年。对未达到D2或R0切除者，推荐术后放化疗。辅助化疗建议始于术后3～4周，化疗期间合理调整剂量。联合化疗不可耐受的患者可以减量或调整为单药，尽量保证治疗周期。Ⅰa期术后不推荐辅助化疗，Ⅰb

期术后是否需辅助化疗尚无充分证据。Ⅱ期推荐方案为S-1单药（口服至术后1年），或卡培他滨联合奥沙利铂。对$cT_{4a}/N+M_0$ $cT_{4b}/N \times M_0$局部AGC，D2根治术后8个周期的奥沙利铂联合替吉奥（SOX）方案非劣于奥沙利铂联合卡培他滨（XELOX）方案。DS序贯S-1较S-1单药进一步改善了Ⅲ期AGC生存。

对于明确无远处转移的局部AEG（$cT_{3\sim4a}$/N+），推荐新辅助化疗。方案包括氟尿嘧啶类联合铂类或多西他赛方案，多西他赛、奥沙利铂、氟尿嘧啶（FLOT）三药联合方案。对AEG推荐新辅助放化疗。对于cT_{4b}任何NM_0，Ⅳa期建议MDT讨论制订个体化治疗方案。新辅助化疗周期时长一般不超过3个月。化疗后应及时评估疗效、不良反应，避免增加手术并发症。靶向及免疫治疗在新辅助治疗中均处于临床研究阶段，目前不推荐作为围手术期治疗选择。对于难以实行R0手术的晚期病例，可通过转化治疗提高生存率。对胃癌合并腹膜转移者，以紫杉醇为主的三药化疗是转化治疗的基础。对于P_0CY_1者，采用腹腔内与全身性联合新辅助化疗（neoadjuvant intraperitoneal and systemic chemotherapy，NIPS）或腹腔热灌注化疗（hyperthermic intraperitoneal chemotherapy，HIPEC）方案，在CY_1转阴后行R0手术切除可明显延长生存期。$P_1CY_{0/1}$、腹腔镜探查腹膜癌指数（PCI）≤12分的患者，积极采用NIPS；治疗后PCI＜6分的患者，切除原发病灶并行肿瘤细胞减灭术联合HIPEC；对转化治疗无效者，给予姑息性化疗或最佳支持治疗。腹腔镜探查PCI＞12分的患者，应采取整合治疗方案。对CY_1等腹膜转移高危者给予预防性区域HIPEC，可降低腹膜转移复发率，但长期疗效仍有待验证。对胃癌合并肝转移者，推荐术前选用紫杉醇为主的三药静脉化疗方案，亦可经肝动脉灌注化疗、射频消融或肝动脉栓塞等多途径整合治疗，R0切除术后予以全身性治疗。肝切除适应证：①同时/异时性肝转移，无腹膜或其他远处转移等；②肝转移病灶切除后可保留足够肝功能；③肝内转移病灶≤3处，最大病灶≤4cm，局限于一侧肝叶且未累及大血管。对胃癌合并腹主动脉旁淋巴结转移者，不伴其他非治愈性因素时，采取SOX或多西他赛、顺铂、替吉奥联合化疗（DCS方案）和D2+PAND为

主的转化治疗，预期可使生存获益。

晚期治疗又分为一线和二线及后线治疗。一线治疗适用于不可切除或合并远处转移，未接受系统性治疗的胃癌。因化疗联合曲妥珠单抗可有效延长HER2阳性者生存期，指南推荐晚期HER2阳性者使用曲妥珠单抗联合化疗；PD-L1综合阳性评分（combined positive score，CPS）≥5分者使用化疗联合PD-1抑制剂免疫治疗；无相关分子标志物者使用氟尿嘧啶类药物联合铂类和（或）紫杉醇类药物。晚期胃癌标准治疗时间为4～6个月，取得疾病控制后在MDT指导下可转行局部治疗。当存在根治性切除可能时，可进行三药联合化疗方案，但不良反应发生率也相应增加。对老年、体弱者可减至原剂量的60%，减量后的两药治疗方案仍优于单药治疗。二线及后线治疗适用于初始化疗后出现疾病进展者。HER2阳性者不推荐续用抗HER2治疗，建议再次活检明确HER2状态；微卫星不稳定者可用PD-1抑制剂治疗，其中对高肿瘤突变负荷（tumor mutation burden，TMB）、存在转化治疗机会或单药免疫治疗效果欠佳者可用联合免疫治疗，推荐参加临床研究。部分高微卫星不稳定但TMB不高者需谨慎使用免疫治疗；部分患者存在微卫星稳定但高肿瘤突变负荷（TMB-H），对免疫治疗效果较为敏感，应重视相关分子检测结果。无相关分子标志物阳性者可行二线化疗，联合抗血管生成药物；后线治疗可试用阿帕替尼、TAS-102及免疫检查点抑制剂治疗。应积极推荐胃癌患者参加临床研究。一线含铂类方案失败的后续治疗可用伊立替康或紫杉醇、白蛋白紫杉醇、多西他赛单药治疗。建议在接受伊立替康治疗前完善*UGT1A1*基因筛查。

4. 放疗 在胃癌的治疗中占据不可分割的地位，其中新辅助放疗可显著提高肿瘤降期率、R0切除率并改善生存时间且不显著增加手术并发症。行放疗应有明确的治疗指征。

（1）术前放疗：①可切除或潜在可切除的局部晚期胃癌；②T_3/T_4和（或）局部区域淋巴结转移，无远处转移。

（2）术后放疗：①无远处转移；②＜D2手术且$pT_{3/4}$和（或）N+；③R1或R2手术切除术后。

（3）姑息减症放疗：远处转移者为缓解症状。

（4）局部复发：复发部位不能手术且未接受过放疗者，可行化放疗后6～8周再评价疗效，争取再次手术。相较于其他形式，调强放疗（容积旋转调强放疗、螺旋断层调强放疗等）更具优势。术前放疗临床靶区包括原发病灶、阳性淋巴结及高危淋巴结引流区。术后放疗靶区应结合原发病灶部位、切除清扫范围、消化道重建方式及术后病理情况确定。姑息治疗的病例可仅照射原发病灶及引起症状的转移病灶。放疗同步化疗时，化疗为氟尿嘧啶类药物，可选择口服或静脉给药。

第三节　胃癌的热疗

一、热疗在胃癌中的应用及进展

（一）胃癌腹膜转移的治疗进展

1. 胃癌腹膜转移的初始——全身治疗　胃癌腹膜转移最初的概念是全身广泛转移的一部分，因此系统性化疗顺其自然地成为患者最初的治疗方式。

胃癌腹膜转移常继发于中晚期胃癌，原发灶经血行、淋巴或肿瘤突破浆膜层直接种植于腹膜而形成。腹膜转移复发往往是造成晚期胃癌患者死亡的首要原因，转移程度越高，预后越差。

种子-土壤学说阐述了胃癌术后腹腔内复发的机制，术前肿瘤一旦侵及浆膜层就有可能脱落于腹腔；手术过程中肿瘤边缘的组织挫伤、淋巴道损伤、癌周静脉的外渗致使癌细胞和微小癌栓进入腹腔；切断胃肠道时，胃肠腔内的癌细胞随胃肠液也可能进入腹腔内。这些脱落于腹腔的游离癌细胞就成为复发的"种子"。胃癌发生腹膜转移后，往往病灶分布广泛，病情复杂，能对多个脏器及系统造成影响，导致预后很差。胃癌腹膜转移的生存期极短，多项研究表明，平均总生存期一般不超过1年，合并其他转移的胃癌腹膜转移患者，其总生存期更是只有3.3个月。

既往研究中，晚期胃癌的治疗方式主要是全身系统化疗，其可以控制病情进展、缓解症状，达到降低分期，增加手术切除率，在提高患者总体治疗效果方面，其也发挥着重要作用。接受全身化疗后的患者总生存期明显延长，其中SP方案的晚期胃癌患者平均总生存期为13个月，比替吉奥单药（S-1）的11个月明显延长，但对于腹膜转移患者获益率有限。传统的化疗在正常和肿瘤组织中提供类似的细胞毒性药物水平。由于显著的剂量限制性毒性，可能使药物在肿瘤组织内达不到有效控制癌细胞生长的药物水平。那些残存的游离癌细胞便被相对缺乏血供的腹腔粘连隔离。这种现象至少部分解释了单纯的全身治疗对局部晚期胃癌收效甚微的原因。由于常规化疗往往效果不佳，最终治疗目标不得不进入最佳支持治疗模式，即主要以减轻疾病痛苦、改善生活质量为主，难以延长患者的生存期。直到一个新的治疗方式的出现，其改变了传统的认知，这就是腹腔热灌注化疗。

2. 腹腔热灌注治疗的发展——腹膜转移的局部化　1980年，Spratt最早设计并应用了第一个原始腹腔热灌注装置治疗腹膜假黏液瘤，减瘤手术后，灌注2.5L林格液，1.5h后升温至42℃，注射化疗药物，8天后重复一次，结果腹水消失，随访8个月未复发，由此开启了腹腔热灌注化疗的新纪元。腹腔热灌注治疗联合腹腔化疗简称腹腔热灌注化疗（HIPEC），是根据肿瘤细胞与正常组织细胞对温度耐受性的不同及热疗和化疗协同效应原理，结合腹腔解剖学特点设计的一种新型化疗技术。

HIPEC是将化疗药物与灌注液体混合加热到一定温度，灌注到恶性肿瘤患者的腹腔中。近年来，国内外学者对HIPEC技术进行了不断的探索，从简单的灌注液加热后直接灌入法演变为腹腔灌注液内生场加热法、恒温水浴箱或微波持续升温灌注法，再逐渐演变为目前高精度控温的持续循环腹腔热灌注法。腹腔热灌注化疗是根据腹腔特有的解剖学特点设计的选择性区域化疗，综合了温热效应、化疗药物及腹腔灌洗三方的作用以杀灭癌细胞。温热效应对癌细胞也有直接杀伤作用。

腹腔热灌注除了可以通过机械灌洗作用清除腹腔内残留的癌细胞，从而减少种植的机会之外，还可以促使腹腔所有脏器和腹膜表面都能与抗癌药物直接接触，从而使化疗药物对肿瘤细胞的杀伤范围最大化。延长化疗药物的作用时间，由于存在着"腹膜-血浆屏障"作用，化疗药物腹腔内给药在腹膜表面所达到的浓度要远高于血管给药所达到的浓度。由于腹膜-血液屏障，腹膜内给药的化疗药物在腹腔内的水平要比血浆水平高20～1000倍。由于腹膜-血浆屏障存在，腹腔直接给细胞毒性药物可以增加局部暴露，减少全身毒性反应。由于腹膜超强的吸收能力，即使腹腔灌注液体排出后仍有部分药物留在体内继续发挥作用。

癌细胞主要以无氧酵解为能量代谢方式，加热条件下细胞内乳酸堆积，增加了癌细胞对热的敏感性，同时癌细胞含水量明显高于一般软组织，蓄热潜能大，导致恶性肿瘤细胞比正常细胞更容易受到热损伤。适当的温度既能杀伤肿瘤细胞，又能保护正常组织。热疗已经具有抑制DNA复制、转录和修复必不可少的核基质介导的有选择性地杀伤肿瘤细胞的作用。同时，热疗联合化疗可以发挥出"1+1＞2"的效果。实验证明，由于温热效应促进药物和癌细胞的结合，并能改变癌细胞的通透性，有利于一些化疗药渗入肿瘤细胞内发挥作用，丝裂霉素、顺铂、5-FU等化疗药物在加温条件下（＞41℃）抗癌作用明显增强，即区域的剂量集约化和热疗的直接细胞毒性作用的药代动力学优势明显。

腹膜总厚度约90μm，包括单层的间皮细胞、基底膜及5层纤维结缔组织。结缔组织层包括间质细胞和胶原蛋白、透明质酸和蛋白聚糖组成的矩阵。细胞成分包括成纤维细胞、周细胞、实质细胞和毛细血管。药物通过从腹膜弥散或吸收穿过腹膜淋巴孔而进入体循环。另外，药物也会通过覆盖肝、脾、胃、小肠和大肠及肠系膜表面脏腹膜吸收而进入门静脉血液。这个途径利于对潜在的肝脏微转移灶的治疗，临床数据荟萃分析也证实了腹腔热灌注治疗术后患者肝转移发生率下降。

HIPEC传统上用于治疗腹膜癌，并与肿瘤细胞减灭术（cytoreductive surgery，CRS）配合使用。CRS和HIPEC最初被用作阑尾恶性肿瘤和恶性腹膜间皮瘤的治疗。在2006年，基于一项Ⅲ期临床试验研究结果，这个方法被美国国家癌症研究所宣布为卵巢癌治疗标准之一。Verwaal及其同事进行的CRS和HIPEC与全身化疗的随机临床试验以治疗结直肠癌腹膜转移癌患者。该研究报道的CRS+HIPEC组总生存期显著获益：中位生存时间从对照组的12个月提高到22个月。CRS + HIPEC组和对照组的2年生存率分别为44%和22%。

CRS+HIPEC在胃癌中的应用效果已被多个临床试验结果证实，其可以明显提高患者的生存率。有研究显示，行CRS+HIPEC治疗后，胃癌腹膜转移患者1年和5年生存率分别为43%和11%，中位生存期为10.3个月。前瞻性的研究表明，CRS+HIPEC治疗组患者的中位生存期明显延长，为11.0个月，而对照组中位生存期仅为6.5个月。

2019年*J Clin Oncol*报道了法国一项关于胃癌腹膜转移患者的临床研究，显示CRS+HIPEC组患者的中位生存期为18.8个月，5年生存率达19.87%，显著优于对照组的12.1个月及6.43%。2020年，我国报道的多中心临床试验显示，HIPEC可将胃癌腹膜转移患者中位生存期从10.8个月提升至15.9个月，3年生存率提高了8.3%。

随着对腹膜转移机制研究及治疗实践的深入，对于胃癌腹膜转移的认识也发生了变化，由最初的全身广泛转移的一部分变成了局部转移，也就是腹膜作为一个器官的概念得以确立，腹膜转移可以通过局部治疗得以控制，这就是CRS+HIPEC。HIPEC治疗胃癌腹膜转移有着较好的效果，常选用多西他赛、紫杉醇、奥沙利铂、顺铂、伊立替康和氟尿嘧啶（5-FU）作为灌注药物。

3. 由局部治疗再次回到系统治疗——整合的进展 HIPEC的一个主要问题是对腹膜癌的渗透力有限，一般认为，热疗联合化疗的作用深度小于2.5mm，不同的药物与作用温度也存在着差异。因此，积极的肿瘤细胞减灭术（CRS）是成功的关键。CRS是指以手术方式清除腹膜转移结节及腹膜，使患者的肿瘤负荷尽量减少，尤其是残余肿瘤结节的厚度越小，则HIPEC的治疗效果越好。目前CRS的清除指标以CC评分来评估。

满意的CRS一般对于PCI较小的胃癌腹膜转移（目前认为PCI低于12～20分），即早期侵犯区域较小或者转移病灶较为局限的胃癌腹膜转移，更容易达到手术效果。因此，提高胃癌腹膜转移的早期检出率，对于胃癌腹膜转移是否能够得到更满意的手术治疗效果有着极为重要的作用。但在临床中，很多患者被诊断胃癌腹膜转移时，病灶往往是弥漫性的，较难被满意地清除，合并其他脏器转移时更是如此。因此，采取综合治疗使患者的肿瘤降级降期，以获得CRS满意效果是有意义的研究方向，早期手术治疗往往更多采用的是姑息性手术，以达到减轻肿瘤负荷，缓解症状，减少出血、穿孔等并发症风险，为综合治疗争取机会。

随着研究不断进展，一些新的治疗方式开始出现，免疫检查点抑制剂纳武利尤单抗联合化疗获批成为胃癌一线方法。研究显示，纳武利尤单抗和帕博利珠单抗治疗复发性胃癌，能明显降低死亡风险，随访数据提示生存明显获益。而纳武利尤单抗、帕博利珠单抗等更多应用于治疗 PD-L1 联合阳性分数（combined positive score，CPS）≥5 的复发或转移性胃或胃食管结合部腺癌。因此基因检测显示，MSI-H 及 dMMR 的胃癌腹膜转移患者可以使用帕博利珠单抗、纳武利尤单抗进行一线、二线或三线治疗。其他患者则应在严格把控适应证的条件下，进行免疫治疗，以增加肿瘤治疗疗效。

胃癌腹膜转移靶向治疗主要作为全身化疗等治疗手段的补充治疗方式。曲妥珠单抗以 HER2 为靶点，可诱导肿瘤细胞死亡，抑制肿瘤细胞增殖。Ⅲ期随机对照试验显示，曲妥珠单抗联合化疗能够提高有效率及增加生存获益，联合治疗组患者中位总生存为 13.8 个月，较单独化疗组患者的 11.1 个月明显延长。目前，曲妥珠单抗联合化疗方案（如奥沙利铂/顺铂+5-FU/卡培他滨）是 HER2 阳性患者的一线治疗方案。

目前，胃癌腹膜转移的治疗方式包括全身化疗、CRS+HIPEC、腹腔常温灌注化疗、分子靶向治疗、免疫治疗等。CRS+HIPEC 在胃癌中的应用效果已经得到广泛的认证。

（二）胃癌与放化疗联合应用

在我国，大多数胃癌患者确诊时已是晚期状态，全身化疗的综合治疗是目前主要的治疗方法，在已有的成熟的化疗方案基础上，如何进一步增强化疗药物的疗效或降低化疗带来不良反应，是临床工作者一直探讨的问题。而热疗是近年肿瘤治疗的又一手段，其可改变肿瘤部位血供，与化疗联合可增加化疗作用。

热疗和化疗的协同作用，其机制有以下几方面：①高温改变了化疗药物的细胞毒性作用，影响肿瘤细胞生物膜状态和功能，达到促进化疗疗效的作用；②高热能抑制肿瘤细胞 DNA、RNA 及蛋白合成，并导致细胞凋亡，可能会逆转某些化疗药物的多药耐药；③使化疗药物的作用具有定向性，同时提高机体免疫功能，起到抑制肿瘤细胞扩散的作用；④达到既杀灭富氧细胞又杀灭乏氧细胞的目的。研究发现，多西他赛在中等温度（41.5℃，30min）下对小鼠自发纤维肉瘤的细胞毒性可因热疗而增加，另外当剂量增加时，其热敏感作用相应增加，加温破坏肿瘤细胞膜的稳定性，有利于化疗药物的渗透和吸收。加热可促进组织血液循环，改善局部血液供应，增强吞噬细胞杀伤肿瘤的能力，进而有效控制病灶。蔡晓军等报道了晚期胃癌患者在化疗基础上联合热疗可增强疗效。冯丽等研究结果显示，采用系统评价荟萃分析的方法，全面收集了化疗联合局部热疗治疗晚期胃癌患者的随机对照试验（randomized controlled trials，RCT），RCT 最终有 5 项病例进入研究，荟萃分析结果显示，在疗效方面，热化疗组的完全缓解率（OR = 2.13，95% CI 1.17～3.86，$P = 0.013$）及总有效率（OR = 1.37，95% CI 1.09～1.73，$P = 0.006$）均高于单纯化疗组，差异均有统计学意义（$P < 0.05$）；在安全性方面，热化疗组与单纯化疗组的不良反应差异无统计学意义（$P > 0.05$），提示化疗联合局部热疗治疗晚期胃癌患者是安全有效的。同时，国内外多项相关循证研究均证实了热疗在恶性肿瘤综合治疗中的临床价值。目前，许多临床试验证明热疗联合化疗是治疗晚期进展期胃癌患者的有效方法，能够有效提高近期治疗效果，并且增强患者化疗耐受性和疗效，且不良反应小，患者耐受性好。对于晚期胃癌患者，其疗效优于单用化疗。

既往认为胃是蠕动性较强的器官，放疗效果较差，周围脏器损坏较重，随着放疗技术发展，放疗采用多野技术，CT 模拟定位，定位前 10min，口服 20% 泛影葡胺加水 200ml，以显影残胃，用剂量-体积直方图评价靶区适形度和正常组织器官受累，95% 计划靶区体积最小肿瘤放射剂量（DT）45Gy/5w，脊髓接受的剂量≤40Gy，60% 肝脏接受的最大剂量≤30Gy。联合热疗时，在放疗结束 40min 内采用微波热疗，结果证明，放疗联合热疗更有效地控制了进展期胃癌的发展，提高了治愈率，不良反应少，进一步改善了患者预后。研究还发现，在患者身体能耐受的前提下，放疗剂量、微波热疗次数与疗程呈正相关。

在治疗进展期胃癌中，在γ射线适形调强放射治疗联合微波热疗基础上，化疗采用紫杉醇联合铂类及氟尿嘧啶的DCF方案，探讨放热化疗三者综合治疗进展期胃癌的临床疗效，结果证明，调强适形放疗联合热疗、化疗可更有效控制进展期胃癌发展，提高治愈率，改善患者预后。多项研究证明，热疗联合放化疗的治疗价值大于三者治疗价值的简单相加。

进展期胃癌是消化道常见恶性肿瘤之一，多数患者就诊时已是晚期，失去手术机会，预后差，治疗难度较大。近年来，对于进展期胃癌，采用热疗联合其他治疗，如热疗联合化疗，利于化疗药物的渗透和吸收，使疗效有一定提高。热疗联合放疗在较小放疗剂量下，到达较好疗效，两者具有互补功效；热疗联合放化疗在提高肿瘤控制率和患者生存率同时，尽可能减轻放射性损伤，避免放疗并发症。目前临床应用靶向药物极易产生耐药，联合热疗后药物敏感程度增高，提高了疗效；热疗除自身效果外联合阿片类药物可快速、高效治疗骨性疼痛，使各种镇痛药物效果得以增加。

二、热疗方法及技术

目前用于胃癌的方法主要有浅表热疗、深部热疗及全身热疗、胸/腹腔热灌注化疗。本部分主要论述腹腔热灌注化疗在胃癌腹膜转移治疗上的应用。

（一）热疗技术的临床应用

根据不同病情及治疗需求选择浅表热疗、深部热疗、腹腔热灌注化疗、全身热疗及消融治疗。

1. 适应证

（1）浅表热疗：一般应用于浅表淋巴结转移。

（2）深部热疗及全身热疗：①不能手术的胃癌患者需要实施放疗或放化疗同步治疗；②脏器远处转移的姑息性治疗；③骨转移疼痛姑息治疗。

（3）腹腔热灌注化疗（HIPEC）：主要用于胃癌腹膜转移的治疗及预防。

（4）消融治疗：主要应用于胃癌所致肝、肺等脏器转移。根据转移部位，可选用微波消融、射频消融、冷冻消融及高强度聚焦超声消融治疗

技术。

有关具体详情参见第七章、第八章、第十章及第十一章相关内容。

2. 禁忌证 分为绝对禁忌证和相对禁忌证。有关具体详情参见第七章、第八章、第十章及第十一章相关内容。

3. 随访

（1）热疗前、热疗中和热疗后应行CT或MRI等客观检查以评价肿瘤经治疗后的改观情况。

（2）热疗后1个月、3个月和6个月均要复查，进行各项检查的对照观察，了解治疗后的变化和决定后期是否继续治疗。

（3）热疗后>6个月可每3个月或6个月复查1次，发现问题及时治疗。

（4）热疗后1年可每6个月或1年进行1次复查即可。

（二）CRS+HIPEC的应用方式

1. 腹膜转移的治疗 对于耐受情况较佳，PCI较低（认为<12分或20分，目前存在争议），也就是腹膜转移较为局限的患者，CRS+HIPEC能够在控制并发症和死亡率的情况下，提高胃癌腹膜转移患者的总生存期和无进展生存期，尤其是通过CRS获得满意减瘤的患者，经过多次HIPEC（目前认为1～5次）治疗后，游离癌细胞和微小肿瘤病灶被清除，并获得良好的治疗效果，同时为后续治疗提供基础。

2. 腹膜转移的预防 Kuromoto等报道肿瘤浸润至黏膜下层及固有层时，分别有14.3%和26.7%的患者在根治性淋巴结清扫术后，在腹腔灌洗液中发现游离癌细胞。脱落的游离癌细胞随之发生细胞种植，继而促进炎症细胞浸润，导致生长因子和细胞因子释放，促进肿瘤的生长、侵袭和播散。因此，预防肿瘤细胞腹腔种植的最佳时间应是术中或术后早期。围手术期腹腔热灌注化疗是预防胃癌腹膜转移较有前途的方法之一。目前，国内外已进行多个有关围手术期腹腔热灌注化疗的随机对照试验，尽管仍存在着一些争议，但现有的结果趋向于认为预防性应用HIPEC在降低胃癌复发率、提高5年生存率方面有重要意义。因此，术中及术后进行HIPEC有助于及时杀灭脱落的癌细胞，控制微病灶，减少术后复发和转移。

对于早期、局限的胃癌行根治性手术后，可行HIPEC（1～2次），减少术中游离癌细胞种植和清除微小癌灶。

3. 联合用于转化治疗　对于胃癌腹膜转移患者已经出现广泛的腹膜转移和（或）大量腹水，可先单独行HIPEC进行转化治疗，清除或缩小转移癌结节，控制恶性腹水，再联合全身治疗使腹膜转移及原发病灶缩小，从而转化为可获得彻底CRS的病例，在HIPEC辅助下达到成功转化治疗的目的以改善患者的生活质量，并提高长期生存率。

（三）HIPEC常用药物选择

HIPEC治疗胃癌腹膜转移常选用多西他赛、紫杉醇、奥沙利铂、顺铂、伊立替康和氟尿嘧啶（5-FU）作为灌注药物。

（彭　正　崔建新　陈　攀）

参 考 文 献

保罗·舒克贝克，2018. 腹膜表面肿瘤细胞减灭术与围手术期化疗. 李雁，译. 北京：科学出版社.

蔡晓军，邓守恒，潘东风，等，2012. 替吉奥联合奥沙利铂化疗及热疗治疗晚期胃癌的临床研究. 现代中西医结合杂志，21（29）：3237-3238.

陈卫东，2015. 热疗联合化疗治疗晚期胃癌的疗效和安全性观察. 实用癌症杂志，30（3）：408-410.

崔书中，2020. 中国腹腔热灌注化疗技术临床应用专家共识（2019版）. 中华医学杂志，2：89-96.

崔书中，2021. 体腔热灌注治疗. 北京：人民卫生出版社.

樊代明，2021. 整合肿瘤学·临床卷. 北京：科学出版社.

冯莉，刘巍，洪雷，等，2014. 化疗联合局部热疗治疗晚期胃癌疗效与安全性的Meta分析. 转化医学杂志，3（2）：85-87，95.

郭立仪，邓明辉，吕莉，2018. 热疗联合化疗对中晚期胃癌患者的疗效及安全性分析. 中国医药科学，8（21）：238-240.

胡廷朝，张一贺，王小鹏，等，2017. 同期放化疗加热疗联合治疗胃癌术后腹腔淋巴结转移的近期疗效评价. 甘肃医药，36（9）：774-775.

季加孚，沈琳，徐惠绵，等，2017. 胃癌腹膜转移防治中国专家共识. 中华普通外科文献（电子版），11（5）：289-297.

金秀，齐青，王云晓，等，2020. 热疗联合放疗治疗中晚期胃癌的疗效观察. 肿瘤药学，10（3）：320-323.

刘彤华，2018. 诊断病理学. 4版. 北京：人民卫生出版社.

赵玲俊，李佳，姜丽真，等，2015. 进展期胃癌热疗联合其他治疗的进展. 中国医药导报，12（24）：57-60.

中华人民共和国国家卫生健康委员会医政医管局，2022. 胃癌诊疗指南（2022年版）. 中华消化外科杂志，21（9）：1137-1164.

朱利楠，樊青霞，宗红，等，2013. 热疗联合化疗在晚期胃癌中的临床应用. 中华物理医学与康复杂志，35（4）：326-329.

Ba M, Cui S, Long H, et al, 2021. Safety and effectiveness of high-precision hyperthermic intraperitoneal perfusion chemotherapy in peritoneal carcinomatosis: a real-world study. Front Oncol, 11: 674915.

Baas P, Scherpereel A, Nowak AK, et al, 2021. First-line nivolumab plus ipilimumab in unresectable malignant pleural mesothelioma CheckMate 743: a multicentre, randomised, open-label, phase 3 trial. Lancet（London, England），397（10272）：375-386.

Boku N, Ryu m H, Kato K, et al, 2019. Safety and efficacy of nivolumab in combination with S-1 /capecitabine plus oxaliplatin in patients with previously untreated, unresectable, advanced, or recurrent gastric/gastroesophageal junction cancer: interim results of a randomized, phase II trial ATTRACTION-4. Ann Oncol, 30（2）：250-258.

Bonnot PE, Piessen G, Kepenekian V, et al, 2019. Cytoreductive Surgery With or Without Hyperthermic Intraperitoneal Chemotherapy for Gastric Cancer With Peritoneal Metastases - CYTO-CHIP study: a Propensity Score Analysis. J Clin Oncol, 37（23）：2028-2040.

Burbidge S, Mahady K, Naik K, 2013. The role of CT and staging laparoscopy in the staging of gastric cancer. Clin Radiol, 68（3）：251-255.

Chen W, Zheng R, Baade PD, et al, 2016. Cancer statistics in China, 2015. CA: A Cancer Journal for Clinicians, 66（2）：115-132.

Glehen O, Passot G, Villeneuve L, et al, 2014. GASTRICHIP: D2 resection and hyperthermic intraperitoneal chemotherapy in locally advanced gastric carcinoma: a randomized and multicenter phase III study. BMC Cancer, 14: 183.

Helm JH, Miura JT, Glenn JA, et al, 2015. Cytoreductive surgery and hyperthermic intraperitoneal chemotherapy for malignant peritoneal mesothelioma: a systematic review and meta-analysis. Ann Surg Oncol, 22（5）：1686-1693.

Hu J, Zhang K, Yan Y, et al, 2019. Diagnostic accuracy of preoperative ^{18}F-FDG PET or PET/CT in detecting pelvic and para-aortic lymph node metastasis in patients with endometrial cancer: a systematic review and meta-analysis. Arch Gynecol Obstet, 300（3）：519-529.

Ishigami H, Fujiwara Y, Fukushima R, et al, 2018.

Phase Ⅲ trial comparing intraperitoneal and intravenous paclitaxel plus S-1 cersus cisplatin plus S-1 in patients with gastric cancer with peritoneal metastasis: PHOENIX-GC trial. J Clin Oncol, 36(19): 1922-1929.

Kang YK, Boku N, Satoh T, et al, 2017. Nivolumab in patients with advanced gastric or gastro-esophageal junction cancer refractory to, or intolerant of, at least two previous chemotherapy regimens - ONO-4538-12, ATTRACTION-2: a randomised, double-blind, placebo-controlled, phase 3 trial. Lancet, 390(10111):2461-2471.

Kim SJ, Lee SW, 2017. Diagnostic accuracy of ^{18}F FDG PET/CT for detection of peritoneal carcinomatosis: a systematic review and meta-analysis. Br J Radiol, 91(1081): 20170519.

Lei Z, Wang J, Li Z, et al, 2020. Hyperthermic intraperitoneal chemotherapy for gastric cancer with peritoneal metastasis: a multicenter propensity score-matched cohort study. Chin J Cancer Res, 32(6): 794-803.

Mikuła-Pietrasik J, Uruski P, Tykarski A, et al, 2018. The peritoneal "soil" for a cancerous "seed": a comprehensive review of the pathogenesis of intraperitoneal cancer metastases. Cell Mol Life Sci, 75(3), 509-525.

Newhook TE, Agnes A, Blum M, et al, 2019. Laparoscopic hyperthermic intraperitoneal chemotherapy is safe for patients with peritoneal metastases from gastric cancer and may lead to gastrectomy. Ann Surg Oncol, 26(5), 1394-1400.

Spratt JS, Adcock RA, Muskovin M, et al, 1980. Clinical delivery system for intraperitoneal hyperthermic chemotherapy. Cancer Res, 40(2), 256-260.

Sugarbaker PH, 2021. Prevention and treatment of peritoneal metastases from gastric cancer. J Clin Med, 10(9): 1899.

Sung H, Ferlay J, Siegel RL, et al, 2021. Global cancer statistics 2020: GLOBOCAN estimates of incidence and mortality worldwide for 36 cancers in 185 countries. CA: A Cancer Journal for Clinicians, 71(3): 209-249.

van't Sant I, Engbersen MP, Bhairosing PA, et al, 2020. Diagnostic performance of imaging for the detection of peritoneal metastases: a meta-analysis. Eur Radiol, 30(6): 3101-3112.

Wang F, Wei XL, Wang FH, et al, 2019. Safety, efficacy and tumor mutational burden as a biomarker of overall survival benefit in chemo-refractory gastric cancer treated with toripalimab, a PD-1 antibody in phase Ⅰb/Ⅱ clinical trial NCT02915432. Ann Oncol, 30(9), 1479-1486.

Yang XJ, Huang CQ, Suo T, et al, 2011. Cytoreductive surgery and hyperthermic intraperitoneal chemotherapy improves survival of patients with peritoneal carcinomatosis from gastric cancer: final results of a phase Ⅲ randomized clinical trial. Ann Surg Oncol, 18(6), 1575-1581.

第二十二章 肝　癌

第一节　肝癌的流行病学特点、血供特点与病理

一、肝癌的流行病学及病因概述

目前原发性肝癌是我国第4位常见恶性肿瘤及第2位肿瘤致死病因，严重威胁我国人民的生命和健康。肝细胞癌是原发性肝癌中最常见的病理类型，占全部原发性肝癌的75%～85%。由于早期肝癌多无特异性症状，超过50%的患者在发现肝癌时已进展至中晚期，常面临着肿瘤大、肝内播散、血管侵犯、远处转移等问题。在我国，85%以上的肝癌患者合并肝硬化，主要是乙型肝炎相关性肝硬化，这类患者无法耐受肝癌切除手术，因此有肝癌切除适应证的患者仅15%～20%。肝转移瘤在欧美国家远较原发性肝癌多见，肝脏作为人体血运最丰富的器官之一，是恶性肿瘤最常转移的器官，全身各脏器的原发肿瘤大多可循血道或淋巴道转移至肝脏，以消化道及盆腔部位（如胃、小肠、结肠、直肠、胆囊、胰腺、子宫、卵巢等）的肿瘤转移较为多见，其中消化系统肿瘤导致的肝转移瘤占35%～50%。

肝癌的病因及发病机制尚未完全明确，根据目前流行病学调查结果提示，原发性肝癌与以下几种因素有较密切的关系：①肝炎病毒感染，其中乙型肝炎病毒感染已成为我国肝癌发病的最主要致癌因素。近年来，丙型肝炎病毒感染所致肝癌也呈逐年升高趋势。②黄曲霉素摄入，有观点认为黄曲霉素与肝炎病毒在肝癌的发病因素中可能存在协同作用。③长期大量饮酒。④其他因素包括非酒精性脂肪性肝病，化学致癌物质，水土因素，寄生虫感染，家族遗传因素，营养失调，亚硝酸盐的摄入及硒的缺乏等。继发性肝癌主要是由于其他部位恶性肿瘤长到一定程度后释放癌细胞进入血液循环系统，最终形成肝转移瘤。

近年来，影像引导下消融技术在肝癌局部及综合治疗中发挥着重要作用。其中，以射频消融（radiofrequency ablation，RFA）和微波消融（microwave ablation，MWA）为代表的肿瘤消融治疗技术因创伤小、易操作、疗效显著等优点可有效局部灭活肿瘤，使肝癌治疗效果取得突破性进展，已被国际肝癌治疗指南列为直径3cm以下小肝癌的首选治疗。尽管消融没有被指南推荐用于大肝癌治疗，但已有不少临床研究、文献及论著介绍了大肝癌消融治疗的技术可行性和疗效的可靠性。原发性肝癌主要分为肝细胞癌、胆管细胞癌和混合型肝癌。本章主要讨论肝细胞癌的病理特点、诊断标准、临床分期及主要治疗手段。

二、肝癌的血供特点及病理

（一）肝癌的血供特点

正常肝脏由肝动脉和门静脉双重供血，肝动脉供血量为20%～25%，门静脉供血量为75%～80%。肝癌的血供90%～95%来自肝动脉，由门静脉供血的比例较低。在大肝癌中，瘤体中心大部分仅为动脉供血，生长不活跃，易发生缺血性坏死，而瘤体周边是生长活跃的部位，对营养的需求量高，往往需要肝动脉和门静脉双重供血。小肝癌则以门静脉供血相对较多。同时，门静脉和肝动脉末梢之间的分流与吻合对肿瘤生长有重要作用。

（二）肝癌的转移途径

随着疾病的发展，肝癌的转移率升高。转移率不仅与肿瘤的生物学特性密切相关，而且还受到机体免疫状态的影响，故小肝癌亦可能发生肝外转移。通常多先肝内播散，然后出现肝外转移。

1. 肝内直接扩散　癌细胞通过肝窦或窦旁间隙直接扩散到肝内其他部位，转移瘤灶呈卫星状分布，也可远离原发灶，此种方式发生最早，也最常见。此外，可侵犯门静脉并形成瘤栓，瘤栓脱落在肝内，引起多发转移灶。瘤体阻塞门静脉主干可引起门静脉高压和顽固性腹水。

2. 种植转移　肝癌生长至肝脏以外，可直接侵犯邻近组织，如横膈、胆囊、胃、十二指肠、胰腺、横结肠、下腔静脉，也可从肝脏表面脱落或因肝脏破裂种植于腹腔，引起腹膜转移瘤而出现腹水。女性患者还可能发生巨大卵巢转移瘤。

3. 血行转移　侵入门静脉的癌细胞逆行转移至门静脉主干，形成癌栓，进而波及内脏。如癌细胞侵犯肝静脉小支则发生全身性转移，转移部位最多见于肺，其次为骨骼，也可转移到肾、脑、皮肤等处。

4. 淋巴转移　通过淋巴管主要转移至邻近的淋巴结，如肝门静脉周围淋巴结，也可以转移到主动脉旁、锁骨上、脾、胰等处的淋巴结。

（三）肝癌的病理学特征

1. 肝癌的大体分型及其生物学特性　1982年我国肝癌病理协作组在Eggle分类的基础上将肝癌分为以下几型。

（1）块状型：按照形态可分为单纯块状型、融合块状型及多块状型。单纯块状型为单个肿块，边界清楚或不规则，常有完整或不完整包膜，有的可无包膜，肿块边缘常可见小的卫星癌结节；融合块状型可见肿瘤从中心向周围呈浸润性生长，并与邻近大小癌结节融合；多块状型为两个以上的单块或融合块，本型约占原发性肝癌的30%。肿瘤直径≥5cm，即通常所谓的"大肝癌"，其中≥10cm者又被称为巨块型肝癌。

（2）结节型：肿瘤呈数目不等、大小不一的结节，呈灰白色或灰黄色，也可呈棕红色。结节

直径小于5cm，又可分为单结节、融合结节和多结节3个亚型，常合并肝硬化。单结节指单个癌结节，边界清楚，有包膜，周边常见小卫星结节；融合结节指边界不规则，周围卫星结节散在；多结节指分散于肝脏各处，边界清楚或不规则。本型约占全部肝癌的2/3，预后较差。

（3）小癌型：单个癌结节≤3cm，或相邻两个癌结节直径≤3cm，即通常所谓的"小肝癌"。小肝癌常为单个结节，边界清楚，有完整包膜，细胞分化较好，癌栓较少，基本上属于早期肝癌。该型肝癌手术切除率高，预后好。根据国际肝肿瘤共识小组及WHO消化系统肿瘤分类（2019年版），将直径≤2cm的肝癌定义为小肝癌（small HCC，sHCC）。根据病理及临床预后，sHCC可分为早期肝细胞癌（early-stage HCC，eHCC）和进展期小肝癌（small progressed HCC，spHCC）。eHCC表现为肝内孤立结节，组织分化程度较高，未侵犯血管，无远处转移。eHCC为肝癌的早期阶段，反映其多步演变过程中的起始阶段；其大体标本为边缘模糊结节，无肿瘤包膜，显微镜下分化良好，可见微小的间质浸润，无血管浸润。eHCC的间质浸润特征可与高级别不典型结节增生（HGDN）相鉴别。spHCC为中低分化肝癌，多侵犯血管。大体表现为清晰的肿瘤边缘，通常有肿瘤假包膜，显微镜下可见膨胀性生长模式。spHCC细胞密度较eHCC明显增高，核质比也明显增高，细胞呈梁状、假腺样或实性排列，破坏性推挤性生长，肿瘤细胞少见脂肪变。与正常肝组织血窦内皮不同，HCC间质由衬覆单层内皮细胞的血窦样腔隙组成。spHCC血窦显示"毛细血管化"改变，由肿瘤新生动脉供血，称为"非配对"动脉，即不伴小胆管和门静脉的动脉结构；病理学上spHCC组织内无汇管区结构，仅于肿瘤周边可见受侵内陷的汇管区，与周围肝组织分界清，可见纤维包膜。eHCC占HCC的5%～10%，被认为是不典型结节增生向spHCC的过渡阶段，且最终会进展为spHCC。eHCC的主要治疗方式为手术切除，5年生存率及无进展生存率均高于spHCC，预后较好。

（4）弥漫型：表现为均匀散在微小结节，分布于整个肝脏，结节大小较一致，一般不超过肝小叶的大小，总是和肝硬化同时存在，与肝硬化

不易区别，约占原发性肝癌的5%，进展快，预后差。

2. 肝癌的组织学分类 原发性肝癌的主要病理类型有3种，即肝细胞癌（简称肝癌）、胆管细胞癌和混合型肝癌。在我国肝癌约占90%。肝癌的病理诊断参照WHO分类（2019年版），肝细胞癌的组织学分类可分为以下几种：非特殊型肝细胞癌（non-specific HCC，NOS）；纤维板层型肝细胞癌；硬化型肝细胞癌；透明细胞型肝细胞癌；硬化性肝炎型肝细胞癌；粗小梁型肝细胞癌；脂肪肝型肝细胞癌；嫌色细胞型肝细胞癌；富于中性粒细胞型肝细胞癌；富于淋巴细胞型肝细胞癌。

肝癌的分化程度可采用WHO的分级法（2019年版）或国际上常用的Edmondson-Steiner分级法。

（1）WHO的分级法（2019年版）将肝细胞癌分为3级。

1）高分化：丰富嗜伊红胞质至中等量嗜碱性胞质，轻度核异型。

2）中分化：丰富嗜伊红胞质至中等量嗜碱性胞质，中度核异型，也可以偶尔出现多核瘤细胞。

3）低分化：中等至少量胞质，通常为嗜碱性，显著核异型，可见间变性巨细胞。

（2）Edmondson-Steiner分级法将肝细胞癌分为4级。

Ⅰ级：癌细胞形态与正常肝细胞相似，一般呈索条状排列，胞质呈嗜酸性，核圆，大小较规则，核分裂少见。

Ⅱ级：癌细胞形态轻度异形，呈索条状或巢状排列，核质比明显增大，胞质轻度嗜碱性，常可见胆汁小滴，核分裂增多。

Ⅲ级：癌细胞明显异形，呈巢状排列，核质比增大，胞质染色呈嗜酸性，胆汁小滴少见，核的大小、染色不规则，核分裂多见，有时见癌巨细胞。

Ⅳ级：癌细胞呈明显异形，可见到梭形细胞和多核巨细胞，胞质少而核深染，核分裂象多见，细胞排列紊乱，常无胆汁小滴。

肝癌的分化程度与肿瘤大小有一定的相关性，小于1cm的微小肝癌的分化大多良好，随着肿瘤的增大，分化渐差。

第二节 肝癌的诊断与治疗

一、肝癌的临床症状

肝癌发病隐匿，多在肝病随访或体检普查中偶然发现，此时患者既无症状，体格检查也缺乏肿瘤本身体征。一旦出现症状，病程多已进入中晚期。临床上肝癌在不同阶段的临床表现有明显差异，包括肝局部症状和全身症状，主要表现为肝区疼痛、消化道症状、乏力、消瘦、发热、上消化道出血等。

1. 肝区疼痛 为最常见、最主要的临床症状。中晚期肝癌以肝区疼痛为首发症状者占80%，疼痛多为持续性隐痛、钝痛、胀痛或刺痛，以夜间或劳累后明显。右肩牵涉痛也是重要表现，引起肝区疼痛的主要原因是肿瘤迅速增长使肝包膜张力增加，或包膜下癌结节破裂或肝癌结节破裂出血。疼痛多日渐加重，巨块型肝癌疼痛较结节型明显。

2. 消化道症状 包括食欲减退、上腹饱胀、恶心、腹胀、腹泻和呕吐等，为肝功能损害和肿瘤压迫胃肠道所致。

3. 乏力、消瘦 多由恶性肿瘤的代谢、消耗过大和进食少等引起，随着病情的加重，可导致体重减轻、乏力等症状；而肿瘤对肝功能的影响是引起上述症状的另一个重要原因。

4. 发热 不明原因低热是肝癌的一个常见症状，发热多在37.5～38℃，热型不规则，对于各种降温药物均不敏感。此由肿瘤组织坏死、代谢产物增多及肿瘤压迫胆管合并胆管炎引起。无感染者称为癌性发热，多不伴寒战。炎症型弥漫性肝癌多有高热，体温可达39℃以上，易被误诊为肝脓肿，应用抗生素治疗多无效，用非甾体抗炎药则可以退热。

5. 上消化道出血 呕血为主者多由合并肝硬化、门静脉高压引起食管下段-胃底静脉曲张破裂和急性胃黏膜病变引起；黑便为主者则多由门静脉高压性胃病或消化性溃疡引起。

6. 转移症状 肝癌可转移至肺、骨、胸膜、胃肠及淋巴结等。根据转移的部位可引起相应的症状，如肺转移可出现胸痛、咯血等，骨转移可出现局部疼痛和病理性骨折等。

二、肝癌的体征及伴癌综合征

（一）肝癌的体征

进行性肝大、脾大、黄疸、腹水、水肿及肝掌、蜘蛛痣、腹壁静脉曲张等是肝癌较晚期的常见体征。

1. 进行性肝大 为肝癌最常见的体征，上腹部可呈局限性膨隆或饱满，肝脏质地硬，表面凹凸不平，有大小不等的结节或肿块，右叶肝癌可致肝上界上移，左叶肝癌可表现为剑突下肿块。肝区肿瘤部位可闻及吹风样血管杂音是肝癌的一个特征性体征，其产生机制是由肝癌动脉血管丰富而迂曲，粗大动脉突然变细和（或）由肝癌结节压迫肝动脉、腹主动脉而产生血流动力学变化。

2. 黄疸 一般出现在晚期，多为梗阻性黄疸，少数为肝细胞性黄疸。梗阻性黄疸多因肿瘤压迫或侵入胆管，也可由肝门转移淋巴结肿大压迫胆总管造成阻塞所致；肝细胞性黄疸则由肝内癌组织广泛浸润毛细胆管或合并肝硬化或慢性活动性肝炎引起。

3. 门静脉高压 肝硬化或癌瘤侵犯门静脉形成癌栓，这两者均可使门静脉压力升高，从而出现一系列门静脉高压的临床表现，如腹水、脾大、侧支循环开放，腹壁静脉显露，以及蜘蛛痣、肝掌、皮下出血、男性乳房发育、下肢水肿等。

（二）肝癌的伴癌综合征

肝癌的伴癌综合征是指原发性肝癌患者由于肿瘤本身代谢异常或癌组织对机体产生的各种影响而引起的一组症候群，仅见于少部分肝癌患者。这些症状有时可先于肝癌局部症状，甚至成为首发症状，如能及早认识，可提供诊断线索。常见的伴癌综合征有以下几种。

1. 红细胞增多症 发生率为 2%～10%，外周血白细胞和血小板计数往往正常。有观点认为，肝硬化患者出现红细胞增多症是肝细胞趋于恶化或已经发生肝癌的一项可靠指标。

2. 低血糖症 是肝癌常见的伴癌综合征之一，国外报道其发生率达 30% 左右，往往多见于巨块型肝癌患者。

3. 高钙血症 血钙的增高是由肝癌组织分泌异位甲状旁腺激素所致。

4. 高胆固醇血症 国外报道在肝癌中发生率高达 30%。

5. 血小板增多症 恶性肿瘤可引起继发性血小板增加，肝癌伴血小板增多的原因可能与血小板生成素的增加有关。经手术、肝动脉栓塞等有效治疗后，血小板计数可降低。

6. 高纤维蛋白原血症 发生率不高，仅见个案报道，可能与肝癌异常蛋白合成有关。

三、肝癌的诊断及临床分期

（一）肝癌的诊断标准

1. 临床诊断 除临床症状和体征外，生化检查及影像学检查已成为临床诊断的重要依据。

（1）血清学标志物

1）甲胎蛋白（AFP）：在临床上一般以 AFP > 25ng/ml 为阳性标准，当 AFP ≥ 400ng/ml 持续 4 周以上，并排除妊娠、活动性肝病、生殖系统肿瘤时即可提示诊断。AFP 已被广泛应用于肝癌普查、诊断、早期诊断、鉴别诊断、疗效评价、提示预后等方面。

2）异常凝血酶原（PIVKA-Ⅱ）：此为维生素 K 缺乏或拮抗剂Ⅱ诱导的蛋白质，又称为脱-γ-羧基凝血酶原（DCP），可出现于维生素 K 缺乏或肝细胞肝癌（HCC）患者的血清中。近年来，大量临床研究表明，PIVKA-Ⅱ有较好的敏感度和特异度，因此国内外众多指南已把 PIVKA-Ⅱ列为肝癌检测极其重要的指标。我国《原发性肝癌诊疗规范（2022 年版）》《慢性乙型肝炎防治指南（2021 年版）》等均推荐将 PIVKA-Ⅱ作为 HCC 的早期诊断标志物，可与 AFP 互为补充，提高 HCC 的早期诊断率；亚太肝病学会、日本肝病学会也均已将 PIVKA-Ⅱ写入指南中，推荐作为高危人群的筛查、肝癌的辅助诊断、治疗效果监测、评估预后和复发的重要指标。

（2）影像学检查：CT、MRI、超声等影像设备均能为肝癌的诊断提供证据，综合应用多种影像学检查将进一步提高肝癌的临床诊断率。eHCC 与典型 HCC 影像学表现不同，仅凭传统影像学方法难以诊断。针对eHCC的影像学诊断，国内外相关研究结果认为增强MRI检出eHCC的敏感度高于增强CT，应用肝特异性对比剂（普美显）可提高MRI诊断eHCC的效能。eHCC病灶多≤2cm，平扫不易发现，增强扫描多表现为动脉期无明显强化，仅在门静脉期或延迟期相对周围肝实质呈低密度或低信号；DWI高信号、肝特异性对比剂成像肝胆期低信号可作为诊断eHCC的影像学依据。spHCC平扫多呈低密度或低信号，增强扫描为动脉期强化、门静脉期和（或）延迟期迅速廓清，呈典型"快进快出"强化模式，MRI肝特异性对比剂增强扫描肝胆期呈低信号，与大肝癌表现类似。肝数字减影血管造影（DSA）检查在肝癌诊断中也很重要。

（3）其他检查：如放射性核素检查，PET/CT、PET/MRI等也成为肝癌诊断的重要方法，ECT对骨转移有诊断作用。

2. 病理诊断 包括通过肝组织学及免疫组化证实为原发性肝癌，或肝外组织学检查证实为肝细胞肝癌。

目前，在影像引导下的组织学活检已成为肝癌诊断的重要方法，尤其对于选择介入治疗的患者，其术前活检显得尤为重要。一般使用18G活检针穿刺即能得到可明确组织学诊断标准的标本，且创伤微小，对总体治疗方案的制定及预后均具有重要价值。

（二）肝癌的临床分期

肝癌的分期对于预后评估、合理治疗方案的选择至关重要。国际上有多种分期方案，如BCLC、TNM、JSH、APASL等。中国肝癌的分期方案（China Liver Cancer Staging, CNLC）包括CNLC Ⅰa期、Ⅰb期、Ⅱa期、Ⅱb期、Ⅲa期、Ⅲb期、Ⅳ期，具体如下：

CNLC Ⅰa期：体力活动状态（performance status, PS）评分0～2分，肝功能Child-Pugh A/B级，单个肿瘤、最大径≤5cm，无血管侵犯和肝外转移。

CNLC Ⅰb期：PS评分0～2分，肝功能Child-Pugh A/B级，单个肿瘤、直径＞5cm，或2～3个肿瘤、单个肿瘤最大径≤3cm，无血管侵犯和肝外转移。

CNLC Ⅱa期：PS评分0～2分，肝功能Child-Pugh A/B级，2～3个肿瘤、单个肿瘤最大径＞3cm，无血管侵犯和肝外转移。

CNLC Ⅱb期：PS评分0～2分，肝功能Child-Pugh A/B级，肿瘤数目≥4个，不论肿瘤大小，无血管侵犯和肝外转移。

CNLC Ⅲa期：PS评分0～2分，肝功能Child-Pugh A/B级，不论肿瘤情况，有血管侵犯而无肝外转移。

CNLC Ⅲb期：PS评分0～2分，肝功能Child-Pugh A/B级，不论肿瘤情况及血管侵犯，有肝外转移。

CNLC Ⅳ期：PS评分3～4分或肝功能Child-Pugh C级，不论肿瘤情况或血管侵犯及肝外转移。

四、肝癌的治疗方法及疗效

以肝切除术为代表的外科治疗仍是原发性肝癌的首选治疗方法之一，但肝癌的发病十分隐匿，临床上仅有不到20%的患者首诊时可获得手术治疗的机会，同时患者手术以后肝癌复发率很高，患者肿瘤复发后的再次手术也相对较为困难。因此，目前对不能手术切除的肝癌患者十分强调综合治疗，其目的是改善患者的生活质量，延长患者生存时间或使瘤缩后获得再次手术治疗的机会。

肝癌的治疗方法主要包括手术切除治疗、介入治疗（影像引导下血管与经皮消融治疗等）、放射治疗、系统治疗（靶向免疫治疗）等。

（一）手术切除治疗

自1891年Lucke首次成功切除肝恶性肿瘤以来，目前外科手术仍为肝癌治疗的首选方法，早期切除是提高生存率的关键，肿瘤越小，5年生存率越高。

随着肝局部切除、肝段切除及规则性肝叶切除多种术式的应用，肋缘下切口的设计、悬吊拉钩的常规应用及肝血流阻断法的推广，肝脏手术不再成为禁区。肝癌外科治疗已为人们所公认，5年和10年生存率分别可达45.2%及34.1%。

1. 肝癌手术切除适应证 凡临床上诊断的原发性肝癌，符合以下条件者均应积极争取手术探查或治疗。①患者全身情况好，心、肺、肾功能无严重损害，能耐受手术，无明显黄疸、腹水、下肢水肿或肝外转移瘤。②肝功能代偿良好，血清总蛋白＞60g/L，白蛋白≥35g/L，凝血酶原时间经纠正后大致接近正常水平。③病变局限于肝叶或半肝，未侵犯肝门及下腔静脉者。

2. 肝癌手术的禁忌证 ①严重肝硬化或肝萎缩；②严重肝功能异常；③肝细胞性黄疸；④腹水；⑤肿瘤过大，术后残留肝较少；⑥肿瘤广泛播散或散在多结节；⑦门静脉主干癌栓；⑧远处多发转移；⑨伴有其他重要器官如心、肺、肾等严重疾病。

（二）介入治疗

1. 经肝动脉化疗栓塞（TACE） 目前其被公认为是肝癌非手术治疗最常用方法之一，对于肿瘤较大、散在分布、靠近大血管区、合并肝硬化而无法切除者，均可考虑采用肝动脉化疗栓塞。TACE覆盖广泛，首选用于Ⅱb期及Ⅲa期，以及不能手术的Ⅰb期和Ⅱa期，但应强调综合的TACE治疗，即根据分期采取局部联合局部或局部联合全身的治疗方式。

（1）TACE的基本原则：①严格掌握治疗适应证；②在数字减影血管造影机引导下选择性插管至肿瘤供血动脉内治疗；③对患者术前肝功能进行充分评估以决定耐受药量；④治疗方案需同时考虑规范化和个体化；⑤如果经过3～4次TACE治疗后，肿瘤仍继续进展，则应考虑更换或联合其他治疗方法，如系统治疗、局部消融或放疗等。

（2）TACE的适应证：根据最新版我国原发性肝癌诊疗规范，推荐以下情况适用于TACE治疗。①CNLCⅡb期、Ⅲa期和部分Ⅲb期肝癌患者，肝功能Child-Pugh A/B级，PS评分0～2分；②潜在可切除，但由于肝硬化、高龄等原因不能或不愿接受手术治疗的CNLCⅠb期、Ⅱa期肝癌患者；③肝动脉-门静脉分流造成门静脉高压出血难以手术切除的肝癌患者；④肝癌切除术后，DSA可早期发现的残癌或复发灶。

（3）TACE的禁忌证：①肝功能严重障碍（肝功能Child-Pugh C级），出现黄疸、肝性脑病、难治性腹水或肝肾综合征等；②难以纠正的凝血功能障碍；③门静脉主干癌栓形成，且侧支血管少；④合并活动性肝炎或严重感染且不能同时治疗者；⑤肿瘤远处广泛转移，估计生存时间＜3个月者；⑥恶病质或多器官衰竭者；⑦肿瘤占全肝体积比例≥70%；⑧外周血白细胞计数＜3.0×10⁹/L，血小板计数＜50×10⁹/L；⑨肾功能障碍：血肌酐＞2mg/dl或血肌酐清除率＜30ml/min。

（4）规范化的TACE治疗：目前TACE治疗的门槛较低，有很多未经专业培训的肿瘤内科、肿瘤外科医生都在开展肝癌TACE治疗，治疗效果良莠不齐。规范的TACE治疗是取得疗效的基本条件，其包括以下方面：①良好的肝动脉DSA，图像采集应包括动脉期、实质期及静脉期。②手术过程中应尽可能找齐所有的肿瘤供血血管，特别注意寻找变异的肝动脉或侧支供血（如右膈下动脉、肠系膜上动脉、胃左动脉、肾上腺动脉、胸廓内动脉、肋间动脉等）。③微导管应超选择性插管到肿瘤的供血动脉分支再进行化疗栓塞。④TACE常用的化疗药物包括肿瘤化疗药物，常用蒽环类、铂类、丝裂霉素、氟尿嘧啶类等细胞毒性药物。⑤TACE常用的栓塞剂包括碘化油、明胶海绵颗粒、载药微球、空白微球、PVA颗粒、弹簧圈等。⑥栓塞程度与肿瘤局部复发关系密切，碘化油栓塞终点以肿瘤区碘化油沉积是否浓密、瘤周是否出现门静脉小分支影为界限，其中肿瘤周围门静脉小分支明显显影，复发率最低，栓塞效果最好。碘化油栓塞后加用微球类颗粒性栓塞剂。栓塞时应尽量栓塞肿瘤的所有供养血管，以尽量使肿瘤去血管化，门静脉分支显影是完全栓塞的标志和终点。

（5）TACE常见的不良反应和并发症：TACE治疗的最常见不良反应是栓塞后综合征，主要表现为发热、疼痛、恶心、呕吐等。发生的主要原因是肝动脉被栓塞后引起局部组织缺血、坏死，或与化疗药物使用有关。此外，还有穿刺部位出血、外周血白细胞计数降低、一过性肝功能异常、肾功能损害及排尿困难等其他常见不良反应。介入治疗术后的不良反应会持续5～7天，经对症治疗后大多数患者可以完全恢复。

尽管肝癌TACE治疗疗效显著且安全性高，但也可导致肝功能异常和肝肾综合征、异位栓塞，甚至肝脓肿。另外，由于肝癌的解剖病理特点，该方法难以实现对肿瘤的完全灭活。

2. 经肝动脉灌注化疗（HAIC） 在DSA引导下经股动脉插管至肝动脉并保留导管将化疗药物长时间持续注入肿瘤供血动脉的一种区域性局部化疗方法，是介入治疗的一种方式。HAIC已被写入我国《原发性肝癌诊疗指南（2022年版）》中。适应证主要是晚期巨块型肝癌（大于10cm），合并有门静脉癌栓、动静脉瘘等情况及血供不丰富的肝转移瘤，行肝动脉化疗栓塞（TACE）治疗效果差、风险高的患者，为了更好地控制肿瘤可以进行HAIC治疗。

HAIC与TACE的区别在于，两者均属介入治疗，但治疗方式不同。差异如下：①HAIC是直接插管到肿瘤的供血血管，保留导管，通过导管向肿瘤持续灌注化疗药物杀灭肿瘤；而TACE是通过导管向肿瘤注射栓塞剂和少量化疗药，通过栓塞肿瘤血管"饿死"肿瘤及缓慢释放化疗药杀灭肿瘤。②两者都用了化疗药物，但TACE中的化疗药物使用的剂量相对较少。HAIC的化疗药物剂量大得多，尤其是氟尿嘧啶，剂量是TACE的3倍多。③HAIC后需要保留动脉导管，然后经过导管进行持续48h左右的缓慢灌注，而TACE后即刻拔导管，不需要保留动脉导管。④TACE的疗程为1～2个月，而HAIC采用3周疗程方案，最大限度地发挥化疗作用。

HAIC相对于TACE具有的优势：①患者不良反应发生率低，适应证更广。HAIC不用任何栓塞剂，可以避免发热、腹胀腹痛、恶心呕吐等栓塞综合征及异位栓塞等不良反应，具有更好的安全性；②对后续手术操作影响小，可重复操作。

3. 经皮消融治疗 是近年来在肝癌治疗中使用较多的一类治疗方式，详见本章第3节。

（三）放射治疗

放射治疗分为外放射治疗和内放射治疗，外放射治疗是利用放疗设备产生的射线从体外对肿瘤照射；内放射治疗是利用放射性核素，通过针道植入肿瘤内。

1. 外放射治疗

（1）适应证：①CNLC Ⅰa期、部分Ⅰb期肝癌患者，如无手术切除或局部消融治疗适应证或不愿接受有创治疗，也可考虑采用肝癌立体定向放疗（stereotactic body radiation therapy，SBRT）作

为替代治疗手段；②CNLC Ⅱa期、Ⅱb期、Ⅲa期肝癌患者，有证据表明TACE联合外放疗可改善局部控制率，延长生存时间，较单用TACE、索拉非尼或TACE联合索拉非尼治疗的疗效好；③CNLC Ⅲb期肝癌患者部分寡转移灶者，可行SBRT延长生存时间，外放疗也可减轻淋巴结、肺、骨、脑或肾上腺转移所致疼痛、梗阻或出血等症状；④一部分无法手术切除的肝癌患者肿瘤放疗后缩小或降期，可转化为手术切除；⑤外放疗也可用于肝癌患者等待肝移植术前的桥接治疗，肝癌手术切缘距肿瘤≤1cm的窄切缘患者术后辅助放疗。

（2）禁忌证：肝内病灶弥散分布的肝癌患者或CNLC Ⅳ期患者，不建议行外放疗。

2. 内放射治疗 是局部治疗肝癌的一种方法，包括^{90}Y微球疗法、^{125}I粒子植入等。^{125}I粒子植入技术包括组织间植入、门静脉植入、下腔静脉植入和胆道内植入，分别治疗肝内病灶、门静脉癌栓、下腔静脉癌栓和胆管内癌或癌栓。

（四）系统治疗

对于晚期肝癌患者，有效的系统治疗可以减轻肿瘤负荷，改善肿瘤相关症状，提高生活质量，延长生存时间。

1. 系统治疗适应证 ①合并有血管侵犯或肝外转移的CNLC Ⅲa期、Ⅲb期肝癌患者；②虽为局部病变，但不适合手术切除或TACE的CNLC Ⅱb期肝癌患者；③合并门静脉主干或下腔静脉癌栓者；④多次TACE后肝血管阻塞和（或）TACE治疗后进展的患者。

2. 相对禁忌证 ①ECOG PS评分＞2分，肝功能Child-Pugh评分＞7分者；②中重度骨髓抑制；③肝、肾功能明显异常者；④合并感染、发热、活动性出血或肝性脑病。

对于肝功能Child-Pugh A级或较好的B级（≤7分）患者，一线治疗推荐阿替利珠单抗联合贝伐珠单抗、信迪利单抗联合贝伐珠单抗类似物、多纳非尼、仑伐替尼、索拉非尼、奥沙利铂为主的系统化疗，也可以考虑其他免疫检查点抑制剂联合抗血管生成药物，如卡瑞利珠单抗联合阿帕替尼。二线治疗推荐瑞戈非尼、阿帕替尼、卡瑞利珠单抗、替雷利珠单抗。对于肝功能Child-

Pugh B级（＞7分）患者，推荐给予支持治疗和姑息治疗。

第三节 肝癌的消融治疗

随着20世纪70年代影像技术（如超声、CT、MRI等）的问世，微创原位灭活新技术得以发展，并迅速在临床得到推广应用。初始主要是采用化学消融方法，如无水乙醇、醋酸等局部注射，以达到小肝癌能凝固坏死的效果，但其可控性差，须反复多次治疗，对于较大肿块，更难以达到完全灭活肿瘤的目的。20世纪90年代，随着射频、微波、激光及高强度聚焦超声等现代热疗技术的迅速发展，为局部适形热消融在临床的应用提供了必要的技术方法，是肿瘤微创治疗的重大进展。大量文献报道表明对直径小于3cm的肝癌和肝转移瘤的治疗，其疗效相当于甚至优于手术治疗。尽管在20世纪90年代后各种热消融设备的治疗原理不尽相同，但其都是以对肿瘤局部实行加热进行原位灭活为基础的治疗手段，因此其治疗适应证、禁忌证及治疗步骤大同小异。根据肿瘤消融规范化术语，肿瘤消融的常用方式分为能量消融和非能量消融，见图22-3-1。

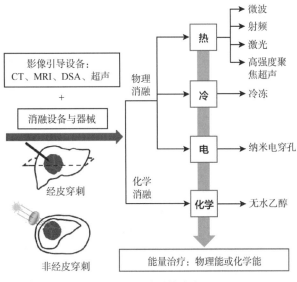

图22-3-1 消融技术类型

非能量消融即化学消融，通过向肿瘤内注射无水乙醇等化学性蛋白凝固制剂，依靠液体的弥散作用灭活肝癌组织，最常用的三种注射剂是无水乙醇、醋酸和稀盐酸。能量消融指各种通过物理能量灭活肿瘤组织的消融方式，包括热能消融，即射频消融（RFA）、微波消融（MWA）、冷冻消融（Cryo-A）、激光消融（Laser）和高强度聚焦超声消融（HIFU），以及非热能消融，即不可逆电穿孔消融（IRE）。相关技术类型及其原理见图22-3-2。

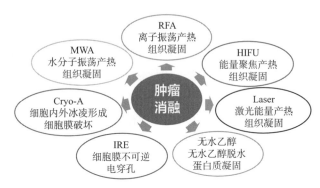

图22-3-2 不同消融技术类型及其原理

射频消融和微波消融的机制是利用电流或热辐射使组织内粒子急剧振荡，产生高温而灭活肿瘤。这两种消融模式可通过改进电极、多针联用等方式有效扩大组织消融范围，并通过动物实验及临床试验验证其安全性，从而使其用于大肝癌消融的临床实践。目前常用的单针射频电极或微波天线对组织的最大消融范围在3～4cm，3～5cm时完全消融率只有71%，超过5cm时完全消融率仅有25%。随着肿瘤直径越大，消融灭活率越低、肿瘤复发率越高、生存期越短。采用能使肿瘤组织完全毁损灭活的局部热消融治疗对提高肝癌的完全消融率、灭活率，减少肿瘤复发率，延长患者的生存期有着极其重要的临床价值和社会意义。

射频消融产热-传热过程模拟与微波消融产热机制见图22-3-3、图22-3-4。

肝癌的射频消融与微波消融的对比：对射频消融和微波消融产热机制、传热方式、回流电路等方面进行了对比（表22-3-1），可以看出微波在扩大组织消融范围方面具有更多优势：①微波为一种内源性、均匀性热辐射，较射频消融产生更大的消融范围；②微波不需回路电流，多源微波同时应用不会出现相互干扰现象，通过消融协同作用，可产生更大范围消融灶；③微波消融较少受热沉效应影响，可更均匀彻底地灭活肿瘤。

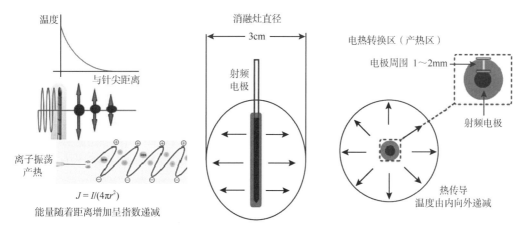

图 22-3-3　射频消融产热 - 传热过程模拟

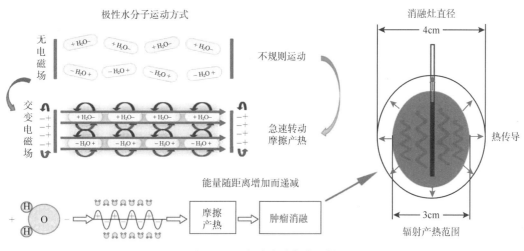

图 22-3-4　微波消融产热机制

表 22-3-1　射频消融与微波消融特点的比较

对比项	射频消融	微波消融
产热机制	离子振荡	水分子振荡
传热方式	被动、非均匀性热传导	内源性、均匀性热辐射
能量发射位点	电极前端裸露端	微波发射端
回流电路	需要	不需要
热沉影响	大	小
单针消融最大短径	2～3cm	3～4cm
最新一代设备	转换器控制的三电极射频消融仪	列阵式4～6源微波发射器

影像引导肿瘤冷冻消融具有创伤小、安全性高、疗效好等优点，治疗过程中患者无疼痛、耐受性好及消融边界清晰，因此其在肿瘤局部治疗中被广泛应用。冷冻消融的作用机制为冷冻对靶组织的物理性杀伤灭活，引起微血管收缩、血栓形成导致微血管栓塞、肿瘤细胞破裂及诱导特异性与非特异性的抗肿瘤免疫反应。国际上常用的微创低温冷冻治疗设备是由美国和以色列生产研制的氩氦刀，采用冷冻探针，利用氩气快速制冷，使探针温度下降至 -140℃，然后使用氦气复温至 20～40℃，使肿瘤在快速冷冻和复温过程中被"冻死"后崩解（图22-3-5）。目前我国常用的冷冻消融技术除了氩氦刀外，还有我国自主研发的复合液氮 - 酒精冷热消融装备"康博刀"，建立深低温冷冻和高强度加热复合式治疗模式，治疗系统最低冷冻温度可达 -196℃，最高复温温度可达80℃，从而获得更大的消融范围，治疗安全性也更高。

除以上各种消融模式外，化学消融、激光消融、高强度聚焦超声消融，以及不可逆电穿孔消融因组织消融范围小，适用于体积小或危险部位的肿瘤。

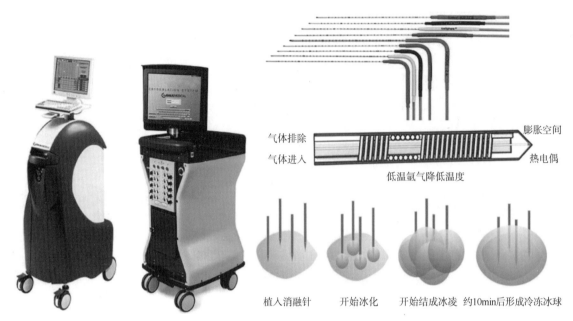

图 22-3-5 冷冻消融的作用机制

氩气制冷，针尖温度降至-140℃；细胞内外迅速结成冰凌；氦气制热，使温度升至20～40℃；复温时温差使细胞破裂。冷冻消融可以通过多针排列组合形成多源冷冻冰球，扩大组织消融范围

一、经皮射频消融治疗肝癌

射频消融治疗肝癌于20世纪90年代初期首先在欧美等国家开展，近年来已在我国迅速普及并取得了较好的疗效。在CT、MRI、超声等影像设备引导下，准确地把消融电极穿刺入肿瘤，对小肝癌不仅能达到与手术切除相同的灭活效果，还能为临床中晚期肝癌、手术难以切除的肝癌及手术切除后复发患者，以及肝转移瘤患者提供有效的微创治疗手段。射频消融治疗肝癌的有效性已在很多文献报道中得到肯定，普遍认为直径＜3cm的小肝癌可一次治愈。Livraghi等对112个直径＜3cm的原发性肝癌进行治疗，4个月后行增强CT复查，显示射频消融的52个病灶中完全坏死率达90%，而采用无水乙醇注射的60个病灶中完全坏死率为80%。我国许多学者应用射频消融治疗原发性肝癌和肝转移瘤时也取得了较满意的临床疗效。

（一）适应证和禁忌证

射频消融治疗有较广泛的适应证，目前已广泛应用于原发性和转移性肝癌的治疗，根据肝癌患者肿瘤局部和全身状况，射频消融可分为根治性治疗和姑息性治疗。

1. 根治性治疗适应证 ①单发病灶直径＜5cm或3～4个多发病灶最大直径均≤3cm，无肝外转移灶；②患者4周内未接受化疗或放疗；③肝功能Child-Pugh A级或B级，预期存活时间＞3个月；④血清总胆红素＜51.3μmmol/L（3.0mg/dl）、白蛋白含量＞35g/L、凝血酶原时间不超过正常对照的50%；⑤血小板计数＞50×10⁹/L；⑥无腹水或有少量腹水。

根据外科手术治疗标准，局部根治性切除手术必须完整切除肿瘤并包括至少0.5～1cm的癌旁组织以避免肿瘤残留。因此，一个直径为3cm的肿瘤需要灭活5cm才能达到局部根治的要求。

2. 姑息性治疗适应证 临床上很多患者因肿瘤很大或肿瘤多发（如2个以上的肿瘤直径均超过5cm）失去了手术机会，但这类患者常伴有癌性疼痛等一系列症状，对化疗又不敏感。对于这类病例，射频消融仍可作为姑息治疗的一种选择，通过减小瘤体积改善患者症状，提高其生活质量。

3. 禁忌证 ①巨大肝癌或弥漫性肝癌；②严重的心、脑、肝、肾功能不全；③凝血功能障碍，有严重出血倾向者；④感染处于活动期者；⑤肝功能为Child-Pugh C级，已有明显黄疸、肝性脑病及顽固性腹水患者；⑥经常性发热及恶病质者；⑦安装有心脏起搏器者；⑧伴妊娠的患者。

（二）治疗仪器、术前准备及操作步骤

1. 治疗仪器　射频消融设备包括射频发生器、射频电极和电极板，射频发生器产生特定频率的射频电磁波，由射频电极传入组织内，与贴在患者皮肤的电极板一起构成闭合循环通路。射频消融技术是将射频电极插入肿瘤组织中，射频电流通过时，靶组织中正负离子在射频电场中高速振动而摩擦升温，高温使电极针周围局部组织发生变性及消融坏死。目前用于临床的射频消融设备的技术包括：①多根电极针组合，如钩状电极针和双极电极针，其特点是可以得到较大的消融范围；②灌注电极，电极尖端有微孔，可以通过这些小孔在术前或术中向瘤体内灌注生理盐水，生理盐水不断地进入电极的作用部位，一方面有效降低电极的表面温度，降低组织的炭化和气化，增强射频传输，另一方面，盐水进入组织后可显著降低组织的电阻抗，有利于消融范围的扩大；③带内冷循环的射频电极能延缓组织炭化、扩大消融范围；④采用科学设计布放电极针的方法及自动温控或阻抗调控技术实现了对较大肿瘤的一次治疗即完成完全消融。

2. 术前准备　治疗前患者检查血常规、肝功能、凝血酶原时间和活动度，查心电图，拍胸部X线片。患者在治疗当日禁食禁水，治疗前须建立静脉通路，一般在静脉麻醉下进行，这需要麻醉科医师的密切配合，部分小肿瘤也可在局部麻醉下进行。

3. 操作步骤　将皮肤电极板贴于患者背部或双侧大腿表面，保持贴处皮肤干燥。在射频消融肿瘤之前，必须制订消融治疗方案。治疗目标是灭活整个肿瘤及肿瘤周边5～10mm的安全范围。通常可通过一次治疗来原位灭活单个或数个大小不同的肝内病灶。多次射频消融治疗时，周密设计治疗方案和进针顺序是十分重要的。原则上，对于单一肿瘤，治疗应先从肿瘤的远端深部开始，然后治疗近端表浅区域；同样，对于多个肿瘤的治疗，应先治疗深部肿瘤，再治疗表浅肿瘤。对于血运丰富的肿瘤，其治疗策略是先灭活肿瘤血运丰富的部分，使接下来剩余病灶的灭活更容易。医生应对肿瘤的空间分布有充分的立体认识和定位。

（三）大肝癌射频消融模式

1. 盐酸增强射频消融（图22-3-6）　灌注型射频消融可以通过电极尖端灌注孔向消融电极周边按不同速度注入不同液体，改变消融电极周围组织的电导性，从而控制消融范围，常规使用的灌注液包括生理盐水、无水乙醇等。盐酸增强射频消融（hydrochloric-acid infused radiofrequency ablation，HCl-RFA）是一种采用灌注型射频消融电极将10%盐酸替代生理盐水作为灌注液来扩大消融范围的技术。2009年黄金华等发明了该技术，同时对盐酸增强射频消融的有效性、安全性、最佳消融条件和扩大消融范围机制等进行了深入的探索。在30W、15min的消融条件下，盐酸增强射频消融的消融范围短径由原来的3.2cm扩大到5.5cm；在30W、30min的消融条件下，消融范围短径可继续扩大到7cm（图22-3-7，彩图29），表明稀盐酸电导率高，将稀盐酸作为灌注液具有显著的射频消融增强效果。

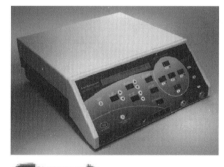
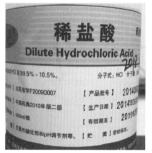
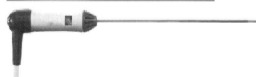

图22-3-6　盐酸增强射频消融
采用RITA UniBlate单针灌注电极，将稀盐酸同步灌注，灌注速度0.2ml/min

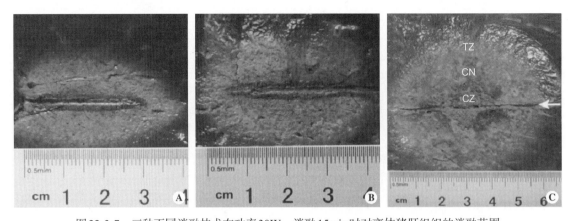

图22-3-7　三种不同消融技术在功率30W、消融15min时对离体猪肝组织的消融范围

A. 单针无液体灌注射频消融，大小约2.7cm×3.8cm；B. 浓盐水（38.5% NaCl）灌注射频消融，大小约3.2cm×4.1cm；C.10% 盐酸灌注射频消融，大小约5.5cm×5.8cm。TZ. 过度区域；CN. 凝固区域；CZ. 炭化区域

盐酸最佳灌注浓度和安全性研究表明，盐酸浓度为5%、10%、15%和20%时，HCl-RFA用于活体兔肝消融均是安全的。离体猪肝实验证明10%盐酸用于HCl-RFA可以获得较5%、15%、20% HCl-RFA更大的消融范围，提示10% 盐酸可能是最合适用于HCl-RFA的盐酸浓度。HCl-RFA消融功率实验表明，在80W、100W、120W设定功率时，设定功率为100W时可在100W的满功率状态中对组织消融，消融范围最大。

HCl-RFA扩大组织消融范围机制的研究采用红外热成像技术测定消融灶中心层面温度场，观察单针RFA、生理盐水-RFA及HCl-RFA三种消融灶中心60℃区范围大小。结果表明，相比单针RFA和生理盐水-RFA，HCl-RFA消融灶中心60℃区范围更大，即可以在消融灶中心形成更大的产热热场。由此探讨HCl-RFA扩大组织消融范围的可能机制如下：①稀盐酸溶液显著增加局部组织的导电性；②稀盐酸溶液可在射频电极裸露端周围组织中弥散形成"液态球体电极"，显著增加射频电极的电热转换面积；③稀盐酸溶液能延缓消融电极周围组织的炭化，延长有效消融时间，增加射频能量在组织内的沉积（图22-3-8，彩图30）。

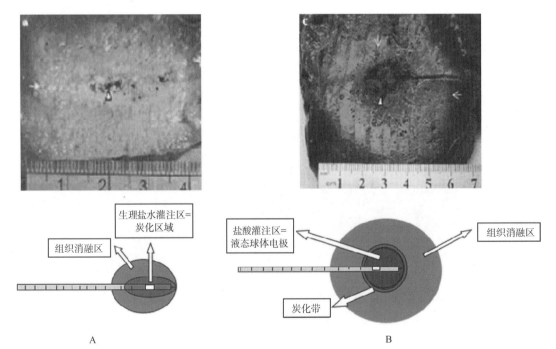

图22-3-8　HCl-RFA扩大组织消融范围的机制：液态球体电极形成

A. 生理盐水灌注射频消融（生理盐水-RFA）；B. 盐酸灌注射频消融（HCl-RFA）

临床应用方面，在机构临床伦理委员会批准下，采用HCl-RFA技术对68例中、大肝癌患者实施了消融治疗，证明了其安全性和有效性。

病例1：盐酸增强射频消融治疗尾状叶大肝癌。患者，女性，60岁。肝尾状叶肿瘤，大小约5.7cm×6.3cm；AFP 0.7ng/ml，穿刺活检病理证实为肝细胞肝癌，其治疗见图22-3-9～图22-3-16。

尽管HCl-RFA能产生较以往射频技术更大的组织消融范围，但由于射频消融产热效率较低、消融耗时长，以及大肝癌多数呈多结节起源融合生长，肿瘤内有许多纤维分隔，纤维分隔导致消融热量传导受阻，易造成分隔外的肿瘤结节不能被消融灭活，以及易造成消融漏空、肿瘤残留复发。多针电极消融的新技术、新方法既能减少单针电极反复消融的布针次数、缩短消融时间，还有助于同时损毁被纤维组织分隔开的肝癌结节，提高消融治疗效果。

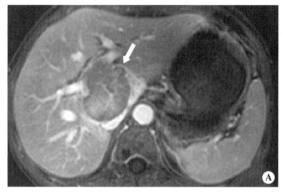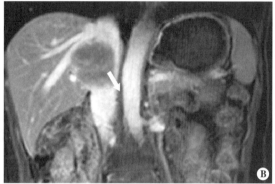

图22-3-9 肿块被下腔静脉、门静脉、肝内胆管包绕，毗邻主动脉、十二指肠

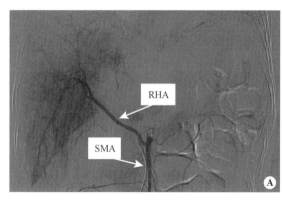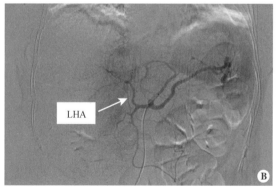

图22-3-10 肝动脉栓塞化疗（2013年8月19日）

SMA.肠系膜上动脉；RHA.肝右动脉；LHA.肝左动脉

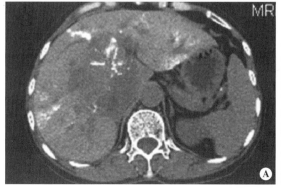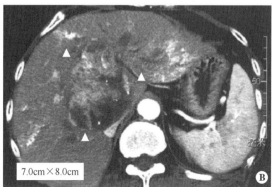

图22-3-11 TACE治疗1个月后，肿瘤内碘化油沉积少，见少量坏死区，肿瘤继续增大，达7.0cm×8.0cm

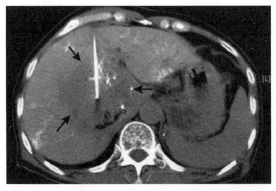

图 22-3-12　使用单针电极消融

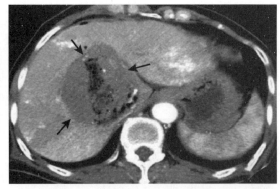

图 22-3-13　术后即刻示肿瘤消融毁损，范围达 7.2cm×8.2cm

消融后

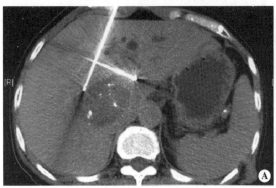

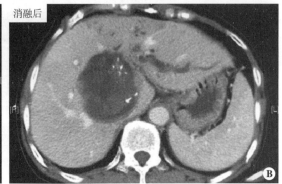

图 22-3-14　cool-tip 双针电极消融（2013 年 12 月 11 日）

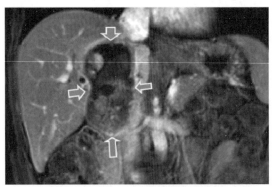

图 22-3-15　MRI 显示坏死范围为 6.5cm×11.6cm（2014 年 1 月）

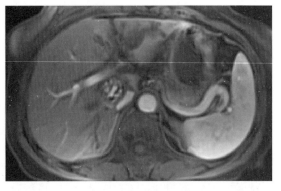

图 22-3-16　肿瘤完全灭活缩小，周围结构无损伤，初诊后随访 5 年余（2018 年 7 月）

2. 转换器介导多电极射频消融　扩大射频消融组织范围的技术除改进电极外，还可改进射频发射端，即转换器介导的多电极射频消融（图 22-3-17）。这种消融方式可以使射频能量在最多三根冷循环射频电极之间快速转换，使每支电极由以往连续工作 12min 的方式转换为每 30s 转换 1 次或根据组织阻抗升高而轮流工作的方式，减缓组织炭化，扩大组织消融范围，可以针对一个较大病灶一次性消融，也可以针对 2～3 个小病灶同时消融。黄金华团队的研究结果表明，转换控制器介导的三电极射频 16min 可产生接近 6cm 消融灶，消融 24min 可产生直径 6.5cm 消融灶

（图 22-3-18，彩图 31）。此后电极周围组织发生炭化，继续延长消融时间并不能进一步扩大组织消融范围。黄金华教授团队还采用转换器介导下的三电极射频技术消融治疗大肝癌 20 例，31 个病灶平均大小约 10cm，16 个病灶单次消融后肿瘤呈完全坏死。然而，由于转换器介导下的三电极射频一次布针消融难以达到 7cm，对于 7～10cm 甚至更大的肝癌患者，仍然存在肿瘤灭活率低、残留复发的问题。

病例 2：患者，男性，75 岁。因右上腹隐痛检查发现肝占位，确诊为肝右叶大肝癌，采用转换器介导多电极射频消融治疗（图 22-3-19，彩图 32）。

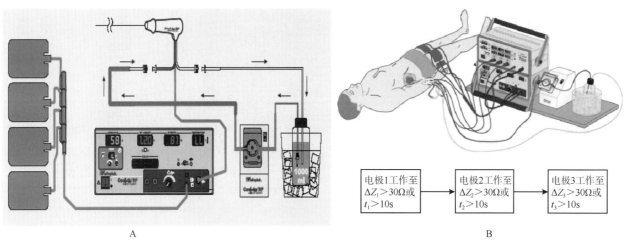

图 22-3-17 转换器介导多电极射频消融装置
A. 设备装置示意图；B. 治疗示意图

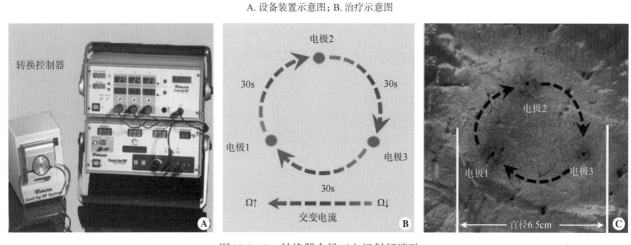

图 22-3-18 转换器介导三电极射频消融
电流每30s转换一次电极通路，每支电极轮流工作，24min产生直径6.5cm消融灶

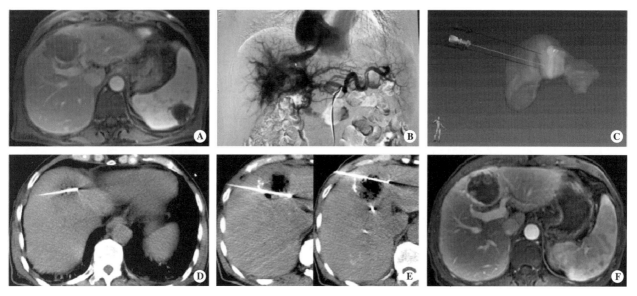

图 22-3-19 转换器介导多电极射频消融治疗

A. 增强MRI显示肝右叶肝癌，大小约7.0cm×7.6cm；B. 肝动脉造影显示巨大肝动-静脉瘘，未进行栓塞治疗，改行消融治疗；C. 转换器介导三电极射频消融治疗大肝癌规划的三维图像，显示肿瘤及其邻近组织的重建，用于消融的可视化和精确热场设计，包括肝脏（粉色），大肝癌（红色）射频电极（红色和黄色针头），以及多电极（绿色针头）射频消融的消融区域；D、E. 使用160W设置功率持续24min进行三电极射频消融；F. 联合治疗后1个月的增强MRI显示肿瘤完全坏死

（四）疗效判断的方法

评价方法与微波消融治疗基本相同。

（五）并发症

总体来讲，射频消融治疗是安全的。大部分射频消融治疗在局部麻醉下进行，部分患者诉穿刺部位疼痛，尤以当病灶靠近包膜时更显著，可用镇静剂、镇痛剂缓解。术后有1/3的患者可出现低热（通常＜38.5℃），持续数天，需口服消炎、镇痛药物对症处理，一般不需要使用预防性抗生素。术后1～7天，转氨酶轻度或中度升高，一般4～7天后恢复正常。Rhim等将其称为射频消融后综合征，该综合征的发生率为87%，并认为其不是并发症，其还可包括无症状的胸腔积液，特别是病灶位于近膈顶的区域。

射频消融的并发症可以归纳为以下几种：①出血、肝内血肿及包膜下血肿，出血来自不完全凝固坏死的包膜下肿瘤、针道、撕裂的肝组织及肝内血肿，一般采取保守治疗，关键要在射频消融结束时灼烧针道。肝内或包膜下血肿可能由损伤大血管引起，这需要射频消融操作时尽量避开大血管。②散在的皮肤烧伤，常发生于皮肤与电极不充分的接触。有人主张用大的或更多的电极敷贴。③肝脓肿，90%的患者因为电极针刺入肠管，退针时污染针道引起。射频消融后如出现发热、白细胞计数升高、治疗区域有大量气体，则很可能出现了肝脓肿。最好给予头孢类抗生素和甲硝唑治疗，必要时引流。④腹膜炎，射频消融时严格执行无菌操作基本可以避免。⑤胆管损伤，包括外周胆管狭窄、中央胆管胆汁淤积（多发生于射频消融4个月后）及胆管漏等。⑥肺的并发症，主要有气胸和胸膜渗出。⑦血管并发症，有门静脉血栓形成、肝静脉血栓形成及肝动脉损伤。门静脉血栓形成多见，肿瘤压迫及电极针偶尔穿入是危险因素。这些并发症相对严重，能引起肝组织梗死甚至致命。⑧内脏损伤，如横膈、胆囊、结肠、腹壁、空肠、胃、肾脏烧伤及膈肌麻痹等。当肿瘤靠近这些组织、器官时要小心行射频消融，必要时可在腹腔镜下或开腹时进行。⑨心脏并发症，如心搏过缓、心室纤颤、心肌梗死及心脏起搏器功能障碍亦有报道。⑩针道种植转移，这与

肿瘤接近肝脏包膜和（或）穿透肿瘤有关，通过灼烧针道基本可以避免。

（六）射频消融治疗的局限性及展望

虽然射频消融治疗肝肿瘤已取得较好的临床效果，治疗范围小仍是限制射频消融应用的主要因素。据报道，瘤体直径＜2.5cm的完全坏死率可达90%；直径2.5～3.5cm的完全坏死率为70%～90%；直径3.5～5.0cm的完全坏死率为50%～70%；直径＞5.0cm的完全坏死率低于50%。因此，采用不同的方法增大射频消融的凝固性坏死区域仍值得深入研究。此外，消融的效果也与病灶的部位、血供状况等多种因素有关，而如何精确地调控热场，达到对肿瘤的适形治疗也是临床值得进一步研究的问题。同时必须认识到，现代肿瘤治疗模式倾向于综合治疗，射频消融与其他治疗方法如外科手术切除、动脉化疗栓塞、PEI等合理地结合运用，必定可以进一步提高肿瘤的治疗效果。

二、经皮微波消融治疗肝癌

微波消融（microwave ablation，MWA）早期作为一种辅助性治疗手段应用于癌症的临床治疗，被称为微波透热疗法，始于20世纪70年代，其杀灭肿瘤的机制是基于肿瘤细胞和正常组织细胞对温度的敏感性不同，利用温热杀伤肿瘤而保存正常组织。20世纪70年代末80年代初，微波技术以辅助外科手术的方式（微波刀）应用于临床，主要用于各种术中止血或为肿瘤切除设定安全的凝固边界。20世纪90年代，随着迅速发展的影像学技术及微波现代热疗技术的迅速发展，局部适形热消融在临床广泛应用。目前所用微波消融的原理是通过富含水分的组织对微波辐射吸收，加大能量输出，将局部温度提高到60℃及以上，而微波所形成的热场接近球形，在空间上能够完全覆盖肿瘤。

已有大量文献报道表明，用微波消融治疗肝癌和肝转移瘤的疗效相当于甚至优于手术治疗。中国人民解放军总医院自1994年5月至2006年12月使用超声引导下经皮微波消融治疗原发性肝癌患者872例，1046个结节，随访最短半年，最长

12年，其1年、2年、3年、4年、5年累积生存率分别为93.5%、82.6%、72.2%、63.2%和51.3%。在10余年对肿瘤直径≤5cm的肝癌微波治疗中，1年、2年、3年、4年、5年累积生存率分别为94.87%、88.81%、80.44%、74.97%和68.63%，严重并发症的发生率很低。多因素分析结果表明，肿瘤的大小、数目、Child-Pugh分级对患者生存率有显著性影响，而肿瘤有无复发对患者生存率的影响无显著意义。微波治疗对直径＜4cm的肝内

单发肿瘤且Child-Pugh A级的患者有较好的远期疗效。

已有研究表明，微波消融可以多源同步工作：三源微波消融活体猪肝，消融针间距2cm，50W、5min序贯和同步消融，同步消融内切径显著大于序贯消融内切径（3.3cm vs 2.6cm）。另有研究表明，在45W、10min条件下，三源微波消融离体牛肝，当微波天线的间距2cm时，消融灶最接近球形，直径约4.2cm。二者的差异见图22-3-20。

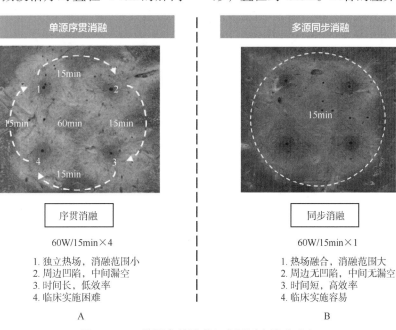

图22-3-20　单源序贯消融与多源同步消融对比

A. 单源序贯消融，耗时长，消融范围小，热场分布不规则；B. 多源同步消融，耗时短，消融范围大，热场分布基本呈球形

Simon等采用开腹下三源微波同步消融治疗肝癌及肝转移瘤共10例，肿瘤平均直径4.4cm，微波天线间距1.5～2cm，在45W、10min的条件下，平均消融范围达5.5cm，消融后手术切除病灶的病理检查确认所有病灶均彻底消融，无肿瘤残留。黄金华等在60W、15min条件下，每根消融针间距4cm进行三源微波同步消融离体牛肝实验，消融灶内切径达到6cm；同样条件下行四源微波、五源微波同步消融离体牛肝，消融灶内切径可分别达到7cm和9cm，为直径7cm以上大肝癌消融提供了非常有价值的实验依据。

临床应用方面，黄金华等在伦理委员会批准下，将多源微波同步消融应用于大肝癌的治疗，结果显示仅有少数患者胆红素在消融后一过性轻度升高，1周后恢复至正常水平，其他肝酶、肾功能指标均保持正常，且没有增加肝内胆管、血管

及胆囊、胃肠等周围脏器损伤的风险。

病例3： 患者，男性，61岁。肝右叶大肝癌，大小约6.1cm × 8.7cm，位于肝S6/7段，经肝动脉介入栓塞化疗，见图22-3-21（彩图33）。

（一）微波消融的适应证和禁忌证

1. 适应证 ①直径为5～15cm的单发肿瘤；②多发肿瘤，肿瘤数目≤3个，子灶最大直径≤3cm；③无血管、胆管癌栓或肝外转移；④Child-Pugh分级一般为A级或B级，无腹水或有少量腹水；⑤凝血功能：血小板计数＞50×10⁹/L，凝血酶原时间（PT）延长不超过正常上限3s；⑥因各种原因（肝硬化、多病灶、高龄、合并基础疾病等）不能耐受手术治疗患者；⑦手术后复发的肝癌，肝移植前控制肿瘤生长及移植后复发的肿瘤；⑧对邻近心脏、膈肌、胆囊、胃、肠管、肝内大

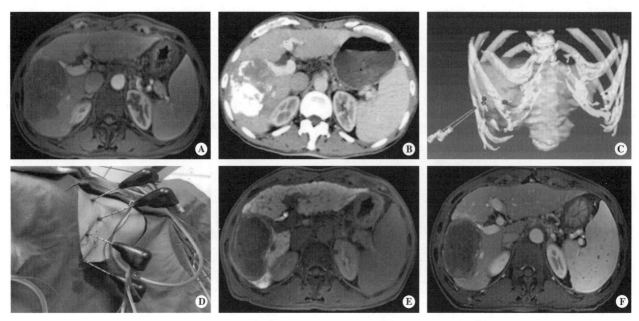

图 22-3-21　肝右叶大肝癌，大小约 6.1cm×8.7cm，位于肝 S6/7 段（A），经肝动脉介入栓塞化疗后，肿瘤内可见不均匀碘化油沉积（B），针对肝脏及肿瘤三维重建后规划多源微波消融布针方案（C），消融术中按照术前规划的布针方案在两个层面内进行穿刺布针（D），术后 1 个月的肝脏增强 MRI 扫描肝胆期（E）及门静脉期（F）显示肿瘤区未见明确强化，病灶完全消融

血管区域的肿瘤，可通过人工腹水技术辅助消融；⑨肝转移瘤无论单发或多发，需与全身化疗或内分泌治疗等联合；⑩肝脏良性肿瘤直径≥5cm，有恶变倾向、增长迅速或临床症状较明显，影响正常的工作和生活等，患者强烈要求治疗者。

2. 禁忌证　①肝功能 Child-Pugh 评分＞7分，明显的肝衰竭者；②严重的凝血功能障碍，血小板计数＜30×10⁹/L，凝血酶原时间＞30s，凝血酶原活动度＜40%，经输血、给予止血药等治疗仍无改善；③大量腹水，经保肝、利尿等治疗后肝前仍有较多腹水；④肝性脑病较重，神志恍惚者；⑤肿瘤体积过大，如超过肝脏体积的 2/3 或弥漫性肝癌；⑥有全身任何部位的急性或活动性的感染病变时，待感染控制后方可进行治疗；⑦动-静脉瘘或动-门静脉瘘经介入栓塞治疗后无改善者；⑧3个月内发生过食管胃底静脉曲张破裂出血且未进行硬化治疗者；⑨急性或严重的慢性肾衰竭、肺功能不全或心脏功能不全者。

（二）治疗仪器与术前准备及操作步骤

1. 微波治疗仪　微波频率为 2450MHz 或 915MHz、输出功率 20～100W 连续可调、发射方式可为脉冲和（或）连续波的分时双导或双源双导的用于微波消融的设备均可使用。微波天线外

径一般 1.4～1.8mm，发射方式可以是缝隙发射或尖端裸露发射。缝隙发射端一般位于距天线前端 10mm 左右，其前端可以做成针形直接穿刺而不用引导针引导，这样可简化操作程序。天线的冷却方式一般采用水循环冷却，针杆温度依水循环速度进行调控。

2. 术前准备　①治疗前患者行血常规、肝功能、凝血酶原时间和活动度、心电图及胸部 X 线检查。②患者在治疗当日禁食水，治疗前须建立静脉通路，一般在静脉麻醉下进行，这需要麻醉科医师的密切配合。部分部位合适的小肿瘤也可在局部麻醉下进行。

3. 操作步骤　常规消毒和铺巾，局部麻醉，切皮，在影像引导下将电极送入穿刺预定的肝肿瘤部位，根据肿瘤的大小设定功率与时间组合，功率 40～60W，消融时间一般为 5～10min。

（三）疗效判断的方法

治疗后行增强 CT 或 MRI 检查对判断肿瘤坏死和有无残癌有重要价值。

1. 症状和体征的改变　治疗后患者症状和体征改善，如体力恢复、食欲好转、体重增加是治疗显效的表现，往往与血液中 AFP 的下降、影像学上显示的肿瘤完全性坏死相对应。若治疗后全身情况较

差、随访中体重明显下降，应及时行血AFP和影像学检查，了解有无复发或转移情况。

2. 影像学检查

（1）CT检查：肝癌微波治疗后的即刻，若肿瘤发生完全性坏死，CT平扫表现为边界清楚、均质的低密度区，增强扫描无强化，而坏死区周边可见薄的环形强化。此时，病灶范围较治疗前增大，这是因为微波凝固的范围不仅要覆盖整个肿瘤，还应包括肿瘤周围5～10mm的正常肝组织。术后1个月，增强CT显示坏死区周边的环形强化逐渐减弱至消失，而中心坏死区仍为低密度，增强CT显示无强化，病灶较术后即刻缩小，此后病灶逐渐缩小，见图22-3-22。

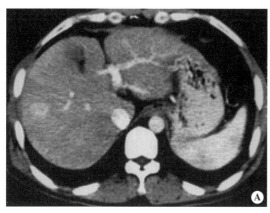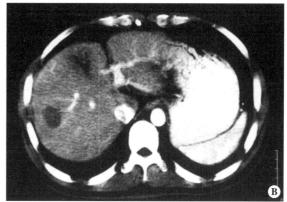

图22-3-22 肝癌微波消融后的CT检查改变
A. 增强CT示治疗前肝右叶结节强化；B. 治疗后结节无增强

（2）MRI检查：完全坏死的肿瘤经微波治疗后，其不同时期的T_2WI均显示低信号，周边呈高信号，且在随访期间无变化。T_1WI在肝癌微波治疗2周内坏死区呈不同低至高信号表现，而坏死区周边可见一低信号带，与T_2WI上坏死灶周边高信号环的部位几乎一致。术后6个月时，大多数病灶显示等-低信号，信号强度较术后2周时明显下降。增强MRI在T_1WI微波治疗后2周内，完全坏死的肿瘤内显示无增强，而周边可见早期薄的环形强化带；1个月后环形强化带逐渐减弱甚至消失。环形强化的病理基础与增强CT显示坏死灶周边环形强化的病理基础一致。而残存肿瘤则表现为不规则的结节影，T_2WI呈稍高信号，注射Gd-DTPA后，动脉期呈轻度至明显强化。

（3）超声检查：大量研究表明，超声造影对判断治疗后疗效有着重要意义，它具有实时、准确、操作简便地引导微波电极放置在残余肿瘤的部位和进行追踪随访的优势。治疗时在超声图像上会显现出治疗区以微波电极针道为中心的条状强回声，周边为较宽的低回声区，其外周环绕薄的更低回声带。中心的强回声为高温造成的组织炭化、气化及含有微孔的凝固区，周边较宽的低回声区与组织的均匀凝固性坏死区相对应，外周环绕薄的更低回声带则与充血带相对应。在治疗后1h，病灶周边的血流信号若存在但流速降低，可以继续观察，肿瘤内血流信号消失为肝癌在微波治疗后肿瘤完全灭活的必备条件。治疗后1～3天，若血流信号持续存在，且流速较治疗前增高，应继续治疗。治疗后1个月肿块开始逐渐缩小，呈不均质回声改变，部分周边可出现薄的低回声纤维包膜带。待微波消融治疗所产生的微气泡基本散去后行超声造影检查，可以对凝固的范围、肿瘤内有无残余血流做出及时诊断，以决定是否终止治疗，见图22-3-23（彩图34）。

3. 临床检验指标 血清肿瘤标志物检查：AFP是最常用的肝癌肿瘤标志物，40%～50%的肝癌患者AFP含量明显升高，微波消融治疗后1周内患者的AFP含量明显下降。少数术前癌胚抗原（CEA）升高的肝癌患者，术后CEA亦会显著下降。

4. 免疫功能检查 微波消融治疗肝癌在主病灶被原位灭活以后，患者外周血及肝脏治疗区局部免疫功能得到明显增强。肝癌病灶局部有不同程度的免疫细胞浸润，主要显示为CD45RO[+]、CD3[+]、CD56[+]、CD68[+]及CD8[+]细胞及少数的CD20[+]细胞

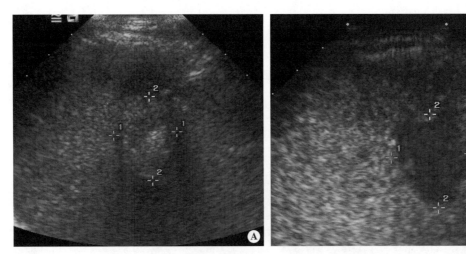

图 22-3-23 肝癌微波消融后的超声表现改变

A.微波消融后所显示的不均质回声结节；B.微波消融后超声造影检查可清楚显示消融区无声结节，周边可见低回声带造影剂灌注，表明局部完全坏死

增多，浸润程度个体差异较大，同一个体病灶局部免疫细胞浸润程度依次为肿瘤被膜下＞癌周肝组织＞肿瘤内组织。肝癌微波消融治疗后3天，病灶内免疫细胞浸润程度即较治疗前明显增加，细胞直径明显增大，尤其微波消融破坏的癌组织内明显，直径＞10μm的CD3$^+$和CD56$^+$细胞分别增加至44.9%和30.2%；直径＞18μm的CD68$^+$细胞增加至33.4%。肿瘤内浸润T淋巴细胞Fas-L阳性率也增至20.1%。这些参数在治疗后30天仍高于治疗前水平，表明肝癌微波消融治疗后患者的病灶局部细胞免疫功能增强。

（四）并发症及其处理

依并发症的严重程度，可分为一般并发症和严重并发症。

1. 一般并发症

（1）腹部疼痛：是患者最常见的症状，其发生率为60%～80%，发生于治疗中并可于治疗后持续数天。疼痛多为轻到中度，一般无须治疗，1周左右自行消失。10%～20%的患者须给予镇痛药物治疗。特别是当肿瘤靠近膈、肝包膜、胆囊及门静脉主要分支时，治疗后患者的疼痛较重。疼痛多发生于穿刺进针的部位，近膈面的肿瘤治疗后常引起右肩部疼痛。近胆囊区的肝肿瘤治疗后，部分患者可能出现胆囊炎的症状，表现为右上腹疼痛，局部压痛，一般无须治疗，2～3周可自愈。

（2）发热：发生率为50%～70%，发热的原因多为肿瘤坏死导致机体的吸收热，于治疗后1～3天出现，可持续3～10天，约15%的患者体温超过38.5℃。发热的程度常与肿瘤灭活的范围有关，大范围的灭活及肿瘤坏死可引起高热。一般发热不须处理，当患者体温超过38.5℃时，可给予物理降温。如患者体温持续3天超过38.5℃，应进行血培养，查明是否存在感染，同时给予抗生素治疗。

（3）恶心、呕吐：于麻醉后出现，多因治疗过程中给予镇痛药所致，对症处理后可很快缓解。

（4）肝功能异常：治疗后1～2天出现转氨酶升高，可达到治疗前的2～10倍，升高的程度与肝脏基础状态相关。原发性肝癌患者多合并有肝硬化，治疗后易出现转氨酶升高，部分患者还可出现轻度的胆红素、球蛋白及白细胞计数升高。因治疗所致的肝功能异常一般无须治疗，多于治疗后7～10天可降至治疗前水平；对少数肝功能差及合并腹水的患者可给予保肝、补充白蛋白及利尿治疗。

（5）胸腔积液：多数为反应性胸腔积液，因肿瘤靠近膈面，微波消融时对膈肌和胸膜的刺激所致；少数因损伤了膈肌或胸膜，可出现血性胸腔积液。无症状的胸腔积液无须治疗，于治疗后1～3个月自行吸收；若胸腔积液量大，患者出现呼吸困难，胸部X线片显示肺不张，应进行胸腔抽液引流。

（6）肝被膜下血肿或腹腔出血：发生率很低，可能与微波治疗时的高温有凝固止血的作用有关。

一般无须输血或手术止血，给予止血药或进行密切观察，一般于治疗后7～20天血肿可完全吸收。

（7）针道皮肤烫伤：多发生于肿瘤靠近肝表面的患者。治疗时没有或不正确地使用皮肤保护套管、微波电极没有充分地裸露（微波引导针后退的距离不够）及微波输出功率较高是导致针道皮肤烫伤的主要原因，其发生率为1.91%。

（8）合并感染和脓肿：发生率很低，但对糖尿病患者要引起重视，其发生率较一般人群要高。治疗前后控制糖尿病患者的血糖，预防性地应用抗生素也是必要的。脓肿一旦形成，须充分引流，清除坏死组织，可治愈。

2. 严重并发症

（1）胆瘘：较少见，有文献报道了367例肝癌中仅2例发生胆瘘。患者肿瘤均靠近肝门且直径＜5cm，胆瘘形成在治疗1～2个月后。其中1例经引流、清除坏死组织后逐渐愈合；另1例因肿瘤包绕肝门部胆管，治疗造成胆管损伤，为预防胆管狭窄，内镜下进行了胆道内引流。

（2）肠瘘：微波消融发生肠瘘可导致严重并发症，如处理不及时，可致感染性休克，甚至死亡。

（3）针道瘤细胞种植：活性肿瘤细胞被消融针带出瘤灶所致，发生率极低。

（五）微波消融治疗的局限性与展望

微波消融治疗肿瘤虽然取得了较好的临床疗效，但尚需深入研究以下问题：①改进微波治疗仪和微波天线，进一步扩大微波消融区的范围并增强适形调控能力。同时简化微波治疗仪的操作程序，实现数字化、自动化温控调节。②局部微波热消融治疗引起细胞免疫反应的机制和规律性尚需深入研究，以期提高治愈率和远期疗效。③肝癌治疗后的高复发率问题始终是影响其远期疗效的重要原因之一，探讨微波治疗后转移复发的规律，对于提高远期疗效是十分必要的。

影像引导下的微波消融为肝癌的治疗提供了一种新的微创的局部治疗方法，实现了对肿瘤进行原位整体灭活。该方法不仅可以经皮进行治疗，也可以在开腹术中进行治疗，不仅可以治疗肝癌，也可以治疗其他实体肿瘤，如肝血管瘤、肝不典型增生结节、肝局限性结节增生（FNH）等。

三、高强度聚焦超声治疗肝癌

高强度聚焦超声（HIFU）作为一种非侵入性治疗实体肿瘤的新技术。HIFU焦点部位可产生＞60℃的高温，导致肿瘤组织凝固性坏死。该技术对肿瘤的组织学类型无特殊要求，因此，近年来该技术主要用于原发性肝癌和肝转移瘤的治疗。

（一）HIFU治疗肝癌的适应证与禁忌证

1. 适应证　HIFU治疗肝癌的目的分为根治性治疗和姑息性治疗。根治性治疗主要用于由其他原因无法行手术切除的早期肝癌患者；姑息治疗用于无法根治性切除原发性肝癌和转移性肝癌患者，常和介入治疗配合，目的在于缓解患者症状，提高患者生活质量。由于HIFU治疗肝癌受肋骨、呼吸及右下肺组织的影响较大，能否采用HIFU治疗通常取决于肿瘤的部位、肿瘤大小及数目。对于肋缘下及肝左叶的肿瘤，由于超声通道良好，是HIFU治疗较好的适应证；对于肋缘上及靠近膈顶部的肿瘤，由于肋骨及肺下界对超声波的阻挡作用，不适合行HIFU治疗。

2. 禁忌证　①肝癌呈多发弥散性或占位超过总体积的50%；②肝顶部癌，由于超声通道难以建立，病灶显示不佳；③合并严重心、肝、肾、脑、肺等重要器官衰竭者，以免实施治疗时发生意外；④合并严重恶病质、全身衰竭，以及重度腹水难以坚持治疗者。

（二）HIFU治疗肝癌的步骤

1. 治疗前　需完善相关的实验室检查，进一步明确诊断，并判断是否适合采用HIFU治疗。

2. 治疗当日　是否需要禁食取决于肿瘤部位、是否采用麻醉等。HIFU治疗多根据肿瘤大小分多次完成，每次治疗时间在1～2h。

3. 治疗体位　治疗所采用的体位与HIFU治疗机型有关，早期的治疗超声波发生器由于均为开放式下置换能器，患者多采用俯卧位或右侧卧位，皮肤直接与治疗腔内的脱气水接触。目前流行的上置换能器则可使患者取仰卧位或左侧卧位，患者无须浸泡在水中，实现干式治疗。

4. 治疗过程中的定位及监测　目前均采用机载B超，HIFU治疗开始前先通过机载B超确定治疗区域，HIFU治疗过程中对靶点组织的超声回声变化进行监测，并作为HIFU量化判断指标之一，这种监测方法简单易行，但敏感性和特异性较差，只能作为一个定性判断指标。

（三）HIFU治疗肝癌的疗效判断

HIFU治疗肝癌的疗效判断可通过以下3个方面进行：①通过增强CT、增强MRI或超声造影来判断肿瘤的局部坏死情况，而对肿瘤的代谢活性则可通过PET/CT判断。由于肝癌的HIFU治疗通常和肝动脉栓塞化疗相结合，因此用增强CT判断疗效时容易受到碘化油的影响，但MRI及超声造影则不受碘化油影响。对于HIFU前存在AFP升高的原发性肝癌患者，也可通过AFP动态观察作为疗效判断的一项定性指标。②通过患者临床症状改善情况进行判断。③通过患者生存时间进行判断。从目前的文献报道表明，HIFU治疗肝癌主要集中于不能手术切除的原发性肝癌及转移性肝癌，治疗效果以缓解疼痛、改善患者生活质量为主，远期疗效尚缺乏充分的临床资料。

（四）HIFU治疗肝癌的注意事项及并发症处理

HIFU治疗肝癌的注意事项主要包括：①治疗膈顶部肿瘤时注意保护肺下界，避免肺组织损伤；②对肝门部肿瘤进行治疗时避免损伤胆管，必要时可预先放置胆总管支架；③对血供较丰富的肿瘤特别是原发性肝癌，HIFU治疗前最好行肝动脉栓塞治疗，两者结合具有协同效应；④对靠近肝下缘部位的肿瘤，HIFU治疗前注意清除胃肠道内容物，避免胃肠道损伤。

主要并发症包括皮肤、肌肉烧伤，肋骨损伤，肝癌破裂出血，胆管损伤，右肺损伤及胃肠道损伤等。上述注意事项是预防并发症发生的关键，发生并发症后要及时进行相应处理。

第四节　大肝癌的介入治疗

一、大肝癌介入治疗模式的思考与革新

目前大肝癌介入治疗的常用模式是TACE序贯消融，在临床实际工作中，我们发现这种治疗模式可能存在如下问题：①TACE治疗虽可取得一定疗效，但TACE单次碘化油用量一般限于30ml以内，过量使用碘化油会使肝癌细胞产生大量的坏死崩解，坏死物质的大量释放会产生大量的毒性物质，严重损害全身重要组织器官（心/肝/肾/脑等）功能，导致器官衰竭，甚至危及患者生命，因此需进行多次重复的TACE治疗；②大肝癌通常都需要多次TACE治疗，所用化疗药物剂量增多，增加患者累积毒副作用；③大肝癌通常伴有肝内动-静脉瘘或动-门静脉瘘，注入肿瘤组织内的碘化油/化疗药物混合乳剂难以在瘤体内滞留，不能起到栓塞化疗的作用；④目前普遍使用的单源重叠消融模式需要多次穿刺调整消融针位置，增加并发症发生概率，而且耗时长，增加治疗风险；⑤如果肿瘤不能在短期内得到有效控制，肿瘤会迅速增长，从而增加肝内播散和远处转移的概率。

为了提高大肝癌患者介入疗效、延长患者生存期，有必要在患者首次治疗时使肿瘤病灶最大限度被灭活，采用TAE同期联合多源同步消融是一种非常有效的方法。TAE同期联合多源同步消融去除化疗药物的使用，是一种纯物理模式的联合治疗，其具有以下优势：①TAE通过碘化油等栓塞剂闭塞肿瘤血管，显著增强消融作用，减少消融时的热沉效应，有望通过一次消融达到完全或大部分灭活肿瘤的目的；②TAE后碘化油沉积，此不仅可标记大肝癌病灶边界，还可对肝内微小子灶进行精确定位标记，使消融靶向性更明确，安全性更高，肿瘤灭活更彻底；③采用TAE治疗，完全去除化疗药物造成的毒副反应；④TAE后同期联合消融是指在TAE后即刻到2周内联合消融治疗，使肿瘤活性在短期内得到有效控制，避免肿瘤负荷大导致的肿瘤迅速增长、肝内播散增加

和远处转移；⑤消融技术采用多源同步消融。相比于单源多次消融，多源同步消融具有的特点为消融范围更大；消融灶周边无凹陷，中间无漏空；时间短、效率高；临床实施容易等（图22-4-1）。

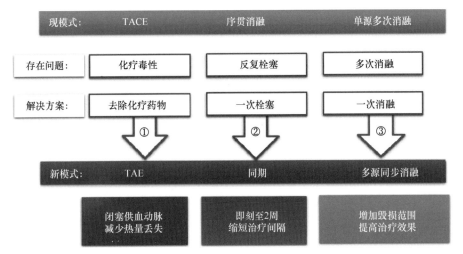

图22-4-1　大肝癌介入治疗模式的思考与发展

二、大肝癌围消融期管理规范化流程

（一）消融术前

做好大肝癌消融前的准备工作，包括消融前评估、消融方案的制订、知情同意书的签署和消融前准备等，为提高大肝癌消融的有效性和安全性保驾护航。大肝癌消融前流程如下。

1. 完善术前检查

（1）实验室检查：包括血常规、生化常规（电解质、肝肾功能）、尿常规、粪常规、凝血四项、血型、传染病指标、肿瘤标志物。

（2）影像学检查：病灶所在部位的MRI/CT平扫+增强影像或PET/CT检查。胸部CT检查可明确显示肺转移情况。

2. 评估治疗适应证及禁忌证

（1）根据患者现病史、既往史、一般状况及相应检验及检查结果，明确术前诊断，评估是否符合大肝癌消融的适应证、有无禁忌证及预期效果，对于不符合适应证或存在禁忌证的患者不应勉强进行消融治疗。

（2）如患者各项检查存在异常结果，需要采取措施予以纠正。

（3）全面分析影像图像，评估拟消融病灶的安全进针路径及能否通过人工腹水、人工胸腔积液等技术创造安全进针路线。

（4）评估患者是否存在心、脑、肺、肾等器官的慢性疾病，以及进行消融治疗存在的风险，也包括麻醉风险评估，请相关科室会诊协助诊治。

3. 合并症的处理　我国90%的肝癌患者有乙型肝炎-肝硬化背景，因此如果术前检查提示肝功能受损，务必在术前进行护肝对症处理。肝癌患者肝功能差主要表现为低蛋白血症、黄疸、凝血功能差、血小板计数低、胸腔积液、腹水等。对于低蛋白血症患者，应给予白蛋白输注；对于黄疸，应给予退黄、保肝等药物对症处理；对于凝血功能差患者需通过输注维生素K、冷沉淀等方法纠正；对于胸腔积液、腹水患者，要补充白蛋白、利尿剂及营养物质，必要时进行引流治疗。

4. 制订消融方案　在完善检查、全面评估、把握适应证、纠正异常检验指标的基础上，制订肝癌及肝脏的三维可视化重建辅助消融方案，包括消融肿瘤的大小及形态，消融方式（微波、射频、冷冻）及相应参数（功率、时间、电极型号等）选择；布针方式，穿刺点和穿刺路径选择；辅助措施包括三维消融规划、人工腹水、碘化油标记技术等；术前准备如护肝、护胃、肠道准备、降压、降糖、使用抗感染等药物；麻醉方式选择局部浸润麻醉，尽可能在麻醉医师配合下采取静脉全身麻醉。

（1）三维可视化技术在大肝癌消融规划中的应用：医学三维可视化图像是基于DICOM格式的连续二维影像图像，如CT、MRI等，运用计算机图像处理软件，对感兴趣区进行分割和三维重建，并直观定量显示为不同色彩和透明度的图像处理技术。三维可视化技术应用于CT引导下大肝癌消融规划，一方面可直观定量显示肿瘤及空间位置和参数信息，如肿瘤形态及体积、肿瘤邻近重要组织结构等；另一方面可结合大范围消融技术、热场信息进行交互式术前规划，预测消融范围及形态、能否覆盖肿瘤区域、皮肤进针点、进针路径、所需消融针数、周围需要保护的重要结构等。

消融术后通过配准术前与术后影像进行三维可视化定量显示，根据消融区覆盖肿瘤及周边安全边界情况进行消融疗效的客观定量评估，指导下一步治疗方案的制订。三维可视化技术用于规划CT引导下大肝癌消融，相较于传统二维规划，其提高了规划的合理性，使得规划方案更直观，便于术中还原术前规划，提高消融治疗的科学性及有效性，见图22-4-2（彩图35）。

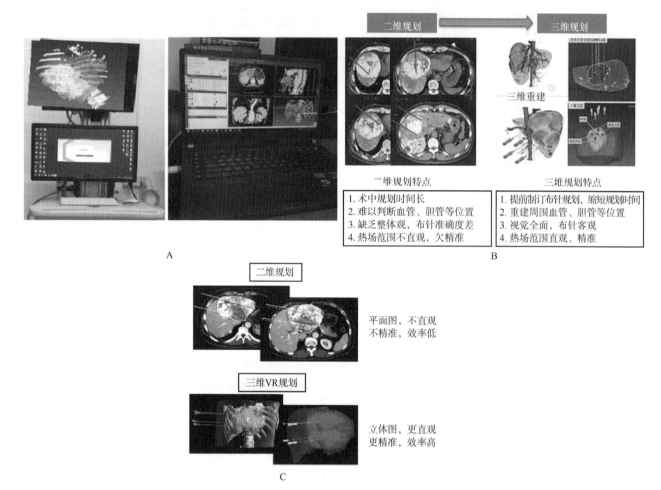

图22-4-2　二维与三维治疗规划的比较

A.肝癌消融规划三维软件系统；B.规划布针及其特点：从二维规划到三维规划；C.多源消融的二维与三维VR规划系统对比

（2）大肝癌三维可视化消融规划步骤：见图22-4-3。

1）获取影像资料：CT（1mm等间距）、MR（3mm等间距）平扫及增强（门静脉期、动脉期）。

2）分析肿瘤病灶与邻近结构及周围脏器关系（图22-4-4）。

A.肿瘤部位、大小及内部结构等。

B.周围结构：肝动脉、肝静脉、下腔静脉、胆管等。

C.周围脏器：膈顶、心脏、胸腹壁、胆囊、胃肠道、肾脏、胰腺等。

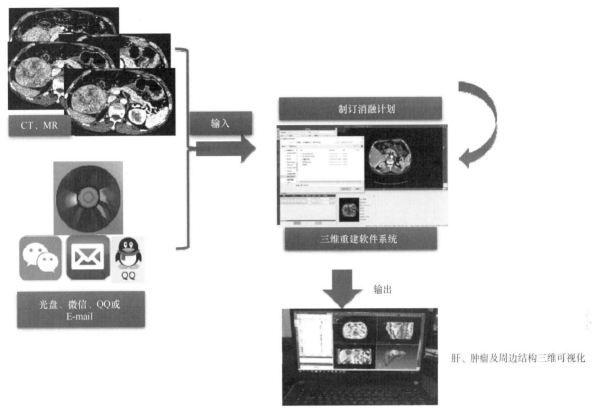

图22-4-3 大肝癌三维可视化消融规划步骤

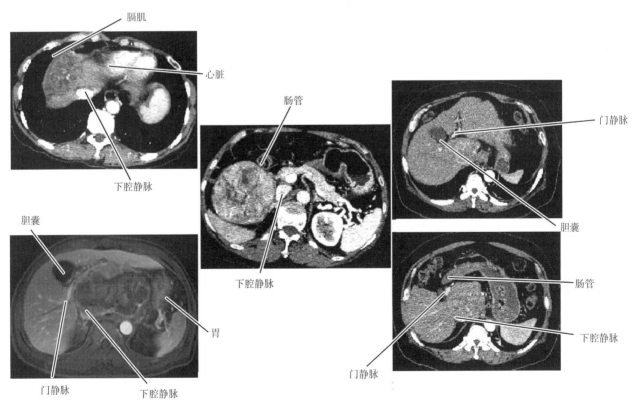

图22-4-4 分析肿瘤病灶与邻近结构及周围脏器关系

3）制订肿瘤消融计划：对消融病灶进行分析，制订布针规划（进针/退针/调针、距离、针距、热场等）。布针要领如图22-4-5（彩图36）所示。

4）布针规划导入三维软件工作站：DICOM格式影像资料导入三维软件中，在二维图像上勾画病灶、肝脏、周围脏器，如图22-4-6所示。

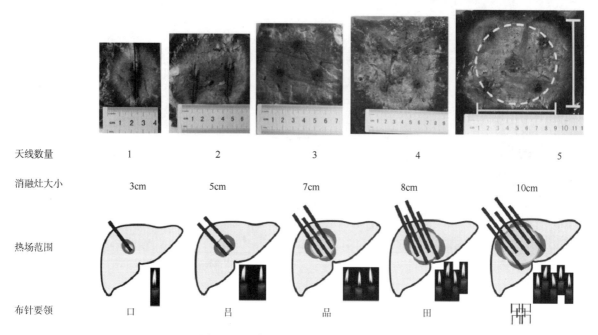

图22-4-5　多源微波同步消融布针要领

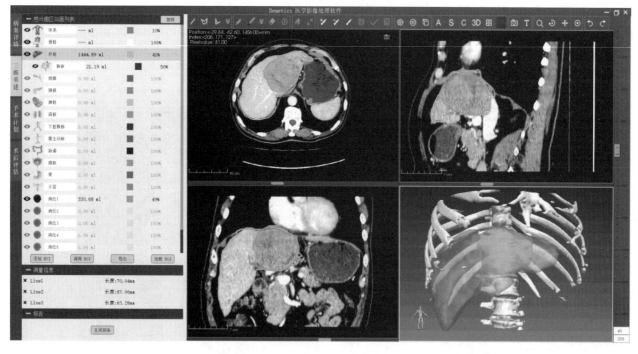

图22-4-6　布针规划导入三维软件工作站

5）二维布针转化为三维立体图像：三维立体呈现及消融规划方案形成，见图22-4-7。

6）将规划设计内容呈现在三维消融计划书中，形成消融处方，见图22-4-8（彩图37）。一份完整的消融处方应至少包含以下内容：①肿瘤大小；②肿瘤特点；③毗邻组织和结构；④消融源数及源间距；⑤消融时间和功率；⑥保障安全的措施。

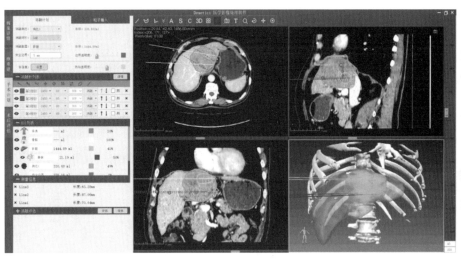
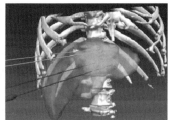
立位

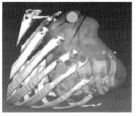
卧位

A   B

图22-4-7 二维布针转化为三维立体图像

A. 二维布针转化为三维立体图像；B. 不同体位的三维布针图像

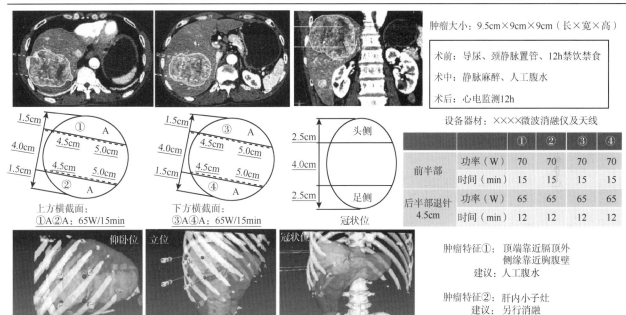

图22-4-8 三维消融计划书中形成消融处方的参数（A代表横截面）

7）实施消融治疗：CT引导下依据规划图进行布针消融，见图22-4-9。

8）大肝癌三维消融规划系统的临床意义：①直观显示肿瘤形态、大小；②全面显示肿瘤与肝脏及周围组织的关系；③设计进针路径、角度与深度、针间距；④解决大肝癌消融定位、布针等难题；⑤可以模拟出消融效果和范围；⑥做到精准、量化、安全消融；⑦使大肝癌消融更加科学、规范。

5. 签署知情同意书 消融前需与患者及家属充分沟通，了解患者及家属对病情的认知程度、对消融存在风险的认知及接受程度、对消融效果的心理预期。需向患者家属及患者充分交代患者病情、病灶情况、可选择的消融方法、操作方法、治疗费用、可能发生的意外风险及防治措施等。在患者及家属充分了解上述情况后签署知情同意书。对于要求保密患者病情的家属，需患者签署授权委托书后由患者委托人签署知情同意书。

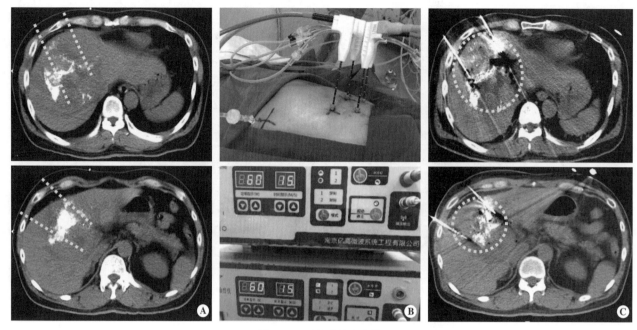

图 22-4-9　消融治疗实施

A. 穿刺消融针前，在二维CT图像上还原三维规划方案，设计实际进针路线；B. 按进针规划用消融针穿刺；C. 开启消融设备进行消融，术中实时三维重建验证三维规划可靠性

6. 开立术前医嘱　消融前至少1天需开立术前医嘱，建立静脉通路，留置中心静脉导管、导尿管，行肠道准备，术前8h禁饮禁食，给予营养补液，注意消融进针部位皮肤区域是否存在破损和瘢痕等。

（二）消融术中

1. 麻醉　大肝癌体积大，肿瘤边界往往靠近甚至压迫肝包膜、膈肌、胆囊窝、Glisson系统等有神经分布的区域，在受热刺激时引发不同程度的疼痛，因此大肝癌的消融尤其需要麻醉医师的支持。麻醉方式通常选用局部麻醉+静脉麻醉，消融布针时在穿刺点行皮肤局部浸润麻醉；穿刺到位后实施消融前开始静脉麻醉。静脉输液泵持续输注瑞芬太尼，开始的输注速率为0.05μg/（kg·min），随后以0.01μg/（kg·min）的增减量调整输注速率。

特殊情况下可使用硬膜外麻醉，有条件或患者有强烈意愿时也可选择气管插管全身麻醉，但均需由麻醉医生负责实施并全程管理。

2. 实施消融治疗　常规CT扫描肿瘤部位，确定肿瘤部位、大小、形态、边界和周边毗邻情况，必要时可行增强CT扫描再次评估肿瘤大小、边界和周边毗邻结构等，选择最佳穿刺路径，避开大血管、神经、胃肠、胆囊等重要结构，可以从肋间进针，必要时训练患者呼吸、屏气配合穿刺操作。按照计划方案进行消融，注意穿刺过程中的规范及细节。

3. 技术要点

（1）大肝癌血供非常丰富，在消融前应先行肝动脉栓塞，减少肿瘤血供，减少血流对消融效果造成的影响。

（2）根据进针位置决定患者体位，如仰卧位、俯卧位或侧卧位，将患者双侧上肢置于头顶固定，使其腹部尤其肋间充分展开。

（3）微波天线头端不锋利，穿刺皮肤前需做皮肤切口，通过皮肤切口引入穿刺针到达病灶。

（4）穿刺需在屏气时进行，须在穿刺前指导患者进行呼吸配合训练。

（5）进针时不宜一步穿刺到计划深度，防止角度和层面偏差导致的重要组织穿刺损伤；也不宜穿刺过浅，不宜将针尖停留在胸膜-膈肌-肝包膜这些位点进行CT扫描，因为这样极易因患者呼吸运动划破胸膜造成气胸，或划破膈肌、肝包膜造成大出血等严重并发症。

（6）穿刺过程中遇到较大阻力时勿强行突破，需行CT扫描明确导致阻力的原因。

（7）穿刺过程中密切观察患者生命体征及面色、表情等状态，关注有无出血、迷走神经反射等并发症及副作用出现，及时对症处理。

（8）消融范围需根据肿瘤和患者情况综合确定，如果肿瘤边界清楚，包膜完整，直径＜10cm，患者身体能够耐受，尽量做到根治性消融；如果肿瘤直径＞10cm或患者体力较差，则进行分次消融。

（9）大肝癌体积较大，位于肝脏边缘时，往往压迫周围毗邻组织，如向上推压膈顶，向左挤压胃或十二指肠，向下挤压胆囊或被肠道包绕。这时需要对这些毗邻的正常组织进行保护，通常采用人工腹水技术隔离肿瘤与被压迫的毗邻组织，降低周围组织热损伤的发生率。

（10）消融开始后应密切关注患者生命体征、疼痛等症状，一旦发现异常应及时对症处理，必要时可中断消融，待患者情况稳定后再行消融。

（11）消融结束后，可将术前三维可视化规划消融方案与术中CT扫描结合，在完成肿瘤前半部分消融后，确定微波天线后退的距离，退针到位后再实施后半部分肿瘤的消融。

（12）消融结束后需要对针道进行电凝，直到肝脏边缘，然后再拔出微波天线，防止针道出血及种植转移。

（三）消融术后

1. 患者转运 消融后拆除心电监护、麻醉连接管，包扎伤口，需由一名医生护送患者返回病房，途中观察患者各项情况，避免监护缺失造成意外。患者转运时可使用转运板，以减小患者活动幅度，避免消融后短期内因体位变化造成的出血，尤其是消融术中观察到胸腔或腹腔有出血征象的患者。

2. 消融后支持治疗 消融后常规给予护肝、护胃、补液支持治疗。术后补液1500ml左右，采用1～2种护肝和1种护胃药物；24h心电监护、血氧饱和度监测及低流量给氧；观察患者生命体征、症状，如血压下降、心率加快、腹胀或怀疑出血，应立即行床旁超声检查，明确是否存在活动性出血。

消融后第1天常规复查血常规、肝功能、肾功能、电解质、止血凝血等指标，针道经胸腔者需拍胸部X线片排除气胸可能。如果消融术后无明显疼痛和发热等各种不适，观察2～3天即可出院，继续口服1周护肝药物；出现并发症时需及时对症处理，必要时请相关科室会诊。

消融治疗当日患者会出现不同程度的腹痛，以治疗区附近为主，也可以放射至中上腹或右肩部，疼痛会随时间推移而减轻，根据疼痛评分给予对应级别的镇痛药物。根据疼痛级别由低到高分别使用非甾体抗炎药、曲马多、吗啡针等，术后出现暴发痛时，可给予吗啡5～10mg静脉注射或皮下注射。

术中或术后出血的患者，在严密观察生命体征的同时，迅速补充以胶体为主的液体，并输注静脉止血药物及输血等，考虑有活动性出血的患者，需立即请外科医生会诊，能否予以外科止血治疗或进行DSA找到出血血管后给予栓塞治疗。

消融术后如出现胸闷、呼吸不畅等症状，需及时行胸部正侧位X线检查，明确是否存在胸腔积液情况，必要时可予以引流。消融灶如果靠近肠道，消融后如出现剧烈腹痛、腹肌紧张等表现，尤以进食后明显，需考虑是否有肠道损伤，应行立位腹部X线检查，禁食并给予补液支持治疗等。如确认肠道穿孔，应立即手术切除受损肠管。大肝癌消融术后当日可能会排茶色、酱油色尿液，需及时予以水化、碱化尿液措施，密切观察肾功能。

3. 办理出院 患者消融后观察2～3天，如无特殊情况可办理出院。出院前需对其出院后的用药和复查予以详细、明确指导。肝功能尚未完全恢复者需继续口服护肝药，直到复查结果恢复至术前水平；有感染风险者需口服抗生素；乙肝病毒阳性者需坚持口服抗病毒药物。

4. 消融疗效评价及随访 大肝癌消融效果评价主要依赖影像学检查，通常在消融后1个月进行，如完全消融，1年内每2个月复查1次，1年以后视病情每3～6个月复查1次，肿瘤消融评估可以采用mRECIST标准。增强MRI扫描较增强CT扫描可以显示更多信息，有助于精确判断大肝癌消融疗效，观察消融灶周边和肝内其他部位是否有残余活性病灶，决定是否需要补充消融治疗。

随着对大肝癌发生、发展、转归认知的提高，介入栓塞及消融技术不断提升，外科、放射、靶向、免疫等综合治疗措施的不断发展，大肝癌的治疗理念和方式、治疗效果也在不断改善。近些年，大肝癌HAIC联合靶向、免疫治疗缩瘤后增加手术切除机会，大肝癌微球栓塞联合靶向治疗后残留病灶消融等新的治疗方法均有报道。在这方面，笔者也开展了临床试验进行探索：对于BCLC A期、B期不可切除的大肝癌（＞7cm），既往多数指南推荐cTACE作为一线治疗方案，然而疗效欠佳，TACE治疗抵抗的比例居高不下。随着TACE治疗策略的改进及抗血管生成药物、免疫检查点抑制剂的研发，笔者也探索并提出了对于大肝癌的协同治疗策略：在使用低剂量化疗药物和空白微球bTACE（blank-microsphere TACE）的同时，联合低剂量抗血管生成药物如仑伐替尼，当上述治疗使肿瘤退缩至适合消融的指征时，使用消融治疗进一步完全消灭残余的活性肿瘤，实现根治目的。笔者团队提出该协同治疗策略的依据如下：第一，TACE后由于缺氧等刺激作用，局部VEGF、FGF等血管生长因子分泌增加，进而诱导局部新生血管形成，使TACE治疗失败，而抗血管生成药物（可以抑制VEGF受体）可以有效抑制TACE后新生血管形成，巩固TACE的疗效。第二，由于TACE治疗难以完全根治肿瘤，笔者团队设计了序贯使用消融的策略，以帮助患者达到肿瘤完全根治的状态。第三，采用不包含化疗药或仅包含低剂量化疗药的bTACE方案，以及采用低剂量的抗血管生成药物治疗，有助于减少患者的并发症，提高患者生活质量，以便患者保持良好身体状态以完成治疗方案。笔者已开展的临床研究表明，这种策略可以发挥强强联合、珠联璧合的作用，对大肝癌治疗更加安全有效。

（黄金华　张天奇）

参考文献

陈敏华，S. Nahum Goldberg，2009.肝癌射频消融：基础与临床.北京：人民卫生出版社.

陈敏华，梁萍，王金锐，2017. 中华介入超声学.北京：人民卫生出版社.

梁萍，于晓玲，张晶，2018. 介入超声学科建设与规范.北京：人民卫生出版社.

柳明，刘超，李成利，等，2020.影像引导肝癌的冷冻消融治疗专家共识（2020版）.中国医刊，55（5）：489-492.

米勒，亚当，2016.肿瘤介入学-介入放射医生临床应用指南.张跃伟，于海鹏译.天津：天津科技翻译出版社.

魏颖恬，肖越勇，2018.影像学引导肺癌冷冻消融治疗专家共识2018版.中国介入影像与治疗学，15（5）：259-263.

吴沛宏，2005.肿瘤介入诊疗学.北京：科学出版社.

中国医师协会介入医师分会临床诊疗指南专委会，2021.中国肝细胞癌经动脉化疗栓塞（TACE）治疗临床实践指南（2021年版）.中华内科杂志，60（7）:599-614.

中华人民共和国国家卫生健康委员会，2022.原发性肝癌诊疗指南（2022年版）.肿瘤防治研究，49（3）：251-276.

Deng H, Zhang T, Jiang X, et al, 2020. Comparison of hydrochloric acid infusion radiofrequency ablation with microwave ablation in an *ex vivo* liver model. Int J Hyperthermia, 37（1）：600-607.

He M, Li Q, Zou R, et al, 2019. Sorafenib plus hepatic arterial infusion of oxaliplatin, fluorouracil, and leucovorin vs sorafenib alone for hepatocellular carcinoma with portal vein invasion：a randomized clinical trial. JAMA Oncol, 5（7）：953-960.

Huang Z, Han X, Jiang Y, et al, 2023. A prospective single-arm phase II study of blank-microsphere transarterial chemoembolization（bTACE）plus lenvatinib（LEN）and sequential microwave ablation（MWA）in patients with large hepatocellular carcinoma（L-HCC, ≥ 7 cm）：The Talem trial. Journal of Clinical Oncology, 41（4_suppl）：567.

Jiang XY, Gu YK, Huang JH, et al, 2016. *Ex vivo* liver experiment of hydrochloric acid-infused and saline-infused monopolar radiofrequency ablation：better outcomes in temperature, energy, and coagulation. Cardiovasc Intervent Radiol, 39（4）：600-605.

Kang TW, Rhim H, 2015. Recent advances in tumor ablation for hepatocellular carcinoma. Liver Cancer, 4（3）：176-187.

Lai Z, He M, Bu X, et al, 2022. Lenvatinib, toripalimab plus hepatic arterial infusion chemotherapy in patients with high-risk advanced hepatocellular carcinoma：a biomolecular exploratory, phase II trial. Eur J Cancer, 174：68-77.

Li QJ, He MK, Chen HW, et al, 2022. Hepatic arterial infusion of oxaliplatin, fluorouracil, and leucovorin versus transarterial chemoembolization for large hepatocellular carcinoma：a randomized phase III trial. J Clin Oncol, 40（2）：150-160.

Liang PC, Lai HS, Shih TT, et al, 2015. Initial institutional experience of uncooled single-antenna microwave ablation for large hepatocellular carcinoma. Clin Radiol, 70（5）：e35-e40.

Luo RG, Gao F, Huang JH, et al, 2013. Diluted hydrochloric

acid generates larger radiofrequency ablation lesions in excised porcine livers. Diagn Interv Radiol, 19（2）: 145-149.

Lyu N, Lin Y, Kong Y, et al, 2018. FOXAI: a phase Ⅱ trial evaluating the efficacy and safety of hepatic arterial infusion of oxaliplatin plus fluorouracil/leucovorin for advanced hepatocellular carcinoma. Gut, 67（2）: 395-396.

Medhat E, Abdel Aziz A, Nabeel M, et al, 2015. Value of microwave ablation in treatment of large lesions of hepatocellular carcinoma. J Dig Dis, 16（8）: 456-463.

Pan Y, Mei J, Chen J, et al, 2022. Comparison between portal vein perfusion chemotherapy and neoadjuvant hepatic arterial infusion chemotherapy for resectable intermediate to advanced stage hepatocellular carcinoma. Ann Surg Oncol, 29（3）: 2016-2029.

Reig M, Forner A, Rimola J, et al, 2022. BCLC strategy for prognosis prediction and treatment recommendation: The 2022 update. J Hepatol, 76（3）: 681-693.

Si ZM, Wang GZ, Qian S, et al, 2016. Combination therapies in the management of large（≥5 cm）hepatocellular carcinoma: microwave ablation immediately followed by transarterial chemoembolization. J Vasc Interv Radiol, 27（10）: 1577-1583.

Wang Z, Liu M, Zhang DZ, et al, 2022. Microwave ablation versus laparoscopic resection as first-line therapy for solitary 3-5cm HCC. Hepatology, 76（1）: 66-77.

Xu Y, Shen Q, Wang N, et al, 2016. Percutaneous microwave ablation of 5-6 cm unresectable hepatocellular carcinoma: local efficacy and long-term outcomes. Int J Hyperthermia, 33（3）: 247-254.

Zhang TQ, Huang SM, Gu YK, et al, 2019. Sequential and simultaneous 4-antenna microwave ablation in an ex vivo bovine liver model. Cardiovasc Intervent Radiol, 42（10）: 1466-1474.

Zhang TQ, Huang ZM, Shen JX, et al, 2019. Safety and effectiveness of multi-antenna microwave ablation-oriented combined therapy for large hepatocellular carcinoma. Therap Adv Gastroenterol, 12: 1-14.

Zheng L, Li HL, Guo CY, et al, 2018. Comparison of the efficacy and prognostic factors of transarterial chemoembolization plus microwave ablation versus transarterial chemoembolization alone in patients with a large solitary or multinodular hepatocellular carcinomas. Korean J Radiol, 19（2）: 237-246.

第二十三章　结直肠癌

第一节　结直肠癌的流行病学特点与病理解剖基础

一、结直肠癌流行病学特点

结直肠癌为最常见的消化道恶性肿瘤之一，全球每年约有120万新发病例，约60万病例死于该疾病。中国医学科学院肿瘤医院/国家癌症中心发表的《2015年中国癌症统计数据》显示，我国结直肠癌发病率、死亡率在全部恶性肿瘤中均位居前5位，其中新发病例37.6万，死亡病例19.1万，因此结直肠癌现阶段仍然是威胁中国人群健康的重大公共卫生负担之一，加强结直肠癌防控工作势在必行。

（一）结直肠癌的流行病学特征

1. 性别分布与差异　在世界范围内结直肠癌的发病率及死亡率男性高于女性，男女比为1.2：1。2002年Parkin等统计男性、女性结直肠癌发病率分别为20.1/10万和14.6/10万，比例为1.38：1；总结20世纪80～90年代的10 201例大肠癌患者资料发现，1980年男女性比例为1.50：1，而1990年则降到1.26：1。2013年我国新发结直肠癌病例中，男性约19.97万例，女性约14.82万例，比例为1.35：1。2012年我国结直肠癌发病率男性为13.13/10万，女性为10.34/10万，男女比为1.27：1；2015年我国结直肠癌发病率男性为31.96/10万，女性为24.25/10万，男女比为1.32：1。此外，*JAMA Oncology*于2017年公布了我国2015年的一组数据：结直肠癌发病率男性为15.19/10万，女性为8.82/10万，男女比为1.72：1；结直肠癌

死亡率男性为10.91/10万，女性为6.39/10万，男女比为1.71：1。WHO公布数据显示，我国2018年结直肠癌发病率男性为30.39/10万，女性为21.76/10万，男女比为1.40：1；结直肠癌死亡率男性为14.25/10万，女性为10.50/10万，男女比为1.35：1。我国在结直肠癌新发病例数、死亡病例数、发病率及死亡率上呈现女性低于男性的现象，且差距有持续增大的趋势。

2. 地域分布与差异　我国结直肠癌发病率和死亡率持续增高，根据全国肿瘤登记数据报告，我国城市和农村结直肠癌发病率分别位居所有恶性肿瘤的第3位和第5位，即城市结直肠癌发病率高于农村。近年来，随着城市化的进一步推进，城乡差距持续缩小。农村生活方式城市化，导致生活方式与饮食结构的城市化，肉类与动物脂肪摄入增多，而纤维膳食减少，因而导致城市和农村的发病率差异缩小。2010年，结直肠癌发病率城市为26.70/10万，农村为15.01/10万；城市农村比约1.78：1。2015年结直肠癌发病率城市为33.51/10万，农村为21.41/10万；城市农村比约1.57：1。

3. 年龄构成　结直肠癌的发病情况在各年龄段有差异，近年来的流行病学调查研究均证实，随着我国人口老龄化的加剧，平均寿命提高，青年结直肠癌发病例数逐年升高，但总体比例仍相对较低，40岁以上结直肠癌发病率开始逐步上升，50岁以上明显上升，因而建议40岁以上尤其50岁以上人群均应进行肿瘤的常规检测。本研究结果显示，≤40岁患者在整个年龄段的占比较小，>40岁的人群就诊逐步增多，60～70岁年龄段就诊较集中，40岁以上的中老年群体是结直肠癌发病的高危人群。

4. 病变部位分布　结直肠癌的病变部位对于肿瘤的诊断、治疗和预后是重要的影响因素。近年来我国的流调结果显示，直肠癌的发病率远高于结肠癌，右半结肠癌的发病率高于左半结肠癌。结直肠癌的大体形态可分为三种：息肉样型、狭窄型和溃疡型。各型癌肿的好发部位和临床表现均有不同。息肉样型结直肠癌好发于盲肠、升结肠等右半结肠，癌体较大，外形似菜花样，向肠腔突出，表面容易溃烂、出血、坏死。狭窄型结直肠癌好发于直肠、乙状结肠和降结肠等左半结肠，癌体不大，但质地硬，常围绕肠壁浸润而导致肠腔呈环形狭窄，容易引起肠梗阻。溃疡型结直肠癌好发于左半结肠，癌体较小，早期形成凹陷性溃疡，容易引起出血，穿透肠壁侵入邻近器官和组织。

（二）结直肠癌的危险因素

1. 遗传因素　结直肠癌多数呈散发性，但10%～15%的患者仍存在明显的遗传背景，其中主要包括家族性腺瘤性息肉病（FAP）、遗传性非息肉病性大肠癌（HNPCC）、黑斑息肉病（PJS）和少年息肉病等。与结直肠癌先证者有血缘关系或有共同生活经历的家族成员发生结直肠癌的风险较健康人高2～3倍，在一级亲属中有结直肠癌患者的人比无结直肠癌家族史的健康人发生结直肠癌的风险高1.68倍，遗传因素约占结直肠癌病因的20%。

2. 行为与环境因素　饱和脂肪酸是中国人结直肠癌发病的危险因素（OR 1.1～1.6）。体重指数越高，患结直肠癌的概率越高；经常食用腌制食品者结直肠癌的发病风险增加，缺乏运动、肥胖和一些饮食因素（红肉、加工肉类、酒精）与结直肠癌的发病风险呈正相关。正确的生活方式和良好的饮食习惯可以降低结直肠癌的发病率和死亡率，高纤维素对结直肠癌有保护作用，因此经常摄入蔬菜、水果、杂粮、食用胡萝卜素等植物性食品与结直肠癌的发病风险呈负相关。

3. 心理因素　不良的心境对结直肠癌的发生也具有一定的影响。长期存在焦虑、抑郁、悲伤等不良情绪的A型性格人群及长期存在精神刺激的人群，其结直肠癌的发病风险显著高于其他人群。C型行为中焦虑、抑郁、愤怒、理智控制及经历过多的负性生活事件与结直肠癌的发生有联系。因此，加强心理干预对结直肠癌的防治具有重要意义。

4. 慢性炎症　是癌症的特征之一，结肠炎患者的结直肠癌发病率比未患结肠炎的高8～10倍。许多肿瘤在漫长的炎症之后出现，或者在其整个发展过程中表现出慢性炎症的特征。炎症性肠病（IBD）以慢性、反复发作的炎症为特征，长期持续存在易于癌变，并且随着病程的延长，癌变率逐渐升高。病程为10年、20年和30年的IBD癌变率呈倍数升高，分别为2%、8%和18%，病程＞40年的IBD癌变率高达60%，其中溃疡性结肠炎病程超过10年的患者更易癌变，且癌变的恶性程度高，易于转移，预后较差。因此，炎症为结直肠癌的危险因素。抗炎药，特别是非甾体抗炎药治疗，可以预防或延缓遗传性结直肠癌发生。

5. 其他因素　吸烟、饮酒、肠道菌群失调及代谢相关疾病均与结直肠癌的发病相关。人体肠道含有约1000个不同种群，约10^{14}个微生物。这些肠道菌群处于一个动态平衡之中，既能保持人体消化道的健康，又能防御各种有害物质的侵害，避免机体损伤。一旦这种平衡被打破，就有可能导致肠道功能紊乱、炎症性肠病、结直肠腺瘤、结直肠癌等疾病的发生。代谢相关疾病是指伴有胰岛素抵抗的一类疾病的总称，主要包括糖尿病、肥胖、脂肪肝等，其共同特征为血脂代谢异常。脂质代谢紊乱可以促进炎症反应，进而引起结直肠癌并促进结直肠癌的侵袭与转移。

二、解剖学特点及病理特性

（一）结直肠的解剖学特点

1. 结直肠解剖　结直肠全长约1.5m，起自回肠末端，止于肛门，在空肠、回肠的周围形成一个方框，能对食物残渣中的水分进行吸收，并有序排出食物残渣形成的粪便。结直肠是人体消化系统的重要组成部分，为消化道的下段，分为5个部分。

（1）盲肠：位于右髂窝内，是大肠的起始部，下端呈盲囊状，上与升结肠相续。回肠末端开口于盲肠，开口处有回盲瓣。回盲瓣既可控制小肠内容物进入盲肠的速度，使食物在小肠内充分消化吸收，又可防止大肠内容物逆流到回肠。回盲瓣下方2cm处有阑尾开口。

（2）阑尾：阑尾根部连于盲肠的后内侧壁，远端游离，一般长6～8cm。

（3）结肠：其围绕在小肠周围，始于盲肠，止于直肠。其可分为升结肠、横结肠、降结肠和乙状结肠4个部分。

1）升结肠长约15cm，是盲肠向上延续部分，自右髂窝沿腹后壁的右侧上升，至肝下方向左弯形成结肠右曲，移行于横结肠。升结肠后面借结缔组织附贴于腹后壁，故活动性较小。

2）横结肠长约50cm，起自结肠右曲，向左横行至脾处再向下弯成结肠左曲，移行于降结肠。横结肠全部被腹膜包被，并借横结肠系膜连于腹后壁，其中部下垂，活动性较大。

3）降结肠长约20cm，从结肠左曲开始，沿腹后壁的左侧下降，至左髂嵴处移行于乙状结肠。降结肠后面借结缔组织附贴于腹后壁，因此活动性小。

4）乙状结肠长40～45cm，平左髂嵴处接续降结肠，呈"乙"字形弯曲，至第3骶椎前面移行为直肠。空虚时，其前面常被小肠遮盖，当充盈扩张时，在左髂窝可触及。乙状结肠全部被腹膜包被，并借乙状结肠系膜连于左髂窝和小骨盆后壁，其活动性较大。

（4）直肠：长15～16cm。位于小骨盆腔的后部、骶骨的前方。在矢状面上有两个弯曲，即骶曲和会阴曲。骶曲是直肠在骶骨、尾骨前面下降，形成凸向后的弯曲；会阴曲是直肠绕过尾骨尖形成凸向前的弯曲。直肠下段肠腔膨大，称为直肠壶腹。直肠与小骨盆腔脏器的毗邻关系男女不同，男性直肠的前面有膀胱、前列腺和精囊；女性则有子宫和阴道。因此，临床直肠指检时，经肛门可触查前列腺和精囊或子宫和阴道等。

（5）肛管：肛管内面有6～10条纵行的黏膜皱襞称肛柱，内有血管和纵行肌。各肛柱下端彼此借半月形黏膜皱襞相连，称肛瓣。每一肛瓣与其相邻的两个肛柱下端之间形成开口向上的隐窝称肛窦，窦深3～5mm，其底部有肛腺的开口。

2. 结直肠的血供

（1）结肠的血液供应分为两部分：右半结肠由肠系膜上动脉供应，左半结肠由肠系膜下动脉供应。肠系膜上动脉发出回结肠动脉、右结肠动

脉、中结肠动脉。肠系膜下动脉发出左结肠动脉、乙状结肠动脉。上述结肠动脉彼此吻合成为边缘动脉，从边缘动脉发出小的直动脉至肠壁。结肠的静脉注入肠系膜上、下静脉。肠系膜下静脉注入肠系膜上静脉和脾静脉汇合处，也可以注入脾静脉或肠系膜上静脉，肠系膜上静脉和脾静脉合成门静脉。右半结肠由腹腔神经节和肠系膜上神经节发出的交感神经纤维，以及由迷走神经发出的副交感神经纤维共同组成的肠系膜上丛支配。左半结肠由肠系膜下丛的交感神经和来自盆神经的副交感神经支配。

（2）直肠主要接受直肠上动脉、直肠下动脉、骶正中动脉的供血。

1）直肠上动脉：为肠系膜下动脉的延续部分，在乙状结肠系膜内向下延伸，抵达第3骶椎处分为两支，沿直肠的两侧分布在直肠上部，并在直肠的表面和直肠壁内与直肠的下动脉分支吻合，可对直肠供血。

2）直肠下动脉：源自髂内动脉前干，是髂内动脉脏支中的分支，分布在直肠的下部，与直肠上动脉的分支进行吻合。在肠壁内，直肠下动脉和阴部内动脉的分支-肛动脉的微血管相互吻合，分别供应直肠的肌层、肛提肌和肛管等部位的血液。

3）骶正中动脉：源自腹主动脉分叉部上方约1cm处的动脉后壁，并沿第4、第5腰椎和骶尾骨前向下延伸，行于骶前神经、直肠等部位的后方，部分终末支可降至直肠，为其提供血液。

结直肠癌易发病部位从高到低依次为直肠、乙状结肠、盲肠、升结肠、降结肠及横结肠，近年有向近端（右半结肠）发展的趋势。右半结肠癌和左半结肠癌在胚胎来源、解剖结构、生理功能等方面有较大差异，其特点见表23-1-1。

表23-1-1　结肠解剖和生理方面差异

对比项	右半结肠	左半结肠
解剖位置	盲肠、升结肠和横结肠右2/3	横结肠左1/3、降结肠和乙状结肠
胚胎来源	中原肠，与空肠、回肠同源	后原肠，与膀胱、尿道同源
供血系统	由肠系膜上动脉供血，静脉血经过肠系膜上静脉大部分回流到右半肝	由肠系膜下动脉供血，静脉经过肠系膜下静脉汇入脾静脉，再通过门静脉左支进入左半肝

续表

对比项	右半结肠	左半结肠
肠腔	肠腔较大,肠壁薄,易扩张	肠腔较小
内容物	含较多水和电解质,肠内容物多呈液态或半液态	水被吸收,储存大便,肠内容物成形且较干燥,呈半固态

(二)结直肠癌的病理特性

1. 病理形态

(1)早期结直肠癌:癌细胞穿透结直肠黏膜肌层浸润至黏膜下层,但未累及固有肌层,称为早期结直肠癌(pT_1)。上皮重度异型增生及没有穿透黏膜肌层的癌称为高级别上皮内瘤变,包括局限于黏膜层但有固有膜浸润的黏膜内癌,又可分为息肉隆起、扁平隆起、扁平隆起伴溃疡三型。

(2)进展期结直肠癌:可分为三型。

1)隆起型:凡肿瘤的主体向肠腔内突出者均属本型。

2)溃疡型:肿瘤形成深达或贯穿肌层之溃疡者均属此型。

3)浸润型:肿瘤向肠壁各层弥漫浸润,使局部肠壁增厚,但表面常无明显溃疡或隆起。右半结肠癌和左半结肠癌在病理类型等方面有较大差异,其特点见表23-1-2。

表 23-1-2 右半结肠癌和左半结肠癌的病理类型差异

对比项	右半结肠癌	左半结肠癌
病理类型	黏液腺癌、无蒂锯齿状腺瘤	管状绒毛腺癌
大体形态	偏平形态	息肉样
分子表型	MSI-H 和错配修复缺陷肿瘤	高 CIN 肿瘤,即染色体不稳定性肿瘤
免疫浸润	高免疫原性、高 T 细胞浸润	低免疫浸润

2. 组织学分类 参照《消化系统肿瘤 WHO 分类》(第4版),普通型腺癌中含有特殊组织学类型如黏液腺癌或印戒细胞癌时应注明比例。①腺癌,非特殊型;②腺癌,特殊型,包括黏液腺癌、印戒细胞癌、锯齿状腺癌、微乳头状腺癌、髓样癌、筛状粉刺型腺癌;③腺鳞癌;④鳞癌;⑤梭形细胞癌/肉瘤样癌;⑥未分化癌;⑦其他特殊类型;⑧癌,不能确定类型。

(1)乳头状腺癌:少见,癌细胞组成乳头状结构,分化程度不一,分化好的癌细胞多呈高柱状,形态接近正常的大肠上皮细胞;分化差的癌细胞为低柱状、立方形或多边形,胞质少,核大,异形明显,容易找到核分裂象;介于二者之间的为中度分化癌细胞。

(2)管状腺癌:最常见,癌组织主要由腺管状结构组成。分化好的癌细胞呈高柱状,排列为单层,核多位于细胞基底部,胞质内常有较多黏液,出现杯状细胞分化。中度分化的癌细胞大小不一致,呈假复层状,胞质内有少量或无黏液,核较大,位置参差不齐,所形成的腺管形态不规则。低分化的癌细胞呈多形性,大小不一,核大,胞质少,容易找到核分裂象。

(3)黏液腺癌:癌组织中出现大量黏液为其特征,黏液可积聚在细胞内或细胞外,前者黏液将细胞核挤到一侧形成"印戒细胞";后者黏液分布在癌细胞间,形成黏液池,其中漂浮小堆癌细胞。黏液腺癌生长较慢,但局部淋巴结转移多见,预后较差,术后易复发。

(4)印戒细胞癌:是从黏液腺癌中分出来的一种类型,癌细胞多呈中、小圆形细胞,胞质内充满黏液。核偏向一侧,呈圆形或卵圆形。整个细胞呈印戒形。癌细胞弥漫成片或呈小堆,不构成腺管,有时可伴少量分化较好的黏液腺癌或管状腺癌。预后很差。

(5)未分化癌:很少见,癌组织呈弥漫性浸润,形成腺管样结构。细胞较小,形状不规则或呈圆形,核异形性明显,常侵入淋巴管或小静脉,预后很差。

(6)腺鳞癌:较罕见,偶见于直肠和肛管。肿瘤内腺癌和鳞状细胞癌两种成分混合出现。鳞状细胞癌部分分化较差,而腺癌部分分化较好,有明显腺样结构。

(7)鳞状细胞癌:偶见于直肠和肛管。癌细胞呈典型的鳞状细胞癌结构,多为中到低度分化。

第二节　结直肠癌的诊断与治疗

一、临床诊断与分期

（一）临床表现

结直肠癌早期无症状或症状不明显，仅感不适、消化不良、大便潜血等。随着癌肿发展，症状逐渐出现，表现为大便习惯改变、腹痛、便血、腹部包块、肠梗阻等，伴或不伴贫血、发热和消瘦等全身症状。肿瘤因转移、浸润可引起受累器官的改变。结直肠癌因其发病部位不同而表现出不同的临床症状及体征。

1. 右半结肠癌　主要临床症状为食欲缺乏、恶心、呕吐、贫血、疲劳、腹痛。右半结肠癌导致缺铁性贫血，表现出疲劳、乏力、气短等症状。右半结肠因肠腔宽大，肿瘤生长至一定体积才会出现腹部症状，这也是肿瘤确诊时分期较晚的主要原因之一。

2. 左半结肠癌　左半结肠肠腔较右半结肠肠腔窄，左半结肠癌更容易引起完全或部分性肠梗阻。肠阻塞导致大便改变，出现便秘、便血、腹泻、腹痛、腹部痉挛、腹胀等。带有新鲜出血的大便表明肿瘤位于左半结肠末端或直肠。病期的确诊常早于右半结肠癌。

3. 直肠癌　主要临床症状为便血、排便习惯的改变及梗阻。癌肿部位较低、粪块较硬者，易受粪块摩擦引起出血，多为鲜红色或暗红色，不与成形粪便混合或附于粪柱表面，误诊为痔出血。病灶刺激和肿块溃疡的继发性感染不断引起排便反射，易被误诊为"肠炎"或"细菌性痢疾"。癌肿环状生长者，导致肠腔缩窄，早期表现为粪柱变形、变细，晚期表现为不完全性肠梗阻。

4. 肿瘤浸润及转移症　结直肠癌最常见的浸润形式是局部侵犯，肿瘤侵及周围组织或器官，造成相应的临床症状。肛门失禁、下腹及腰骶部持续疼痛是直肠癌侵及骶神经丛所致。肿瘤细胞种植转移到腹盆腔，形成相应的症状和体征，直肠指检可在直肠膀胱陷凹或直肠子宫陷凹内扪及块物，肿瘤在腹盆腔内广泛种植转移，形成腹水。结直肠癌的远处转移主要有两种方式：淋巴转移和血行转移。肿瘤细胞通过淋巴管转移至淋巴结，也可通过血行转移至肝脏、肺部、骨等部位。

（二）辅助检查

1. 血生化检查

（1）血常规：了解有无贫血。

（2）尿常规：观察有无血尿，结合泌尿系统影像学检查了解肿瘤是否侵犯泌尿系统。

（3）粪常规：注意有无红细胞、白细胞。

（4）粪隐血试验：对消化道少量出血的诊断有重要价值。

（5）生化、电解质及肝肾功能等检查。

2. 肿瘤标志物检查　结直肠癌患者在诊断、治疗前、评价疗效、随访时必须检测外周血癌胚抗原（CEA）、CA19-9；有肝转移患者建议检测甲胎蛋白（AFP）；疑有腹膜、卵巢转移患者建议检测CA12-5。

3. 结肠癌临床关键问题的影像学检查

（1）CT：推荐行胸部/全腹/盆腔CT增强扫描检查，用于以下方面：①结肠癌TNM分期诊断；随访中筛选结直肠癌吻合口复发灶及远处转移瘤。②判断结肠癌原发灶及转移瘤辅助治疗或转化治疗效果。③鉴别钡剂灌肠或内镜检查发现的肠壁内和外在性压迫性病变的内部结构，明确其性质。④有MRI检查禁忌证的直肠癌患者，但须了解CT评价直肠系膜筋膜（MRF）状态的价值有限，尤其对于低位直肠癌患者。

（2）MRI：推荐MRI作为直肠癌常规检查项目。对于局部进展期直肠癌患者，须在新辅助治疗前、后分别行基线、术前MRI检查，目的在于评价新辅助治疗的效果。如无禁忌证，建议行直肠癌MRI扫描前肌内注射山莨菪碱以抑制肠蠕动，建议行非抑脂、小视野（FOV）轴位高分辨T_2加权成像（T_2WI）扫描；推荐行扩散加权成像（DWI）扫描，尤其是新辅助治疗后的直肠癌患者；对于有MRI禁忌证的患者，可行CT增强扫描。临床或超声/CT检查怀疑肝转移时，推荐行肝脏增强MRI检查（建议结合肝细胞特异性对比剂Gd-EOB-DTPA）。

（3）超声：推荐直肠腔内超声用于早期直肠癌（T_2期及以下）分期诊断。

（4）X线气钡双重X线造影：可作为诊断结直肠癌的检查方法，但不能应用于结直肠癌分期诊断。如疑有结肠梗阻的患者应当谨慎选择。

（5）PET/CT：不推荐常规应用，但对于病情复杂、常规检查无法明确诊断的患者可作为有效的辅助检查。术前检查提示为Ⅲ期以上肿瘤，为了解有无远处转移，可推荐使用。

（6）排泄性尿路造影：不推荐术前常规检查，仅适用于肿瘤较大，可能侵及尿路的患者。

（7）结肠癌临床关键问题的影像学评价：推荐行全腹+盆腔CT（平扫+增强）扫描，可兼顾癌本身及转移瘤好发部位——肝脏。影像科医师须评价结肠癌的TNM分期及判断有无肠壁外血管侵犯（EMVI）。对于其他远处转移瘤的筛查，如肺转移瘤，推荐行胸部CT检查；PET/CT有助于筛查全身转移瘤。

（8）直肠癌临床关键问题的影像学评价：①推荐直肠癌患者行盆腔MRI检查。影像学检查须明确肿瘤的位置、TNM分期、MRF状态、有无EMVI。②对于其他部位远处转移瘤的筛查，如转移至肺部，推荐行胸部CT检查；如转移至肝脏，推荐行肝脏MRI增强或CT增强或超声造影检查；如条件允许，建议首选肝脏MRI增强；全身部位的筛查，建议行PET/CT检查。

4. 内镜检查 直肠镜和乙状结肠镜适用于病变位置较低的结直肠病变。所有疑似结直肠癌患者均推荐全结肠镜检查，但以下情况除外：①一般状况不佳，难以耐受；②急性腹膜炎、肠穿孔、腹腔内广泛粘连；③肛周或严重肠道感染。内镜检查报告必须包括进镜深度、肿物大小、距肛缘位置、形态、局部浸润的范围，对可疑病变必须行病理活检。结肠肠管在检查时可能出现皱缩，因此内镜所见肿物远侧与肛缘的距离可能存在误差，建议结合CT、MRI或钡剂灌肠明确病灶部位。

（三）诊断

1. 临床诊断

（1）粪隐血试验：本试验对本病的诊断虽无特异性，但方法简便易行，可作为普查筛选手段。

（2）直肠指检：在我国下段直肠癌远比国外多见，绝大部分直肠癌可在直肠指检时触及。

（3）纤维结肠镜检查：结肠镜可清晰地观察全部结肠，并可直视下钳取可疑病变进行病理学检查，有利于早期及微小结肠癌的发现与确诊，可进一步提高本病的诊断正确率，是结直肠癌最重要的检查手段。

（4）钡灌肠：可发现直径1cm以上的病变。合并不完全性肠梗阻者，灌肠后应给予缓泻剂，以防加重梗阻。

（5）B超：主要用于发现有无肝转移、肠系膜淋巴结有无肿大及肿瘤与邻近脏器的关系。直肠腔内超声可准确了解直肠癌浸润深度及淋巴结转移情况。

（6）CT与MRI：术前CT/MRI检查对肝转移的诊断很有帮助。此外，还可显示肿瘤，特别是病变的范围及与邻近脏器的关系。

（7）癌胚抗原（CEA）：是一种糖蛋白，常出现于恶性肿瘤患者血清中，并非结直肠癌的特异相关抗原，故血清CEA测定对本病的诊断不具有特异性。CEA的定量动态观察对判断大肠癌的手术效果与监测术后复发有一定意义。例如，结直肠癌经手术将肿瘤完全切除后，血清CEA则逐渐下降；若复发，又可再度升高。

2. 病理诊断 在结直肠癌的确诊过程中，病理学诊断是确诊的"金标准"。首先对可疑结直肠癌的患者要进行全结肠镜检查。在结肠镜下，如果发现位于患者大肠部位的息肉样改变、菜花样肿块或溃疡样改变，要考虑取3～5块活组织予以病理染色切片检查，判断患者局部肿物或溃疡性病变的性质。病理切片检查是指取肿瘤组织制成切片，在显微镜下观察肿瘤组织的形态结构，观察是否是癌细胞，并判断癌细胞的组织来源、分化程度及转移情况等。结直肠癌的病理诊断标准主要根据细胞的异型性和组织学的细胞异型性进行诊断。观察细胞的异型性包括细胞核是否增大、核是否深染、是否有病理性的核分裂象等。组织学的细胞异型性包括腺体的大小、结构和形态综合的判读。如果是手术切除的标本，还要看肿瘤浸润的深度，如肿瘤细胞位于黏膜层、黏膜下层、固有肌层、浆膜层，明确T分期；淋巴结组织中是否有癌细胞，明确N分期及周围组织中是否有癌结节等。

3. 结直肠癌的类型及分期

（1）结直肠癌的大体类型

1）隆起型：癌体较大，外形似菜花样，向肠腔突出，表面易发溃烂、出血、坏死。

2）溃疡型：早期形成凹陷性溃疡，容易引起出血、穿透肠壁侵入邻近器官和组织。

3）浸润型：肿瘤向肠壁各层弥漫浸润，使局部肠壁增厚，但表面常无明显溃疡或隆起。

（2）组织学类型

1）腺癌：组织学上显示有腺管形成者统称为腺癌，也称管状腺癌，其中又分为：①高分化腺癌，癌细胞分化较好，恶性程度偏低，完整切除后不易引起局部复发。但肝脏转移并非少见，因成团的细胞脱落后，容易栓塞肝脏的毛细血管形成病灶。②中分化腺癌，占腺癌的60%～70%。③低分化腺癌，占腺癌的15%～20%。癌细胞分化程度差，多形性，大小不一。核大，胞质少，容易找到核分裂象，可形成不规则的细胞条索和癌巢。手术后易局部复发。

2）乳头状腺癌：占7.86%，较少见。癌组织主要呈乳头状生长，乳头细长，乳头中心间质少。管腔内有乳头状突出，以此可与腺癌区别。

3）黏液腺癌：占18.3%，此型癌组织中出现大量黏液为其特征。黏液成分至少占癌肿的60%。恶性程度高，易于局部复发和转移。

4）印戒细胞癌：占3.4%，其含有大量黏液的癌细胞，由于细胞中充满了黏液，把细胞核挤向了细胞的一侧，使其外形酷似一枚戒指，故得名。

5）未分化癌：占0～2%。没有腺管形成，也无黏液。

6）鳞状细胞癌：很少发生于大肠黏膜。

7）腺鳞癌：占0.6%。同一癌灶内具有腺癌及鳞状细胞癌。

8）类癌：占0～2%。癌细胞的大小、形状、染色较均匀一致，常呈条状或巢状浸润，间质可有玻璃样变，少数病例还混有产生黏液的细胞。

（3）结直肠癌的分期：目前结直肠癌的分期主要根据AJCC/UICC结直肠癌TNM分期系统进行分期（表23-2-1）。

1）原发肿瘤（T）

T_x：原发肿瘤无法评价。

T_0：无原发肿瘤证据。

T_{is}：原位癌，黏膜内癌（侵犯固有层，未侵透黏膜肌层）。

T_1：肿瘤侵犯黏膜下（侵透黏膜肌层，但未侵入固有肌层）。

T_2：肿瘤侵犯固有肌层。

T_3：肿瘤穿透固有肌层，但未穿透腹膜脏层到达结直肠旁组织。

T_4：肿瘤侵犯脏腹膜或侵犯或粘连于附近器官或结构。

T_{4a}：肿瘤穿透脏腹膜，包括大体肠管通过肿瘤穿孔和肿瘤通过炎性区域连续浸润脏腹膜表面。

T_{4b}：肿瘤直接侵犯或粘连于其他器官或结构。

2）区域淋巴结（N）

N_x：区域淋巴结无法评价。

N_0：无区域淋巴结转移。

N_1：有1～3枚区域淋巴结转移（淋巴结内肿瘤≥0.2mm），或存在任何数量的肿瘤结节并且所有可辨识的淋巴结无转移。

N_{1a}：有1枚区域淋巴结转移。

N_{1b}：有2～3枚区域淋巴结转移。

N_{1c}：无区域淋巴结转移，但有肿瘤结节存在。

N_2：有4枚或以上区域淋巴结转移。

N_{2a}：有4～6枚区域淋巴结转移。

N_{2b}：有7枚或以上区域淋巴结转移。

3）远处转移（M）

M_0：无远处转移。

M_1：转移至1个或多个部位或器官。

表23-2-1　结直肠癌临床分期

分期	TNM
0 期	$T_{is}N_0M_0$
Ⅰ 期	$T_1N_0M_0$、$T_2N_0M_0$
Ⅱ A 期	$T_3N_0M_0$
Ⅱ B 期	$T_{4a}N_0M_0$
Ⅱ C 期	$T_{4b}N_0M_0$
Ⅲ A 期	$T_{1\sim2}N_1/N_{1c}M_0$、$T_1N_{2a}M_0$
Ⅲ B 期	$T_{3\sim4a}N_1/N_{1c}M_0$
Ⅲ C 期	$T_{4a}N_{2a}M_0$
Ⅳ 期	任何 TNM_1

临床TNM分期（cTNM）是为手术治疗提供依据，所有资料是原发瘤首诊时经体检、影像学检查和为明确诊断所施行的病理活检获得的。病理TNM分期（pTNM）用来评估预后和决定是否需要辅助治疗，它综合了临床分期和病理学检查结果，被认为是最准确的预后评估标准。新辅

助治疗后TNM分期（ycTNM或ypTNM）是指接受新辅助或术前放、化疗后做出的临床或病理分期，其目的是决定后续治疗策略并判断治疗效果。复发瘤TNM分期（rTNM）是当患者无瘤生存一段时间后，复发时所收集到的信息，是进一步治疗的依据。

血便为结肠癌的主要症状，也是直肠癌最先出现和最常见的症状。由于癌肿所在部位的不同，出血量和性状各不相同。隆起型结直肠癌患者可出现右下腹部局限性腹痛和腹泻，粪便呈稀水样、脓血样或果酱样，粪隐血试验多为阳性。随着癌肿的增大，在腹部的相应部位可以摸到肿块。浸润型结直肠癌容易引起肠梗阻，出现腹痛、腹胀、腹泻或腹泻与便秘交替。粪便呈脓血便或血便。溃疡型结直肠癌患者可出现腹痛、腹泻、便血或脓血便，并易引起肠腔狭窄和梗阻，一旦发生完全性梗阻，则腹痛加剧，并可出现腹胀、恶心、呕吐，全身情况急剧变化。在肿瘤的晚期，由于持续性小量便血可引起贫血，出现长期进行性贫血、营养不良和局部溃烂、感染毒素吸收所引起的中毒症状，导致患者消瘦、精神萎靡、全身无力和恶病质；由于急性穿孔可引起急性腹膜炎；肝大、腹水、颈部及锁骨上窝淋巴结肿大常提示为肿瘤的晚期并发生转移。因而一旦出现便血等排便异常症状，要及时就诊并进行结直肠癌筛查。

本病应该做到早期诊断。对于近期出现排便习惯改变或血便的患者应进行直肠指检、X线钡剂灌肠、乙状结肠镜或纤维结肠镜检查。X线钡剂空气双重对比造影可以显示出钡剂充盈缺损、肠腔狭窄、黏膜破坏等征象，从而确定肿瘤的部位和范围。乙状结肠镜及纤维结肠镜检查可以直接观察到全结肠及直肠黏膜形态，对可疑病灶能够在直视下采取活体组织检查，对提高诊断的准确率，尤其对微小病灶的早期诊断很有价值。直肠指检是诊断直肠癌的最简单而又非常重要的检查方法，它不仅可以发现肿物，而且可以确定肿块的部位、大小、形态、手术方式及其预后。粪隐血试验是一种简单易行的早期诊断的初筛方法，它虽然没有特异性，对待持续、反复潜血阳性而又无原因可寻者，常警惕有结肠癌的可能性，尤其对右半结肠癌更为重要。癌胚抗原（CEA）被认为与恶性肿瘤有关，但对大肠癌无特异性，可以作为诊断的辅助检查指标之一，由于癌肿切除后血清CEA逐渐下降，当有复发时会再次增高，因此可以用来判断本病的预后或有无复发。

对表现为腹泻、粪隐血试验阳性、右腹部肿块等症状的右半结肠癌患者应注意与肠结核、局限性结肠炎、血吸虫病、阿米巴病等疾病相鉴别；对表现为腹痛、腹泻与便秘交替、血便或脓血便等症状的左半结肠癌患者应注意与痔、痢疾、溃疡性结肠炎、结肠息肉等疾病相鉴别。

二、结直肠癌的常规治疗

结直肠癌一经发现一般采用手术治疗。原位癌可以采用内镜下治疗，效果较好。对于早期的结直肠癌，外科手术治疗可以达到根治目的，部分也可采用内镜治疗。对于中晚期结直肠癌，多给予以手术治疗为主的综合治疗，术后可根据病理分期选用放疗、化疗或靶向治疗，以改善患者生存。对于复发或伴有远处转移的结直肠癌患者，以放疗、化疗或靶向治疗为主，一般不主张手术治疗。对于结直肠癌突发急性肠梗阻或肠穿孔的患者，则要视情况采取急诊手术治疗。

（一）结直肠癌手术治疗

1. 适应证

（1）非晚期的结直肠癌，通过手术切除治疗可以达到R0切除，对这部分患者都适合进行结直肠癌根治术。

（2）若结直肠肿瘤局部情况较晚（Ⅲ期），可先进行新辅助治疗，包括化疗、放疗，待肿瘤降期降级后再进行手术治疗。

（3）Ⅳ期结直肠癌及有远处转移的结直肠癌，若出现肠梗阻、穿孔或消化道大出血亦可进行手术治疗。

2. 禁忌证

（1）出现广泛的远处转移，手术无法达到根治。

（2）患者身体情况较差，心肺脑功能、凝血功能等障碍，无法耐受手术治疗。

（3）肿瘤侵犯大血管或邻近的重要器官，行手术切除有可能导致严重的出血或脏器功能损伤。

3. 手术主要并发症

（1）吻合口瘘：主要与吻合口的血供、张力及患者的营养状态，吻合口有无水肿，术前有无梗阻多种因素有关。

（2）吻合口出血：使用吻合器时旋合松紧不当；激发吻合器时用力不当；选择吻合口的位置不当。

（3）胃肠功能紊乱：术前的肠道准备改变了肠道内的环境，术后肠道功能就会受到干扰；肠道切除手术本身对肠道功能也有着较大的影响；术后应用抗生素、化疗药物，这些对肠道都会产生一些干扰和不利的影响。因此，患者出现大便次数增多、排便频发、排便费劲等症状，尤其在直肠癌术后患者中更为常见，出现直肠前切除综合征。

（4）膀胱功能障碍和性功能障碍：与损伤腹膜后的盆腔自主神经、手术切除造成的周围支持丧失、膀胱颈成角有关。

（5）感染：切口感染多与切口局部保护、消毒处理不当有关，腹盆腔感染多继发于术后吻合口瘘。

4. 手术方式　有传统的开腹手术和微创手术两种，传统的开腹手术切口长、创伤大、恢复慢。微创手术具有腹腔镜手术的优势。

（1）右半结肠切除术：适用于盲肠、升结肠及结肠右曲的肿瘤。

（2）横结肠切除术：适用于横结肠肿瘤。

（3）左半结肠切除术：适用于降结肠、结肠左曲的肿瘤。

（4）乙状结肠癌的根治切除术：适用于乙状结肠癌，根据肿瘤的具体部位，除切除乙状结肠外，或做降结肠切除或部分直肠切除。

（5）经腹直肠癌直肠前切除术（Dixon手术）：是目前应用最多的直肠癌根治术。近年研究发现，直肠癌向下浸润极少超过2cm，故要求下切缘距肿瘤下缘2～3cm即可。

（6）经腹会阴联合直肠癌根治术（Miles手术）：适用于肛管癌、直肠下段癌（癌灶下缘距肛门边缘5cm以内者），或患者合并肛门失禁、出口梗阻性便秘等。

（7）局部切除术：适用于早期瘤体小、局限于黏膜层或黏膜下层、分化程度高的直肠癌。

（8）腹腔镜结直肠癌根治术：手术方式与开腹手术相同，只是腹腔镜结直肠手术是在监视器下通过器械操作分离肠管，清扫淋巴结，切除肿瘤，操作视野放大、清晰，淋巴结清扫更加彻底，对腹腔干扰少，手术过程中不需要触摸、挤压肿瘤。超声刀的应用使创面很少出血。相比于开腹手术，腹腔镜手术具有创伤小、切口小，术后疼痛减轻，手术应激反应小，恢复快等优势。

（二）结直肠癌化疗及免疫靶向治疗

适应证

（1）Ⅱ期结肠癌的辅助化疗：Ⅱ期结肠癌患者应当确认有无以下高危因素：组织学分化差（Ⅲ级或Ⅳ级）且为错配修复正常（pMMR）或微卫星稳定（MSS）、T_4、血管淋巴管浸润、术前肠梗阻/肠穿孔、标本检出淋巴结不足（＜12枚）、神经侵犯、切缘阳性或无法判定。

1）无高危因素者：建议随访观察，或给予单药氟尿嘧啶类药物化疗。

2）有高危因素者：建议辅助化疗。化疗方案推荐选用以奥沙利铂为基础的CapeOx、FOLFOX方案或单药卡培他滨、5-FU/LV方案，治疗时间3～6个月。

3）如果肿瘤组织检查为错配修复缺陷（dMMR）或高水平微卫星不稳定（MSI-H），不建议术后辅助化疗。

（2）Ⅲ期结直肠癌的辅助化疗：对于Ⅲ期结直肠癌患者，推荐辅助化疗。化疗方案推荐选用CapeOx、FOLFOX方案或单药卡培他滨、5-FU/LV方案。如为低危患者（$T_{1\sim3}N_1$），也可考虑3个月的CapeOx方案辅助化疗。

（3）复发/转移性结直肠癌全身系统治疗：目前治疗晚期或转移性结直肠癌的化疗药物包括5-FU/LV、伊立替康、奥沙利铂、卡培他滨、曲氟尿苷替匹嘧啶和雷替曲塞。靶向药物包括西妥昔单抗（推荐用于KRAS、NRAS、BRAF基因野生型患者）、贝伐珠单抗、瑞戈非尼和呋喹替尼。

1）在治疗前推荐检测肿瘤KRAS、NRAS、BRAF基因及微卫星状态。

2）联合化疗应当作为能耐受化疗的转移性结直肠癌患者的一、二线治疗。推荐以下化疗方案：FOLFOX/ FOLFIRI±西妥昔单抗（推荐用于KRAS、NRAS、BRAF基因野生型患者），以及CapeOx/FOLFOX/FOLFIRI±贝伐珠单抗。对于肿瘤负荷大、预后差或需要转化治疗的患者，如一般情况允许，也可考虑FOLFOXIRI±贝伐珠单抗的一线治疗。对于KRAS、NRAS、BRAF基因野生型需转化治疗的患者，也可考虑FOLFOXIRI+西妥昔单抗治疗。

3）原发灶位于右半结肠的右半结肠癌（回盲部到脾曲）患者的预后明显差于左半结肠癌和直肠癌（自脾曲至直肠）患者。对于KRAS、NRAS、BRAF基因野生型患者，一线治疗右半结肠癌中抗VEGF单抗（贝伐珠单抗）联合化疗的疗效优于抗EGFR单抗（西妥昔单抗）联合化疗，而在左半结肠癌和直肠癌中抗EGFR单抗联合化疗疗效优于抗VEGF单抗联合化疗。

4）对于三线及三线以上治疗的患者推荐瑞戈非尼或呋喹替尼或参加临床试验，也可考虑曲氟尿苷替匹嘧啶。瑞戈非尼可根据患者病情及身体情况，调整第一周期治疗初始剂量。对于一、二线治疗中没有选用靶向药物的患者也可考虑西妥昔单抗±伊立替康治疗（推荐用于KRAS、NRAS、BRAF基因野生型）。

5）对于一线接受奥沙利铂治疗的患者，如二线治疗方案为化疗±贝伐珠单抗时，化疗方案推荐FOLFIRI或改良的伊立替康+卡培他滨。对于不能耐受联合化疗的患者，推荐方案5-FU/LV或卡培他滨单药±靶向药物。不适合5-FU/LV的晚期结直肠癌患者可考虑给予雷替曲塞治疗。

6）姑息治疗4～6个月后疾病稳定但仍然没有R0手术切除机会的患者，可考虑给予维持治疗（如采用毒性较低的5-FU/LV或卡培他滨单药或联合靶向治疗或暂停全身系统治疗），以降低联合化疗的毒性。

7）对于BRAF V600E突变患者，如果一般状况较好，可考虑FOLFOXIRI+贝伐珠单抗的一线治疗。

8）对于dMMR或MSI-H患者，根据患者的病情及意愿，在MDT讨论下可考虑行免疫检查点抑制剂治疗。

9）晚期患者若一般状况或器官功能状况很差，推荐最佳支持治疗。

10）如果转移局限于肝和（或）肺，参考肝/肺转移治疗部分。

11）结直肠癌术后局部复发者，推荐进行MDT，判定是否有机会再次行切除、放疗或消融

等局部治疗，以达到无肿瘤证据状态。如仅适于全身系统治疗，则采用上述晚期患者治疗原则。

（三）直肠癌放射治疗

1. 适应证 直肠癌放疗或放化疗的主要模式为新辅助/辅助治疗、根治性治疗、转化性治疗和姑息治疗。新辅助放疗的适应证主要针对Ⅱ～Ⅲ期中低位直肠癌（肿瘤距肛门＜12cm）：长程同步放化疗（CRT）结束后，推荐间隔5～12周接受根治性手术；短程放疗（SCRT）联合即刻根治性手术（在放疗完成后1周手术）推荐用于MRI或超声内镜诊断的可手术切除的T_3期直肠癌；而短程放疗联合延迟根治性手术，且在等待期间加入新辅助化疗模式，则推荐用于具有高危复发因素的Ⅱ～Ⅲ期直肠癌。辅助放疗主要推荐用于未行新辅助放疗，术后病理分期为Ⅱ～Ⅲ期且为高危局部复发的直肠癌患者。不具备放疗设备和条件的医疗单位对需要术前或术后放疗的患者，应推荐至有放疗设备和条件的医疗单位进行放疗。低位直肠癌有强烈保肛意愿的患者，可建议先放化疗，如果肿瘤对放化疗敏感，达到临床完全缓解，可考虑等待观察的治疗策略；未达临床完全缓解，建议行根治性手术。对于复发/转移但具有根治机会的直肠癌患者，如直肠病灶局部复发且切除困难，在之前未接受放疗的前提下，可考虑局部放疗使之转化为可切除病灶再行手术切除；直肠癌患者姑息放疗的适应证为肿瘤局部区域复发和（或）远处转移灶，或某些不能耐受手术者，无法通过放疗和综合治疗达到治愈效果。结肠癌姑息切除手术后，置标记，也可考虑术后放疗。

（1）Ⅰ期直肠癌放疗：Ⅰ期直肠癌局部切除术后，有高危因素者，推荐行根治性手术（高危因素详见外科治疗部分）；如因各种原因无法行根治性手术，建议术后行放疗。

（2）Ⅱ～Ⅲ期直肠癌新辅助放化疗：临床诊断为Ⅱ～Ⅲ期直肠癌，局部检查首选直肠MRI；如果患者不能接受MRI检查，推荐行直肠腔内超声检查。推荐根据肿瘤位于直肠的位置，并结合MRI提示的复发危险度进行分层治疗。

（3）Ⅱ～Ⅲ期直肠癌辅助放化疗：未行新辅助放化疗且术后病理学诊断为Ⅱ～Ⅲ期的直肠

癌，依据全直肠系膜切除术（TME）质量、环周切缘（CRM）状态、肿瘤距肛缘距离等予以分层治疗推荐。

（4）等待观察策略：对于保留肛门括约肌有困难的低位直肠癌（cT_1N_0、cT_2N_0、$cT_{3\sim4}$ 或 N+），如患者有强烈保肛意愿，建议行术前同步放化疗，如果放化疗后获得临床完全缓解（cCR）可采取等待观察策略。cCR的评价时间建议在同步放化疗后 $8\sim12$ 周，并且建议每 $1\sim2$ 个月随访，持续 $1\sim2$ 年。cCR的评价项目强烈推荐包括直肠指检、肠镜、直肠MRI、血CEA水平，所有项目均需达到cCR评判标准。

2. 放射技术

照射范围及靶区定义：肿瘤靶区（GTV）指通过临床检查手段确定的大体肿瘤；临床靶区（CTV）包括GTV及原发肿瘤高危复发区域和淋巴引流区域，必须进行照射；计划靶区（PTV）由CTV外扩形成，包括CTV本身，并考虑照射中器官运动和日常摆位等不确定因素。

（1）放疗定位：①定位前准备，推荐定位前1h排空膀胱后饮水以使膀胱充盈。②体位和体膜固定，可采用仰卧位或俯卧位，用热塑体膜固定。推荐行直肠癌术前放疗或低位前切除术后放疗者，为明确肛缘的位置可在肛门口放置铅点标记；推荐直肠癌腹会阴联合切除术（APR）后放疗的患者用细铅丝标记会阴部瘢痕。③模拟CT，CT扫描的范围建议上界至第 $2\sim3$ 腰椎水平，下界至股骨上中 1/3 段，层厚5mm，建议患者在不过敏的前提下行静脉造影增强扫描，以清楚显示肿瘤和血管。接受术前放疗者，推荐有条件的医疗中心同时应用MRI定位。CT/MRI融合有助于明确肿瘤范围，以便更精确地进行靶区勾画。

（2）靶区勾画：具体的靶区勾画与危及器官如下。①原发肿瘤高危复发区域包括肿瘤/瘤床、直肠系膜区和骶前区。放射野推荐包括肿瘤/瘤床及 $2\sim5cm$ 的安全边缘。②区域淋巴引流区包括直肠系膜区、髂内血管淋巴引流区和闭孔血管淋巴引流区。T_4 期肿瘤侵犯前方结构时可照射髂外血管淋巴引流区。③有肿瘤和（或）残留者，全盆腔照射后局部缩野加量照射，同时须慎重考虑肠道受照射剂量。④危及器官定义，盆腔内的小肠、结肠、膀胱、双侧股骨头、男女外生殖器和女性会阴为直肠癌术前/术后放疗区域内的危及器官，建议勾画并给予照射剂量与体积的限定。⑤盆腔复发病灶的放疗，既往无放疗病史，建议行复发肿瘤及高危复发区域放疗，可考虑肿瘤局部加量放疗。既往有放疗史，根据情况决定是否放疗。

（3）剂量：术前新辅助放疗主要有以下几种剂量分割模式。

1）短程放疗模式，即推荐原发肿瘤和高危区域给予 $5Gy\times5$ 次放疗。短程放疗分割模式不适合MRF阳性或 T_4 期的直肠癌患者（即初始不能达到R0切除或无法切除的局部晚期直肠癌）。短程放射治疗+即刻TME手术的方法，SCRT前必须经过MDT讨论，与外科手术医生充分沟通（放疗与手术时间的衔接）。

2）长程放化疗模式，推荐对原发肿瘤和高危区域照射肿瘤吸收剂量（DT）为 $45.0\sim50.4Gy$，每次 $1.8\sim2.0Gy$，共 $25\sim28$ 次；放疗过程中同步给予5-FU或卡培他滨单药化疗。长程放化疗模式适合于所有 Ⅱ～Ⅲ 期直肠癌患者，有利于肿瘤的充分退缩。

3）术前放疗如采用其他剂量分割方式，有效生物剂量（BED）必须 $\geqslant 30Gy$。术后辅助放化疗剂量：对于术前未行放疗的 Ⅱ～Ⅲ 期患者，推荐术后对瘤床和高危区域给予 DT $45.0\sim50.4Gy$，每次 $1.8\sim2.0Gy$，共 $25\sim28$ 次；放疗过程中同步给予5-FU或卡培他滨单药化疗。对于术后有肿瘤残存或切缘阳性者，建议行二次手术；如果不能行二次手术或患者拒绝二次手术者，建议在全盆腔照射后局部缩野追加照射剂量至 DT $10\sim20Gy$，有肠管在靶区内的情况下不推荐同步加量的方式，并且必须考虑肠道受照射剂量，尤其是放射野内的小肠/结肠的剂量（必须低于 DT $56\sim60Gy$）。

第三节 结直肠癌的热疗

一、热疗在结直肠癌中的联合应用及进展

目前结直肠癌的治疗仍以手术为主，放疗和化疗为辅的综合治疗。尽管行淋巴结清扫及全直肠系膜切除术，但对于直肠癌术后患者仍会出现不同程度的复发和转移。大量研究已证实，腹腔内游离癌细胞是形成腹膜转移的前提条件。进展

期大肠癌腹腔游离癌细胞的检出阳性率达80%。目前对于这类脱落癌细胞形成的微癌灶，肉眼很难发现，无法用手术完全切除；免疫疗法不足以消灭已经生长的肿瘤；化疗难以使所有的癌瘤获得根治性效果，总有一部分肿瘤细胞处于不敏感状态或产生耐药性，同时静脉用药的毒性也限制了药物的剂量。而热疗的出现很好地弥补了这些缺陷。

大量循证医学研究证实热疗与放疗或化疗联合治疗肿瘤有很好的协同互补增效作用。化疗药物配合热疗有相乘或相加的作用。基于现有证据，与单纯化疗相比，采用化疗联合热疗治疗结直肠癌可有效提高总有效率和部分缓解率，并降低周围神经毒性并发症的发生率。

（一）热疗与化疗联合

随着热疗技术的改进和提高，热化疗已经成为临床肿瘤研究的新热点，已陆续出现国际多中心随机对照研究。国内大量临床研究及临床应用表明，热化疗能明显提高肿瘤患者的治疗效果。对于晚期结直肠癌患者，采用化疗联合射频热疗可获得更好的疗效和临床受益。在一项关于化疗和热疗治疗晚期结直肠癌的对照研究中，化疗组接受FOLFOX4方案化疗，每3周重复1次，21天为1个周期；化疗联合热疗组在FOLFOX4方案化疗的同时给予热疗，热疗每次60min，每周2次。2个周期后评价两组疗效。结果发现，联合组患者有效率（CR+PR）为60%；化疗组患者有效率（CR+PR）为28.7%。治疗后联合组患者血清肿瘤抗原CEA、CA50、CA12-5、CA15-3、CA19-9显著低于化疗组（$P < 0.5$）。研究结果说明，热疗联合化疗治疗结直肠癌的疗效明显好于只采用化疗的患者。有研究发现，直肠癌术前同步放化疗期间加入热疗可以增加肿瘤细胞对放化疗的敏感性，提高放化疗的疗效。

（二）热疗与放疗联合

病理学观察直肠癌术前热放疗或热放化疗对癌细胞杀伤明显优于术前单纯放疗，癌细胞完全消失的病例可达4%～20%，并使69%病例降期。尤庆山等在1987年报道了直肠癌腔内热疗联合放疗后的组织学改变：对接受了腔内热放疗患者的

手术切除标本进行观察，可见肿瘤明显缩小，部分病例病灶完全消失，只残留表浅溃疡，底扁平、光滑或呈污秽色。光镜下癌组织破坏、溃解，中-重度损伤的癌细胞周围可见大量的炎症细胞浸润，主要是淋巴细胞，侵及肌层的癌巢仍可见中-重度变性，癌灶周围小血栓形成多见，这说明腔内微波加热可达到有效的治疗深度。电镜观察，肿瘤细胞被加热后主要表现为线粒体扩张、细胞脂滴及溶酶体增多，自噬体形成，核仁出现透亮区，核染色质稀疏，核膜破裂，核质外溢，提示这种细胞退变可能是从细胞膜、细胞质向细胞核方向发展。癌细胞间质常可见到一些特性改变，间质增多，炎症细胞浸润，以淋巴细胞为主。

热放化疗的病理组织学变化与凋亡有关，1998年Sakakura分析了进展期直肠癌术前热放化疗组织学治疗变化与凋亡和P53的关系。对28例术前热放化疗组和22例单纯手术组的凋亡率进行了检测，其疗效与凋亡有统计学意义，提示热放化疗的作用是通过凋亡途径实现的。

2002年梁寒等报道了38例局部进展期直肠癌实施术前热疗、放疗及化疗，局部热疗采用BSD-2000热疗仪进行加热，放疗总剂量为45Gy，并给予四氢叶酸+5-FU全身化疗，共2个疗程，辅助治疗完成后4～6周手术。结果显示，经过术前辅助治疗，肿瘤的直径平均缩小35.5%，4例（10.5%）达到病理完全缓解，另外27例（71.0%）达到PR（癌细胞坏死率≥50%），总有效率达81.6%。辅助治疗后淋巴结阳性率由68.4%降至44.7%。2006年Asao等对29例进展期直肠癌患者进行三联综合治疗，10例术前放疗40Gy，19例放疗50Gy，全盆腔热疗1次/周、1小时/次，在放疗第2、4周晚上连续静脉滴注5-FU[250mg/（$m^2 \cdot d$）]、LV[25mg/（$m^2 \cdot d$）]，连续5天，41.4%的病例明显降期，在放疗剂量为50Gy组中，52.6%的病例得到降期，11%的病例显微镜下肿瘤细胞完全消失，29.6%的病例肿瘤细胞大部分消失。

Shoji等研究发现，81例术前同步放化疗加热疗患者，中位距肛门距离3cm，pCR率为23.4%，保肛率为73.2%。Schroeder等回顾性病例对照研究显示，单纯术前同步放化疗组的pCR率为6.7%，而术前热疗加同步放化疗组pCR率为16.4%。Gani等研究比较了术前同步放化疗联合热疗与单

纯术前同步放化疗的5年总生存率,分别为88%与76%。

(三) 消融治疗

结直肠癌易发生肝转移,肝转移患者预后较差。对于不能切除的结直肠癌肝转移患者,除了系统化疗,一些局部的治疗手段也能提高疗效。目前,临床上热疗治疗结直肠癌肝转移的方法形式多样,有射频消融(RFA)、组织间激光热疗(LITT)和微波消融。

二、热疗在结直肠癌中的临床应用

目前用于结直肠癌的热疗技术有浅部热疗、深部热疗、全身热疗及体腔灌注热疗。不同的热疗所对应的适应证、禁忌证、治疗步骤及注意事项均不相同,下面逐一进行介绍。

(一)适应证与禁忌证

1. 浅部热疗

(1)适应证:浅部热疗主要适应于直肠癌、肛门癌所引起的全身各浅表淋巴结的转移癌,如颈部、锁骨上区、腋窝和腹股沟等。

(2)禁忌证:①加温区有明显的热积聚效应的金属物;②恶病质;③严重全身感染;④腔道肿瘤有大而深的溃疡,管腔扭曲成角,管壁有瘘或有出血倾向者;⑤治疗区域热感知、感觉障碍者(如有假体植入);⑥携带心脏起搏器者;⑦精神疾病患者、孕妇和无自主表达能力的患者。

治疗步骤和注意事项参考第七章相关内容。

2. 深部热疗

(1)适应证:①与化疗联合对晚期结直肠癌进行化疗增敏治疗;②局部较大肿块与放疗联合进行增敏治疗。

(2)禁忌证:分为绝对禁忌证和相对禁忌证。

1)绝对禁忌证:①孕妇和无自主表达能力的患者;②有器质性中枢神经疾病、恶病质、水或电解质严重紊乱、严重心肺功能不全者;③严重感染不能耐受加温治疗者;④体内有热积聚金属置入物和起搏器者;⑤传染性疾病如活动期梅毒和活动性结核等;⑥精神疾病患者;⑦身体感知障碍者;⑧出血倾向者。

2)相对禁忌证:①伴有神经症状的脑转移者;②冠心病患者;③腹部皮下脂肪过厚者;④加温治疗部位皮肤有感染和溃烂者;⑤经期妇女。

治疗步骤和注意事项参考第八章相关内容。

3. 体腔灌注热疗 常使用腹腔热循环灌注化疗和胸腔热循环灌注化疗技术。

(1)腹腔热循环灌注

1)适应证:①晚期结直肠癌,术前或姑息治疗;②结直肠癌手术发现冲洗液癌细胞为阳性者;③结直肠癌术中发现肿瘤侵及全层或淋巴结转移或广泛器官、肠系膜及大网膜转移,手术切除非R_0者;④癌性腹膜炎、腹水患者。

2)禁忌证:①恶病质,伴有发热及明显感染者;②有出凝血功能障碍者,严重的心肺功能障碍者;③各种原因引起的腹腔严重粘连导致穿刺入肠管的危险性增加者;④吻合口存在水肿、缺血和张力等愈合不良因素者;⑤生命体征不稳定的患者。

3)治疗措施:灌注容量包括循环模式灌注容量和闭合式外加热灌注容量。

A. 循环模式灌注容量:灌注容量目标是尽可能使整个腹腔脏器表面被一定浓度药液覆盖,使药液在腹腔内均匀分布。在实际操作过程当中,由于患者个体差异及内、外科管路差异,实际腹腔灌注量差异也很大,内科模式为1500~2500ml,外科模式为3000~5000ml。腹腔内药液覆盖情况可以借助于B超进行观察。

B. 闭合式外加热灌注容量:灌注容量目标是尽可能使整个腹腔脏器表面被一定浓度药液覆盖,使药液在腹腔内均匀分布。在实际操作过程当中,由于患者个体差异及腹水量不同,灌注的液体量根据具体情况为1000~2500ml。

4)药物选择:①药物必须能通过自身或其代谢产物杀死肿瘤细胞;②药物必须有低的腹腔通透性;③药物必须能很快从血浆中清除;④药物必须有较强的穿透肿瘤组织的能力;⑤通过加热易增加敏感性、渗透性的药物。

5)用药原则:①既可选择单一给药,也可联合序贯给药;②化疗药物的剂量目前暂未有统一标准,原则上以静脉用量为标准。若联合静脉应用,则剂量酌减。使用铂类化疗药物时,按照药物说明书进行水化。使用紫杉醇药物时,按照说明书进行抗过敏等治疗。对腹膜通透性不高的药物，可适当提高剂量，以增加局部药物的浓度，提高肿瘤细胞减灭效果。

6）治疗时间及治疗频次：每次有效治疗加热温度时间为60～90分钟。频次根据疾病种类和治疗目的的选择。根治术后预防性治疗1～3次；姑息性术后、减瘤术后、恶性腹水患者治疗3～5次。根据化疗方案、热耐受的要求及住院时间的限制，热循环治疗2次间隔1～3天为宜，连做2～3次治疗为1个周期。化疗药物应足量，可以多周期治疗。血清肿瘤标志物转阴率通常比积液消失早，建议在积液很快消失、血清标志物刚转阴时继续巩固1～2个周期，以确保治疗的有效性。

7）对循环灌注失败的预防性措施：如果在热循环灌注过程中出现循环不畅，导致出体温度＜39℃，建议在药物完全灌注入体腔内后常规采用深部热疗继续加热＞30min以弥补体腔内药液温度不足，确保热疗的有效性。

8）注意事项：①术前建立静脉通道。②术中随时观察患者的各种症状和体征，如有异常，及时处理，必要时给予心电监护和吸氧。同时记录好腹腔引流液的性状、颜色和量等。③术后密切观察穿刺部位情况，有无红肿、渗液和堵塞等。定期进行管道护理，及时封闭腹腔留置的引流管，并妥善固定。询问患者有无恶心、呕吐等不良反应，并遵医嘱及时准确采集患者的各类标本，为诊疗收集资料。④经体外加热的灌注液循环灌注于腹腔时，注意观察热疗机运作是否正常，其间应做好患者的心理护理及基础护理。⑤向患者交代治疗目的、方法、注意事项及易出现的并发症，治疗前必须签署知情同意书。

（2）胸腔热循环灌注

1）适应证：晚期恶性肿瘤伴发的胸腔积液；胸膜有弥漫性癌性结节的恶性胸腔积液。

2）禁忌证：重度心肺功能损伤患者；急性感染患者；伴有发热，体温＞38℃患者；有出凝血功能障碍者；精神病患者等。

3）灌注流程：置管，患者取坐位，常规探查患侧胸腔积液情况，首先定位于患侧腋后线体表，常规消毒、铺巾和利多卡因局部麻醉后，在超声引导下用穿刺针穿入患侧胸腔积液内，可见液体

流出，沿穿刺针放入导丝，拔出穿刺针，沿导丝用扩张管扩张后放入单腔带侧孔的中心静脉导管，拔导丝，固定中心静脉导管，术毕可引流出淡黄色液体；然后定位于患侧肩胛线体表（选择前一穿刺点上一肋间或下一肋间），在超声引导下用穿刺针穿入右侧胸腔积液内，具体操作同上，术毕观察有无明显活动性出血征象。

4）循环灌注：分为热灌注冲洗和循环热灌注化疗2个步骤。

A. 热灌注冲洗：连接各管路，循环药液袋内输入预冲液1500～2500ml，排尽袋内空气，插各测温传感线，加热预冲液至43～45℃。一侧引流管连接入体阀，一侧引流管连接一次性引流袋，开始冲洗胸腔，入体端泵速50～70ml/min，温度43℃左右（≤45℃）。一边冲洗，一边开放引流，将循环药液袋内预冲液全部冲洗完后，尽量引流尽胸腔内液体，引流出的一次性引流袋内液体全部丢弃（此过程不产生循环，只是单纯的一端进液，一端引流冲洗的过程）。

B. 循环热灌注化疗：循环药液袋内输入0.9%氯化钠溶液300～1000ml＋化疗药物，将药液加热至43～45℃，一侧引流管接入体阀，另一侧引流管接出体阀，开始循环热灌注化疗，入体端泵速50～70ml/min，温度43℃左右（≤45℃），使药物与胸膜充分、均匀、持续接触后再回流到加热的循环药液袋，形成完全密闭的循环治疗系统，维持有效的循环约60min后将循环的药液全部保留在胸腔内。

5）常见不良反应及并发症：包括恶心、呕吐和食欲减退等胃肠道反应，以及骨髓抑制、胸痛和发热等；部分患者出现心力衰竭、肺水肿和气胸。

6）注意事项：①注意治疗过程中每隔15min协助患者变换体位1次，连续监测患者体温、心率、心电图、呼吸、血压和血氧饱和度等指标的变化，并维持各项生命体征在正常范围。②灌注输入速度应控制在100ml/min以内，防止诱发急性肺水肿。③向患者交代治疗目的、方法、注意事项及易出现的并发症，治疗前必须签署知情同意书。

4. 全身热疗

1）适应证：①临床确诊的结直肠癌，患者

能耐受并愿意接受全身热疗。②配合放疗和化疗等其他抗肿瘤综合治疗。③结直肠癌术后的预防复发转移治疗。④其他治疗后复发或化疗耐药的治疗。⑤结直肠癌晚期全身广泛转移的姑息治疗。

2）禁忌证：①新近脑血管病变，或伴有可引发脑水肿、颅内压增高的疾病或因素。②严重器质性心脏病或心律失常、心脏储备功能明显下降（心功能在Ⅱ级以下）。③未控制的高血压（血压＞160/100mmHg）。④严重的呼吸功能障碍（肺功能小于正常的60%）。⑤肝功能或肝储备功能明显降低，活动性肝病。⑥严重的肾实质或肾血管病变、肾功能不全。⑦存在未经控制的感染灶或潜在感染灶，有败血症倾向。⑧未获纠正的中-重度贫血。⑨有明显出血倾向或有弥散性血管内凝血（DIC）倾向，单独热疗时血小板计数＜50×10⁹/L，合并化疗时血小板计数＜80×10⁹/L，妇女经期。⑩全身衰竭，无自主表达能力患者。

3）治疗步骤和注意事项：参见第十一章相关内容。

（二）热疗的并发症及处理

（1）热疗中或热疗后出现全身温度过高、心率过快、血压异常、出汗过多而虚脱的全身反应，要及时处理。

（2）皮肤烧伤，多数表现为皮肤急性的轻度烫伤，如红肿及水疱，按照烧伤处理原则给予及时对症处理。

（3）皮下疼痛和硬结，是由皮下脂肪过热引起，发生率约为10%，皮下脂肪厚度＞2cm时发生率增加，应向患者事先说明，以对症处理治疗为主。

（4）灌注治疗中或治疗后可能会出现低热、恶心、呕吐或腹胀、腹痛等不适，可给予退热、止吐、解痉和镇痛等对症处理。

（5）温热与化疗药物联合可能产生相互叠加的不良反应，如骨髓抑制或胃肠道反应、急性肾衰竭、化学性腹膜炎等，应密切观察或监测病情变化。

（6）个别患者会出现胃排空障碍和肠麻痹等并发症，但这些并发症多与患者本身的疾病因素或手术有关，经对症处理后多可恢复正常。

（三）热疗的疗效评价

1. 根据病灶大小变化进行评价

（1）可测量病灶：在5mm薄层CT上肿瘤长径≥10mm或淋巴结短径≥15mm。

（2）不可测量病灶：①小病灶（最长直径＜10mm或病理淋巴结短轴≥10mm且＜15mm），以及真正的不可测病变。②病理学检查确定的腹水。③体检发现但成像技术不能重现的腹部肿块或包块。

（3）病灶的选择：当有1个以上可测量病灶时，每个器官选择≤2个、全身总共选择≤5个作为靶病灶。靶病灶选择原则：①通常具有最大直径；②每个受累器官都应选择；③在影像学上具有可重现性。

2. 病灶评价手段

（1）同一病灶在基线期和随访期的评价应使用同样的检查手段。

（2）影像学具有客观性和可重现性，疗效评价应通过影像学而非体格检查进行，除非影像学不合适但能够通过体格检查评估。CT是目前实体瘤最常用的疗效评估手段和重复性较好的解剖学成像技术，某些情况下可应用MRI，超声具有一定主观性，不能用于测量病灶的大小。

（3）靶病灶疗效评价标准

1）完全缓解（CR）：所有靶病灶消失，所有病理阳性淋巴结（无论是靶病灶还是非靶病灶）的短径必须缩小至＜10mm。

2）部分缓解（PR）：与基线病灶最长径之和比较，靶病灶最长径之和下降≥30%。

3）疾病进展（PD）：靶病灶最长径之和与开始治疗以来记录的病灶最小最长径之和比较，增加≥20%，并且最长径之和的绝对值增加≥5mm，或者出现1个或多个新病灶。

4）疾病稳定（SD）：与治疗开始以来记录的最小最长径之和比较，病灶最长径之和既未达到PR的减少量，也未达到PD的增加量。

（4）肿瘤标志物：不能单独作为客观疗效评价标准，如果其在治疗开始高于正常，那么评价CR时其必须降至正常。

（5）根据体腔积液量的变化评估：①CR，对于有腹水或胸腔积液的患者，体腔积液完全消失，并维持＞4周。②PR，胸（腹、盆）腔积液消退≥50%且＜100%，并维持＞4周。③SD，胸（腹、盆）腔积液消退＜50%或增加≤25%，并维持＞4周。④PD，胸（腹、盆）腔积液增加＞25%。

（6）根据患者生活质量变化评估

1）肿瘤患者生活质量评估

A. 体重：体重增加≥7%（不包括第三间隙液），并保持＞4周，认为有效；其他任何情况认为无改善。

B. 疼痛：视觉模拟评分法（visual analogue scale，VAS）将疼痛程度用0～10分表示，0分为无痛，10分为最痛；≤3分，轻微疼痛，能够忍受；4～6分，疼痛影响睡眠，尚能忍受；7～10分，强烈疼痛，疼痛难忍，影响食欲和睡眠。患者根据自身疼痛程度进行评分。疼痛评分比基线提高≥50%并持续＞4周为有效；有任何恶化情况并持续＞4周为无效；其他情况为稳定。

C. 身体一般状况：根据KPS评分比较患者治疗前和治疗后的生活质量，KPS评分≥10分为生活质量改善，变化在10分以内为生活质量稳定，减少≤10分为生活质量下降。

2）肿瘤患者生活质量评价标准

A. 疼痛和KPS评分均为有效，判断为临床有效，生活质量改善。

B. 疼痛和KPS评分中任何一项有效，且另一项稳定，判断为临床有效，生活质量改善。

C. 疼痛和KPS评分均为稳定，而体重增加≥7%，判断为临床有效，生活质量改善。

D. 疼痛和KPS评分均无效，或任何一项无效，判断为临床无效，生活质量未改善。

E. 疼痛和KPS评分均稳定，而体重稳定或减轻，判断为临床无效，生活质量未改善。

KPS评分标准：100分，正常，无症状和体征，无疾病证据；90分，能正常活动，有轻微症状和体征；80分，勉强可进行正常活动，有一些症状或体征；70分，生活可自理，但不能维持正常生活或工作；60分，生活能大部分自理，但偶尔需要别人帮助，不能从事正常工作；50分，需要一定帮助和护理，以及给予药物治疗；40分，生活不能自理，需要特别照顾和治疗；30分，生活严重不能自理，有住院指征，尚不到病重；20分，病重，完全失去自理能力，需要住院和积极的支持治疗；10分，重

危，临近死亡；0分，死亡。

三、展　望

结直肠癌（CRC）是全球最常见的恶性肿瘤之一，在肿瘤相关死亡原因中，CRC在男性中居第二位，在女性中居第三位，并且呈逐年上升趋势。目前结直肠癌在治疗上以手术治疗为主，但多数结直肠癌患者发现时已经处于晚期，失去手术治疗时机。放化疗是晚期结直肠癌的主要治疗方法，疗效较好，但其副作用明显，很多患者因严重不良反应被迫停止治疗。当前肿瘤热疗已联合手术治疗、放疗、化疗等手段运用于临床实体肿瘤治疗过程中。热疗自身不仅具有抗肿瘤的作用，还可以增强放化疗的疗效。但目前热疗只是作为一种辅助治疗，由于热疗的剂量控制、热疗的时间掌握、瘤体内测温技术等具有不确定性，因此热疗并没有大规模开展使用。在临床治疗方面如何更稳妥、更恰当地联合热疗与其他方法来对结直肠癌患者起到真正意义上的效果尚需进一步探索。

（周菊梅　蒋嘉睿）

参 考 文 献

杜灵彬，李辉章，王悠清，等，2017. 2013中国结直肠癌发病与死亡分析. 中华肿瘤杂志，39（9）：701-706.

黄秋驰，叶丁，蒋曦依，等，2017. 人群结直癌筛检项目成本效果分析与评价. 中华流行病学杂志，38（1）：65-68.

李道娟，李倩，贺宇彤，2015. 结直肠癌流行病学趋势. 肿瘤防治研究，42（3）：305-310.

李明，顾晋，2004. 中国结直肠癌20年来发病模式的变化趋势. 中华胃肠外科杂志，7（3）：214-217.

王锡山，2017. 精准医学模式下结直肠癌研究现状及展望. 中华医学杂志，97（24）：1841-1843.

徐俊玄，张倩，邢洁，等，2021. 抑郁状况对50岁以下人群结直肠息肉患病风险的影响. 临床和实验医学杂志，20（17）：1845-1850.

姚宏伟，张忠涛，2020. 从全国结直肠癌手术病例数据库论述结直肠癌外科诊断与治疗的规范化. 中华消化外科杂志，19（1）：55-58.

中国医师协会结直肠肿瘤专委会放疗专委会，中华医学会放射肿瘤治疗学分会，唐源，等，2018. 直肠癌术前/术后适形/调强放疗靶区勾画共识与图谱. 中华放射肿瘤学

杂志，27（3）：227-234.

中华人民共和国国家卫生健康委员会医政医管局，中华医学会肿瘤学分会，2020. 中国结直肠癌诊疗规范（2020年版）. 中国实用外科杂志，40（6）：601-625.

Allen J，Sears CL，2019. Impact of the gut microbiome on the genome and epigenome of colon epithelial cells：contributions to colorectal cancer development. Genome Med，11（1）：11.

Al-Sukhni E，Attwood K，Gabriel EM，et al，2016. Lymphovascular and perineural invasion are associated with poor prognostic features and outcomes in colorectal cancer：a retrospective cohort study. Int J Surg，37：42-49.

Arnold M，Sierra MS，Laversanne M，et al，2017. Global patterns and trends in colorectal cancer incidence and mortality. Gut，66（4）：683-691.

Bahadoer RR，Dijkstra EA，van Etten B，et al，2021. Short-course radiotherapy followed by chemotherapy before total mesorectal excision（TME）versus preoperative chemoradiotherapy，TME，and optional adjuvant chemotherapy in locally advanced rectal cancer（RAPIDO）：a randomised，open-label，phase 3 trial. Lancet Oncol，22（1）：29-42.

Bipat S，Glas AS，Slors FJ，et al，2004. Rectal cancer：local staging and assessment of lymph node involvement with endoluminal US，CT，and MR imaging-a meta-analysis. Radiology，232（3）：773-783.

Bray F，Ferlay J，Soerjomataram I，et al，2018. Global cancer statistics 2018：GLOBOCAN estimates of incidence and mortality worldwide for 36 cancers in 185 countries. CA Cancer J Clin，68（6）：394-424.

Cercek A，Goodman KA，Hajj C，et al，2014. Neoadjuvant chemotherapy first，followed by chemoradiation and then surgery，in the management of locally advanced rectal cancer. J Natl Compr Canc Netw，12（4）：513-519.

Choi DJ，Kwak JM，Kim J，et al，2010. Preoperative chest computerized tomography in patients with locally advanced mid or lower rectal cancer：its role in staging and impact on treatment strategy. J Surg Oncol，102（6）：588-592.

Cross AJ，Moore SC，Boca S，et al，2014. A prospective study of serum metabolites and colorectal cancer risk. Cancer，120（19）：3049-3057.

de Jong EA，Ten Berge JC，Dwarkasing RS，et al，2016. The accuracy of MRI，endorectal ultrasonography，and computed tomography in predicting the response of locally advanced rectal cancer after preoperative therapy：a meta-analysis. Surgery，159（3）：688-699.

Falcone A，Ricci S，Brunetti I，et al，2007. Phase Ⅲ trial of infusional fluorouracil，leucovorin，oxaliplatin，and irinotecan（FOLFOXIRI）compared with infusional fluorouracil，leucovorin，and irinotecan（FOLFIRI）as first-line treatment for metastatic colorectal cancer：the Gruppo Oncologico Nord Ovest. J Clin Oncol，25（13）：1670-1676.

Fernandez-Martos C，Garcia-Albeniz X，Pericay C，et al，2015. Chemoradiation，surgery and adjuvant chemotherapy versus induction chemotherapy followed by chemoradiation and surgery：long-term results of the Spanish GCR-3 phase II randomized trial. Ann Oncol，26（8）：1722-1728.

Fernandez-Martos C，Pericay C，Aparicio J，et al，2010. Phase II，randomized study of concomitant chemoradiotherapy followed by surgery and adjuvant capecitabine plus oxaliplatin（CAPOX）compared with induction CAPOX followed by concomitant chemoradiotherapy and surgery in magnetic resonance imaging-defined，locally advanced rectal cancer：Grupo cancer de recto 3 study. J Clin Oncol，28（5）：859-865.

Folprecht G，Gruenberger T，Bechstein WO，et al，2010. Tumour response and secondary resectability of colorectal liver metastases following neoadjuvant chemotherapy with cetuximab：the CELIM randomised phase 2 trial. Lancet Oncol，11（1）：38-47.

Fitzmaurice C，Allen C，Barber RM. 2017. Global，regional，and national cancer incidence，mortality，years of life lost，years lived with disability，and disability-adjusted life-years for 32 cancer groups，1990 to 2015：a systematic analysis for the global burden of disease study. JAMA Oncol，3（4）：524-548.

Gani C，Schroeder C，Heinrich V，et al，2016. Long-term local control and survival after preoperative radiochemotherapy in combination with deep regional hyperthermia in locally advanced rectal cancer. Int J Hyperthermia，32（2）：187-192.

Garcia-Aguilar J，Patil S，Gollub MJ，et al，2022. Organ preservation in patients with rectal adenocarcinoma treated with total neoadjuvant therapy. J Clin Oncol，40（23）：2546-2556.

Heinemann V，von Weikersthal LF，Decker T，et al，2014. FOLFIRI plus cetuximab versus FOLFIRI plus bevacizumab as first-line treatment for patients with metastatic colorectal cancer（FIRE-3）：a randomised，open-label，phase 3 trial. Lancet Oncol，15（10）：1065-1075.

Knijn N，Mogk SC，Teerenstra S，et al，2016. Perineural invasion is a strong prognostic factor in colorectal cancer：a systematic review. Am J Surg Pathol，40（1）：103-112.

Kostic AD，Gevers D，Pedamallu CS，et al，2012. Genomic analysis identifies association of Fusobacterium with colorectal carcinoma. Genome Res，22（2），292-298.

Li ZM，Yang L，Du CZ，et al，2017. Characteristics and comparison of colorectal cancer incidence in Beijing with other regions in the world. Oncotarget, 8 (15): 24593-24603.

Mescoli C, Albertoni L, Pucciarelli S, et al, 2012. Isolated tumor cells in regional lymph nodes as relapse predictors in stage I and II colorectal cancer. J Clin Oncol, 30 (9): 965-971.

Parkin DM, Bray F, Ferlay J, et al, 2005. Global cancer statistics, 2002. CA Cancer J Clin, 55 (2): 74-108.

Petrelli F, Trevisan F, Cabiddu M, et al, 2020. Total neoadjuvant therapy in rectal cancer: a systematic review and meta-analysis of treatment outcomes. Ann Surg, 271 (3): 440-448.

Puppa G, Maisonneuve P, Sonzogni A, et al, 2007. Pathological assessment of pericolonic tumor deposits in advanced colonic carcinoma: relevance to prognosis and tumor staging. Mod Pathol, 20 (8): 843-855.

Quah HM, Chou JF, Gonen M, et al, 2008. Identification of patients with high-risk stage II colon cancer for adjuvant therapy. Dis Colon Rectum, 51 (5): 503-507.

Rahbari NN, Elbers H, Askoxylakis V, et al, 2013. Neoadjuvant radiotherapy for rectal cancer: meta-analysis of randomized controlled trials. Ann Surg Oncol, 20 (13): 4169-4182.

Rodel C, Martus P, Papadoupolos T, et al, 2005. Prognostic significance of tumor regression after preoperative chemoradiotherapy for rectal cancer. J Clin Oncol, 23 (34): 8688-8696.

Saltz LB, Clarke S, Diaz-Rubio E, et al, 2008. Bevacizumab in combination with oxaliplatin-based chemotherapy as first-line therapy in metastatic colorectal cancer: a randomized phase III study. J Clin Oncol, 26 (12): 2013-2019.

Schroeder C, Gani C, Lamprecht U, et al, 2012. Pathological complete response and sphincter-sparing surgery after neoadjuvant radiochemotherapy with regional hyperthermia for locally advanced rectal cancer compared with radiochemotherapy alone. Int J Hyperthermia, 28 (8): 707-714.

Shoji H, Motegi M, Takakusagi Y, et al, 2017. Chemoradiotherapy and concurrent radiofrequency thermal therapy to treat primary rectal cancer and prediction of treatment responses. Oncol Rep, 37 (2): 695-704.

Sorich MJ, Wiese MD, Rowland A, et al, 2014. Extended RAS mutations and anti-EGFR monoclonal antibody survival benefit in metastatic colorectal cancer: a meta-analysis of randomized, controlled trials. Ann Oncol, 26 (1): 13-21.

Sung H, Ferlay J, Siegel RL, et al, 2021. Global cancer statistics 2020: GLOBOCAN estimates of incidence and mortality worldwide for 36 cancers in 185 countries. CA Cancer J Clin. 71 (3): 209-249.

Taylor FG, Quirke P, Heald RJ, et al, 2014. Preoperative magnetic resonance imaging assessment of circumferential resection margin predicts disease-free survival and local recurrence: 5-year follow-up results of the MERCURY study. J Clin Oncol, 32 (1): 34-43.

Umar A, Boland CR, Terdiman JP, et al, 2004. Revised Bethesda Guidelines for hereditary nonpolyposis colorectal cancer (Lynch syndrome) and microsatellite instability. J Natl Cancer Inst, 96 (4): 261-268.

Wong SL, Ji H, Hollenbeck BK, et al, 2007. Hospital lymph node examination rates and survival after resection for colon cancer. JAMA, 298 (18): 2149-2154.

第二十四章　胰　腺　癌

第一节　胰腺癌的流行病学特点与病理解剖基础

一、流行病学特点

根据GLOBOCAN数据库，胰腺癌是全球男性与女性的第七大恶性肿瘤死因，45岁以下人群罕见，但45岁以后该病的发病率出现明显升高趋势。男性和女性的发病高峰期分别为65～69岁和75～79岁。

二、解剖基础

（一）解剖位置和毗邻

（1）胰腺位于腹膜后肾旁前间隙内，横位于腹上区及左季肋区，平对第1、2腰椎，体表投影时胰腺下缘约平脐上5cm，上缘约平脐上10cm。

（2）左侧端接触脾门；右侧端位于十二指肠环内。

（3）前壁隔网膜囊与胃后壁相邻；后壁为腹膜后大血管中线区域结构，如腹主动脉、下腔静脉、双肾静脉及左肾上腺、腹腔神经丛、胸导管起始端等。

（二）分部

（1）胰腺分为头、颈、体、尾4个部分，胰头较膨大，被十二指肠包绕，其下有向左突出的钩突，头、颈部位于脊柱中线右部分，体、尾部一般位于脊柱中线左部分。胰头和胰颈以肠系膜上静脉右缘为界，即胰头在肠系膜上静脉的右方，胰颈位于该血管前方，钩突位于其后方。肠系膜上动脉右壁为胰颈与胰体的分界。

（2）胰体和胰尾无明显的分界线，一般认为胰体位于腹主动脉前方，胰尾位于左肾前方。

（三）淋巴引流

对于胰腺癌淋巴结分组，目前文献及指南以日本胰腺协会（Japanese Pancreas Society）的分组命名，见表24-1-1。

表24-1-1　胰腺癌淋巴结分组

分组	淋巴结名称	分组	淋巴结名称
第5组	幽门上淋巴结	第12c组	胆囊管周围淋巴结
第6组	幽门下淋巴结	第13a组	胰头背侧上缘淋巴结
第7组	胃左动脉旁淋巴结	第13b组	胰头背侧下缘淋巴结
第8a组	肝总动脉上前淋巴结	第14a～b组	肠系膜上动脉右侧淋
第8p组	肝总动脉后方淋巴结		巴结
第9组	腹主动脉干周围淋巴结	第14c～d组	肠系膜上动脉左后侧
第10组	脾门淋巴结		淋巴结
第11p组	脾动脉近侧旁淋巴结	第15组	结肠中动脉旁淋巴结
第11d组	脾动脉远侧旁淋巴结	第16组	腹主动脉周围淋巴结
第12a组	肝动脉旁淋巴结	第17a组	胰头腹侧上缘淋巴结
第12p组	门静脉旁淋巴结	第17b组	胰头腹侧下缘淋巴结
第12b组	胆总管旁淋巴结	第18组	胰头下缘淋巴结

注：胰头癌高危淋巴结包括第8、12、13、14、16组，胰体尾癌为第8、9、14a～d组。

第二节　胰腺癌的诊断与治疗

一、临床诊断与分期

（一）临床表现

1.症状

（1）最常见的症状：胰腺癌的早期症状是由质量效应引起的；晚期肿瘤进展常表现为无痛性黄疸（胰头压迫胆总管梗阻）、体重减轻（胰腺外分泌功能障碍）、糖尿病（与内分泌功能紊乱有关）、胃出口梗阻和腹痛（多发生于胰体尾）、硬脑膜炎。

（2）最常见的转移部位是腹膜和肝脏，最常见的腹部外转移部位是肺。

2. 体征 胰腺癌早期无明显体征，随着疾病进展，患者可出现消瘦和黄疸等体征。

（1）消瘦：晚期患者常出现恶病质。

（2）黄疸：多见于胰头癌患者，由胆道出口梗阻导致胆汁淤积而出现。

（3）肝大：为胆汁淤积或肝脏转移的结果，肝脏质硬，大多无痛，表面光滑或有结节感。

（4）胆囊肿大：部分患者可触及囊性、无压痛、光滑且可推动的胆囊，称为库瓦西耶征（Courvoisier sign），是壶腹周围癌的特征。

（5）腹部肿块：晚期可触及腹部肿块，多位于上腹部，位置深，呈结节状，质地硬，不活动。

（6）其他：晚期胰腺癌可出现锁骨上淋巴结肿大、腹水等体征，以及脐周肿物或可触及的直肠-阴道或直肠-膀胱后壁结节体征。

（二）辅助检查

1. 血液生化检查 如淀粉酶、脂肪酶、胆红素、碱性磷酸酶、LDH和转氨酶等。

2. 肿瘤标志物检查 CA19-9、CEA、CA12-5。其中CA19-9的变化水平可用于胰腺癌的指导治疗和随访，术前CA19-9＞500U/ml明显表明病情恶化（CA19-9在Lewis抗原阴性的患者中无法检测出）。

3. 特殊检查 选择时应遵循"完整、精细、动态、立体"的基本原则。

（1）影像学检查：初步诊断首选增强CT/MRI；临床分期首选肺、腹、盆腔增强CT/MRI；必要时行ECT及头颅MRI；对疑似远处转移而增强CT/MRI仍无法确诊时，推荐行PET。

（2）内镜超声主要用于胰腺癌分期、转移性淋巴结（Se 69%、Sp 81%）检测、血管浸润（Se 85%、Sp 91%）检测、可切除性预测（Se 90%、Sp 86%）。

（三）诊断

1. 临床诊断 胰腺癌起病隐匿，早期症状不典型，同时胰腺癌的体征往往不是特异性的，虽

然黄疸、上腹压痛、体重减轻是提示胰腺癌的常见表现，但是这些症状对胰腺癌的阳性预测值很低。常与其他消化系统疾病相混淆。

根据患者的病情，选择恰当的影像学检查是诊断胰腺占位病变的前提，如超声检查可作为胰腺癌诊断的初筛检查，CT是目前检查胰腺最佳的无创性影像学检查方法；而在血液免疫生化检查中，血生化检查变化通常是肿瘤累及肝脏、阻塞胆管时的改变，同时血液肿瘤标志物检测，如CA19-9水平在一定程度上可反映肿瘤负荷或存在微转移灶可能，但仍需要结合影像学判断；组织病理学或细胞学检查是诊断胰腺癌的金标准，通常由术前或术中细胞学穿刺、活检获得的标本而得到明确诊断。

2. 病理学检查 可通过EUS、ERCP、腹腔镜或CT引导下活检。难以确诊时可考虑EUS-FNA、腹腔镜或手术探查。

（1）病理类型：最常见的类型是导管腺癌（具有强烈基质反应），占胰腺肿瘤的80%，约75%的胰管癌发生在胰头或胰颈，15%～20%的发生在胰体，5%～10%的发生在胰尾。其他类型为囊腺癌、导管内癌、实性和囊性乳头状瘤（也称为Hamoudi肿瘤）。

（2）分子生物学

1）胰腺癌的经典前体病变显示出导管表型，最常见的前体是胰腺上皮内瘤变（PanIN：＜5mm的黏液性乳头状病变，可导致浸润性癌），其次是胰腺导管内乳头状黏液瘤（IPMN）和黏液性囊性肿瘤。

2）常表现为多种基因突变的组合；约90%的导管胰腺癌表现出 *K-ras* 基因突变，主要是 *G12V* 或 *G12D* 突变，相关灭活肿瘤抑制基因突变（*TP53*、*P16/CDKN2A* 和 *SMAD4*），以及部分基因组维持基因的失活（*hMLH1/MSH2*）。

（四）胰腺癌分期

采用UICC/AJCC（第8版）TNM分期系统（TNM加前缀c、p、m、r和y分别代表临床、组织病理学、多发性原发肿瘤、复发性肿瘤和治疗后肿瘤的TNM分期）。具体分期见表24-2-1，胰腺癌分期/预后分组见表24-2-2。

表 24-2-1　胰腺癌 TNM 分期

分期	定义
T（原发肿瘤）	
T_x	原发肿瘤无法评估
T_0	无原发肿瘤证据
T_{is}	原位癌，包括高级别胰腺上皮内肿瘤（PanIN-3）、胰腺导管内乳头状黏液瘤（IPMN）伴高级别上皮内瘤变、胰腺导管内管状乳头状肿瘤伴高级别上皮内瘤变及黏液性囊性肿瘤伴高级别上皮内瘤变
T_1	肿瘤最大径 ≤ 2cm
T_{1a}	肿瘤最大径 ≤ 0.5cm
T_{1b}	肿瘤最大径 > 0.5cm 且 < 1cm
T_{1c}	肿瘤最大径 1 ～ 2cm
T_2	肿瘤最大径 > 2cm 且 ≤ 4cm
T_3	肿瘤最大径 > 4cm
T_4	任何大小肿瘤，累及腹腔干、肠系膜上动脉和（或）肝总动脉
N（区域淋巴结）	
N_x	无法评估
N_0	无区域淋巴结转移
N_1	1 ～ 3 个区域淋巴结转移
N_2	≥ 4 个区域淋巴结转移
M（远处转移）	
M_0	无远处转移
M_1	有远处转移

表 24-2-2　胰腺癌分期/预后分组

分期	T	N	M
0	T_{is}	N_0	M_0
Ⅰ A	T_1	N_0	M_0
Ⅰ B	T_2	N_0	M_0
Ⅱ A	T_3	N_0	M_0
Ⅱ B	$T_{1～3}$	N_1	M_0
Ⅲ	任何 T	N_2	M_0
	T_4	任何 N	M_0
Ⅳ	任何 T	任何 N	M_1

二、常规治疗

综合中国临床肿瘤学会（CSCO）的胰腺癌诊疗指南，推荐胰腺癌的治疗原则如下。

1. 可切除胰腺癌的治疗原则　见表 24-2-3。

表 24-2-3　可切除胰腺癌[a]的治疗原则

外科治疗原则（主要目的是达到 R0 切缘）：

体能状态较差，不能耐受手术治疗者穿刺明确病理，给予姑息化疗、根治性放疗或最佳支持治疗等；体能状态良好且能够耐受手术治疗者建议手术。

（1）胰头癌：推荐根治性胰十二指肠切除术，包括完整切除胰头部及钩突，并行区域淋巴结清扫

（2）胰体尾癌：推荐根治性胰体尾联合脾脏切除术

（3）部分胰腺颈部癌或者胰腺多中心病灶：全胰腺切除

化疗原则：

（1）明确可切除胰腺癌患者不常规推荐新辅助化疗，新辅助化疗仅用于存在高危因素患者[b]

（2）根治术后胰腺癌患者均应行辅助化疗[c]，辅助化疗起始时间建议在术后 8 周内，疗程应至少达到 6 个疗程

（3）对于新辅助化疗后行根治性手术且术后无复发或转移证据的可切除胰腺癌患者，建议 MDT 讨论后决定是否继续行辅助化疗

放疗原则：

（1）不推荐根治术后常规进行辅助放疗

（2）推荐辅助放化疗应用于存在高危复发因素患者[d]

（3）新辅助放化疗尚存争议（吉西他滨为基础的同步放化疗具有获益）

（4）术后放疗照射范围建议包括瘤床、吻合口及邻近淋巴结引流区，但需避免胆肠吻合口和胃空肠吻合口。术后放疗总剂量为 45.0 ～ 50.4Gy，每次 1.8 ～ 2.0Gy，高危复发区可加量 5.0 ～ 9.0Gy

a可切除胰腺癌定义：①肿瘤无远处转移；②肠系膜上静脉（SMV）-门静脉（PV）系统无肿瘤接触；③腹腔干（CA）、肠系膜上动脉（SMA）或肝总动脉（CHA）无肿瘤接触；④肿瘤侵犯肠系膜上静脉及门静脉＜周径的180°且无静脉轮廓不规则。

b高危因素包括高水平 CA19-9（≥1000U/ml）；巨大的肿瘤原发病灶；广泛淋巴结转移；严重消瘦和极度疼痛等。

c辅助化疗方案推荐以吉西他滨或氟尿嘧啶类药物为主的单药治疗，体能状态较好患者建议联合化疗，如吉西他滨+卡培他滨、mFOLFIRINOX。

d高危复发因素患者包括淋巴结转移，特别是淋巴结包膜外浸润；切缘阳性（R1）；局部病灶残留（R2）。

2. 临界可切除胰腺癌的辅助治疗原则　见表 24-2-4。

表 24-2-4　临界可切除胰腺癌[a]的辅助治疗原则

外科治疗原则：

（1）推荐新辅助治疗后手术作为临界可切除胰腺癌患者首选治疗方式，可使该类型部分患者获益

（2）直接手术是否获益目前无足够的循证医学证据

（3）不推荐该类型患者行姑息性 R2 切除，除止血等挽救生命除外

化疗原则：

（1）该类型患者治疗缺乏Ⅲ期临床试验支持，推荐体能状态较好患者开展术前新辅助治疗[b]，必要时参与临床试验

（2）术后是否需要辅助化疗建议行 MDT 讨论后决定

（3）新辅助治疗后仍无法手术切除者，按照晚期胰腺癌化疗原则继续化疗

续表

放疗原则：

（1）推荐存在高危复发因素患者采用新辅助放化疗，复发危险因素同前

（2）建议2～6个疗程诱导化疗后行5-FU/吉西他滨为基础的同期放化疗，目前推荐采用吉西他滨为基础的放化疗方案

（3）新辅助放化疗后4～8周进行手术，值得提出的是，放疗所致纤维化能增加手术难度

（4）新辅助放化疗时放疗剂量推荐：总剂量45.0～50.4Gy，每次1.8～2.0Gy，每周5次或总剂量36Gy，每次2.4Gy，每周5次

a临界可切除胰腺癌定义：肿瘤无远处转移；肠系膜上静脉-门静脉系统肿瘤侵犯有节段性狭窄、扭曲或闭塞，但切除后可安全重建；胃十二指肠动脉侵犯达到肝动脉水平，但未累及腹腔干；肿瘤侵犯肠系膜上动脉未超过周径的180°。

b对于临界可切除的胰腺癌新辅助化疗、放化疗可能提高R0切除率，并可改善患者生活质量，对体能状况良好的患者采取新辅助治疗以争取降期后再行手术治疗。新辅助化疗方案包括吉西他滨，吉西他滨+替吉奥，吉西他滨+白蛋白紫杉醇，mFOLFIRINOX等。

3. 局部进展期胰腺癌的治疗原则 见表24-2-5。

表24-2-5 局部进展期胰腺癌[a]的治疗原则

外科治疗原则：

（1）对穿刺活检检查无法病理学诊断该类型患者，可手术探查行活组织检查以明确诊断[b]

（2）合并胆道及消化道梗阻的该类型患者考虑内支架解除梗阻，必要时行胃-空肠吻合术或胆囊空肠吻合术

化疗原则：

（1）因局部进展期胰腺癌预后很差，目前治疗方案客观有效率不高，建议首先入组临床试验

（2）根据体能状态选择一线化疗或同步放化疗

（3）一线化疗后出现进展或严重并发症、不良反应等，选择非重叠药物开展二线化疗

放疗原则：

（1）该类型患者同步放化疗要求患者体能较好（ECOG 0～1分），4～6个周期化疗后评估无远处转移者可行同步放化疗或立体定向放疗（SBRT）[c]

（2）同步放化疗放疗总剂量45～54Gy，每次1.8～2.0Gy，每周5次；推荐肿瘤累及肠道或胃壁患者接受SBRT，SBRT总剂量和分割剂量建议30～45Gy/3次或25～45Gy/5次[d]

（3）单纯放疗仅用于无法耐受化疗患者[e]

a局部进展期胰腺癌定义：①肿瘤无远处转移；②肿瘤侵犯肠系膜上动脉超过周径的180°；③肿瘤侵犯腹腔干超过周径的180°；④肿瘤侵犯肠系膜上动脉空肠分支（2019年CSCO综合诊治指南）。

b考虑对可获取的肿瘤组织进行微卫星不稳定（MSI）检测和（或）错配修复（MMR）检测（2B类，2019年NCCN指南）。

c对于全身状况良好的局部晚期胰腺癌，采用常规剂量放疗同步化疗或序贯放化疗可缓解症状和延长患者生存期。高剂量放疗较常规剂量放疗可提高局部控制率，可延长患者总生存期。高剂量少次放疗采用IMRT或SBRT推荐仅用于原发肿瘤和转移淋巴结，不包括高危淋巴结引流区。

d同步放化疗中常规放疗总量为50～54Gy，每次剂量为1.8～2.0Gy。高剂量少次放疗采用IMRT或SBRT尚无统一剂量模式标准，目前根据设备技术剂量可选范围为4～70Gy/5～30f，存在梗阻性黄疸的患者，先行胆道引流，待黄疸消退后再行放疗。

e同步放化疗与化疗及单纯放疗比较基于现有研究建议：对于局部晚期、不可手术切除的胰腺癌患者，无论何种治疗，效果均比较差，同步放化疗优于单纯放疗，是否完全优于化疗暂无绝对定论，但目前研究仍然推荐该分类患者采取同步放化疗。

第三节 胰腺癌的热疗

一、热疗在胰腺癌中的应用及进展

热疗是一种将温度加热到超过生理最佳水平的辅助抗癌治疗的方式，在肿瘤治疗中传统的手术、放化疗的发展已到瓶颈的阶段，热疗在肿瘤的治疗领域逐渐发挥更大的作用。典型的热疗即将温度升至40～43℃约1h。在热疗过程中，正常组织细胞能够耐受温和的温度升高，而肿瘤细胞却对温度敏感出现死亡。热疗在过去40余年作为化疗或放疗的增敏剂在许多肿瘤治疗中得到应用，包括乳腺癌、膀胱癌、软组织肿瘤等。近期的研究表明，在胰腺癌治疗中，热疗也能够有一个良好的抗肿瘤作用。而胰腺癌的热疗应用主要集中在局部、区域热疗，而全身热疗的应用仍处于探究阶段。局部、区域热疗又可以进一步分为：①术中浅表热疗（intraoperative superficial heating）；②间质/腔内热疗（interstitial/intraluminal heating）；③非侵入式深度区域热疗（non invasive deep regional heating）。

二、热疗在胰腺癌中的应用方法

根据2020年肿瘤热疗中国专家共识，以下将简要介绍不同热疗的适应证、治疗步骤和注意事项。

（一）浅部热疗

1. 适应证 浅表肿瘤（全身各部位的皮肤癌，全身各浅表淋巴结的转移癌，浅表器官及肢体的恶性肿瘤和位于体表的复发或转移肿瘤）；腔道肿瘤（鼻咽癌、食管癌、子宫颈癌和直肠癌等）。

2. 治疗步骤

（1）了解病情、病变部位大小、有无热疗禁忌和是否接受过或正在接受何种治疗。向患者交代治疗目的、方法、注意事项及易出现的并发症，治疗前签署知情同意书。协助患者取舒适体位，让其精神放松、勿紧张。

（2）一般采用无损测温。如计划进行有损测

温，应常规行局部消毒，将无菌测温套管刺入欲测温部位，拔出针芯将测温针置入套管内固定好，再拔出套管。

（3）若采用体外加温，如微波加热需将辐射器对准需治疗部位，并尽量平行于该部位，测温线需放置在治疗区域中心；如射频加热则需将极板与治疗部位之间用毡垫和水袋耦合。

（4）瘤内治疗温度原则上要＞39.5℃，皮肤表面温度＜43℃，欲提高瘤内温度，表皮应加水冷或风冷，以减少皮肤烫伤。

（5）单独热疗时，每次有效治疗温度时间为30～60min，若治疗需要，可适当延长至90min。相邻2次传统高温（43～45℃）热疗之间要求间隔72h。如合并其他抗肿瘤治疗，可酌情调整温度（＜41℃）与频次，但2次热疗间隔应≥24h。同步放疗时，热疗应在放疗前、后2h内进行，伴随整个放疗过程。热疗与化疗配合时，可在化疗前、后或同时进行，化疗药物可用铂类、氟尿嘧啶类、紫杉类、喜树碱类、蒽环类和烷化剂等，剂量一般等于或少于常规化疗用量，可用单药，也可联合用药；热疗配合抗血管生成、靶向治疗和免疫治疗时，可在相应治疗前、后或同时进行。子宫颈癌、直肠癌、食管癌和鼻咽癌等腔内热疗时必须应用插入式专用微波辐射器，并可借助超声、CT和MRI等影像设备辅助定位。

（6）注意事项：①做好设备的质控工作，设备验收时需要进行体模实验进行验证，记录辐射器在不同功率和频率下透热深度、热场均匀性和热场分布图等，并定期进行测温元件的温度校准，温度误差必须控制在±0.2℃内。②注意测试患者皮肤热感知能力，避免过热引起烫伤。如有瘢痕，因其吸热性强，要注意重点监测该区域的温度，避免损伤。③如加温过程中患者有刺痛感，为防止皮肤烫伤，应立即停止热疗。热疗后如发现皮肤发红和出现水疱等烫伤问题，参照烫伤处理原则尽快进行对症处理。

（二）深部热疗

1. 适应证　适用于除颅内肿瘤以外的全身各部位肿瘤（头颈部肿瘤、胸部肿瘤、腹部肿瘤、盆腔肿瘤），以及恶性淋巴瘤、骨与软组织肿瘤、恶性黑色素瘤和骨转移瘤等。

2. 治疗步骤

（1）深部热疗可选用射频、微波或超声等深部热疗设备。向患者交代治疗目的、方法、注意事项及易出现的并发症，治疗前签署知情同意书。

（2）协助患者取舒适并便于治疗的体位，让其精神放松、勿紧张。

（3）热疗前必须通过CT或MRI等了解肿瘤部位和范围，以利于加温区域定位。

（4）根据设备不同，应采用以下不同的程序和不同的方法。①电容式射频热疗时，在极板与患者之间用毡垫和水袋耦合好，极板与患者夹紧，尽力减少空间间隙，防止空气形成热点，必要时加用小型水囊填塞空隙，治疗期间全程注意匹配调整，以满足皮肤表面温度相对较低、深部肿瘤温度高的治疗目的。②采用环形阵列式热疗时，先根据患者CT或MRI获取患者体宽、体厚及肿瘤位置等数据，然后将数据导入计划系统，通过调节频率、振幅和相位生成适形性的热场图，在精确计划基础上调节功率，使肿瘤受到较高热杀伤。③高能聚焦超声热疗时，患者治疗体位根据需要进行选择，如仰卧位、俯卧位和坐位等，根据治疗要求对患者进行消毒并镇痛或镇静，酌情插尿管，治疗靶区需要根据影像学进行定位，目前常用的影像设备有超声和MRI。采用超声定位者，需利用仪器内置探头完成对治疗区域的再次定位，设置好频率和功率，根据靶区瘤体大小选取适宜的治疗剂量。当靶区灰度出现明显变化后，结束治疗。④大功率微波深部热疗时，多通过聚束形式进行。

（5）深部热疗时，需保证每次有效治疗温度时间维持在45～60min，如治疗需要，可适当延长至90min。相邻2次传统高温（瘤内43～45℃）热疗之间要求间隔72h。如合并其他抗肿瘤治疗，可酌情调整温度（亚高温＜41℃）与频次，但2次热疗间隔应≥24h。治疗中需采用实时测温的方式进行温度监测，含体表测温和深部测温。胸部加温时建议应用食管内传感测温器，瘤内测温最佳，腹盆部加温至少应用直肠内传感器测温。有条件时行瘤内测温，最好多点测温。另外，可设传感器测量口腔或腋下温度，以对全身温度进行监测。治疗中肿瘤周围正常组织温度不能＞43℃（颈部热疗时，外耳道温度≤41℃）。治疗中应监测血压和心率的变化。患者在热疗中出现全身温度过高、心率过快、出汗过多、血压异常升高或皮肤剧烈疼痛时必须立即终止治疗，采取措施缓解后可根据情况选择继续治疗，必要时停止治疗。治疗前、后各测量1次血压和心率。治疗记录应包括辐射器大小、患者治疗体位和水袋结构；使用功率、能量、各测温点的数据、温度曲线及温度参数；患者心率、血压、加温部位的热感觉、疼痛感觉，以及是否出现皮肤烧伤和是否出现皮肤硬结等情况。

（6）注意事项

1）设备使用前应了解其性能和有效透热度、辐射器尺寸和加温的有效范围，以及热场是否均匀。

2）深部热疗原则上不单独作为一种根治手段，必须结合放疗、化疗或其他治疗手段以进一步提高肿瘤治疗的疗效。

3）热疗反应、并发症和后遗症：①热疗中或热疗后出现全身温度过高、心率过快、血压异常、出汗过多而虚脱的全身反应，要及时处理；②皮肤烧伤，多数表现为皮肤急性的轻度烫伤，如红肿及水疱，按照烧伤处理原则给予及时对症处理；③皮下疼痛和硬结，是由于皮下脂肪过热引起，发生率约为10%，皮下脂肪厚度>2cm时发生率增加，应向患者事先说明，治疗以对症处理为主。

（三）全身热疗

1. 适应证

（1）临床确诊的恶性肿瘤，患者能耐受并愿意接受全身热疗。

（2）配合放疗和化疗等其他抗肿瘤综合治疗。

（3）肿瘤术后的预防复发转移治疗。

（4）其他治疗后复发或化疗耐药的治疗。

（5）晚期全身广泛转移的姑息治疗。

2. 治疗步骤及注意事项

（1）加热前准备：①确认可以进行全身热疗后，将患者送入热疗室；②接受红外舱治疗的患者入舱后，固定背部传感器（肩角下角线与脊椎交点），患者仰卧于治疗床上；接受高能微波全身热疗者，需注意保护晶状体及睾丸；③布设体外、直肠温度传感器；④监测生命体征和血氧饱和度，必要时给予吸氧；⑤全身麻醉情况下，为防止压

疮发生，患者枕部、骶尾部及足跟部需加垫棉垫，使足跟部悬空，实施导尿并留置导尿管，固定四肢，患者眼睑内涂红霉素眼膏，并戴眼罩，敷凉毛巾；⑥实施深度镇静的目的在于减轻机体的过度应激反应，深度镇静以维持患者睡眠状态，深反应减弱或消失，呼吸、心率、血压及尿量正常，以对外界言语刺激有反应为基准，调节镇静剂用量。

（2）治疗中监测

1）体温监测：①体表温度监测，要求体表温度监测点应均匀分布在体表各区域；②体表温度监测点应≥5个；③必须实时、不间断观察各体表观测点的温度；④体表各点温度均需≤41.5℃。

2）体内温度监测：①要求体内温度监测点≥1个；②体内监测点位于直肠（代表腹腔温度）；③控制体内监测点温度≤41.5℃。

红外线或微波体表加热时，人体皮肤温度首先升高，实时观察各体表观测点的温度，控制设备使其均匀升高，要求温度≤41.5℃。体内温度观测点位于直肠，以该点温度代表腹腔温度/体核温度，加热过程中直肠温度持续上升，一般升温速度为每5min升高0.2℃。如果低于该速度，提示升温较慢，应分析升温慢的原因。人体体温达到38.5℃以上时，由于机体体温调节的作用，往往会出现排汗增加，从而影响升温，此时可以静脉注射东莨菪碱0.3mg抑制排汗。当直肠温度达到40.0℃时停止高功率加热，维持一定时间，控制直肠温度≤41.5℃。人体监测点温度在39.0~41.5℃，维持60min。

3）体液监测：随着体温的变化，人体内环境处于应激状态，应随时记录补液量和尿量，根据心率和血压估测血容量情况进行补液调节。

4）热剂量监测：全身热疗设备的软件需有累计热剂量功能，为了便于比较，建议累计热剂量定义为等效热剂量（equivalent thermal dose，ETD）41.8℃的时间，单位为"min"。累计热剂量（ETD 41.8℃）应该>60min。

（四）腔内热疗联合腹腔热灌注化疗和非侵入式深度区域热疗

HIPEC一般与减瘤手术联合治疗，其不仅可应用于腹腔手术，也可应用于术后辅助治疗中。

Mi等发表的一项纳入1906例患者的荟萃分析显示，与单纯手术相比，手术联合热疗能够显著延长1年生存率（HR=2.99，$P < 0.000\ 01$）。非侵入式深度区域热疗是临床上治疗胰腺癌的另一种热疗方式，也是较为常用的一类，包括射频、微波和高强度聚焦超声（HIFU）等方法。目前关于胰腺癌热疗的临床试验总结见表24-3-1。近期一项局部晚期不可切除的胰腺癌热疗Ⅱ期随机对照研究——HEATPAC显示，相比于单纯放化疗的标准治疗方案，同步放化疗同时加入局部区域热疗能够显著提高1年生存率。研究证实，热疗配合化疗和（或）放疗可改善局部晚期或转移性胰腺癌患者的中位总生存率和应答率。然而，由于缺少大规模的Ⅲ期随机对照研究，我们需要更多的随机对照研究对疗效加以证实。

表24-3-1　胰腺癌热疗的临床试验总结

研究者	温度测量	病例数	肿瘤内治疗	目标温度（℃）	测量温度	热疗组总生存期			对照组总生存期		
						病例数	中位数（月）	范围（月）	病例数	中位数（月）	范围（月）
Kakehi 等	是	34	否	≥ 42	$T_{平均}$=40.5℃，T_{max}=43.5℃	–	–	–	–	–	–
Douwes 等	否	30	–	42 ～ 44	–	30	8	2 ～ 53	–	–	–
Ohguri 等	否	29	–	≥ 41	–	20	18.6	4 ～ 46	9	9.6	5 ～ 20.5
Maluta 等	是	40	否	≥ 42	$T_{90平均}$=40.5℃，$T_{max\ 平均}$=41.1℃	34	15	6 ～ 20	26	11	5 ～ 13
Ishikawa 等	否	18			–	18	8	1.5 ～ 22.5			
Tschoep-Lechner 等	是	23	否	42	$T_{平均}$=38.5℃	23	12.9	3 ～ 35			
Volovat 等	否	–	–	41 ～ 42.5	–	19	8.9	5 ～ 14.5			
Maebayashi 等	否	13	–	> 41	–	5	15	12 ～ 18	8	9	5 ～ 16
Yamada 等	是	73	是	42.5	5/17 患者 T > 42℃	17	6	1 ～ 36	56	4	0 ～ 15
Ashayeri 等	–	–	–	42.5 ～ 43		5	15	5 ～ 31	19	5	2 ～ 15
Koukoulias 等	是	7	是	43 ～ 45	T_{min}: 42.4 ～ 43.8℃	7	18.5	7 ～ 35	–	–	–
Kouloulias 等	是	37	是	43 ～ 45	T_{min}: 平均中位数42.9℃（42.4 ～ 45.9℃）T_{max}: 44.8℃（44.1 ～ 45.9℃）	10	11	5 ～ 33	27	7	4 ～ 24
Bull 等	是	7	否	40	40℃	–	–	–			
Bakshandeh-Bath 等	是	13	否	41.8	41.8℃±0.2℃	13	11.4	2.5 ～ 39			

（五）热疗并发症的处理

1. 呼吸衰竭　是热疗术后最常见的并发症。其发生的主要原因之一是在热疗术时，因高温导致肺毛细血管内皮受损，血管通透性增加，引起肺毛细血管渗漏。而术中、术后液体正平衡是造成呼吸衰竭的另一个诱发及加重因素。可短期应用呼吸机、吸氧、利尿及严格控制液体出入量使液体出入量保持负平衡以纠正。

2. 心肌损伤和心律失常　是热疗术后的常见并发症之一。高温易影响心律、心率与心排血量。

当体温达41℃时，心率、心排血量较常温下增加55%～100%，并可伴心律失常，这是由高温直接作用于心肌组织所致。心率加快、心排血量增加，使心肌负荷增加，心肌耗氧量增高，故易出现心肌受损及心律失常。给予扩张冠状动脉、营养心肌、改善心肌代谢治疗，必要时应用抗心律失常药物，可使心肌损伤及心律失常恢复正常。

3. 血电解质紊乱　主要是由于术中高温伴随液体大量丢失，故以低血钾、低血钠、低血钙多见。适当补充钾、钠、钙离子可以很快纠正。高温导致代谢旺盛、酸性产物生成增加，从而出现轻度代谢性酸中毒，一般不需要特殊处理。为保证能量供应，减少蛋白质及脂肪分解产生的酮体对患者的不利影响，在热疗过程中应采取全身麻醉方式和静脉输注葡萄糖溶液来维持血糖水平。

4. 烫伤 主要是热疗时包裹过紧，影响热的对流，局部受压所致。因此，热疗时，预防皮肤烫伤较治疗更为重要。在热疗时，应对容易出现烫伤的部位使用加厚棉垫包裹，如包上棉质的手套、脚套，但包裹要松紧适宜，容易透气，加强通风，防止烫伤。

（李　寰　申良方）

参 考 文 献

易菁，陈怀生，文舜康，2006. 晚期肿瘤患者热疗术后的监护及并发症的诊治. 实用医学杂志，22（13）：1546-1547.

中国临床肿瘤学会指南工作委员会，2019. 中国临床肿瘤学会（CSCO）胰腺癌诊疗指南2019. 北京：人民卫生出版社.

中国临床肿瘤学会肿瘤热疗专家委员会，2020. 肿瘤热疗中国专家共识. 实用肿瘤杂志，35（1）：1-10.

中华医学会外科学分会胰腺外科学组，2007. 胰腺癌诊治指南. 中华外科杂志，45（19）：1297-1299.

Bellucci R, Martin A, Bommarito D, et al, 2015. Interferon-γ-induced activation of JAK1 and JAK2 suppresses tumor cell susceptibility to NK cells through upregulation of PD-L1 expression. Oncoimmunology, 4（6）：e1008824.

Conroy T, Hammel P, Hebbar M, et al, 2018. FOLFIRINOX or gemcitabine as adjuvant therapy for pancreatic cancer. N Engl J Med, 379（25）：2395-2406.

Crezee J, Franken NAP, Oei AL, 2021. Hyperthermia-based anti-cancer treatments. Cancers（Basel），13（6）：1240.

Datta NR, Ordóñez SG, Gaipl US, et al, 2015. Local hyperthermia combined with radiotherapy and-/or chemotherapy: recent advances and promises for the future. Cancer Treat Rev, 41（9）：742-753.

Datta NR, Pestalozzi B, Clavien PA, et al, 2017. "HEATPAC" - a phase Ⅱ randomized study of concurrent thermochemoradiotherapy versus chemoradiotherapy alone in locally advanced pancreatic cancer. Radiat Oncol, 12（1）：183.

Ducreux M, Cuhna AS, Caramella C, et al, 2015. Cancer of the pancreas：ESMO Clinical Practice Guidelines for diagnosis, treatment and follow-up. Ann Oncol, 26 Suppl 5：v56-68.

GBD 2017 Causes of Death Collaborators, 2018. Global, regional, and national age-sex-specific mortality for 282 causes of death in 195 countries and territories, 1980-2017：a systematic analysis for the Global Burden of Disease Study 2017. Lancet, 392（10159）：1736-1788.

Iqbal N, Lovegrove RE, Tilney HS, et al, 2009. A comparison of pancreaticoduodenectomy with extended pancreaticoduodenectomy：a meta-analysis of 1909 patients. Eur J Surg Oncol, 35（1）：79-86.

Konstantinidis IT, Warshaw AL, Allen JN, et al, 2013. Pancreatic ductal adenocarcinoma：is there a survival difference for R1 resections versus locally advanced unresectable tumors? What is a "true" R0 resection? Ann Surg, 257（4）：731-736.

Mi DH, Li Z, Yang KH, et al, 2013. Surgery combined with intraoperative hyperthermic intraperitoneal chemotherapy（IHIC）for gastric cancer：a systematic review and meta-analysis of randomised controlled trials. Int J Hyperthermia, 29（2）：156-167.

Miyamoto R, Oda T, Hashimoto S, et al, 2016. Cetuximab delivery and antitumor effects are enhanced by mild hyperthermia in a xenograft mouse model of pancreatic cancer. Cancer Sci, 107（4）：514-520.

Ryan DP, Hong TS, Bardeesy N, 2014. Pancreatic adenocarcinoma. N Engl J Med, 371（11）：1039-1049.

van der Horst A, Versteijne E, Besselink MGH, et al, 2018. The clinical benefit of hyperthermia in pancreatic cancer：a systematic review. Int J Hyperthermia, 34（7）：969-979.

Versteijne E, Suker M, Groothuis K, et al, 2020. Preoperative chemoradiotherapy versus immediate surgery for resectable and borderline resectable pancreatic cancer：results of the Dutch randomized phase Ⅲ PREOPANC trial. J Clin Oncol, 38（16）：1763-1773.

第二十五章 宫颈癌

第一节 宫颈癌的流行病学特点与病理解剖基础

一、流行病学特点

宫颈癌是常见的妇科恶性肿瘤之一，发病率在我国女性恶性肿瘤中居第二位，位于乳腺癌之后。2020年，全球宫颈癌新发病例60.4万，我国宫颈癌新发病例10.97万，占世界宫颈癌新发病例总数的18.2%，是世界第二大宫颈癌疾病负担国。患病的高峰年龄为40～60岁，宫颈癌大体可分为宫颈鳞癌、腺癌及腺鳞癌，其中鳞癌最多，占所有宫颈癌的90%以上。

子宫颈癌的发病年龄呈双峰分布，多在35～39岁和60～64岁发病，平均年龄52.2岁。

二、解剖学特点与病理特性

（一）解剖学特点

宫颈分为颈管部和宫颈阴道部。颈管部被覆单层柱状黏液上皮，夹杂少量纤毛上皮细胞，上皮下有葡萄状腺体，上皮内有散在的黑色素细胞。宫颈阴道部被覆非角化鳞状上皮。宫颈鳞状上皮和柱状上皮交界处界限不规则，此交界处称为移行带，是宫颈癌的好发部位。

（二）宫颈癌的病理特性

1. 病理形态 大多宫颈癌来自宫颈鳞状上皮与柱状上皮交界处的移行带，该处表面上皮不典型增生，累及部分或全层上皮，成为上皮内瘤变（CIN）、原位癌；继而突破基底膜发展为浸润癌。

上皮内瘤变、原位癌及早期浸润癌肉眼形态与正常无明显变化。宫颈浸润癌的大体形态有3种。

（1）外生型：这种癌一般来自宫颈外口，向外生长成息肉、乳头或菜花状肿物。肿瘤体积较大，但浸润间质浅，不容易侵犯宫颈旁组织，预后较好。

（2）内生型：这种癌来自宫颈或从外口长出后向宫颈内生长。浸润间质深，使宫颈管膨大成桶状或浸透宫颈达宫旁，预后较差。

（3）溃疡型：上述二型合并感染坏死后可形成溃疡，特别是内生型，溃疡可很深，有时整个宫颈及阴道穹隆组织处溃疡完全消失而呈火山口样。

2. 组织学分类 2014年WHO将子宫颈癌重新分类。

（1）宫颈上皮性癌主要分为四大类。①鳞状细胞癌（squamous cell carcinoma），包括角化型、非角化型、基底细胞样癌和鳞状移行细胞癌。②腺癌（adenocarcinoma），包括内生型宫颈腺癌、黏液腺癌、浆液腺癌、中肾管癌、透明细胞癌和腺癌混合神经内分泌癌。③其他类型上皮癌（other epithelial carcinoma），包括腺鳞癌、磨玻璃样细胞癌、腺样基底细胞癌和未分化癌。④神经内分泌癌（neuroendocrine carcinoma），又分为低级别神经内分泌癌（low-gradeneuroendocrine carcinoma）和高级别神经内分泌癌（high-gradeneuroendocrine carcinoma）。前者包括类癌和非典型类癌；后者包括小细胞神经内分泌癌和大细胞神经内分泌癌。

（2）宫颈非上皮性恶性肿瘤包括腺肉瘤、癌肉瘤、恶性黑色素瘤、卵黄囊瘤、淋巴瘤和转移性肿瘤。

第二节　宫颈癌的诊断与治疗

一、临床诊断与分期

（一）临床表现

1. 症状　早期宫颈癌患者无明显症状。宫颈癌常见的症状为接触性阴道出血及白带增多，异常白带如血性白带、白带增多，不规则阴道出血或绝经后阴道出血。年轻患者常为接触性出血，发生在性生活后或妇科检查后。

晚期肿瘤患者可以出现阴道大出血、腰痛、下肢疼痛、下肢水肿、贫血、发热、少尿或恶病质等临床表现。

2. 体征

（1）视诊：观察外阴和通过扩阴器观察阴道及宫颈病变。宫颈病变有如下几种外观形态：外生菜花型、颈管增粗桶状型、溃疡坏死型、内生型。

（2）触诊：三合诊检查可了解阴道旁、宫颈及宫旁有无浸润，子宫位置及活动度情况，肿瘤与盆壁关系，以及子宫骶骨韧带、直肠子宫陷凹、直肠本身及周围情况等。

（二）辅助检查

1. 宫颈/阴道细胞学涂片检查及HPV检测　早期宫颈癌及癌前病变［宫颈上皮内瘤变（CIN）］主要采用宫颈液基细胞学检查法（TCT）。对于HPV16型及HPV18型阳性的患者建议在阴道镜下进行组织学活检。

2. 组织学检查　宫颈癌的诊断应由活体组织学检查证实。当宫颈表面活检阴性、阴道细胞学涂片检查阳性或临床不能排除宫颈癌时，或发现癌但不能确定有无浸润和浸润深度，在临床上需要确诊者，可行宫颈锥形切除并送病理检查。

3. 阴道镜检查　主要观察宫颈阴道上皮血管及组织变化。宫颈细胞学高度病变或伴HPV16型、HPV18型感染可通过阴道镜进行定位活检并行组织学检查，以提高宫颈活检的准确率。

4. 膀胱镜、直肠镜检查　对于临床上怀疑膀胱或直肠受侵的患者，应进行相应腔镜检查。

5. 腹盆腔超声检查　包括经腹部及经阴道（或直肠）超声两种方法。主要用于宫颈局部病变的观察，同时可以观察盆腔及腹膜后区淋巴结转移情况，有无肾盂积水及腹盆腔其他脏器的转移情况。该检查为一种便捷的检查方法。

6. 盆腔MRI检查　具有优异的软组织分辨率，是宫颈癌诊断的最佳影像学检查方法。该方法有助于病变的检出和大小、位置的判断；明确病变侵犯范围；检出盆腔、腹膜后区及腹股沟区的淋巴结转移；对于非手术治疗的患者，可用于放疗靶区勾画、治疗中疗效监测、治疗末疗效评估及治疗后随诊。

7. 腹盆腔CT检查　该方法的优势在于显示中晚期病变，评价宫颈病变与周围结构（如膀胱、直肠等）的关系，以及淋巴结转移情况。对于有MRI禁忌证的患者可选择CT检查。

8. 胸部X线摄影及胸部CT检查　为了排除肺转移，胸部X线片应包括正、侧位，必要时进行胸部CT检查。

9. 颈部CT检查　必要时进行颈部CT检查，以排除颈部淋巴结转移。

10. 核医学影像检查　不推荐常规使用PET/CT评价宫颈癌的局部浸润情况，推荐有条件者可使用PET/CT。

11. 肿瘤标志物检查　肿瘤标志物异常升高可以协助诊断、疗效评价、病情监测和治疗后的随访监测。SCC是宫颈鳞状细胞癌的重要标志物，血清SCC水平超过1.5ng/ml被视为异常。宫颈腺癌可以出现CEA、CA12-5或CA19-9水平升高。

（三）宫颈癌的诊断标准

1. 临床诊断　宫颈癌的诊断依据病史、体征及病理和影像学检查。

2. 病理诊断　阴道镜或直视下的宫颈活检病理检查是确诊的金标准。对于疑难或少见病理类型，应行免疫组化检查以鉴别诊断。

（四）宫颈癌的分期

目前采用的是国际妇产科联盟（FIGO）2018年修改的宫颈癌临床分期标准，具体如下。

Ⅰ：肿瘤严格局限于宫颈（不考虑扩散至宫体）。

ⅠA：只是在显微镜下诊断的测量的最大浸

润深度＜5.0mm的浸润癌。

　　ⅠA1：所测量的间质浸润＜3.0mm。

　　ⅠA2：所测量的间质浸润≥3.0mm，但＜5.0mm。

　　ⅠB：所测量的最大浸润深度≥5.0mm的浸润癌。

　　ⅠB1：浸润深度≥5.0mm而最大径线＜2.0cm的浸润癌。

　　ⅠB2：最大径线≥2.0cm而＜4.0cm的浸润癌。

　　ⅠB3：最大经线≥4.0cm的浸润癌。

　　Ⅱ：宫颈癌浸润超出子宫，但未达阴道下1/3或骨盆壁。

　　ⅡA：无子宫旁浸润。

　　ⅡA1：最大径线＜4.0cm的浸润癌。

　　ⅡA2：最大径线≥4.0cm的浸润癌。

　　ⅡB：子宫旁浸润。

　　Ⅲ：癌累及阴道下1/3，和（或）扩散到骨盆壁，和（或）导致肾盂积水或无功能肾，和（或）累及盆腔和（或）腹主动脉旁淋巴结。

　　ⅢA：肿瘤累及阴道下1/3，没有扩展到骨盆壁。

　　ⅢB：肿瘤扩展到骨盆壁和（或）引起肾盂积水或无功能肾。

　　ⅢC：盆腔和（或）腹主动脉旁淋巴结受累，无论肿瘤的大小与范围。

　　ⅢC1：只是盆腔淋巴结转移。

　　ⅢC2：腹主动脉旁淋巴结转移。

　　Ⅳ：肿瘤侵犯膀胱黏膜或直肠黏膜（活检证实）和（或）超出真骨盆（泡状水肿部分为Ⅳ期）。

　　ⅣA：转移至邻近器官。

　　ⅣB：肿瘤播散至远处器官。

二、宫颈癌的治疗原则

　　放疗与手术治疗是宫颈癌的主要治疗手段，化疗可增加放疗的敏感性，是减少复发、转移的治疗手段，其主要用于中晚期宫颈癌的综合治疗。

（一）手术治疗

　　手术治疗用于早期宫颈癌（Ⅰ～ⅡA期）。

　　ⅠA1期：无生育要求者可行筋膜外全子宫切除术。有生育要求可行宫颈锥切术，切缘阴性则定期随访。如淋巴管间隙受侵可行宫颈锥切术（切缘阴性）或改良根治性子宫切除术＋盆腔淋巴结切除术。

　　ⅠA2期：宫颈癌淋巴结转移率为3%～5%，可行次广泛子宫切除术（Ⅱ型改良根治性子宫切除术）加盆腔淋巴结切除术。保留生育功能者可选择宫颈锥切术（切缘阴性）或根治性宫颈切除术及盆腔淋巴结切除术。

　　ⅠB1、ⅡA1期：手术治疗或放疗，其预后相当。手术方式：根治性子宫切除术和盆腔淋巴结切除术±腹主动脉淋巴结取样术。

（二）放射治疗

　　宫颈癌不论鳞癌还是腺癌对放疗有一定的敏感性。Ⅰ～Ⅳ期均可行放疗，效果好。早期宫颈癌的手术或放疗的5年生存率均达80%以上。

　　晚期宫颈癌（Ⅲ期）的5年生存率可达50%左右，放射治疗分为体外放疗及腔内近距离放疗。二者相结合减少放射性膀胱、直肠反应。

　　ⅠB2、ⅡA2（病灶＞4cm）期：①同步放化疗；②根治性子宫切除及盆腔淋巴结清扫、腹主动脉淋巴结取样、术后个体化辅助治疗；③同步放化疗后辅助子宫切除术。

　　ⅡB～ⅣA期：同步放化疗。

　　ⅣB期：综合治疗，部分患者可联合局部手术治疗或个体化放疗。

（三）化学治疗

　　化学治疗用于中晚期及复发、转移宫颈癌的综合治疗。

第三节　宫颈癌的热疗

　　宫颈癌是最常见的妇科恶性肿瘤，进展期及复发性宫颈癌治疗疗效不佳，肿瘤热疗是近年来重新受到关注及研究的，被认为是继手术治疗、放疗、化疗、生物治疗后第5大肿瘤治疗手段，对于局部晚期宫颈癌（LACC）及复发肿瘤不失为一种可靠的治疗手段。

　　肿瘤热疗是一种用人工加热方式来治疗恶

性肿瘤的方法。利用各种物理能量在人体组织中所产生的热效应使肿瘤细胞升温到一定程度，维持一定时间，达到杀灭癌细胞时避免正常细胞遭受损伤的目的。肿瘤热疗利用加热方法治疗恶性肿瘤，尤其是临床应用于晚期肿瘤已有百年历史。肿瘤热疗起源于欧洲，1866年，德国医生Bushc首先报道了1例经组织学证实的面部晚期肉瘤患者感染丹毒高热后肿瘤消失的现象。1918年报道宫颈癌患者使用局部加热45℃治疗，存活7年。随着医学的发展及热疗机设备的不断进步和完善，该研究明确了热疗可以明显增加常规治疗手段对肿瘤的局部控制率，改善远期生存率，具有其他治疗手段不可比拟的作用，更是研发出了有靶向治疗作用的高温热疗，作为肿瘤综合疗法之一，热疗与放疗或化疗联合应用可明显提高疗效。

一、热疗在宫颈癌中的应用及进展

用于宫颈癌的热疗种类有局部热疗、区域热疗、全身热疗三大类。

局部热疗（包括浅表热疗、腔内加热和插植热疗技术），区域热疗（主要指深部肿瘤加热及各种灌注技术）和全身热疗（whole body hyperthermia，WBH）。

热疗机制的主要靶分子是蛋白质，热疗可导致蛋白质解聚，引起细胞结构与功能损害。如细胞骨架、细胞膜、DNA合成修复酶的改变。热疗对DNA的影响是抑制DNA合成，干扰DNA损伤修复，启动细胞凋亡。①瘤细胞的热敏感性高于正常细胞。当温度加热到40～44℃时引起选择性杀伤肿瘤细胞，这种差别是由于肿瘤组织与正常组织生理特点不同，实体瘤内乏氧及低 pH 值环境使肿瘤细胞对热疗更敏感。②热疗的疗效主要取决于加热的温度和持续时间，为保证热疗的效果，要求热疗有效温度持续时间不低于50～60min。③被加热的癌组织温度越高，杀灭癌细胞所需的时间就越短，当热疗温度高于42.5～43℃，若产生相同的热效应，温度每升高1℃，热疗持续时间可减半。④第一次加热后出现热耐受一般在36～72h后消失，为了避免热耐受，一般每周治疗2次，间隔时间48～72h。

（一）不同治疗方法的临床效果

1. 热疗与放疗联合 局部晚期宫颈癌（LACC）热疗联合放疗的益处众所周知。荷兰深部热疗组于1990～1996年进行了一项前瞻性多中心随机性研究，共358例局部晚期盆腔肿瘤患者，其中宫颈癌114例（FIGO Ⅱb～Ⅵa），随机分为单放组和热放组。放疗平均总剂量68Gy，采用BSD-2000热疗机，1周1次，连续5周，瘤内温度42℃，每次热疗持续60～90min，于放疗后1～4h热疗，单放组与热放组3年局控率分别为41%、46%，3年生存率分别为27%、51%。对于≥3级的放射引起的迟发性毒性反应，两组相近，从而得出热疗联合放疗治疗局部进展期宫颈癌可长期改善局控率和生存率，且并未增加晚期毒性反应。荷兰1996年即把热疗联合放疗作为宫颈癌的标准治疗模式，热疗联合放疗对局部进展型宫颈癌可获得好的疗效。Kroesen等研究结果表明，在放疗和热疗之间间隔4h内对临床没有不利影响。Wootton等腔内联合热疗在宫颈癌中得到很好的疗效。

2. 热疗与化疗联合 Franckena等47例采用顺铂化疗联合局部热疗治疗放射区域复发性宫颈癌。联合治疗后，55%的患者对治疗有反应，74%的患者达到姑息目的，19%的患者获得手术机会。36%的患者出现3～4级血液系统毒性，最大肾毒性是2级。研究认为，热疗联合化疗可获得高的反应率及可接受的毒性反应。

3. 热疗、化疗、放疗联合 热疗可以提高放疗和顺铂的疗效。Westermann等研究了68例患者使用三种联合治疗方式：完全缓解61例（90%），中位随访538天后，74%的患者仍然存活，没有复发的迹象，总体生存率为84%。Tsuda等对15例术后盆腔复发的宫颈癌行放疗+卡铂化疗+热疗：总体反应率为93.3%（14/15），应答率为71.4%（10/14），放疗、热疗和卡铂联合治疗局部复发性宫颈癌是安全的和耐受性好的。Bergs等回顾性分析了热疗联合放疗及顺铂化疗的临床可行性及潜在机制。Ⅰ/Ⅱ期临床研究显示出3种模式治疗不同类型的肿瘤是有效的、可行的，并且毒性反应在允许范围内。Sreenivasa等认为，对于术前热放化治疗的进展期宫颈癌，3种模式联合其介导的高反应率能够提高手术后治愈率。Jones等认为，

3种模式治疗产生了良好的临床反应，并且耐受性良好。因此，热疗联合标准的放化疗可能提高了肿瘤治疗的疗效，同时降低了并发症发生率。在放化疗中加入热疗是一种很有前途的新策略。

郑德玉报道了40例同步放化疗联合盆腔热疗治疗局部晚期宫颈癌的效果，应用体外高频热疗机，频率为12.56MHz，温度为38.5～41.5℃，2次/周，共治疗6次。结果显示，联合组有效率为91.5%，单纯放化疗组为78.2%，联合组3年生存率为60.2%，单纯放化疗组为54.5%。差异有统计学意义（$P<0.05$）。还有研究显示，50例患者同步放化疗联合局部热疗治疗局部晚期宫颈癌，近期疗效为94.3%，随访510天，生存率为67.5%，有效率明显优于对照组（90.5% vs 73.7%），差异有统计学意义（$P<0.05$）；实验组5年生存率为66.7%，对照组为47.4%；实验组局部复发率为9.5%，对照组为26.3%，比较均具有统计学意义（$\chi^2=5.320$，$P<0.05$）。

4. 热疗联合生物治疗　热激活基因放疗，通过腺病毒介导的热激活反义 *Ku70* 基因表达可以放射增敏肿瘤细胞。热激蛋白（HSP）是机体对热压力的一种系统性反应。热疗可以提高热激蛋白启动子的基因表达，可以提高目的基因的表达水平。Takeda等报道，采用树突状细胞与热疗联合治疗41例宫颈癌症患者，瘤内注射树突状细胞及进行颈部热疗，患者获得完全缓解。颈部及腹主动脉旁肿大淋巴结已消失。Li等通过PET影像监测病毒载体的分布弥散，发现热疗可明显改善病毒载体的分布及弥散。生物治疗联合热疗在宫颈癌方面已经取得初步进展，但仍然需要进一步研究。

（二）宫颈癌热疗的生物学基础

1. 热疗联合的生物学基础　单纯使用热疗治疗肿瘤的完全缓解率（CR）为13%，联合方式治疗时，其疗效明显改善。

2. 热疗联合放疗的生物学基础　①实体瘤内存在大量因乏氧及低pH处于S期的肿瘤细胞，热疗增加了肿瘤对放射线的敏感性；②高热使对放射线抗拒的乏氧细胞杀伤效应提高，达到放疗协同作用；③热疗直接杀伤肿瘤细胞并且增强放疗敏感性，使疗效增加1.5～5倍；④热疗减少了因照射引起的骨髓抑制作用；⑤热疗弥补了对放疗不敏感的肿瘤，如高分化鳞癌、腺癌、黏液腺癌的治疗效果。因此，热放疗也具有互补性。

3. 热疗联合化疗的生物学基础　①高温改变了细胞膜和血管的通透性，改善了药物分布，增加了疗效；②热疗可促进一些化疗药物的细胞毒性作用，并提高肿瘤化疗药物的浓度；③热疗还增加了药物与DNA的交联，降低了DNA修复能力，抑制化疗后癌细胞的修复和合成，从而增加细胞毒性及逆转对化疗药物的多药耐药性；④热疗主要作用于S期及肿瘤中心乏氧细胞，当热疗温度大于40℃可以与烷化剂、氮芥、铂类产生协同作用，药效可增强1.2～10倍。

（三）案例分析

病例1：女性，55岁，ⅡB期宫颈鳞癌，行调强放疗＋近距离后装治疗，因患者拒绝化疗，采用配合射频热疗，1～2次/周，共6次。治疗1个月后复查MRI提示肿瘤消退，随访1年患者无异常。无膀胱、直肠毒性反应，见图25-3-1。

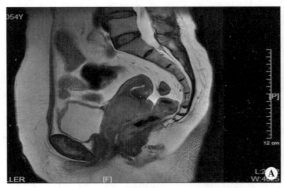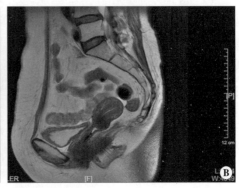

图25-3-1　宫颈癌ⅡB期治疗前后影像学图像对比

A. 治疗前；B. 治疗后

病例2： 女性，63岁，ⅢB期宫颈鳞癌，治疗前肿瘤＞6cm，行调强放疗+近距离后装治疗，联合同步紫杉醇135mg/m² 静脉滴注d1，DDP 70mg/m² 分d1～2静脉滴注，21天为1个周期，近距离后装时配合射频热疗，1次/周，共6次。治疗1个月后复查MRI提示肿瘤消退，患者耐受好，随访2年患者无异常，见图25-3-2。

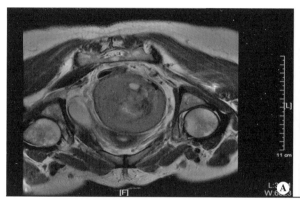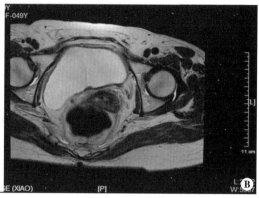

图25-3-2　宫颈癌ⅢB期治疗前后影像学图像对比

A.治疗前；B.治疗后

二、宫颈肿瘤热疗的临床应用

联合治疗模式：①热疗与放疗联合；②热疗与化疗联合；③热疗、化疗、放疗联合；④热疗联合生物治疗。

（一）加热方法

1.体外加热 多采用电容式射频加温技术。

2.腔内加热 可采用微波腔内加热。这种加热技术的优点是加热源更贴近病灶，对肿瘤可获得满意的热覆盖，而周边正常组织中热量衰减较快；另外与食管毗邻的气管通过呼吸散热，大血管与心脏则通过血液循环迅速将热带走，从而使气管、大血管的温度低于食管；以上特点可最大限度地保护肿瘤周围的正常组织，获得较理想的治疗增益。常用的加热源主要有微波和射频。

3.高强度聚焦超声治疗 主要用于与放疗/化疗联合治疗晚期或复发后手术困难者，或难以再次耐受手术者的姑息治疗。

（二）操作程序与方法

详细操作参见第七章、第八章、第九章相关内容。

（三）宫颈癌热疗测温

热疗有效性必须通过测温来验证。侵入性测温是公认的标准测温方式。目前将膀胱、阴道、直肠等管腔内所测的温度作为预测肿瘤内的温度。系列研究探讨了盆腔及四肢肿瘤微侵入及非侵入测温能够取代标准的测温方式。

（四）宫颈癌热疗的毒性反应

采用体外加热时常见不良反应：在盆腔深部热疗中，皮下脂肪及肌肉温度太高产生皮下结节，其需要几天至几周才能逐渐消失。皮下结节或灼伤发生率为3%～12%。当热疗与放疗联合使用时，热疗不增加放疗的急性或迟发性毒性反应。

采用体外加热或高强度聚焦超声治疗时，周围神经损伤可出现，但较少见，Wielheesen等分析了736例盆腔局部放疗患者，2级、3级急性神经损伤的发生率为2.3%，下腰椎、骶椎神经根及骶丛神经是主要受损伤的部位。最长症状维持3个月。

三、问题与展望

目前妇科所使用的消融主要有微波消融、射

频消融等。微波加热主要用于外部浅表、腔内及组织间的加热；射频消融主要用于区域性深部肿瘤及较大范围的组织间加热，其优点在于使肿瘤组织局部温度达到42.5℃及以上，能在相对较短的时间内杀灭癌细胞，其局限性在于对远处播散的转移瘤无法实施治疗。热放疗存在的问题包括放疗剂量、分割的次数及最佳联合应用的次序等。

宫颈肿瘤的热疗包括宫颈癌腔内热疗及体外与腔内配合热疗的问题。如何与其他治疗联合运用才能达到理想的治疗疗效，以及如何避免热疗导致的并发症。如何提高肿瘤免疫且避免肿瘤免疫抑制都是值得研究的。期望热疗在临床阶段的运用将会更精确，因此选择性杀伤肿瘤细胞以避免损伤正常组织，以及预测疗效都是很重要的。

（王捷忠　唐迪红　陈文娟）

参 考 文 献

廖遇平，2004. 靶向热消融治疗恶性肿瘤的现状. 中国现代医学杂志，14（3）：69-71.

刘宝瑞，钱晓萍，2004. 肿瘤热化疗的基础与临床研究进展. 国际肿瘤学杂志，31（1）：34-37.

余健，张国楠，樊英，2016. 同步放化疗治疗中晚期宫颈癌50例临床疗效观察. 实用妇产科杂志，23（5）：287-289.

赵世俊，郭启勇，2004. 肿瘤热疗研究进展. 国外医学：临床放射学分册，27（4）：252-255.

郑德玉，2019. 同步放化疗联合盆腔热疗治疗局部晚期宫颈癌的效果. 实用妇科内分泌杂志，6（6）：119-125.

Bergs JW, Franken NA, Haveman J, et al, 2007. Hyperthermia, cisplatin and radiation trimodality treatment: a promising cancer treatment? A review from preclinical studies to clinical application. Int J Hyperthermia, 23（4）：329-341.

Crezee H, Kok HP, Oei AL, et al, 2019. The impact of the time interval between radiation and hyperthermia on clinical outcome in patients with locally advanced cervical cancer. Front Oncol, 9: 412.

Datta NR, Ordonez SG, Gaipl US, et al, 2015. Local hyperthermia combined with radiotherapy and/or chemotherapy: recent advances and promises for the future. Cancer Treat Rev, 41（9）：742-753.

Datta NR, Stutz E, Gomez S, et al, 2019. Efficacy and safety evaluation of the various therapeutic options in locally advanced cervix cancer: a systematic review and network meta-analysis of randomized clinical trials. Int J Rad Oncol Biol Phys, 103（2）：411-437.

Franckena M, Fatehi D, de Bruijne M, et al, 2009. Hyperthermia dose-effect relationship in 420 patients with cervical cancer treated with combined radiotherapy and hyperthermia. Eur J Cancer, 45（11）：1969-1978.

Franckena M, Stalpers LJ, Koper PC, et al, 2008. Long-term improvement in treatment outcome after radiotherapy and hyperthermia in locoregionally advanced cervix cancer: an update of the Dutch Deep Hyperthermia Trial. Int J Radiat Oncol Biol Phys, 70（4）：1176-1182.

Jones EL, Samulski TV, Dewhirst MW, 2003. A pilot Phase II trial of concurrent radiotherapy, chemotherapy, and hyperthermia for locally advanced cervical carcinoma. Cancer, 98（2）：277-282.

Kroesen M, Mulder HT, van Holthe JML, et al, 2019. The effect of the time interval between radiation and hyperthermia on clinical outcome in 400 locally advanced cervical carcinoma patients. Front Oncol, 9: 134.

Li GC, He F, Ling CC, et al, 2006. Hyperthermia and gene therapy: potential use of micro PET imaging. Int J Hyperthermia, 22（3）：215-221.

Sreenivasa G, Hildebrandt B, Kümmel S, et al, 2006. Radiochemotherapy combined with regional pelvic hyperthermia induces high response and resectability rates in patients with nonresectable cervical cancer > or= FIGO II B "bulky". Int J Radiat Oncol Biol Phys, 66（4）：1159-1167.

Takeda T, Dong X, Takeda H, et al, 2007. Effects of intratumoral injection therapy of dendritic cells combined with hyperthermia for cancer patients. Gan To Kagaku Ryoho, 34（12）：1905-1907.

Tsuda H, Tanaka M, Manabe T, et al, 2003. Phase I study of combined radiation, hyperthermia and intra-arterial carboplatin for local recurrence of cervical cancer. Ann Oncol, 14（2）：298-303.

van den Tempel N, Laffeber C, Odijk H, et al, 2017. The effect of thermal dose on hyperthermia-mediated inhibition of DNA repair through homologous recombination. Oncotarget, 8（27）：44593-44604.

van Leeuwen CM, Oei AL, Chin KW, et al, 2017. A short time interval between radiotherapy and hyperthermia reduces in-field recurrence and mortality in women with advanced cervical cancer. Radiat Oncol, 12（1）：75.

Westermann AM, Jones EL, Schem BC, 2005. First results

of triple-modality treatment combining radiotherapy, chemotherapy, and hyperthermia for the treatment of patients with stage ⅡB, Ⅲ, and ⅣA cervical carcinoma. Cancer, 104(4): 763-770.

Wielheesen DH, Smitt PA, Haveman J, et al, 2008. Incidence of acute peripheral neurotoxicity after deep regional hyperthermia of the pelvis. Int J Hyperthermia, 24 (4): 367-375.

Wootton JH, Hsu IC, Diederich CJ, 2011. Endocervical ultrasound applicator for integrated hyperthermia and HDR brachytherapy in the treatment of locally advanced cervical carcinoma. Med Phys, 38(2): 598-611.

第二十六章　卵　巢　癌

第一节　卵巢癌的流行病学特点与病理解剖基础

一、流行病学与病因概述

卵巢癌是卵巢上皮瘤、卵巢内生殖细胞瘤、性索间质细胞瘤等恶性肿瘤的统称。卵巢癌是恶性程度最高的妇科肿瘤，其发病率居妇科恶性肿瘤第3位。2015年美国统计学数据显示，卵巢癌并不是女性发病率最高的前10位癌种，但是死亡率却位居第5位。我国卵巢癌发病率仅次于宫颈癌和宫体癌而位居妇科肿瘤第3位，死亡率高居各妇科肿瘤之首。2015年，中国的卵巢癌新发病例为5.21万人，死亡病例高达2.25万人。近年来，其发病率有增高趋势，是女性生殖器官常见的肿瘤之一，约占女性全身恶性肿瘤的4%，最新统计数据显示，卵巢癌5年生存率为47.4%。卵巢癌可发生于任何年龄，50~60岁为高发年龄，大多数患者发生于卵巢功能由旺盛转衰时期，多见于更年期和绝经期妇女。白种人女性的患病率最高，大约每10万女性中有11.3人，除白种人外，发病率最高的分别是西班牙裔、亚裔/太平洋岛民、非洲裔美国人和美国印第安人/阿拉斯加原住民，每10万人中分别为9.8人、9.0人、8.5人和7.9人。卵巢癌在年轻女性中很少见，风险随着年龄的增长而增加，在50岁以后发病急剧增加，诊断年龄多为50~70岁。

卵巢恶性肿瘤病因尚不明确，可能与遗传因素、生育、生殖内分泌等多种因素有关，口服避孕药、哺乳可使卵巢恶性肿瘤的发病风险下降。卵巢位于盆腔深部，发病隐匿，早期缺乏特异性临床症状，70%的患者就诊时已为晚期，5年生存率长期停留在30%~40%。

二、解剖学特点及卵巢癌的病理分型

（一）解剖学特点

1. 卵巢的位置、形态、毗邻和韧带　卵巢位于女性盆侧壁后部，邻近骨盆入口处的卵巢窝内。左右各一，呈扁卵圆形，具有排卵和内分泌功能。成人卵巢的大小约1cm×2cm×3cm，绝经后变小。表面被覆由腹膜间皮演化而来的表面上皮，呈暗灰色，儿童期表面光滑，青春期因排卵后形成瘢痕，表面凹凸不平，与其周围光亮的腹膜有明显差异。卵巢可分为上下两端，内外两面，前后两缘。外面贴卵巢窝，隔着腹膜和闭孔血管、神经邻接，内面朝向盆腔，与盆腔肠袢相贴，前缘借卵巢系膜连于子宫阔韧带后层，前缘中部有血管、神经等进出的部位称卵巢门，后缘游离。上端邻近输卵管外侧，由卵巢悬韧带向上连于骨盆入口处，下端有卵巢固有韧带连于子宫角稍下方。卵巢的系膜、韧带是主要维持卵巢位置的结构，卵巢肿瘤常导致系膜拉长、卵巢活动度加大及卵巢系膜扭转的风险增高。卵巢窝的后界是输尿管，行卵巢手术时容易损及输尿管。

2. 卵巢的血供、淋巴引流和神经支配　为卵巢提供血供的主要动脉是卵巢动脉，经卵巢悬韧带、卵巢系膜进入卵巢门。临床上因卵巢悬韧带或卵巢系膜扭转，压迫卵巢动脉造成缺血可引起剧烈疼痛。静脉出卵巢门，在系膜内形成静脉丛，最后汇为卵巢静脉伴动脉在卵巢悬韧带内上行，右侧注入下腔静脉，左侧注入左肾静脉。卵巢的淋巴管伴血管于卵巢悬韧带内上行，汇入腰淋巴结。卵巢有内脏感觉神经、交感神经和副交感神经分布。交感神经支配血管，副交感神经的功能尚不清楚。

3. 卵巢的组织学类型　卵巢表面覆盖一层单

层立方上皮，称为表面上皮；上皮下方为薄层致密结缔组织，称白膜。卵巢实质分为周围的皮质和中央的髓质，二者无明显分界。皮质厚，含发育不同阶段的卵泡、黄体和白体等，这些结构之间有特殊的结缔组织，主要由低分化的基质细胞、网状纤维及散在的平滑肌纤维构成。髓质较小，由疏松结缔组织构成，含较多的血管和淋巴管。近卵巢门处的结缔组织中含有少量的平滑肌束和门细胞。

（二）卵巢癌的病理分型

根据细胞来源的不同，原发性卵巢癌可分为三大类，分别是上皮性卵巢癌（epithelial ovarian cancer）、生殖细胞性卵巢恶性肿瘤（germ cell tumor of ovary）和卵巢特异性性索间质细胞恶性肿瘤（ovarian sex cord stromal tumor），后两者约占原发性卵巢癌发病率的5%。

1. 上皮性卵巢癌 有4种主要的组织学亚型，如浆液性上皮性卵巢癌、子宫内膜样上皮性卵巢癌、黏液性上皮性卵巢癌和透明细胞型上皮性卵巢癌。浆液性癌又可细分为两类：高级别浆液性癌（HGSC）和低级别严重浆液性癌（LGSC）。HGSC占上皮性卵巢癌所有亚型的70%～80%，而LGSC占不到5%。子宫内膜样、黏液性和透明细胞型分别占10%、3%和10%。

（1）浆液性上皮性卵巢癌：HGSC占所有浆液性肿瘤类型的90%，LGSC占10%。HGSC和LGSC具有不同的分子表达谱、临床表现，甚至预后。LGSC预后较好，与HGSC（以及透明细胞型或黏液型）相比，预期生存时间明显更长。此外，与HGSC相比，女性被诊断为LGSC的年龄更小。LGSC多起源于卵巢，而HGSC多起源于输卵管，然后扩散至卵巢或腹膜。HGSC与更致命的预后相关，超过85%的这种类型的妇女出现晚期疾病，10年死亡率为70%。

（2）子宫内膜样上皮性卵巢癌：目前主要认为子宫内膜样癌起源于子宫内膜异位症，通常早期就能被诊断，因此这种组织学类型的女性，其预后更好。预后好的另一个原因可能是卵巢癌的这种组织学类型对化疗敏感，此增加了治疗的成功率。

（3）黏液性上皮性卵巢癌：是最不常见的一种上皮性卵巢癌，但通常在Ⅰ期就被诊断出来，组织学上的黏液性特征可能与这种类型卵巢癌的

胃肠道转移有关，强烈建议妇女做胃肠道检查以排除黏液性癌。

（4）透明细胞型上皮性卵巢癌：占上皮性卵巢癌的10%，与子宫内膜样上皮性卵巢癌相似，预后较好。这是因为其也经常在早期被诊断。如果被诊断时处于疾病晚期或早期一旦进展，其预后与浆液型或子宫内膜样上皮性卵巢癌相似。引起这种变化的部分原因可能是这种类型的细胞对以铂类为基础的化疗敏感性较低，以及与此诊断相关的一些并发症（如血块和副肿瘤性高钙血症）。

2. 生殖细胞性卵巢恶性肿瘤 生殖细胞肿瘤很少见，仅占所有卵巢癌病例的3%。患者通常在年轻时被诊断，平均年龄为10～30岁。目前已知卵巢生殖细胞恶性肿瘤会产生某些肿瘤标志物，这对治疗计划是有益的。这种类型的卵巢癌经常在年轻女性中被诊断，因此在选择药物、制订手术方案或其他相关计划时需要关注患者的生育意愿。卵巢生殖细胞肿瘤的组织学类型与男性睾丸中生殖细胞肿瘤的组织学类型相当。

3. 卵巢特异性性索间质细胞恶性肿瘤 性索间质恶性肿瘤是最不常见的，不足所有原发性卵巢癌的2%，不同于其他种类的上皮性卵巢癌，性索间质肿瘤很少是恶性的，通常可以早期诊断。与白种人女性相比，这种类型的卵巢癌在非裔美国女性中的发病率更高，平均诊断年龄在50岁左右。

（三）卵巢癌常见的转移途径

1. 直接蔓延 晚期的卵巢癌，不仅与周围组织粘连，而且可直接浸润这些组织，如子宫、壁腹膜、阔韧带、输卵管、结肠及小肠，甚至可通过输卵管而蔓延至子宫腔。

2. 淋巴道转移 是卵巢癌的常见转移方式。通常转移至腹主动脉旁淋巴结，但也可沿圆韧带而转移到腹股沟淋巴结。

3. 植入性转移 卵巢癌可穿破包膜、肠管等处，形成大量的结节状或乳头状的转移癌，特别是浆液性囊腺癌的乳头状组织，更容易穿破瘤体包膜而扩散在腹腔各处，并引起大量腹水。

4. 血行转移 卵巢恶性肿瘤除肉瘤、恶性畸胎瘤及晚期患者外，很少经血行转移。一般远隔部位转移可达肝、胸膜、肺等部位。

WHO关于卵巢癌的分类见表26-1-1。

表 26-1-1　卵巢癌分类（WHO）

肿瘤类型	肿瘤性质	肿瘤类型	肿瘤性质	肿瘤类型	肿瘤性质
浆液性肿瘤		癌肉瘤	恶性	神经外胚层肿瘤	恶性
浆液性腺纤维瘤	良性	**性索间质肿瘤**		皮脂腺肿瘤	恶性
浆液性表面乳头状瘤	良性	**单纯性间质肿瘤**		皮脂腺瘤	良性
浆液性交界性肿瘤/不典型增生性	良性/交界性	纤维瘤	良性	皮脂腺癌	恶性
浆液肿瘤	原位癌/上皮	富于细胞性纤维瘤	交界性	其他罕见单胚层畸胎瘤	恶性
浆液性交界性肿瘤-微乳头亚型/	内瘤变 M 级	卵泡膜瘤	良性	**癌**	
非侵袭低级别浆液性癌		伴硬化性腹膜炎的黄素	良性	鳞状细胞癌	恶性
低级别浆液性癌	恶性	化卵泡膜瘤		其他	
高级别浆液性癌	恶性	纤维肉瘤	恶性	**生殖细胞性索间质肿瘤**	
黏液性肿瘤		硬化性间质瘤	良性	性母细胞瘤（包括伴恶性生	交界性
黏液性囊腺瘤	良性	印戒细胞间质瘤	良性	殖细胞肿瘤的性母细胞瘤）	
黏液性腺纤维瘤	良性	微囊性间质瘤	良性	未分化的混合性生殖细胞	交界性
黏液性交界性肿瘤/不典型增生性	交界性	Leydig 细胞瘤	良性	性索间质肿瘤	
黏液性肿瘤		类固醇细胞瘤	良性	**杂类肿瘤**	
黏液性癌	恶性	恶性类固醇细胞瘤	恶性	卵巢网腺瘤	良性
子宫内膜样肿瘤		**单纯性性索肿瘤**		卵巢网腺癌	恶性
子宫内膜异位囊肿	良性	成年型颗粒细胞瘤	恶性	Wolffian 肿瘤	交界性
子宫内膜样囊腺瘤	良性	幼年型颗粒细胞瘤	交界性	高钙血症型小细胞癌	恶性
子宫内膜样腺纤维瘤	良性	Sertoli 细胞瘤	交界性	肺型小细胞癌	恶性
子宫内膜样交界性肿瘤/不典型增	交界性	环状小管性索瘤	交界性	Wilms 瘤	恶性
生性子宫内膜样肿瘤		**混合性性索间质肿瘤**		副神经节瘤	交界性
子宫内膜样癌	恶性	Sertoli-Leydig 细胞瘤		实性假乳头状肿瘤	交界性
透明细胞肿瘤		高分化型	良性	**间皮肿瘤**	
透明细胞囊腺瘤	良性	中分化型	交界性	腺瘤样瘤	良性
透明细胞腺纤维瘤	良性	伴异源成分	交界性	间皮瘤	恶性
透明细胞交界性肿瘤/不典型增生	交界性	低分化型	恶性	**软组织肿瘤**	
性透明细胞肿瘤		伴异源成分	恶性	黏液瘤	良性
透明细胞癌	恶性	网状型	交界性	**其他**	
Brenner 肿瘤		伴异源成分	交界性	卵泡囊肿	瘤样病变
Brenner 瘤	良性	非特指性性索间质肿瘤	交界性	黄体囊肿	瘤样病变
交界性 Brenner 瘤/不典型增生性	交界性	**生殖细胞肿瘤**		巨大孤立性黄素化卵泡囊肿	瘤样病变
Brenner 瘤		无性细胞瘤	恶性	高反应性黄素化	瘤样病变
恶性 Brenner 瘤	恶性	卵黄囊瘤	恶性	妊娠黄体瘤	瘤样病变
浆液-黏液性肿瘤		胚胎性癌	恶性	间质增生	瘤样病变
浆液-黏液性囊腺瘤	良性	非妊娠绒毛膜癌	恶性	间质泡膜增殖症	瘤样病变
浆液-黏液性腺纤维瘤	良性	成熟性畸胎瘤	良性	纤维瘤病	瘤样病变
浆液-黏液性交界性肿瘤/不典型	交界性	未成熟性畸胎瘤	恶性	重度水肿	瘤样病变
增生性浆液-黏液性肿瘤		混合性生殖细胞肿瘤	恶性	Leydig 细胞增生	瘤样病变
浆液-黏液性癌	恶性	**单胚层畸胎瘤和伴皮样囊**		淋巴瘤	恶性
未分化癌	恶性	**肿的体细胞型肿瘤**		浆细胞瘤	恶性
间叶性肿瘤		良性卵巢甲状腺肿	良性		
低级别子宫内膜间质肿瘤	恶性	恶性卵巢甲状腺肿	恶性		
高级别子宫内膜间质肿瘤	恶性	**类癌**			
混合性上皮-间叶性肿瘤		卵巢甲状腺肿类癌	恶性		
腺肉瘤	恶性	黏液性类癌	交界性		

第二节　卵巢癌的诊断与治疗

一、临床表现与检查

（一）临床症状

1. 早期症状

（1）外阴及下肢水肿：肿大的卵巢肿瘤压迫盆腔静脉，导致血流不畅，妨碍淋巴回流，致使外阴及下肢出现水肿。

（2）月经过少或闭经：多数卵巢癌患者的月经基本无变化，随着癌肿的增大，癌细胞会破坏卵巢正常组织，导致卵巢功能失调，引起月经过少或闭经。

（3）腰腹部疼痛：癌肿浸润卵巢邻近的组织或发生粘连，易引起腰腹部隐痛、钝痛。

（4）胃肠道症状：卵巢肿瘤压迫和牵拉周围的韧带，加上腹水刺激，往往会出现胃肠道症状。

（5）性激素紊乱：卵巢癌病理类型复杂多变，有些类型的肿瘤分泌雌激素过多时，可引起性早熟、月经失调或绝经后阴道出血；如果是睾丸母细胞癌，则会产生过多雄激素而出现男性化体征。

2. 中晚期症状

（1）坠胀感：肿瘤增加引起下腹部不适或一侧下腹的坠痛感。肿瘤生长迅速，短期内可有腹胀、腹水。肿瘤较小时盆腔检查时才能触及，肿块逐渐长大超出盆腔时，腹部检查可以触到肿块。

（2）压迫症状：当肿瘤向周围组织浸润或压迫神经时，可引起腹痛、腰痛或坐骨神经痛；肿大的卵巢肿瘤压迫盆腔静脉，导致血流不畅，妨碍淋巴回流，可导致外阴及下肢水肿；肿瘤可压迫膀胱，可表现为尿频、排尿难、尿潴留；压迫直肠则引起便秘；压迫胃肠道则有消化道症状；压迫膈肌可发生呼吸困难，不能平卧。

（3）消瘦、严重贫血：由于肿瘤的迅速生长，患者出现营养不良、贫血及体质消瘦等表现。

（4）腹痛、腰痛：卵巢恶性肿瘤极少引起疼痛，如发生肿瘤破裂、出血或感染，或浸润压迫邻近脏器可引起腹痛、腰痛。

（5）内分泌相关症状：若为功能性肿瘤，可产生相应的雌激素或雄激素过多的症状。例如，引起早期功能失调性子宫出血，绝经后阴道出血或出现男性化征象。

（6）转移相关症状：肺转移可出现咳嗽、咯血、胸腔积液；骨转移可造成转移灶局部剧痛。肠道转移可有便血，严重的可造成肠梗阻。

（二）临床体征

1. 视诊　早期肿块较小时，腹部视诊可无明显体征，中晚期肿块较大时可见腹部隆起肿块，伴有大量腹水时可见蛙腹。

2. 触诊　妇科检查时可在阴道后穹触及散在的坚硬结节、肿块，多为双侧性，实质性、表面凹凸不平，固定不动。有时在腹股沟、腋下或锁骨上可触及肿大的淋巴结。

3. 叩诊　中晚期常伴有血性腹水，移动性浊音，可叩诊为阳性。

（三）辅助检查

1. 肿瘤标志物　CA12-5和人附睾蛋白4（HE4）是上皮性卵巢癌的重要肿瘤标志物。肿瘤标志物如AFP、β-HCG、NSE、LDH、CA19-9对卵巢癌也有提示作用。

2. 影像学检查　经阴道或经腹超声可明确卵巢有无占位性病变，辅助判断肿瘤的良恶性，腹盆腔CT、盆腔MRI有助于明确肿瘤的形态和侵犯范围，全身骨显像和PET/CT有利于判断卵巢癌是否发生骨转移和其他部位的转移。

3. 胃肠镜检查　排除胃肠道原发肿瘤的卵巢转移。

4. 穿刺活检　是诊断卵巢癌的金标准。

5. 基因检查　包括*BRCA1/2*突变，MSI、dMMR有助于指导治疗。

卵巢癌诊断时需结合患者的家族史、症状、体征和辅助检查结果等。

二、临床分期

1. 卵巢癌TNM和FIGO分期系统（AJCC第8版）见表26-2-1。

表 26-2-1　卵巢癌 TNM 和 FIGO 分期系统（AJCC 第 8 版）

TNM	FIGO	临床意义
T_X		原发肿瘤无法评估
T_0		无原发肿瘤证据
T_1	I	肿瘤局限于卵巢或输卵管（单侧或双侧）
T_{1a}	I A	肿瘤局限于单侧卵巢（包膜完整）或输卵管；卵巢或输卵管表面没有肿瘤；腹水或腹腔冲洗液未找到恶性细胞
T_{1b}	I B	肿瘤局限于双侧卵巢（包膜完整）或双侧输卵管；卵巢或输卵管表面没有肿瘤；腹水或腹腔冲洗液未找到恶性细胞
T_{1c}	I C	肿瘤局限于单侧或双侧卵巢或输卵管
T_{1c1}	I C1	手术导致肿瘤包膜破裂
T_{1c2}	I C2	手术前肿瘤包膜已破裂或卵巢、输卵管表面有肿瘤
T_{1c3}	I C3	腹水或腹腔冲洗液发现恶性细胞
T_2	II	肿瘤累及一侧或双侧卵巢或输卵管并有盆腔蔓延（在骨盆入口平面以下）或原发性腹膜癌
T_{2a}	II A	肿瘤蔓延至或种植到子宫和（或）卵巢，和（或）输卵管
T_{2b}	II B	肿瘤蔓延至其他盆腔内组织
T_3	III	肿瘤累及单侧或双侧卵巢或输卵管，或原发性腹膜癌，伴有细胞学或组织学证实的盆腔外腹膜转移或证实存在腹膜后淋巴结转移［盆腔和（或）主动脉旁］
T_{3a}	III A	镜下盆腔外（骨盆入口平面以上）腹膜受累，伴或不伴腹膜后淋巴结阳性
T_{3b}	III B	肉眼盆腔外腹膜转移，病灶最大径不超过 2cm，伴或不伴腹膜后淋巴结阳性
T_{3c}	III C	肉眼盆腔外腹膜转移，病灶最大径超过 2cm，伴或不伴腹膜后淋巴结阳性（包括肿瘤蔓延至肝包膜和脾，但未转移到脏器实质）
区域淋巴结（N）		
N_X		区域淋巴结无法评估
N_0		无区域淋巴结转移
N_0（i+）		孤立的肿瘤细胞，区域淋巴结 < 0.2mm
N_1	III A1	仅有腹膜后淋巴结阳性（组织学证实）
N_{1a}	III A1i	转移淋巴结最大径 ≤ 10mm
N_{1b}	III A1ii	转移淋巴结最大径 > 10mm
远处转移（M）		
M_0		无远处转移
M_1	IV	远处转移，包括细胞学阳性的胸腔积液，肝或脾实质转移，转移至腹腔外器官（包括腹股沟淋巴结和腹腔外淋巴结），以及肠的透壁侵犯
M_{1a}	IV A	细胞学阳性的胸腔积液
M_{1b}	IV B	转移至腹腔外器官（包括腹股沟淋巴结和腹腔外淋巴结），以及肠的透壁侵犯

2. 卵巢癌分期分组　见表 26-2-2。

表 26-2-2　卵巢癌分期分组

分期	T	N	M	分期	T	N	M
I 期	T_1	N_0	M_0	III A1 期	T_1/T_2	N_1	M_0
I A 期	T_{1a}	N_0	M_0	III A2 期	T_{3a}	$N_x/N_0/N_1$	M_0
I B 期	T_{1b}	N_0	M_0	III B 期	T_{3b}	$N_x/N_0/N_1$	M_0
I C 期	T_{1c}	N_0	M_0	III C 期	T_{3c}	$N_x/N_0/N_1$	M_0
II 期	T_2	N_0	M_0	IV 期	任何 T	任何 N	M_1
II A 期	T_{2a}	N_0	M_0	IV A 期	任何 T	任何 N	M_{1a}
II B 期	T_{2b}	N_0	M_0	IV B 期	任何 T	任何 N	M_{1b}

三、治疗及疗效

治疗原则：以手术治疗为主，辅助化疗、强调综合治疗。多学科协作诊疗是卵巢癌治疗的发展趋势。早期卵巢癌以根治性切除手术治疗为主，中晚期卵巢癌的治疗手段包括手术联合化疗，以及放疗、靶向治疗、免疫治疗和热疗。目前应用于卵巢癌的热疗主要包括局部热疗（以微波、超声、射频为主）和腹腔灌注热疗。

（一）手术治疗

1. 手术方式

（1）全面分期手术

1）指征：适用于临床早期的卵巢恶性肿瘤患者。腹腔镜手术仅适用于肿瘤局限于卵巢，并且体积小可以完整装入取物袋取出的病例。建议由有经验的妇科肿瘤医生施行腹腔镜手术。

2）分期手术内容：①腹部纵切口；②全面探查；③腹腔细胞学检查；④全子宫、双侧附件、大网膜、盆腔及腹主动脉旁淋巴结清扫；⑤盆腹腔检查及活检。

3）再分期手术：适用于首次手术未进行全面分期且未进行抗肿瘤化疗的患者。尤其适用于早期低危、术后不用化疗的患者及影像学检查有肿瘤残余的患者。

（2）保留生育功能的全面分期手术

1）指征：①所有分期的恶性生殖细胞肿瘤患者。②对于上皮性卵巢癌患者，需满足下列条件才能保留生育功能。患者年轻，渴望生育，无不育不孕因素，分化好的ⅠA期或ⅠC期、非透明细胞癌；子宫和对侧卵巢外观正常；有随诊条件。部分ⅠB期的低危患者，也可保留正常的子宫。

2）手术内容和原则：留子宫及正常一侧附件，正常卵巢不需活检。其余同全面分期手术。对于儿童及幼年恶性生殖细胞肿瘤患者，可不清扫腹膜后淋巴结。

（3）肿瘤细胞减灭术：①初始肿瘤细胞减灭术（primary debulking surgery，PDS），适用于临床诊断为中晚期（部分Ⅱ期、Ⅲ期、Ⅳ期）的恶性卵巢肿瘤患者。②中间性肿瘤细胞减灭术（interval debulking surgery，IDS），适用于新辅助化疗后肿瘤缩小，达到部分缓解或稳定，且评估有可能达满意减瘤的晚期患者；或首次手术时残余较多较大，经2～3次化疗后再次手术的患者。

2. 手术内容和原则

应尽最大努力争取对所有腹部、骨盆和腹膜后病变做最大程度细胞减灭并探查上腹部或腹膜后的隐匿性病变。残留病灶＜1cm定义为最佳的细胞减灭；然而，应尽最大努力切除所有可见病灶。具体包括：①腹部纵切口；②腹腔细胞学检查；③切除全子宫、双侧附件、受累大网膜、可疑和（或）增大的淋巴结，Ⅲb期以前的患者行盆腔及腹主动脉旁淋巴结全面清扫；④切除盆腔、腹腔所有转移病灶，为达到满意的减灭术，可切除阑尾、脾脏、胆囊、胰体尾、膈、腹膜及部分膀胱、肠管、胃、肝等；⑤适合腹腔化疗者可放置腹腔化疗导管。

（二）辅助化疗

1. 新辅助化疗（neoadjuvant chemotherapy，NACT）

对卵巢癌的NACT一直有争议。目前的共识是对晚期卵巢癌患者行NACT后再行IDS，其疗效不劣于PDS治疗模式。对于妇科肿瘤医师评估不能达到满意肿瘤细胞减灭术的患者及一般情况不能耐受PDS的患者，推荐行NACT。对于先接受NACT，再行手术的患者，围手术期并发症及病死率更低，住院时间更短。

NACT适用于Ⅲ期及Ⅳ期卵巢癌患者，特别是Ⅳ期及有大量胸腔积液、腹水的患者；不用于早期卵巢癌病例。

NACT适用于可能对化疗敏感的高级别浆液性腺癌和子宫内膜样腺癌；不用于对化疗不敏感的低级别腺癌、黏液性腺癌、交界性肿瘤及性索间质肿瘤。

NACT前要有病理诊断，可用细针穿刺或腹腔镜探查取活检，腹腔镜还可评估能否达到R0。以细胞学为证据的，需加上CA12-5/CEA比值＞25。

NACT使用的化疗方案同术后一线化疗，一般3～4个疗程；需慎用贝伐单抗，如确需使用，IDS前至少停药6周。

2. 术后辅助化疗

（1）上皮性卵巢癌和卵巢恶性性索间质肿瘤化疗指征与疗程：①ⅠA和ⅠB期，G_1分化，全面分期手术后，无须化疗；②ⅠA和ⅠB期，G_2分化，可观察或给予3～6个化疗疗程；③其他Ⅰ

期，全面分期手术后，给予3～6个化疗疗程，高级别浆液性腺癌推荐6个疗程；④Ⅱ～Ⅳ期，接受满意的肿瘤细胞减灭术的患者给予6个疗程（包括NACT的疗程数），或在血清肿瘤标志物正常后至少化疗2个疗程，或根据妇科肿瘤医师的建议给予8个疗程。对于达到满意的肿瘤细胞减灭术的患者，可给予腹腔灌注化疗；⑤Ⅰ期无高危因素的成年型颗粒细胞瘤患者可不接受化疗，但ⅠA期以上的幼年型颗粒细胞瘤患者需给予化疗。

（2）恶性生殖细胞肿瘤化疗指征和疗程：①对ⅠA期无性细胞瘤和ⅠA期G_1分化的未成熟畸胎瘤，在全面分期手术后无须化疗；②其他临床期别者，在完成手术后都应接受3～4个化疗疗程，或在血清肿瘤标志物正常后再化疗2个疗程；③首选BEP/EP方案。

（3）交界性肿瘤的化疗指征及疗程：①所有期别的交界性肿瘤患者，在进行满意的肿瘤细胞减灭术后，如果转移灶也是交界性肿瘤，术后可以不进行辅助化疗；②盆腹腔播散病灶的病理检查结果示浸润性种植时，术后应行化疗；③短期内腹腔复发的患者，应考虑给予化疗；④疗程和方案同上皮性卵巢癌。

3. 化疗方案

（1）一线化疗方案

1）腹腔化疗（IP）/静脉化疗（Ⅳ）方案（达满意减灭的Ⅱ～Ⅲ期疾病）：第1天，紫杉醇135mg/m²持续静脉滴注＞3h或＞24h；第2天，顺铂75～100mg/m²腹腔化疗（紫杉醇后）；第8天，紫杉醇60mg/m²腹腔化疗；每3周1个疗程，共6个疗程。

2）静脉化疗方案：①紫杉醇175mg/m²静脉滴注＞3h，卡铂AUC（AUC：ROC曲线下的面积）5～6静脉滴注＞1h，每3周1个疗程，共6个疗程。②剂量密集：紫杉醇80mg/m²静脉滴注＞1h，第1天、8天、15天各1次，卡铂AUC5～6静脉滴注＞1h，每3周1个疗程，共6个疗程。③紫杉醇60mg/m²静脉滴注1h，卡铂AUC 2静脉滴注＞30min，每周1次，共18周。④多西他赛60～75mg/m²静脉滴注＞1h，卡铂AUC5～6静脉滴注＞1h，每3周1个疗程，共6个疗程。⑤卡铂AUC5静脉滴注，聚乙烯醇脂质体多柔比星30mg/m²静脉滴注，每4周1次，共6个疗程。

⑥ICON-7和GOG-218推荐的包括贝伐单抗方案：紫杉醇175mg/m²静脉滴注＞3h，卡铂AUC5～6静脉滴注＞1h，贝伐单抗 7.5mg/kg静脉滴注超过30～90min，每3周1个疗程，共5～6个疗程，贝伐单抗继续使用12个疗程；或紫杉醇175mg/m²静脉滴注＞3h，卡铂AUC6静脉滴注＞1h，每3周1个疗程，共6个疗程，第2个疗程第1天开始使用贝伐单抗，15mg/kg静脉滴注超过30～90min，每3周1个疗程，共22个疗程。

（2）恶性生殖细胞肿瘤和性索间质肿瘤一线化疗方案

1）恶性生殖细胞肿瘤初始治疗方案

A. 首选方案：BEP（博来霉素/依托泊苷/顺铂），博来霉素30U/W，静脉滴注。第1～5天：依托泊苷100mg/m²，静脉滴注，顺铂20mg/m²静脉滴注。每21天重复，低危（2B类证据）3个疗程，高危4个疗程。

B. 某些情况有效：依托泊苷/卡铂（部分ⅠB～Ⅲ期无性细胞瘤，为减轻毒性）。第1天：卡铂400mg/m²静脉滴注，第1～3天：依托泊苷120mg/m²静脉滴注，每28天重复，3个疗程。

2）恶性性索间质肿瘤初始化疗方案

A. 首选方案：紫杉醇/卡铂。

B. 其他推荐方案：依托泊苷/顺铂（EP）。某些情况有效：BEP。

（三）初始卵巢癌的靶向治疗

1. 贝伐单抗　在一线化疗同时加贝伐单抗，并在完成化疗后继续用贝伐单抗维持治疗，可使晚期患者的无进展生存期（PFS）延长3～4个月，尤其对不满意减瘤者、Ⅳ期患者或合并腹水的晚期患者，获益更大。近期的研究显示，无BRCA突变、同源重组修复正常的患者化疗联合贝伐单抗会增加DNA修复酶抑制剂的敏感性，起到优化治疗的作用。主要副作用是出血、血栓形成、高血压和肠穿孔。

2. DNA修复酶抑制剂（PARPi）　如奥拉帕利和尼拉帕利。卵巢癌一线化疗缓解后，化疗时未使用贝伐单抗患者，如有胚系或体系*BRAC*突变，推荐奥拉帕利或尼拉帕利维持治疗；如*BRCA*野生或未知，推荐尼拉帕利。化疗时使用贝伐单抗患者，如有胚系或体系*BRAC*突变，Ⅰ类推荐贝伐单抗+奥拉帕利，ⅡA类推荐奥拉帕利或尼拉帕利维持治疗；如 *BRCA* 野生或未知，推荐贝伐单抗+奥拉帕利或贝伐单抗维持治疗。

（四）复发后的治疗

1. 复发性卵巢癌的分型

（1）铂敏感复发型：对铂联合化疗有明确反应，且已经达到临床缓解，停化疗后12个月出现临床进展或复发。

（2）铂部分敏感型：对铂联合化疗有明确反应，且已经达到临床缓解，停化疗后6～12个月出现临床进展或复发。

（3）铂耐药型：对前期化疗有反应，但在完成化疗后6个月内进展或复发。

（4）难治型：对前期化疗无反应，在化疗期间或化疗后4周内进展。

大体将铂敏感和部分铂敏感归于一组，统称为铂敏感型复发；将铂耐药和铂难治归于一组，统称为铂耐药型复发。

2. 复发性卵巢癌的处理原则

（1）局部复发病灶经评估能切除干净（R0）者应考虑行再次肿瘤细胞减灭术（SCS）。虽然GOG213研究结果显示SCS+化疗较单纯化疗患者无生存获益，但是2020版NCCN指南对SCS仍有推荐。术后按复发类型并结合既往化疗史选择二线或三线化疗药物，可考虑备选药物。一般化疗6个疗程。

（2）不能再次手术切除的患者，根据复发类型并结合既往化疗史选择二线或三线化疗方案。如果化疗后肿块缩小或局限，评估能达到R0切除者，可考虑SCS。

（3）放疗应经过多学科讨论决定，原则上仅对局限性病灶、寡病灶或某些特殊部位如脑转移病灶，多进行姑息性治疗。放疗方式（外照射、腔内后装、立体定向放疗或放射性粒子植入等）及剂量依个体化制订。

（4）鼓励参加临床试验。

3. 二线化疗和靶向治疗

（1）复发上皮性卵巢癌：对复发上皮性卵巢癌首先进行分型。治疗原则：①对铂敏感型复发首选铂联合或铂单药化疗，可加抗血管生成药物联合治疗；②对铂耐药型复发首选非铂单药化疗，推荐加抗血管生成药物联合治疗；③化疗联合

VEGF受体抑制剂（贝伐单抗、索拉非尼、西地尼布等）有一定疗效；④PARPi治疗：对铂敏感型复发卵巢癌患者，经化疗达到完全缓解（CR）或部分缓解（PR）；⑤作为辅助治疗或挽救性治疗。

（2）复发性恶性生殖细胞肿瘤及性索间质肿瘤：①对复发的恶性生殖细胞肿瘤，如果仍有治愈可能，应首先推荐在有条件做骨髓移植的中心进行大剂量化疗；②放射治疗仅用于局部复发的姑息性治疗；③复发性性索间质肿瘤应争取手术切除病灶加术后化疗。

第三节　卵巢癌的热疗

一、热疗在卵巢癌中的应用及进展

1. 腹腔热灌注化疗　晚期卵巢癌的腹腔热化疗有多年的使用历史。近年来，腹腔热灌注化疗（HIPEC）作为治疗盆腹腔恶性肿瘤及转移肿瘤的一种手段再次在临床上兴起。多数研究得出的结论是支持使用HIPEC。HIPEC通过一套紧密的腹腔内灌注治疗系统实现对腹腔内热化疗的精准控温，从而达到预防和治疗盆腹腔恶性肿瘤的种植性转移。HIPEC在控制胃癌、结直肠癌、腹腔假黏液瘤等种植性转移及控制恶性腹水方面有独特优势，已获得Ⅰ类证据。

2018年《新英格兰医学杂志》报道了首个HIPEC治疗不能直接手术而选择中间性细胞减灭术（IDS）的Ⅲ期卵巢癌的多中心、随机对照的临床试验结果，表明与单纯手术组相比，手术+HIPEC组的中位无复发时间和中位总生存时间分别延长了3.5个月和11.8个月。两组相关副作用及生活质量方面的差异无统计学意义，均有90%以上的患者完成了整个治疗方案。基于此临床对照试验，2019版NCCN指南推荐中间性细胞减灭术的Ⅲ期卵巢癌患者，手术中加顺铂100mg/m² 的HIPEC。

该临床试验虽然作为Ⅰ类证据证实了HIPEC能延长晚期卵巢癌的无进展生存期及总生存期，但存在样本量少、试验组与对照组入组基线不够均衡，HIPEC温度偏低和未使用联合化疗等问题，因此开展更多中心、样本量更大、更精准控温和HIPEC时使用铂类和紫杉醇联合化疗的临床研究方案将成为明确HIPEC在晚期卵巢癌中临床应用

价值的重要途径。

近几年,中国进行的Ⅲ期临床试验包括NCT03180177、NCT03373058和NCT03371693等。这3项临床研究将解答:第一,HIPEC能否成为肿瘤负荷大的晚期卵巢癌的新辅助化疗;第二,手术联合HIPEC是否对初始性肿瘤细胞减灭术(PDS)更加有效;第三,HIPEC是否对复发性卵巢癌有效,安全性如何。这些临床试验将为探索适合中国人群的HIPEC提供Ⅰ类证据。

2. 氩氦刀 国内外氩氦刀治疗卵巢癌的报道较少,2001年我国报道应用氩氦刀治疗1例术后复发的Ⅳ期卵巢浆液性乳头状囊腺癌患者,随访1年,预后良好,肿瘤无复发。目前尚无大型的临床试验评估各期卵巢癌患者是否能从氩氦刀或氩氦刀联合其他治疗方式中获益。氩氦刀联合其他肿瘤治疗手段如化疗、靶向治疗在复发性晚期卵巢癌患者中的应用及长期效果方面有待临床试验证实。

3. 超声热疗 临床研究发现CRS+HIFU可以减少卵巢癌腹膜播散转移,延长卵巢癌患者的长期生存率,部分病例甚至可以达到临床完全缓解。热敏感脂质体(thermosensitive liposome,TSL)是一种药物载体,在40℃左右的阈值温度释放其内的药物,药物释放速率依赖于组织的局部温度。TSL联合轻度局部热疗已被证明可增强全身化疗。HIFU诱导的轻度热疗激发TSL释放药物用于降低毒副作用和改善药物传递在一些临床前研究中有过探索。一项腹腔灌注热敏感脂质体阿霉素(TSL-Dox)加HIFU的研究结果显示,药物穿透肿瘤的深度明显增加,受热区域药物递送效率提高,治疗结果更好。

二、热疗方法及技术

中国学者推荐卵巢肿瘤腹腔热灌注化疗(HIPEC)。实现HIPEC的技术主要有腹腔循环模式和体外加热模式。此外,也使用氩氦刀进行姑息性治疗。

(一)卵巢癌腹腔热灌注化疗腹腔循环模式

1. HIPEC主要控制指标 ①置管方式:开腹或腹腔镜。②温度:43℃,精确控温。③灌注容量:3000～5000ml。④可选择的灌注液:生理盐水、林格液、葡萄糖溶液、蒸馏水。⑤治疗维持时间:60～90min。⑥多次治疗时需间隔24h。⑦可选择的药物:顺铂、卡铂、奈达铂、奥沙利铂、紫杉醇、多西他赛、吉西他滨。⑧剂量:原则上按静脉用量标准。顺铂的单次剂量不超过80mg/m²,否则容易出现肾损害。

2. 治疗操作流程 ①治疗时机:手术后HIPEC可术后即时完成,最迟在术后1周内完成。②置管方式:可选择开腹手术的关腹前置管,也可在腹腔镜或超声引导下置管。③置管位置和操作过程注意事项:引流管要分别放置在盆腔最低位和膈下;灌注液量要根据患者体型而定,达到3000～5000ml,灌注袋内至少有500ml以上的灌注液供循环灌注;患者保持仰卧位,头高10°～20°;如灌注过程中循环不畅,主要是流出不畅,可将流出管拔出一些,或将灌注管与流出管对调。④治疗维持时间:建议60min,必要时可适当调整,多次治疗时需至少间隔24h。

3. 灌注期间监测 住院监测血压、脉搏、体温、呼吸、血氧饱和度、尿量,并于0min、30min、60min、120min进行记录。如果出现面色苍白、大汗淋漓、头晕、心悸等虚脱症状,需加强补液。如果出现呼吸、血氧饱和度等异常,注意麻醉药物和灌注液用量及灌注液流出情况,保证流出道通畅,必要时停止热疗。

4. 灌注后处理 监测患者生命体征;保持水、电解质、酸碱平衡,注意补充蛋白质;注意观察腹腔引流液的量及性状;最后一次灌注结束后保留一根引流管,其余在排出灌注液及腹水后拔出。

5. 毒副作用及并发症 ①腹痛(Ⅱ级证据)。②延迟肛门排气1～3天。③注意监测生命体征、输液量及输液速度,防止虚脱、功能不全和血氧饱和度下降,尤其是年龄较大者,年龄>75岁时,HIPEC后并发症的风险明显增加。④热损伤:如温度过高(>45℃),可引起热损伤,并可导致腹腔粘连,严格精准控温可避免。⑤腹腔感染:术中无菌操作不严格可引起。⑥化疗药物的不良反应,如胃肠道反应、骨髓抑制等,予以常规对症处理。

6. 卵巢肿瘤HIPEC过程中辅助用药 术后即刻灌注采用气管内吸入复合全身麻醉,术后热灌注采用静脉全身麻醉或哌替啶肌内注射。根据患者反应调整剂量。

（二）卵巢癌腹腔热灌注化疗体外加热模式

该模式可通过射频深部热疗和大功率微波热疗实现。相关内容可参见第十章。

三、临床应用

中国学者推荐卵巢肿瘤HIPEC的专家共识如下。

（一）适应证与禁忌证

1. 适应证 中国学者推荐卵巢肿瘤HIPEC的适应证如下。

（1）初始卵巢癌：可用于PDS后、NACT和IDS后，尤其适用于有大量胸腔积液、腹水的晚期卵巢癌患者。

（2）复发卵巢癌：适用于铂敏感复发。铂耐药复发只用于控制恶性胸腔积液和腹水。

（3）腹膜假黏液瘤：减瘤术+HIPEC是首选治疗方案。

（4）卵巢良性或交界性肿瘤术前或术中破裂、大量黏液溢出污染腹腔者推荐使用单纯腹腔热灌注治疗。

2. 禁忌证

（1）肠梗阻。

（2）腹膜腔内广泛粘连。

（3）腹腔感染。

（4）存在吻合口愈合不良的高危因素，包括吻合口水肿、缺血、张力明显、严重的低蛋白血症等。

（5）心、肝、肾和脑等主要脏器功能障碍。

（6）严重的出凝血障碍。

（二）注意事项

（1）选择合适的热疗设备。设备使用前应了解其性能，对于采用体外加热模式加热时需了解设备的有效范围、热场是否均匀。

（2）向患者交代治疗目的、方法、注意事项及易出现的并发症。

（3）让患者选择舒适体位，使其精神放松勿紧张。

（4）热疗前通过CT或MRI检查等了解肿瘤部位和范围，以利于加热区域定位。

（5）治疗中建议每分钟测量1次功率值，每分钟测量1次测温点的温度或能量。胸部加热至少应用食管内传感测温器，瘤内测温最佳，腹盆部加热至少应用直肠内传感器测温。有条件时行瘤内测温，最好多点测温。另外，可设置传感器测量口腔或腋下温度，以对全身温度进行监测。治疗中肿瘤周围正常组织温度不能＞43℃（颈部热疗时，外耳道温度≤41℃）。

（6）治疗中应监测血压和心率的变化。患者在热疗中出现全身温度过高、心率过快、出汗过多或皮肤剧烈疼痛时必须立即中止治疗，采取措施后可继续治疗，必要时停止治疗。治疗前后各测量1次血压和心率。

（7）治疗记录应包括辐射器大小、患者治疗体位、水袋结构情况；使用功率、能量、各测温点的数据、温度曲线及温度参数情况；患者心率、血压、加热部位的热感觉、疼痛感觉，以及是否出现皮肤烧伤，是否出现皮肤硬结。

（唐迪红 安汉祥 李荣晖 李诗琴）

参考文献

陈达展，徐细明，周成，等，2017.热疗联合静脉化疗治疗晚期卵巢癌的效果及安全性的Meta分析.中国医药导报，14（35）：86-91，101.

陈喜娟，2019.卵巢肿瘤细胞减灭术联合腹腔热灌注化疗治疗晚期卵巢癌.肿瘤基础与临床，32（1）：66-67.

金莲平，郑煜清，黄亮，等，2001.氩氦刀治疗Ⅳ期卵巢癌1例报告.山东医药，41（22）：71-72.

李成云，2006.TP方案配合腹腔热化疗治疗上皮型中晚期卵巢癌疗效观察.山东医药，46（31）：50.

梁冰，杨家梅，贺新伟，2009.全身化疗联合腹腔热灌注化疗并射频热疗治疗晚期卵巢癌.医药论坛杂志，30（24）：57-58.

马亚琪，王昀，刘爱军，WHO（2014）卵巢肿瘤组织学分类.诊断病理学杂志，21（8）：530-531.

王秀清，方献英，柏峰，2011.晚期卵巢癌术后早期顺铂腹腔热灌注化疗临床研究.现代肿瘤医学，19（10）：2061-2063.

杨越，张蕾，崔瑶，等，2014.全身化疗联合腹腔热灌注化疗并射频热疗治疗晚期卵巢癌.肿瘤基础与临床，27（3）：213-214.

张同兴，赵家彬，刘荣花，等，2016. 复方苦参注射液及顺铂联合微波热疗治疗卵巢癌腹水的临床观察. 现代肿瘤医学，24（9）：1443-1445.

中国抗癌协会妇科肿瘤专业委员会，中国妇科腹腔热灌注化疗技术临床应用专家协作组，2019. 妇科恶性肿瘤腹腔热灌注化疗临床应用专识. 中国实用妇科与产科杂志，35（2）：194-201.

Aghajanian C，Blank SV，Goff BA，et al，2012. OCEANS：a randomized，double-blind，placebo-controlled phase III trial of chemotherapy with or without bevacizumab in patients with platinum-sensitive recurrent epithelial ovarian，primary peritoneal，or fallopian tube cancer. J Clin Oncol，30（17）：2039-2045.

American colleges of surgeons，2017. The AJCC cancer staging manual. 8th ed. Chicago：Springer International Publishing.

Armstrong DK，Alvarez RD，Bakkum-Gamez JN，et al，2020. NCCN guidelines insights：ovarian cancer，version 1. 2019. J Natl Compr Canc Netw，17（8）：896-909.

Armstrong DK，Bundy B，Wenzel L，et al，2006. Intraperitoneal cisplatin and paclitaxel in ovarian cancer. N Engl J Med，354（1）：34-43.

Bookman MA，Brade MF，McGuire WP，et al，2009. Evaluation of new platinum-based treatment regimens in advanced-stage ovarian cancer：a Phase III Trial of the Gynecologic Cancer Intergroup. J Clin Oncol，27（9）：1419-1425.

Burger RA，Brady MF，Bookman MA，et al，2011. Incorporation of bevacizumab in the primary treatment of ovarian cancer. N Engl J Med，365（26）：2473-2483.

Centelles MN，Wright M，So PW，et al，2018. Image-guided thermosensitive liposomes for focused ultrasound drug delivery：using NIRF-labelled lipids and topotecan to visualise the effects of hyperthermia in tumours. J Control Release，280：87-98.

Engelen MJ，Kos HE，Willemse PH，et al，2006. Surgery by consultant gynecologic oncologists improves survival in patients with ovarian carcinoma. Cancer，106（3）：589-598.

Favoriti P，Carbone G，Greco M，et al，2016. Worldwide burden of colorectal cancer：a review. Updates Surg，68（1）：7-11.

Ferriss JS，Java JJ，Bookman MA，et al，2015. Ascites predicts treatment benefit of bevacizumab in front-line therapy of advanced epithelial ovarian，fallopian tube，and peritoneal cancers：an NRG Oncology/GOG study. Gynecol Oncol，139（1）：17-22.

Guo X，Mei J，Jing Y，et al，2020. Curcumin-loaded nanoparticles with low-intensity focused ultrasound-induced phase transformation as tumor-targeted and pH-sensitive theranostic nanoplatform of ovarian cancer. Nanoscale Res Lett，15（1）：73.

Katsumata N，Yasuda M，Isonishi S，et al，2013. Long-term results of dose-dense paclitaxel and carboplatin versus conventional paclitaxel and carboplatin for treatment of advanced epithelial ovarian，fallopian tube，or primary peritoneal cancer（JGOG 3016）：a randomised，controlled，open-label trial. Lancet Oncol，14（10）：1020-1026.

Kim SI，Cho J，Lee EJ，et al，2019. Selection of patients with ovarian cancer who may show survival benefit from hyperthermic intraperitoneal chemotherapy：a systematic review and meta-analysis. Medicine（Baltimore），98（50）：e18355.

Kuman RJ，Carcangiu KL，Harrington CS，et al，2014. WHO classification of tumours of female reproductive organs. 4th ed. Lyon：IARC publications.

Lambert LA，2015. Looking up：recent advances in understanding and treating peritoneal carcinomatosis. CA Cancer Clin，65（4）：284-298.

Ledermann J，Harter P，Gourley C，et al，2012. Olaparib maintenance therapy in platinum-sensitive relapsed ovarian cancer. N Engl J Med，366（15）：1382-1392.

Lokerse WJM，Eggermont AMM，Grüll H，et al，2018. Development and evaluation of an isolated limb infusion model for investigation of drug delivery kinetics to solid tumors by thermosensitive liposomes and hyperthermia. J Control Release，270：282-289.

Mercier F，Bakrin N，Bartlett DL，et al，2018. Peritoneal carcinomatosis of rare ovarian origin treated by cytoreductive surgery and hyperthermic intraperitoneal chemotherapy：a multi-institutional cohort from PSOGI and BIG-RENAPE. Ann Surg Oncol，25（6）：1668-1675.

Mirza MR，Monk BJ，Herrstedt J，et al，2016. Niraparib maintenance therapy in platinum-sensitive，recurrent ovarian cancer. N Engl J Med，375（22）：2154-2164.

Perren TJ，Swart AM，Pfisterer J，et al，2011. A phase 3 trial of bevacizumab in ovarian cancer. N Engl J Med，365（26）：2484-2496.

Pignata S，Scambia G，Ferrandina G，et al，2011. Carboplatin plus paclitaxel versus carboplatin plus pegylated liposomal doxorubicin as first-line treatment for patients with ovarian cancer：the MITO-2 randomized phase III trial. J Clin Oncol，29（27）：3628-3635.

Rezaeian M，Sedaghatkish A，Soltani M，2019. Numerical modeling of high-intensity focused ultrasound-mediated intraperitoneal delivery of thermosensitive liposomal doxorubicin for cancer chemotherapy. Drug Deliv，26（1）：898-917.

Satoh T，Hatae M，Watanabe Y，et al，2010. Outcomes of fertility-sparing surgery for stage I epithelial ovarian cancer：a proposal for patients selection. J Clin Oncol，28（10）：1727-1732.

Spiliotis J，Halkia E，Lianos E，et al，2015. Cytoreductive surgery and HIPEC in recurrent epithelial ovarian cancer：a prospective randomized phase Ⅲ study. Ann Surg Oncol，22（5）：1570-1575.

Spratt JS，Adcock RA，Muskovin M，et al，1980. Clinical delivery system for intraperitoneal hyperthermic chemotherapy. Cancer Res，40（2）：256-260.

Swisher EM，Lin KK，Oza AM，et al，2017. Rucaparib in relapsed，platinum-sensitive high-grade ovarian carcinoma（ARIEL2 Part1）：an international，multicentre，open-label，phase 2 trial. Lancet Oncol，18（1）：75-87.

van Driel WJ，Koole SN，Sikorska K，et al，2018. Hyperthermic intraperitoneal chemotherapy in ovarian cancer. N Engl J Med，378（3）：230-240.

van Driel WJ，Lok CA，Verwaal V，et al，2015. The role of hyperthermic intraperitoneal intraoperative chemotherapy in ovarian cancer. Curr Treat Optipn Oncol，16（4）：14.

Wang Y，Ren F，Chen P，et al，2019. Effects of CytoReductive surgery plus hyperthermic IntraPEritoneal chemotherapy（HIPEC）versus CytoReductive surgery for ovarian cancer patients：a systematic review and meta-analysis. Eur J Surg Oncol，45（3）：301-309.

Wright AA，Bohlke K，Armstrong DK，et al，2016. Neoadjuvant chemotherapy for newly diagnosed advanced ovarian cancer：society of gynecologic oncology and American society of clinical oncology clinical practice guideline. J Clin Oncol，34（28）：3460-3473.

Wu Q，Wu Q，Xu J，et al，2019. Efficacy of hyperthermic intraperitoneal chemotherapy in patients with epithelial ovarian cancer：a meta-analysis. Int J Hyperthermia，36（1）：562-572.

Wu R，Hu B，Jiang LX，et al，2008. High-intensity focused ultrasound in ovarian cancer xenografts. Adv Ther，25（8）：810-819.

Zhang G，Zhu Y，Liu C，et al，2019. The prognosis impact of hyperthermic intraperitoneal chemotherapy（HIPEC）plus cytoreductive surgery（CRS）in advanced ovarian cancer：the meta-analysis. J Ovarian Res，12（1）：33.

第二十七章　前列腺癌

第一节　前列腺癌的流行病学特点与病理解剖基础

一、前列腺癌的流行病学与病因概述

前列腺癌是目前全球男性发病率居第二位的恶性肿瘤，居男性癌症死因的第五位。根据国际癌症研究机构的统计，2018年全球前列腺癌新发病例约127.6万例，约35.9万例死于前列腺癌，世界人口标化发病率（ASIRW）和世界人口标化死亡率（ASMRW）分别为29.3/10万和7.6/10万。前列腺癌是西方国家老年男性常见的恶性肿瘤，但近十年，中国前列腺癌的发病率及死亡率均呈快速上升趋势。

前列腺癌的发病率在不同国家和地区分布明显不同，如美国为75.7/10万，法国为99.0/10万，中国发病率较低，仅为6.59/10万，但中国前列腺癌死亡患者却远远超出西方国家。由于经济发展及医疗水平的不同，城市的前列腺癌发病率高于农村，死亡率也同样呈现城市高于农村的现象。

前列腺癌的发病随年龄的增长而上升，2017年全球70%以上的前列腺癌患者年龄大于64岁，小于55岁的患者多发生于有家族遗传背景者，80%的前列腺癌死亡病例大于65岁。目前我国前列腺癌发病年龄呈前移趋势，55～65岁人群的前列腺癌发病率有上升趋势。

二、前列腺解剖特点

（一）前列腺解剖及分区

前列腺形态类似倒置的锥体，位于膀胱和盆底之间，尿道穿越其中。前列腺底部邻接膀胱颈，尖部向下，底部和尖部之间为前列腺体部，体部的后面平坦，中央有一纵行浅沟，为前列腺中央沟。成年男性前列腺重约20g，大小约3.5cm×2.5cm×2.5cm，精囊位于前列腺后上方（图27-1-1）。射精管在前列腺后方邻近膀胱处穿入前列腺，并斜行通过腺体约2cm，开口于精阜中央和前列腺小囊的两侧。前列腺前壁紧贴耻骨，后壁依托于直肠壶腹部，侧壁和下壁与肛提肌相邻，如图27-1-1所示。

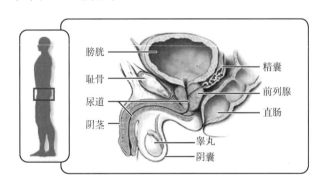

图27-1-1　前列腺解剖示意图

前列腺由腺体和纤维肌肉组成，腺上皮成分占重量的70%，余30%为纤维肌肉组织。腺体的导管和腺泡由柱状上皮覆盖，腺体成分主要位于前列腺后外侧，其前方主要为纤维肌肉组织。前列腺内部结构可进行分叶或分区，前列腺分为5叶：前叶、后叶、中叶和两侧叶。临床上最常用的前列腺分区将前列腺分为4个区：纤维肌肉基质区、外周区、中央区和移行区。前列腺纤维肌肉基质区位于前列腺的腹侧（前方）。外周区组成前列腺的外侧、后侧或背侧，形状似漏斗，约占前列腺腺体的70%。中央区呈楔形，楔形底部位于膀胱颈下，中央区腺体约占前列腺腺体的25%。移行

区由两个独立的小叶组成，位于前列腺腹侧，占前列腺腺体的5%～10%。

（二）淋巴引流途径

前列腺淋巴引流主要有3条途径，第一组淋巴结沿内动脉至髂外淋巴结组，髂外淋巴结有3条淋巴链：外侧链位于外动脉外侧，由3～4个淋巴结组成；中链位于外静脉前方，由2～3个淋巴结组成；内侧链位于外静脉下方，由3～4个淋巴结组成，内侧链有一附属淋巴链，位于闭孔神经周围，即闭孔神经淋巴结，此组淋巴结为前列腺癌淋巴结转移的第一站。解剖学家描述的"真正"的闭孔淋巴结位于闭孔水平，只有7%的人有此淋巴结，无临床意义。第二组淋巴结从前列腺背侧离开前列腺引流至骶侧淋巴结，然后至髂总动脉周围的髂总淋巴链。第三组淋巴结通过膀胱旁淋巴结引流至髂内周围淋巴结。髂外或髂内淋巴结未转移时，仅有7%的骶前淋巴结转移。前列腺的动脉供应来自膀胱下动脉，静脉则流入前列腺静脉丛，后者与骶前巴氏静脉丛（Batson plexus）交通。

三、前列腺癌的病理类型及肿瘤分级

（一）病理类型

前列腺恶性肿瘤的病理类型见表27-1-1。前列腺癌主要是指发生在前列腺部位的上皮来源的恶性肿瘤。其中最常见的是腺泡上皮来源的前列腺腺泡腺癌，可以占前列腺癌的95%以上。还有来自于前列腺导管上皮的前列腺导管内癌、前列腺导管腺癌。除此之外，还有来自于尿路上皮的前列腺尿路上皮癌，来自于鳞状上皮的前列腺鳞癌、腺鳞癌等。非上皮来源的前列腺癌恶性肿瘤细胞包括脂肪肉瘤、血管肉瘤等。

表 27-1-1　前列腺癌恶性肿瘤的病理类型

类型	病理分型
上皮肿瘤	腺癌
	黏液腺癌
	腺样囊腺癌
	印戒细胞癌
	腺鳞癌

续表

类型	病理分型
非上皮肿瘤	鳞癌
	移行细胞癌
	神经上皮癌
	粉刺样癌
	内膜样癌
	横纹肌肉瘤
	脂肪肉瘤
	骨肉瘤
	血管肉瘤
	癌肉瘤
	纤维肉瘤
	恶性纤维组织细胞瘤
	恶性淋巴瘤
	转移性恶性肿瘤

（二）肿瘤分级

前列腺肿瘤分级与预后关系密切，最常用的分级方法为Gleason分级和WHO分级。病理上，通过观察腺体分化程度、细胞异型性和核异常，判断肿瘤的分化程度。肿瘤分级是指导前列腺治疗和预后的重要指标，是常规的病理检查方法。

1. Gleason分级　是根据前列腺癌腺体的生长方式，即腺体的分化程度来划分的，不包括细胞学的改变。腺体的生长方式是指从腺体分化好至分化差，分为5个等级（1～5级）。根据肿瘤的异质性，即肿瘤不同区域结构的变异，将肿瘤的生长方式分成主要生长方式和次要生长方式两种。主要生长方式指最占优势面积的生长方式，次要生长方式是指不占主要面积但至少占5%以上面积的生长方式，若肿瘤结构单一，则可看作主要生长方式和次要生长方式相同。Gleason分级总分为两种生长方式评分相加之和，全部组织学计分范围为2～10分。2～4分表示分化好的腺癌，5～6分为中分化腺癌，7分为中低分化腺癌，8～10分为低分化腺癌，见图27-1-2。

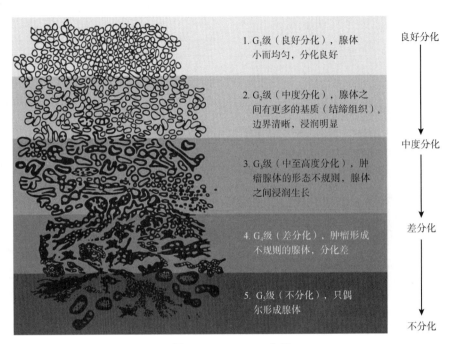

图 27-1-2　Gleason 分级

2. WHO分级　世界卫生组织（WHO）建议使用Mostofi分级。Mostofi分级系统是从核的异型性和腺体的分化程度两方面对肿瘤的恶性程度做出判断。核的异型性是指核的大小、形状、染色质分布和核仁的变化而言，分为轻度（核分级Ⅰ级）、中度（核分级Ⅱ级）、重度（核分级Ⅳ级）。按腺体的分化程度分为4级：高分化是指肿瘤由单纯的小腺体或单纯的大腺体组成；中分化指由复杂的腺体、融合的腺体或筛状腺体组成的肿瘤；低分化是指肿瘤主要为散在的或成片的细胞构成，有很少的腺体形成；未分化指肿瘤主要由柱状或条索状或实性成片的细胞组成。

第二节　前列腺癌的诊断与治疗

一、临床症状

在前列腺癌早期，由于肿瘤起病较为隐匿，生长较为缓慢，因此大多数前列腺癌患者无明显症状。一旦肿瘤导致前列腺肿胀或癌症扩散到前列腺以外，患者可能会出现排尿困难、尿频、尿流弱或中断；笑或咳嗽时漏尿；无法站立排尿；排尿或射精时疼痛或灼热感；射精时精液较少、血尿或血精；直肠有压迫感或疼痛；勃起功能障碍等症状。发展到晚期时，会出现骨盆、下背部、肋骨或大腿上部麻木、疼痛；下肢肿胀、无力或麻木，常伴有便秘；体重下降、食欲减退、乏力、恶心或呕吐等症状。

二、诊断要点

（一）普查和早期诊断

前列腺癌普查和早期诊断方法包括血清前列腺特异抗原（PSA）、直肠指检（DRE）和经直肠超声（TRUS）检查。PSA和DRE是前列腺癌常规、一线普查手段，TRUS为二线普查手段。

筛查路径见图27-2-1。

1. 前列腺特异抗原（PSA）　是由前列腺细胞分泌的一种糖蛋白，具有丝氨酸蛋白酶活性，能溶解精液中的胶原蛋白。PSA存在于血液和精浆中，半衰期为2.2～3.2天。男性血清PSA标准正常值为0～4ng/ml（Hybritech分析法）。

2. 直肠指检（DRE）和经直肠超声（TRUS）　PSA检测比DRE敏感，可发现早期病变，DRE发现的患者常为局限较晚的前列腺癌。但DRE是必不可少的普查方法，通过DRE可发现PSA正常的前列腺癌患者。TRUS特异性低，价格较高。对于血清PSA和（或）DRE异常的患者，可进一步做

TRUS检查，并作为前列腺活检的手段。

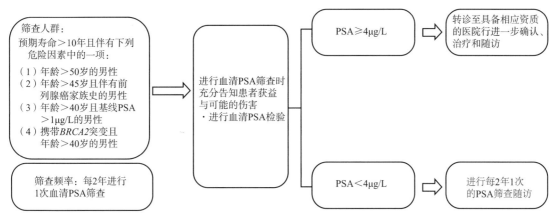

图27-2-1 前列腺癌筛查路径

3. 其他PSA指标 PSA速度、PSA密度、年龄调整PSA参考值和游离PSA对前列腺诊断性灰区的早期诊断有重要的参考价值。前列腺诊断性灰区指总PSA在4.0～10.0ng/ml时筛选前列腺癌和良性前列腺增生有最大的交叉区域。

4. 前列腺特异膜抗原（PSMA） 前列腺特异膜抗原是位于细胞膜内的前列腺组织特异性抗原，是含有750个氨基酸的一种糖蛋白。它在正常、增生、原发性前列腺癌及其转移灶中，以及肿瘤新生血管中均有表达，且高水平的PSMA表达与肿瘤的侵袭力有关。同时^{68}Ga-PSMA PET在预测中高危前列腺癌术前淋巴结转移方面，较多参数磁共振成像（mpMRI）具有更高敏感性，是一种更有效、更合适的术前预测淋巴结转移的影像学方法。

（二）前列腺活检

超声引导下前列腺穿刺活检在临床上得到广泛应用，可经会阴或直肠穿刺。经直肠超声引导下前列腺穿刺更方便、更常见、更精确。经会阴穿刺适用于有严重痔疮、体弱易感染、有肛周或直肠疾病的患者。经直肠前列腺6针、10针、12针、13针穿刺点及经会阴前列腺10针、12针穿刺点分布如图27-2-2所示。

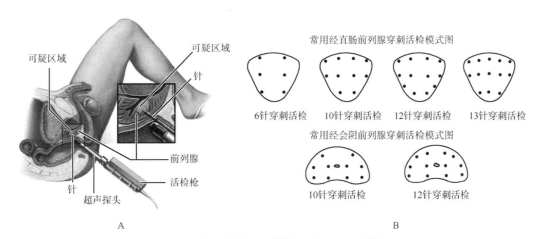

图27-2-2 前列腺穿刺活检体位及穿刺点分布模式图

（三）影像学检查

影像学检查包括胸正侧位X线、腹部B超、盆腔CT和（或）MRI检查。胸正侧位X线检查用于观察有无肺转移，腹部B超或CT用于观察腹主动脉旁淋巴结和肝转移情况。MRI检查可以显示前列腺包膜的完整性，是否侵犯前列腺周围组织及器官，还可以显示盆腔淋巴结受侵犯的情况及骨转移的病灶。在临床分期上有较重要的作用。

三、分 期

前列腺癌最常用的临床分期包括TNM分期和Jewett分期。Jewett分期将前列腺癌分为4期，从A期至D期，各期再分亚期。A期指肿瘤在临床不能触及，仅在良性病变后手术标本中发现；A_1期指分化好、肿瘤小于等于切除组织的5%；A_2期指肿瘤大于切除组织的5%或中分化至低分化。B期（T_2）指临床上肿瘤可触及但局限于前列腺；B_1期

肿瘤直径≤1.5cm，侵犯前列腺一叶；B_2期指肿瘤侵犯前列腺两叶或病变＞1.5cm。C期（T_3和T_4）指病变超出前列腺；C_1期指肿瘤侵及前列腺包膜但切缘阴性；C_2为切缘阳性；C_3指肿瘤侵及精囊。D期有肿瘤转移；D_1指盆腔微小淋巴结转移；D_2指骨和（或）远处器官转移。

大部分临床肿瘤学家都应用TNM分期，此分期仅适用于前列腺腺癌，而不包括前列腺肉瘤和移行细胞癌等。2017年AJCC提出了新的前列腺癌TNM分期，包括病理分期及临床分期，见表27-2-1。

表27-2-1　2017年AJCC前列腺癌TNM分期

临床分期	病理分期
原发肿瘤（T）	
cT_x 原发肿瘤无法评估	pT_2 局限于前列腺
cT_0 无原发肿瘤证据	pT_{2a} 肿瘤限于单叶的1/2
cT_1 临床表现不明显、不易发现的肿瘤	pT_{2b} 肿瘤超过单叶的1/2，但限于该单叶
cT_{1a} 组织学检查偶然发现的肿瘤，占切除前列腺组织的5%以内	pT_{2c} 肿瘤侵犯两叶
cT_{1b} 组织学检查偶然发现的肿瘤，占切除前列腺组织的5%以上	pT_3 肿瘤前列腺外侵犯
cT_{1c} 组织学活检证实的不易发现的一侧或两侧的肿瘤	pT_{3a} 前列腺外侵犯（单侧或双侧），或者镜下见膀胱颈浸润
cT_2 肿瘤可见，局限于前列腺	pT_{3b} 肿瘤侵及精囊
cT_{2a} 肿瘤累及前列腺一叶的1/2以内	pT_4 肿瘤侵犯精囊以外的邻近组织（包括膀胱、外括约肌、直肠、肛提肌、骨盆壁等）或与之紧密固定
cT_{2b} 肿瘤累及的范围大于前列腺一叶的1/2，但仅累及前列腺一叶	
cT_{2c} 肿瘤累及前列腺两叶	
cT_3 肿瘤侵犯前列腺外，但无粘连或者浸润邻近结构	
cT_{3a} 前列腺外侵犯（单侧或双侧）	
cT_{3b} 肿瘤侵及精囊	
cT_4 肿瘤侵犯精囊以外的邻近组织（包括膀胱、外括约肌、直肠、肛提肌、骨盆壁等）或与之紧密固定	
区域淋巴结（N）	
N_x 区域淋巴结无法评估	pN_x 无区域淋巴结取材标本
N_0 无区域淋巴结转移	pN_0 无区域淋巴结转移
N_1 区域淋巴结转移	pN_1 区域淋巴结转移
远处转移（M）	
M_0 无远处转移	
M_1 有远处转移	
M_{1a} 非区域淋巴结转移	
M_{1b} 骨转移	
M_{1c} 其他部位转移，伴或不伴骨转移	

四、常规治疗原则

前列腺癌的治疗根据其恶性程度不同而有所差异，其治疗原则详见表27-2-2。

表27-2-2 前列腺癌各期的治疗原则

分期	治疗原则
极低危	预期寿命＜10年：观察等待 预期寿命10～20年：积极监测 预期寿命＞20年：积极监测；放疗或近距离治疗；前列腺癌根治术
局限性低危	预期寿命＜10年：观察等待 预期寿命＞10年：观察等待；积极监测；放疗或近距离治疗；前列腺癌根治术
局限性中危	预期寿命＜10年：观察等待；积极监测；放疗±内分泌治疗（4～6个月）±近距离治疗或单用近距离治疗 预期寿命＞10年：前列腺癌根治术；放疗±内分泌治疗（4～6个月）±近距离治疗
局限性高危	放疗+内分泌治疗（2～3年）；放疗+近距离治疗±内分泌治疗（2～3年）；前列腺癌根治术
极高危	放疗+内分泌治疗（2～3年）；放疗+近距离治疗±内分泌治疗（2～3年）；前列腺癌根治术（仅限于前列腺无固定的患者）；一般状况差仅用内分泌治疗
淋巴结转移	放疗+内分泌治疗（2～3年）；内分泌治疗
远处转移	首选内分泌治疗，放疗可作为减症治疗手段
术后放疗	辅助放疗适应证：pT$_{3～4}$，或切缘阳性，或GS8～10者 辅助放疗时机：术后症状如尿失禁缓解后开始，原则上不超过1年 挽救放疗适应证：适用于术后PSA未降至接近0，或生化复发 挽救放疗时机：尽早开始

（一）主动监测

目的是避免对不需要立即治疗的局限性前列腺癌患者进行不必要的治疗，但同时为那些需要治疗的患者提供治愈性治疗的正确时机。

（二）观察等待

从一开始就认为不适合治愈性治疗的患者进行保守治疗，并且观察患者因疾病引起的相关局部或全身性进展，然后根据患者所处的阶段对患者进行姑息对症治疗，以维持生活质量。相关方法见表27-2-3。

表27-2-3 主动监测与观察等待的区别

项目	主动监测	观察等待
治疗意图	治愈性的	姑息性的
随访	预定义的时间表	个性化的随访计划
评估方法	DRE、PSA、再活检、mpMRI	未预定义
预期寿命	＞10年	＜10年
治疗目标	在不影响生存的情况下，尽量减少治疗相关毒性	尽量减少治疗相关毒性
适用范围	低风险患者	可适用于所有阶段的患者

（三）手术治疗

前列腺癌根治术是治疗局限早期前列腺癌最有效的方法。手术要点是切除前列腺和精囊，而后进行排尿通路重建，并根据患者危险分层和淋巴结转移情况，决定是否对病变部位淋巴组织及周围的脂肪、肌肉、神经、血管等进行切除。局限期前列腺癌根治术耐受性好、疗效好。早期前列腺癌根治术后10年和15年生存率与经过年龄调整的健康人群相同。

（四）放疗

放疗是局限期和局限晚期前列腺癌的根治性治疗手段，适应证为临床T$_{1～4}$N$_{0～1}$M$_0$。放疗方法包括外照射和近距离照射（组织间粒子植入）。外照射技术包括常规照射、三维适形放疗（3DCRT）和调强适形放疗（IMRT）等。近距离照射适用于预后好的局限早期前列腺癌的治疗。

1. 根治性放疗 是局限性前列腺癌的根治性治疗手段之一，其适应证包括局限于盆腔（临床T$_{1～4}$N$_{0～1}$M$_0$）的前列腺癌，只要患者没有严重的合并症，身体状况允许均可接受根治性放疗，对于相同复发风险的前列腺癌，根治性放疗和内分泌治疗的结合可取得与根治性手术相当的疗效。

2. 术后放疗

（1）术后辅助放疗：在前列腺癌根治性手术后1年内，手术相关不良反应改善或稳定后，对具有复发高危因素的患者进行预防复发为目的的放疗。适应证包括切缘阳性、包膜外侵、精囊侵犯、盆腔淋巴结阳性。

（2）术后早挽救放疗：前列腺癌根治术后出现生化复发，即术后PSA从不可测水平变为可测，并连续2次上升，即刻进行瘤床±盆腔放疗。

3. 近距离放疗 包括持续低剂量率（LDR）近距离放疗和高剂量率（HDR）近距离放疗。持续LDR近距离放疗是将放射源永久性植入前列腺内实施放疗；而HDR近距离放疗是将放射源短暂插植到前列腺内实施放疗。

4. 质子放疗 对于局限性前列腺癌，高适形度的光子和质子束放疗的生化控制结果类似，且质子放疗在直肠、泌尿系统的长期不良反应并不优于光子放疗。

（五）内分泌治疗

前列腺癌的内分泌治疗是前列腺癌治疗的重要手段之一，被推荐为晚期前列腺癌的一线治疗方法。该治疗适用于进展期前列腺癌，能明显延长患者肿瘤的无进展生存期、生存期和总生存期，有效地缓解肿瘤所致的症状。治疗方法包括手术去势（双睾丸切除）、药物去势（雌激素、LHRH拟似物）、在靶细胞水平阻断雄激素、5α-还原酶抑制剂、抗肾上腺分泌药物、雄激素全阻断（MAB）。新型内分泌治疗药物包括阿比特龙、恩杂鲁胺、阿帕他安等，均应建议在LHRH类似物或睾丸去势治疗并使血清睾酮水平保持＜50ng/dl的基础上。

（六）化疗

前列腺癌对化疗不敏感，以多西他赛为联合方案的化疗能提高对内分泌治疗抗拒的转移性前列腺癌的生存率，降低PSA。

第三节　前列腺癌的热疗

一、热疗的原理

肿瘤组织血管生长畸形、结构紊乱，毛细血管受压并有血窦形成，受热后成为一个热储器，致使肿瘤部位温度高于邻近正常组织3～5℃，高温能抑制细胞的DNA、RNA和蛋白质合成，从而抑制肿瘤的增殖，并导致细胞死亡；还能影响肿瘤细胞生物膜的状态和功能，达到提高放化疗疗效的作用。同时可提高机体的免疫功能，起到抑制肿瘤细胞扩散的作用。

二、热疗在前列腺癌中的应用及进展

热疗在前列腺癌综合治疗中的应用目前还不是很广泛，其应用主要集中在前列腺癌根治性放疗的热疗增敏、复发性前列腺癌的挽救性热放疗、聚焦超声热疗联合放疗和新型纳米材料的根治性光热治疗方面。而且，这些应用主要还是以临床研究探索为主。

1. 局限期前列腺癌 目前以手术治疗和根治性放疗作为主要根治性治疗手段，很多因高龄和心肺功能原因不能接受手术治疗的患者则需要进行根治性放射治疗。前列腺癌对放射线中低度敏感，其α/β值接近正常组织，因此根治性放疗的剂量一般要求在76Gy以上，中高危前列腺癌甚至要达81Gy，而外放疗难以避免出现膀胱和直肠的过量照射，造成急性和慢性的放射性膀胱、直肠损伤。因此，寻找高效低毒的良好放射增敏手段是研究的热点。日本北九州大学Katsuya教授报道了将局部热疗联合根治性放疗治疗前列腺癌患者。该报道回顾性分析了146例高危和极高危前列腺癌患者，其中82例接受了热疗联合放疗，64例患者接受了单纯放疗，中位随访时间61个月，结果5年无生化复发生存率热放疗组为78%，单纯放疗组为72%，差异无统计学意义，但在热放疗组中有75例患者进行了经直肠测温，结果发现更高的热剂量学参数预示着更好的临床疗效。多因素分析显示，CEM 43℃ CT90是独立预后因子。T90≥40℃、CEM 43℃ CT90≥1共40例患者，其5年无生化复发生存率显著高于单纯放疗组，T90＜40℃、CEM 43℃ CT90＜1共35例患者，其无生化复发生存率与单纯放疗组差异无统计学意义，并且低于T90≥40℃热放疗组患者。同时，热放疗组2度以上的急性和慢性胃肠道及泌尿生殖道毒性反应与单纯放疗组没有统计学差异。因此，热疗具有放疗增敏作用，联合放疗可以提高高危和极高危前列腺癌患者的无生化复发生存率，但加热物理参数需要达到T90≥40℃、CEM 43℃ CT90≥1，热疗联合放疗并不增加毒副反应，适应性良好。

2. 复发性前列腺癌 15%～40%的前列腺癌患者在5年内经历了根治性前列腺切除术后的生化复发，因此控制术后生化复发至关重要。挽救性放疗（sRT）和雄激素剥夺疗法（ADT）的结合是一种优化根治性前列腺切除术（RP）术后生化复发（BR）肿瘤预后的替代方法。然而，RTOG 96–01研究表明，sRT达到64.8Gy和2年的ADT增加了PSA控制（57% vs 40%），对7年的总体或疾病特异性生存率无任何影响。然而，长期ADT与严重不良事件和生活质量恶化有关，相当多的患者因与生活质量相关的问题而拒绝接受ADT。因此，有必要采用其他方法来改善sRT后的结果，众所周知，热疗可以提高放射治疗的疗效，放疗与区域热疗相结合是提高治疗效果的另一种选择。柏林Marcus Beck教授进行了一项前瞻性多中心非随机Ⅱ期试验，调查前列腺切除术后生化复发情况下联合补救放疗和区域热疗的实施情况，评估该方法的安全性、可行性和肿瘤学结果。该试验最初的52例患者中有50例完成治疗和3个月的随访后进行中期分析显示，只有轻微的毒性发生率，急性2级泌尿生殖系统（GU）毒性发生率最高为10%，急性2级胃肠道（GI）毒性发生率最高为4%，无3级泌尿生殖系统或胃肠道毒性。仅观察到一例暂时性3级（腹痛）且无＞3级区域热疗特异性毒性。4例患者（8%）出现灼伤（3例1级灼伤，1例2级灼伤），在充分的支持性护理下迅速愈合。结果符合安全性标准，且早期生活质量评估显示无明显变化，表明挽救性放疗联合热疗是可行的。德国图宾根大学Arndt-Christian Müller教授对热疗联合中度剂量递增的抢救性放疗至总剂量70Gy的潜在益处和耐受性进行了Ⅱ期试验并进行了中期安全性分析。报道中表明照射剂量在60～70Gy呈陡峭的S形剂量-反应曲线。当剂量从60Gy增加到70Gy时将使生化控制增加大约20%，这表明剂量增加对这些患者是有益的。对剂量递增试验的毒性进行分析，将64Gy与70Gy进行比较，结果表明，在CTCAE第4版评分中泌尿生殖系统和胃肠道急性毒性方面，两种剂量水

平之间没有显著差异。因此，进一步强化治疗是合理的，可以在没有或增加可接受的不良反应的情况下进行。综上所述，热疗可以成为一种sRT优化工具，中度剂量递增sRT和局部热疗似乎是前列腺癌患者RP后BR的一种有希望的替代治疗方法。

3. 高强度聚焦超声（HIFU） 通常用于热组织消融，经过数十年的密集研究和技术开发，已被临床批准用于治疗前列腺癌、子宫肌瘤、原发性震颤和骨转移瘤的疼痛缓解，已成为利用热效应进行实体肿瘤消融的一种重要的非侵入性治疗方法。与传统的热疗方法相比，聚集超声（FUS）诱导的加热可以聚焦于病理组织中直径仅为2mm的区域。FUS诱导细胞破坏的作用方式分为热效应和力学效应，而空化效应是超声治疗领域中最基本的力学效应之一。据报道，在消融过程中，空化效应还可以增强治疗效果，并通过提高温度和诱导机械损伤来介导药物或基因的就地输送。然而，由于临床批准的MRI引导FUS治疗过程中的可控性差，空化联合其他疗法的效果还没有得到充分的研究。德国莱比锡大学胡少南教授等报道了对头颈部癌（FaDu）、胶质母细胞瘤（T98G）和前列腺癌（PC-3）细胞接受FUS照射，然后进行单剂量X线放疗或热疗。观察了有空化（FUS-CAV）和无空化（FUS）的短程FUS照射对放疗或热疗（45℃，30min）的增敏作用。研究结果显示，短程FUS单独处理对所有细胞系的生殖存活率没有影响，但是有趣的是联合放疗，短程FUS-CAV显示出类似的放射性增加效应。令人惊讶的是，在前列腺癌细胞中，与热疗+10Gy（9倍）相比，FUS+10Gy（26倍）和FUS-CAV+10Gy（32倍）的组合显示生存分数显著降低，通过进一步评估FUS或FUS-CAV处理对PC-3细胞代谢活性和细胞侵袭的短期放射增敏效应，结果表明，在短程FUS和FUS-CAV单独作用48h后，PC-3细胞的代谢活性和侵袭性略有降低。而通过添加短程FUS或FUS-CAV治疗，RT的影响显著增强。分析显示，短程FUS或FUS-CAV联合放疗（10Gy）与单纯放疗（10Gy）相比，代谢活性损失分别为54.70%±3.58%（FUS+10Gy）和46.51%±3.61%（FUS-CAV+10Gy），差异有统计

学意义（81.53%±4.62%）。治疗后48h，PC-3细胞侵袭率分别为45.18%±0.74%（FUS+10Gy）和33.35%±0.60%（FUS-CAV+10Gy），与单纯治疗组（FUS，92.69%±0.98%；FUS-CAV，78.80%±1.62%；RT，52.82%±1.31%）比较，差异有统计学意义（$P<0.05$）。因此，短程FUS治疗可能是一种有效的工具，可以精确、非侵入性地提高放疗的疗效，并可能为将来的微创辅助治疗提供机会。

4. 其他技术 随着科技的进步，前列腺癌全腺体治疗的趋势凸显了需要更好的、并发症更少的局部治疗方法。当前近红外纳米医学诊断方法，如基于探针的肿瘤边缘成像及治疗，再如可远程触发的药物或基因输送。而靶向光热癌症治疗是最有前途的基于光治疗方式之一。西奈山伊坎医学院Rastinehad教授等报道了一项基于纳米颗粒的光热癌症治疗的临床试验的初步结果。研究中报道了该试验对低危或中危局限性前列腺癌患者的可行性和安全性数据。试验设计的金-二氧化硅纳米笼（GSNs）总直径约为150nm，用于最大限度地吸收近红外线并将其转换为热。在这种疗法中，近红外吸收纳米颗粒通过渗漏的肿瘤血管积聚在肿瘤组织中，然后用近红外激光照射，肿瘤经历光热加热，导致热选择性的细胞死亡，而不加热邻近的非肿瘤组织。该试验纳入的16名患者中有15名成功完成了治疗方案。在15名接受治疗的患者中共有16个病灶，所有患者在重复活检中都有凝固性坏死的证据。在3个月时，62.5%（10/16）的病灶消融区域为阴性。在12个月时，87.5%（14/16）的病灶在消融区呈阴性。分析显示，MRI上观察到的前列腺体积中值从基线检查时的49cm³降至3个月时的42cm³（Wilcoxon符号秩检验$P=0.23$），未达到统计学差异。但是基线中位前列腺特异性抗原（PSA）从基线时的6.7ng/ml降至3个月时的3.9ng/ml（$P<0.01$），平均PSA密度从基线检查时的0.137ng/cm²下降到3个月时的0.083ng/cm²（$P<0.01$），两者均具有统计学差异。而基线和3个月随访之间的国际前列腺症状评分（IPSS）、尿失禁生活质量问卷（I-QoL）、男性性健康问卷（SHIM）评分差异无统计学意义。根据分析

显示这种治疗方案对低危或中危局限性前列腺癌男性似乎是可行和安全的，并且没有严重的并发症或有害的泌尿生殖功能改变。纳米微粒靶向热疗这项新的发展技术给热疗带来了较好的促进作用，进一步增加了它的精确性和可控性，为肿瘤治疗开辟了新的领域。

三、总　　结

热疗在前列腺癌诊治中的应用还处于发展阶段，但初步的临床研究已经显示出各种热疗技术对前列腺癌的治疗作用和价值，尤其美国Turner教授团队成功研制了BSD-2000可变频相控阵天线射频深部热疗系统，能够通过调节射频频率和相位调节电场分布及加热深度，同时BSD-2000 3D-MR平台实时无创测温实现了精准容积测温与定量，达到了精准热疗的效果。基于BSD-2000 3D-MR平台的精准热疗，联合传统放化疗和内分泌治疗等，将会进一步提高热疗在前列腺癌治疗中的作用。另外，随着材料学的突飞猛进，新型材料不断研发，能够达到精准温控载药和精准靶向肿瘤细胞的纳米材料的制备，甚至是生物分子水平的靶向高热消融也将实现，这将大大丰富前列腺癌热疗的内涵，给前列腺癌的热疗带来新的动力，这些都将为提高前列腺癌诊治疗效打下坚实基础。

（吴稚冰）

参 考 文 献

Beck M, Ghadjar P, Mehrhof F, et al, 2021. Salvage-radiation therapy and regional hyperthermia for biochemically recurrent prostate cancer after radical prostatectomy (results of the planned interim analysis). Cancers, 13 (5): 1133.

Bray F, Ferlay J, Soerjomataram I, et al, 2018. Global cancer statistics 2018: GLOBOCAN estimates of incidence and mortality worldwide for 36 cancers in 185 countries. CA Cancer J Clin, 68 (6): 394-424.

Ghadjar P, Hayoz S, Bernhard J, et al, 2015. Acute toxicity and quality of life after dose-intensified salvage radiation therapy for biochemically recurrent prostate cancer after prostatectomy: first results of the randomized trial SAKK

09/10. J Clin Oncol, 33 (35): 4158-4166.

Hu S, Zhang X, Unger M, et al, 2020. Focused ultrasound-induced cavitation sensitizes cancer cells to radiation therapy and hyperthermia. Cells, 9 (12): 2595.

Rastinehad AR, Anastos H, Wajswol E, et al, 2019. Gold nanoshell-localized photothermal ablation of prostate tumors in a clinical pilot device study. Proc Natl Acad Sci USA,
116 (37): 18590-18596.

Yahara K, Ohguri T, Yamaguchi S, et al, 2015. Definitive radiotherapy plus regional hyperthermia for high-risk and very high-risk prostate carcinoma: Thermal parameters correlated with biochemical relapse-free survival. Int J Hyperthermia, 31 (6): 600-608.

第二十八章 肿瘤的热疗护理

本章就临床常用肿瘤热疗护理进行介绍，涵盖浅表肿瘤、深部肿瘤热疗护理、肿瘤微波/射频消融治疗护理、高强度聚焦超声治疗护理及氩氦刀冷冻治疗护理，包括治疗前后的护理配合、治疗后并发症的观察及护理要点，以及治疗前后健康教育等内容。

第一节 浅表肿瘤的热疗护理

浅表肿瘤热疗常用的加热源是微波。微波热疗也是应用于肿瘤热疗最早的热疗装置，它主要用于加热位置不深的肿瘤，如对浅表肿瘤和腔内肿瘤进行的热疗。本节重点介绍微波热疗治疗浅表肿瘤的护理。

浅表肿瘤微波热疗护理的相关操作流程见表28-1-1。

（一）治疗前准备

1. 设备准备 工作频率为433MHz、915MHz和2450MHz的微波热疗仪及电源。对仪器定期检查、维护和保养。避免接口处氧化导致接触不良、微波传送障碍等情况。

2. 人员准备 经过培训的医生或护士。

3. 环境与物品准备

（1）治疗师不应佩戴金属物品。

（2）严寒、炎热天气提前1h开空调，室内温度维持在20～26℃；治疗室应干净、整洁、噪声小、有防辐射配置。治疗室常规进行空气消毒。

（3）治疗室应配备治疗床和被服用品。

4. 患者准备

（1）完善相关检查（血常规、尿常规、粪常规、肝肾功能、心电图、B超检查等）。

（2）首次治疗时，携带近期的影像学资料（CT、MRI或B超）。

（3）治疗前需取下佩戴的任何金属制品，如金属皮带、戒指、手表、手链、项链等。

（4）治疗前排空大小便。

（5）治疗时穿全棉开胸内衣，并自备水杯、吸管、全棉洗脸毛巾。

（6）保持照射区皮肤清洁。

（7）心理支持：首次治疗患者易产生焦虑、紧张等心理变化，护士应向患者及家属讲述浅表肿瘤微波治疗的基本知识和治疗经过，消除患者顾虑。

（二）治疗中配合

1. 体位摆放 根据治疗部位摆放合适体位，以确保最佳治疗效果和保证患者舒适为原则。

2. 放置测温探头 测温探头应直接放于治疗靶区的皮肤上。

3. 放置微波辐射器 根据肿瘤的大小选择辐射器大小。辐射器的热点部位尽量放在治疗靶区。辐射器与皮肤的距离为0.2～4cm，辐射器与皮肤之间可放置湿毛巾和冷却水袋。治疗部位靠近晶状体或睾丸等处时，使用厚层湿毛巾保护局部。尽量避免将瘢痕处作为加热中心进行热疗。

4. 设置和调整治疗参数 设置初始功率和预设温度，治疗过程中注意观察局部温度变化及患者的主诉，根据情况及时调整功率及辐射器位置。调整治疗参数的原则是使治疗温度在允许范围内尽可能提高，但应注意以下两种特殊情况：①治疗部位靠近晶状体和睾丸处时调整功率应谨慎。②老年患者对温度敏感性减弱，因此也需谨慎调整治疗参数。

表28-1-1　浅表肿瘤微波热疗护理操作流程

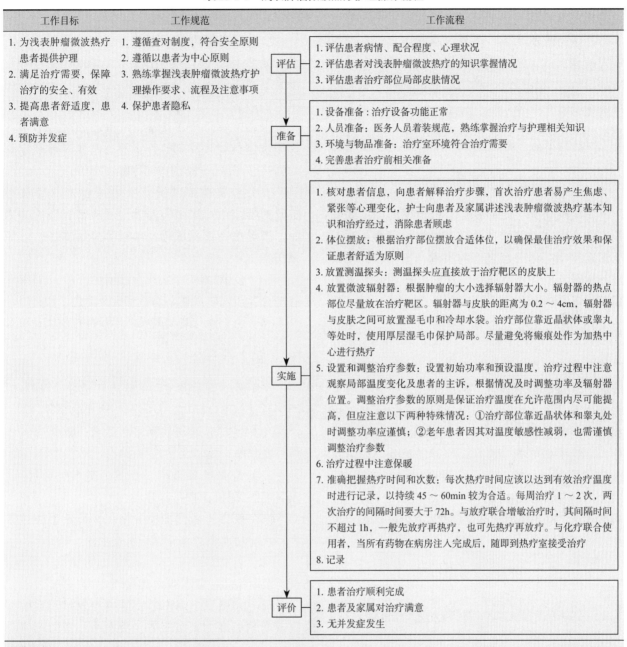

工作目标	工作规范		工作流程
1. 为浅表肿瘤微波热疗患者提供护理 2. 满足治疗需要，保障治疗的安全、有效 3. 提高患者舒适度，患者满意 4. 预防并发症	1. 遵循查对制度，符合安全原则 2. 遵循以患者为中心原则 3. 熟练掌握浅表肿瘤微波热疗护理操作要求、流程及注意事项 4. 保护患者隐私	评估	1. 评估患者病情、配合程度、心理状况 2. 评估患者对浅表肿瘤微波热疗的知识掌握情况 3. 评估患者治疗部位局部皮肤情况
		准备	1. 设备准备：治疗设备功能正常 2. 人员准备：医务人员着装规范，熟练掌握治疗与护理相关知识 3. 环境与物品准备：治疗室环境符合治疗需要 4. 完善患者治疗前相关准备
		实施	1. 核对患者信息，向患者解释治疗步骤，首次治疗患者易产生焦虑、紧张等心理变化，护士向患者及家属讲述浅表肿瘤微波热疗基本知识和治疗经过，消除患者顾虑 2. 体位摆放：根据治疗部位摆放合适体位，以确保最佳治疗效果和保证患者舒适为原则 3. 放置测温探头：测温探头应直接放于治疗靶区的皮肤上 4. 放置微波辐射器：根据肿瘤的大小选择辐射器大小。辐射器的热点部位尽量放在治疗靶区。辐射器与皮肤的距离为0.2～4cm，辐射器与皮肤之间可放置湿毛巾和冷却水袋。治疗部位靠近晶状体或睾丸等处时，使用厚层湿毛巾保护局部。尽量避免将瘢痕处作为加热中心进行热疗 5. 设置和调整治疗参数：设置初始功率和预设温度，治疗过程中注意观察局部温度变化及患者的主诉，根据情况及时调整功率及辐射器位置。调整治疗参数的原则是保证治疗温度在允许范围内尽可能提高，但应注意以下两种特殊情况：①治疗部位靠近晶状体和睾丸处时调整功率应谨慎；②老年患者因其对温度敏感性减弱，也需谨慎调整治疗参数 6. 治疗过程中注意保暖 7. 准确把握热疗时间和次数：每次热疗时间应该以达到有效治疗温度时进行记录，以持续45～60min较为合适。每周治疗1～2次，两次治疗的间隔时间要大于72h。与放疗联合增敏治疗时，其间隔时间不超过1h，一般先放疗再热疗，也可先热疗再放疗。与化疗联合使用者，当所有药物在病房注入完成后，随即到热疗室接受治疗 8. 记录
		评价	1. 患者治疗顺利完成 2. 患者及家属对治疗满意 3. 无并发症发生

操作要点：
1. 治疗过程中严密观察患者治疗部位有无皮肤灼伤等并发症发生
2. 及时与患者沟通，根据情况及时调整治疗参数

5. 治疗过程中注意保暖并保护患者隐私

6. 准确把握热疗时间和次数　每次热疗时间应该以达到有效治疗温度时进行记录，以持续45～60min较为合适。每周治疗1～2次，两次治疗的间隔时间要大于72h。与放疗联合增敏治疗时，其间隔时间不超过1h，一般先放疗再热疗，也可先热疗再放疗。与化疗联合使用者，当所有药物在病房注入完成后，随即到热疗室接受治疗。

（三）治疗后护理

1. 舒适护理　热疗结束后，及时为患者擦干汗液，衣服汗湿应给予更换。治疗过程中出汗较多者，指导患者治疗结束后多饮水。

2. 病情观察　观察患者生命体征并及时记录。嘱患者在热疗室休息10～20min，无特殊不适后方可离开。

3. 皮肤护理 治疗结束后，重点观察患者是否出现皮肤灼伤。指导患者穿柔软、宽松的棉质衣裤，保持皮肤干燥。沐浴时水温不宜过高，勿用力搓揉皮肤，防止皮肤破损增加感染机会。治疗部位周围皮肤瘙痒时可用手轻轻拍打皮肤。热疗部位禁止抽血或注射。

4. 检查热疗局部皮肤 是否完好，是否有发红、水疱等出现。

（四）并发症的观察和护理

皮肤灼伤为主要并发症。若出现局部皮肤发红，应及时在局部涂抹烫伤膏之类的药物；对于已出现水疱等浅Ⅱ度烧伤的患者，按一般烫伤处理，尽量不要使组织破溃。在被烧伤后局部未愈期间，暂停热疗。

（五）健康教育

治疗前应发放健康教育资料，根据患者健康知识需求进行健康宣教，帮助患者正确认识浅表肿瘤微波热疗。治疗过程中指导患者避免在治疗室内大声喧哗；禁止使用移动电话，以免干扰治疗；治疗中做好配合，有任何异常感受，如治疗区域皮肤发烫、疼痛等，应及时告知医务人员。治疗后告知下次治疗时间，指导患者合理休息，增加营养，避免受凉，不适随诊。

第二节 深部肿瘤的热疗护理

深部热疗常用大功率射频和大功率微波加热源。

一、评估和观察要点

（一）深部热疗前评估和观察要点

1. 一般情况 除与浅表热疗相同之处外，更需要注意患者的神志，判断患者神志是否清醒，能否配合治疗。

2. 生命体征 测量患者生命体征，体温过热（超过38℃）的患者，血压高、心率过快患者不适宜进行射频深部热疗。

3. 体重 关注患者体重变化，鉴于射频存在脂肪过热的特点，对于治疗部位皮下脂肪过厚者，需谨防形成皮下脂肪硬结。

4. 注意特殊情况处理

（1）嘱患者携带近期检查单和病历单，评估患者是否具备进行射频深部热疗的条件。孕妇、接受盆腹部治疗正处于生理期的女性、无法表述感觉的患者，以及有器质性中枢神经疾病、恶病质、水和电解质严重紊乱、严重心肺功能不全者等无法进行射频深部热疗；冠心病伴有神经症状的脑转移者谨慎进行射频深部治疗。

（2）金属携带情况：排除患者体内存在心脏起搏器或治疗区域有非钛金属或带有磁性的物品，指导患者摘除戒指、项链等金属饰品，以免烫伤。

（3）皮肤：评估患者治疗区域部位及周围皮肤是否存在皮肤损伤、伤口感染及溃烂、瘢痕。

（4）由于治疗时间较长，治疗前排空大小便。

（二）深部热疗中评估和观察要点

（1）密切观察并主动询问患者是否出现刺痛、灼热及其他不良反应，及时调整治疗功率等参数。

（2）观察温度与功率是否适合，评估患者身体耐受程度，及时调整治疗参数。

（3）监测患者心率、血压等基本生命体征，及时遵医嘱进行对症处理。

（4）观察患者汗液流失情况，汗液丢失过多者，及时帮助患者补充温开水及擦汗。

（5）若患者呕吐，观察呕吐物颜色、性状、量，及时报告主管医生对症处理。

（6）如患者出现不适宜继续行射频治疗的情况或病情有变化及时报告主管医生，遵医嘱停止治疗。

（三）深部热疗后评估和观察要点

（1）治疗后应仔细检查患者的皮肤是否被烫伤，发现患者皮肤有烫伤表现，及时采取有效措施，遵医嘱外用湿润烧伤膏等，并追踪用药效果。

（2）密切观察患者治疗后的心理状态变化，及时做好心理护理。

（3）观察患者生命体征、神志等变化。

（4）评估患者体液丢失情况，及时予以口服补液，必要时遵医嘱进行对症输液治疗。

（5）评估患者有无其他不适，必要时遵医嘱予以对症支持治疗。

二、操作流程和护理要点

（一）操作流程

1. 开机预热

2. 温度校准 操作前定期对深部热疗仪器进行温度校准，确保尽可能准确地测量加热温度，避免仪器温度误差过大造成皮肤烫伤，如图28-2-1所示。

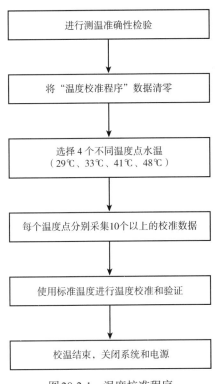

图28-2-1 温度校准程序

3. 核对患者治疗信息

4. 正确放置各测温通道并摆位

（1）患者取平卧位，尽可能使其卧位舒适。根据患者需要调节电极的位置。根据治疗部位选择大小合适的降温水袋，垫水袋时注意厚薄均匀、平整，完全覆盖治疗部位。

（2）放置测温线，包括放置体内腔道测温线和表皮测温线。体内腔道测温线最常放置于直肠、食管等；体表的测温线一般放置于加热中心区域或放置于热剂温聚集较明显的部位，如伤口瘢痕或造口周围皮肤等处，注意实时监测局部温度以

防止烫伤。

5. 注意事项 使用射频时注意放置隔离袋；使用大功率微波时注意表皮与辐射器间距。

6. 捆绑血压计袖带

7. 启动治疗程序 将热疗设备参数调节至最佳的工作参数，将温度调至温热（加温区域参考点的温度应≥39℃，且最好＜43℃）状态，每次治疗时长1h左右，结合患者的病情与身体耐受程度进行温度和治疗时长调整。

8. 治疗期间适时监测生命体征 及时与患者沟通，及时调整治疗参数。

9. 治疗结束 出具治疗报告。

10. 治疗室定期消毒处理

（二）护理要点

（1）做好射频深部热疗全程的健康教育。

（2）主动询问患者深部热疗过程中的温度、感觉及舒适度。

（3）监测患者的生命体征及病情变化，如存异常，及时报告主管医生，遵医嘱处置。

（4）观察患者治疗部位皮肤有无灼伤等，及时予以治疗。

（5）密切观察患者的心理变化，做好心理护理。

三、健康教育

（一）射频深部热疗前的健康教育

1. 深部热疗前相关知识指导

（1）护理人员与患者和家属进行交流，讲授射频深部热疗相关知识，对于老年人及文化水平低的患者可采用示教、模拟等容易领会的方法；帮助患者熟悉射频深部热疗的环境，消除焦虑感和陌生感，建立融洽的护患关系，使患者积极配合治疗。

（2）指导患者热疗前准备好毛巾、水杯、吸管等用物并去除体表所有金属品（金属扣子、皮带扣、手表、项链等）。

2. 饮食指导 进行治疗前，叮嘱患者保证充足的营养摄入，适当补充氨基酸、维生素与能量合剂等。叮嘱患者在接受治疗前不应饮水过多，尽量排尽尿液；避免饱腹，尽量排空大便。

3. 皮肤准备 嘱患者穿纯棉内衣裤，以防

静电。加热部位若涂有油膏性或湿敷性物质，应除去并清洁皮肤，以防降低疗效。伤口瘢痕及造口周边皮肤较易发生热量聚集，在这些部位可以放置棉球或纱布，以预防局部皮肤过热导致烫伤。

（二）射频深部热疗中的健康教育

1. 射频深部热疗中相关注意事项指导

（1）指导患者治疗过程中应尽量保持体位不发生变化，当感觉到不适时及时与护士沟通。

（2）指导患者不可触摸电极板、仪器和机身，以免烫伤。

（3）指导患者将受热感觉及时告诉操作者，若治疗部位热感过强，容易烫伤，如有不适应及时报告，勿强忍。

2. 心理护理

（1）操作者主动询问患者温度、感觉及舒适度，及时给予信息反馈，告知当前热疗控制温度及持续时间，使患者有安全感、亲切感。

（2）操作者可使用音乐疗法诱导患者放松肢体，从而提高治疗依从性。

（三）射频深部热疗后的健康教育

（1）协助患者缓慢起床，防止发生直立性低血压。

（2）嘱患者擦干汗液，更换干净衣裤，注意保暖，防止受凉感冒。

（3）主动了解患者射频深部热疗后的心理动态，帮助患者树立治疗信心。

（4）指导患者合理休息，指导患者学习自我观察不良反应的方法并帮助患者建立健康行为。

四、常见并发症

（一）皮肤损伤

1. 临床表现 局部皮肤发红、水疱、疼痛等皮肤烧伤表现。

2. 预防要点 在使用射频深部热疗机时，正确使用冷却水袋和隔离垫。冷却水袋的使用：注意容易发生烫伤的部位（瘢痕）；严密进行温度监测；注意与患者的及时交流；调整治疗功率；采取局部降温措施。

3. 护理要点 及时观察局部皮肤状况；冰敷；局部用药，如湿润烧伤膏等；如皮肤损伤严重应及时与医师沟通，并积极处理。

（二）脂肪过热与脂肪结节

1. 临床表现 如疼痛、皮下硬结等。

2. 预防要点 同皮肤损伤的预防。

3. 护理要点 遵医嘱局部镇痛等对症处理；密切观察病情变化；症状严重时及时通知医师并协助处理。

（三）肠壁损伤

1. 临床表现 如腹痛、血便、发热等。

2. 预防要点 了解患者病情，是否有肠粘连等病史；调整功率；治疗过程中保持密切的护患沟通。

3. 护理要点 密切观察病情，病情变化时及时通知医师，并协助处理；遵医嘱给予镇痛、退热等对症支持治疗；对于严重肠壁损伤的患者，遵医嘱请外科医师会诊，需行外科手术治疗时，积极完善术前准备。

（四）心血管系统损伤

1. 临床表现 如心律失常、血压变化。

2. 预防要点 了解病情；预防性服药；观察患者血压、心律；治疗过程中遵医嘱适当用药。

3. 护理要点 遵医嘱予以对症处理；密切观察病情变化；病情变化时及时通知医师，并积极协助处理。

（五）水电解质失衡

1. 临床表现 如医源性中暑、脱水等。

2. 预防要点 调整室内温度，避免过高；治疗过程中适当饮用水及饮料。

3. 护理要点 遵医嘱予以补液等对症处理；密切观察病情变化；病情变化时及时通知医师，并积极协助处理。

第三节 肿瘤微波消融治疗护理

肿瘤微波消融治疗是指在B超、CT等影像

设备引导下经皮肤穿刺，微波探针进入肿瘤组织，通过微波加热，使病变区组织局部温度高达75～100℃。病变组织发生凝固性坏死，最终形成液化灶或纤维化组织，从而达到局部消除肿瘤组织的目的。此消融方法具有升温快、瘤内温度高、用时短、受碳化血流影响少、不受阻抗影响等特点，而且具有微创、安全、可操作性高及重复性好等优点，广泛应用于肝脏、肾脏、脾脏、肺、肾上腺等器官肿瘤疾病的治疗。

一、评估和观察要点

（1）评估患者既往有无乙型肝炎、肝硬化、肿瘤等病史；评估患者身体状况，有无食欲减退、黄疸及腹水等症状；评估意识状态、心理状态、营养状况、合作程度、自理能力、经济状况、家庭支持程度等。

（2）评估术前检查：了解CT、B超等影像学检查结果，以及血常规、肝肾功能、甲胎蛋白（AFP）、凝血功能等检查结果。

（3）评估患者生命体征、疼痛症状及手术部位、手术接受度等情况。

二、操作流程及护理要点

（一）用物准备

微波治疗仪；无菌手术衣、无菌手术包；一次性消融针；心电监护仪、吸氧装置、简易呼吸气囊；影像资料；无菌手套、消毒用物、注射器等。

（二）操作流程

采用CT或B超引导下定位，明确病灶具体情况后确定进针穿刺路径，标识穿刺点后常规消毒，局部浸润麻醉后在CT或B超引导下将微波消融针穿刺到预定位置，设置MTC-3C微波治疗仪参数进行治疗（一般情况下设置功率50～80W，时间5～10min），以生理盐水作为冷循环，治疗后调小功率缓慢退针。治疗完成后及时采取CT扫描或全程超声动态引导操作，观察肿瘤情况，无异常时用无菌敷料覆盖针口，将患者送回病房。

（三）护理要点

1. 术前护理

（1）核对医嘱、做好身份识别，签署知情同意书（有创操作知情同意书、手术知情同意书、麻醉知情同意书）。

（2）做好术前宣教，缓解患者紧张情绪，取得患者的配合。

（3）训练屏气动作，争取术中配合，训练床上排便。

（4）禁食禁饮3～4h，排空膀胱，更换手术服。

（5）建立静脉通道，遵医嘱使用镇静、镇痛药物。

2. 术中护理

（1）做好安全核查。

（2）协助患者取适合定位和穿刺的体位，右上臂屈肘过头，亦可根据病灶情况取仰卧或俯卧位。

（3）常规心电监护，吸氧，做好记录。

（4）协助医生在CT或B超引导下定位，指导患者配合。

（5）协助医生局部麻醉后按照设定的消融时间、功率、温度及路径进行消融；消融过程中注意观察局部温度变化及患者的主诉。指导患者平静呼吸，尽量避免深呼吸，保证穿刺路径正确。

（6）术中严密观察患者生命体征变化，注意观察穿刺点皮肤情况，注意冷循环是否通畅，防止造成皮肤烫伤，如有异常，及时报告医生并停止手术。

（7）协助做好静脉麻醉的配合，密切观察患者意识及生命体征变化，做好护理记录。

（8）按照标准要求完成高值医用耗材登记，处理医疗废弃物。

3. 术后护理

（1）严格卧床休息24h，全身麻醉患者按照全身麻醉术后护理常规执行。

（2）禁食4h后无恶心、呕吐可给予少量高热量、高维生素、富含优质蛋白、易消化流质饮食。出汗较多时适量饮水或遵医嘱静脉补液。

（3）严密观察患者生命体征变化，遵医嘱测血压、脉搏、呼吸，1次/小时，4次正常后停测。

必要时吸氧，遵医嘱护肝、镇痛、营养支持等对症治疗，注意观察药物反应。

（4）密切观察穿刺点有无渗血、局部皮肤有无烫伤等情况，观察有无气促、胸闷、腹部压痛、反跳痛等症状，发现异常及时报告医师处理。

三、健康教育

（1）向患者及家属讲解微波治疗目的、方法、注意事项。

（2）注意休息，适当活动，忌烟酒，保持心情舒畅，同时按医嘱用药，避免使用对肝脏有害的药物。

（3）术后定期复查血常规、肝功能、CT 和 B 超、AFP，如出现腹部疼痛、黄疸加重等症状应立即回院查明原因。

（4）避免进食粗纤维、质硬食物，避免增加腹压的活动，防止肝脏破裂。

四、常见并发症及护理

1. 疼痛 是微波消融最常见的并发症，多由紧张、恐惧、敏感、耐受性差等导致；常表现为局部胀痛。护理：做好疼痛评估和病情观察，加强心理护理，按照三阶梯镇痛原则予以镇痛药治疗，及时观察和记录药物相关反应。

2. 发热 是微波消融的另一常见并发症，多由肿瘤组织变性坏死后吸收所致，与消融范围大小有关。临床表现为术后体温升高，第2～3天达到高峰，大多数时体温在37.5～38.5℃，不超过39.0℃。护理：体温＜38.5℃时以物理降温为主，加强观察；体温≥38.5℃时以物理降温结合吲哚美辛栓直肠给药等或者予以非甾体抗炎药降温；当体温超过39℃时或有感染征象时，复查血常规、血培养，根据结果合理使用抗生素；嘱患者多饮水，及时更换汗湿被服，保持皮肤干燥；做好心理护理，缓解患者紧张、焦虑情绪。

3. 恶心、呕吐 多与持续使用麻醉药物，以及对患者颅内压、胃内压及眼压等均造成严重影响有关。护理：做好饮食护理，呕吐严重时禁食，缓解期少食多餐；协助患者取舒适体位，呕吐时头偏向一侧，及时清除呕吐物，开窗通风，清除

异味，做好口腔护理；遵医嘱正确使用三联止吐药物；积极治疗致呕吐的基础疾病；加强心理干预，保持正常情绪。

4. 便秘 多与患者使用镇痛药物，患者血钾降低，术中使用麻醉、镇痛等药物，术后活动受限，使用利尿剂治疗等因素相关，或者各原因之间存在一定的促进作用而引起。临床表现为腹部闷胀、肝区疼痛、大便干结、不易解出或未解大便等。护理：加强心理辅导；平常养成良好排便习惯；尽量减少解热镇痛类药物使用；加强饮食护理，多食通便、润肠等蔬菜和水果；正确服用含钾、通便、镇痛等药物并观察相关反应。

5. 皮肤烧伤 多由冷凝系统循环障碍、杆温升高或肿瘤位置表浅导致。临床表现为局部红肿并有水疱形成。护理：保持术中冷循环通畅；密切观察手术部位皮肤情况，及时护患沟通，了解患者治疗反应，准确调整功率；及时观察局部皮肤状况，酌情使用冰敷（小毛巾和纱布隔断），减少局部直接损伤；一旦发生烧伤，可局部使用湿润烧伤膏，如损伤严重应及时与医师沟通，并积极处理，防止感染，减轻疼痛，并申请伤口造口中心会诊，进行专业伤口护理。

6. 出血 是微波消融可能导致的一种潜在的致命性并发症，患者可因术后严重出血而死亡。多与患者肝硬化、凝血功能异常，肿瘤累积肝脏包膜，肿瘤供血丰富，操作中误伤血管等因素有关。表现为少量出血时无明显症状；中重度出血可出现血压下降、肝区疼痛及脸色苍白；手术过程中出血可经超声发现；病情发展严重时可出现腹胀、腹痛、烦躁、出冷汗等休克症状。护理：严格评估患者凝血功能情况；术后严格卧床休息，必要时吸氧；一旦发生出血情况时予以止血、输液、输血、抗休克治疗；严密观察并记录生命体征情况；密切观察患者有无疼痛、肝区是否出现进行性膨隆、是否有腹膜刺激征等症状；加强高危人群筛查，对于高危人群提前干预。

7. 胸腔积液、气胸 多由消融时穿刺路径损伤膈肌所致。临床表现为胸闷、气促、呼吸困难，血氧饱和度明显下降。护理：密切观察呼吸、血氧饱和度、体温、自觉症状和胸部体征变化，及时做好各项护理记录；少量气胸可自行吸收缓解，

加强观察；视患者呼吸困难情况予以吸氧，取半坐卧位；大量胸腔积液可行胸腔穿刺引流；严重气胸时行胸腔闭式引流，按照胸腔闭式引流护理常规做好相应护理。

8. 胆道损伤（胆囊穿孔） 多由病灶靠近胆囊，消融时热能辐射胆囊引起胆囊损伤所致。常表现为右上腹疼痛、发热、黄疸等症状。护理：加强生命体征及腹部体征的观察，及早诊断；发现黄疸加深时可行PTCD引流，减轻胆道压力，缓解黄疸症状；密切观察引流液的颜色、性状和量，准确记录；做好带管患者出院健康教育、加强随访。

9. 肠穿孔 多因病灶靠近肠管处，消融时热能辐射引起肠道损伤。表现为腹部压痛、反跳痛、肌紧张、恶心、呕吐，X线下见膈下游离气体等症状。护理：消融前做好高危人群筛查，提前做好保护干预措施；加强饮食护理，术后24h无腹部疼痛等症状后方可进流质饮食，再慢慢过渡到半流质、软食、正常饮食；检测生命体征，及时发现病情变化；一旦出现肠穿孔，及时予以禁食、胃肠减压，加强胃管引流物的观察，做好基础护理；情况特别严重者请外科会诊予以外科修补手术治疗。

10. 肝脓肿 多由肿瘤较大、消融范围广，组织无菌性坏死液化，无法自行吸收所致，或与糖尿病、原有胃肠道和胆道手术史等因素有关。表现为寒战、发热、腹痛等症状，甚至高热不退，持续数天，超声检查可发现局部液性暗区。护理：做好心理护理，缓解患者紧张情绪；密切观察患者生命体征情况，做好寒战、高热护理，加强基础护理；做好肝穿刺脓肿引流术后护理，观察脓液引流情况，做好记录，保持穿刺局部皮肤干燥，保持引流导管通畅，做好导管冲洗护理；遵医嘱使用抗生素，注意观察用药反应，及时处理；加强营养支持治疗及护理。

第四节 肿瘤射频消融治疗护理

肿瘤射频消融（radio frequency ablation，RFA）是一种针对肿瘤局部的微创介入性治疗手段。射频是一种高频交流变化电磁波，射频治疗仪具有消融和切割功能，治疗机制主要为热效应，电极发出射频波使其周围组织中的离子和极性大分子振荡撞击、摩擦发热，使病变部位升温加热至有效治疗温度范围并维持一定时间，致使细胞内外水分蒸发、干燥、固缩脱落，以致无菌性坏死，从而杀灭肿瘤细胞，同时可使肿瘤组织与周围正常组织间形成0.5～1.0cm厚的凝固带，切断肿瘤血供并防止肿瘤转移，从而达到治疗的目的，提高患者生活质量。

一、治疗评估

（1）评估患者的病史、病情、意识状态、心理状态、营养状况、合作程度、自理能力、家庭支持程度、经济状况。

（2）评估患者生命体征、手术部位及贴回路电极片部位皮肤情况。

（3）评估术前检查情况，包括影像学、心电图、血常规、肝肾功能、凝血功能、血型等检查，确保符合消融治疗手术适应证。

（4）评估知情同意书签署情况（手术知情同意书、高值医用耗材使用知情同意书、有创操作知情同意书）。

（5）评估患者基础疾病情况，严重心肺功能不全、肝肾功能不全、有严重出血倾向患者慎用射频治疗。

二、操作流程及护理要点

（一）操作流程

1. 用物准备 射频治疗仪、冷循环仪、心电监护仪、穿刺包、急救物品等，根据需要备好给氧装置、吸引装置（处于功能状态）、氧分压检测仪、胸腔穿刺包、抢救车等物品。并备好相应药物，如丙泊酚、阿托品、肾上腺素、2%利多卡因、生理盐水等。

2. 操作流程 协助患者取仰卧位或俯卧位，在B超或CT引导下定位以明确肿瘤位置、大小，选择合适的射频针，确定射频消融穿刺路径，接好冰冻灭菌用水（500ml），连接心电监护仪以监测生命体征。铺巾，局部麻醉，按照确定的路径将射频消融针插入肿瘤部位，连接射频消融针与导线，根据肿瘤病灶大小及伞状多极针对肿瘤进行分次、多点损毁，设定时间5～15min，温度70～100℃，功率30～100W，确保病灶被完全覆盖，治疗结束时行针道消融，预防针道转移及出血。

（二）护理要点

1. 术前护理

（1）患者准备：术前1天手术区域备皮，保持治疗区域清洁干燥。锻炼床上大小便，以适应绝对卧床的需要。术前禁食3～4h，更换手术服，进入治疗室前排空膀胱。

（2）体位及呼吸配合训练，这是手术成功的重要因素。向患者反复示教术中的体位及呼吸配合，并指导患者及时准确地说出自己的感受和体验，以便及时有效地采取相应的治疗、护理措施。

（3）心理护理：向患者详细讲解射频消融的原理、基本方法及步骤、安全性、优越性、疗效、术中及术后可能出现的情况及注意事项。

（4）术前15min遵医嘱使用镇痛、镇静药物并观察药物反应。

2. 术中护理

（1）协助患者取正确卧位，做好安全核查。手术时，使患者保持仰卧位，并使用约束带将患者四肢固定，避免因患者术中活动剧烈而发生意外不良事件。低流量吸氧，心电监护。

（2）严密观察患者生命体征，妥善粘贴分散电极（回路电极板），对称贴于患者双侧大腿外侧肌肉发达部位，确保粘贴完整、牢固。术中每5min观察患者电极温度是否过高、有无疼痛、大腿皮肤电极粘贴处有无红肿及烫伤。若温度过高可在电极片上用冰袋降温或暂停治疗，常由电极板处皮肤湿润、粘贴不牢等操作不当或因肿瘤体积过大，消融时间过长等原因引起，应重新粘贴或更换电极贴。

（3）术前遵医嘱给予镇静及镇痛药，如术中患者出现疼痛反应，可遵医嘱及时追加，并做好情绪安抚，分散患者注意力。

（4）根据患者的治疗反应调整功率、温度、能量的设定，准确记录射频消融治疗条件。嘱患者严格保持规定体位，以确保穿刺路径准确及治

疗安全；询问患者的治疗感受，安慰、鼓励患者；适时为患者擦汗、通过局部按摩等缓解疼痛，帮助患者配合手术，完成治疗。

（5）如出现恶心、呕吐等情况应立即协助患者头偏向一侧，及时清除呕吐物，防止误吸及窒息。

（6）术毕对穿刺点局部用无菌敷料覆盖，送患者回病房，与病房护士交接班。

（7）术中配合麻醉医师进行无痛麻醉，密切观察呼吸、心率等生命体征变化，及时发现和处理术中易出现的突发症状，做好护理记录。

3. 术后护理

（1）术后卧床休息24h。

（2）术后2h无恶心、呕吐者可进少量流质饮食，加强饮食指导，宜进食高热量、高维生素、易消化的食物，以减轻肝脏负担，提高机体抵抗力。如治疗部位靠近胃肠、胆囊等，需禁食12～24h，待无反应后予以流质饮食。出汗较多时鼓励患者多饮水，遵医嘱静脉补液，并给予护肝治疗。

（3）严密观察患者生命体征，测血压、脉搏、呼吸，1次/小时，4次正常后停测。观察体温变化及腹痛情况，高热者给予物理降温或药物降温，腹痛者遵医嘱做好对症处理。

（4）严密观察病情变化，注意穿刺点渗血情况，观察有无气促、胸闷、腹部压痛、反跳痛等症状，发现异常及时报告医师处理。

（5）卧床休息，保持穿刺部位敷料干燥。加强基础护理，保证患者安全、舒适。

三、健 康 教 育

（1）向患者及家属讲解射频治疗目的、方法、注意事项，并自觉配合治疗。

（2）告知患者术中感觉皮肤过热、刺痛时及时报告医护人员。

（3）告知患者术中勿屏气，宜深长呼吸，保持规律的节律。

四、常见并发症及护理

1. 皮肤灼伤　常见于皮肤分散电极粘贴处，

多由患者术中出汗，电极粘贴松动所致。表现为局部红肿并有水疱形成。护理：定时查看并及时给予冷敷的干预措施，可降低患者电极板烫伤的发生概率。如消融时间长，可提前用烫伤膏涂抹局部，烧灼时用盐水湿敷电极板，达到局部皮肤降温的目的。大功率的烧灼亦可引起局部烧灼疼痛，一般难以忍受，可预先准备防烫伤及镇痛的药物。

2. 心率减慢　为术中最常见的并发症，可能与疼痛导致迷走神经兴奋或胆心反射有关。护理：术中应严密观察患者的生命体征变化，特别是心率变化，注意患者反应。一旦心率降至60次/分以下时应及时提醒医生，停止治疗，或遵医嘱肌内注射阿托品，加大吸氧流量，调整输液速度等措施进行处理，待心率恢复正常后再继续治疗。

3. 恶心、呕吐　为术后常见并发症，可能与治疗中持续使用麻醉药物，对患者颅内压、胃内压及眼压等均造成严重影响有关。护理：暂停饮食，将患者头部偏向一侧，以防止将呕吐物吸入气管。及时清理呕吐物，协助及指导患者漱口，及时更换弄脏的衣物及床单，保证病房通风良好，去除异味。对呕吐程度较高的患者，可遵医嘱给予昂丹司琼等止呕药物或三联止呕药物。告知患者及其家属出现呕吐症状的原因及注意事项，对其进行心理干预，避免因呕吐导致担心术后治疗效果。

4. 疼痛　是由治疗后肿瘤组织坏死、肝组织炎性水肿和肝被膜张力增加所致。表现为胀痛，一般持续3～5天。疼痛程度与肿瘤大小、位置深浅、治疗持续时间及患者的耐受程度等因素有关。护理：严密观察患者术后生命体征、腹部情况，密切观察患者疼痛部位、性质，按照要求遵医嘱给予镇痛药物治疗，并密切观察药物反应，及时做好护理记录。协助患者取舒适体位，指导患者学会放松技巧，分散患者注意力，缓解疼痛情绪。

5. 发热　为术后常见并发症，是由于射频消融后肿瘤细胞发生凝固性坏死，自行吸收这种内源性致热物质后使体温上升。表现为患者体温升高，多在37.5～38.5℃。护理：每4h测体温1次，连续3天；向患者解释发热的原因，嘱其多饮水或用温水擦浴。若体温＞38.5℃，遵医嘱给予物理降温或药物降温处理。若体温＞39℃，物理降温或药物降温无效且持续时间＞2天，可遵医嘱复查血常规、B超，如有肝脓肿等严重并发症发生，需及时进行引流且使用抗生素处理。

6. 便秘　为术后常见并发症，多由术后频繁使用镇痛药物；胃肠平滑肌麻痹；卧床时间长，活动受限；利尿剂治疗等多种因素引起。表现为术后大便次数减少甚至2天以上未排便。护理：向患者解释发生便秘的原因，针对原因尽早采取预防措施。在医师指导下，给予乳果糖等缓泻药物，并指导患者多食用香蕉、花菜等营养丰富、易吸收且含钾量较高的水果及蔬菜，避免因使用利尿剂而导致体内血钾水平过低等症状。

7. 肝损害　多因射频消融治疗后坏死肿瘤组织的吸收加重了肝脏组织的负担，引起不同程度的肝损害。常表现为转氨酶升高及黄疸指数升高，严重者可出现腹水或肝昏迷。护理：术后卧床休息，鼓励患者多食高热量、高维生素、易消化食物；注意观察有无腹胀、下肢有无水肿情况，对腹水患者定期测量腹围，观察腹水的消长情况，准确记录24h尿量；观察患者皮肤、巩膜有无黄疸，定期进行肝功能及电解质检测；遵医嘱应用保肝药物；保持大便通畅，避免便秘，以免血氨增加。

8. 内出血　是术后严重并发症。多因患者凝血功能异常或血小板计数过低、术中误伤血管等引起。护理：术前严格评估指征，做好高风险患者预案；密切观察患者生命体征，观察腹部症状，一旦确诊，及时处理，可遵医嘱输注止血药物、血小板、血浆、凝血酶原复合物等；或进行外科干预、介入止血等。

第五节　肿瘤高强度聚焦超声治疗护理

肿瘤高强度聚焦超声（high intensity focused ultrasound，HIFU）治疗是在肿瘤温热治疗的基础上发展而来的，是一种利用高频率超声波杀灭靶区内的肿瘤细胞并且不损伤周围正常组织的微创治疗方法。其原理是将体外超声束射向体内，并将超声能量聚焦于患者体内某一靶区，使靶区内的肿瘤组织温度在极短时间（0.1～0.2s）内升高至65℃以上，导致靶区内的肿瘤组织发生变性、凝固、坏死，减轻肿瘤负荷，从而达到治疗的目的。肿瘤高强度聚焦超声治疗护理操作流程如表28-5-1所示。

表28-5-1 肿瘤高强度聚焦超声治疗护理操作流程

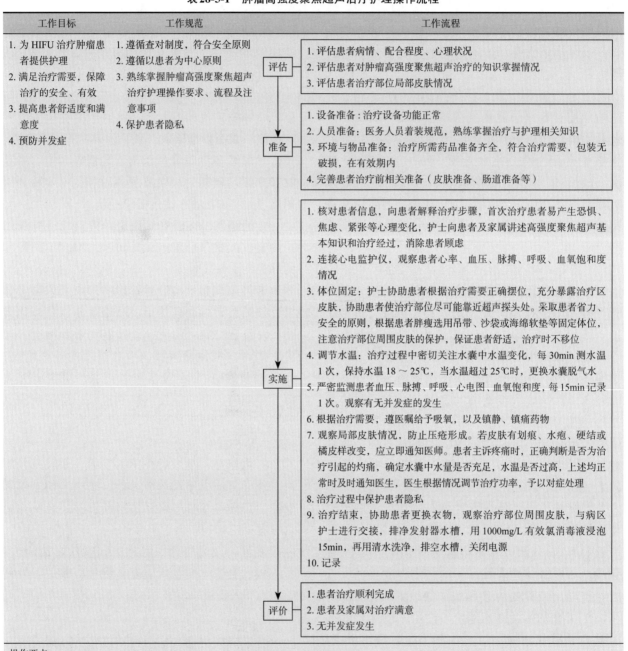

工作目标	工作规范	工作流程
1. 为HIFU治疗肿瘤患者提供护理 2. 满足治疗需要，保障治疗的安全、有效 3. 提高患者舒适度和满意度 4. 预防并发症	1. 遵循查对制度，符合安全原则 2. 遵循以患者为中心原则 3. 熟练掌握肿瘤高强度聚焦超声治疗护理操作要求、流程及注意事项 4. 保护患者隐私	**评估** 1. 评估患者病情、配合程度、心理状况 2. 评估患者对肿瘤高强度聚焦超声治疗的知识掌握情况 3. 评估患者治疗部位局部皮肤情况
		准备 1. 设备准备：治疗设备功能正常 2. 人员准备：医务人员着装规范，熟练掌握治疗与护理相关知识 3. 环境与物品准备：治疗所需药品准备齐全，符合治疗需要，包装无破损，在有效期内 4. 完善患者治疗前相关准备（皮肤准备、肠道准备等）
		实施 1. 核对患者信息，向患者解释治疗步骤，首次治疗患者易产生恐惧、焦虑、紧张等心理变化，护士向患者及家属讲述高强度聚焦超声基本知识和治疗经过，消除患者顾虑 2. 连接心电监护仪，观察患者心率、血压、脉搏、呼吸、血氧饱和度情况 3. 体位固定：护士协助患者根据治疗需要正确摆位，充分暴露治疗区皮肤，协助患者使治疗部位尽可能靠近超声探头处。采取患者省力、安全的原则，根据患者胖瘦选用吊带、沙袋或海绵软垫等固定体位，注意治疗部位周围皮肤的保护，保证患者舒适，治疗时不移位 4. 调节水温：治疗过程中密切关注水囊中水温变化，每30min测水温1次，保持水温18～25℃，当水温超过25℃时，更换水囊脱气水 5. 严密监测患者血压、脉搏、呼吸、心电图、血氧饱和度，每15min记录1次。观察有无并发症的发生 6. 根据治疗需要，遵医嘱给予吸氧，以及镇静、镇痛药物 7. 观察局部皮肤情况，防止压疮形成。若皮肤有划痕、水疱、硬结或橘皮样改变，应立即通知医师。患者主诉疼痛时，正确判断是否为治疗引起的灼痛，确定水囊中水量是否充足，水温是否过高，上述均正常时及时通知医生，医生根据情况调节治疗功率，予以对症处理 8. 治疗过程中保护患者隐私 9. 治疗结束，协助患者更换衣物，观察治疗部位周围皮肤，与病区护士进行交接，排净发射器水槽，用1000mg/L有效氯消毒液浸泡15min，再用清水洗净，排空水槽，关闭电源 10. 记录
		评价 1. 患者治疗顺利完成 2. 患者及家属对治疗满意 3. 无并发症发生

操作要点：
1. 治疗过程中严密观察患者治疗部位有无皮肤灼伤等并发症的发生
2. 及时与患者沟通，消除患者紧张、焦虑情绪
3. 治疗前正确准备治疗所需脱气水

一、治疗前准备

1. 设备 包括HIFU治疗系统（组合探头、治疗床、定位监视装置、功率源、水处理装置），心电监护，输液、输氧装置。

2. 人员 经过培训的医生1名；B超医生1名；护士1名；根据不同设备与治疗要求选择配备麻醉师1名。

3. 环境与物品

（1）护士在治疗前当日核对HIFU治疗所需药品及抢救用药，及时发现并更换过期药品。

（2）治疗区域面积不小于25m²，温度以22～25℃为宜，有进出水装置，电功率不小于治疗设备所需功率的治疗场所。治疗室常规进行空气消毒并及时开启空调，避免患者受凉。

（3）气水准备：自来水经脱气处理后变为脱气水，然后将脱气水注入治疗床的水囊内以保证聚焦超声准确。脱气水的作用是作为传声媒质耦合超声波到人体，降低治疗过程中皮肤温度，减少皮肤灼伤。脱气水能够减少水中气体对超声波传导的影响。

4. 患者

（1）完善相关检查（血常规、尿常规、粪常规、肝肾功能、心电图、胸部X线、出凝血时间、电解质、B超等检查）。

（2）盆腔肿瘤患者治疗前需确定是否有节育环，超声入射通道上有节育环者需取环，取环后3～5天再行HIFU治疗。

（3）腹盆腔肿瘤治疗前胃肠道准备：治疗前3天避免进食高蛋白食物（如豆制品、奶制品、精瘦肉、蛋类），治疗前1天进食流质食物，避免进食产气食物。治疗前晚口服缓泻剂或清洁灌肠，禁食8～12h，禁水6h，从而减少肠道内气体对超声探头的干扰。

（4）皮肤准备：治疗区域皮肤需备皮，用75%乙醇擦拭备皮区，再用负压吸引器接脱气头，吸去毛孔内气体，脱脂脱气范围以超过治疗区3～5cm为宜。脱脂脱气后用藻膜（如保鲜纸）覆盖治疗区皮肤，以隔绝空气。超声入射通道上皮肤松弛、褶皱、凹陷处，均匀涂抹超声耦合剂，减少皮肤表面残存气泡，避免超声波对皮肤的损伤，防止烫伤。

（5）盆腔肿瘤治疗前，膀胱需留足尿量，必要时留置三腔双囊导尿管。

（6）术前常规使用镇静、镇痛药物，情绪过度紧张者可治疗前使用地西泮镇静。接受单晶片超声换能器的HIFU设备进行治疗的患者，须在麻醉状态下进行治疗。不能耐受空腹者，治疗前可静脉滴注葡萄糖溶液。高血压、心律失常等患者，需积极控制血压，稳定心率。

（7）为患者连接心电监护仪，观察患者心率、血压、脉搏、呼吸、血氧饱和度，并给予氧气低流量持续吸入。

（8）心理支持：首次治疗患者易产生恐惧、焦虑、紧张等心理变化，护士向患者及家属讲述HIFU基本知识和治疗经过，消除患者顾虑。

二、治疗中配合

1. 体位固定　护士协助患者根据治疗需要正确摆位，充分暴露治疗区皮肤，协助患者使治疗部位尽可能靠近超声探头处。采取患者省力、安全的原则，根据患者胖瘦选用吊带、沙袋或海绵软垫等固定体位，注意治疗部位周围皮肤的保护，保证患者舒适，治疗时不移位。

2. 调节水温　HIFU治疗系统水囊中是冷却脱气水，护士应定时更换。冷却脱气水起到传导声能、冷却皮肤的作用。非脱气冷却水会导致患者局部皮温升高，导致皮肤灼伤。护士须密切关注水囊中水温变化，每30min测水温1次，保持水温18～25℃，当水温超过25℃时，更换水囊脱气水。

3. 病情观察　严密监测患者血压、脉搏、呼吸、心电图、血氧饱和度情况，每15min记录1次。根据治疗需要，遵医嘱给予镇静、镇痛药物，必要时给予患者持续低流量吸氧。观察患者局部皮肤情况，若皮肤有划痕、水疱、硬结或橘皮样改变时，应立即通知医师。患者主诉治疗部位局部疼痛时（如电击感、挤压感、烧烫感）正确判断是否为治疗性疼痛，护士首先确定水囊中水量是否充足，水温是否过高，上述均正常时及时通知医生，医生根据情况调节治疗功率，予以对症处理。

4. 尊重患者隐私　治疗过程中保护患者隐私。

5. 治疗结束　协助患者更换衣物，观察治疗部位周围皮肤，与病区护士进行交接，排净发射器水槽，用1000mg/L有效氯消毒液浸泡15min，再用清水洗净，排空水槽，关闭电源。

三、治疗后护理

1. 饮食与休息　治疗后患者卧床休息12～24h，避免剧烈活动，注意保暖。腹部肿瘤患者治疗后可进少量流质饮食，无不适则逐步过渡到高蛋白、高热量、高维生素、低脂肪、清淡易消化的饮食。治疗过程中出汗较多者，指导患者治疗结束后多饮水。

2. 皮肤护理 治疗结束后，重点观察患者是否出现皮肤灼伤，指导患者穿柔软、宽松的棉质衣裤，保持皮肤干燥，沐浴时勿用力搓揉，防止皮肤破损，增加感染机会，治疗部位周围皮肤瘙痒时可用手轻轻拍打皮肤。

3. 疼痛护理 观察疼痛的部位、性质、持续时间及与治疗的关系，给予对症处理，遵医嘱使用三阶梯镇痛药物，耐心听患者的倾诉，分散患者的注意力。

4. 病情观察 密切观察患者生命体征及意识变化，尤其是体温的变化，并及时记录。

四、并发症的观察和护理

1. 皮肤灼伤 判断是否有皮肤灼伤，Ⅰ度皮肤灼伤，涂抹湿润烧伤膏或毛巾裹冰袋间歇冷敷，15分钟/次，间隔20min，反复多次，以此降低局部皮肤及深部组织温度，减少组织渗出和水肿，减轻疼痛。Ⅱ度皮肤灼伤出现水疱时，可在无菌条件下用注射器穿刺抽吸，外涂红汞药水，覆盖无菌纱布以保护灼伤处皮肤。给予肝素钠乳膏局部外涂，每天6次，以减少炎性介质释放，减轻组织水肿。深Ⅱ度及Ⅲ度皮肤灼伤创面可用1%的磺胺嘧啶银霜包扎，并遵医嘱使用抗生素防止感染，必要时行外科植皮术前准备。

2. 发热 坏死组织在体内吸收形成的吸收热和超声聚焦治疗中振动能量不断转变成热能而使自身温度升高的结果。治疗结束后，连续3天监测体温，对于发热患者，护士根据医嘱进行对症处理。

3. 肝损害 肝脏肿瘤HIFU治疗后定期复查肝功能和水、电解质情况，观察皮肤、巩膜颜色，判断有无黄疸。定期测量并记录腹围、24h尿量，进行对症支持治疗，及时补充蛋白质，防止和纠正低蛋白血症。严密观察病情并记录。

4. 周围组织器官损伤 观察治疗靶区邻近组织、器官的组织结构和功能，评估是否出现胸闷、气促、呼吸困难、胸痛等症状和体征，以了解有无肺、胸廓等损伤及胸腔积液的形成，观察大便颜色、性质、量等，了解有无肠道损伤。

5. 血尿 盆腔肿瘤、肾脏肿瘤治疗结束后，嘱患者多饮水、多排尿，促进局部热量的消退，轻度血尿一般3～5天自行消退，可常规遵医嘱使用止血药或抗生素等抗感染治疗。若出血时间长、出血量多时，可采用巴曲酶静脉注射，麻黄碱加冰盐水持续膀胱冲洗，必要时协助医生进行膀胱镜下止血治疗。

6. 阴道流血 黏膜下子宫肌瘤治疗后坏死组织脱落，黏膜下及肌壁间子宫肌瘤治疗引起的内膜损伤，节育环未及时取出导致超声波反射引起内膜损伤的患者易发生阴道出血。少量阴道出血，一般3～5天可自行消退，出血时间长、出血量多时，排除月经期后，给予止血抗感染治疗，禁房事至下次月经结束后。

7. 肛门坠胀感 紧贴直肠的盆腔肿瘤治疗中及治疗后肿块的热扩散导致直肠壁损伤、局部水肿，引起肛门坠胀感。指导患者避免大便干结，保持大便通畅，必要时予以消肿等对症治疗。

8. 腰部及腿部麻木感、骶尾部不适感 多因腹盆腔深部肿块治疗中超声波的机械力作用或治疗后肿块的热消散而刺激相邻骶丛神经。症状轻微者，治疗结束后症状可消失，对于持续时间大于1周患者可进行局部理疗、针灸治疗等。

五、健康教育

患者健康教育遵循循序渐进、反复强化的原则，护士首先评估患者对肿瘤HIFU治疗的了解情况，做好HIFU治疗相关知识简介，包括作用和基本原理，发放健康教育资料，根据患者健康知识需求进行健康宣教，帮助患者正确认识肿瘤HIFU治疗（表28-5-1）。做好治疗前饮食指导，强调治疗中需配合的注意事项及常见并发症的预防方法等。治疗过程中及时与患者沟通，做好治疗中配合指导，倾听患者主诉，保证治疗过程的连续性。患者出院时告知准确复诊时间和方式，指导患者合理休息，增加营养，避免受凉，不适随诊。

第六节　肿瘤氩氦刀冷冻治疗护理

氩氦刀是一种超低温介入冷冻消融医疗设备，其主要机制是依靠氩气急速释放使病变组织在短时间的低温下冷冻至-120～-165℃，形成冰冻球，从而产生力学效应，使得肿瘤细胞脱水，出现pH、离子浓度、蛋白质变性等变化，然后通过快速复温方式，将冰冻球解冻，造成肿瘤细胞不可逆凝固性损伤坏死，达到显著的抗肿瘤效果。同时，坏死的肿瘤细胞会释放出肿瘤抗原，刺激机体的免疫系统反应，产生抗肿瘤免疫效应，将残留的肿瘤组织杀死，从而达到治疗目的。其安全性高、适应性广、无痛治疗、创伤小，与传统手术相比，氩氦刀冷冻治疗显著降低了手术风险和并发症的发生率，能够显著延长中晚期肝癌患者生命，提高患者生活质量。

一、评估和观察要点

（1）评估患者的病史、病情、意识状态、心理状态、营养状况、体力状况评分、疼痛评分、合作程度、自理能力、家庭支持程度、经济状况。

（2）评估患者生命体征、手术部位及贴回路电极片部位皮肤情况。

（3）完善术前检查，以及抽血检验、心电图及胸部X线检查等，保证在心肺、肝、肾功能良好的前提下接受手术，确保患者安全。

二、操作流程及护理要点

（一）用物准备

氩气、氦气、穿刺针、冷冻刀、无菌手术衣、无菌手术包；心电监护仪、吸氧装置、简易呼吸气囊；影像资料；无菌手套、消毒用物、注射器等。

（二）操作流程

根据瘤体的位置选择适合进针的最佳体位（仰卧位），在CT扫描定位后预先设定进针路线，局部麻醉后在CT引导下将穿刺针缓缓刺入预定需要冷冻消融的肝组织，放入导丝，退针，沿导丝引入扩张管及鞘，应用导管鞘将氩氦刀插入肿瘤最远端后将外鞘退至肿瘤肝组织外，并将其固定。开启氩气，使温度维持在-120～-165℃ 15～20min，关闭氩气，开启氦气，使温度复温维持在30～35℃ 3～5min，关闭氦气，重复操作，循环2次。治疗过程中实时CT扫描观察冰冻球大小，结束后再次实施CT扫描定位，观察治疗效果及是否有出血等并发症，拔出穿刺针，按压片刻，用无菌敷料覆盖、固定，将患者送回病房。

（三）护理要点

1. 术前护理

（1）核对医嘱、做好身份识别、安全核查，签署知情同意书（包括有创操作知情同意书、手术知情同意书、麻醉知情同意书）。

（2）心理护理：术前与患者及家属做好解释及沟通工作，告知具体手术方法，介绍氩氦刀的优点、风险及注意事项，提高患者对医生和护士的信任度，消除紧张情绪；另外，也应在术前向患者客观评价该治疗的获益和风险，让患者有合理的预期，争取患者的全力配合和理解，以放松的心态接受治疗。

（3）休息与饮食：嘱患者保证充足的睡眠和休息。饮食要以高蛋白、高热量、高维生素、低脂、易于消化为原则，避免油炸、粗糙、刺激性食物。食物温度适宜，避免过冷或过热，戒烟戒酒。术前12h禁食，术前6h禁水。

（4）训练床上排尿、排便，防止术后因不习惯床上排尿、排便发生尿潴留和便秘。

（5）备皮，术前1天清洁手术区皮肤，对于身体状况较好的患者建议洗澡，但要注意避免感冒，更换手术衣服。

（6）准备好所有药物、材料及医疗设备，检查CT引导系统、氩氦刀手术系统、无菌手术包及急救系统等均处于正常功能状态，对操作室进行消毒。

（7）术日建立有效静脉通道，进入治疗室后连接好心电监护，低流量吸氧，密切观察生命体征变化，做好记录。

2. 术中护理

（1）体位：患者取平卧位或左侧卧位。嘱患者不要随意自行改变体位或移动身体，自然平静呼吸，避免深呼吸和用力咳嗽。

（2）调节室温，注意观察皮肤温度及末梢循环情况，如出现心率加快、血压下降等冷休克表现时，给予保暖和加温、补液，必要时按医嘱给予升压治疗。

（3）密切观察患者生命体征、血氧饱和度、意识、面部表情、机体反应、皮肤温度、末梢循环、输液是否通畅等情况，配合医师完成手术，做好护理记录。

（4）对患者加强保护，避免不必要的伤害，冷冻冰球接近皮肤时，温盐水保护局部皮肤。随时与患者沟通，及时发现问题，采取有效措施。

（5）密切观察心室波变化，一旦出现心搏骤停，立即停止冷冻，予以心肺复苏。

（6）协助医师退出氩氦刀，用吸收性明胶海绵及生物胶填塞，用无菌敷料覆盖，护送患者回病房，途中注意观察患者情况，防止意外，做好终末处理。

及时收集病理标本，核对患者信息正确后及时送检。

3. 术后护理

（1）观察穿刺点敷料情况，及时发现伤口有无渗血、渗液，询问患者有无畏寒和其他不适，如有不适及时处理。严密观察患者有无腹痛、腹胀、头晕、胸闷、气促等出血症状，及时向医师报告。根据需要遵医嘱予以止血、抗生素治疗，注意观察药物反应。

（2）绝对卧床休息6～12h，12h后半卧位休息，自动体位，鼓励患者进行简单的肢体屈伸、屈肘运动，24h后可下床活动。

（3）心电监护，密切观察生命体征变化并做好记录。低流量吸氧，因其可增加肝细胞含氧量，促进肝细胞再生，减轻肝细胞损伤。记录24h尿量，观察患者尿量变化和颜色，发现异常及时报告医师采取措施。

（4）术后6h可进少量流质饮食，以优质蛋白、高糖类、高维生素、低脂肪、易消化饮食为主，避免生冷、刺激性、粗硬食物。

（5）疼痛患者在排除内出血前提下，对于轻度可耐受疼痛者，可适当予以心理安抚；对于情绪紧张者，进行心理护理，消除患者的不良情绪；对于严重者告知医师，遵医嘱予以镇痛处理。

三、健 康 教 育

（1）向患者及家属讲解氩氦刀治疗的目的、方法和注意事项。

（2）告知患者正确屏气，保证穿刺路径正确。

（3）注意休息，加强营养，定期复查。

（4）保持情绪稳定、心情舒畅、劳逸结合，在病情和体力允许的情况下可适量活动和功能锻炼，但切忌过量、过度运动。

四、常见并发症及护理

冷冻复苏相关并发症及护理如下。

1. 寒战、发热　注意术后保暖，尤其是手术区域的保暖，可在回病房后卧于37℃恒温水毯上（水毯上铺一层棉布床单），4h后关闭水毯。输液时可以加热输注液体，避免患者产生应激反应等。24h内每4h测量体温1次，密切观察患者寒战、发热情况。由于坏死组织的吸收，术后48h内体温在38.5℃以内为正常反应，可予以观察。如患者体温＞38.5℃可予以温水、酒精擦浴、冰敷等物理降温，必要时遵医嘱给予药物降温；恢复进食后鼓励患者多饮水；出汗后应勤换洗衣物。对术后48h后患者体温升高者或48h内体温持续升高＞38.5℃者，要考虑感染可能，在加强降温护理同时，应告知医师予以对应处理；考虑肺部感染者，指导患者进行正确的咳嗽、咳痰方法，并给予雾化湿化等处理。

2. 皮肤冻伤　手术操作过程中，由于氩氦刀杆与穿刺点周围皮肤的接触导致皮肤冻伤，表现为皮肤红肿、暗红、水疱、灼痛等。在保暖前提下，覆盖无菌敷料以保持创面干燥。对于出现较小水疱的患者无须处理，数天后会自行消失；对于出现较大水疱的患者则需请造口中心人员会诊行对症处理，并进行无菌包扎和定期换药，一般2周后可恢复；重度冻伤者注意观察创面情况，预防感染。

3. 冷休克及心搏骤停　患者术后出现冷休克的原因是手术结束时冰冻球在体内没有完全融化。常表现为面色苍白、寒战、肢体温度低、四肢发冷，测量体温＜36℃，脉搏细速（约≥110次/分）、心律失常、血压下降（90/60mmHg）等。一旦发生，及时报告医师，予以临床处理同时，室温调至25℃以上，并予以加温给氧，保障灌注，静脉输液，躯体持续热敷等保暖措施，密切监测生命体征。为预防冷休克及心搏骤停等严重并发症，对术区较大、靠近大血管、术区在胸部及既往有慢性心肺功能不全的患者送入重症监护室进行严密观察、保暖。

4. 其他冷冻相关反应　肺部肿瘤患者相邻气管受到低温创伤刺激，可能会加剧咳嗽。血管冻伤及剧烈咳嗽导致小血管破裂发生咳血痰，在加温给氧的同时，嘱患者头偏向一侧，指导患者有效咳痰，必要时行超声雾化吸入，保持呼吸道通畅。肺部肿瘤较大或肝肿瘤冷冻后，膈肌、胸膜受到冷冻刺激可出现不同程度的胸腔积液，少量积液可予以严密观察，如积液增多，出现胸闷、气促等症状时及时报告医师检查，观察积液量的变化，必要时行胸腔闭式引流术。

5. 疼痛　一般在术后当日和次日会出现不同程度的穿刺部位疼痛感。处理：术前对伴有癌性疼痛的患者给予镇痛治疗，将疼痛程度降低到Ⅰ级。术后协助患者采取舒适体位，加强对患者疼痛的观察和询问，及时发现局部组织创伤等，采取对症措施减轻疼痛感。加强心理指导，加强巡视，鼓励患者减轻心理压力，消除紧张、焦虑情绪，淡化疼痛意念。营造舒适的环境、转移患者注意力、着舒适棉质衣服来减轻患者的疼痛感。疼痛难以耐受时予以药物治疗，根据情况和患者反应，遵医嘱选择口服镇痛药物或吗啡、布桂嗪等肌内注射，观察镇痛药物效果及可能出现的不良反应，做好疼痛护理记录。

6. 肝损害　多由氩氦刀引发肝癌周围边缘组织坏死及吸收周围坏死组织加重肝脏负担导致，肝损伤持续时间较长，术后1个月左右可恢复或接近术前水平。护理：密切观察患者皮肤、巩膜有无黄染，定时监测肝功能、凝血酶原时间等指标变化，加强对各项实验室指标进行监测。遵医嘱给予保肝、利尿等药物治疗，加强补充血浆或白蛋白。指导患者进食高蛋白、高热量、高维生素、低脂低盐饮食、注意休息。预防便秘，避免血氨含量增加。

7. 肾损害　术后大量液化坏死物质可引起肾功能降低，肌红蛋白尿可导致急性管状坏死性肾衰竭。因此，术后应密切观察排尿情况，观察尿液量、颜色及性质的变化，用利尿剂来保持24h尿量2000ml左右，碱化尿液，防止肾损伤。

8. 胸腔积液、气胸　多与冷冻冰球过大、冷冻时间长引发膈肌充血、水肿有关；亦与肝损伤、低蛋白血症、针孔损伤有关；或者氩氦刀治疗过程中针穿刺肺组织才能抵达肿瘤位置，导致肺组织损伤，引发气胸。处理：术中冷冻操作选取肿瘤合适位置，采取多刀头同时冷冻复温操作，在确保冷冻有效范围的同时，减少冷冻时间，避免膈肌充血。术后密切观察患者呼吸情况，患者取半卧位以利于改善呼吸状况，遵医嘱给予抗生素预防感染及低流量持续性吸氧，改善肺通气状况，促进胸腔积液排出体外。控制输液速度，避免过快而引起气促、胸闷。加强心理护理，术后尽早鼓励翻身、下床，加强咳嗽排痰，改善肺部通气状况。胸腔积液、积气较少的无须进行特殊处理，积液、积气较多可在严格无菌条件下实施胸腔穿刺抽液、抽气或胸腔闭式引流处理，保持引流管通畅，防止移位、折叠、脱出等，密切关注引流液的性质、颜色、气味，每日更换引流瓶1～2次。

9. 高血压　多因患者情绪紧张、术中穿刺疼痛等引起应激性高血压发生。护理：手术前加强与患者交流沟通，安慰患者，说明手术操作简单、安全，减轻患者的心理压力。术后加强对患者的血压监测，并播放轻柔的音乐，主动与患者交流沟通，及时采取必要的措施减轻疼痛感，预防高血压发生。

10. 出血　内出血是氩氦刀术后严重并发症，多由患者肝功能较差，凝血功能障碍导致；同时氩氦刀治疗时也可导致肝包膜破裂，引发术中或术后出血。护理：完善术前各项生化检查，术中小心谨慎操作，避免穿刺针孔损伤大血管导致出血，避免冷冻部位选取不理想导致多次操作，加大出血风险。出血多发生在术后48h之内，需及时使用止血药物止血，腹带加压包扎针孔，密切观察患者各项生命体征变化，尤其是心率的变化，如无因发热引起的心率加快，应考虑内出血的可能。一旦发现出血征象，立即建立静脉通道，补充必要的循环血量，避免重要器官由于血供不足而坏死。

11. 恶心、呕吐 多与持续使用麻醉药物,对患者胃内压造成影响有关;或由术中冷冻、牵拉等引起应激性反应导致。护理:遵医嘱使用护胃、止呕药物,协助患者保持口腔清洁,及时清除呕吐物,并给予心理疏导,减少患者紧张情绪。严重呕吐时暂禁食,待症状缓解后逐步给予清淡、易消化饮食。

(曾元丽 李 华 陈业会 辜梦聃)

参 考 文 献

陈秀丽,2015. 应用氩氦刀手术治疗原发性肝癌患者的护理. 中国实用护理杂志,31(11):816-818.

丛璐袆,范本芳,2018. 综合护理应用于原发性肝癌患者射频消融术后价值研究. 实用临床护理学电子杂志,3(42):34.

杜金玲,2016. B超引导下经皮肝穿刺微波治疗肝癌的护理心得与体会. 中国医药指南,14(13):261.

范卫君,2013. 射频、微波、冷冻消融治疗肿瘤的临床应用及优势对比. 实用医学杂志,29(21):3447-3448.

冯青江,郭应兴,2020. 冷冻复苏护理在氩氦刀微创治疗原发性肝癌术后的疗效分析. 青海医药杂志,50(5):26-27.

高璐璐,蔡敏,朱吉颖,等,2019. 音乐疗法在晚期肿瘤病人射频热疗过程中的应用. 全科护理,17(35):4420-4422.

辜梦聃,刘珈,曾元丽,等,2016. 身心社灵全人健康护理模式在射频深部热疗中的应用. 当代护士:中旬刊,1:54-55.

胡婷业,许秀芳,陆玉和,等,2018. CT引导下经皮穿刺氩氦刀微创治疗中晚期肝癌的集束化围手术期护理. 介入放射学杂志,1(27):80-82.

胡月娥,2016. 肝癌微波消融术患者全程式个体化护理模式干预的效果研讨. 国际医药卫生导报,22(21):3343-3346.

黄浩,赵现伟,谢斌,2017. 超声引导射频消融术治疗肝癌的疗效及对患者免疫功能、肝功能的影响. 临床和实验医学杂志,16(9):892-895.

黄丽娜,吴娟,吕春容,等,2018. 氩氦刀冷冻消融治疗肝癌患者围术期护理. 齐鲁护理杂志,6(24):107-108.

经翔,陈敏华,2015. 肝肿瘤热消融治疗并发症原因及其防治. 中华医学杂志,95(27):2147-2149.

柯岩美,2018. 综合护理对肝癌射频消融术患者治疗的临床意义. 中国医药指,16(34):26-27.

郎文利,李亮亮,王昆,等,2019. 氩氦刀冷冻消融治疗110例中晚期恶性肿瘤患者围手术期护理. 中日友好医院学报,5(33):326-327.

李汉英,2013. 经皮肝穿刺行氩氦刀冷冻治疗肝癌的围手术期护理. 当代护士:下旬刊,2:73-74.

李和杏,陈洁,李秋华,2017. 经皮肝穿刺氩氦刀冷冻消融治疗巨块型肝癌患者的围手术期护理. 护理实践与研究,14(1):64-65.

李丽珍,钟秋红,黄昌辉,等,2017. 超声引导下经皮微波消融与CT超声引导下肿瘤射频消融治疗原发性肝癌的临床比较. 中国CT和MRI杂志,15(1):76-78,82.

李利铭,王娟,2019. 人性化护理在肿瘤患者深部热疗中应用效果. 中华肿瘤防治杂志,26(S1):273,275.

李囡囡,2019. 分析CT引导经皮穿刺微波消融(MWA)治疗原发性肝癌的护理价值. 实用临床护理学杂志,4(10):42-43.

李鑫,刘凤永,袁宏军,等,2017. 纳米刀治疗肝癌. 介入放射学杂志,26(10):939-943.

李玉,李会莲,沈莉,等,2020. 无痛射频消融手术治疗肺癌的护理体会. 实用临床护理学电子杂志,5(23):28-29.

梁素娥,2015. 氩氦刀微创治疗肿瘤患者术后冷冻复苏的护理. 护理实践与研究,12(11):85-86.

刘惠,2016. 循证护理指导肺癌氩氦刀治疗术后并发症护理的临床效果. 数理医药学杂志,29(4):579-581.

刘珈,2009. 肿瘤热疗技术与临床实践. 北京:中国医药科技出版社.

刘苏慰,周静,王琼,2018. 高强度聚焦超声消融治疗子宫肌瘤患者围术期护理. 齐鲁护理杂志,24(12):95-97.

刘秀桃,洪梅,徐国良,等,2004. 高强度聚焦超声治疗200例恶性肿瘤并发症的观察与护理. 中国实用护理杂志,14:9-10.

刘玉华,王敏,2017. 微波消融治疗肝癌的围手术期护理. 西部中医药,30(4):122-123.

柳书悦,王叶,何凤英,2018. 1例肝癌射频消融术后并发急性胰腺炎患者的护理. 实用临床护理学杂志,3(28):152.

罗红,周世琼,周莉,等,2013. 三维适形放疗联合超声聚焦刀治疗原发性肝癌的观察与护理. 护理研究,27(9B):3258-3259.

马萍,2017. 注入人工胸水行超声引导下肝癌微波消融的手术护理体会. 中西医结合护理(中英文),3(8):115-117.

莫燕霞,黄妙玲,莫肖玲,等,2018. 肝癌射频消融术后相关并发症发生的原因分析与护理对策. 护理实践与研究,15(12):84-86.

彭磷基,2013. 肿瘤热疗. 北京:人民卫生出版社.

邵华,2019. 肝肿瘤射频消融治疗的临床护理观察. 世界最新医学信息文摘,19(31):236-240.

唐劲天,2010. 肿瘤热疗生物学. 北京:人民卫生出版社.

田玮,陈雷华,2016. 高强度聚焦超声治疗原发性肝癌的护理配合. 上海护理,16(1):38-40.

王桂琴,陈玉华,2019. 肝癌微波消融术后并发症分析及护理. 中西医结合护理(中英文),5(6):126-129.

王金凤，2020.肝癌射频消融治疗中综合护理对患者护理效果及并发症的影响.名医，10：208-209.

王明玲，2014.氩氦刀消融术治疗晚期肝癌的护理.当代护士：中旬刊，11：76-77.

王新娟，李淑云，郭杰，2015.临床护理路径在肝癌射频消融术患者中应用的效果评价.中国实用护理杂志，21（7）：3242-3243.

王延明，王能，许赟，等，2016.微波消融治疗7403例肝癌的严重并发症.中华肝胆外科杂志，22（10）：655-660.

王至星，沈湘蕾，郭山峰，等，2016.CT引导经皮射频消融治疗肝癌的中西医护理.当代护士：中旬刊，23（11）：74-76.

吴萍，2017.肝癌微波消融术后并发症的原因分析及护理.世界最新医学信息文摘，11（68）：234-236.

吴燕，2018.精准护理在肝癌患者射频消融术围手术期的应用.当代护士：中旬刊，8（25）：86-87.

武一彦，2020.综合护理干预对原发性肝癌经皮射频消融术后患者生活质量的影响观察.名医，1：216.

萧家芳，柏刚，杨燕，2018.微波消融治疗肝脏肿瘤患者围手术期的护理.湖北医药学院学报，37（6）：577-579.

肖进，马琴，王琼，2016.子宫平滑肌瘤和内在性子宫内膜异位症行HIFU治疗的护理研究.重庆医学，2（4）：567-569.

杨家乐，刘成，2018.原发性肝癌行氩氦刀冷冻消融术后并发气胸的护理.临床医药文献杂志，5（77）：104-105.

杨涛，杜锡林，谭凯，等，2014.腹腔镜辅助下微波固化术治疗特殊部位肝癌的临床体会.现代肿瘤医学，22（11）：2636-2638.

曾元丽，谌永毅，沈瑶，等，2018.肠造口患者行射频深部热疗的护理.护士进修杂志，33（18）：1687-1688.

曾元丽，刘珈，胡辉平，等，2015.强化健康教育在射频深部热疗肿瘤患者治疗中的作用.中南大学学报（医学版），40（2）：198-201.

张春淼，何晶，张艳霞，等，2015.CT引导经皮穿刺微波消融治疗原发性肝癌的护理.介入放射学杂志，24（3）：265-267.

郑雪芬，何凡，舒兴玉，等，2016.恶性肿瘤氩氦刀冷冻消融治疗术后并发症的观察与护理.齐齐哈尔医学院学报，37（27）：3479-3480.

中日医学科技交流协会热疗专业委员会，中华医学会放疗分会热疗专业委员会，2017.中国肿瘤热疗临床应用指南（2017.V1.1）.中华放射肿瘤学杂志，26（4）：369-375.

彩　图

扫描见彩图

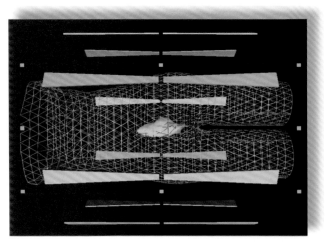

彩图1　高频可调热疗治癌系统辐射器工作原理示意图

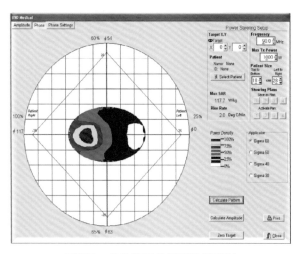

彩图2　软件模拟热场调控示意图

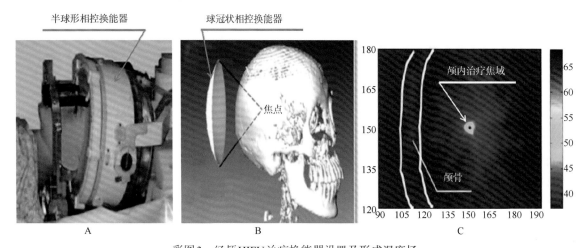

彩图3　经颅HIFU治疗换能器设置及形成温度场
A.半球形相控超声换能器经颅治疗设置；B.球冠状相控超声换能器经颅治疗设置；C.颅骨内形成的治疗温度场

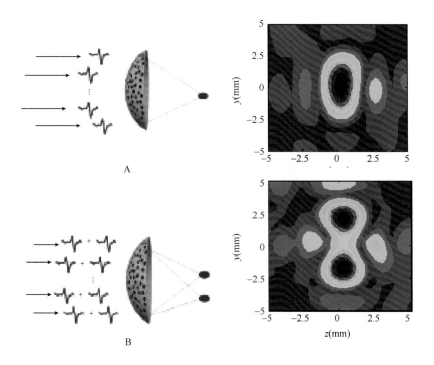

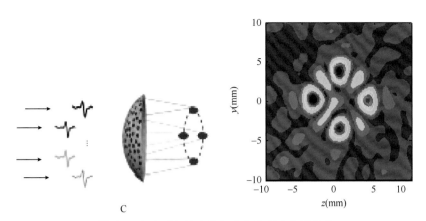

彩图4　多阵元相控聚焦超声换能器多焦域聚焦

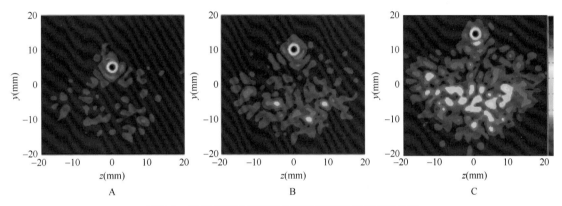

彩图5　调控多阵元相控聚焦超声换能器焦域空间位置

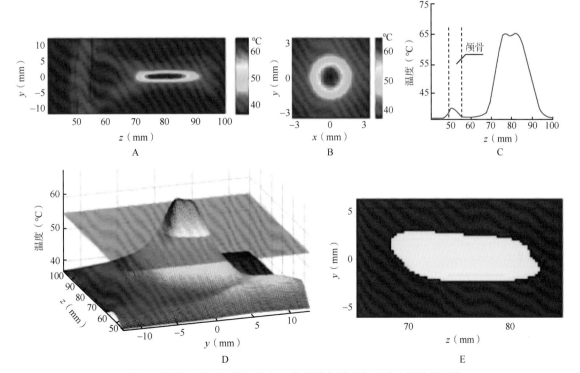

彩图6　调控多阵元相控聚焦超声换能器焦域的温度分布及焦域形状

A. 过声轴y-z平面温度分布图；B. 过焦点y-x平面温度分布图；C. 过焦点z轴上温度分布图；D. y-z平面上温度立体分布图；E. 54℃以上的焦域

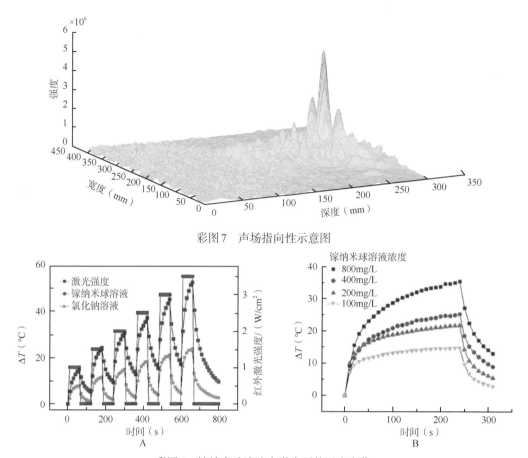

彩图7 声场指向性示意图

彩图8 镓纳米球溶液在激光下的温度变化

A. 0.9%的氯化钠生理溶液与800mg/L的镓纳米球溶液在递增强度的近红外激光（808nm）下的温度变化；B. 不同浓度的镓纳米球溶液在近红外激光（808nm，1.5W/cm²）下的响应情况

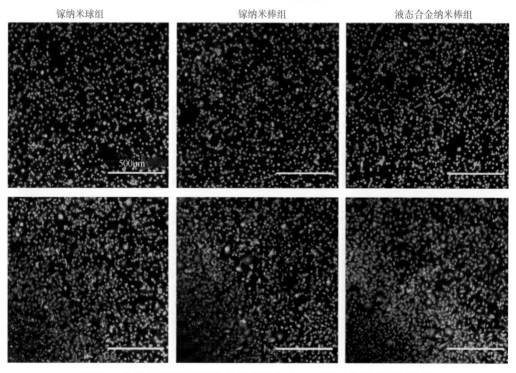

彩图9 共聚焦显微镜下近红外激光治疗对4T1乳腺癌细胞的破坏情况

其中，第一排为仅加入液态金属纳米颗粒溶液，而没有近红外激光照射时的癌细胞存活情况。第二排为加载了液态金属纳米颗粒，同时通过近红外激光治疗的癌细胞的存活情况。其中，镓纳米球，镓纳米棒以及液态合金纳米棒的浓度为400mg/L，激光强度为1.5W/cm²，照射时间为4min。图片中绿色显示为活细胞，红色显示为死细胞

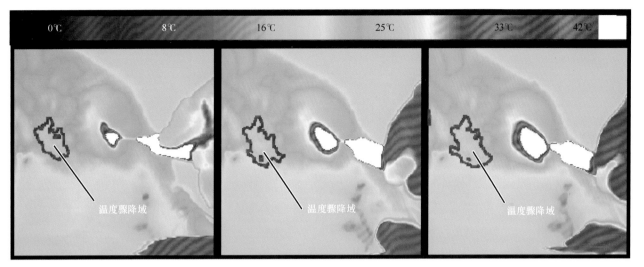

彩图10 高温盐水注射中拍摄到的皮表动态热像图

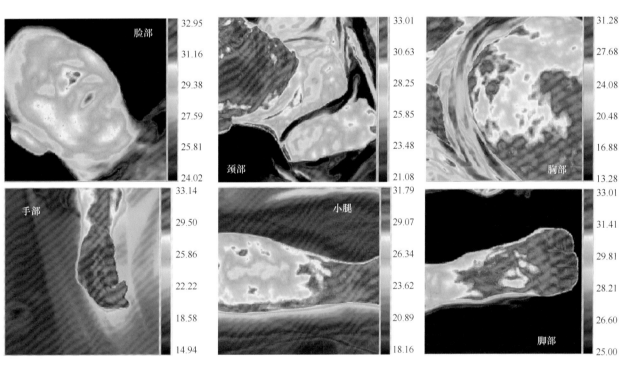

彩图11 微波全身热疗后患者各部位温度分布情形（单位：℃）

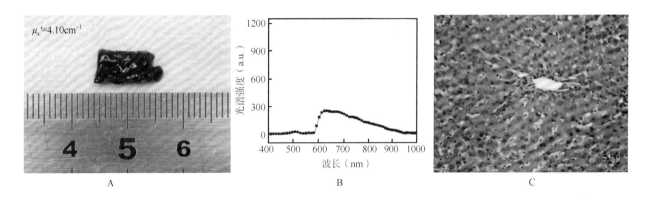

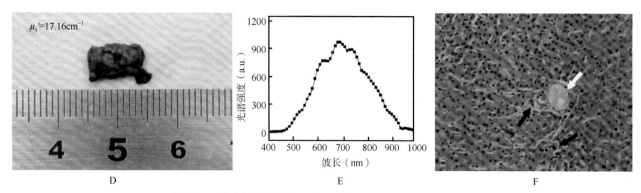

D E F

彩图12 肿瘤标本消融前后的光学特性变化及病理特征变化

A. 消融前肿瘤标本；B. 消融前肿瘤标本的反射光谱；C. 消融前肿瘤标本病理表现；D. 消融后肿瘤标本；E. 消融后肿瘤标本的反射光谱；F. 消融后肿瘤标本病理表现

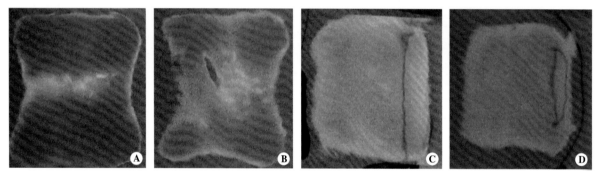

彩图13 915MHz大功率微波热疗机加热50min，不同深度处液晶膜（温度40～43℃）所示热分布图，辐射器距离体模表面30cm

A. 915MHz大功率微波热疗机4cm深度处热分布图；B. 915MHz大功率微波热疗机6cm深度处热分布图；C. 915MHz大功率微波热疗机8cm深度处热分布图；D. 915MHz大功率微波热疗机10cm深度处热分布图

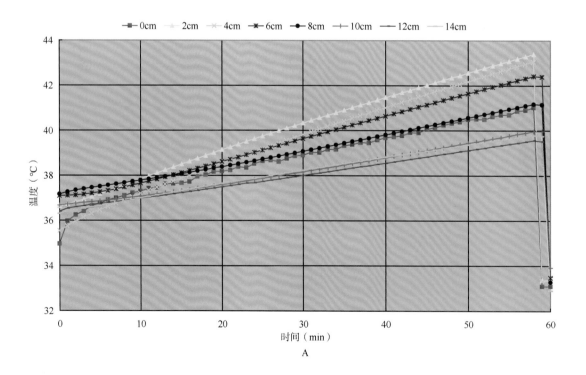

A

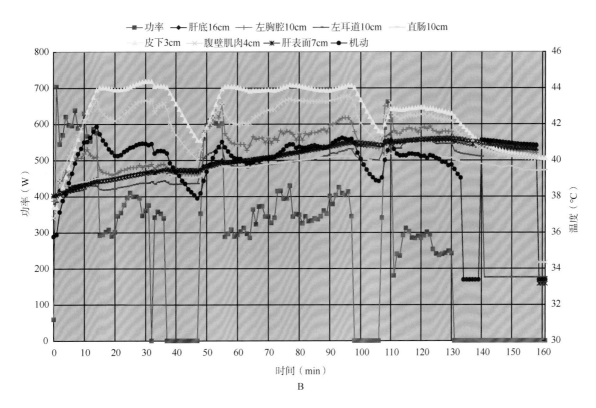

彩图14　915MHz大功率微波热疗机治疗头与皮肤距离30cm、功率1000W时的体模实验及动物（猪）实验结果图

A. 体模实验升温曲线；B. 动物实验功率及动物体内不同位置升温曲线，依次为肝底16cm、左胸腔10cm、左耳道10cm、直肠10cm、皮下3cm、腹壁肌肉4cm、肝表面7cm

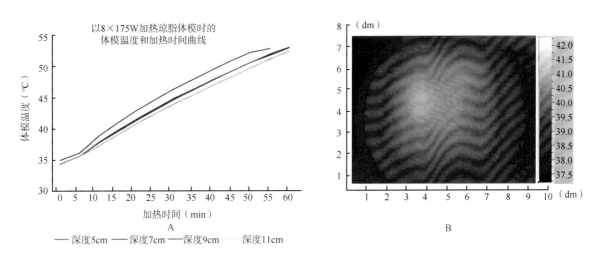

彩图15　2450MHz多源微波辐射技术体模实验图，体模配方选用江汉保配方

A. 实验条件为8个辐射器均使用175W加热60min，在不同体模深度的升温曲线；B. 实验条件为4个辐射器均使用200W加热15min，体模表面热场分布图

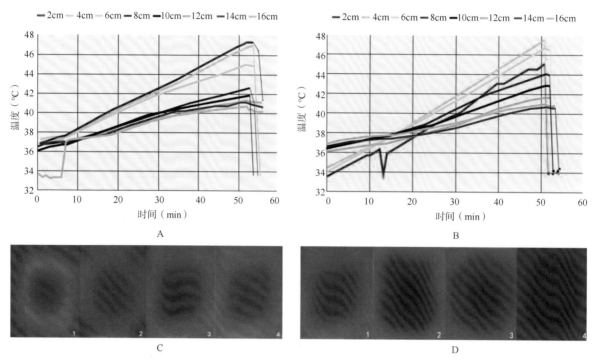

彩图16　433MHz微波肿瘤热疗仪体模实验结果

实验条件：体模配方纯水72%、氯化钠0.4%、聚乙烯粉22.6%、羧甲基纤维素钠5%；温度监测：热敏液晶膜温度范围40～45℃；加热功率400W。
A. 辐射器与皮肤距离25mm的加热曲线；B. 辐射器与皮肤距离30mm的加热曲线；C. 辐射器与皮肤距离25mm的热图；D. 辐射器与皮肤距离30mm的热图

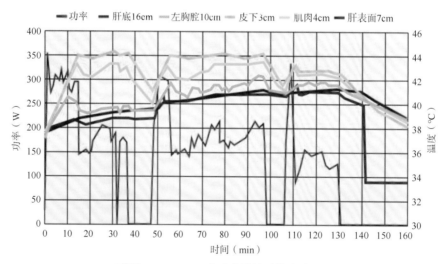

彩图17　433MHz大功率微波动物实验记录

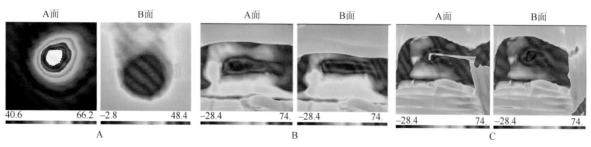

彩图18　采用红外成像法所摄不同温度热图照射对象所形成的不同升温区域

A面图显示辐射器的加热区域；B面图显示辐射器的加热深度，即模拟组织内部被加热后的温度分布。A. 直径160mm体外辐射器；B. 鼻咽辐射器；C. 直肠辐射器

A 组

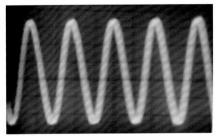

单一频率

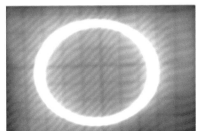

同频二组垂直电极

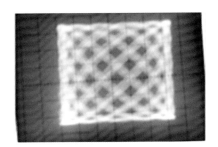

差频二组垂直电极

B 组

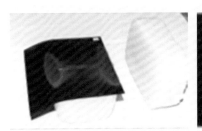

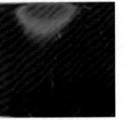

单一频率

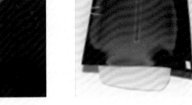

差频二组垂直电极

彩图 19　单频与差频的示波器与体模热场分布

A 组所示为示波器波形；B 组所示为体膜热场分布。两对极板差频射频，分别为单对上下极板 40.56MHz y 轴位和左右极板 30.32MHz z 轴位；同时加热时 y-z 轴位最终形成的热场分布

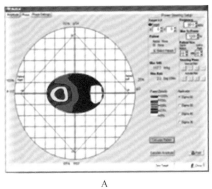

A

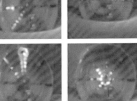
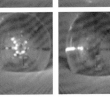
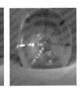

B

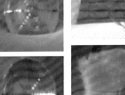
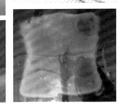

C

彩图 20　相控阵高频热疗模拟热场和体模实验热场

A. 控制软件的模拟热场图；B. 氨泡实验热场分布示意图；C. 琼脂体模实验热场图

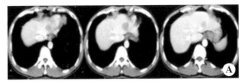
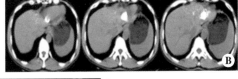
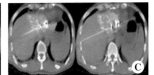

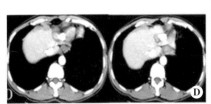
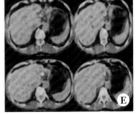
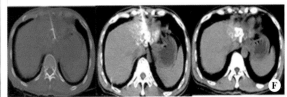

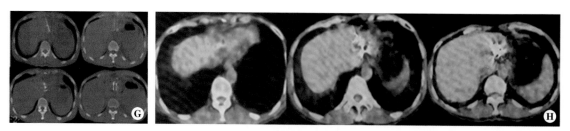

彩图21　病例3：复发性肝癌的综合治疗及微波消融治疗经过的影像学效果

A. S6段肝癌切除术后3年复查CT示S2段复发病灶；B. TACE术后1个月复查CT示碘油沉积良好，但AFP为51.7μg/L；C. CT引导下对碘油沉积区行微波消融治疗；D. 微波消融术后1个月CT增强扫描示肿瘤完全坏死，AFP降至15.4μg/L；E. 微波消融术后1年复查PET/CT示肝左叶紧贴胃壁处肿瘤复发；F、G. 考虑此处病灶紧贴胃壁，微波消融有胃穿孔的风险，遂同期行酒精化学消融（F）和125I粒子植入治疗（G）；H. 酒精化学消融及125I粒子植入术后2个月复查PET/CT示肿瘤完全无活性

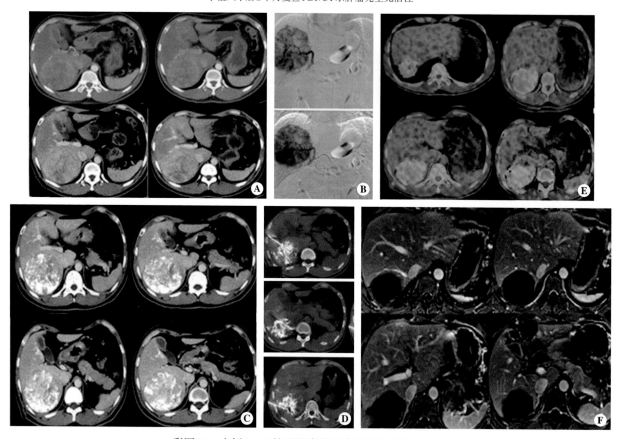

彩图22　病例4：巨块型肝癌的综合治疗及影像学变化

A. 肝右后叶肝癌，大小约9.7cm×8.5cm；B. DSA示典型肝癌表现，肿瘤染色明显；C. 3个疗程的TACE治疗后复查CT示碘油沉积欠佳，肿瘤内部仍有强化区域；D. CT引导下对肿瘤行多位点叠加微波消融治疗；E. 微波消融术后3个月PET/CT示肿瘤完全无活性；F. 微波消融术后15个月复查MRI示肿瘤无复发

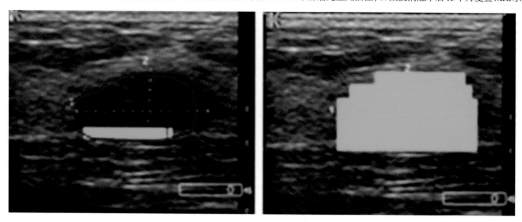

彩图23　肿瘤治疗时的层次选择

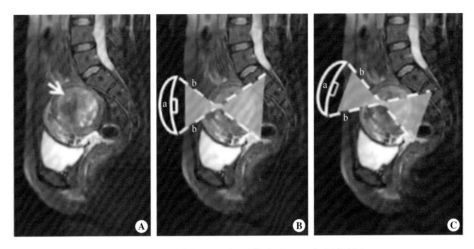

彩图24 不同的HIFU辐照模式（2012年胡亮等）

A.盆腔MRI矢状位图像，箭头示子宫肌瘤病灶；B.垂直式声束投照模式：超声入射方向与患者腹平面垂直；C.倾斜式声束投照模式：换能器向头侧方向倾斜旋转，超声入射方向与腹平面的垂直面成7°～9°角；a为超声换能器，即超声发射装置；b为入射声波

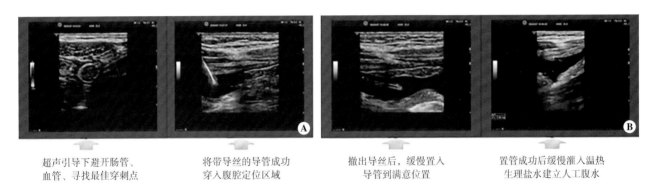

超声引导下避开肠管、血管、寻找最佳穿刺点　　将带导丝的导管成功穿入腹腔定位区域　　撤出导丝后，缓慢置入导管到满意位置　　置管成功后缓慢灌入温热生理盐水建立人工腹水

彩图25 超声引导下置管行非循环式腹腔灌注化疗+深部热疗

A.超声引导下寻找合适位置置管；B.穿刺置管成功后建立人工腹水环境

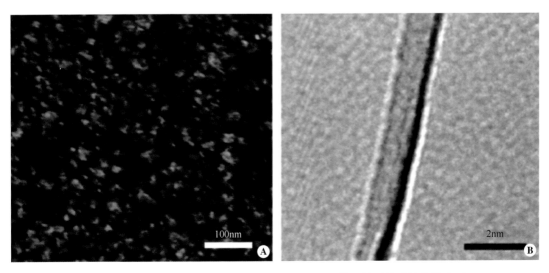

彩图26 原子力显微镜下的氧化石墨烯（A）和透射电镜下的碳纳米管（B）

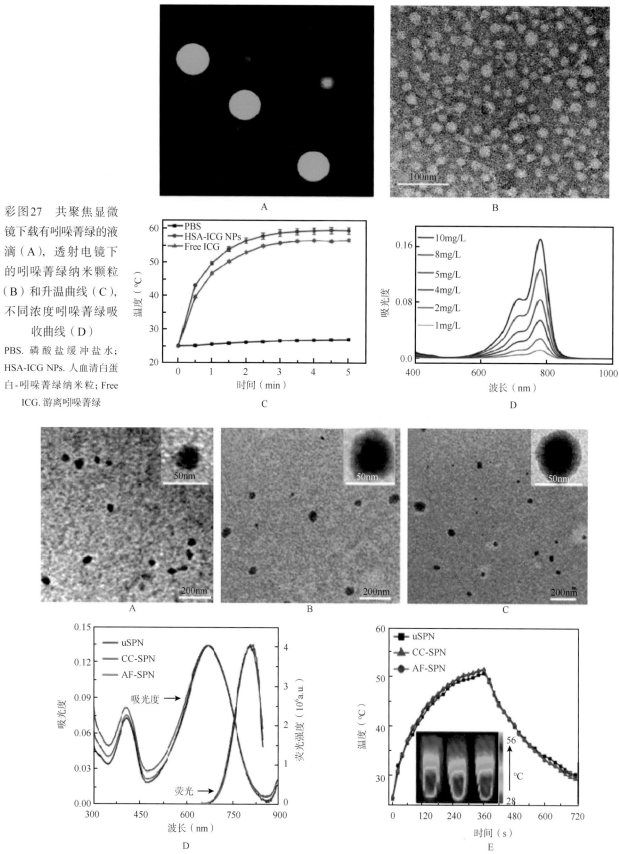

彩图27 共聚焦显微镜下载有吲哚菁绿的液滴（A），透射电镜下的吲哚菁绿纳米颗粒（B）和升温曲线（C），不同浓度吲哚菁绿吸收曲线（D）

PBS. 磷酸盐缓冲盐水；HSA-ICG NPs. 人血清白蛋白-吲哚菁绿纳米粒；Free ICG. 游离吲哚菁绿

彩图28 透射电镜下的三种不同的半导体聚合物纳米颗粒（A～C），吸收曲线和荧光发射曲线（D），以及光热升温-降温曲线（E）

uSPN. 无涂层半导体聚合物纳米粒子；CC-SPN. 涂层对应的半导体聚合物纳米粒子；AF-SPN. 活化成纤维细胞-半导体聚合物纳米颗粒

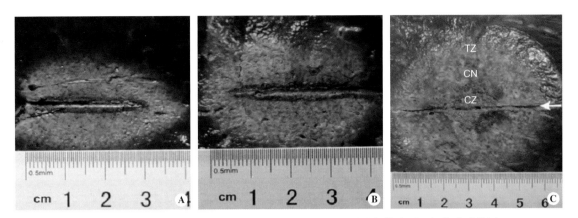

彩图29　三种不同消融技术在功率30W、消融15min时对离体猪肝组织的消融范围

A. 单针无液体灌注射频消融，大小约2.7cm×3.8cm；B. 浓盐水（38.5% NaCl）灌注射频消融，大小约3.2cm×4.1cm；C.10%盐酸灌注射频消融，大小约5.5cm×5.8cm。TZ. 过度区域；CN. 凝固区域；CZ. 炭化区域

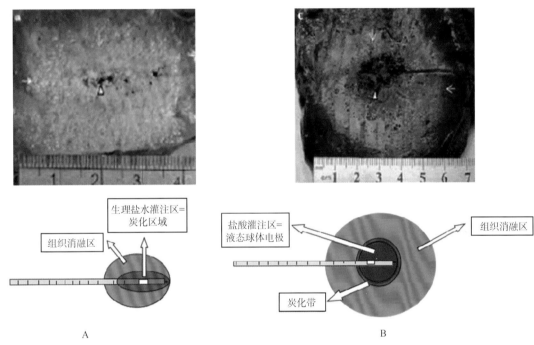

彩图30　HCl-RFA扩大组织消融范围的机制：液态球体电极形成

A. 生理盐水灌注射频消融（生理盐水 -RFA）；B. 盐酸灌注射频消融（HCl-RFA）

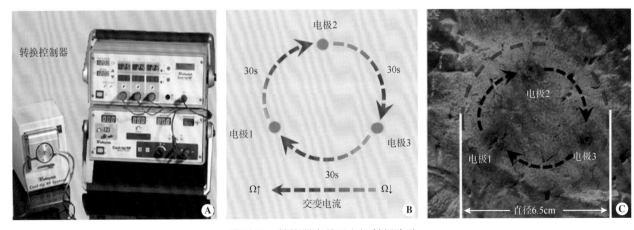

彩图31　转换器介导三电极射频消融

电流每30s转换一次电极通路，每支电极轮流工作，24min产生直径6.5cm消融灶

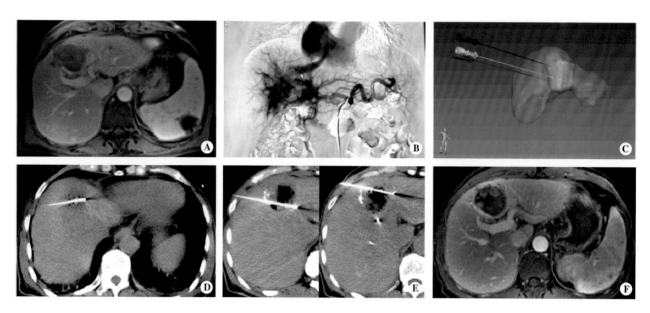

彩图32 转换器介导多电极射频消融治疗

A. 增强MRI显示肝右叶肝癌，大小约7.0cm×7.6cm；B. 肝动脉造影显示巨大肝动-静脉瘘，未进行栓塞治疗，改行消融治疗；C. 转换器介导三电极射频消融治疗大肝癌规划的三维图像，显示肿瘤及其邻近组织的重建，用于消融的可视化和精确热场设计，包括肝脏（粉色），大肝癌（红色）射频电极（红色和黄色针头），以及多电极（绿色针头）射频消融的消融区域；D、E. 使用160W设置功率持续24min进行三电极射频消融；F. 联合治疗后1个月的增强MRI显示肿瘤完全坏死

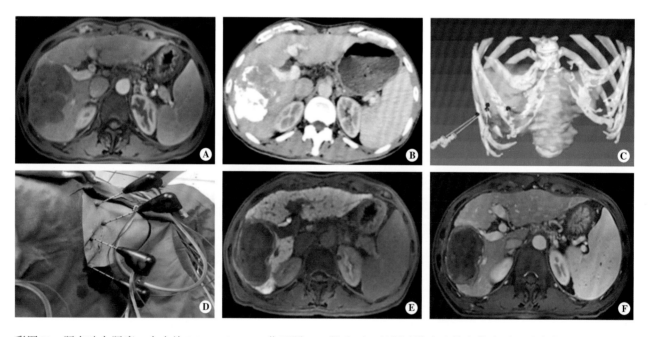

彩图33 肝右叶大肝癌，大小约6.1cm×8.7cm，位于肝S6/7段（A），经肝动脉介入栓塞化疗后，肿瘤内可见不均匀碘化油沉积（B），针对肝脏及肿瘤三维重建后规划多源微波消融布针方案（C），消融术中按照术前规划的布针方案在两个层面内进行穿刺布针（D），术后1个月的肝脏增强MRI扫描肝胆期（E）及门静脉期（F）显示肿瘤区未见明确强化，病灶完全消融

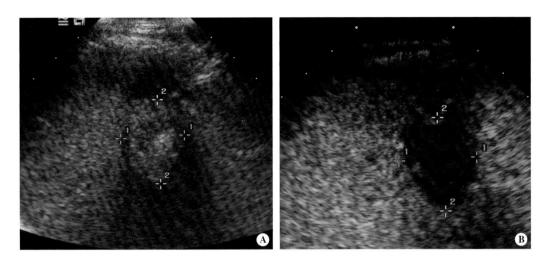

彩图34　肝癌微波消融后的超声表现改变

A.微波消融后所显示的不均质回声结节；B.微波消融后超声造影检查可清楚显示消融区无声结节，周边可见低回声带造影剂灌注，表明局部完全坏死

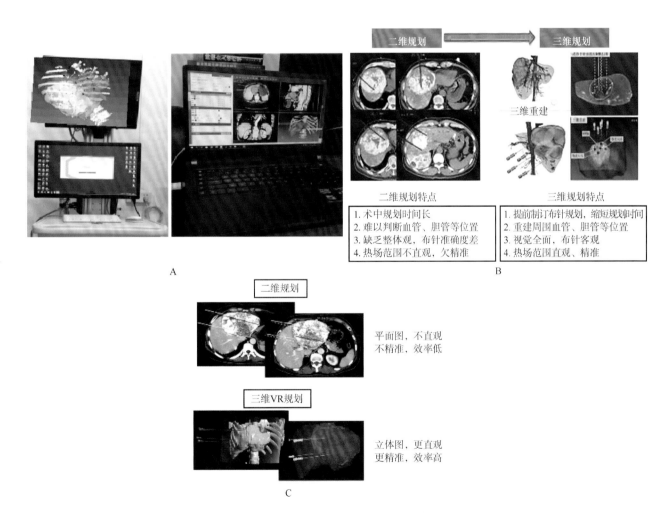

彩图35　二维与三维治疗规划的比较

A.肝癌消融规划三维软件系统；B.规划布针及其特点：从二维规划到三维规划；C.多源消融的二维与三维VR规划系统对比

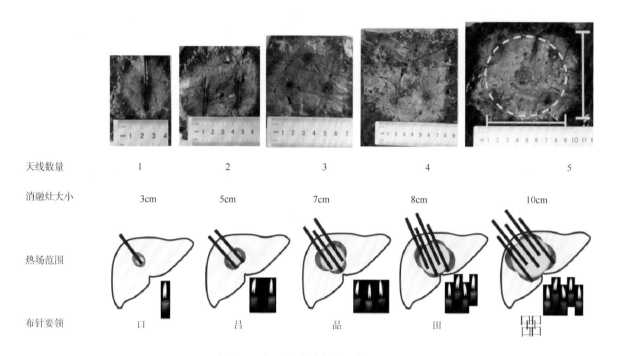

天线数量	1	2	3	4	5
消融灶大小	3cm	5cm	7cm	8cm	10cm
热场范围					
布针要领	口	吕	品	田	

彩图36　多源微波同步消融布针要领

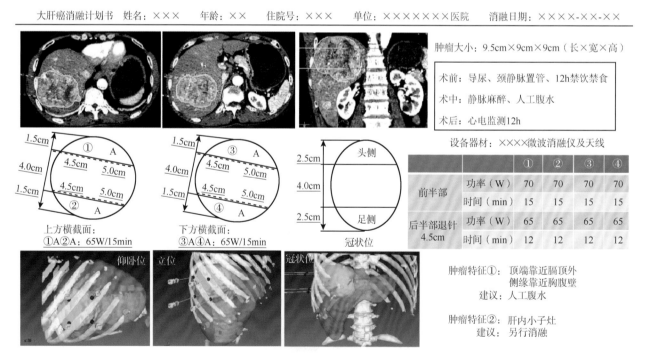

彩图37　三维消融计划书中形成消融处方的参数（A代表横截面）